Spezielle pathologische Anatomie

Ein Lehr- und Nachschlagewerk

Begründet von Wilhelm Doerr und Erwin Uehlinger

Band 18/II

Herausgegeben von
Professor Dr. Dres. h.c. Wilhelm Doerr, Heidelberg
Professor Dr. Gerhard Seifert, Hamburg

Pathologie der Gelenke und Weichteiltumoren

Von

M. Aufdermaur · E. Baur
H.G. Fassbender · G. Geiler · W.-W. Höpker
H.P. Meister · W. Mohr · P. Stiehl · J. Thurner
B. Tillmann · G. Töndury

*Mit 505 Abbildungen
in 629 Einzeldarstellungen*

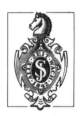

Springer-Verlag Berlin Heidelberg GmbH 1984

Professor Dr. Dres. h.c. W. Doerr
Pathologisches Institut der Universität
D-6900 Heidelberg 1, Im Neuenheimer Feld 220/221

Professor Dr. G. Seifert
Institut für Pathologie der Universität
D-2000 Hamburg 20, Martinistraße 52

ISBN 978-3-642-69548-3   ISBN 978-3-642-69547-6 (eBook)
DOI 10.1007/978-3-642-69547-6

CIP-Kurztitelaufnahme der Deutschen Bibliothek
Spezielle pathologische Anatomie: e. Lehr- u. Nachschlagewerk/begr. von Wilhelm Doerr u. Erwin Uehlinger.
Hrsg. von Wilhelm Doerr; Gerhard Seifert. – Berlin; Heidelberg; New York; Tokyo: Springer
Teilw. mit d. Angabe: Begr. von Erwin Uehlinger u. Wilhelm Doerr. – Teilw. mit d. Erscheinungsorten
Berlin, Heidelberg, New York
NE: Uehlinger, Erwin [Begr.]; Doerr, Wilhelm [Hrsg.]

Pathologie der Gelenke / von M. Aufdermaur ... – Berlin; Heidelberg; New York; Tokyo: Springer
(Spezielle pathologische Anatomie; ...)
NE: Aufdermaur, Max [Mitverf.]
Weichteiltumoren. 1 (1984)

Das Werk ist urheberrechtlich geschützt. Die dadurch begründeten Rechte, insbesondere die der Übersetzung, des Nachdruckes, der Entnahme von Abbildungen, der Funksendung, die Wiedergabe auf photomechanischem oder ähnlichem Wege und der Speicherung in Datenverarbeitungsanlagen bleiben, auch bei nur auszugsweiser Verwertung, vorbehalten. Die Vergütungsansprüche des § 54, Abs. 2 UrhG werden durch die „Verwertungsgesellschaft Wort", München, wahrgenommen.
© by Springer-Verlag Berlin Heidelberg 1984
Ursprünglich erschienen bei Springer-Verlag Berlin Heidelberg New York Tokyo 1984
Softcover reprint of the hardcover 1st edition 1984

Die Wiedergabe von Gebrauchsnamen, Handelsnamen, Warenbezeichnungen usw. in diesem Werk berechtigt auch ohne besondere Kennzeichnung nicht zu der Annahme, daß solche Namen im Sinne der Warenzeichen- und Markenschutz-Gesetzgebung als frei zu betrachten wären und daher von jedermann benutzt werden dürften.

Produkthaftung: Für Angaben über Dosierungsanweisungen und Applikationsformen kann vom Verlag keine Gewähr übernommen werden. Derartige Angaben müssen vom jeweiligen Anwender im Einzelfall anhand anderer Literaturstellen auf ihre Richtigkeit überprüft werden.

Mitarbeiterverzeichnis

AUFDERMAUR, M., Prof. Dr.	Pathologisches Institut Kantonsspital CH-6004 Luzern
BAUR, E., Prof. Dr.	Dreilindenstr. 46 CH-6006 Luzern
HÖPKER, W.-W., Prof. Dr.	Pathologisches Institut der Universität Abteilung für Allgemeine und Pathologische Anatomie Im Neuenheimer Feld 220/221 D-6900 Heidelberg 1
MEISTER, H.P., Prof. Dr.	Pathologisches Institut Städtisches Krankenhaus Harlaching Sanatoriumsplatz 2 D-8000 München 90
STIEHL, P., Dr.	Pathologisches Institut der Universität Abteilung für Immunpathologie Liebigstr. 26 DDR-7010 Leipzig
TÖNDURY, G., Prof. Dr.	Stettbachstr. 11 CH-8702 Zollikon ZH

Inhaltsverzeichnis

2. Kapitel: Gelenkzwischenscheiben

Von W.-W. HÖPKER. Mit 136 Abbildungen und 27 Tabellen

A. Kniegelenkmeniskus 724
   I. Allgemeines 724
      1. Historisches 724
      2. Übersichten 724
      3. Anmerkung 724

   II. Ontogenese und Phylogenese 724
      1. Embryologie 724
      2. Mißbildungen 726
      3. Vergleichende Anatomie 731

   III. Anatomie 733
      1. Knöcherne Teile des Kniegelenkes 733
      2. Gelenkhöhle 733
      3. Menisken 734
         a) Medialer Meniskus 735
         b) Lateraler Meniskus 735
      4. Bandapparat 735
      5. Gefäßversorgung 737
      6. Form und Maße 740

   IV. Mechanik und Pathomechanik 743
      1. Bewegungsablauf 743
      2. Menisko-femorales Gelenk 743
      3. Menisko-tibiales Gelenk 744
      4. Kreuz- und Seitenbänder 746
      5. Zusammenwirken der Kompartimente und
         Schädigungsablauf 747
      6. Zugfestigkeit 752
      7. Hauptfunktionen 752

   V. Knorpelarchitektur 753
      1. Oberfläche 753
      2. Raumstruktur der Fasern 755

3. Feinstruktur der Fasern 761
4. Grundsubstanz 765

VI. Alternsgang 768
VII. Pathogenese und Morphologie der Meniskusschädigung . . . 770
   1. Begriffliches 770
   2. Nutritionsstörung 770
   3. Schädigungsmoment 771
   4. Ruptur 775
      a) Faktorenkumulation 775
      b) Realisation und Modifikation 777
      c) Formen 779
         α) Übersicht 779
         β) Morphologie 780
         γ) Dokumentation 784
         δ) Regeln 784
      d) Sonderformen 785
         α) Medialer Meniskus 785
         β) Lateraler Meniskus 787
         γ) Medialer oder lateraler Meniskus 790
         δ) Kombinierte Läsionen der Menisken 790
      e) Kinder 791

   5. Akute Meniskopathie 792
      a) Chondrozyten 792
      b) Fasern und Grundsubstanz 795
         α) Nekrose 795
         β) Desintegration 798
         γ) Quellungsdruck 802
         δ) Modell 802
         ε) Folgen 809
      c) Fett 811
      d) Zeitgang 816
      e) Gefäß- und Nervenapparat 816

   6. Chronische Meniskopathie 819
      a) Regeneration 819
      b) Reparation 828
      c) Restitution 828
      d) Defekt 834
      e) Zeitgang 834

   7. Zysten 838
      a) Terminologie 838
      b) Literaturübersicht 839
      c) Häufigkeit und Altersverteilung 840
      d) Klassifikation 840

α) Übersicht 841
β) Ganglien 843
γ) Lymphzysten 849
δ) Nekrosezysten 851
ε) Insudatzysten 851
ζ) Sonstige Zysten 852

VIII. Meniskopathie als Unfallfolge bzw. Berufskrankheit 853
    1. Rechtsgrundlage 853
    2. Exposition 854
       a) Übersicht 854
       b) Entwicklung 855
       c) Begriffliche Hindernisse 855
       d) Pathogenese 856
          α) Einzeitiges Trauma 856
          β) Chronische Schädigungseinwirkung 857
          γ) Konkurrierende Faktoren 857
    3. Berufe 858
    4. Sport 862
    5. Gutachterliche Bewertung morphologischer Befunde . . . 865
    6. Fragebogen 868

IX. Wechselwirkungen zwischen Meniskus und Gelenk 869
    1. Bandapparat 869
    2. Gelenkflächen 874
    3. Gelenktraumen 875
    4. Hoffasche Erkrankung 876
    5. Entzündliche Gelenkerkrankungen 876
    6. Postmeniskektomiesyndrom 877
       a) Experimente 878
       b) Pathophysiologie 878
       c) Klinik 880
    7. Symptom: Erguß 882
    8. Klinische Diagnostik 882

X. Metabolische Störungen 884
    1. Inborn errors of metabolism 884
    2. Sonstige Stoffwechselstörungen 884
    3. Ossifikation 886

XI. Tumoren 886

B. Gelenkscheiben 887
   I. Kiefergelenk 887
      1. Anatomie und Physiologie 887
      2. Pathophysiologie und funktionelle Inkoordination 889

	3. Akute und chronische Diskopathie	891
	4. Tumoren	900
II.	Sternoklavikulargelenk	900
III.	Akromioklavikulargelenk	902
IV.	Distales Radioulnargelenk	902
V.	Symphyse	902

Literatur 903

3. Kapitel: Wirbelsäulengelenke

A. Mißbildungen der Wirbelsäule unter besonderer Berücksichtigung der Zwischenwirbelscheiben und Wirbelbogengelenke

Von G. TÖNDURY. Mit 41 Abbildungen

I.	Einleitung	923
II.	Normale Entwicklung der Wirbelsäule	924
III.	Entwicklungsphysiologische Grundlagen der Mißbildungen der Wirbelsäule	931
	1. Störungen der Somitenbildung und ihre Folgen	933
	2. Auswirkung von Chordastörungen auf die Wirbelsäulenentwicklung	936
	3. Zusammenfassung der wichtigsten Ergebnisse der experimentell-genetischen Untersuchungen	942
IV.	Zur Pathogenese von kongenitalen Mißbildungen der Zwischenwirbelscheiben beim Menschen	943
	1. Normale Entwicklung der Zwischenwirbelscheiben	943
	2. Die Zwischenwirbelscheiben bei Blockwirbelbildung	947
	3. Die Zwischenwirbelscheiben bei Keilwirbelbildung	950
V.	Sonderstellung der Zwischenwirbelscheiben der Halswirbelsäule	957
VI.	Varianten und kongenitale Defekte der Wirbelbogengelenke	965
	1. Zur normalen Entwicklung der Wirbelbogengelenke	966
	2. Asymmetrien der Wirbelbogengelenke	968
	3. Verschmelzungen der Gelenkfortsätze	969
	4. Aplasien und Hypoplasien der Gelenkfortsätze	969

Literatur 972

B. Spondylitis

Von M. Aufdermaur. Mit 54 Abbildungen

I. Spondylitis ankylosans 977
  1. Geschichte 977
  2. Bezeichnungen 978
  3. Histokompatibilitätsantigen HLA-B27 978
  4. Epidemiologie 979
  5. Ätiologie und Pathogenese 979
  6. Ausbreitung der Spondylitis ankylosans 980
  7. Pathologisch-anatomische Befunde 980
    a) Makrobefunde 980
      α) Gelenke 981
      β) Bandscheiben 983
      γ) Bänder im Wirbelsäulenbereich 983
      δ) Wirbelkörper 984
      ε) Foramina intervertebralia 985
    b) Synovia 985
    c) Histologische Befunde 986
      α) Gelenke 987
      β) Bandscheiben 1000
      γ) Diskovertebrale Destruktion (Andersson Läsion, sog. Spondylodiszitis) 1009
      δ) Bänder im Wirbelsäulenbereich, Sehnen 1009
      ε) Symphyse und manubriosternale Verbindung 1010
      ζ) Wirbel 1010
  8. Komplikationen der Spondylitis ankylosans 1014
    a) Frakturen der Wirbelsäule 1014
    b) Atlanto-axiale Dislokation 1015
    c) Amyloidose 1015
  9. Juvenile Spondylitis ankylosans 1015
  10. Innere Organe 1016
  11. Röntgenbefunde 1016
  12. Klinische Befunde 1016
    a) Initialstadium 1017
    b) Manifestes Stadium 1017
    c) Endstadium 1017
  13. Krankheitsverlauf 1018
  14. Blutbefunde 1018
  15. Lebenserwartung, Todesursache 1018
  16. Spondylitis bei chronisch entzündlichen Darmerkrankungen, Psoriasis und Reiter-Syndrom 1019
    a) Chronisch entzündliche Darmkrankungen 1019
    b) Psoriasis, Reiter-Syndrom 1021

II. Die Wirbelsäule bei chronischer Polyarthritis 1022
   1. Zwischenwirbelscheibe 1022
      a) Ausgedehnte Gewebsdestruktion 1023
      b) Unkovertebrale Verbindungen 1026
      c) Spondylitis anterior, lateralis, posterior 1029
      d) Bandscheibenverknöcherung 1029
   2. Wirbel 1029
   3. Halswirbelsäule 1030
III. Spondylitis tuberculosa 1032
   1. Lokalisation 1032
   2. Pathogenese 1032
   3. Weitere Entwicklung 1032
   4. Ausheilung 1034
   5. Röntgenbefunde 1036
   6. Klinische Befunde 1036
IV. Bakterielle, nicht-tuberkulöse Spondylitis 1036
   1. Akute eitrige Wirbelsäulenosteomyelitis 1036
   2. Chronische, nicht-eitrige Spondylitis 1037
   3. Spezielle Formen der chronischen, nicht-eitrigen Spondylitis 1041
      a) Salmonellen 1041
      b) Spondylitis brucellosa (Bang) 1041
      c) Spondylitis luetica 1041
      d) Echinokokkus 1041
      e) Aktinomykose 1041
      f) Mykosen 1042

Literatur 1042

C. Bandscheibendegenerationen und ihre Folgen

Von M. Aufdermaur. Mit 67 Abbildungen

I. Geschichte 1051
II. Ursachen der Bandscheibendegeneration 1051
   1. Altersbedingte Umbauerscheinungen der Bandscheibe . . 1052
   2. Biomechanische Einwirkungen auf die Bandscheibe . . . 1053
   3. Weitere Faktoren 1055
   4. Multifaktorielle Ursachen 1057
   5. Tierexperimentelle Ergebnisse 1058
III. Morphologie der altersbedingten und der degenerativen
    Bandscheibenveränderungen 1059
   1. Altersbedingte Bandscheibenveränderungen 1059
   2. Degenerative Bandscheibenveränderungen 1059

3. Gegenüberstellung der altersbedingten und der
   degenerativen Bandscheibenveränderungen 1064
4. Histologische Befunde bei Nicht-Beanspruchung der
   Wirbelsäule 1065

IV. Folgezustände der Bandscheibendegeneration 1066
   1. Chondrosis und Osteochondrosis intervertebralis 1066
      a) Häufigkeit und Lokalisation 1066
      b) Pathogenese 1067
      c) Pathologische Anatomie 1068
      d) Spätbefunde 1068
         α) Reparative Befunde bei Osteochondrosis
            intervertebralis 1069
         β) Gelenkartige Umbildung der Bandscheibe 1069
         γ) Röntgenologie und Klinik 1070
   2. Verlagerung von Bandscheibengewebe 1074
      a) Bandscheibenprotrusion 1075
      b) Bandscheibenprolaps 1076
   3. Dorsaler und dorsolateraler Bandscheibenprolaps 1076
      a) Häufigkeit und Lokalisation 1076
      b) Pathogenese 1076
      c) Pathologische Anatomie 1077
      d) Prolapsformen 1079
      e) Auswirkungen auf Rückenmark und Nerven 1079
      f) Spätbefunde 1079
      g) Spätbefund nach Laminektomie 1082
      h) Lumbale Bandscheibenverlagerung und Unfall 1085
      i) Röntgenologie 1085
      j) Klinische Befunde 1086

V. Spondylosis deformans 1089
   1. Häufigkeit 1089
   2. Lokalisation 1091
   3. Pathogenese 1091
   4. Pathologisch-anatomische Befunde 1097
   5. Spondylosis unkovertebralis 1100
      a) Anatomie der unkovertebralen Verbindung (Luschka
         Gelenk) 1101
      b) Weitere Entwicklung der unkovertebralen Verbindungen 1101
      c) Pathologisch-anatomische Befunde 1102
   6. Arthrosis deformans der Wirbelbogengelenke 1107
      a) Bezeichnung 1107
      b) Häufigkeit und bevorzugte Lokalisation 1108
      c) Pathogenese 1108
      d) Pathologisch-anatomische Befunde 1110

7. Einengung des Zwischenwirbelkanals 1112
8. Röntgenbefunde der Spondylosis deformans 1113
9. Unfallbedingte Spondylosis deformans 1113
10. Klinische Zusammenhänge 1113
   a) Ventrale Spondylosis cervicalis 1113
   b) Zervikalsyndrom 1114
      α) Zervikozephales Syndrom 1114
      β) Zervikobrachiales Syndrom 1115
      γ) Differentialdiagnose des Zervikalsyndroms 1115
   c) Pathologisch-anatomische und klinische
      Zusammenhänge 1115
   d) Klinische Befunde der Spondylosis lumbalis 1116

VI. Knorpelknoten (Schmorl) 1116
1. Begriffsbestimmung und Histologie 1116
2. Häufigkeit und Lokalisation 1117
3. Pathogenese 1119
4. Verlauf 1119
5. Röntgenbefunde 1121
6. Klinische Zusammenhänge 1121
7. Knorpelknoten und Unfall 1121

VII. Abtrennung der Wirbelkörperkante 1121
1. Häufigkeit und Lokalisation 1121
2. Pathologisch-anatomische Befunde 1123

VIII. Ankylosierende Hyperostose (Spondylosis hyperostotica) . . 1123
1. Begriffsbestimmung 1123
2. Häufigkeit und Lokalisation 1123
3. Ursache und Pathogenese 1125
4. Pathologisch-anatomische Befunde 1127
5. Röntgenbefunde 1129
6. Klinische Befunde 1130
7. Differentialdiagnose 1130

IX. Ochronose der Wirbelsäule 1130
X. Arthrose von Wirbelrippengelenken 1131
XI. Degenerative Wirbelsäulenveränderungen und innere Medizin 1134

Literatur 1134

D. Verkrümmungen

Von M. Aufdermaur. Mit 20 Abbildungen

I. Haltung 1141
 1. Normalhaltung 1141
 2. Fehlhaltung 1141
 3. Haltungsschaden 1142
  a) Kyphose 1142
  b) Lordose 1142
  c) Fixierter Flachrücken (Pathologische Streckhaltung) . . 1142
  d) Echte Skoliose (Strukturelle Torsionsskoliose) 1142

II. Klassifikation der fixierten Verkrümmungen 1143
III. Osteochondrosis juvenilis Scheuermann 1143
 1. Definition 1143
 2. Häufigkeit 1143
 3. Ursache 1143
 4. Pathogenese 1144
 5. Pathologisch-anatomische Befunde 1144
  a) Ausfall der kollagenen Fasern 1144
  b) Befunde an den Wachstumszonen der
     Wirbelkörperabschlußplatten 1151
 6. Vorkommen von Faserausfallherden in den knorpeligen
    Wirbelkörperabschlußplatten 1151
 7. Folgezustände der Veränderungen an den Grund- und
    Deckplatten der Wirbelkörper 1151
 8. Röntgenbefunde 1153
 9. Befunde im fortgeschrittenen Lebensalter 1154
 10. Klinische Befunde 1155

IV. Alterskyphose 1158
 1. Definition 1158
 2. Pathogenese 1158
 3. Pathologisch-anatomische Befunde 1158
 4. Röntgenbefunde 1159
 5. Klinische Befunde 1160
 6. Differentialdiagnose 1160

V. Idiopathische Skoliose 1162
 1. Definition 1162
 2. Häufigkeit 1162
 3. Genetische Faktoren 1162
 4. Lokalisation 1162
 5. Ausmaß der Verkrümmung 1163
 6. Entwicklung 1163
 7. Formen 1164

a) Infantile Form 1164
b) Juvenile Form 1164
c) Adoleszente Form 1164
8. Pathologische Anatomie 1165
   a) Makrobefunde 1165
   b) Histologische Befunde 1165
   c) Histochemische Befunde 1165
   d) Ultrastrukturelle Muskelveränderungen 1166
   e) Folgezustände 1166
   f) Thorakale Skoliose 1167
9. Röntgenologisches Vorgehen 1167
10. Klinische Befunde 1168
11. Mortalität 1168

VI. Skoliose infolge ungleicher Beinlänge 1169
1. Begriffsbestimmung 1169
2. Häufigkeit 1169
3. Ursachen 1169
4. Pathogenese 1170
5. Morphologische Befunde 1170
6. Klinische Befunde 1171

Literatur 1171

E. Wirbelsäulenverletzungen

Von M. AUFDERMAUR. Mit 45 Abbildungen

I. Allgemeines 1175
1. Häufigkeit 1175
2. Geschlecht 1175
3. Lebensalter zur Zeit des kritischen Unfalles 1176
4. Unfallhergang 1176
5. Sportunfälle 1177
6. Bevorzugte Lokalisation 1177
7. Ein- und Mehrfachverletzungen 1178
8. Verletzungsart 1178
9. Begünstigende Faktoren 1178

II. Klassifikation 1179
1. Pathogenetische Klassifikation 1179
2. Pathologisch-anatomische Klassifikation 1182

III. Pathologische Anatomie 1183
  1. Stabile Verletzungen 1183
     a) Distorsion 1183
     b) Risse von Bandscheiben und Bändern ohne oder mit
        Wirbelfraktur 1183
     c) Wirbelkörperkantenfraktur 1185
     d) Kompressionsfraktur ohne oder mit Verletzung der
        Wirbelkörperabschlußplatte 1185
     e) Quer- und Dornfortsatzfraktur 1186
  2. Unstabile Verletzungen 1187
     a) Wirbelverschiebung ohne oder mit Fraktur 1187
     b) Unstabile Kompressionsfraktur 1187
     Anhang 1187
  3. Unfallverursachte Spondylosis deformans 1193
  4. Wirbelsäulenverletzungen bei Jugendlichen und Kindern 1194
     a) Häufigkeit 1194
     b) Ursachen 1194
     c) Lokalisation 1194
     d) Art der Verletzung 1195
     e) Die Luxationsfraktur des Jugendlichen 1196
     f) Spätbefunde 1198
     g) Klinik 1198

IV. Spezielle Befunde einzelner Wirbelsäulenabschnitte 1198
  1. Halswirbelsäule 1198
     a) Luxation des Atlanto-okzipital-Gelenks 1198
     b) Fraktur des Atlas 1198
     c) Fraktur der Axis (Epistropheus) 1199
     d) Wirbelverschiebung von C_3 bis T_1 1203
     Anhang: Tränentropfen- (teardrop) Fraktur 1206
     e) Hyperextensionsverletzung der Halswirbelsäule . . . 1206
     f) Die Schleuderverletzung der Halswirbelsäule 1208
  2. Brust- und Lendenwirbelsäule 1214
     Anhang: Kümmell-Krankheit 1216

V. Heilungsvorgänge 1216
  1. Alterative Befunde 1219
  2. Reaktive Befunde 1224
     a) Wirbel 1225
     b) Bandscheibe 1230
     c) Wirbelbogengelenk 1232
     d) Bänder 1232

Literatur 1233

4. Kapitel: Tumoren und tumorförmige Veränderungen des Weichgewebes
Von H.P. MEISTER. Mit 106 Abbildungen und 4 Tabellen

A. Einleitung 1237
    I. Definition 1237
    II. Klassifizierung 1237
    III. Grad- und Stadieneinteilung 1242
    IV. Häufigkeit der einzelnen Tumortypen 1244
    V. Alters-, Geschlechtsverteilung und Lokalisation 1245
    VI. Symptome 1247
    VII. Vor- oder Frühveränderungen („Präsarkome") 1247
    VIII. Pseudosarkome 1248

B. Tumoren und tumorförmige Veränderungen des fibrösen Bindegewebes 1249
    I. Lockeres fibröses Gewebe 1249
        1. Benigne Tumoren 1249
            a) Fibröses Histiozytom (der Haut und Subkutis) 1249
            b) Atypisches Fibroxanthom 1252
            c) Juveniles Xanthogranulom 1253
            d) Xanthome 1254
            e) „Retroperitoneales Xanthogranulom – Oberling" (1935) 1255
        2. Maligne Tumoren 1255
            a) Dermatofibrosarcoma protuberans 1255
            b) Malignes fibröses Histiozytom 1256
            c) Angiomatoides, malignes fibröses Histiozytom 1261
            a) Maligner Riesenzelltumor des Weichgewebes 1262
    II. Dichtes fibröses Gewebe 1264
        1. Fibrome 1264
            a) Fibroma durum 1264
            b) Fibroma molle 1264
            c) Dermatofibrom 1264
            d) Elastofibroma dorsi 1265
        2. Fibromatosen 1267
            a) Narbenfibromatose 1267
            b) Keloidfibromatose 1268
            c) Strahlenfibromatose 1269
            d) Palmarfibromatose 1270
            e) Plantarfibromatose 1272
            f) Penisfibromatose 1273
            g) Fingerknöchel-Polster („knuckle pads") 1273
            h) Ektopische noduläre Fibromatose vom Dupuytren-Typ 1274
            i) Aggressive Fibromatose 1274
            j) Noduläre Fasziitis (pseudosarkomatöse Fibromatose) 1276
            k) Proliferative Myositis 1279

l) Noduläre intravaskuläre Fasziitis 1281
m) Intramuskuläres Myxom 1282

3. Fibromatosen bei Kindern und Jugendlichen 1283
   a) Kongenitale Fibromatose vom Fibrosarkom-Typ . . . 1283
   b) Kongenitale generalisierte Fibromatose 1285
   c) Kongenitale lokalisierte Fibromatose 1286
   d) Diffuse infantile Fibromatose 1287
   e) Fibromatosis colli „Torticollis" 1287
   f) Fibröses Hamartom des Kindes 1289
   g) Rezidivierende digitale fibröse Tumoren des Kindes . . 1290
   h) Juveniles aponeurotisches Fibrom 1290
   i) Fibromatosis hyalinica multiplex juvenilis 1292
   j) Aggressive Fibromatose im Rahmen des Gardner-
      Syndroms mit intestinaler Polypose, Osteomen und
      kutanen Epithelialzysten 1293

4. Fibrosarkom 1294

C. Tumoren und tumorförmige Veränderungen des Fettgewebes . . . 1297
   I. Benigne Tumoren 1297
      1. Einfaches subkutanes Lipom 1297
      2. Intramuskuläres Lipom 1298
      3. Subkutanes Angiolipom 1300
      4. Subkutanes Spindelzell-Lipom 1301
      5. Subkutanes pleomorphes Lipom 1303
      6. Chondrolipome und Osteolipome 1304
      7. Myelolipom 1305
      8. Hibernom 1305
      9. Lipoblastom bzw. benigne Lipoblastomatose 1307
     10. Lipomatose 1309
     11. Lipoma aborescens 1310

   II. Maligne Tumoren 1311
      1. Liposarkome 1311
         a) Hochdifferenziertes Liposarkom 1312
         b) Myxoides Liposarkom 1314
         c) Rundzell-Liposarkom 1316
         d) Pleomorphes Liposarkom 1318
         e) Gemischte Liposarkome 1319

D. Tumoren des Muskelgewebes 1320
   I. Glatte Muskulatur 1320
      1. Benigne Tumoren 1320
         a) Leiomyom 1320
         b) Angiomyom 1323
         c) Epitheloides Leiomyom 1324

2. Maligne Tumoren 1325
   a) Leiomyosarkom 1325

II. Gestreifte Muskulatur 1328
   1. Benigne Tumoren 1328
      a) Rhabdomyome 1328
         α) Adultes Rhabdomyom 1328
         β) Fetales Rhabdomyom 1329
         γ) Rhabdomyom des weiblichen Genitaltraktes 1331
   2. Maligne Tumoren 1332
      a) Rhabdomyosarkome 1332
         α) Embryonales Rhabdomyosarkom 1332
         β) Alveoläres Rhabdomyosarkom 1335
         γ) Pleomorphes Rhabdomyosarkom 1338

E. Tumoren und tumorförmige Veränderungen des Gefäßsystems . . 1340
   I. Blutgefäße 1340
      1. Benigne Tumoren 1340
         a) Hämangiome 1340
            α) „Benignes Hämangioendotheliom" 1341
            β) Kapilläres Hämangiom 1343
            γ) Kavernöses Hämangiom 1344
            δ) Venöses Hämangiom 1344
            ε) Razemöses Hämangiom 1345
         b) Intramuskuläres Hämangiom 1345
         c) Systematische Hämangiomatosen 1347
         d) Hämangiomatose mit oder ohne kongenitalen
            arteriovenösen Fisteln 1347
         e) „Hämangiom" vom Granulationsgewebstyp 1348
         f) Glomustumor 1349
      2. Potentiell maligne Tumoren 1350
         a) Hämangioperizytom 1350
      3. Maligne Tumoren 1353
         a) Malignes Hämangioendotheliom 1353
         b) „Idiopathisches hämorrhagisches Sarkom" (Kaposi) . . 1356
      4. Pseudosarkomatöse Veränderungen 1359
         a) Papilläre endotheliale Hyperplasie 1359
         b) Angiolymphoide Hyperplasie mit Eosinophilie 1361
   II. Lymphgefäße 1361
      1. Benigne Tumoren 1361
         a) Lymphangiom 1361
         b) Systemische Lymphangiomatose 1362
         c) Lymphangiomyom 1363
      2. Maligne Tumoren 1363
         a) Malignes Lymphangioendotheliom (Stewart-Treves) . . 1363

F. Knorpel- und knochenbildende Tumoren des Weichgewebes 1365
   I. Benigne Tumoren 1365
      1. Chondrome des Weichgewebes 1365
      2. Osteome des Weichgewebes 1366
      3. Tumorförmige Veränderungen mit Knochenbildung ... 1367
         a) Myositis ossificans localisata 1367
         b) Pseudosarkomatöse Weichgewebsveränderungen mit Knochenbildung 1368
         c) Pseudomaligner Knochentumor des extraskeletalen Weichgewebes 1370
   II. Maligne Tumoren 1371
      1. Mesenchymales Chondrosarkom des Weichgewebes ... 1371
      2. Extraskeletales myxoides Chondrosarkom 1373
      3. Parachordom 1375
      4. Extraskeletales Osteosarkom 1376

G. Tumoren und tumorförmige Veränderungen des multipotentiellen Mesenchyms mit mehreren Differenzierungsrichtungen 1378
      1. Benignes Mesenchymom 1379
      2. Malignes Mesenchymom 1379

H. Tumoren des Weichgewebes mit umstrittener oder unbestimmter Herkunft 1380
   I. Benigne Tumoren 1380
      1. Granularzelltumor 1380
   II. Maligne Tumoren 1382
      1. Alveoläres Weichteilsarkom 1382
      2. Klarzellsarkom der Sehnen und Aponeurosen 1384
      3. Epitheloides Sarkom 1385
      4. Extraskeletales „Ewing-Sarkom" 1387

J. Unklassifizierte bzw. unklassifizierbare Weichgewebstumoren ... 1390
K. Verschiedene tumorähnliche Veränderungen 1393
      1. Ganglion 1393
      2. Polyvinyl-Pyrrolidon-Granulom 1394

Literatur 1396

5. Kapitel: Punktionsdiagnostik und Gelenkzytologie

Von P. STIEHL. Mit 36 Abbildungen und 11 Tabellen

A. Einleitung und Historisches 1415
B. Methoden der Punktatbearbeitung 1417
   I. Zellzählung 1417
   II. Anfärbung der Zellausstriche 1419

III. Nativpräparate für Phasenkontrast- und Polarisationsmikroskopie 1419
IV. Bakteriologische Untersuchungen 1419
V. Zusammenfassender Untersuchungsgang 1420
1. Untersuchungsgang im klinischen Labor 1420
2. Untersuchungen im Dienstleistungslabor 1420

C. Allgemeine Grundlagen für die Bewertung morphologischer Gelenkergußbefunde 1421
I. Zellzahl 1421
II. Differentialzellbild 1421
III. Krankheitsspezifische morphologische Einzelmerkmale . . . 1428
1. Gichtzelle und Mononatriumurat-(MNU)-) Kristalle . . . 1428
2. Kalziumphosphathaltige Kristalle 1430
   a) Pseudogichtzelle und Kalzium-Pyrophosphat-Dihydrat-
      (CPPD-) Kristalle 1430
   b) Kalzium-Hydroxyl-Apatit 1431
   c) Kalzium-Orthophosphat-Dihydrat (COPD) 1431
3. Weitere Kristalle 1431
   a) Oxalatkristalle 1431
   b) Cholesterolkristalle 1432
   c) Kortikosteroid-Kristalle 1434
4. Bakterien 1434
   a) Bakterioskopischer Erregernachweis 1434
   b) Sog. Leprazelle 1434
5. Tumorzellen 1434
IV. Krankheitscharakteristische morphologische Einzelmerkmale 1436
1. Erythrozyten 1436
2. Sog. Reiter- oder Pekin-Zellen 1437
3. Lupus-Erythematodes-(LE-) Zelle 1439
4. Sog. Sjögren-(Pseudo-LE-) Zelle 1439
5. Rhagozyten bzw. RA-(Rheumatoid-Arthritis-) Zellen . . . 1441
6. Pigmenthaltige Zellen 1443
   a) Hämosiderophagen 1443
   b) Zellen mit ochronotischem Pigment 1443

D. Zytologische Aktivitätsbeurteilung 1443
I. Klassifikationsschemata 1443
II. Krankheitsabhängige Aktivitätsbefunde 1445
III. Geschlechtsvariable Aktivitätsbefunde bei verschiedenen
Gelenkerkrankungen 1446

E. Grundsätze für die Praxis der Zytodiagnostik an Gelenkpunktaten 1448
I. Zytologie der orthologischen Synovia 1448
II. Nichtentzündliche Gelenkergüsse (diagnostische Gruppe I) 1449
1. Unspezifische Reizergüsse 1449
2. Hämorrhagische (posttraumatische?) unspezifische
   Reizergüsse 1450

III. Nichtinfektiös-entzündliche Gelenkergüsse (diagnostische
   Gruppe II) 1452
   1. Kristallarthropathien (Arthritis urica, Chondrocalcinosis
      articularis) 1452
   2. Rheumatoid-Arthritis 1453
   3. Andere chronisch-entzündliche rheumatische Krankheiten
      (Juvenile Rheumatoid-Arthritis, Spondylarthritis
      ankylosans, Arthropathia psoriatica) 1454
   4. Rheumatoide 1455
   5. Unspezifische (Begleit-) Synovialitis bzw. Arthritis 1455
   6. Entzündlich überlagerte, unspezifische Reizergüsse 1456

IV. Infektiös-entzündliche Gelenkergüsse (diagnostische
   Gruppe III) 1456
   1. Pyarthros bzw. septische Arthritiden 1456

V. Gelenkergüsse nach gelenkeröffnenden Operationen 1457

F. Schlußbetrachtung 1459

Literatur 1460

6. Kapitel: Berufskrankheiten, Begutachtungen

Von E. BAUR

A. Gesetzliche Grundlagen 1465
   I. Bundesrepublik Deutschland 1465
   II. Schweiz 1467
   III. Österreich 1468

B. Beruflich hervorgerufene Gelenkschäden und -erkrankungen . . . 1469
   I. In Zusammenhang mit entschädigungspflichtigen
      Berufskrankheiten 1469
      1. Chemische berufliche Einwirkungen und Schädigungen von
         Gelenken 1470
         a) Metalle 1470
         b) Nichtmetalle 1470
      2. Gelenkschäden durch physikalische Einwirkungen 1472
         a) Meniskusschäden nach mindestens dreijähriger
            regelmäßiger Tätigkeit unter Tage (Bk Nr. 2102) . . . 1472
         b) Erkrankungen durch Arbeit in Druckluft (Bk Nr. 2201) 1473
         c) Erkrankungen durch Erschütterungen bei Arbeit mit
            Preßluftwerkzeugen oder gleichartig wirkenden
            Werkzeugen oder Maschinen (Bk Nr. 2103) 1474
      3. Infektionskrankheiten 1476
      4. Berufsbedingte Erkrankungen der Atemwege 1478

II. Nicht als gesetzlich entschädigungspflichtig anerkannte
　　　　berufliche Einwirkungen auf Gelenke 1478
　　　　　1. Wirbelsäule 1479
　　　　　2. Hüftgelenk 1480
　　　　　3. Kniegelenk 1481
　　　　　4. Fuß 1481

Literatur 1482

Sachverzeichnis zu Teil I und Teil II 1485

Inhaltsübersicht Teil I

1. Kapitel: Gelenke

A. Funktionelle Anatomie der Gelenke. Von B. TILLMANN.
Mit 59 Abbildungen und 1 Tabelle 1

B. Entwicklung und Fehlbildungen der Gelenke

    I. Gelenkentwicklung. Von B. TILLMANN.
    Mit 15 Abbildungen und 1 Tabelle 83

    II. Fehlbildungen, Anomalien und Varianten der Gelenke.
    Von B. TILLMANN. Mit 14 Abbildungen 107

C. Arthritis

    I. Infektiöse Arthritis. Von W. MOHR.
    Mit 21 Abbildungen und 12 Tabellen 133

    II. Rheumatoide Arthritis. Von H.G. FASSBENDER.
    Mit 43 Abbildungen und 1 Schema 191

    III. Sonstige Formen der Arthritis. Von W. MOHR.
    Mit 15 Abbildungen und 2 Tabellen 231

D. Arthrosis deformans. Von W. MOHR.
Mit 62 Abbildungen und 18 Tabellen 257

E. Arthropathien. Von W. MOHR.
Mit 76 Abbildungen und 29 Tabellen 373

F. Traumatische Gelenkerkrankungen. Von J. THURNER.
Mit 29 Abbildungen 549

G. Gelenkendoprothesen. Von J. THURNER.
Mit 12 Abbildungen 623

H. Gelenktumoren. Von G. GEILER.
Mit 40 Abbildungen und 4 Tabellen 647

2. Kapitel: Gelenkzwischenscheiben

W.-W. Höpker

Mit 136 Abbildungen und 27 Tabellen

Von der Wirbelsäule abgesehen finden sich im menschlichen Körper 6 Gelenke, die mit Zwischenscheiben unterschiedlichen makroskopischen und mikroskopischen Baues ausgestattet sind.

Entwicklungsgeschichtlich werden drei Zustände des Skelettes unterschieden:
1. das häutige Skelett;
2. das knorpelige Skelett;
3. das knöcherne Skelett.

Amphioxus besitzt neben der Chorda dorsalis nur ein häutiges Skelett, Haie weisen bereits ein Knorpelskelett auf, unter den recenten Wirbeltieren wird ein knöchernes Skelett zuerst bei den Ganoiden gefunden (BENNINGHOFF u. GOERTTLER 1960).

Treten in dem häutigen Skelett die widerstandsfähigeren Knorpel auf, so bleiben zwischen ihnen weichere häutige Stellen bestehen, die eine Bewegung der Skelettstücke gegeneinander erlauben. Aus diesen Stellen entwickeln sich die späteren Gelenke. Vollkommene Gelenke zeichnen sich durch eine Gelenkhöhle bzw. einen Gelenkspalt aus. Wird schließlich der Knorpel durch Knochen ersetzt, so bleibt der Knorpel an der Oberfläche der Gelenkenden als Gelenkknorpel bestehen. Von der häutigen Zwischenmasse kann eine Zwischenscheibe (mehr oder weniger vollkommen) übrigbleiben.

Eine die gesamte Gelenkfläche bedeckende Scheibe wird als Diskus (Griechisch: $\delta\acute{\iota}\sigma\kappa o\varsigma$), die dieselbige nur teilweise bedeckende Scheibe als Meniskus (Griechisch: $\mu\eta\nu\acute{\iota}\sigma\kappa o\varsigma$, Halbmond) bezeichnet.

A. Kniegelenkmeniskus

I. Allgemeines

1. Historisches

Seit der Erstbeschreibung der Meniskuszysten von NICASE (1883, Angabe konnte nicht überprüft werden) und EBNER (1909) erfolgte die Erstbeschreibung des Scheibenmeniskus (YOUNG 1889). Die frühen deutsch-sprachigen Arbeiten sind zahlreich und sehr umfangreich. BERGMANN vermittelt einen detaillierten klinischen Überblick (1905), KROISS (1910) berücksichtigt morphologische Befunde. Probleme der Diagnostik und des operativen Vorgehens stehen im Vordergrund (BARREAU 1913; GOETJES 1914 (hier ausführliche Literatur)). HUECK definiert den Begriff des Mesenchyms (1920). Die nachfolgenden Mitteilungen mit ausführlichen Fallbeschreibungen setzen nur wenig verschiedene Schwerpunkte (BIRCHER 1926; MANDL 1927; WITTEK 1927; TOBLER 1929; BIRCHER 1929; SOMMER 1929 (hier ausführliche Literatur)). MCAUSLAND gibt eine umfassende Übersicht (1931; vgl. auch TURCO 1931). Erstaunlich ist, daß die Ischämie als wichtiger pathogenetischer Faktor der chronischen Meniskopathie („Regeneration") Allgemeinwissen war – und zwischenzeitlich verloren ging. REGENSBURGER verfügte über 700 Fälle und die bis dahin umfangreichste Statistik (1933). Systematische Morphologie mit noch heute gültiger Interpretation beschreiben BURMAN und SUTRO (1933) sowie NIESSEN (1934). U.a. drängt ANDREESEN auf die (letztlich erfolgreiche) Anerkennung des Bergmannsknies (1935, 1937). Bei SCHAER (1938) wird auf die bis dahin erschienene Literatur verwiesen.

2. Übersichten

Größere zusammenfassende Übersichten stammen aus der Feder von LANG und THURNER (1972) und ZIPPEL (1973). Neue Monographien wurden von BURRI und MUTSCHLER (1982), von Helfet (1982), von Müller (1982) und RICKLIN et al. (1983) vorgelegt. In der Regel wird der Meniskus als Teilkapitel der Kniegelenkpathologie besprochen.

3. Anmerkung

Der Meniskus ist ein geschobenes, gezogenes und gestauchtes Organ – wird es geschädigt, so ist die Schädigung stets Ausdruck außerhalb des Meniskus gelegener Bedingungen. Die beiden wesentlichen Schädigungsfaktoren sind ein defekter Bandapparat mit Dislozierung des Meniskus und die akute oder rekurrierende Ischämie. Die Folgen sind die Meniskopathie – ein leidiges gutachterliches Problem. Beiden – der Pathomechanik des Kniegelenkes und der Ischämie – wurde bisher nur geringe Aufmerksamkeit gewidmet. Sie sind Kristallisationsorte der folgenden pathogenetischen Argumentation.

II. Ontogenese und Phylogenese

1. Embryologie

Bei einer größten Körperlänge von 7 mm beginnt die Extremitätenentwicklung. Zunächst finden sich stummelförmige Knospen an der ventro-lateralen Leibeswand, deren jeweils distale Endigungen die Extremitätenanlagen bilden (MOORE u. DRECOLL 1980). Das anfangs einheitliche Blastem zeigt eine Umgruppierung der Zellen mit einer zentralen Verdichtungszone, die dem Richtungszug der Endplatte folgen (ZIPPEL 1974). Bei einer

Keimlingsgesamtlänge von 14 mm ist die Gliederung der Extremität in Ober- und Unterschenkel gerade erkennbar. Die bereits beschriebene zentrale Verdichtungszone weist eine Unterbrechung auf, die dem späteren Kniegelenk entspricht (BOENIG u. BERTOLINI 1971). Bereits wenig später (ab einer Gesamtlänge von 15–25 mm) ist innerhalb dieser Zone ein dichtes Füllgewebe auszumachen. Die äußere Grenzschicht der Verdichtungszone, das spätere Perichondrium, setzt sich auf den einander zugekehrten Seiten in der sog. Deckschicht fort. Erst wesentlich später (bei einer Scheitelsteißlänge von 25–35 mm) zeigen die Zellkerne innerhalb dieses Füllgewebes eine zunehmende Richtungsorientierung, wobei sie sich mit ihrer Längsachse parallel den Rändern der Füllgewebszone anordnen. Hierbei handelt es sich um das sog. „gerichtete Mesenchym" (REINBACH 1954) und damit um die erste mikroskopisch nachweisbare Anlage der Menisken. Bereits zu diesem Zeitpunkt haben die Menisken im Frontalschnitt eine angedeutete Keil- bzw. Bikonkav-Form angenommen. In den Außenbezirken sind Kapillaren nachweisbar, fibrilläre Elemente sind nicht ausgebildet. ZIPPEL (1974) weist darauf hin, daß die Zellen des späteren Gelenkknorpels stark glykogenpositiv reagieren, die mesenchymalen Zellen des Füllgewebes (und damit der Meniskusanlage) jedoch keine Glykogeneinlagerungen aufweisen.

Bei Keimlingen zwischen 35 und 45 mm Scheitelsteißlänge sind Innen- und Außenmeniskus deutlich unterschiedlich entwickelt. Der Außenmeniskus ist plump und scheibenartig konfiguriert, der Innenmeniskus halbkreisförmig. Zu diesem Zeitpunkt sind Kollagenfasern ausgebildet, die gelenkwärts an Dichte zunehmen. Interessanterweise setzen sie sich in das Perichondrium der Schienbeingelenkfläche fort. Die Fasern des Innenmeniskus und diejenigen des Außenmeniskus kreuzen sich in Höhe der späteren Kreuzbandhöckerplatte, gleichzeitig strahlen innen- und außenseitig vom Ligamentum transversum Fibrillen in den Meniskus ein mit jetzt einsetzender Zunahme der Gefäßneubildung in den kapselnahen Abschnitten (SCHILLING 1975). Die Randzone des Zwischenknorpels wird stärker von Gefäßen durchsetzt, die zentralen Abschnitte bleiben stets gefäßfrei (REINBACH 1954). Zwischen der Patella und dem Femur sowie zwischen den Femurkondylen und den Meniskusanlagen treten nun Lücken auf, die in der Folgezeit zu größeren Spalt- und Hohlräumen konfluieren und somit den späteren Gelenkinnenraum bilden (ZIPPEL 1974; MÜLLER 1976). Elektronenmikroskopisch finden sich degenerierte Knorpelzellen, von denen Hyaloronidase freigesetzt werden soll, die die Interzellularsubstanz auflöst. Die bereits vorher nachweisbaren Faserstrukturen in den Zwischenknorpeln laufen parallel mit den zur gleichen Zeit einsetzenden Gelenkbewegungen und der sich spontan kontrahierenden Skelettmuskulatur.

Die Entwicklung des Meniskus ist demnach gebunden an:
1. die genetisch-fixierte Anlage des kompletten Gelenk- und Zwischengelenkorganes;
2. die spontanen Muskelkontraktionen der quergestreiften Skelettmuskulatur, die eine funktionsgerechte Ausbildung der Gelenkoberflächen, des Bandapparates und nicht zuletzt der Menisken gewährleisten (RASZEJA 1938; REINBACH 1954).

Der Ablösungs- bzw. Abtrennungsprozeß von Femur und Tibia erfolgt nacheinander und ist etwa bei einer Scheitelsteißlänge von 55 mm abgeschlossen. Zahl und Dichte der kollagenen Fibrillen haben zugenommen. Der laterale Meniskus ist zu diesem Zeitpunkt noch scheibenförmig angelegt, der mediale bereits annähernd C-förmig gestaltet. Bei einer Scheitelsteißlänge von 70–100 mm bilden beide Menisken schmale Halbringe, die vollständig zirkulär ausgebildet sind und die Tibia einrahmen. Feingeweblich ist eine weitere Zunahme der Fibrillendichte in den zentralen Abschnitten des Meniskus auszumachen. Mit der weiteren Entwicklung der Kondylen, der tibialen und femoralen Gelenkoberflächen, erhalten die Menisken ihre endgültige Form. Ein Teil der Gelenkkapsel verwächst mit den Zwischenknorpeln und bildet das sog. Ligamentum coronarium.

Entwicklungsstörungen infolge abnorm ausgedehnter Umwandlungen des Anlagemateriales im Meniskusgewebe oder durch eine gestörte Differenzierung der ursprünglichen Meniskusanlage mit mangelhafter Rückbildung der zentralen Anteile des Füllgewebes führen zum postnatalen Auftreten eines mehr oder weniger undifferenzierten Platten- oder Scheibenmeniskus (ZIPPEL 1974; JOHNSON u. SIMMONS 1982).

Entsprechend der traditionellen Theorie der Entwicklung der Menisken liegt bei den sog. Scheibenmenisken eine Hemmungsmißbildung derart vor, daß die ursprünglich als Scheiben angelegten Zwischengelenkstücke (evtl. bei fehlender funktioneller intrauteriner Belastung) nicht rechtzeitig bzw. unzureichend resorbiert werden. Andere Autoren bezweifeln diesen Mechanismus (KAPLAN 1955, 1957). Sie gehen davon aus, daß der Meniskus ursprünglich zwar als Scheibe angelegt, jedoch in jedem Falle zum Zeitpunkt der Geburt als C-förmiger Zwischengelenksknorpel differenziert ist. KAPLAN (1955, 1957) sowie LEVINE und BLAZINA (1966) haben darauf hingewiesen, daß das Ligamentum meniscofemorale nicht, wie normalerweise, den lateralen Meniskus am Tuberculum intercondylare laterale befestigt, sondern auch zum medialen Femurkondylus verlaufen kann. Diese mißbildungswerte Anomalie des Bandapparates führt zu einer atypischen funktionellen Belastung des Kniegelenkes und damit zu einem sekundär „mißgebildeten" Meniskus (THIEL u. SCHMIDT 1978).

Dessen ungeachtet gilt:
1. Die Entwicklung des Meniskus erfolgt in zwei Etappen, wobei die erste genetisch fixiert, die zweite funktions- und (noch intrauterin) kontraktionsabhängig ist.
2. Entscheidend für eine funktionsgerechte Entwicklung des Meniskus ist ein intakter und regelrecht das Gelenk führender Bandapparat. Anomalien bzw. Mißbildungen des Bandapparates führen zwangsläufig zu Fehlentwicklungen des Meniskus.
3. Die Frage, ob mißgebildete Menisken (überwiegend sog. Scheibenmenisken) bereits zum Zeitpunkt der Geburt angelegt oder sich erst später (bei Belastung) entwickeln, bleibt offen.

Angesichts der Vielfältigkeit und der großen histologischen Variabilität mißgebildeter Menisken sind offensichtlich beide Entwicklungswege möglich.

2. Mißbildungen

Die ontogenetische Differenzierung des Zwischenknorpelorganes (HALL 1977) des Kniegelenkes erfolgt im Zusammenspiel mit der genetisch-fixierten Anlage, einem komplett angelegten und funktionsfähig belastbaren Bandapparat und einer bereits intrauterin einsetzenden willkürlichen Motorik.

Die Beobachtung von GEBHARDT und ROSENTHAL 1979 (laterale Scheibenmenisken bei eineiigen weiblichen Zwillingen) sowie die von POWERS 1979 beschriebene Geschlechtspräponderanz (Scheibenmenisken sind bei Mädchen etwa viermal häufiger als bei Knaben) weisen auf genetische Faktoren hin. – Eine funktionelle Deutung vor dem genetischen Hintergrund gibt GREPL (1975).

Fehlanlagen des Bandapparates einschließlich der Patella (TORISU 1981) können mit Meniskusmißbildungen kombiniert sein (NOBLE 1975). Die enge funktionelle Beziehung zwischen Meniskus und gelenknahem Tibiaanteil wird durch die Mitteilung von WEINER und ROSENBERG (1974) deutlich. Sie beobachteten die Kombination eines (an sich seltenen) medialen Scheibenmeniskus mit intraossären (proximalen) Tibiaveränderungen.

Nicht entschieden ist die Frage, ob eine Osteochondrosis dissecans der Tibia eine pathogenetische Beziehung zum Scheibenmeniskus hat. BECK und SAFFAR (1970) und DEXEL (1981) berichteten von derartigen Fällen.

KAPLAN (1957) teilt mit, daß Patienten mit einem lateralen Scheibenmeniskus (Literaturübersicht vgl. Tabelle 1) eine Eigentümlichkeit aufwiesen dergestalt, daß der laterale Meniskus in seinen dorsalen Abschnitten nicht funktionsgerecht auf der tibialen Oberfläche befestigt sei. Die meniscofemoralen Ligamente fixieren die hintere Region des lateralen Meniskus an der medialen Fläche der medialen Femurkondyle. Diese Ligamente sind bei Patienten mit einem Scheibenmeniskus auffallend kurz und breit – etwa in gleicher Weise fehlgestaltet wie der Scheibenmeniskus selbst (HALL 1977). Aufgrund der tibialen Anheftung des Hinterhornes des lateralen Meniskus ziehen die menisco-femoralen Ligamente diesen Anteil in den interkondylären Bereich. Gelegentlich kann die laterale Femurkondyle über den vorderen Abschnitt des Meniskus gleiten. Bei Beugestellung des Knies kehrt der Meniskus in seine normale Position zurück. Zusätzlich inseriert oftmals ein Teil der Sehne des Musculus popliteus am hinteren Meniskusteil, während der vordere Anteil über die laterale Femurkondyle gleitet (der Musculus popliteus, der Kniekehlenmuskel, hat normalerweise seinen Ursprung im Bereich der lateralen Kondyle und inseriert am Planum popliteum der Tibia).

Die Hypothese von KAPLAN (1957) besagt, daß die abnorme medio-laterale sowie anterio-posteriore Bewegung die eigentliche Ursache für die Verbreiterung und Querschnittszunahme des lateralen Meniskus sei (HALL 1977). Die Befunde von NOBLE (1975) und GEBHARDT und ROSENTHAL (1979) erhalten durch die funktionell-dynamische Auffassung der Scheibenmeniskusentstehung ein besonderes Gewicht. Primäre Asymmetrie des Kniegelenkes bzw. der tibialen Gelenkoberfläche, die Asymmetrie der Muskelinsertion und diejenige des Bandapparates sind es letztlich, die bei unvollständigem und funktionell nicht vollwertigem Zusammenspiel der Einzelkompartimente des Kniegelenkes eine Fehldifferenzierung des Meniskus induzieren. Auch die Tatsache, daß bisher nur einige wenige mediale Scheibenmenisken gegenüber der großen Zahl von lateralen Scheibenmenisken (zwischen 1,8 und 10% aller operierten Fälle; vgl. Tabelle 2) mitgeteilt wurden, spricht für diese Deutung (MOON 1968; WIRTZ 1973).

Die von SMILLIE (1948) und von ZIPPEL (1974) entwickelte Vorstellung einer embryonalen Entwicklungsstörung mit Rückbildungshemmung der zentralen Meniskusabschnitte geht in der allgemeineren Hypothese von KAPLAN (1957) ohne Widersprüche auf. Lediglich die Frage nach der prä- oder postpartalen Entwicklung des Scheibenmeniskus bleibt offen, wohl sind beide Promotionszeiten möglich. Vergleichend-anatomisch ist hervorzuheben, daß der Scheibenmeniskus nicht als ein phylogenetischer Rückschritt (Atavismus) aufzufassen ist (ZIPPEL 1974).

Die verschiedenen Formen (Maße vgl. Tabelle 3) der Scheibenmenisken (Abb. 1 und 2) werden u.a. von SMILLIE (1948) klassifiziert. Eine mehr funktionelle Einteilung wurde von HALL (1977) mitgeteilt. Ebenso wie die Hypomobilität des Meniskus zu einer Hyperplasie und retardierten geweblichen Differenzierung führen kann, in gleicher Weise scheint eine Meniskushypoplasie mit einer Hypermobilität (unzureichende Anheftung an den gesamten Bandapparat) einherzugehen (PFEIL 1967). Ein derart fehlgestalteter Meniskus ist geeignet, gehäuft Einklemmungserscheinungen zu erzeugen.

Tabelle 1. Mitteilungen über Scheibenmenisken. Literaturübersicht nach Saffer und Beck 1970; Zippel 1974; Thiel und Schmidt 1978; Johnson und Simmonds 1982; ergänzt

Jahr	Autor	Zahl	Lateral	Medial	%	Besonderes
1889	Young	3	3	–	–	Erstbeschreibung
1895	Higging	2	2	–	–	–
1904	Fick	2	2	–	–	–
1910	Kroiss	1	1	–	–	–
1911	Poirier	2	2	–	–	–
1928	Briston	1	1	–	–	–
1930	Jones u. Watson	3	3	–	–	–
1930	Elmslee	1	1	–	–	–
1930	Fairbank	2	2	–	–	–
1931	Burghardt u. Fründ	1	1	–	–	–
1932	Duncan	1	1	–	–	–
1932	Ellis	2	2	–	–	–
1932	Jones	1	1	–	–	–
1933	Fischer	1	1	–	–	–
1934	Jaroschy	3	3	–	–	–
1934	Dunn	295	8	–	2,6	–
1934	Kösling	3	3	–	–	–
1935	Drehmann	10	10	–	–	–
1936	Niddleton	4	4	–	–	–
1941	Cave u. Staples	164	5	2	4,2	–
1945	Dwyer u. Taylor	–	–	1	–	–
1948	Smillie	1300	28	1	2,1	–
1950	Jeannopoulos	709	20	1	2,9	–
1951	Karlen	82	82	–	–	Zusammenstellung
1951	Vettin	5	5	–	–	–
1952	Exner	1	1	–	–	–
1954	de Palma	507	18	–	3,5	–
1954	Jakoby	211	12	–	5,7	–
1954	Schlüter u. Becker	5	5	–	–	–
1956	Murdoch	3	–	3	–	–
1956	v. Ekesparre	4	4	1	–	–
1958	Ross et al.	1	–	1	–	–
1958	Richmond	1	–	–	–	–
1960	Yalli	60	60	–	–	–
1960	Shellmann u. Stentström	100	10	–	10,0	–
1964	Rojkó u. Kerényi	100	5	–	5,0	–
1966	Zippel	1600	29	–	1,8	–
1968	Scholbach	715	25	–	3,4	–
1969	Nathan u. Cole	1219	27	3	2,5	Fälle bilateral
1970	Bätzner	15	15	–	–	1 Fall bilateral
1970	Smillie	8000	375	5	4,2	–
1973	Schulitz u. Geldhäuser	1562	55	–	2,3	–
1976	Resnick et al.	3	–	3	–	–
1976	Schulte	40	40	–	–	–
1977	Hall	28	28	–	–	Klassifikation der Formen
1978	Mang u. Karpf	310	6	–	1,9	–
1978	Thiel u. Schmidt	70	1	1	2,8	–
1979	Berson u. Hermann	1	–	1	–	–
1979	Gebhardt u. Rosenthal	2	2	–	–	bilateral bei eineiigen Zwillingen (weiblich)
1982	Johnson u. Simmonds	–	–	1	–	–

Tabelle 2. Mißbildungen des Kniegelenkmeniskus

Art der Mißbildung	Häufigkeit / Zahl der bekannten Fälle
Scheibenmeniskus	
lateral	1,8–10% (Operationsgut)
medial	ca. 30
„Buckled" oder „bombierter" Meniskus	ca. 4

Tabelle 3. Maße dysplastischer Menisken (tibiale Unterfläche), Breite in mm (nach FERRA-ROCA u. VILALTA 1980; verändert)

	Vorderhornzone	Intermediärzone	Hinterhornzone
Minimaler Scheibenmeniskus	10	15	12
	10	15	12
	10	15	12
	11	17	15
	10	15	12
	11	15	10
	10	15	2
	15	17	13
Intermediärer Typ	17	20	15
	12	19	12
	12	20	15
Posteriores Megahorn	6	8	15
	8	10	16
	7	8	15
Kompletter Scheibenmeniskus	20	30	25
	20	25	22
Anteriores Megahorn	12	7	6

Von ZOBEL (1971) wird die Frage aufgeworfen, warum Scheibenmenisken überwiegend im Kindes- und jugendlichen Erwachsenenalter, nur selten bei älteren Erwachsenen (BERSON u. HERMANN 1979) beobachtet werden. Hinweise darauf, ob sich Scheibenmenisken zurückbilden können, sind nicht ersichtlich. Angesichts der insgesamt bedenklichen Operationsresultate wird bezüglich der operativen Indikation besonders bei Kindern und Jugendlichen zur Zurückhaltung gemahnt (ZOBEL 1971; SCHULITZ 1973; VAHVANEN u. AALTO 1979; ZAMAN u. LEONARD 1981; FUKIJAWA et al. 1981).

Scheibenmenisken zeigen im wesentlichen den gleichen chemischen Aufbau wie normale Menisken (EYRE u. MUIR 1975). In beiden ist nur Kollagen Typ I (nicht Typ II) nachweisbar.

Die klinische Symptomatik der Scheibenmenisken ist meist uncharakteristisch (HAVESON u. REIN 1975), der arthroskopische oder intraoperative Befund oft nicht vorhergesehen (SCHULTE 1976; MANG u. KARPF 1978; BERSON u. HERMANN 1979). Gelegentlich ist kongenital eine Streckhemmung ausgebildet (HA-

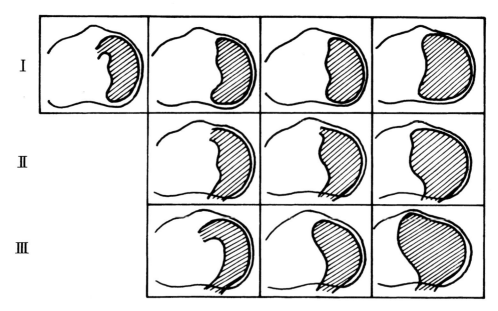

Abb. 1. Fehlformen des Meniskus in der Klassifikation nach AMAKA (*I*), SMILLIE (*II*) und WATANABE (*III*). Von links nach rechts jeweils infantile, intermediäre und primitive Formen. (Nach ZIPPEL 1974)

GEDORN 1967). Traumatische und insbesondere degenerative Läsionen werden bei Scheibenmenisken häufiger als bei regelrecht angelegten Menisken beobachtet (BERSON u. HERMANN 1979).

Die große Gruppe der morphologisch und auch pathogenetisch heterogen strukturierten Meniskuszysten wird zumindest teilweise den Mißbildungen zugerechnet. Die Zysten der ligamentären Peripherie werden (entsprechend den Befunden an den Sehnenscheiden der Hand oder des Fußes) als dysontogenetische Hyperplasie undifferenzierter Skleroblastemreste angesehen – und haben damit eindeutig Mißbildungscharakter (PLIESS 1974). Die Abgrenzung gegenüber Pseudozysten ist morphologisch oft nicht möglich, sofern nicht eindeutige Hinweise auf die Lokalisation und damit den klinischen (bzw. operativen) Befund vorliegen. Zudem wird in der Literatur die Abgrenzung gegenüber Recessus-Zysten nicht streng vollzogen (vgl. Seite 838ff).

MÜLLER (1965) teilt drei Fälle mit „bombierten" Menisken mit. Die Menisken zeigen an ihrer kranialen Oberfläche eine deutlich ausgebildete Konvexität, die operativ abgetragen wurde, wonach das schnappende Geräusch im Kniegelenk verschwand. Offensichtlich handelt es sich um einen ähnlichen Befund, wie ihn HALL (1977) als „buckled-meniscus" beschrieben hat. Vielleicht darf angenommen werden, daß in beiden Fällen ein rudimentärer Scheibenmeniskus vorliegt.

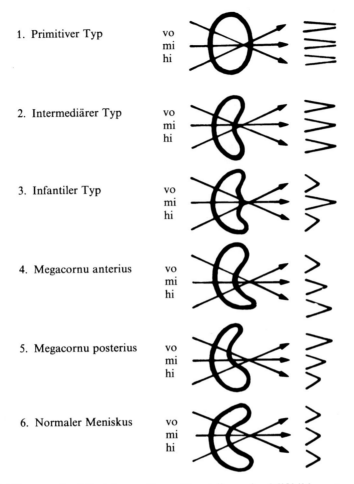

Abb. 2. Fehlformen des Meniskus – Gegenüberstellung der Mißbildungstypen und der Anschnittfläche. Beachte unterschiedliche Ausdehnung und Steigungswinkel des Knorpelkeiles. (Vgl. THIEL u. SCHMIDT 1978 nach SNELLMANN u. SENSTRÖM 1960)

3. Vergleichende Anatomie

Einen übersichtlichen entwicklungsgeschichtlichen Abriß gibt ZIPPEL (1973). Die Menisken des Kniegelenkes entsprechen der jeweiligen Funktion des Kniegelenkes einer Spezies. Bei den Amphibien ist eine Interartikularmembran zwischen Femur und Tibia (bei nicht angelegter Fibula) nachweisbar, bei Froschlurchen findet sich bereits ein einheitlicher quer durchgehender Faserring (SONNENSCHEIN 1951). Mit zunehmender Rotationsfähigkeit des Unterschenkels gegen den Oberschenkel ist die entscheidende formative Komponente gegeben, die zur Weiterentwicklung und Ringbildung des Zwischenknorpels in der Tierreihe führt. Parallel hierzu differenzieren sich die Kreuzbänder. Der mediale Meniskus ist der phylogenetisch ältere, der laterale ist wesentlich undifferenzierter, plumper, bei den Froschlurchen noch annähernd scheibenförmig angelegt. Bei den Reptilien ist die Verankerung auf der tibialen Gelenkfläche bereits gelockert.

Die Fähigkeit zur schnellen Fortbewegung auf dem Lande setzt entsprechend differenzierte Kniegelenke voraus. Bei den Beuteltieren finden sich getrennte Femurkondylen, wobei die Fibula noch den Gelenkspalt nach proximal überragt, jedoch keinen Kontakt mehr zur femoralen Gelenkfläche aufweist. Die beiden auf der Tibia gelegenen Menisken sind ringförmig ausgebildet, vom Hinterhorn des lateralen Meniskus verlaufen Faserstränge in das hintere Kreuzband. Angenähert ringgebildete Zwischenknorpel finden sich bei den Nagetieren mit Ausnahme der Ratte. Letztere zeigt einen nach medial geöffneten lateralen Meniskus, wobei der mediale Meniskus als primitive, nur leicht vertiefte Knorpelscheibe imponiert. Beim Haushund sind zwei gleichmäßig geformte Femurkondylen ausgebildet, der Fibula fehlt der unmittelbare Kontakt zum Kniegelenk, die Kreuzbänder sind flächenhaft ausgespannt und inserieren in gewohnter Weise an den zu Halbringen erweiterten Meniskushörnern. Zwischen der medialen Femurkondyle und dem hinteren Segment des lateralen Zwischenknorpels findet sich ein zusätzlicher ligamentärer Strang.

Die Primaten zeigen einen ähnlichen Bau. Wie beim Hund ist ein vom Hinterhorn des lateralen Meniskus zum medialen Kondylus des Femurs verlaufendes Ligament vorhanden. Das auffallend breite vordere Kreuzband entspringt an der medialen Gelenkfläche der Tibia und bedeckt teilweise den inneren Rand des medialen Meniskus. Beim Schimpansen ist (als Folge der Anpassung an die teilweise aufgerichtete Körperhaltung) eine typische Halbmondform des Meniskus gegeben. Die Befestigung des lateralen Meniskus ist im wesentlichen geblieben, er ist ring- bzw. kreisförmig angelegt.

Vergleichend-anatomisch ist festzuhalten:
1. Tiere mit schneller Motorik haben schlankere und schmaler gebaute Menisken als langsamer bewegliche Tiere.
2. In der Regel sind die femoralen Oberflächen der Menisken bei schnell beweglichen Tieren konkav ausgebildet und haben teilweise eine randständige Überhöhung. Diese ermöglicht trotz schneller abrupter Belastung eine sichere Gelenkführung (z.B. bei Fluchtreaktionen).
3. Der feingewebliche Bau schnell beweglicher Tiere ist verschieden von denjenigen bewegungsarmer und langsamer Tiere (beim Feldhasen finden sich dichte, straffgeordnete Faserverbindungen, während beim bewegungsarmen Stallhasen ein lockeres, wenig gerichtetes Füllgewebe ausgebildet ist (AKESON et al. 1973).
4. Nach KESTLER (1957) ähnelt der menschliche Meniskus bezüglich seines feingeweblichen Aufbaues eher demjenigen des (Haus-)Schweines als dem der Wildtiere. Vergleichend-anatomisch wird beim Menschen eine von vornherein reduzierte Belastungsbreite bei schwächerer Gesamtleistung angenommen.

Doch finden sich auch im Tierreich pathologische Meniskusbefunde, die von dem Schweregrad der histologischen Befunde und der Art der Veränderungen den human-pathologischen entsprechen. KRAUSER (1982) untersucht die Menisken beider Kniegelenke (jeweils bilateral) von 84 Hunden großwüchsiger Rassen. 70,9% der 330 Kniegelenksmenisken zeigen auffällige histologische Veränderungen mit herdförmig ausgebildeten Massennekrosen, streifenförmigen Nekrosen mit Fibrillolyse und reichlich Neutralfetteinlagerungen. In 41% fand er sekundäre Zusammenhangstrennungen, in 9,4% waren die Zwischenknorpel gänzlich destruiert. Im Gegensatz zum Menschen sind beim Hund Meniskusveränderungen kaum von motorischen Störungen begleitet. Dies wird auf die günstigere Verteilung des Körpergewichtes auf Vorder- und Hinterextremitäten zurückgeführt.

Die Meniskuspathologie wirft die Frage auf, ob bei dem Bewegungstier Mensch (oder dessen Vorgänger) in der Phylogenese nicht ein Selektionsdruck

mit entsprechender Auslese hätte ausgehen können. Mehrere Argumente stehen dem entgegen:
1. Der zeitliche Abstand zwischen genetischer Manifestation einer Eigenschaft und dem Wirksamwerden äußerer Selektion gerade auf dieses Merkmal ist sehr lang (etwa 600–1 000 Generationen).
2. Die Lebenserwartung vor unserer Zeit lag bei ca. 18–20 Jahren – ein wirksamer Selektionsdruck hätte demnach erst seit ca. 10 Generationen (bei einer Lebenserwartung von mindestens 30 Jahren) wirksam werden können.
3. Der Meniskus kann den Anforderungen auch extremer Dauerbelastungen und Beschleunigungen (komplizierte Stellungs- und Haltefunktionen z. B. beim Klettern eingeschlossen) in fast idealer Weise entsprechen, wenn diese den Belastungsdimensionen der eigenen Lokomotion (bestimmt durch die Körpergröße mit entsprechenden Hebelwirkungen auf die Gelenke, bestimmt durch das Körpergewicht) entsprechen.

III. Anatomie

Die differenzierte Mechanik des Kniegelenkes hat einen komplizierten anatomischen Hintergrund. Die folgenden Kapitel sind der Anatomie unter funktionellen Gesichtspunkten gewidmet (Abb. 3).

1. Knöcherne Teile des Kniegelenkes

Das Kniegelenk, als größtes Gelenk des menschlichen Körpers, wird von einem proximalen (den Kondylen des Femur) und einem distalen Gelenkkörper (Facies articulares superiores der beiden Kondylen der Tibia) gebildet. Die knöchernen Gelenkkörper sind so geformt, daß Bewegungen in allen drei Richtungen des Raumes möglich sind, eine knöcherne Bewegungsführung besteht nicht. Beide knöcherne Gelenkoberflächen berühren sich nur in Form einer linienhaft schmalen Fläche, die Zwischengelenkscheiben (Menisci) sind von lateral so in den Gelenkspaltraum eingepaßt, daß eine flächenhafte Berührungszone resultiert (BENNINGHOFF u. GOERTTLER 1960).

2. Gelenkhöhle

Etwa in Höhe der Knorpel-Knochen-Grenze (am Femur bis 2 cm von dieser entfernt) entspringt die Gelenkkapsel. Vorne ist die Patella in die Kapselwand eingelassen, dorsal sind zahlreiche Öffnungen für den Durchtritt von Nerven und Gefäßen vorgesehen. Die synoviale innere Oberfläche der Kapsel breitet sich femurwärts über den Menisken aus. In der Gelenkkapsel sind reichlich Gefäßnetze und Nervengeflechte (einschließlich Vaterscher Körperchen) nachweisbar.

Die Kniegelenkshöhle bildet einen großen oberen Gelenkrecessus (Recessus superior) und eine hintere Ausbuchtung (Recessus posterior). Dorsal und kaudal der Patella findet sich zwischen dem fibrösen Anteil der Gelenkkapsel (Stratum fibrosum) und der synovialen inneren Deckschicht (Stratum synoviale) zu beiden Seiten das Ligamentum patellae der infrapatellare Kniegelenksfettkörper (KLEIN et al. 1979). Er überlagert die vorderen Meniskusabschnitte und reicht zwischen die seitlichen Gelenkflächen von Femur und Tibia hinein. Diese Flügelfalten (Plicae alares) umschließen die Plica patellaris synovialis, die von vorne in sagittaler Richtung zur Fossa intercondylaris femoris zieht. Die sehr variablen Fett- und Bindegewebsstränge werden klinischerseits oftmals als „Verwachsungsstränge" beschrieben.

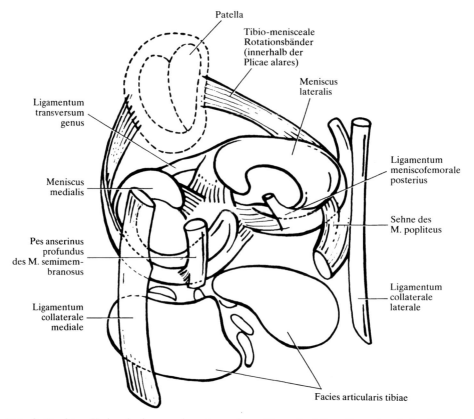

Abb. 3. Rechtes Kniegelenk von dorsal gesehen. Enge funktionell-mechanische Zuordnung zwischen Knochen-, Bandapparat, Muskelsehnen und Menisken. (Nach KAPANDIJ 1965, verändert)

3. Menisken

Die Menisken sind an der jeweils äußeren Zirkumferenz am stärksten ausgebildet und verjüngen sich keilförmig nach zentral. Ihre proximale Fläche ist den Femurkondylen angepaßt, die distale Gelenkfläche der Tibia. Beide Menisci sind vorne durch ein kleines Ligament, das Ligamentum transversum genus, miteinander verbunden.

Der mediale Meniskus ist gegenüber dem lateralen Meniskus schwächer gekrümmt, letzterer nahezu kreisförmig ausgebildet. Von der äußeren Zirkumferenz des lateralen Meniskus kann sich ein Faserzug zum hinteren Kreuzband erstrecken, das Ligamentum menisco-femorale (GLUHBEGOVIĆ 1974; GLUHBEGOVIĆ u. LUTFI 1977). Die Endigungen der Menisci (Vorder- bzw. Hinterhörner) sind durch kurze Faserzüge an die Tibia angeheftet. Die äußere Begrenzung derselben geht ohne scharfen Absatz in die Gelenkkapsel bzw. die Kniegelenkbänder über.

Die Menisci unterteilen das Kniegelenk in vier Nebengelenke:
1. Articulatio menisco-femoralis medialis,
2. Articulatio menisco-femoralis lateralis,

3. Articulatio menisco-tibialis medialis,
4. Articulatio menisco-tibialis lateralis.

Die Einpassung der Menisken in das Kniegelenk erfolgt derart, daß:
1. eine größere Kontaktfläche zwischen Femur und Tibia erzeugt wird;
2. Beugungs- und Streckbewegung einerseits sowie Innen- und Außenrotation andererseits eine dem Bandapparat angepaßte bzw. durch diesen erzeugte Führung erfahren;
3. durch die passive Beweglichkeit der Menisken eine weitgehende Adaptation mit funktionell vollwertigem Kraftschluß durch das Muskelspiel erfolgt.

a) Medialer Meniskus

Der größere innere Meniskus zeigt im Querschnitt eine gleichschenkelige Keilform bei konkaver Oberfläche und etwa planer bis leicht-konvexer tibialer Unterfläche. Das Vorderhorn inseriert an der Area intercondylaris anterior, wobei Verbindungen zur Tibiavorderfläche (dicht oberhalb der Tuberositas tibiae), zum vorderen Kreuzband, zur Plica patellaris synovialis bzw. zum Ligamentum transversum genus beobachtet werden. Das Hinterhorn ist in der Regel an der Area intercondylaris posterior angeheftet, unmittelbar vor dem Ansatz des hinteren Kreuzbandes. Die lateralen Anteile des Meniskus stehen mit der Gelenkkapsel des Ligamentum collaterale mediale in Verbindung.

b) Lateraler Meniskus

Der nahezu kreisförmig ausgebildete, zum Zentrum hin geöffnete laterale Meniskus ist kleiner als der C-förmig konfigurierte elliptische mediale Meniskus. Im Querschnitt ist er eher bikonkav ausgebildet. Beide Hörner (Vorder- und Hinterhorn) inserieren zentralwärts der Ansatzstellen des medialen Meniskus. Das Vorderhorn gibt Faserzüge an das Ligamentum transversum genu ab, einzelne Fasern verbinden sich mit dem vorderen Kreuzband. Das Hinterhorn steht mit Faserzügen zum hinteren Kreuzband in Verbindung, wobei ein (sehr variables) Ligamentum menisci lateralis ausgebildet sein kann (Weitbrecht-Wrisbergsches Band). Seltener (in 20% der Fälle) verläuft dieses Band vor dem hinteren Kreuzband und setzt auch vor demselben an (Humphrysches Band). HELLER und LANGMAN sehen in dem lateralen menisco-femoralen Ligament (welches in etwa 71% aller Kniegelenke beobachtet wird) die wichtigste akzessorische Bandverbindung des Kniebinnenraumes (ZIPPEL 1973). Der Außenmeniskus ist an seiner Basis an die Gelenkkapsel angeheftet (Ligamentum coronarium). An einer umschriebenen 2–4 cm langen Stelle findet sich zwischen Meniskus und Kapselwand eine synoviale Tasche, in der die Sehne des Musculus popliteus verläuft.

4. Bandapparat

Die Funktionsfähigkeit des Kniegelenkes ist in erster Linie durch den straffen Bandapparat gewährleistet (Abb. 3). Das innere Seitenband (Ligamentum collaterale tibiale) verbindet den Epicondylus medialis femoris mit dem Condylus medialis tibiae und ist als Verstärkungszug der Gelenkkapsel ausgebildet. Vom Epicondylus lateralis femoris zum Caput fibulae verläuft das äußere Seitenband

(Ligamentum collaterale fibulare). Mediales Seitenband und vorderes Kreuzband einerseits sowie laterales Seitenband und hinteres Kreuzband andererseits bilden jeweils eine funktionelle Einheit.

Von dorsal (der Fossa intercondylaris) ragen die beiden Kreuzbänder (Ligamenta cruciata) unter Mitnahme der Membrana synovialis der Gelenkkapsel in die Gelenkhöhle hinein. Das vordere Kreuzband (Ligamentum cruciatum anterius) verläuft zwischen der Area intercondylaris anterior der Tibia und der medialen Fläche der lateralen Femurkondyle. Die mediale Femurkondyle wird durch das hintere Kreuzband (Ligamentum cruciatum posterius) an die Area intercondylaris posterior der Tibia angeheftet. Der Bandapparat des Kniegelenkes erfährt durch das schräge Knieband (Ligamentum popliteum obliquum) eine Verstärkung von dorsal.

In die Sehne des Musculus quadriceps femoris ist die Patella (als Sesambein) eingelagert. Von der Spitze der Patella zur Tuberositas tibiae erstreckt sich das Ligamentum patellae, unterbrochen durch eine dünne Kapselregion finden sich beidseits Haltebänder der Patella (Retinacula patellae). Die laterale Partie verbindet sich mit dem Tractus ileotibialis des Musculus quadriceps femoris und setzt mit ihm an der Tuberositas tibiae an. Die Fasern des Retinaculum patellae mediale finden Anschluß an die Tibia dicht vor der Insertionsstelle des Ligamentum collaterale tibiale.

Menisci und Bandapparat sind nicht nur entwicklungsgeschichtlich, sondern auch von ihrer mechanisch-funktionellen Zordnung als Einheit anzusehen. Jede Kniegelenksbewegung wird unmittelbar mittels Druck-, Zug- und Scherkräften auf die Menisci übertragen. Das bedeutet: Die volle Funktionsfähigkeit des Kniegelenkes wird durch die korrekte (jedoch passive) interartikuläre Positionierung der Zwischenknorpel erreicht, die bei starker Variabilität der Gelenkhöhle eine komplexe Formanpassung erfahren.

Druckspannung und Scherkräfte wirken überwiegend über den knöchernen, Zugspannung über den ligamentären Gelenkteil auf die Menisken ein. Fehlpositionierung der Menisci bzw. übermaximale Zugspannungsübertragung zu einem (von Gelenkstellung und Kraftschluß her gesehen) unphysiologischen Zeitpunkt werden stets durch den Bandapparat vermittelt. Deshalb ist bei Meniskusschädigungen dieser zu explorieren. Die Kenntnis des Bandapparates und die funktionelle Abstimmung desselben mit den Menisci sind Voraussetzungen für die patho-morphologische Beurteilung von Schädigungsfolgen am Zwischenknorpel.

Diese für den Meniskus bedeutsamen Fakten seien an einem Beispiel erläutert. Wie schwer nach einer Meniskusverletzung das funktionelle Zusammenspiel von Muskulatur, Sehnen- und Bandapparat beeinträchtigt sein kann, belegt die Mitteilung von ZIPPEL (1977). Von 1 360 Patienten, die sich einer Meniskektomie unterzogen hatten, wiesen 78% eine Atrophie des Musculus quadriceps femoris auf. Hier überlagern sich Schonstellung, klinische (Einklemmungs-)Symptomatik und funktionelle Fehlbelastung.

Funktion, mechanische Belastung und biochemischer Aufbau zeigen für den Bandapparat eine enge Korrelation (AKESON et al. 1973). Neun Wochen Immobilisation haben signifikante Veränderungen im biochemischen Aufbau des Kaninchenkniegelenkes bewirkt: Der Gehalt an Wasser, Hyaloronidase, Chondroitin-4- und -6-Sulfat hat jeweils abgenommen. Dermatansulfat und (totales) Kollagen bleiben konstant. Die morphologischen Veränderungen sind durch eine Proliferation von Fett-Bindegewebe gekennzeichnet.

Anatomische Gründe sind es somit, die Schädigungsmomente verschiedenartig auf die Menisken einwirken lassen:

1. Komplexere Funktionsänderungen des gesamten Bewegungsapparates haben bei weitgehender Anpassungsfähigkeit des Band- und Knochenapparates des Kniegelenkes eine maximale Belastung der eng begrenzten mechanischen Adaptationsfähigkeit der Menisken zuf Folge.
2. Aktive oder passive Fehlbelastungen des Kniegelenkes führen bei intakter knöcherner und ligamentärer Gelenkführung zunächst zur Schädigung des Meniskus.
3. Zwischen Kraftschluß, passiver Beweglichkeit des Meniskus und Gelenkstellung besteht ein Mißverhältnis.

5. Gefäßversorgung

In das Kniegelenk zieht von dorsal die aus der Arteria poplitea entspringende Arteria genus media. Distal derselben (bereits in Höhe des Tibiakopfes) nehmen die Arteria genus inferior lateralis und die Arteria genus inferior medialis ihren Ursprung. Letztere durchsetzt von dorsal kommend die Gelenkkapsel und teilt sich in ein zentrales, das hintere Kreuzband versorgendes Gefäß sowie in einen medialen und lateralen Gefäßast, die ihrerseits die parameniskale Zone ventralwärts versorgen. Beide Arterien (Arteria genus inferior lateralis und medialis) geben, nachdem sie unterhalb des Ligamentum patellae den ventralen Bereich erreicht haben, kleine Äste an die Zwischenknorpel ab. Das eigentliche Verteilernetz findet sich im lockeren parameniskalen Fett-Bindegewebe (ZIPPEL 1973). Zusammen mit kleineren Gefäßästen der Gelenkkapsel nehmen sie einen radiären bzw. büschelförmigen Verlauf, biegen rechtwinkelig um und werden innerhalb der Meniskusgrundsubstanz von lockerem Bindegewebe begleitet (vgl. Abb. 4, 5, 6). In der Regel sind derartige Gefäß-Bindegewebsscheiden bis in die zentralen Abschnitte des Meniskus zu verfolgen. Arterielle Anastomosen sind nur selten ausgebildet (PFAB 1927, 1928; HENSCHEN 1929, 1930).

Vorder- und Hinterhörner der Menisken sind stärker von Gefäßen durchsetzt als die mittleren Abschnitte (KÖSTLER 1940; DANZIG et al. 1983). Außer den hier beschriebenen Gefäßen kann eine Blutversorgung der Menisken aus dem synovialen Gefäßnetz erfolgen (diese Blutversorgung ist jedoch nur von untergeordneter Bedeutung). Im Vordergrund steht das parameniskale Randschlingennetz (MORASCA 1936; ZIPPEL 1973). Es versorgt etwa das äußere Drittel des keilförmig gedachten Meniskusquerschnittes, wobei diese Grenze im Laufe des Lebens vom Neugeborenenalter bis zum höchsten Erwachsenenalter kontinuierlich nach peripher verlagert wird (SCHNEIDER 1969).

Die große passive Beweglichkeit des Meniskus macht es insbesondere bei gelockertem Bandapparat (bzw. Beugestellung des Kniegelenkes) möglich, daß die Blutversorgung (auch über längere Zeiträume) unterbrochen werden kann. Bei allen Formen wiederholter einseitiger Belastung des Kniegelenkes sind Durchblutungsstörungen der Menisken als Initialschädigung in Erwägung zu ziehen.

Der Umstand, daß die peripheren und oberflächlichen Meniskusschichten auffallend gut vaskularisiert sind, veranlaßten RICKLIN (1976), auf die Versorgungsfunktion gegenüber dem hyalinen insbesondere tibialen Gelenkknorpel hinzuweisen.

Die *Vaskularisation* des Fasermeniskus beschränkt sich auf die äußere Zirkumferenz und ist besonders gut am vorderen und hinteren Horn ausgebildet. Die übrigen Anteile werden über zwei Wege (Blut und Synovia) per diffusionem versorgt. Vom Volumen des zu versorgenden Faserknorpelanteiles kommt der Diffusion die weitaus größere Bedeutung zu (Abb. 7).

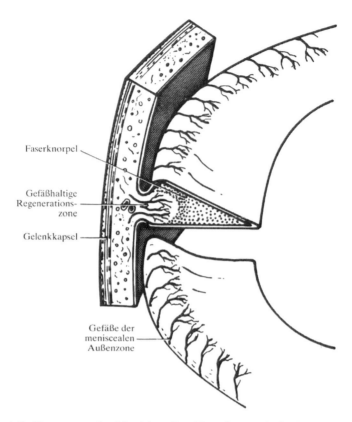

Abb. 4. Arterielle Versorgung des Meniskus. Das Verteilernetz befindet sich in der kapselnahen Kambiumschicht – diese ist gleichzeitig Regenerationszone. Sehnenplatte bzw. Gelenkkapsel sind flächenhaft mit dieser verlötet, ein Befund, der die Pathogenese der Meniskusganglien verständlich macht. (Nach ZIPPEL 1973, verändert)

Die physiologischerweise gesetzten Grenzen der Diffusionskapazität werden gesetzt durch:
1. die nach Zeitablauf und Qualität erhaltene Diffusionskapazität der Grundsubstanz (Glykosaminglykane, Proteoglykane, Glukoproteine);
2. die für die Diffusion entscheidenden Druck- bzw. Konzentrationsdifferenzen (physikalischer Druck, osmotischer Druck etc.);
3. das in physiologischer Schwankungsbreite (nach Ausmaß und Zusammensetzung) erfolgende Angebot auf dem Wege über die Gelenkflüssigkeit (Synovia);
4. das in physiologischer Schwankungsbreite erfolgende Angebot (und jeweils Abtransport) über den Blutweg.

Die Untersuchungen von WLADIMIROV (1971) weisen auf die Belastungsabhängigkeit der Vaskularisation am Hundeknie hin. Eine zunehmende Belastung führt zur Gefäßreduktion, die mit abnehmender Exposition voll reversibel ist. Möglicherweise kann dieses Modell die ischämische Meniskopathie chronisch exponierter (z.B. Bergleute, Fußballspieler) erklären. – Auf den Alternsgang wird gesondert eingegangen.

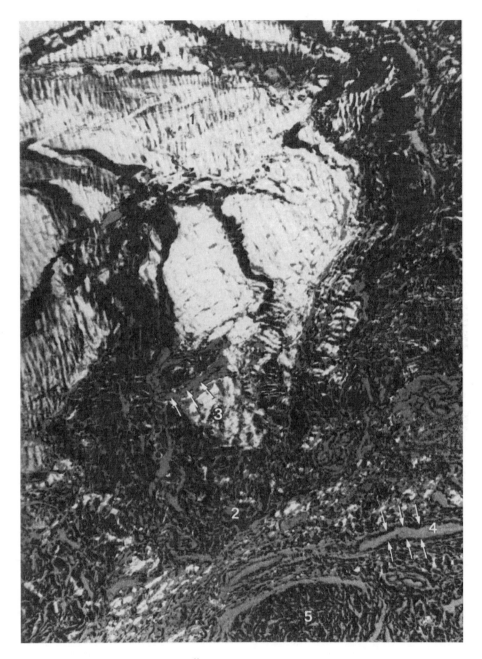

Abb. 5. Menisceal-bindegewebige Übergangsregion (in Richtung Ligament). Faserknorpelausläufer (*1*), lockeres Bindegewebe (*2*) mit arteriellen (*3*) und Lymphgefäßen (*4*), großer Nerv (*5*). Sirius Rot, Polarisation, ca. ×38, Nachvergrößerung

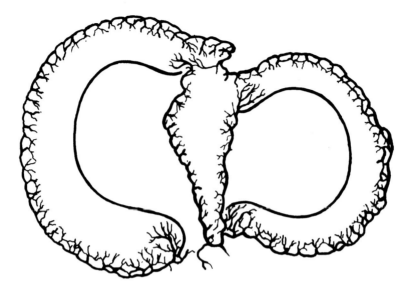

Abb. 6. Darstellung der Blutgefäße nach der Spalteholz-Technik, rechtes Kniegelenk von oben. Schematische Überarbeitung einer Aufnahme mit Quecksilber-Terpentin von KÖSTLER (1940)

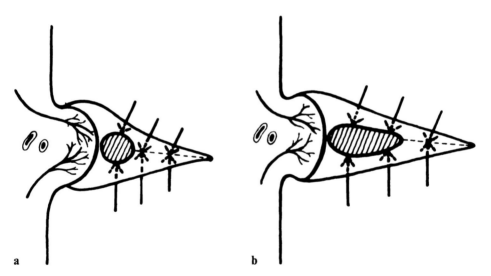

Abb. 7a, b. Zunahme der zentralen kritischen Ernährungszone im jugendlichen (**a**) und Erwachsenenalter (**b**). Die Vaskularisation geht zurück, die Diffusionskapazität der Synovia kann in gleichem Ausmaße nicht zunehmen (W. MÜLLER 1976, verändert). Bevorzugter Ort ischämischer Veränderungen (Meniskopathie) und Zystenbildungen

6. Form und Maße

Die *Form* der Menisken ist durch die nicht kongruenten knöchernen Gelenkflächen vorgegeben: Die nicht korrespondierenden Flächenteile werden von den Menisken „passend" ausgefüllt. Nicht nur der Bandapparat, auch die knöcherne Führung setzt der Beweglichkeit der Menisken Grenzen und trägt erheblich

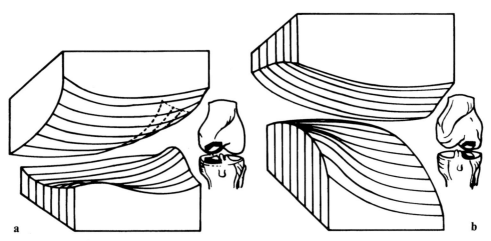

Abb. 8a, b. Schichtweise Vermessung und graphische Darstellung der Gelenkoberfläche von Kondylen und Tibia (rechtes Kniegelenk von vorne). **a** Teil des Außenmeniskus; **b** Teil des Innenmeniskus. Die – hier entfernten Menisken – erzeugen eine Kongruenz der Gelenkflächen. (Nach FAIRBANK 1949, verändert)

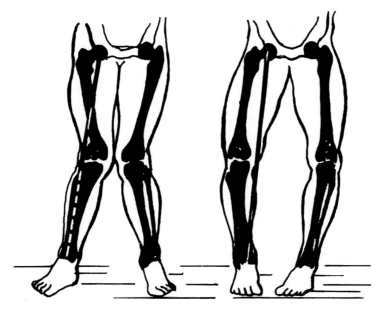

Abb. 9. X- und O-Beine mit Winkelbildung im Kniegelenk. Der mediale Meniskus zeigt bei X-Stellung eine Längenabnahme, bei O-Stellung eine Längenzunahme. (Abbildung nach BENNINGHOFF u. GOERTTLER 1960, verändert; vgl. SCHALLOCK 1939)

zur Führungsstabilität bei. FAIRBANK (1949) hat in transversalen Meßschritten die Oberflächen von Femur und Tibia abgetastet und die Werte geplottet (Abb. 8). Annähernd kongruente Bereiche finden sich in den zentralen Gelenkpartien. Bestimmungen des Meniskusgewichtes in Abhängigkeit vom Körpergewicht, von der Konstitution, vom Geschlecht und der Gelenkstellung (X-Beine

Tabelle 4. Meniskusbreite (tibiale Unterfläche) in mm (Mittelwert und Standardabweichung) nach arthrographischen (ROICK 1978) und anatomischen Messungen (LINDBLOM 1948; FERRER-ROCA u. VILALTA 1980), teilweise nach THIEL und SCHMIDT (1979), verändert

	ROICK 1978	FERRER-ROCA u. VILALTA 1980	LINDBLOM 1948
Medialer Meniskus			
Vorderhornzone	10,5 (±2,5)	7,7 (±1,4)	6,0 (±3,5)
Intermediärzone	10,0 (±3,0)	9,6 (±0,5)	6,0 (±3,5)
Hinterhornzone	16,0 (±4,0)	10,6 (±0,9)	14,0 (±5,0)
Lateraler Meniskus			
Vorderhornzone	11,0 (±2,0)	10,2 (±0,4)	10,0 (±4,0)
Intermediärzone	10,5 (±2,5)	11,6 (±0,8)	10,0 (±4,0)
Hinterhornzone	10,5 (±2,5)	10,6 (±0,5)	9,0 (±3,0)

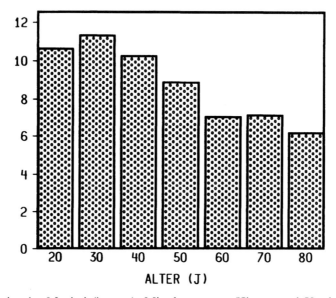

Abb. 10. Breite der Menisci (in mm), Mittelwerte von Hinter- und Vorderhorn sowie Knorpelmitte (n = 154; davon n_1 = 134 Leichenmenisci, n_2 = 25 operativ entfernte normale Menisci), in Abhängigkeit vom Alter. (Umgezeichnet nach PFEIL 1967)

und O-Beine) wurden von SCHALLOCK (1939) mitgeteilt. So nimmt die Länge des lateralen Meniskus von etwa 7 cm bei einer Körpergröße von 158 cm auf knapp 9 cm bei einer Körpergröße von 179 cm zu. Bei X-Beinen ist eine deutliche Längenabnahme zu verzeichnen. Die Schwankungsbreite des medialen Meniskus beträgt 6 cm bei 158 cm Körperlänge und bis etwa 9,5 cm bei 179 cm Körperlänge. Bei O-Beinen ist eine stärkere Längenzunahme (wenn auch mit breiterer Streuung) zu verzeichnen (Messungen jeweils an der tibialen Unterfläche; Abb. 9).

Während die Länge des Meniskus starken individuellen Schwankungen (von Körpergröße und Kniegelenkstellung abgesehen) unterliegt, kommt der Vermessung der Meniskusbreite eine größere Bedeutung zu. THIEL und SCHMIDT (1979) ist die Gegenüberstellung arthrographischer Meniskusvermessungen (nach ROICK 1979) und anatomischen Messungen (nach LINDBLOM 1948) zu entnehmen. Die Unterschiede sind erstaunlich groß (Tabelle 4), sie sind methodisch begründet.

Von TRIENDL (1939) stammt der Hinweis, daß der Kniegelenkmeniskus der Alpen-Bevölkerung in seinem dorsalen Segment (auch der laterale Meniskus) eine gegenüber den Flachland-Bewohnern deutliche Verbreiterung aufweist. Mit dem Alter nimmt die Meniskusbreite deutlich ab (PFEIL 1967; Abb. 10).

IV. Mechanik und Pathomechanik

1. Bewegungsablauf

Entscheidenden Anteil an der physiologischen Mechanik des Kniegelenkes haben die Menisci. Bei den Scharnierbewegungen des Kniegelenkes, mehr noch bei der Rotation, kommt ihnen die entscheidende Bedeutung der korrekten Gelenkführung und der exakten mechanischen Abstimmung der vier Teilgelenke zu. In der ersten Phase der Bewegung findet eine Abwinkelung der Gelenkenden statt, das Femur wird nach dorsal verlagert, der Gelenkspalt klafft vorne. Nach etwa 20° Beugung straffen sich die Kreuzbänder und verhindern eine weitere Abwinkelung des Femur. Die Femurkondylen gleiten bis zur vollen Beugung auf den kranialen Gelenkflächen der Menisci bzw. der Tibia (Abb. 11). Wichtig ist, daß die komplette Streckung des Kniegelenkes (die letzten 5–10°) nur bei gleichzeitiger Außenrotation (sog. Schlußrotation) möglich ist (BENNINGHOFF u. GOERTTLER 1960; RADIN 1973).

Für die Menisken bedeutet dies, daß sie in erster Linie passiv von den Femurkondylen vor sich her gestoßen bzw. geschoben werden (Abb. 12). Der Musculus semimembranosus, aber auch der Musculus popliteus, sind in der Lage, einseitig oder auch gemeinsam die Menisken aktiv nach dorsal zu verlagern. Der Musculus semimembranosus (der seinen Ursprung vom Tuber ischiadicum nimmt) inseriert am Condylus medialis der Tibia als auch an der Hinterwand der Kniegelenkkapsel, dem Ligamentum popliteum obliquum sowie der Fascie des Musculus popliteus. Letzterer hat seinen Insertionsort im Bereiche des Planum popliteum tibiae.

Welche physiologische Bedeutung für den Bewegungsablauf den aktiv beteiligten Muskeln zukommt, haben JARRETT et al. (1980) belegt. Mit einer den Bewegungsablauf des Ganges objektivierenden Methode haben sie Gangunterschiede nach Meniskektomie nachgewiesen. Klinisch werden diese Ergebnisse durch die röntgenologischen Beinachsenbestimmungen von OEST (1973) gestützt (vgl. auch KARUMO et al. 1977). Unter diesen Gesichtspunkten sind die Versuche von SCHMIDT-RAMSIN und PLITZ (1981) der operativen Verlagerung der Tuberositas tibiae kritisch zu sehen.

2. Menisko-femorales Gelenk

Beide Femurkondylen sind in jeweils zwei Ebenen konvex (Abb. 13) gekrümmt. Die sagittale Krümmung entspricht zwei Spiralen, die in einem Punkt zusammenstoßen (DRAENERT u. SCHENK 1976). Bei äußerster Extension besitzt dieser noch Kontakt zur tibialen Gelenkfläche. Der Krümmungsradius verringert sich von diesem Punkte aus in gleichmäßigen Abständen nach dorsal und ventral, wobei die Spiralkrümmungen ihrerseits auf einer Spirale angeordnete Zentren aufweisen. Dieses von KAPANDJI (1965) entwickelte Modell berücksichtigt die Tatsache, daß die Kondylen medial und lateral in kennzeichnender Weise verschieden sind. Umsetzung von Form in die Funktion der cha-

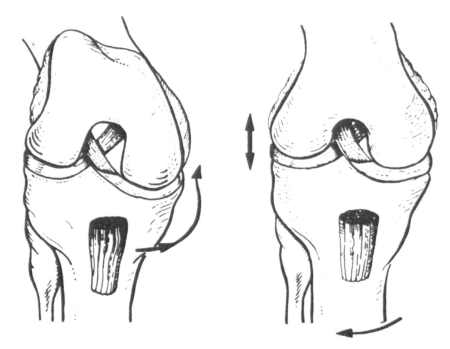

Abb. 11. Flexions- (*links*) und Extensionsbewegung (*rechts*) des rechten Kniegelenkes. Die Tibia beschreibt eine Innenrotation (bei Streckung Außenrotation) gegenüber dem Femur. Kreuzbänder haben meniskusführende Funktion. (Nach HELFET 1982, verändert)

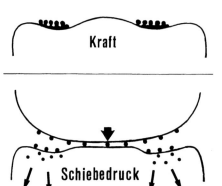

Abb. 12. Verformungskräfte, die auf den Meniskus einwirken. Die über die Kondylenwalze vermittelte Kraft wird in Schiebedruck umgesetzt und ist dann verformungsaktiv. (In Anlehnung an HAMERMAN 1970)

rakteristischen Rollgleitbewegung (Abb. 14) erfolgt durch die Kreuzbänder. Die Kenntnis der Feinmechanik des Kniegelenkes geht auf die Gebrüder WEBER (1836) und auf STRASSER (1917) zurück.

3. Menisko-tibiales Gelenk

Die Menisken lassen in Streckstellung zunächst eine schmale Zone auf der hinteren Tibiafläche unbedeckt. Mit zunehmender Beugung im Kniegelenk gleiten die Menisken nach dorsal, wobei sie vom Musculus semimembranosus und vom Musculus popliteus teilweise aktiv bewegt werden. Der äußere Meniskus legt bei seiner Bewegung einen doppelt so großen Weg zurück wie der innere. Hierbei entfernen sich die Menisci vom

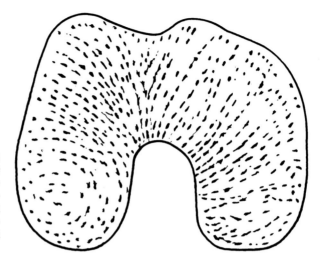

Abb. 13. Spaltlinienverlauf an der Femurkondyle (Methode nach BENNINGHOFF): Tuschepartikel richten sich entsprechend den oberflächlichen Makrostrukturen des Gelenkknorpels. (Umgezeichnet nach HEHNE et al. 1981)

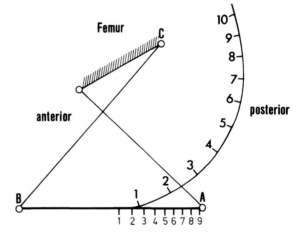

Abb. 14. Rollgleitbewegung des Kniegelenkes. Während der Beugung erfolgt eine Drehpunktverlagerung in der Femurkondyle nach C, die artikulierenden Punkte gleiten von B nach A (anterior-posteriore Gleitbewegung; verändert nach BURRI u. MUTSCHLER 1982)

medialen Gelenkspalt und erfahren eine charakteristische Deformierung, die eine nach dorsal gerichtete Verformung zur Folge hat. Hiervon ist wiederum der laterale Meniskus stärker betroffen als der mediale (Abb. 15).

Kaum beachtet wurden bisher die tibialen submeniscealen Veränderungen mit ihrer andersgearteten Oberflächenstruktur (COTTA 1977). Auch hier können Schädigungseinwirkungen morphologisch nachweisbare Defekte (Lückenbildungen und Auffaserungen) setzen (MEACHIM 1976). Auch als ganzes wurde dem menisco-tibialen (medialen und lateralen) Teilgelenk bisher wenig Beachtung geschenkt. Nach Arbeiten von PUHL (1972, 1973) ist bekannt, daß der tibiale Gelenkknorpel unterhalb des Meniskus eine andere feingewebliche Differenzierung aufweist als außerhalb der von den Menisken bedeckten Areale und anders als diejenigen Gelenkknorpelpartien, welche die Femurkondylen bedecken (COTTA 1977). HEHNE et al. (1981) haben mit Hilfe einer Kontaktflächenmessung (nach SCHALLOCK 1939, 1942) den Spaltlinienverlauf am Tibiaplateau bestimmt. Die Spaltlinien (die den chondralen Tangentialfaserverlauf widerspiegeln) verlaufen sowohl an den Femurkondylen als auch auf dem Tibiakopf in den zentralen meniskusfreien Bezirken jeweils konzentrisch und gruppieren sich um ein bis drei gedachte singuläre

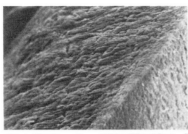

Abb. 15a–c. Tibiale Unterfläche eines intakten Meniskus, laterale Außenkante (42jähriger Mann, Sektionsgut). Feingewellte Oberfläche durch Umkehrschlingen von Kollagenfaserbündeln erzeugt (in Funktion wahrscheinlich geglättet). Goldbeschichtung × 160 **a**; × 450 **b**; × 900 **c**

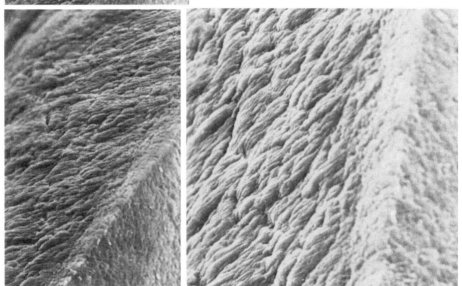

Punkte als Ausdruck einer erhöhten Druckbelastung (Abb. 13). In den meniskusbedeckten peripheren Bezirken der tibialen Oberfläche werden regelmäßig Divergenzen mit repulsiven singulären Punkten angetroffen. Hieraus wird auf eine geringere Druckbelastung geschlossen (HEHNE et al. 1981).

4. Kreuz- und Seitenbänder

Area intercondylaris, die Kreuz- und Seitenbänder sowie die hintere Kapsel blockieren in der Funktionsstellung der Extension jegliche Rotationsbewegung des Unterschenkels gegen den Oberschenkel (WIRTH u. ARTMANN 1974). Zwar wäre durch die Kreuzbänder eine gewisse Außenrotation möglich, sie wird jedoch durch die Seitenbänder verhindert. Die Faserzüge verlaufen derart, daß sich diejenigen des medialen Seitenbandes mit denen des hinteren inneren Kreuzbandes kreuzen und die des lateralen Seitenbandes mit denjenigen des vorderen Kreuzbandes. In umgekehrter Weise wäre durch die Seitenbänder eine Innenrotation in geringem Umfange möglich, was jedoch infolge der Anordnung der Kreuzbänder nicht möglich ist. Die Auflagefläche der Femurkondylen wird mit zunehmender Flexion verringert, der schlaffer werdende Bandapparat läßt eine Kreisbewegung in bestimmten Grenzen zu. Die Menisken folgen durch Vermittlung der Kreuzbänder (Abb. 16) den Bewegungen der Femurkondylen gegen die Tibia. Bei Außenrotation des Unterschenkels bewegt sich der laterale Meniskus nach vorn und ist im Kniegelenkspalt gut zu tasten, während sich der mediale nach dorsal bewegt und sein Rand sich vom Gelenkspalt entfernt. Auch hierbei ist das Bewegungsausmaß des Außenmeniskus etwa doppelt so groß wie das des Innenmeniskus (DRAENERT u. SCHENK 1976).

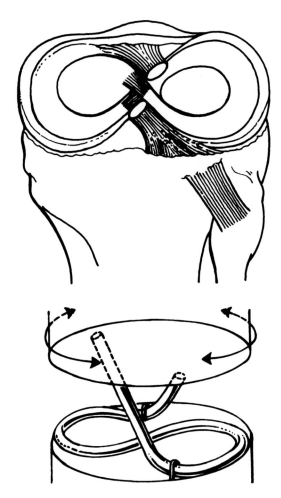

Abb. 16. Zugseilwirkung der Kreuzbänder auf den medialen (*links*) und lateralen (*rechts*) Meniskus bei beugungs- bzw. streckungsabhängiger Innen- bzw. Außenrotation. (Verändert nach HELFET 1982)

5. Zusammenwirken der Kompartimente und Schädigungsablauf

Physiologie des Gelenkmechanismus sowie anatomischer Aufbau und Feinstruktur der Einzelkompartimente des Kniegelenkes bestimmen die möglichen *Schädigungsmuster* der Menisken:

1. Die Menisken werden in ihren äußeren Bezirken von *Nerven* versorgt, Nervenendigungen sind zahlreich histologisch nachweisbar. O'CONNOR (1976) und O'CONNOR und MCCONNAUGHEY (1978) haben beim Hund und beim Menschen derartige Endigungen beschrieben und die Hypothese aufgestellt, daß diesen eine sensorische Funktion (und nicht nur eine schmerzleitende) bei der aktiven Gelenkbewegung (bezüglich Zugspannung und Kraftschluß) zukommen könnte.

2. Die physiologische *Bewegung* im Kniegelenk (sei sie aktiv oder passiv) ist an einen gänzlich intakten und voll funktionsfähig differenzierten Band- sowie Gelenkkörper gebunden (Abb. 17). Liegen Defekte im Bereiche des ligamentären Apparates vor, kommt es zu einem fehlerhaften Kraftschluß und zu

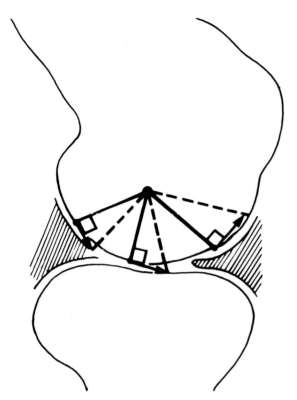

Abb. 17. Die Bewegungsgeschwindigkeit eines Punktes der femoralen Gelenkoberfläche ergibt sich durch Verbindung mit dem Drehpunkt (ausgezogene Linien) und Errichtung eines Lotes (unterbrochene Linie). (Nach FRANKEL et al. 1971, verändert; vgl. HELFET 1982)

atypischen Belastungen des noch intakten Bandapparates einschließlich der Menisken (Abb. 18). Die beschriebene belastungsabhängige physiologische Verlagerung der Zwischengelenkkörper beim Beugungs- und beim Streckakt (Abb. 19) sind in vorgeschriebener Weise nicht gewährleistet, es resultiert die Gefahr einer pathologischen mechanischen Exposition zwischen den Teilgelenken. Ein defekter Bandapparat muß somit zwangsläufig zu einem Meniskusschaden führen und umgekehrt (WARREN u. LEVY 1983).

Weder der physiko-chemische Aufbau des Faserknorpels noch dessen anatomische Einpassung geben begründete Hinweise auf eine wesentliche Stoßfänger- bzw. Pufferfunktion des Meniskus (ULZAKI et al. 1979). Auch ist das auf HENSCHEN (1929) zurückgehende mechanische Belastungsmodell zu sehr auf physiko-chemische Eigenschaften des Meniskus („Werkstoff") ausgerichtet. Allerdings ist die mechanische Belastbarkeit des Kniegelenkes erheblich. KUROSAWA et al. (1980) konstruierten eine Lastmaschine und prüften 14 amputierte Beine auf ihre mechanische und insbesondere elastische Stabilität. Hierbei zeigte sich, daß die mechanische Belastung des Kniegelenkes ganz erstaunlich ist (bis 1 500 Newton (mkg sec^{-2})). Die Untersuchungen machen deutlich, daß mit zunehmender Belastung die Kontaktfläche der Femurkondylen mit den Menisken bzw. der tibialen Oberfläche zunimmt (Abb. 20) (vgl. hierzu MINNS und CAMPBELL 1978 und WALCHER et al. 1973).

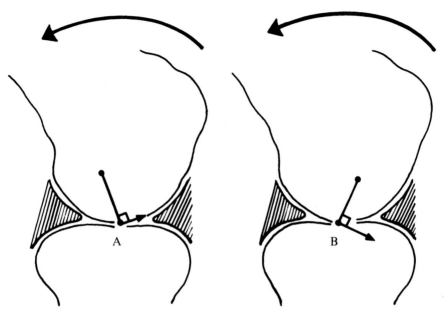

Abb. 18. Bewegungsablauf im tibio-femoralen Gelenk bei verlagerten Drehpunkten. (*A*) Drehpunkt nach dorsal verlagert: Bei weiterer Beugung resultiert eine Bänderdehnung. (*B*) Drehpunkt nach ventral verlagert: Mit zunehmender Beugung kommt es zur Kompression des Gelenkes und insbesondere der Menisken. (Verändert nach Frankel 1980; vgl. Helfet 1982)

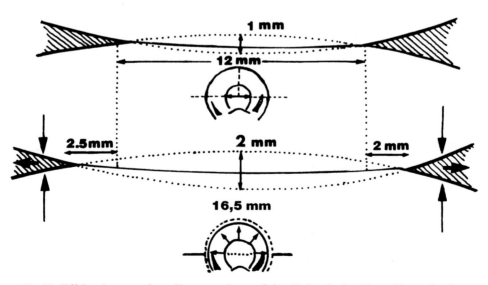

Abb. 19. Effekt einer passiven Kompression auf das Kniegelenk. *Oben:* Normalstellung (Abstand der inneren Zirkumferenz 12 mm, Radiusabstand der flachkeilförmigen Menisken 1 mm). *Unten:* Belastungsstellung (16,5 bzw. 2 mm). Den Menisken kommt eine nur geringe „Stoßdämpfer"-Funktion zu. (Verändert nach Fairbank 1948)

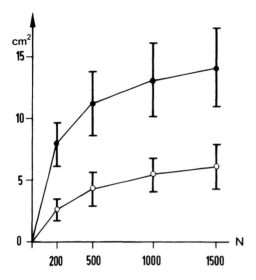

Abb. 20. Durchschnittliche Größe der Kontaktfläche (Ordinate; cm^2) der Femurkondyle in Abhängigkeit von der Belastung (Abszisse; N). *Oben:* Intaktes Kniegelenk; *unten:* nach Meniskektomie. Bis ca. 500 N steigt die Kontaktfläche linear an, bei intaktem Knie auf etwa 3fache Werte gegenüber den meniskektomierten Kniegelenken. (Nach KUROSAWA et al. 1980, verändert)

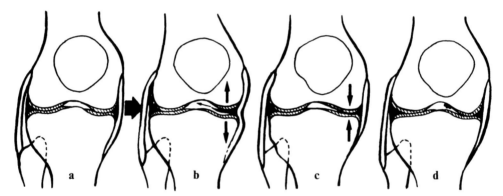

Abb. 21 a–d. „Knorrenzange" von KONJETZNY (1916). **a** Normalstellung rechtes Kniegelenk von vorne. **b** Eine von außen einwirkende Kraft bringt den medialen Gelenkspalt zum Klaffen, der Meniskus wird in das Gelenk hineingezogen. **c** Reflektorische Muskelbewegung strafft Bandapparat und preßt Gelenkenden aufeinander. Meniskus wird zerstört. **d** Nach zentral verlagertes Fragment. – Der Vorgang bei **c** ist die eigentliche Knorrenzange

Die sog. „Knorrenzange" wurde 1916 von KONJETZNY beschrieben. Sie stellt eine Sonderform der Meniskusläsion dar (Abb. 21). HAGEMEYER (1956) hat demonstriert, daß ein erschlaffter Kapsel- und Bandapparat bei ansonsten erhaltener Beweglichkeit des Meniskus eine Luxation des Hinterhornes bewirken kann. Außer den passiv auf den Meniskus einwirkenden Kräften sind die direkten Zugkräfte der mittelbar oder unmittelbar angreifenden Muskelsehnen in Rechnung zu stellen (Abb. 22). Von MARKOLF et al. (1976) sind diese Beobachtungen mittels einer Meßeinrichtung objektiviert worden, die belastungs- und bewegungsabhängig den Spannungszustand von Kapseln und Bändern aufzeichnet.

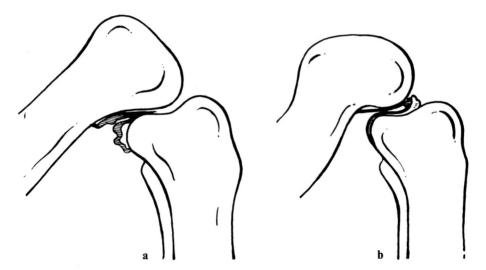

Abb. 22a, b. Luxation des Hinterhornes. **a** Schlaffer Kapsel- und Bandapparat bei maximaler Beugung und weit nach dorsal verlagertem Meniskus. **b** Überdehnte Kapsel bzw. Bänder sind nicht in der Lage, das Hinterhorn bei Beugung nach dorsal zu verlagern. Bei anschließender Streckung schnappt das Hinterhorn geräuschvoll zurück – oder wird von der Kondylenwalze zerstört. (Nach HAGEMEYER 1956, verändert)

Die komplizierte Kombination von Roll-Gleitbewegung auf der einen Seite und Anfangs- sowie Schlußrotation auf der anderen Seite bei jeweiliger mechanischer Blockierung durch den Bandapparat zeigt eine für die verschiedenen Bewegungsphasen unterschiedliche Schädigungsempfindlichkeit des Kniegelenkes. Prinzipiell gilt, daß *äußere traumatische Einwirkungen* während des Anfanges und des Endteils der Kniegelenkbewegung dann einen maximalen möglichen Schädigungseffekt erzielen, wenn sie in die physiologische Rotationsbewegung eingreifen und diese pathologisch verstärken. In diesen Phasen wird in der Regel zunächst der Meniskusapparat und erst in zweiter Linie der Bandapparat getroffen. – Während der isolierten Roll-Gleitbewegung des Kniegelenkes wird ein äußeres Trauma zunächst den Bandapparat alterieren und nur bei Standfestigkeit desselben die Menisci schädigen.

3. O- und X-Beine (Abb. 9) induzieren eine (patho-)physiologische Adaptation der Kniegelenkmenisken (SCHALLOCK 1939). Aufgrund der chronischen Gelenkfehlstellung und des notwendigerweise atypischen funktionellen Stellungsspieles der Menisken sind Effekte einer chronisch-rekurrierenden Mikrotraumatisierung zwangsläufig.

4. Das Kniegelenk ist ein Bewegungsgelenk und nicht ein Stellungsgelenk (wie z. B. die Zwischenwirbelgelenke). Der Gelenkbau ist auf typische und im wesentlichen kurzfristig einwirkende Belastungen eingerichtet. Dies gilt für die aktive, aber auch für die passive mechanische Belastung und insbesondere für die *Perfusion* der Menisci. Über längere Zeit anhaltende (evtl. rekurrierende) mechanische Belastungen des Kniegelenkes bei Beuge- und gleichzeitiger (wenn auch geringfügiger) Rotationsstellung führen zu einer chronischen Ischämie der

Menisken. Zu der möglichen stellungsabhängigen Mikrotraumatisierung gesellen sich die Folgen einer lokalen Ischämie.

Die möglichen pathologischen Einwirkungen auf den Meniskus betreffen nicht nur den medialen Meniskus in anderer Weise als den lateralen (jeweils in unterschiedlicher Art funktionsabhängig), sondern sie treffen auch die einzelnen Abschnitte eines Meniskus gänzlich verschieden (ANDREESEN 1937). Im Vorderhorn tritt in der Regel eine Zugspannung (beim Beugeakt) auf, an der Konkavseite des hinteren Bogens wird eine Zugspannung mit einer entsprechenden Fältelung (Abb. 43) wirksam, das Hinterhorn indessen wird zwischen Schienbeinkopf und Oberschenkelrolle gepreßt und somit gestaucht (HEINOLD 1965). HSIEH et al. (1976) teilen ein mathematisches Modell des Bewegungsablaufes im Kniegelenk mit. Es ermöglicht eine präzise Funktionszuordnung der ligamentären und auch mensicealen Einzelkompartimente des Gelenkes. Auch diese Autoren bestätigen die erstaunliche mechanische Stabilität des Kniegelenkes einschließlich der Menisken.

6. Zugfestigkeit

Die Zugfestigkeit der Menisken ist groß. PFEIL (1965) prüfte 82 Kniegelenkmenisci in 132 Belastungsprüfungen (Abb. 23). Die Zugfestigkeit erwies sich in Längsrichtung wesentlich höher als in Querrichtung: 16,8 kp/4 mm^2 gegenüber 9,8 kp/4 mm^2 (jeweils mittlerer Wert). Die Zugfestigkeit steigt von der Geburt bis etwa zum 20. Lebensjahr an und nimmt dann kontinuierlich ab. Zu ähnlichen Ergebnissen kommen BULLOUGH et al. (1970).

7. Hauptfunktionen

Die Hauptfunktionen des Meniskus fassen JASPERS et al. (1980) zusammen:
1. Die Menisken vergrößern die Kontaktfläche zwischen den knöchernen Gelenkenden um ein Vielfaches und sind wesentlicher Stabilisierungsfaktor der Bewegungsmechanik.
2. Diese Aufgabe wird durch die nicht (bewegungs-)zeitabhängige, nicht-lineare elastische Eigenschaft des Faserknorpels gewährleistet, an der wesentlich der ligamentäre Halteapparat beteiligt ist.

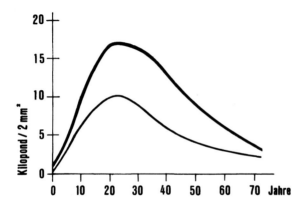

Abb. 23. Zugfestigkeit der Menisken in Längs- (*oben*) und Querrichtung (*unten*) unter Berücksichtigung des Alters. (Verändert nach PFEIL 1965)

3. Außerdem wird ein nicht-linearer visko-elastischer Effekt wirksam, der eine Beziehung zur lasttragenden Oberfläche hat und auf die physikochemischen Eigenschaften des Faserknorpels zurückgeht.

V. Knorpelarchitektur

1. Oberfläche

Erste rasterelektronenmikroskopische Untersuchungen (Abb. 24–26) der Oberflächenarchitektur des Meniskusknorpels stammen von REFIOR (1971). Die hügelartigen und teilweise wulstförmigen Abfaltungen der Oberfläche wurden als Reliefabdrücke von Knorpelzellen und Kollagenfasern gedeutet. Dieser Befund ist bei Neugeborenen wesentlich stärker ausgebildet als im Erwachsenenalter. Mit zunehmendem Alter ist eine deutliche Ausrichtung der Falten in Längsrichtung der Menisken auszumachen (SEIDLEIN u. MEHNER 1982), wobei diese am inneren Rand besonders prominent erscheinen (MERKEL 1978). Die Vorstellung, daß die Falten von einzelnen Kollagenfaserbündeln gebildet werden, erwies sich als unrichtig. MERKEL (1978) konnte darstellen, daß sich unter den Falten ein dreidimensionales Fasernetz rhythmischer Anordnung befindet – ein Konstruktionsprinzip, das sich auch im Bereiche des Gelenkknorpels nachweisen läßt. Der rasterelektronenmikroskopische Reliefbefund wird durch fixierungsbedingte Schrumpfungseffekte verstärkt (MOSHURCHAK u. GHADIALLY 1978; MERKEL 1980).

Festgehalten werden kann:
1. Der Meniskus besitzt keinen epithel- oder endothelartigen Überzug.
2. Es wird davon ausgegangen, daß auch feinstrukturell die in Funktion stehende (und damit belastete) Oberfläche glatt ist.
3. In nicht belastetem Zustande werden nach Fixierung rasterelektronenmikroskopisch unterschiedlich breite, altersabhängige, teils gerichtete, teils nicht gerichtete Falten und Vorwölbungen gefunden, die durch ein verschränktes Raumgitternetz (erzeugt von den Kollagenfaserbündeln) hervorgerufen werden (Abb. 27, 28).
4. Kerne von Knorpelzellen können rundliche bzw. hügelartige Vorwölbungen erzeugen.
5. Über die aktive oder passive Funktion der Meniskusoberfläche bei Bildung, Zirkulation und Resorption der Synovia ist nichts bekannt. RIEDE et al. (1982) geben einen ersten Hinweis (Goldphagozytose).

Vergleichende pathologisch-anatomische Untersuchungen an Kaninchen, Katze, Affe und Mensch (MOSHURCHACK u. GHADIALLY 1978) haben, ebenso wie die Untersuchungen von REFIOR und FISCHER (1964), einen charakteristischen Alternsgang aufzeigen können. Die noch im Neugeborenenalter regellos angeordneten Falten und rundlichen Vorwölbungen werden mit zunehmendem Alter regelmäßiger, sie zeigen eine längs-orientierte Verlaufsrichtung und nehmen an relativer Faltenstärke zu (MERKEL 1978, 1980). Für diesen Effekt werden eine Änderung der Kollagenfaservernetzungsstruktur, aber auch eine Änderung

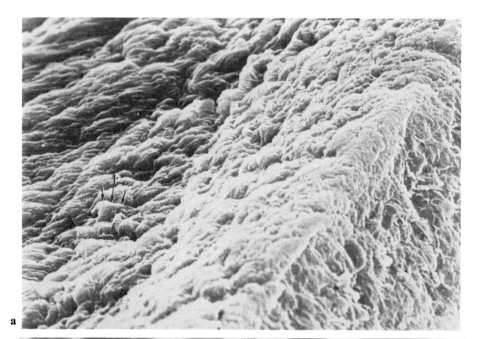

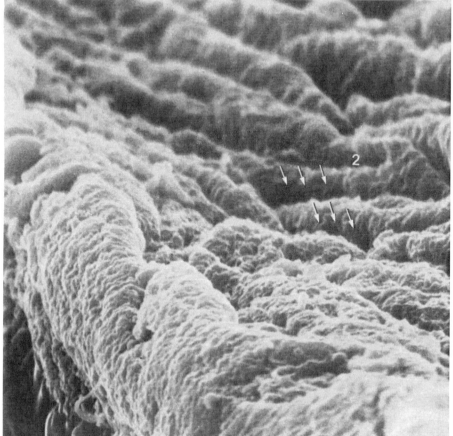

Abb. 24a, b

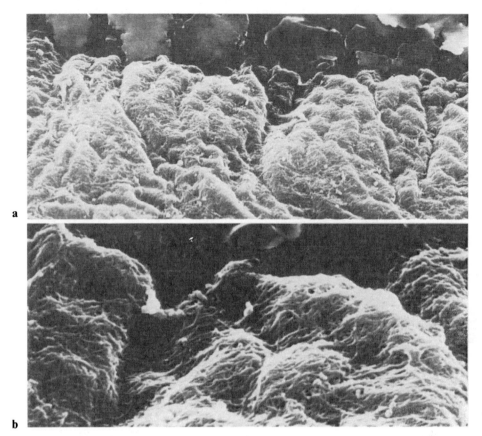

Abb. 25a, b. Schrägsicht von der äußeren Peripherie auf die innere Zirkumferenz eines intakten lateralen Meniskus (weiblicher Säugling, Sektionsgut). Feingebündeltes Faserwerk mit Vernetzungsstrukturen, unregelmäßige innere Begrenzung, porenförmige Lückenbildungen. Goldbeschichtung, ca. ×8800, Nachvergrößerung

der chemischen Zusammensetzung der Grundsubstanz verantwortlich gemacht (PUHL 1972, 1976).

2. Raumstruktur der Fasern

Die komplexe Raumstruktur der menisceälen Kollagenfasern ist in zahlreiche (in ihren wesentlichen Aspekten jedoch gleichlautende) Modelle eingeflossen. Grundlegendes Bauprinzip ist die überwiegend längs-orientierte Anordnung grö-

---

Abb. 24a, b. Intakter Meniskus eines mänlichen Säuglings (Sektionsgut). Kondylär-femorale Oberfläche mit lateraler Begrenzung **a** bzw. innerer Zirkumferenz **b**. Unregelmäßighöckriges Bild, teilweise durch Kerne (z.B. *1*), teilweise durch Lückenbildungen in der Grundsubstanz hervorgerufen („Täler" z.B. *2*). Goldbeschichtung ca. ×2250 **a** und ×7200 **b**; Nachvergrößerung

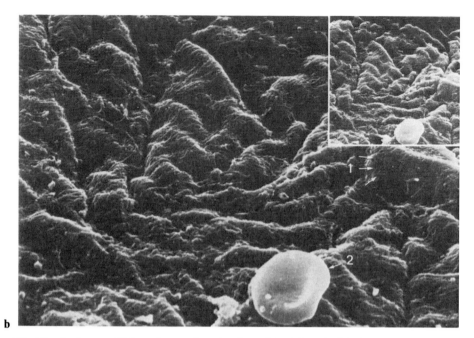

Abb. 26a, b. Innere Zirkumferenz eines intakten Meniskus (58jähriger Mann, Sektionsgut). Funktionell bedingte wellenförmige Ausrichtung der faszikulären Umkehrschlingen, feinporige Oberfläche (*1*), Erythrozyt (*2*). Goldbeschichtung, ca. ×2500 **a**, Übersicht **b**; Nachvergrößerung

ßerer, nur gering miteinander verschränkter Kollagenfaserbündel, die durch schräg-longitudinal sowie teilweise zirkulär angeordnete Faserbündel zusammengehalten werden. In den inneren, mittleren und äußeren Abschnitten der Menisci sind die Fasern jeweils in charakteristischer, jedoch unterschiedlicher Anordnung anzutreffen (SCHALLOCK 1939). Übereinstimmend (BULLOUGH 1970; WAGNER 1976; EGNER 1978) gilt die Auffassung:
1. Die *Außenzone* wird von überwiegend zirkulär angeordneten Kollagenfasern bestimmt.
2. In der *Mittelzone* (zentrale Abschnitte des Meniskus) begegnen schräg-longitudinal verlaufende und teilweise ausscherende, sich jeweils schräg überkreuzende Faserbündel.
3. In der *Innenzone* finden sich schmale, teils zirkulär verlaufende, teils radiär angeordnete Kollagenfasern.

Das von BULLOUGH et al. (1970) mitgeteilte Modell (Abb. 29) berücksichtigt außerdem die Faserarchitektur der oberflächlichen Abschnitte. Hier findet sich ein netzförmiger Verlauf der in längs-gerichteten Falten (vgl. rasterelektronenmikroskopische Befunde) seine Fortsetzung findet. Die überwiegende Zahl der Kollagenfasern folgt der longitudinalen Verlaufsrichtung; quer-verlaufende bzw. schräg-angeordnete Faserkompartimente, die mehr die Funktion des mechanischen Zusammenhaltes und damit der „Bündelung" des Faserknorpelgewebes wahrnehmen, finden sich in wesentlich geringerer Zahl (EGNER 1978). Hieraus

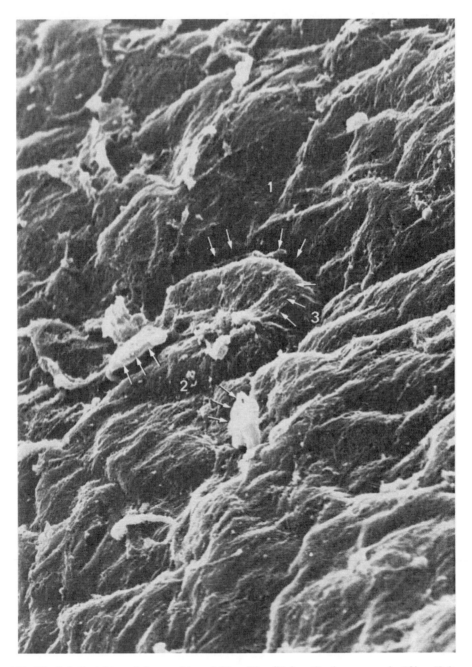

Abb. 27. Schrägsicht auf femoral-kondyläre Oberfläche. Grobe, unregelmäßige Falten und Senken (*1*), Reste der Synovia (*2*), feinporige eben sichtbare Wabenstruktur der Grundsubstanz (*3*). Männlicher Säugling (Sektionsgut). Goldbeschichtung, ca. × 3400, Nachvergrößerung

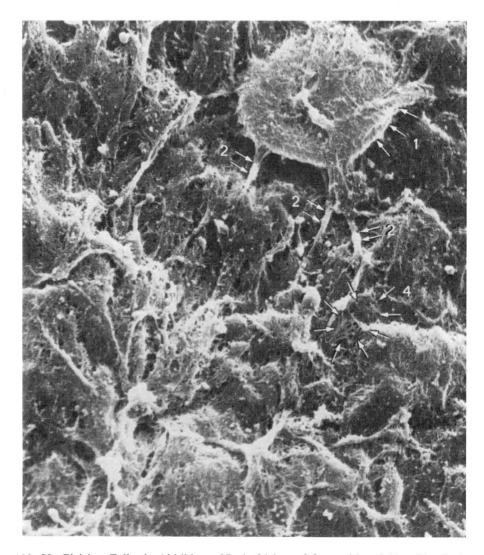

Abb. 28. Gleicher Fall wie Abbildung 27. Aufsicht auf femoral-kondyläre Oberfläche. Größere Umkehrschlingen, vielleicht Chondrozytenkerne (*1*). Größere Bündel von Kollagenfasern (*2*). Einzelne knäuelartig verwobene Fasergruppen (*3*), wohl kollagene Einzelfasern (*4*). Reichlich Lückenbildungen mit wabenähnlicher Struktur. Goldbeschichtung, ca. ×4000, Nachvergrößerung

resultiert eine für die einzelnen Zonen unterschiedliche mechanische Resistenz (REINBACH 1954).

Die Druckbelastung der Femurkondylen (nach der Lehre der Mechanik) kann idealerweise nur durch eine Scheibe aufgefangen werden, deren Faserverlauf netzförmig und statisch gleichförmig angeordnet ist (Abb. 30). Dieses ist bei den Menisken nicht der Fall. Das System der halb-offenen Ringe wird durch schräg-longitudinale Faseranordnungen und deren vertikalen bzw. transversalen Zusammenhalt stabilisiert.

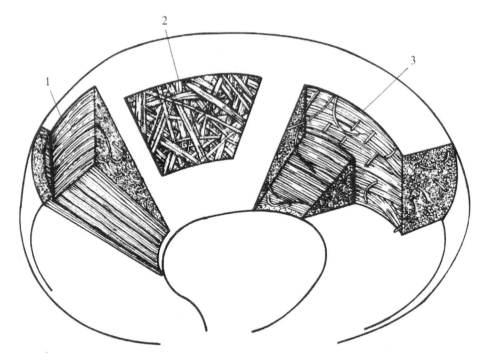

Abb. 29. Faserverlauf des Kniegelenkmeniskus (umgezeichnet nach BULLOUGH et al. 1970). (*1*) radiärer Verlauf im Bereich der tibialen Oberfläche, zirkulär-geschichtete Anordnung der äußeren Zirkumferenz. (*2*) Überwiegend longitudinale Anordnung in den mittleren und zentralen Abschnitten, gehalten von einzelnen transversalen Faserbündeln. (*3*) Oberflächlich ungerichtete Netzstruktur

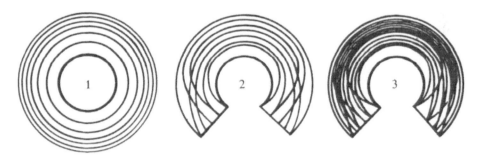

Abb. 30. Eine Scheibe (*1*) ist der Druckbelastung durch die Kondylen wegen der geschlossenen Faseranordnung am ehesten gewachsen. Die Konstruktion der Menisken als offene Ringe (*2*) bewirkt die Anordnung schräg-longitudinaler Faserbündel, die sich in Richtung der Ligamente (*3*) fortsetzen. (Verändert nach REINBACH 1954)

Aus der Faserarchitektur ergibt sich zwangsläufig das morphologische Bild der Meniskusrupturen, die im Bereiche der inneren Zirkumferenz überwiegend radiär, im Bereiche der mittleren und äußeren Zirkumferenz überwiegend längsgerichtet auftreten (REINBACH 1954). Der geringe transversale Faserzusammenhalt (in beide nicht-longitudinale Raumrichtungen) führt bei atpyischer Bela-

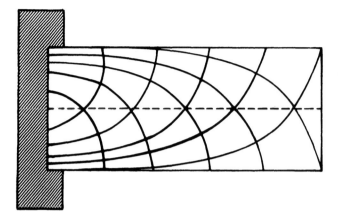

Abb. 31. Eingemauerter Balken als vereinfachtes Belastungsmodell des Meniskus (verändert nach PETERSEN 1930). Die Hauptspannungslinien (Trajektorien) zeigen Druck- und Zugbelastung an

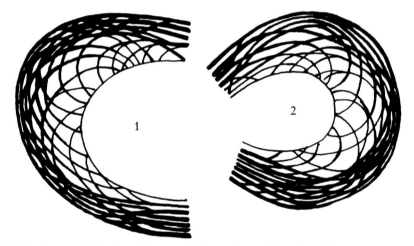

Abb. 32. Funktionsabhängiger Faserverlauf in Außen-, Mittel- und Innenzone (WAGNER 1976) für Innen- (*1*) und Außenmeniskus (*2*). Das Modell hat den Vorzug, daß longitudinale und schräg- bzw. transversal verlaufende Fasern als funktionelle Einheit angesehen werden

stung zunächst zu einer Schädigung des Strukturkompartiments („Zugankerfasern" nach EGNER 1978). Zusätzlich muß die sehr wechselnde Belastung durch Zugspannung, Druckspannung und Kompression (Abb. 31) berücksichtigt werden, die auf die verschiedenen Anteile des Meniskus gänzlich unterschiedlich und teilweise divergierend einwirkt (PETERSEN 1930; SCHALLOCK 1939; REINBACH 1954).

Feingeweblich können belastungs- und damit funktionsabhängige Unterschiede in der Faserarchitektur der verschiedenen Belastungszonen des Meniskus unterschieden werden (Abb. 32).

WLADIMIROV und WELISAROV (1974) differenzieren anhand der Faserarchitektur eine *Gleitzone* (Mittelzone) von der *Druckzone* (Innenzone) und *Dehnungszone* (Außenzone; in Klammern entsprechende Begriffe nach WAGNER

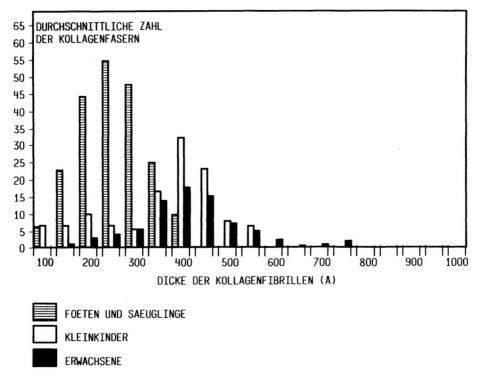

Abb. 33. Dicke der Kollagenfibrillen in Abhängigkeit vom Alter (Foet und Säugling, Kleinkinder, Erwachsene). Angegeben ist die durchschnittliche Zahl der Kollagenfasern in Absolutwerten, die Verschiebung der Verteilungen mit dem Alter (und nicht die Höhe der Zählwerte) sind für den „Alternsgang" charakteristisch. (Stark verändert und umgezeichnet nach DAHMEN 1965)

1976). Durch Amputation der hinteren Extremitäten unterhalb des Kniegelenkes wurden bei Hunden funktionelle Fehlbelastungen erzeugt. Das diesem Versuch entsprechende physikalische Modell hat PETERSEN (1930) beschrieben.

3. Feinstruktur der Fasern

Entsprechend den qualitativen und quantitativen elektronenmikroskopischen Befunden (DAHMEN u. HÖHLING 1962; DAHMEN 1968) zeigt die einzelne Kollagenfaserfibrille einen konstanten Aufbau. Die Fibrillendicke schwankt zwischen 400 und 500 Å im Durchmesser. Die Anordnung der Kollagenfibrillen ist so regelmäßig, daß die Querstreifung scheinbar über ein ganzes Fibrillenbündel zu ziehen scheint und dabei auch den jeweils gebogenen Verlauf der Raumgitteranordnung mitmacht. Auch die Querstreifungsperiode selbst ist sehr regelmäßig strukturiert. Mit zunehmendem Alter kommt es zu einer Dickenzunahme der Kollagenfibrillen und auch zu einer geringen Längenzunahme der Querstreifungsperiode (Abb. 33). Die durchschnittliche Länge der kollagenen Makroperiode liegt bei etwa 600 Å, die der nicht ausgereiften Fibrillen ist etwas kürzer und liegt bei 500–550 Å (DAHMEN 1968).

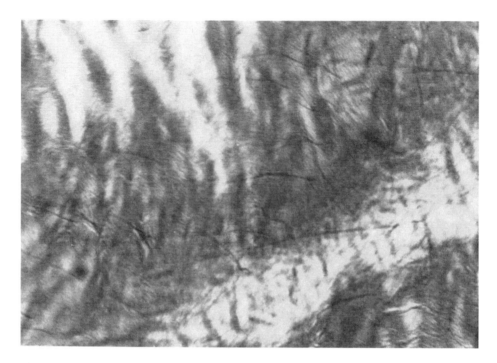

Abb. 34. Scheinbar ungerichtete, nur teilweise vernetzte elastische Fasern ohne sichtbare Anbindung ihres Verlaufes an die doppelbrechenden Kollagenstrukturen. Elastica-Kernechtrot Polarisation Öl ca. ×940, Nachvergrößerung

Den Untersuchungen von GHADIALLY et al. (1978) an Menisken von Kaninchen zur Folge sind die kollagenen Fibrillen innerhalb glatter membrangebundener tubulärer Strukturen intrazellulär nachweisbar. Die Charakteristika der Zellorganellen, Anordnung und Art des rauhen endoplasmatischen Retikulum als auch diejenige des Golgi-Komplexes lassen nach morphologischen Kriterien die Meniskuszellen eher als Knorpel- denn als Bindegewebszellen erscheinen. Die kollagenen Fibrillen lagern sich zu Fasern zusammen, letztere bilden Faserbündel und Lamellen, die den feingeweblichen Aufbau des Meniskus bestimmen. Entgegen den bisherigen Mitteilungen (DAHMEN 1968; CLARKE 1971) finden die Autoren Protein-Polysaccharide als auch mit diesen verknüpfte feinere Filamente innerhalb der interfibrillären Matrix. Außerdem können teils unreife, teils ausgereifte elastische Fasern dargestellt werden (Abb. 34–36).

Trotz dieser morphologischen Befunde scheint die histogenetische Einordnung der meniscealen Chondrozyten nicht befriedigend geklärt. Die vergleichend-anatomischen und anatomisch-physiologischen Untersuchungen von REINBACH (1954) geben Hinweise darauf, daß die Menisken eher als spezialisierte ligamentäre denn als besondere artikuläre (gelenkoberflächengebundene) oder synoviale Einrichtungen anzusehen sind (ZIPPEL 1973).

Der relative Anteil des Kollagenfasergehaltes des Meniskus (in Prozent Trockengewicht) ist hoch (INGMAN et al. 1974). Er beträgt beim normalen medialen bzw. lateralen Meniskus zwischen 75,8 und 78,4% (Abb. 37).

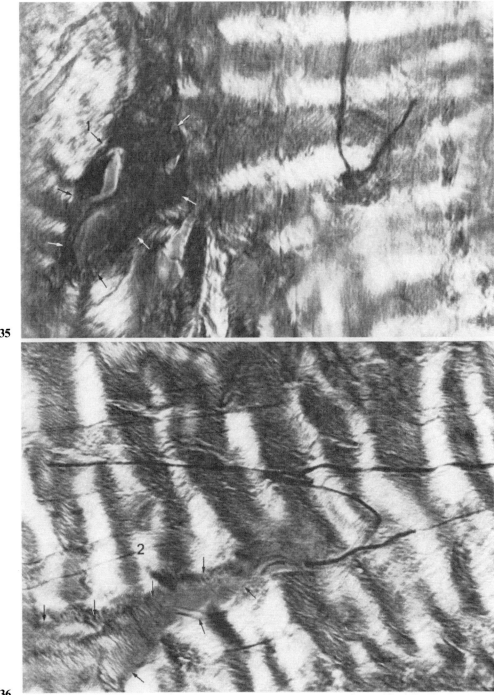

Abb. 35 u. 36. Häufige Verlaufsformen elastischer Fasern im Kniegelenkmeniskus bei chronischer Meniskopathie. Frische Nekrose- bzw. Nekrobiosezone mit (*1*) und ohne (*2*) pyknotischem Chondrozytenkern. Elastica-Kernechtrot Polarisation Öl ca. ×940, Nachvergrößerung

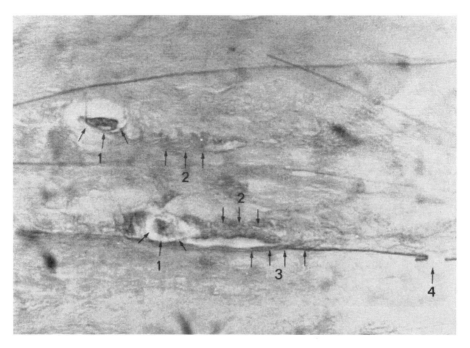

Abb. 37. Nekrobiose (*1*) von Knorpelzellen und Faserstruktur (*2*) mit Ödem und teilweiser Einbeziehung von elastischen Fasern (*3*). Zusammengeschnurrte (?) Ruptur einer elastischen Faser (*4*). Elastica-Kernechtrot Öl. ×940, Nachvergrößerung

In den Untersuchungen von EYRE und MUIR (1975, 1977) und SUSSMAN et al. (1973) werden die verschiedenen Typen des Kollagens differenziert. Das Faserknorpelgewebe der Menisken besteht ausschließlich aus Kollagen Typ I (aus methodischen Gründen muß ein maximaler Anteil von etwa 10% von Kollagen Typ II in Rechnung gestellt werden, Kollagen Typ II konnte jedoch nicht positiv nachgewiesen werden). Kollagen Typ I (welches außer in Sehnen auch in Knochen und der Lederhaut nachgewiesen wird) charakterisiert das Faserknorpelgewebe der Menisken ebenfalls eher als Sehnen- denn als originäres Knorpelgewebe (Tabelle 5).

Die Regulation und Differenzierungsinduktion der Meniskuschondrozyten zur Bildung von Kollagen Typ I sind nicht bekannt. In Zellkulturen (Hühnermesodermalzellen) wird dann Kollagen Typ II gebildet, wenn Chondrozyten auftreten (MARK u. MARK 1977).

Leider unberechtigte Hoffnungen haben sich an die Mitteilung von JUNQUEIRA et al. (1978) geknüpft, mit einer einfachen Gerbungsmethode (aus der Lederindustrie entlehnt: Sirius-Rot; SWEAT et al. 1964) polarisationsoptisch die verschiedenen Kollagenfasertypen differenzieren zu können. Die sehr eindrucksvollen Gangunterschiede korrelieren mit der Faserstärke und damit nur indirekt (und insignifikant) mit dem Kollagenfasertyp (JUNQUEIRA et al. 1982).

Zusammen mit den entwicklungsgeschichtlichen Ergebnissen und der Funktionsanalyse der Band-Knorpel-Einheit im Kniegelenk ist der biochemische Be-

Tabelle 5. Relativer molarer Gehalt von Typ I- und II-Kollagen in menschlichem Anulus fibrosus, Nucleus pulposus, Meniskus und Gelenkknorpel. Die Anteile ergeben sich aus den molaren Reaktionsproduktionen der Peptide 1(I) CB2 und 1(II) CB6, die mit Hilfe der Phosphorcellulose-Chromatographie isoliert wurden (nach EYRE u. MUIR 1977)

	% vom Gesamtkollagen	
	Typ I	Typ II
Anulus fibrosus (pooled)	44	54
Nucleus pulposus	<15	>85
Meniskus	>90	–
Gelenkknorpel	–	>90

fund ein weiterer Hinweis darauf, daß der Meniskus die Sonderform einer spezialisierten Sehne und nicht primär originäres Knorpelgewebe (im Sinne des Gelenkknorpels) darstellt.

4. Grundsubstanz

Die Grundsubstanz wird im wesentlichen aus anionischen Linearpolymeren aufgebaut, die für die Steuerung des Wasser- und Elektrolythaushaltes, für den Transport und die allgemeinen Stoffwechselvorgänge eine große Rolle spielen. Außerdem kommt der Grundsubstanz eine entscheidende Funktion im Rahmen der extrazellulär ablaufenden physiologischen Fibrillogenese zu (DORFMAN 1974; PROCKOP et al. 1979). Ihre Hauptbestandteile sind die Proteoglykane und Glykoproteine.

Die Glykosaminglykane werden wahrscheinlich im Golgi-Apparat der Chondrozyten des Meniskusknorpels gebildet. MCNICOL und ROUGHLEY (1980) konnten nachweisen, daß im Erwachsenenmeniskus unabhängig von der Rassenzugehörigkeit der Gehalt an Proteoglykan-Molekülen und Glykosaminglykan in ähnlicher Größenordnung nachweisbar ist wie im hyalinen Knorpelgewebe (Tabelle 6), lediglich die Gesamtkonzentrationen sind geringer (HORN 1973). Altersabhängige Veränderungen (INGMAN et al. 1974; IWATA et al. 1980) werden für das Keratansulfat und für das Chondroitinsulfat beobachtet. Bezüglich der Struktur des Proteoglykans ist bedeutsam, daß der Gehalt von Dermatansulfat offensichtlich mit den elastischen Eigenschaften des Meniskus korreliert (ROUGHLEY et al. 1981).

Die Synthese des Eiweißanteiles der Proteoglykane erfolgt im rauhen endoplasmatischen Retikulum (RER), sie weisen eine fibrilläre Struktur auf, an die um eine zentrale Achse („core") Glykosaminglykane als Seitenketten angehängt werden. Ein Teil sind die Glykosaminglykan-Kollagen-Komplexe, die durch kovalente Bindung der sauren Mukopolysaccharide an den Proteinanteil untereinander verknüpfte Makromoleküle bilden. Hieran kann die Bindung weiterer nicht-kollagener Proteine erfolgen (PEARSE 1968; COTTIER 1980).

Diese Strukturen weisen einen lebhaften Stoffwechselumsatz und laufende Änderung ihrer Raumanordnung auf. Sie sind Funktionsträger der Fibrilloge-

Tabelle 6. Hexosamin- und Sulfatgehalt von Galaktosaminresten in D 1-Pool, nach McNicol u. Roughley (1980)

Alter	Galaktosamine/Glukosamine (mol-Verhältnis)	6-Sulfat/4-Sulfat (mol-Verhältnis)
Meniskus		
Foet, Neugeborenes	6,78	–
4	5,21	1,6
10	4,63	1,0
22	3,48	4,6
23	3,24	5,1
37	2,62	3,8
41–50	2,91	6,6
51–60	2,89	7,1
61–70	2,67	14,8
Knorpel		
50–60	2,30	21,0

nese, der Wasser- und Ionenbindung. Der Abbau erfolgt durch neutrale Proteinasen und lysosymale Enzyme, „Metallproteasen" spalten den „core"-Anteil. Zelluläre Träger sind Granulozyten und – im Meniskus – Monozyten bzw. Histiozyten.

Hinsichtlich dieser Befunde, aber insbesondere auch hinsichtlich des weitaus geringeren Anteiles an Glukosaminglykan (Bjelle 1977) sind Unterschiede zwischen dem Faserknorpelgewebe des Meniskus und dem hyalinen Gelenkknorpelgewebe offensichtlich (Ghosh 1976; Inerot et al. 1978; Adams u. Muir 1981). Übereinstimmend mit der funktionellen Differenzierung einzelner Meniskuszonen wird eine unterschiedliche Zusammensetzung der Grundsubstanz hinsichtlich des Chondroitin-6-Sulfat, des Chondroitin-4-Sulfat, des Chondroitin, des Dermatansulfat gefunden (Tabellen 7 und 8 nach Adams u. Muir 1981; Karube u. Shoji 1982). Die Proteoglykanzusammensetzung des Meniskusknorpels bestimmt das Quellungsvermögen desselben, worauf bereits Heinlein und Krause (1953) hingewiesen haben (Tabelle 9).

Histochemische Untersuchungen über die Strukturbiosynthese der Knorpelkollagenase (für den Gelenkknorpel und die Pathogenese der Arthritis von besonderer Bedeutung) liegen für den Meniskus nicht vor (Sussman et al. 1982).

Es kann festgehalten werden:
1. Die Grundsubstanz des Meniskus stimmt offensichtlich in hohem Maße mit der Grundsubstanz hyalinen Gelenkknorpels überein.
2. Die Unterschiede betreffen vor allem das Dermatansulfat (Chondroitin-Sulfat B), dies wird mit den besonderen elastischen Eigenschaften des Meniskus in Zusammenhang gebracht.
3. Verschiedene isoliert-charakterisierbare saure Glykosaminglykane zeigen in den verschiedenen, auch funktionell differenzierbaren Meniskuspartien eine jeweils andere Zusammensetzung.

Tabelle 7. Glykosaminglykangehalt des Hundemeniskus (n = 8) in Prozent der Chondroitinase-spaltbaren Anteile, nach ADAMS und MUIR (1981)

	Chondroitin-6-Sulfat	Chondroitin-4-Sulfat	Chondroitin	Dermatansulfat
Lateraler Meniskus				
zentral	60,9 ± 3,4	26,2 ± 3,7	8,8 ± 1,7	4,1 ± 4,1
anteriores und posteriores Horn	62,0 ± 3,9	25,4 ± 3,8	9,8 ± 3,8	2,8 (0–13,9)
Medialer Meniskus				
zentral	55,6 ± 2,5	25,3 ± 4,4	13,3 ± 3,2	5,8 ± 3,9
anteriores und posteriores Horn	59,4 ± 2,4	27,1 ± 2,9	10,7 ± 2,0	3,0 ± 2,5

Tabelle 8. Chemische Analyse des Hundemeniskus (n = 8), nach ADAMS und MUIR (1981)

	Wassergehalt		Hexosamin (µg/mg Trockengewicht)
	(% Feuchtgewicht)	(µg/mg Trockengewicht)	
Lateraler Meniskus			
zentral	63,1 ± 1,2	20,0 ± 3,2	17,6 ± 2,2
anteriores und posteriores Horn	63,8 ± 0,9	18,2 ± 3,5	16,0 ± 3,2
Medialer Meniskus			
zentral	62,8 ± 1,2	10,2 ± 2,0	7,7 ± 1,9
anteriores und posteriores Horn	63,5 ± 1,4	15,3 ± 3,0	12,5 ± 2,6

Tabelle 9. Chemische Analyse der spezifischen Viskosität eines Partialpooles des menschlichen Meniskus (nach Reduktion und Alkylierung, pH 5,5, bezogen auf 0,2 m-Natriumazetat). Die Menisken verschiedener Individuen sind innerhalb der Altersgruppen zusammengeführt worden, D 1-Pool (Dichte größer als 1,54 g/ml), nach MCNICOL u. ROUGHLEY 1979

Alter	D 1	D 1 mit 1%iger Hyaloronsäure	D 1 nach Reduktion/Alkylierung
23	0,66	0,88	–
41–50	0,58	0,72	–
51–60	0,71	0,82	0,36
61–70	0,59	0,83	0,30
Gelenkknorpel			
50–60	0,52	1,66	0,44

VI. Alternsgang

Auf einen (für das Verständnis der akuten und chronischen Faserknorpelschädigung) wichtigen Umstand hat SCHNEIDER (1969) hingewiesen. Anknüpfend an die Untersuchungen von WITTMOSER (1939) an Embryonen unterschiedlichen Entwicklungsalters legt SCHNEIDER dar, daß nicht nur die Vaskularisation des Neugeborenen-, kleinkindlichen und Erwachsenen-Meniskus eine kontinuierliche Veränderung erfährt, sondern auch der Knorpelanteil eine entsprechende Differenzierung unter gleichzeitig zunehmender funktioneller Belastung zeitigt (Abb. 38). Das gefäßführende (von lateral getragene) Sehnengewebe wird mit zunehmendem Alter immer mehr zurückgedrängt (und mit ihm der Gefäßapparat). Hiermit verbunden ist eine Differenzierung des Sehnengewebes am Faserknorpelgewebe, ein Umstand, der leicht nachvollzogen werden kann. Mikrotraumatische und chronische Umbauprozesse betreffen im jüngeren Lebensalter daher in der Regel auch den gefäßführenden Anteil des noch nicht komplett faserknorpelig ausgereiften Meniskus – bei gleichzeitig gutem Regenerationsvermögen und häufiger auftretenden hämorrhagischen Ergüssen. Im höheren Erwachsenenalter überwiegen die chronisch-disruptiven Vorgänge des nicht vaskularisierten, jedoch komplett faserknorpelig ausgereiften Meniskus. Rupturveränderungen in dieser Zone werden mit einer nur geringen regeneratorischen Aktivität beantwortet.

DAHMEN (1963) hat die Alterungsvorgänge des menisceälen Faserknorpelgewebes zusammengefaßt. Lichtmikroskopisch (WITTMOSER 1939) kommt es zu einer Abnahme der Grundsubstanz bei relativer Faserzunahme und zu Lipoideinlagerungen. Eine Zunahme der Faserpackung mit gleichzeitiger Zunahme der Doppelbrechung ist polarisationsoptisch nachweisbar. Elektronenmikroskopisch findet sich eine Verschiebung des Verhältnisses der Grundsubstanz zu Kollagenfibrillen, wobei die einzelnen Fibrillen eine Dickenzunahme erfahren. Erst im höheren Alter kommt es zu einer Abnahme des Faserquerschnittes. Die Länge der Querstreifungsperiode ebenso wie die Zahl der Querstreifen bleiben konstant. Histochemisch ist eine Abnahme des Verhältnisses von Galaktosaminen zu Glykosaminen und gleichzeitig eine Zunahme des sulfatierten Anteiles des Chondroitin (bestehend aus Glukoronsäure und N-Azetyl-Galaktosamin) nachweisbar. Chondroitin-4- und -6-Sulfat nehmen mit dem Alter ab (KARUBE u. SHOJI 1982). Hieraus folgt, daß mit zunehmendem Alter ein sukzessiver Verlust des stoffwechselaktiven interzellulären Anteiles des Fasermeniskusknorpels erfolgt.

Die per diffusionem versorgten Strukturen der nicht-fibrillären extrazellulären Grundsubstanz treten als Funktionsträger für die Versorgung der Chondrozyten immer mehr in den Hintergrund (Abb. 39). Vielleicht ist dieses u.a. ein Grund dafür, daß die Zahl der Chondrozyten in Abhängigkeit vom Alter abnimmt. Eingeschränkte Stoffwechselleistung der Chondrozyten und gleichzeitige numerische Atrophie haben auf die Gesamtsyntheseleistung der Chondrozyten einen ähnlichen (wenn auch im Ausmaß nicht vergleichbaren) Einfluß wie eine (akute oder chronische) Nutritionsunterbrechung.

Die Altersveränderungen sind lediglich geeignet, eine insgesamt eingeschränkte metabolische Reserve des Faserknorpelgewebes zu erklären.

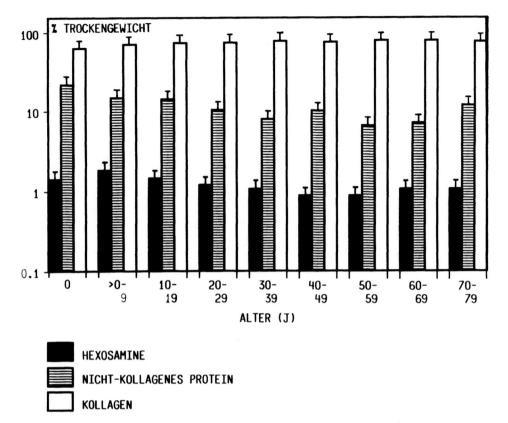

Abb. 38. Altersabhängige Veränderungen des Hexosamine-, Kollagen- und nicht-kollagenen Proteingehaltes am Meniskus (in Prozent Trockengewicht). Beachte den logarithmischen Maßstab. (Nach INGMAN et al. 1974, verändert)

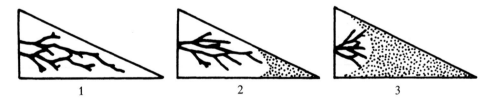

Abb. 39. Reifung von Meniskusknorpel eines Neugeborenen (*1*), Jugendlichen (*2*) und Erwachsenen (*3*). Gefäßführende Kambiumschicht wird zunehmend zurückgedrängt, das Fasergewebe reift knorpelig aus (punktierte Bereiche). (In Anlehnung an SCHNEIDER 1969)

Altersveränderungen allein sind konsequent von pathologischen Strukturveränderungen zu unterscheiden (PFEIL 1966). Letztere sind anders geartet und von ihrem Ausmaß, vom Schweregrad ihrer Ausprägung und der Topologie in der Regel differentialdiagnostisch gut anzusprechen (LINDNER 1972).

VII. Pathogenese und Morphologie der Meniskusschädigung

1. Begriffliches

Für die weitere Diskussion ist die begriffliche Trennung der Einzelphänomene wichtig:

a) *Desintegration:* Kontinuitätsdurchtrennung (Ruptur, Dissektion); Fibrillation und asbestfasrige Degeneration sind als Desintegration im mikroskopischen Bereich aufzufassen.

b) *Degeneration bzw. Meniskopathie:* Durch eine hypoxisch-nutritive Stoffwechselstörung der Chondrozyten hervorgerufene Störung bzw. Zerstörung der fibrillären Meniskusbestandteile. Das pathogenetische Bindeglied ist die atypische Zusammensetzung der umsatzstarken proteonglykanhaltigen Grundsubstanz.

Der Begriff der Meniskopathie geht auf MANDL (1929), allerdings mehr implizit und ohne scharfe Abgrenzung, zurück. Er sollte dem Begriff der Degeneration vorgezogen werden und die Summe aller morphologisch nachweisbaren Knorpelveränderungen zum Inhalt haben, die zunächst ohne gewebliche Kontinuitätsunterbrechung ablaufen. Akute und chronische Veränderungen sind eingeschlossen.

Nach heutigem Kenntnisstand gehört der Begriff der Meniskusdegeneration in die Medizingeschichte – ein Ort, an dem die „Degeneratio cordis" oder die „Degeneratio hepatis" u.v.a.m. seit mehreren Forschergenerationen ganz unbehelligt und ohne weiteren Schaden anzurichten, verweilen. Letzterer kann in der Begutachtungspraxis nicht hoch genug angesetzt werden. Auch durch morphologische oder pathophysiologische Befunde nicht belegbare Begriffe wie Überlastungsdegeneration, Belastungsdegeneration, chronische Meniskopathie, sekundäre Meniskusdegeneration (EGNER 1982) sollten vermieden werden.

c) *Regeneration:* Chondrozytenproliferation mit Vermehrung der Mitoserate, meist unter Ausbildung von Brutkapseln.

d) *Reparation:* Vaskuläre Proliferation, eine Vermehrung von Fibroblasten und Ausbildung eines kollagenfaserhaltigen, zunächst zellreichen, dann zellarmen fibrozytären Pannus. Proteoglykan- und Kollagenzusammensetzung des Pannus sind vom originären Faserknorpel verschieden.

e) *Restitution:* Beim Menschen offensichtlich nicht ganz vollständig ablaufende (im Tierversuch jedoch wiederholt beobachtete) Differenzierung bzw. Transformation zellarmen Pannus in Faserknorpelgewebe.

2. Nutritionsstörung

Aus den entwicklungsgeschichtlichen Untersuchungen ist geläufig, daß die funktionellen Strukturen des Meniskus gut geeignet sind, plötzlich auftretende, auch maximale Belastungen ohne Schaden zu überstehen. WALCHER et al. (1973) haben am Kaninchenmodell nachweisen können, daß die Dauer der mecha-

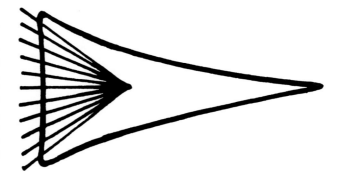

Abb. 40. Vaskularisationskeil des Meniskus. Eine Ischämie tritt ein, sobald durch Kompression der Gefäße der Restkeil weiter verkleinert wird und sich die nicht perfundierte Zone nach peripher ausdehnt. (In Anlehnung an DANZIG et al. 1983)

nischen Druckbelastung und nicht die aktuelle Höhe desselben für die morphologisch nachweisbare Meniskusschädigung entscheidend ist. Eine chronische äußere Einwirkung physikalischen Drucks auf den Meniskus ist geeignet, die vaskularisierte äußere Zirkumferenz und diejenigen Anteile der Vorder- und Hinterhörner in die Situation einer chronischen Hypoperfusion und damit in die Situation eines chronischen Nutritionsmangels zu bringen (Abb. 7). Der direkt einwirkende physikalische Druck auf den Meniskus selbst scheint auch bei längerfristiger Einwirkung nur von teilweiser Bedeutung zu sein. Von größerer Bedeutung wird die mechanische Kompression des Gefäßapparates angesehen (Abb. 40). Diese kann über den lokalen Sauerstoffmangel hypoxische Nekrosen der Knorpelzellen induzieren bzw. eine durch die Hypoxie erfolgte verminderte zelluläre Gesamtleistung der Knorpelzellen hervorrufen. Die pathologische Syntheseleistung fibrillärer und nicht-fibrillärer extrazellulärer Faserknorpelanteile ist demnach als Sekundärphänomen initial einwirkender Schädigungen auf den Chondrozyten anzusehen. Der wirksame pathogenetische Mechanismus auf den Faserknorpel ist die chronische Ischämie.

3. Schädigungsmoment

Die – retrospektive – Zuordnung pathologischer Befunde am Kniegelenkmeniskus hat die über den Gefäßapparat einwirkenden Veränderungen zu berücksichtigen:
a) Dauer der physikalischen Druckbelastung in Abhängigkeit von der überwiegenden Gelenkstellung und einer möglichen (evtl. zusätzlichen) aktiven Muskelkontraktion.
b) Die plötzlich, jedoch rekurrierend erfolgende akute traumatische Belastung bei gleichzeitiger maximaler aktiver Muskelkontraktion.
c) Sämtliche Formen einer durch Gelenkfehlstellung bzw. geschädigten Bandapparates hervorgerufene topologische Fehlbelastung (z. B. Verschiebung der kondylären Gleitzone auf die lateralen gefäßführenden Meniskusanteile).

Für die Diskussion des Schädigungsmomentes gilt, daß am Kniegelenk von einem isolierten „Meniskusproblem" nicht gesprochen werden kann (BURCK-

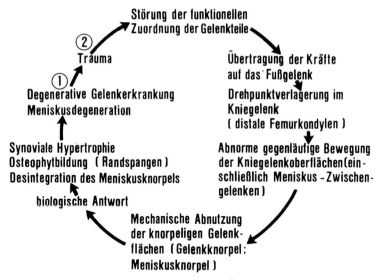

Abb. 41. Verknüpfung von Einflüssen auf das Kniegelenk mit Folgen für den Meniskus

HARDT 1933; MÜLLER 1976). Vielmehr sind beide Menisken zusammengenommen als wesentliche Glieder eines sehr empfindlichen Weichteil-Stabilisierungssystemes des Kniegelenkes anzusehen. Bei Schädigungen des Meniskus (und hier bereits bei der Diskussion der Wirkungsfolgen äußerer Schädigungsmomente) ist die Situation des Bandapparates zu berücksichtigen. Ohne nachhaltige Schädigung desselben ist oft ein Meniskusschaden nicht befriedigend nachzuvollziehen – bis auf wenige Ausnahmen der akuten Meniskusruptur bei maximalen äußeren Krafteinwirkungen in Extremstellung. Vom Schädigungsmechanismus her gesehen besteht ein prinzipieller Unterschied zwischen dem Effekt der Meniskopathie und einer Ruptur nicht (Abb. 41).

Bei normaler maximaler Flexion im Kniegelenk werden die Menisken nach dorsal abgedrängt, sie werden von der Kondylenrolle beidseits als eine Art „Ruhekissen" benutzt (RICKLIN et al. 1964). Zu der Extensions- und Flexionsbewegung kommt zwangsläufig die Rotationsbewegung (z.B. im Sinne der physiologischen Schlußrotation), die zu einer weiteren Verschiebung und zusätzlichen Belastung der Menisken führt (Abb. 42). Die Zone der größten mechanischen Beanspruchung (v. DITTRICH 1931) der Menisken ist medial in der hinteren Gelenkkammer unmittelbar im Anfangsbereich des Hinterhornes (Abb. 43) gelegen. Vieles spricht dafür, daß der weitaus überwiegende Teil der Rupturbildungen bzw. Dissektionen ihren Ausgang in dieser kritischen Zone der maximalen Beanspruchung des Hinterhornes nehmen (TRILLAT 1962; MÜLLER 1976). Im Bereiche der medialen Zirkumferenz können mehrere longitudinal angeordnete Rupturzonen entstehen, die konfluieren und einen sequesterförmigen Lappen des Faserknorpels absprengen können. Kommt es zu einer Längsausweitung

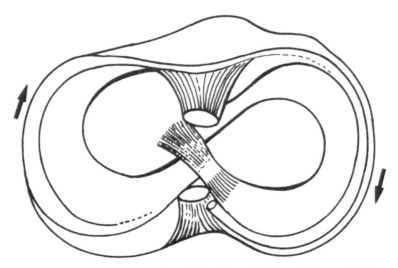

Abb. 42. Rechtes Kniegelenk von oben. Die Kreuzbänder wirken wie Führungsseile (vergleichbar der Schot in einer Talje) auf die Menisken, um den Tibiakopf auf der vorgegebenen spiralförmigen Bewegungsspur (Beugung und Streckung) zu halten. Zusätzlich zur Druckbelastung der Kondylenwalze kommt die Zugbelastung u. a. der Kreuzbänder. (In Anlehnung an HELFET 1982)

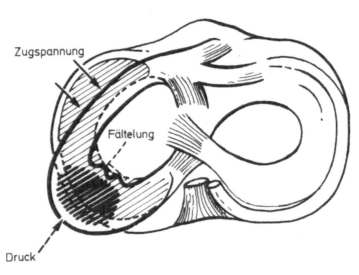

Abb. 43. Verformung des medialen Meniskus (*links*) bei Flexion des Kniegelenkes. Zum Vergleich lateraler Meniskus (*rechts*) in Ruhestellung (in Anlehnung an ZIPPEL 1973). Beachte die Kompression des gefäßführenden äußeren Abschnittes. Folge: Ischämie

des Risses nach ventral bis in den Vorderhornbereich, so ist das typische Endstadium des Korbhenkelrisses gegeben (Abb. 44, 52). Der Korbhenkel kann sekundär einreißen, es bilden sich neue Formen mit zusätzlichen lappenförmigen Fragmenten.

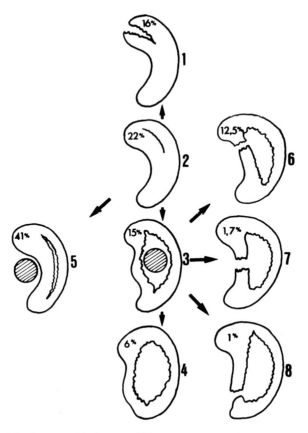

Abb. 44. Häufigkeit der verschiedenen Rißformen des Meniskus (n=2400). Bei *3* und *5* ist die Kontaktfläche der Kondylenwalze eingezeichnet: Ihre Position entscheidet über die „Zukunft" des Henkelkorbrisses. Kleiner intramenisceaIer Hinterhornriß ohne (*2*) und mit Ruptur des Hinterhornes (*1*) bzw. Ausdehnung bis in das Vorderhorn (*5*). Nach Kondylenverlagerung in den Knorpeldefekt (100%) kann die Kontinuität des „Henkels" erhalten bleiben (*4*) oder vorne (6%, *8*), in der Mitte (11,8%, *7*) oder hinten (83%, *6*) fragmentieren. (In Anlehnung an TRILLAT 1962; MÜLLER 1976)

Wird die Rupturzone nach ventral verlängert, so kann es zur vollständigen Ablösung des Hauptteiles des Meniskus kommen, so daß dieser sich unter die Kondylenrolle nach vorne schieben kann (Abb. 44). Der Erfolg ist eine Blockade des Kniegelenkes mit typischem Streckausfall (BÖHLER 1957; BAUMGARTL 1964). Als Regel gilt: Je länger der Korbhenkelriß besteht, desto kleiner ist der klinisch nachweisbare Streckausfall. Ausmaß der Meniskusruptur und klinische Streckblockade korrelieren nicht: So kann es durchaus bei einem nur kurzen Riß vom Hinterhorn bis knapp in die mittleren Abschnitte des Meniskus zu einer Streckblockade von 60° kommen (MÜLLER 1976). Andererseits ist es möglich, daß Korbhenkelanteile bei weiterer funktioneller Beanspruchung des Kniegelenkes vollständig abgesprengt und als Corpus liberum in das Kniegelenk verlagert werden. Die Fragmente sind geeignet, Schleifspuren an den Femurkondylen zu erzeugen (ZIPPEL 1965). Teile des Korbhenkels oder auch das vollständige Fragment können hinter die Kondylenrolle verlagert werden.

Die Frage nach der Häufigkeit von Meniskusläsionen in einem nicht ausgewählten Untersuchungsgut ist nur schwer zu beantworten. Eine größere Studie an autoptischem Material stammt von NOBLE und HAMBLEN (1975). Zufällig ausgewählte Sektionsfälle wiesen in 60% mindestens eine Rißbildung auf, was (bezogen auf die Menisci) 29% lädierte Gelenkknorpel bedeutet. 45% der untersuchten Sektionsfälle zeigten Veränderungen im Sinne einer Osteoarthritis des patello-femoralen bzw. tibio-femoralen Gelenkes, wobei die Koinzidenz mit den Meniskusschädigungen häufig war. Horizontale Spaltbildungen waren im medialen Meniskus häufiger und wurden insbesondere bei Männern gehäuft beobachtet. Frauen sind insgesamt seltener betroffen. Hierfür werden physiologische insbesondere hormonelle Einflüsse verantwortlich gemacht („Fat-Pad-Syndrom"; POWERS 1979).

Unter experimentellen Bedingungen haben STEWART und ERSKINE (1979) an fixierten menschlichen Kniegelenkpräparaten die Lokalisation und die Art der Meniskusruptur bei externer mechanischer Belastung in unterschiedlicher Gelenkstellung untersucht. Sie fanden, daß die Position des Kniegelenkes eher als die Rotationsrichtung für die Schädigung verantwortlich gemacht werden müsse. In halbgebeugter Stellung finden sich am häufigsten Risse am lateralen Meniskus, der auch bei gleichzeitiger Innenrotationsbewegung von der Zahl der Schädigungen her gesehen im Vordergrund stand.

4. Ruptur

Kontinuitätsdurchtrennungen des Meniskus sind nach Wirkungsspektrum und Morphologie vielfältig. In jedem Falle handelt es sich um eine gelenkvermittelte (und somit indirekte) Schädigung. Ein Spektrum von Einflüssen physiologischer und pathologischer Faktoren bestimmt die Belastung des Meniskus (Abb. 45).

a) Faktorenkumulation

Gelenkstellung, Art und Umfang der (inneren und äußeren) physikalischen Belastung (Druck- und Zugbelastung) sind ebenso ausschlaggebend wie die Vorschädigung des Zwischengelenkknorpels für die Form, das Ausmaß sowie die Lokalisation der Rißbildung (Abb. 45).

Die Literatur bis 1938 hat SCHAER zusammengestellt. In den Dissertationen von BALTHASAR (1937), ROMMESWINKEL (1937) und RUPP (1964) werden anamnestische Befunde, Trauma und Knorpelschädigung gegeneinander abgewogen. Größere Übersichten aus klinischer Sicht geben SMILLIE (1951), DEPALMA (1954), HAINZEL (1958). Die speziellen orthopädischen Belange referieren KRÖMER (1955) und BOOS (1961). In 62% der Fälle von Hämarthros fanden NOYES et al. (1980) eine Meniskusverletzung als Ursache. BROUKHIM et al. (1978) betonen zu Recht, daß die Pathogenese der Rißbildung bisher nur unzureichend erhellt wurde.

Unser bisheriger Kenntnisstand spricht dafür, daß die Druckbelastung des Meniskus alleine nicht in der Lage ist, eine größere Kontinuitätsdurchtrennung

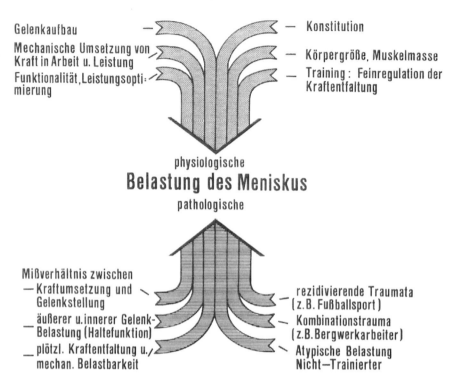

Abb. 45. Gelenkvermittelte Schädigungsfaktoren mit Wirkung auf den Meniskus

des Faserknorpels zu erzeugen. Aus pathophysiologischer Sicht sind für die Ruptur eine Reihe von Voraussetzungen anzunehmen, die je nach Schweregrad der traumatischen Einwirkung alleine bzw. in Kombination akzidentell kumulieren:

1. Ein gelockerter oder defekter (im jugendlichen Alter noch elastischer) Bandapparat erzeugt eine abnorme Beweglichkeit des Meniskus. Er vermag diesen während des Bewegungsablaufes in eine funktionsuntypische Stellung zu verbringen.
2. Eine Vorschädigung des Meniskus (beispielsweise mit partieller fibröser Transformation) führt zu einer Reduktion der elastischen Eigenschaften und damit zu einer verzögerten Form- und Stellungsanpassungsfähigkeit bei aktiver, aber auch passiver Bewegung.
3. Eine gesteigerte passive Beweglichkeit des Meniskus hat ein verändertes Zusammenspiel der Oberschenkelmuskulatur bei der Beugung und Strekkung zur Folge. Infolge der Störung des Zusammenspieles beim Kontraktionsablauf kann es zu einer Fehlstellung des Meniskus (bei gleichzeitiger Fixierung) und damit zur Exposition gegenüber größeren intraartikulären Kräften kommen.
4. Meniskus und Bandapparat sind die schwächsten Glieder in der Kette der Kraftentfaltung am Kniegelenk – in aller Regel ist der limitierende Faktor nicht die Muskulatur.

5. Auch ohne große Kraftentfaltung, ohne nennenswerte Schädigung des Bandapparates kann die Kombination von maximaler Beugung und zusätzlicher Gleitbewegung zur Meniskuseinklemmung führen. Die dann einwirkenden Scherkräfte sind in der Lage, eine Ruptur zu induzieren.
6. Die räumliche Struktur des Faserverlaufes bestimmt ebenso wie die elastischen Eigenschaften des Faserknorpelgewebes die Morphologie der Ruptur. Noch gute elastische Eigenschaften können auf der einen Seite eine Schädigung des Meniskus hintanhalten bzw. verhindern, sie sind jedoch bei bestimmten Schädigungsmomenten geeignet, zur Vergrößerung einer bestehenden Dissektion durch Retraktion beizutragen (klassische Situation des Korbhenkelrisses).
7. Gänzlich ausgeheilte und vernarbte Meniskusrisse scheinen späteren ausgedehnteren Rupturen eher entgegenzuwirken als zu fördern: Die Kontinuität der Faserverlaufsrichtung ist gestört, die überwiegend longitudinale Rißausbreitung kann unterbrochen werden.
8. Regenerations- und Reparationsphänomene können ebenso wie konglomeratartig zusammengeschobene Fragmente des Meniskus eine funktionelle Fehlbelastung nach sich ziehen, die an anderer Stelle (den gleichen oder auch den gegenüberliegenden Meniskus) erneut zu schädigen vermag.
9. Führt eine narbige Ausheilung einer zuvor abgelaufenen Ruptur zu einer atypischen Fixierung des Meniskus beispielsweise im Bereiche des Ligamentum coronarium, so exponiert die Bewegungseinschränkung den Meniskus zwangsläufig dem gesteigerten Risiko einer traumatischen Schädigung.
10. Schädigungen des ligamentären Aufhängungssystemes des Meniskus führen nahezu regelmäßig zu Schädigungen des Meniskus selbst – auch dann, wenn dieser zuvor intakt gewesen ist. In der Regel sind es die funktionsuntypische Verlagerung des Meniskus bzw. der gestörte Gleit- sowie Stauchungsvorgang, der meist bei gleichzeitiger Einklemmungssymptomatik die letztendliche Zerstörung des Meniskus durch die Kondylenwalze nach sich zieht.

b) Realisation und Modifikation

Eine detaillierte statistische Zusammenstellung der einzelnen Rupturformen unter gleichzeitiger Berücksichtigung fließender (funktionell bedingter) Übergänge geben BASCH (1934) und TRILLAT (1962) an. Ist einmal ein Korbhenkelriß entstanden und hat sich die Kondylenwalze in die Rupturlücke geschoben, so kommt es in 83% der Fälle zu einer Ruptur im Bereiche des Hinterhornes, in nur 1,7% bzw. 1% der Fälle zu Dissektionen im Bereiche des Vorderhornes bzw. der Mitte des Meniskus (Abb. 44). Verdeckte (durch die nach außerhalb verlagerte Kondylenwalze komprimierte) Korbhenkelrisse und die größeren Korbhenkelrupturen machen in dem Untersuchungsgut von TRILLAT (1962) 77,2% der Fälle aus (Gesamtzahl der Fälle: n = 2400). Die Strukturveränderung nimmt kontinuitätsunterbrechend oder über eine kleinere Strecke longitudinal verlaufend vom Hinterhorn seinen Ausgang (38%). Außer Rupturen des Korbhenkels werden zusätzliche longitudinale Rißbildungen (teilweise mit transversalen Absprengungen) und entsprechende Zusammenschiebungen der Fragmente beobachtet (TRILLAT 1962; Übersicht: RICKLIN et al. 1983).

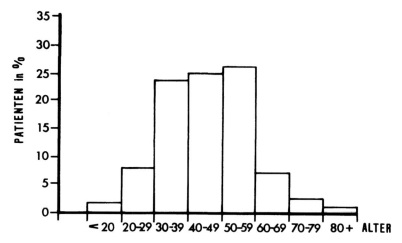

Abb. 46. Altersverteilung Meniskusgeschädigter mit Operationsindikation (n = 1225). Das Patientengut stammt aus einer großen Klinik (Edinburgh) und ist von der Exposition her (z. B. Sportler, Bergwerksleute) nicht ausgelesen. (Nach NOBLE 1975)

Ähnliche, wenn auch im einzelnen nicht vergleichbare Zahlen gibt NOBLE (1975) an. Das von ihm vorgestellte Material (n = 1225) zeigt die typische Altersverteilung (Abb. 46) eines weder nach Sport- bzw. Unfallverletzten noch nach Bergwerksgeschädigten ausgewählten Materiales. Über die Häufigkeit von Mehrfachrissen der Menisken berichtet SPRINGORUM (1960) aus dem Patientengut des Knappschaftskrankenhauses Gelsenkirchen. Er beschreibt (n = 375) bei 11,4% der meniskusoperierten Mehrfachläsionen, wobei die bei Bergleuten zu 70,3% beobachtete gleiche Rißform (Nicht-Bergleute: 66,7%) dahingehend interpretiert wird, daß eine konstitutionelle Disposition vorliegen müsse. Eine jeweils monotone funktionelle Kniebelastung, insbesondere zahlreiche bereits abgelaufene Knorpelschädigungen können über einen ischämiebedingten geänderten Faserstrukturaufbau die von SPRINGORUM beschriebene Koinzidenz zwangloser erklären (ZIPPEL 1977).

Eine möglicherweise fortschreitende Rupturbildung des Meniskus mit dem Zeitgang der histologischen Veränderungen werden von OELLIG und RÜTHER (1981) systematisch einander gegenübergestellt (Umfang des Untersuchungsgutes: n = 200 operativ entfernte Kniegelenkmenisken von Bergleuten). Die Autoren belegen, daß mit der Zunahme des Schweregrades der feingeweblich nachweisbaren sog. degenerativen Veränderungen auch die Häufigkeit der Rißbeschädigungen am Meniskus zunimmt. Der gleiche Effekt wird mit zunehmendem Alter beobachtet: Die Zahl der zeitlich fortschreitenden Meniskusrisse steigt mit dem Alter an (GARDNER 1970). Sie belegen weiterhin, daß die Koinzidenz von Alter und Vorschädigung des Meniskus als kumulierende Faktoren für die fortschreitende Rißbildung anzusehen sind (MAGNUS 1934; M.B. SCHMIDT 1935). Umgekehrt wird dargelegt, daß desto seltener zeitlich fortschreitende Risse beobachtet werden, je jünger der Riß bzw. je geringer der Grad der zuvorbestehenden degenerativen Veränderungen ist.

Eine systematische Morphologie der Rupturschädigung des Meniskus ist nicht möglich. Die morphologisch unterscheidbaren Rißbildungen sind in aller Regel auf zumindest ähnliche, wenn nicht gleiche pathophysiologische Entstehungsmechanismen zurückzuführen (KONJETZNY 1916). Die möglicherweise morphologisch vorgegebenen Modifikationsfaktoren (ältere narbig ausgeheilte Rupturzonen, fortschreitender Umbauprozeß des Faserknorpelgewebes) treten aller Wahrscheinlichkeit nach von ihrer Bedeutung her gesehen gegenüber den wesentlich stärkeren Realisationsfaktoren in den Hintergrund. Selbst die Mehrfachläsion ist – abgesehen vom sog. Generaleinwand – nicht geeignet, konstitutionelle Momente oder vorherbestehende Knorpelstrukturänderungen zu erklären. Die Frage, ob eine Ruptur zwangsläufig ist oder nicht, diese Frage kann letztlich nur in Kenntnis der möglichen Vorschädigung beantwortet werden. Sie ist in jedem Falle von der Art der Kontinuitätsdurchtrennung streng zu unterscheiden.

c) Formen

α) *Übersicht*

LIDGE (1979) hat die „gewöhnlichen" Meniskusläsionen zusammengestellt:

A. *Medialer Meniskus*
   1. Der *longitudinal-vertikale Riß*. Gewöhnlich wird er im peripheren Abschnitt bzw. dem Sulcus, an der äußeren Rinne oder im zentralen Bereich des Faserknorpels beobachtet. Wenn der Riß zentral und massiv ausgebildet ist, reicht er in der Regel vom hinteren zum vorderen Horn und wird dann als Korbhenkelriß bezeichnet;
   2. der *tangentiale oder Hutkrempenriß*. Dieser reicht in der Regel vom inneren zum äußeren Rand und wird am vorderen oder mittleren Abschnitt des Meniskus gefunden;
   3. Der *horizontale, schräg-verlaufende Riß*. Er wird gewöhnlich im Bereich des Hinterhornes oder in dem Hinterhornbereich mit Übergreifen auf den mittleren Abschnitt gefunden, wobei er seine Ausdehnung vom inneren zum äußeren Rand nimmt;
   4. Der *kombinierte horizontale und transversalvertikale Riß*. Dieser Riß nimmt seinen Ausgang im Bereich der inneren Zirkumferenz und erstreckt sich bis an den äußeren Rand und ist in der Regel mit degenerativen Veränderungen des Faserknorpelgewebes vergesellschaftet.

B. *Lateraler Meniskus*
   1. Der *longitudinale vertikale Riß*. Diese Rißbildung ähnelt derjenigen des medialen Meniskus. Entweder sind die periphere Anheftungszone, der Sulcus, der äußere Rand oder die zentrale Region des Meniskus betroffen. Reicht er vom hinteren bis zum vorderen Meniskusbereich, wird er als Korbhenkelriß bezeichnet;
   2. der *transversale vertikale Riß*. Er wird häufiger beim lateralen Meniskus gefunden und reicht vom inneren zum äußeren Rand, er wird als Papageienschnabelriß bezeichnet;

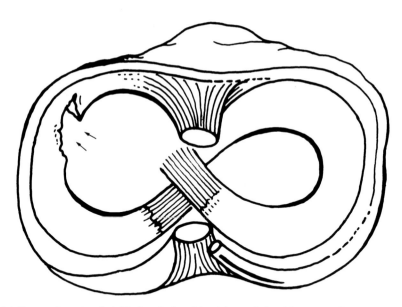

Abb. 47. Papageienschnabelriß der freien Meniskus-„Schneide". Häufigste Meniskusläsion mit asymmetrisch-keilförmigem Defekt, deren langer Schnabel meist gleichsinnig zur Verlaufsrichtung der maximalen Druckbelastung ausgerichtet ist. (Nach HELFET 1982)

3. der *horizontal-verlaufende, transversal-vertikale (oder degenerative) Riß* reicht vom inneren bis zum äußeren Rand und ist (wie beim medialen Meniskus) mit degenerativen Veränderungen vergesellschaftet;
4. Der *Scheibenmeniskus* findet sich auf der lateralen Seite häufiger als auf der medialen und ist relativ asymptomatisch, insofern eine Rißbildung nicht vorliegt.

Kombinierte Rißbildungen, die sich in den drei Raumebenen erstrecken, sind nahezu regelmäßig mit einer Vorschädigung des Faserknorpelgewebes vergesellschaftet. Radiäre oder schräg-verlaufende Risse deuten auf ein – vergleichsweise starkes – Trauma hin, welches durchaus mehrzeitig eingewirkt haben kann.

β) Morphologie

Zu den häufigsten Rupturformen zählt der Papageienschnabelriß (Abb. 47). Ausmaß, Winkelstellung und Richtung des Defektes sind entscheidend für die weitere oder möglicherweise sistierende Meniskuszerstörung. Bei Lokalisation in der Nähe des vorderen Kreuzbandes ist eine vollständige Durchtrennung des Vorderhornes mit Meniskusretraktion möglich (Abb. 48). Eine ähnliche Situation ist dorsal gegeben: Die Fußpunktinsertionsstelle (Abb. 49) des hinteren Kreuzbandes kann für die Hinterhornruptur verantwortlich sein. Die Kondylenwalze schiebt das fragmentierte Ende nach peripher (Abb. 50) und streckt den ursprünglich halbmondförmigen Meniskus.

Der Korbhenkelriß wird nur verständlich, wenn die Situation der Perfusion (durch das Blutgefäßsystem) und Diffusion (durch die Synovia) berücksichtigt

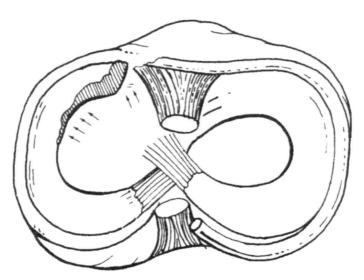

Abb. 48. Nach Fußpunktruptur des vorderen Kreuzbandes kommt es zur Retraktion des medialen Meniskus und zur weiteren mechanischen Schädigung der inneren Zirkumferenz im Vorderhornbereich (nach HELFET 1982). Die Diagnose der meniskusseitigen Ruptur wird in der Regel intraoperativ gestellt

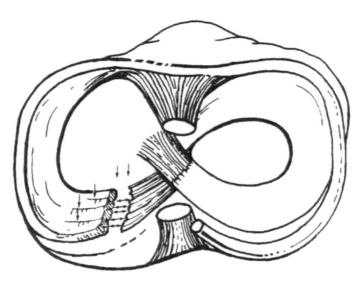

Abb. 49. Rupturiert der fixierte Teil des hinteren Kreuzbandes und der dorsalen Kapselregion, retrahiert das Hinterhorn (nach HELFET 1982). Das Fragment zerspleißt in longitudinaler Richtung

wird. In eben denjenigen Zonen, in denen beide ein Minimum erreichen, verlaufen die häufigsten Rupturlinien (Abb. 51). Das weitere Schicksal des Fragmentes (Abb. 52) wird überwiegend durch die Funktionsfähigkeit des Bandapparates und eine möglicherweise anhaltende funktionelle Belastung (Abb. 53) bestimmt.

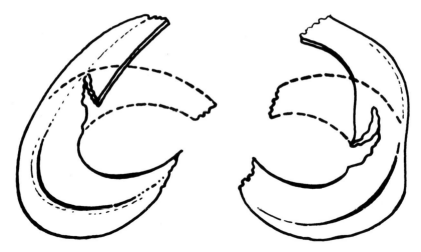

Abb. 50. Streck-Verformung des Meniskus. Voraussetzung ist ein schräg-verlaufender oder transversaler Riß (z. B. Papageienschnabelriß) bei ligamentärer Lockerung und/oder Ruptur

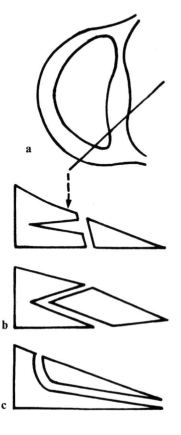

Abb. 51a–c. Unterschiedliche Formen des Korbhenkelrisses, Schnittführung durch Fragment und Meniskusrest: Typischer sagittaler Riß mit horizontaler Spaltbildung des Meniskusrestes **a**, rhombisch ausgestanztes Fragment bei entsprechend kommunizierender Rupturhöhle **b**, letztlich eine horizontale Lamellierung **c**. Die Rißformen werden auch ohne Korbhenkelbildung beobachtet. (Nach Noble 1975)

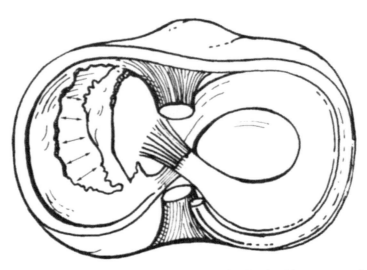

Abb. 52. "Bogen"- oder "Korbhenkelriß" nach longitudinaler Absprengung der inneren Zirkumferenz (nach HELFET 1982); Fragment spannt sich bogenförmig infolge der Elastizität des Faserknorpels. Der Abstand zwischen Fragment und Knorpelrest entspricht etwa dem Ausmaß der Unterschenkelrotation

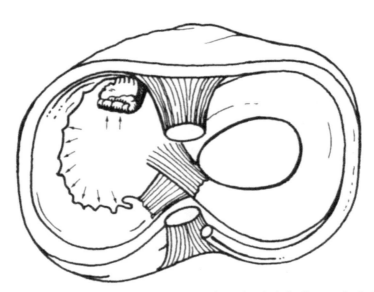

Abb. 53. Korbhenkelriß mit Fragmentruptur und mechanisch bedingter Aufrollung des noch fixierten Schenkels (nach HELFET 1982). Derartige Fragmente sind intraartikulär raumfordernd und schädigen den Bandapparat sowie die kommunizierenden Abschnitte der Kondylenwalze

Chronische Meniskusschädigungen sind die Folge einer rezidivierenden Ischämie und lokalen Hypoxie oft bei gleichzeitiger supramaximaler mechanischer Belastung. Aus anatomischen Gründen ergibt sich zwangsläufig, daß hiervon insbesondere der Meniskuskern (Zone der minimalen Perfusion und Diffusion)

betroffen ist. Mit abnehmender synovialer Sekretionsleistung im Alter und der damit verbundenen unzureichenden metabolischen Versorgung über die Synovia kommt es zu einer Atrophie überwiegend der inneren Meniskuszirkumferenz. Im Alter eintretende Risse erreichen daher schnell die äußere gefäßführende (Kambium-)Schicht und sind leichter als in noch jugendlichem Alter kontinuitätsdurchtrennend. Aus Gründen der abnehmenden Elastizität bei gleichzeitig „entblößtem" Meniskuskern sind Mehrfachrupturen (wie z.B. der Fischschwanzmeniskus (Abb. 54, 55) erklärlich. Mehrfach kontinuitätsdurchtrennende Rupturen eines Meniskus sind als Kombinationseffekt (evtl. zeitlich kumulierend) einzustufen (Abb. 56, 57).

γ) Dokumentation

Für die gutachterliche Abschätzung der Adäquatheit eines Traumas kann die Morphologie des Meniskusrisses (unter den obengenannten Einschränkungen) Anhaltspunkte liefern. Vom Pathologen sind zu dokumentieren:

Dokumentation des Pathologen

---

1. Farbe, Breite und Höhe des Meniskus
2. Auffälligkeiten an der Ober- bzw. Unterfläche (z.B. Hügelbildungen)
3. Beschreibung des Defektes:
   a) genaue Lokalisation,
   b) Form,
   c) Beschaffenheit des Randes,
   d) Tiefe des Risses bzw. Anteil des stehengebliebenen Knorpelgewebes (bei subtotaler Ruptur)
4. Evtl. Meniskusfragmente bzw. offensichtliche Substanzverluste (Sequestration mit Corpora libera?)
5. Beschreibung der Rißverlaufsrichtung mit Bestimmung der überwiegenden Rißfläche, Tunnelierungsphänomene

---

δ) Regeln

Als grobe Anhaltspunkte dürfen gelten, daß ältere, bräunlich verfärbte und in ihrem Querschnitt deutlich reduzierte Menisken häufiger Mehrfachläsionen und schräg-verlaufende Rupturflächen mit Tunnelierungsphänomen zeigen. Gleichzeitig werden häufiger geglättete Rißränder (aufgrund der Mehrzeitigkeit der Ereignisse) und Blutungspigmente gefunden. Bei Jugendlichen mit stärker vorgeschädigten Menisken findet sich oft eine Ausfransung der inneren Zirkumferenz vor allem des Hinterhornes des medialen Meniskus, es finden sich mehr Einfachläsionen, jedoch häufiger Korbhenkelrisse und deren Endstadien. Bei nicht-vorgeschädigten jugendlichen Menisken führt der mehr oder weniger frische, vollständig kontinuitätsdurchtrennende Riß.

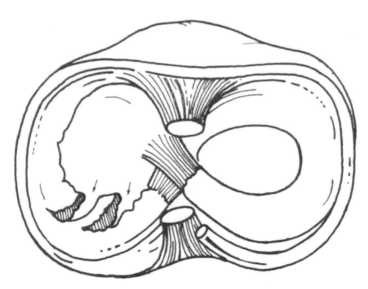

Abb. 54. Fischschwanz-Meniskus: Parallele Risse des Hinterhornes (nach HELFET 1982). Typische Verletzung älterer Patienten

d) Sonderformen

Die weitaus überwiegende Zahl der Meniskusläsionen folgt dem oben dargestellten Mechanismus. Hin und wieder werden Veränderungen in Form von Verhärtungen im Bereiche des Vorderhornes beobachtet, die – von der Lokalisation her gesehen – funktionell mit einem pathologischen Überstreckungsmechanismus in Zusammenhang gebracht werden (Abgrenzung von einer mißbildungswertigen Anomalie schwierig, wenn nicht gar unmöglich). Die bis kirschkerngroßen harten Veränderungen des Faserknorpels zeigen makroskopisch eine veränderte Verfärbung und eine entsprechende typische Knorpelläsion (Impression) an der Kondylenrolle. Oftmals ist ein synoviales Pannusgewebe in der unmittelbaren Nachbarschaft dieser Läsionszone nachweisbar. Ob diese Veränderungen einem „bombierten" bzw. „buckled"-Meniskus entsprechen (MÜLLER 1965; HALL 1977), muß offenbleiben.

Als weitere Sonderform der Meniskusläsion beschreibt NOBLE (1975) die mit einem Korbhenkelriß vergesellschaftete horizontale Ruptur. Diese Form der Läsion hat klinische Bedeutung, weil der mediale Meniskus nach Korbhenkelriß nicht vollständig exstirpiert, sondern nach Möglichkeit nur im Bereiche der inneren Zirkumferenz reseziert werden sollte (CARGILL u. JACKSON 1976).

Nach der Zusammenstellung von LIDGE (1979) sind medialer und lateraler Meniskus in unterschiedlicher Weise von atypischen Rupturformen betroffen.

α) Medialer Meniskus

Der *eingeklemmte Meniskus*. Gewöhnlich findet sich ein direktes Trauma mit einer hyperextensionsähnlichen Krafteinwirkung. Der Patient berichtet von Schmerzen, wenn er das Knie überstreckt bzw. gegen das Knie stößt. Der

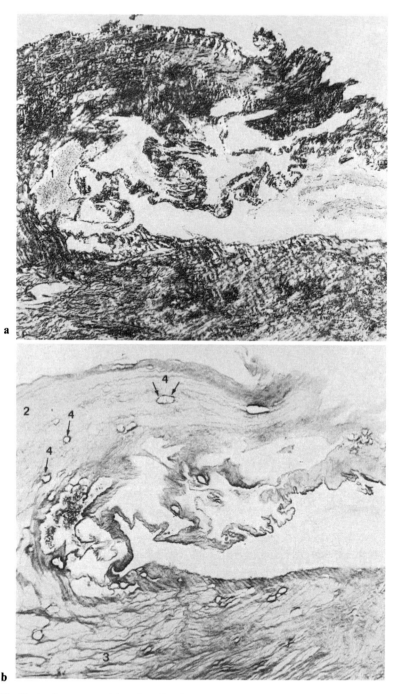

Abb. 55. Fischschwanzmeniskus im histologischen Bild. Frische Nekrose: Zystenbildung (*1*), Ödem im Fragment (*2*) und Fragmentat (*3*), entleerte Zellhöhlen (*4*), feinfibrilläre Auflösungszonen des Fasergewebes (*5*). Giemsa mit (**a**) und ohne Polarisation (**b**) ca. × 75, Nachvergrößerung

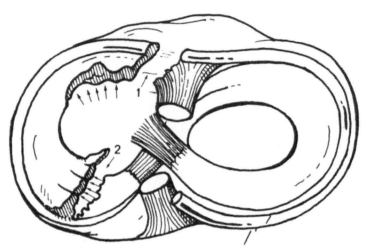

Abb. 56. Mehrzeitige Meniskusläsion eines älteren Patienten: Nach Ruptur des Vorderhornes resultiert eine fibröse Verbreiterung der Rupturfläche und der geschädigten inneren Zirkumferenz (*1*). Ein zweites späteres Trauma führt zu einer Zerreißung des Hinterhornes mit longitudinaler Zerspleißung des Fragmentes und Verlagerung der Fragmentenden in die zentralen Gelenkteile (*2*). (Nach HELFET 1982)

Schmerz ist in der Regel vorne. Manchmal ist eine Schwellung klinisch nachzuweisen.

Der *hypermobile Meniskus*. Beim medialen Meniskus ist meist ein Trauma vorhergegangen, manchmal kann der Patient aber ein solches nicht angeben. Drei Ursachen sind bekannt:
a) ein überdehntes tibiales Meniskusband;
b) ein überdehntes femorales Meniskusband;
c) tibiales und femorales mediales Band sind überdehnt.

Der *Riß unter der Oberfläche* (unterminierender Riß). Meistens geht ein Trauma voraus. Im Entengang klagen die Patienten über einen posteriormedialen Schmerz.

Der *doppelte, horizontal-schräg verlaufende Riß* mit Stielbildung.

β) Lateraler Meniskus

Der *Scheibenmeniskusriß*. Meist zeigt der Scheibenmeniskus eine umschriebene Verdickung knotigen Charakters, der auf den Gewebsriß hindeutet. Risse können im äußeren, im zentralen oder im Bereiche des inneren Randes entstehen und verlaufen oft horizontal (Abb. 58).

Der *tangentiale oder Hutkrempenriß*. Diese Rißbildung ist mehr oder weniger identisch mit dem Defekt, der vom medialen Meniskus bekannt ist.

Der *schräg-verlaufende horizontale Riß*. Diese Rißbildung ist im medialen Meniskus häufig, im lateralen Meniskus wird sie jedoch selten gesehen und leicht übersehen. Gewöhnlich ist er in dem posterioren Abschnitt ausgebildet und kann bis auf die popliteale Sehnenplatte übergreifen.

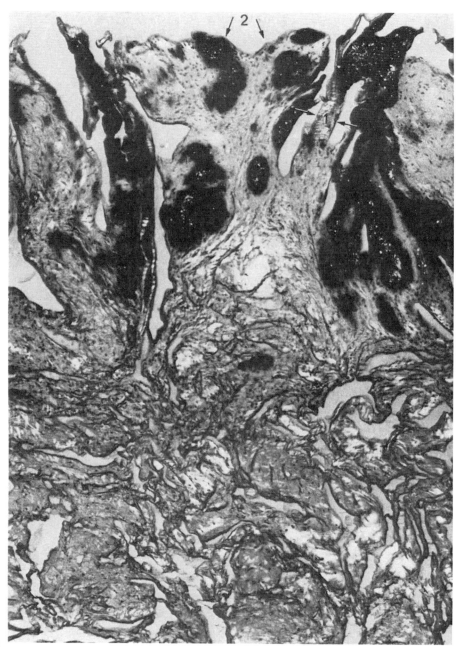

Abb. 57a, b. Subtotale Meniskuszerstörung im histologischen (**a**) und rasterelektronenmikroskopischen Bild (**b**). – Die Schädigung entsprach in beiden Fällen etwa derjenigen von Abbildung 56. Fortschreitende oberflächliche Defektbildung bei chronischer Meniskopathie. Komplette Fragmentation und Dissektion, reichlich kristalline auch kalk- und fettförmige Einsprengungen (**a**). Rhythmisch doppelbrechende Faserstrukturen andeutungsweise zu verfolgen (*1*) bei Herauslösung größerer Faszikel aus dem Gewebeverband (*2*). Gefrierschnitt Sudan III ca. × 35 **a**, Goldbeschichtung × 2600 **b**, jeweils Nachvergrößerung

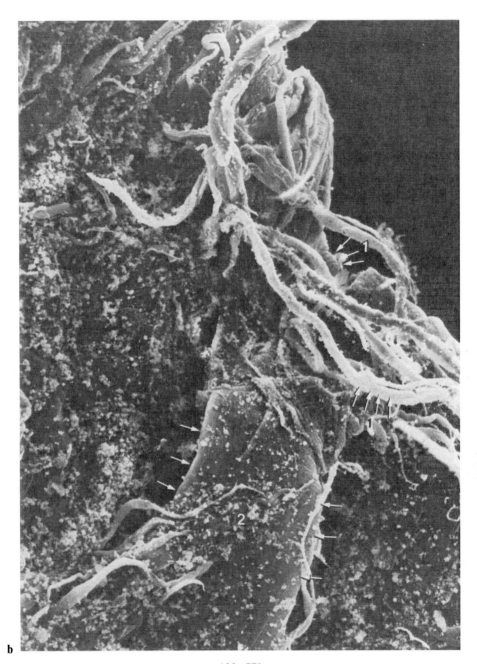

Abb. 57b

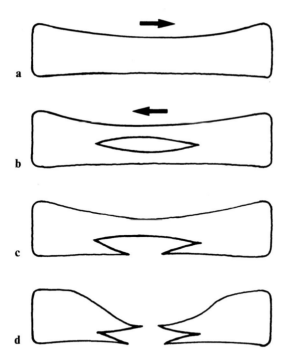

Abb. 58 a–d. Defektbildung am Scheibenmeniskus (in Anlehnung an ZIPPEL 1966). Verstärkte mechanische Belastung **a** führt zu zentralen Defekten **b** mit anschließender partieller **c** und vollständiger Ruptur **d**

γ) *Medialer oder lateraler Meniskus*

Als residuelle Randdefekte gelten:
– Der *Rand bei einem Henkelkorbriß*, der möglicherweise im Bereiche der inneren oder äußeren Begrenzung der oberen oder unteren Oberfläche verbleibt. Der Riß ist traumatisch bedingt und vor dem chirurgischen Eingriff nachweisbar.
– Die chirurgischerseits *gesetzte Randbildung mit Riß* nicht nur in dem äußeren Randbereich, sondern auch teilweise von innen bis nach außen reichend mit einem schräg-verlaufenden horizontalen Riß. In der Anamnese ist eine Meniskektomie gegeben, femorales und tibiales Meniskusligament sind gewöhnlich überdehnt.

δ) *Kombinierte Läsionen der Menisken*

In etwa 10% finden sich kombinierte, den medialen und lateralen Meniskus betreffende Läsionen:
Der Henkelkorbriß des lateralen Meniskus, kombiniert mit einem transversalen Riß des lateralen Meniskus; der Henkelkorbriß des medialen Meniskus mit einem Hutkrempenriß des lateralen Meniskus; eine Rißbildung im äußeren Bereich, longitudinalvertikal verlaufend, des medialen Meniskus mit einer Rißbildung des inneren Randes des lateralen Meniskus (transversal und vertikal verlaufend).
Gerade bei selteneren Rißbildungen und insbesondere bei Vorliegen arthroskopischer und operativer Befunde ist es oft möglich, die verschiedenen Defekte und Risse dem anamnestisch nachvollziehbaren Geschehen zuzuordnen.

Tabelle 10. Formen der Meniskusrisse bei Kindern und Jugendlichen (bis zum 18. Lebensjahr), nach SPRINGORUM (1959)

	n	%
Längsrisse (davon Henkelkorb: 21)	31	47,0
Hinterhornrisse	22	33,3
Vorderhornrisse	6	9,1
Auswalzung mit Auffaserung	1	1,5
Deformität mit Riß	1	1,5
Ganglion mit Rissen	5	7,6
Gesamt	66	100,0

Tabelle 11. Meniskusrißform und auslösendes Ereignis bei Kindern (bis zum 14. Lebensjahr; n = 26), nach BARUCHA (1967)

Rißform	Korb-henkelriß	Vorder-hornriß	Hinter-hornriß	Quer-riß	Summe (%)
Art der Gewalteinwirkung:					
direktes Trauma	–	–	–	–	–
Distorsion	3	1	1	–	5 (19,2)
Distorsion-Kontusionstrauma	1	–	1	–	2 (7,7)
Sprungverletzung	9	–	2	1	12 (46,2)
Hockstellung, andere belanglose Traumen	2	–	–	–	2 (7,7)
kein Trauma	1	–	–	4	5 (19,2)
Summe (%)	16 (61,5)	1 (3,9)	4 (15,4)	5 (19,2)	26

e) Kinder

Meniskusverletzungen bei Kindern sind selten (BARUCHA 1966; TISCHER 1977; HENRY u. CRAVEN 1981), sie bereiten stets klinisch-differentialdiagnostische Probleme (GRASSHOFF 1973). Wegen problematischer Operationsindikation (bei hoher postoperativer Arthroserate) und der überwiegend traumatischen Genese nehmen die kindlichen Meniskusverletzungen eine Sonderstellung ein (SCHETTLER u. ZIAI 1972; SCHULITZ 1973; COTTA 1976; VAHVANEN u. AALTO 1979).

SPRINGORUM (1959) teilt mit, daß die dissezierenden makroskopisch nachweisbaren Strukturveränderungen bei Kindern etwa denjenigen entsprechen, die aus dem Erwachsenenalter bekannt sind (Tabelle 10). Er beobachtete in drei Fällen Mehrfachläsionen. BARUCHA (1967) stellt eine Beziehung zwischen Meniskusrißform und auslösendem Ereignis bei Kindern (bis einschließlich dem 14. Lebensjahr) her (Tabelle 11). BARYLUK et al. (1977) sowie VAHVANEN und AALTO (1979) berücksichtigen gleichzeitig die klinische Symptomatik (vgl. auch BRUNNER 1970).

5. Akute Meniskopathie

Akute und chronische Meniskopathie werden in der Literatur meist nicht unterschieden. NOBLE und HAMBLEN (1975) beschreiben überwiegend akute Veränderungen, KYSALKA (1969) chronische Formen. Erste Versuche einer Zeitbestimmung gehen auf RASZEJA (1938) zurück. Zusammenfassende meist sehr ausführliche Darstellungen mit jeweils richtungsweisender Interpretation stammen von ISCHIDO (1923), RASZEJA (1938), KRAUS (1939), SLANY (1942), SUWANDSCHIEFF und SPINELLI (1976), KÖNN und RÜTHER (1976), MEACHIM (1976) sowie KÖNN und OELLIG (1980).

a) Chondrozyten (Abb. 59 u. 60)

Den Veränderungen der Chondrozyten wurde (ganz im Gegensatz zu denjenigen der Faserstruktur) bisher nur wenig Aufmerksamkeit geschenkt. Neuere tierexperimentelle Untersuchungen teilen LENZ und LENZ (1979, 1981) mit.

Die Initialphänomene der hypoxisch-hypoxämischen Knorpelzellschädigungen beschreiben elektronenmikroskopisch GHADIALLY und LALONDE (1981). Juxtanukleär, aber auch innerhalb der extrazellulär gelegenen Matrix haben die Autoren kleinere Lipidtrümmer dargestellt. Teilweise finden sie sich innerhalb von Einzelzellnekrosen, teilweise werden sie von elektronendichten 40 bis 250 nm großen Körpern, die zusätzlich kristalline Einschlüsse enthalten, begleitet. Eine Membran um diese Körper herum ist in der Regel nicht zu sehen, manchmal treten sie gleichzeitig in der Nähe vesikulärer oder globulärer Strukturen innerhalb der fibrillären Matrix auf. Ein Teil insbesondere der größeren Körper zeigt nadelförmige Kristalle. Die Analyse der sphärischen und kuboiden Körper ergibt Phosphor, Kalzium und Magnesium; damit handelt es sich um Kalkkörper. Die beschriebenen Veränderungen sind bei nicht geschädigten Menisken in geringerem Ausmaß als bei geschädigten nachweisbar.

Knorpelzellen in der unmittelbaren Nähe von Dissektionszonen werden von GHADIALLY et al. (1980) einer morphometrischen Analyse unterzogen. In der Nachbarschaft der Narben findet sich eine verbreiterte „fibröse Lamelle" als Kernmembran der Chondrozyten. Derartige Veränderungen der Kernmembran können mit dem bisherigen Konzept der Membranfunktion (Austausch zwischen Kern-, Zytoplasma- und Extrazellularraum) nicht in Einklang gebracht werden. Ob die Veränderungen reversibel sind, ist nicht bekannt.

Neben einer Änderung der Kernmembran kommt es zu einer Schwellung von Zellorganellen (u.a. der Mitochondrien) mit Zisternenbildung im endoplasmatischen Retikulum und gleichzeitigem Nachweis von bläschenartigen Strukturen. Auch jetzt ist ein Teil dieser Strukturen fetthaltig, ein anderer Teil kalkhal-

---

Abb. 59a–d. Faserknorpelnekrose bei fortschreitender Meniskopathie. Auflösung, teilweise fibrilläre (*1*) Abschilferung, Knorpelzellnekrobiosen (**a**, *2*), leere Zellhöhlen **b**. Verlust des Brechungsmusters **b**, Ödem und Verquellung (*3*), Kernpyknose (*4*), Kernödem mit Quellungshof **d**. Giemsa (**a**; **b**, Polarisation), Alcianblau (**c**, Polarisation), Kernechtrot (**d**); ca. × 40–1 200 (Öl), Nachvergrößerung

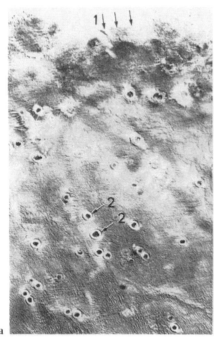
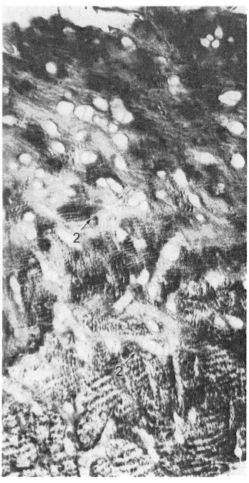
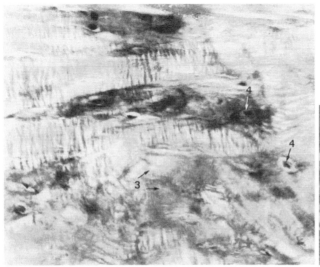
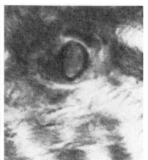

Abb. 59 a–d

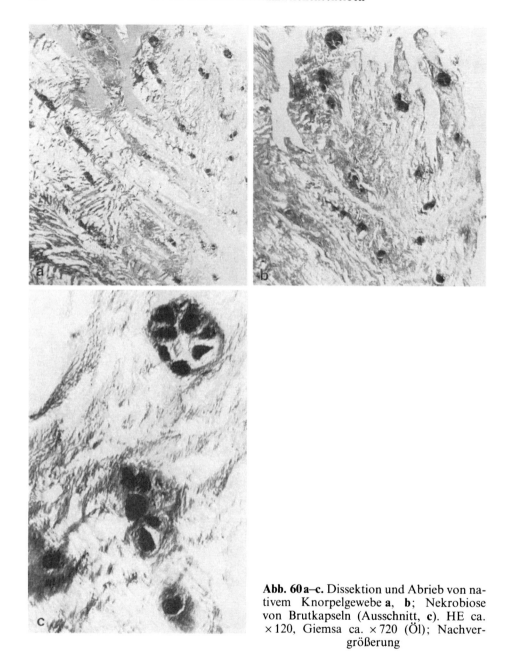

Abb. 60a–c. Dissektion und Abrieb von nativem Knorpelgewebe a, b; Nekrobiose von Brutkapseln (Ausschnitt, c). HE ca. ×120, Giemsa ca. ×720 (Öl); Nachvergrößerung

tig. Die denaturierten Proteine lagern sich zu größeren Komplexen zusammen, gleichzeitig fällt der pH-Wert intrazellulär, aber auch extrazellulär auf einen Wert um etwa pH 6,0 ab. Die nicht denaturierten lysosomalen Enzyme bewerkstelligen den weiteren Abbau der Zellbestandteile. Der Zellkern wird pyknotisch, der Chromatingehalt verdichtet, die Anfärbbarkeit nimmt zu. Der pyknotische Kern wird von größeren, teilweise in der Mehrzahl nachweisbaren Vakuolen

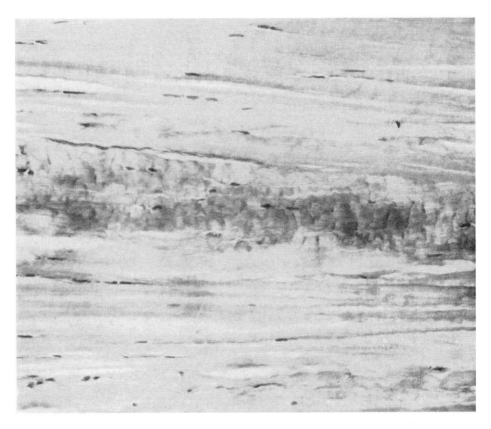

Abb. 61. Frische lamelläre Fasernekrose. Toluidinblau ca. × 360, Nachvergrößerung

umgeben, die aus geschwollenem endoplasmatischem Retikulum, aus geblähten Mitochondrien, auch aus Fett- und Flüssigkeitströpfchen bestehen. Die Phase der Karyolyse läuft schnell ab – sie findet sich histologisch im Faserknorpelgewebe nur gelegentlich. Knäuelförmig zusammengelagerte Kernfragmente liegen im Zentrum eines meist spindelförmigen vakuolären Quellungshofes.

b) Fasern und Grundsubstanz

α) *Nekrose*

Ähnliche Veränderungen laufen gleichzeitig im nicht-fibrillären Faserknorpelanteil ab. Das Wasserbindungsvermögen hat zugenommen, der Quellungsdruck ist stark angestiegen, die präfibrillär vernetzten Makromolekülverbindungen weichen (bei gleichzeitig stark reduziertem pH-Wert) auseinander. Das Ergebnis ist ein Funktionsverlust der Grundsubstanz als Stoffwechselorgan mit durch fortschreitend freigesetzte intrazelluläre Enzyme und weitgehend zunehmendem Quellungsdruck hervorgerufene Zellnekrosen.

Chondrozytär freigesetzte, aber auch (über den Blutweg durch Monozyten respektive Fibroblasten und Histiozyten herangetragene) Proteinasen und lyso-

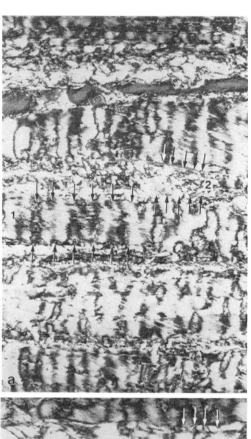
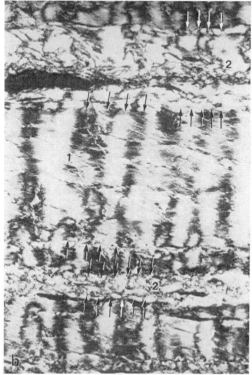

Abb. 62a, b. Frische Untergänge von Kollagenfaserbündeln bei chronischer Meniskopathie (24jähriger Mann, Fußballspieler). Erhaltene Kollagenbündel polarisationsoptisch unregelmäßig brechend (*1*). Brechungsfiguren bei nekrotisierten Fasern verlorengegangen (*2*). Gömöri-Silberimprägnation ca. ×210 **a**, ca. ×340 **b**; Nachvergrößerung

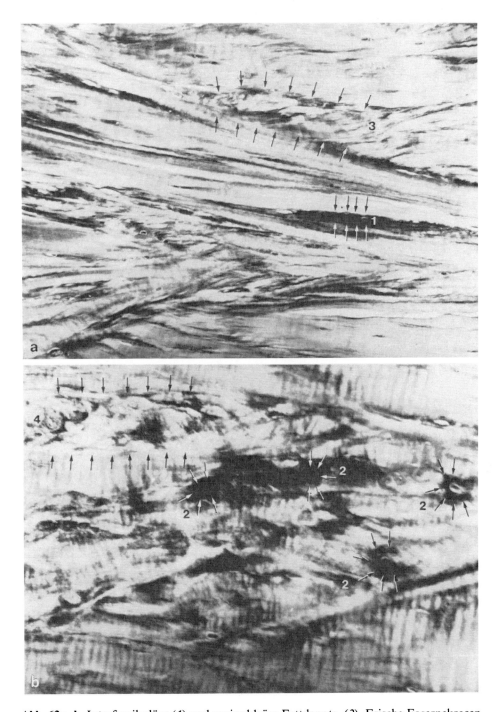

Abb. 63a, b. Interfaszikuläre (*1*) und perinukleäre Fettdepots. (*2*). Frische Fasernekrosen bei ödematöser Fragmentierung (*3*) und vollständigem Strukturverlust (*4*). 30jähriger Mann, chronische Meniskopathie. Gefrierschnitt Scharlachrot ca. ×190 **a**, ca. ×340 **b**, Nachvergrößerung

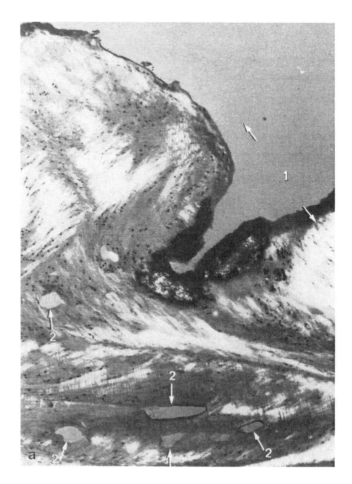

Abb. 64a–c. Frischere Rißbildung der femorokondylären Oberfläche, Querschnitt, Geglätteter Defekt, Kontinuitätsunterbrechung (*1*) des Faserverlaufes **a**. Multiple ältere Zysten (*2*) in der Tiefe. Kristalline Einsprengungen (*3*) in die oberflächlichen Fettdepots (*4*), überwiegend extra- (*4, 5*), teilweise auch intrazellulär gelegen (*6*). Gefrierschnitt, Sudan III, Polarisation; ca. ×45 **a**, ×120 **b**, ×42 **c**; Nachvergrößerung

somale Enzyme denaturieren zunächst den Eiweißanteil, anschließend den Glykosaminglykananteil der Proteoglykane.

EGNER (1982) beschreibt spindelförmige basophile Strukturen. Es handelt sich wohl um nichts anderes als um Randpartien kleinerer Nekroseherde mit Faseruntergängen und „zusammengeschnurrten" bzw. zusammengeschobenen Fibrillen im Stadium einer inzipienten Verkalkung. Der Befund ist identisch mit der „herdförmigen Umwandlung" von ISHIDO (1923).

β) Desintegration (Abb. 61–64)

Kommt es zu einer (auch nur umschriebenen mikroskopisch nachweisbaren) Kontinuitätsdurchtrennung, so sind in der unmittelbaren Umgebung Chondro-

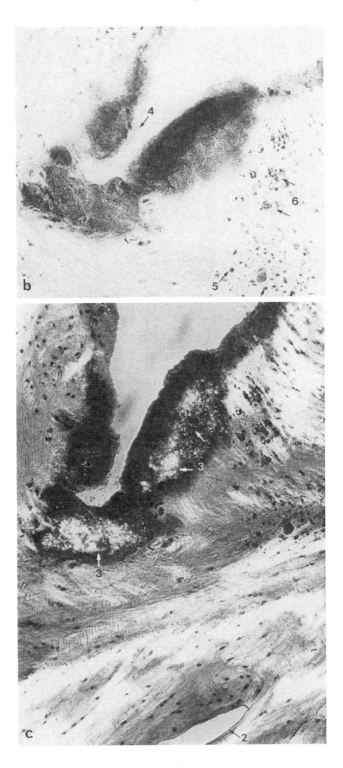

Abb. 64b, c

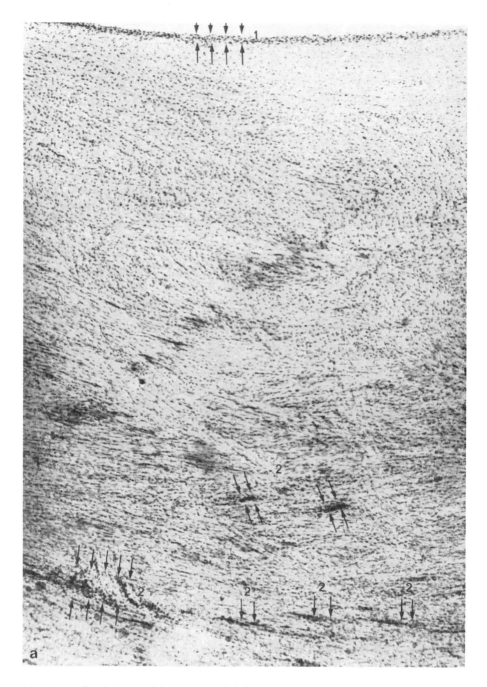

Abb. 65a, b. Intakter Meniskus eines 66jährigen Mannes. Kernreiche femorale Oberfläche (*1*), feintropfige Fettdepots in den mittleren Abschnitten der „Kernzone" (*2*). Verschränkter Faserverlauf erhalten und von regelmäßiger Anordnung (*3*). Gefrierschnitt Sudan III (**b**: Polarisation) ca. ×40, Nachvergrößerung

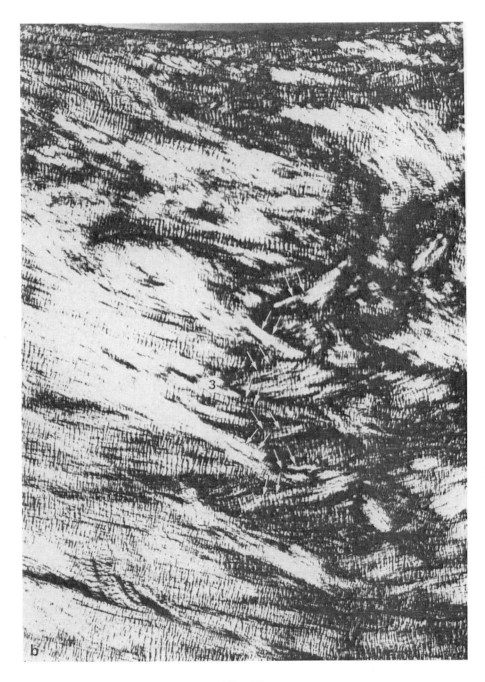

Abb. 65b

zytennekrosen und fibrinoid-transformierte Faserknorpelanteile nachweisbar. Oberflächlich findet sich häufig ein Fibrinbelag, Einblutungen werden dann beobachtet, wenn gefäßführende Anteile verletzt sind. Unmittelbar nach dem Trauma bzw. wenige Tage danach entnommene Operationspräparate zeigen in der Regel eine positive Fett- und Eisenreaktion (erstere etwa bis zum 7. Tage, letztere etwa ab dem 4. Tage).

γ) Quellungsdruck (Abb. 65–70)

Das Kollagenfasernetz ist als starr-elastische Raumgitterstruktur mit einer quellungsfähigen Grundsubstanz aufzufassen. Änderungen der chemischen Zusammensetzung der Grundsubstanz haben eine veränderte Suszeptibilität zur Folge. Volumenänderungen der Grundsubstanz führen immer gleichzeitig zu Verschiebungen der kollagenfasergebildeten Raumgitterstruktur mit einer in gleicher Weise geänderten mechanischen Resistenz. So ist bei geringfügig geändertem Quellungsdruck der Grundsubstanz und einer nur geringfügig verstärkten Wassereinlagerung schnell eine unterschiedliche Beanspruchung der kollagenfasrigen Strukturelemente auch morphologisch sichtbar zu machen.

Die relativ kompakt gebündelten longitudinalen Faserstrukturen werden der veränderten mechanischen Belastung wesentlich leichter und eher gerecht, als die nur spärlich ausgebildeten schräg-verlaufenden und transversalen Kollagenfaserfaszikel (sog. „Takeling", „Zugankerfasern"). Die Überbeanspruchung dieser Fasern ist bei entsprechender (klinisch noch physiologischer) Belastung mit einer rekurrierenden Mikrotraumatisierung gleichzusetzen (DAHMEN u. HÖLLING 1962). Das Kollagenfasernetz weicht in seinen schwächsten (den transversalen) Haltestrukturen auseinander und zersplißt in multiple longitudinale Faszikel. Es kommt zu einem ungeordneten Erscheinungsbild der zuvor exakt aufeinander abgestimmten („justierten") Kollagenfaserstränge.

δ) Modell

Ein Modell mag die äußerst komplexen Vorgänge erläutern. Man denke sich ein Bündel locker zusammengefügter Holzstäbe (nach Art des Mikado-Spieles) als Repräsentanten der Kollagenfaserbündel. Im Orginalzustand („nativ" und ohne abgelaufene Schädigungen) sind die Stäbe gleichmäßig und abstandskonstant angeordnet. Sie werden von schräg- und querverlaufenden Stäben gebündelt (Vernetzungsstruktur: „Takeling"). Zwischen den Stäben liegen kompakt und lückenfrei gegeneinander abschließend volumenvariable Gummiballons, mit Wasser gefüllt. Die Raumstruktur bleibt solange intakt, wie:
1. die längs- und querverlaufenden Stäbe an den originären Haltepunkten („Netzknoten") untereinander fixiert sind und
2. nennenswerte Volumenänderungen der Gummiballons nicht eintreten.

Quillt die Grundsubstanz auf (durch Wassereinlagerung), verliert das Gesamtsystem sein Skelett (durch Faserzerstörung) oder ermüden die Haltepunkte (durch hypoxische Schädigung der Vernetzungsstruktur), so resultiert ein schrittweise zunehmender Verlust der mechanisch-physikalischen Resistenz mit Rupturfolge (Abb. 71).

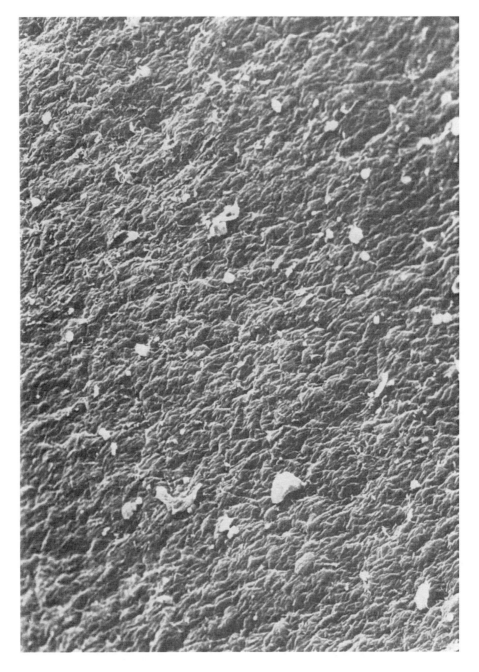

Abb. 66. Meniskusoberfläche einer 27jährigen Frau. Feingewellte, gering in Längsrichtung ausgerichtete Strukturbildungen. In Funktion ist die Meniskusoberfläche wahrscheinlich geglättet. Goldbeschichtung × 880; Nachvergrößerung

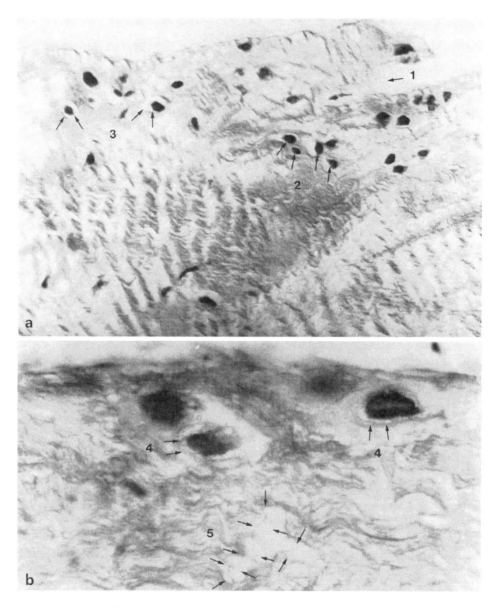

Abb. 67a, b. Fortschreitende Meniskopathie mit starker ödematöser Verquellung. Rekurrierende Nekrose (*1*), nekrobiotische Reaktion der Regeneratzellen mit Kernpyknosen (*2*), teils große (*3*), teils gekammerte (*4*) perinukleäre Vakuolen. Ödematöse Verquellung (*5*) der Grundsubstanz. HE ca. ×300 **a**, ca. ×710 Öl **b**, jeweils Nachvergrößerung

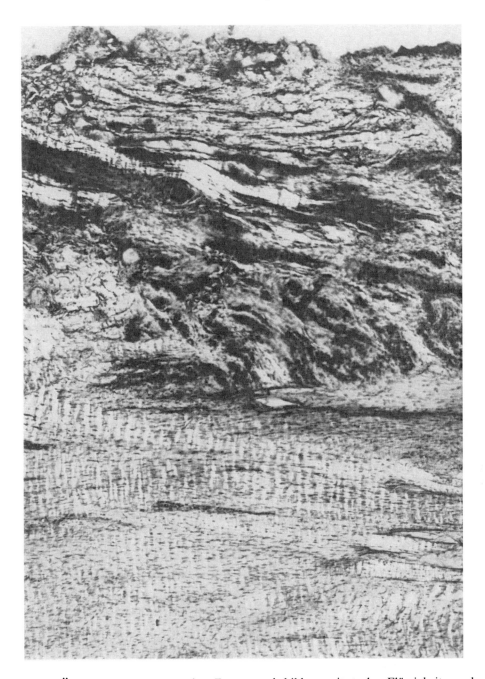

Abb. 68. Ältere Zerstörungszone ohne Ersatzgewebsbildung mit starker Flüssigkeits- und Fetteinlagerung. Das unterschiedliche Brechungsverhalten zeigt Differenzen in der Flüssigkeitsaufnahme der Kollagenfasern und in der Devitalisierung an. In der Tiefe erhaltenes Knorpelgewebe. Sudan III Polarisation ca. ×45, Nachvergrößerung

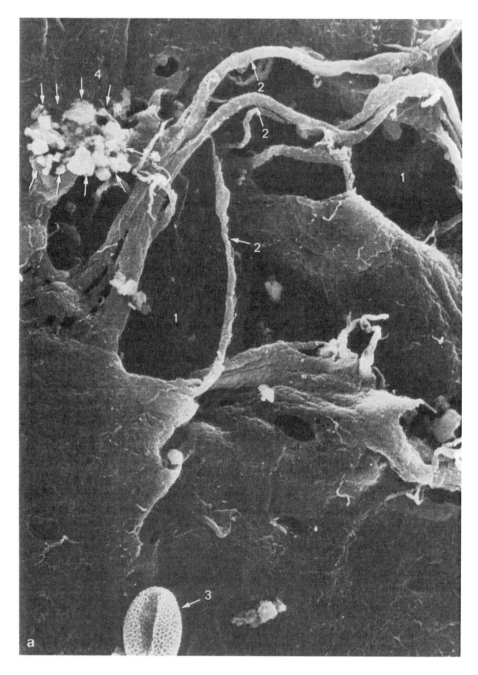

Abb. 69a, b. Frische Defekte bei chronischer Meniskopathie, der Befund ist vergleichbar mit Abbildung 68. **a** Größere Defektkrater (*1*), fibrilläre Knorpelauflösung (*2*), Leukozyt? (*3*). Aufsicht auf rupturierte Faserstümpfe (*4*). Diese im Ausschnitt **b**. Porenbildung der Grundsubstanz eben erkennbar (*5*). Goldbeschichtung × 1800, Nachvergrößerung

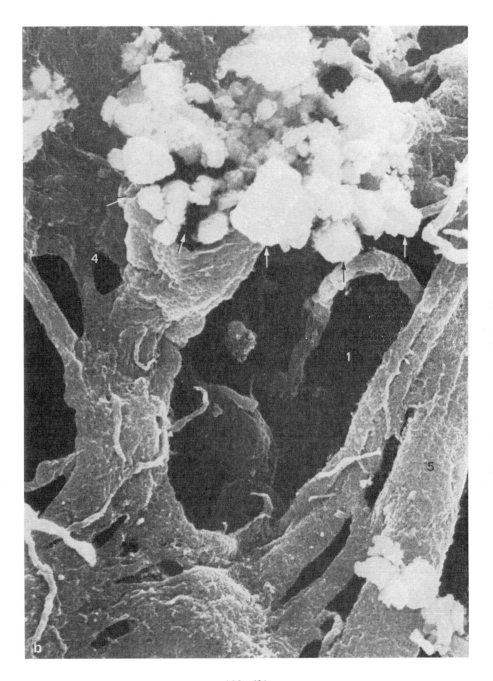

Abb. 69b

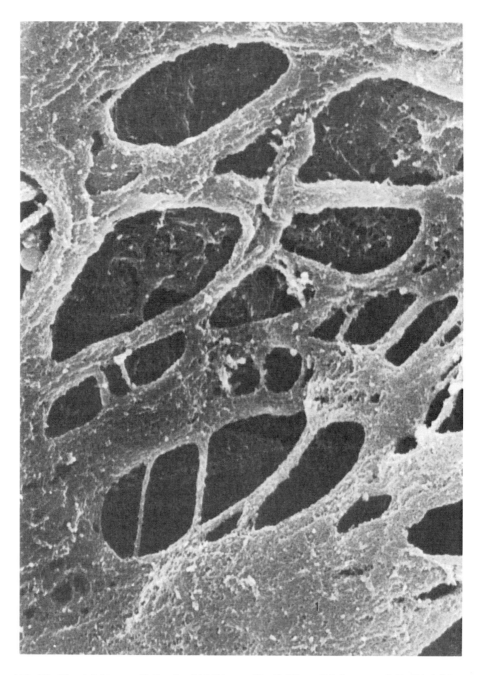

Abb. 70. Vergleichbarer Fall wie Abbildung 68. Größere Lücken- und Defektbildung (als Zeichen gesteigerter Flüssigkeitseinlagerung?) bei chronischer Meniskopathie. Schichtweise Auflösung des Faserknorpels, charakteristische Siebstruktur der Oberfläche. Porenbildung der Grundsubstanz (*1*). Goldbeschichtung × 3800, Nachvergrößerung

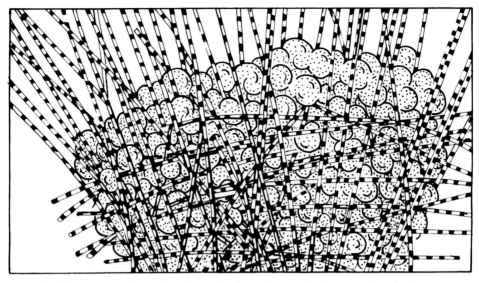

Abb. 71. Mikadomodell des Meniskus: Kollagenfasern (*Stäbe*) und Grundsubstanz (*mit Wasser gefüllte Gummiballons*) repräsentieren ein stabiles physiko-mechanisches System. Bei Volumenänderungen der Grundsubstanz (noch vor Ausbildung fibrillärer Nekrosen) geraten die Kollagenfasern in Unordnung, die mechanische Resistenz geht verloren

ε) Folgen

Die äußeren Faserknorpelanteile werden auf dem Wege der Perfusion durch das Blutgefäßsystem versorgt. Der weit überwiegende Meniskusanteil jedoch erfährt seine Nutrition per diffusionem. Die Diffusionswege werden hergestellt:
1. über die verbleibende Reststrecke zwischen endständigem Kapillarnetz und Stoffwechselort;
2. zwischen der Synovia und (die Oberfläche des Meniskus überwindend) dem jeweiligen Stoffwechselort.

Vermittler des Stoffaustausches ist stets die aus Proteoglykanen bestehende Grundsubstanz. Da sie entscheidenden Anteil an der extrazellulären Fibrillogenese des Kollagens hat, sind Stoffwechseländerungen der Chondrozyten der Menisken zwangsläufig mit Änderung der Syntheserate und der Syntheseart von fibrillären und nicht-fibrillären Knorpelanteilen verknüpft.

Degenerierte Menisken zeigen gegenüber nativen einen unterschiedlichen Aufbau der Grundsubstanz. Hiervon sind überwiegend die Proteoglykane betroffen. Das Verhältnis von Keratinsulfat zu Chondroitinsulfat steigt an; das Verhältnis ist desto größer, je größer der Zeitabstand zwischen akutem traumatischem Ereignis und Operation ist. Dies gilt für die Disci intervertebrales, nur andeutungsweise hat sich der Befund auch bei den Menisken des Kniegelenkes darstellen lassen. Auffallend nach diesen Untersuchungen ist, daß die Variabilität der Menisken bezüglich ihres Gehaltes an Keratansulfat groß ist (n=3). Innerhalb der ersten 1–3 Monate nach Ruptur ist biochemisch ein wesentlicher Effekt im Mukopolysaccharidaufbau nicht nachweisbar (LEHTONEN et al. 1967).

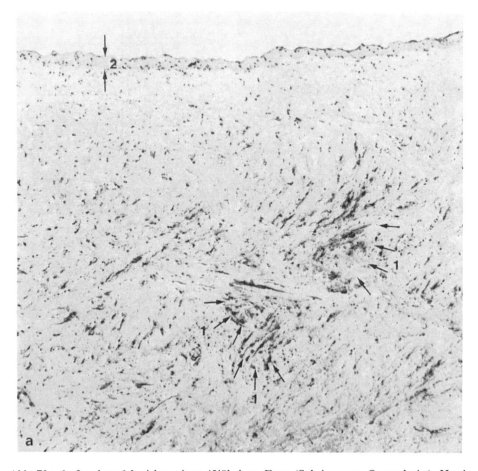

Abb. 72a, b. Intakter Meniskus einer 42jährigen Frau (Sektionsgut, Querschnitt). Herdförmige insgesamt geringgradige Verfettung des Faserknorpels mit überwiegend perinukleärer Anordnung (*1*). Geringfügige oberflächliche Strukturverdichtung der Grundsubstanz (*2*). Beachte die überlappende Faserverschränkung (*3*). Gefrierschnitt, Sudan III, ca. × 160 (Nachvergrößerung), **a** ohne und **b** mit Polarisation

Die morphologisch nachweisbaren Meniskusschädigungen lassen sich auf zwei Grundprinzipien reduzieren:
1. Das direkte Trauma, welches gewaltsam eine rupturartige Zerstörung des Meniskus erzeugt;
2. indirekt einwirkende Einflüsse: Sie bewirken über eine Störung komplexer, teils intrazellulär, teils extrazellulär ablaufender Stoffwechselvorgänge Änderungen der Synthese- und Abbauraten, Änderungen der Halbwertszeiten der zellulären und extrazellulären Bestandteile des Faserknorpelgewebes als auch der Art und Zusammensetzung der gebildeten Eiweiß- und Glykankompartimente.

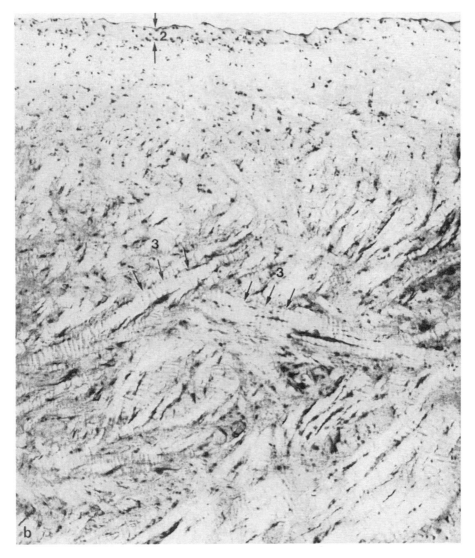

Abb. 72b

c) Fett (Abb. 72–75)

Ein Teilphänomen der akuten (und auch chronischen) Meniskopathie soll gesondert besprochen werden. Als zumindest teilweise dem Alternsgang zugehörig, sind die Fetteinlagerungen (intra-, aber auch extrazellulär) zu werten (CEELEN 1941; SLANY 1942; LINZBACH 1944; ROTTER 1949; BECKERT u. DOMINOK 1974). Die Verfettung der Knorpelzellen nimmt mit dem Alter zu und ist ein regelmäßiger Befund sämtlicher Formen akuter und chronischer Meniskusschädigung.

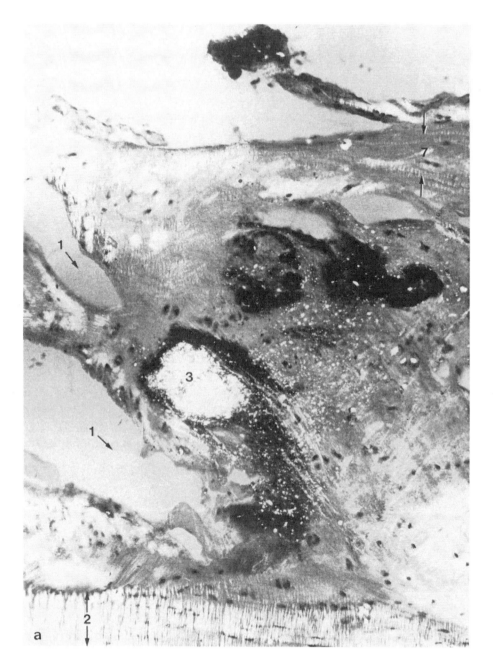

Abb. 73a, b. Chronische Meniskopathie mit **a** und ohne Polarisation **b**. Nachschiebende Knorpelnekrose bei unterminierendem Defekt (*1*) über erhaltener Kollagenfaserplatte (*2*). Reichlich Einsprengungen kristallin-doppelbrechender (*3*) Substanzen (wohl aus der Synovia, vielleicht aus Nekroseresten herrührend) im Zentrum fettpositiver Herde (*4*). Frische Knorpelzellnekrosen (*5*), beginnende Regeneratbildung (*6*), Faserreste (*7*). Gefrierschnitt, Sudan III, ca. ×145, Nachvergrößerung

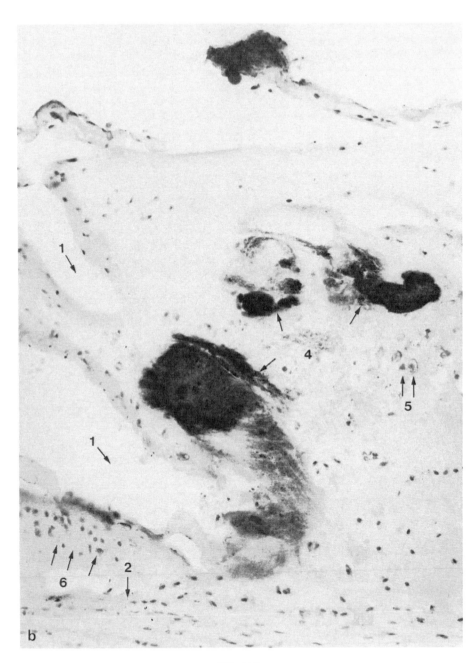

Abb. 73b

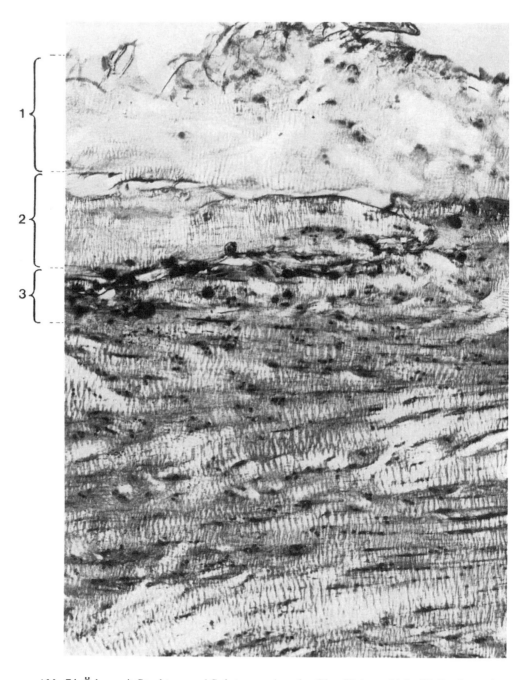

Abb. 74. Ödem mit Struktur- und Substanzverlust der Oberflächenschicht (*1*). Beginnende Nekrose angrenzender Strukturen (*2*), darunter grobtropfige Verfettung (*3*). Gefrierschnitt, Sudan III, Polarisation, ×95, Nachvergrößerung

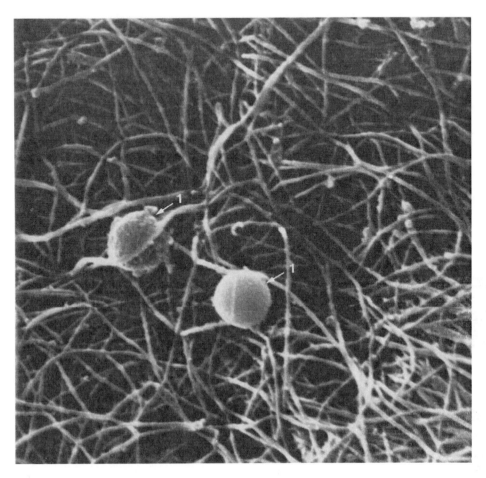

Abb. 75. Fetttröpfchen(?) einem Verbande herausgelöster Kollagenfibrillen mit Resten von Netzverknüpfungen und Verzweigungen (elastische Fasern?) aufgelagert (*1*). Goldbeschichtung × 15 000, Nachvergrößerung

Pathogenetisch sind für die Verfettung toxische und hypoxische Einwirkungen bedeutsam. Knorpeltoxische Substanzen (die über die Gelenkflüssigkeit oder dem Blutwege an den Meniskus herangetragen werden) sind nicht bekannt. Der Mechanismus der Hypoxie bzw. des hiermit gleichzeitig auftretenden Nutritionsmangels hat für den Meniskus eine herausragende Bedeutung. Intrazellulär nicht verstoffwechselbare Fettsubstanzen werden in den extrazellulären Raum ausgeschleust und sind auch hier notorisch färberisch nachweisbar.

Von anderen Organen ist bekannt, daß eine Verfettung sehr schnell eintreten und die Fettsubstanzen auch schnell über die physiologischen Wege metabolisiert werden können – sofern die schädigenden Einflüsse sistieren (dies gilt z. B. für die Leber). Für den Meniskus bedeutet dies, daß nach Schädigungseinwirkung mit Hypoxiefolge und entsprechender adäquater klinischer Symptomatik bei anschließender Gelenk-Schonstellung im Zuge der sistierenden Belastung

Tabelle 12. Zeitgang der akuten Meniskusknorpelschädigung

Trauma	Adäquates Trauma
	Hypoxämie
	Nutritionsstörung
	Membranschädigung
	fokale, dann generelle Proteindenaturierung
	Freisetzung lysosymaler Enzyme
Chondrozyt	pränukleäre Vakuolen
	(Mitochondrien, endoplasmatisches Retikulum, Lysosyme)
	Fetteinlagerung
	Kalkkörper (teilweise mit kristallinen Einschlüssen)
	Kernpyknose
	perizellulärer Quellungshof
	vollständige Karyolysis
Matrix	restierender Quellungshof
	(zellfreie Nekrosehöhle)
	Denaturierung der prä- und fibrillären Matrix
	Störung des Kollagenfaserraumgitters
	erhöhte mechanische Suszeptibilität
	fibrilläre Dissektion

des Meniskus ein Stoffwechselabbau der intrazellulären und extrazellulären Fettdepots zumindest teilweise möglich sein muß. Somit ist die Verfettung als grundsätzlich reversibel anzusehen.

d) Zeitgang

Der Zeitgang (Tabelle 12) der akuten Knorpelschädigung ist zunächst unabhängig davon, ob es zu einer Kontinuitätsdurchtrennung (Dissektion, Ruptur) kommt oder nicht. Bei supramaximalem mechanischem Trauma, bei entsprechender Vorschädigung der Knorpelmatrix oder aber bei chronischer Nutritionsstörung kann eine solche initial, aber auch im Verlaufe der schädigenden Einflüsse entstehen. Abgesehen von plötzlich auf den Meniskus einwirkenden supramaximalen Traumen mit Rupturfolge (die ohne entsprechende Vorschädigung des Knorpelorganes sehr selten sind), ist der Zeitgang des pathogenetischen Mechanismus relativ konstant und nahezu ausschließlich von der Dauer der Hypoxie abhängig.

e) Gefäß- und Nervenapparat

Die übrigen Kompartimente des Kniegelenkmeniskus können unter Schädigungsbedingungen in unterschiedlicher Weise getroffen werden. So kann der Nervenapparat beispielsweise einen – auch morphologisch nachweisbaren – sukzessiven Funktionsverlust erfahren, die Zahl der Fasern geht zurück, die Fasern

---

Abb. 76a, b. Teilweise vaskularisierter, teilweise hyalinisierter Narbenkeil. Verlötung des Ersatzgewebes mit originären Kollagenfasern (*1*). Sirius-Rot mit **b** und ohne **a** Polarisation, ca. ×180, Nachvergrößerung

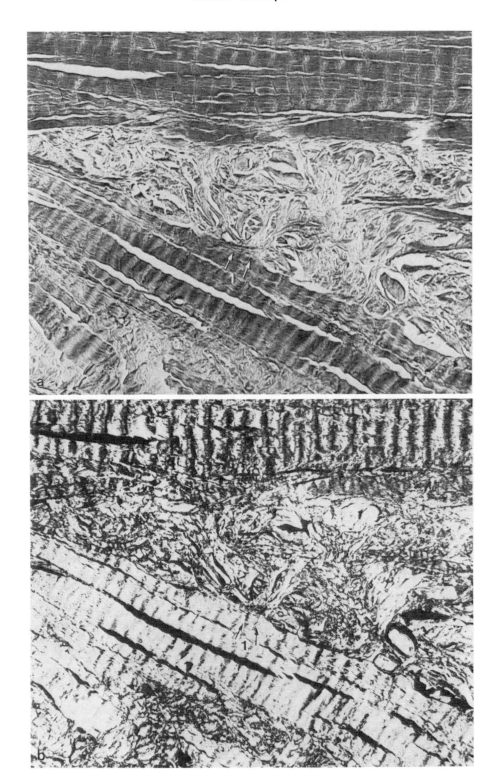

Abb. 76a, b

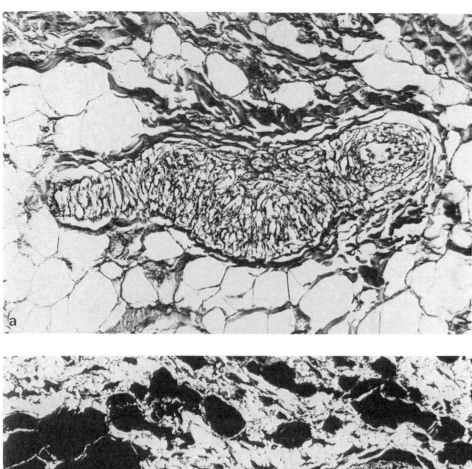
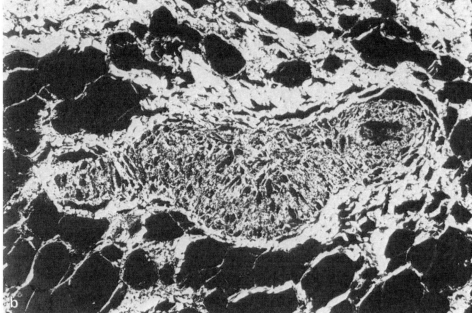

Abb. 77a, b. Sklerosiertes arterielles Gefäß in der perimeniscealen Fett-Bindegewebs-Verschiebeschicht. Notorischer Befund bei chronischer Meniskopathie, Sekundärphänomen? Ohne **a** und mit **b** Polarisation, Gömöri-Silberimprägnation, ca. × 300, Nachvergrößerung

werden teilweise resorbiert, teilweise in narbige Stränge umgewandelt. Ähnliches gilt prinzipiell für den Gefäßapparat. Auf der einen Seite kann es zu einer Obliteration (auch nach direkter traumatischer Kontinuitätsdurchtrennung der peripheren Anteile) kommen, andererseits sind proliferierende Phänomene, insbesondere im Stadium der Reparation, regelmäßig zu beobachten (Abb. 76 und 77).

Rupturbedingte Gefäßveränderungen werden schnell (bereits mit dem 7. Tag) durch vasoproliferative Phänomene abgelöst (AUFDERMAUR 1971). Bereits am 2. Tage ist eine Vermehrung der Adventitiazellen zu verzeichnen, die Zahl der Gefäßquerschnitte nimmt zu, die Gefäße sind zu knäuelartigen Sprossen verdichtet. In denjenigen Präparaten, in denen Gefäßproliferate nicht nachweisbar sind, liegt offenbar eine Kontinuitätsdurchtrennung in Richtung der vaskularisierten Peripherie vor. Die Gefäßversorgung spielt für die Heilungsvorgänge des Knorpelgewebes eine große Rolle (TOBLER 1938; CEELEN 1941; BAUMGARTL 1964). Indessen hat AUFDERMAUR (1971) funktionsfähige Regenerate auch ohne entsprechende Vaskularisation beobachtet – offensichtlich ein Hinweis auf die suffiziente Versorgung über die Synovia.

6. Chronische Meniskopathie

Die chronische Meniskopathie ist gekennzeichnet durch die Summe der regeneratorischen und reparativen Phänomene einschließlich der Restitution und Defektheilung.

a) Regeneration

Es wurde lange bezweifelt, ob eine Regeneration des Meniskus mit Darstellung eines Regenerates möglich ist. Überaus zahlreiche Tierversuche bei weitgehend mit humanpathologischen Befunden übereinstimmenden Ergebnissen lassen keinen Zweifel zurück. Die ersten Versuche zu dieser Fragestellung gehen auf PFAB (1928) zurück. Er beschrieb Regenerate nach Meniskusexstirpation am Kaninchen. Ein Jahr später (1929) fanden diese Untersuchungen durch MANDL ihre Bestätigung. v. DITTRICH (1931) beobachtete an Hunden eine Hemmung der Regeneration, wenn es postoperativ zu einer Synoviitis gekommen war. Eine knorpelige Differenzierung des Regenerates wurde von BAZOCCHI (1935) am Kaninchen beobachtet.

In jüngerer Zeit wurden eigenartigerweise die meisten Versuche ohne nennenswert abweichende Fragestellung wiederholt (CZIPOTT u. BARADNAY 1971 (Hunde); WALCHER et al. 1973 (Kaninchen); ELMER et al. 1977 (Hunde, Kaninchen); SCHILLING 1979 (Hunde); HEATLEY 1980 (Kaninchen); KON 1981 (Kaninchen); CABAUD et al. 1981 (Affen, Hunde)). Die Photogramme einiger der Versuchsanordnungen könnten Hieronymus BOSCHS „Äneas in der Unterwelt" entnommen sein.

Die klinischen Beobachtungen sind wegen unterschiedlicher Befunderhebung nicht ohne weiteres vergleichbar. SCHILLING (1964) beschreibt histologische Befunde. In allen 50 nachuntersuchten Fällen findet ZIPPEL (1977) Regenerate. Auch CASSIDY und SHAFFER (1981) beobachten bei allen Fällen (n=27) Regenerate. Solche mit knorpeliger Differenzierung beschreiben ESPLEY und WAUGH

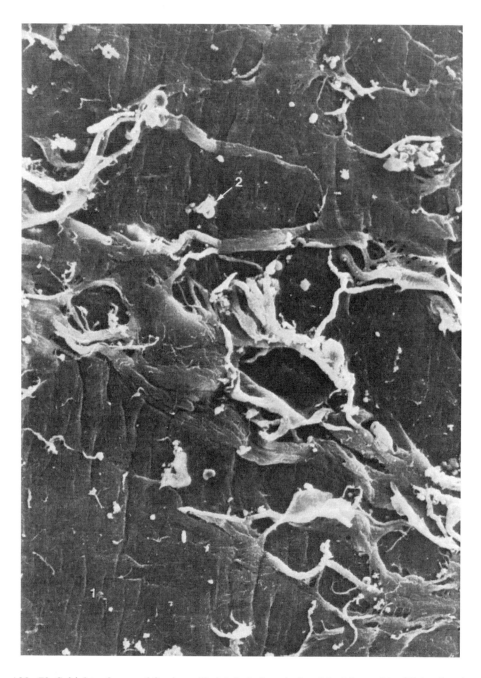

Abb. 78. Schichtweiser grobfasriger Abrieb bei chronischer Meniskopathie. Weitgehende geglättete Oberfläche erhaltener Abschnitte (*1*), Erythrocyten (*2*). Goldbeschichtung × 800, Nachvergrößerung

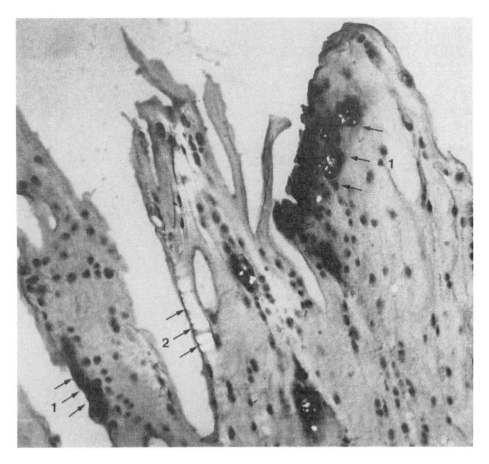

Abb. 79. Fragmentierende Nekrose regenerierenden Knorpelgewebes mit Fett- und kristallinen Einsprengungen (*1*). Nahezu vollständiger Verlust der Faserstruktur (*2*). Sudan III, Polarisation, ca. × 280, Nachvergrößerung

(1981) – ein durchaus nicht ungewöhnlicher Befund beim Menschen. Für den Menschen gilt, daß eine Regeneration möglich ist, wenn 10–30% des Meniskus (die periphere Kambiumschicht) belassen werden (WARREN u. LEVY 1983).

Zu kleineren und manchmal auch größeren Herden zusammengelagerte chondrozytäre Proliferate (sog. „Brutkapseln") werden frühestens nach etwa drei Wochen beobachtet. Vorausgegangen ist jeweils eine chondrozytäre Nekrose mit entsprechender Matrixdegeneration. Brutkapseln finden sich daher immer in solchen Knorpelabschnitten, in denen die Faserstruktur zumindest hochgradig gestört, in der Regel vollständig zerstört und hyalin-transformiert ist. Brutkapseln als Regenerationsphänomene sind im jugendlichen Alter und bei noch überwiegend erhaltenem Kambium (gefäßführende äußere Meniskusanteile) häufiger zu beobachten als bei älteren Personen. Naturgemäß finden sie sich in der Umgebung traumatischer Rupturzonen und noch vitalem Faserknorpelgewebe häufiger. Lokalisationsabhängig sind sie vermehrt in den zentra-

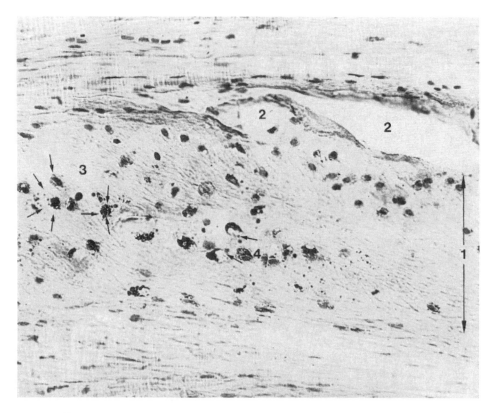

Abb. 80. Ältere narbig ausgeheilte Defektzone (*1*) mit zystischer Lückenbildung (*2*). Feintropfige perinukleäre Verfettung (*3*), fettnegative Kernvakuolen im Regenerat (*4*). Gefrierschnitt, Sudan III, ca. ×125, Nachvergrößerung

len (synovialversorgten) Abschnitten der inneren Zirkumferenz auszumachen als in den mittleren Anteilen. Die Brutkapseln sind somit ein Hinweis auf die voll ausreichende nutritive Versorgung durch die Synovia. Innerhalb einer vollständig denaturierten Matrix mit entsprechenden schon älteren Narbenplatten können Brutkapseln naturgemäß nur schwerer angehen (Abb. 78–80, 60a–c).

Wieweit die Meniskusregeneration auch von der Funktionalität der Synovia abhängig ist, haben die Untersuchungen von KIM und MOON (1979) gezeigt. 66 Kaninchen (mit 132 Kniegelenken) wurden synovektomiert. Bei den Tieren, welche eine totale Synovektomie erfahren hatten, waren nach 12 Wochen nach gleichzeitiger medialer Meniskektomie keinerlei Regenerationsphänomene nachweisbar. Indessen waren in 83,3% nach medialer Meniskektomie und in 55,6% nach medialer Meniskektomie 5 Wochen nach totaler Synovektomie Regenerationsphänomene nachweisbar. Wurde die Meniskektomie noch später vorgenommen (12 Wochen nach Synovektomie), so fanden sich in 83,3% Regenerationsphänomene. Nach Synovektomie erweisen sich die Regenerate als deutlich kleiner und geringer als in den Kontrollgruppen. Für die Meniskusregeneration ist demnach die intakte Synovialis von Bedeutung.

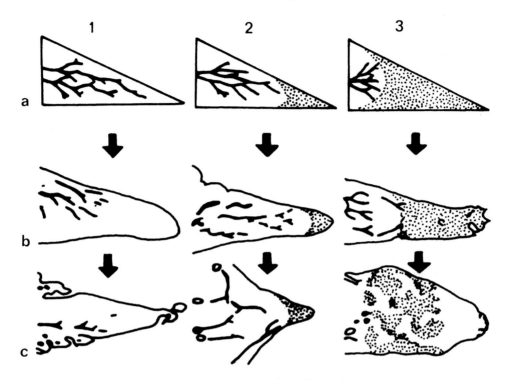

Abb. 81 a–c. Regenerationsformen des Meniskus in Abhängigkeit vom Alter: (*1*) Neugeborenes, (*2*) Kleinkind-Jugendlicher, (*3*) Erwachsener. Mit dem Alter erfolgt eine zunehmende knorpelige Ausreifung (punktiert) bei abnehmender Vaskularisation: **a** intakter Meniskus, **b** ungestörte und **c** gestörte Regeneration. (In Anlehnung an SCHNEIDER 1969)

In diesem Ausmaß allerdings scheinen ähnliche Voraussetzungen beim Menschen nicht gegeben zu sein, jedoch liegen vergleichbare Untersuchungen nicht vor. Bisher wurden direkte Einwirkungen auf den regenerierenden Meniskus durch die Synovialis nicht beschrieben. Auch bei hochgradig alterierter und erheblich geschädigter Synovialis und entsprechend geänderter Zusammensetzung der Synovia kommt es nur ausnahmsweise zu einer hiermit in unmittelbarem Zusammenhang stehenden Meniskusschädigung (CHAPLIN 1971). Die Befunde von KIMURA und VAINO (1975) und EHRLICH et al. (1977) stehen hiermit nicht in Widerspruch: Die beschriebenen Alterationen können mechanisch-funktionell erklärt werden, wobei durchaus der artikulären Knorpelkollagenase (EHRLICH et al. 1977) eine gewisse Bedeutung zuzusprechen ist.

Unter Umständen können Regenerationsphänomene ganz ausbleiben. Die umschriebene Knorpelzellnekrose mündet in eine spindelförmige Kolliquationsnekrose („herdförmige Umwandlung", ISHIDO 1923) ein, deren pH-Wert durch lokale Ischämie und freigesetzte intra- und extrazelluläre Enzyme bestimmt wird – demnach durchaus auch alkalisch sein und eine basophile histochemische Reaktion erzeugen kann. Die angrenzende stoffwechselaktive Grundsubstanz trägt zur Defektheilung bei – es kann eine Zyste (Ganglion) resultieren.

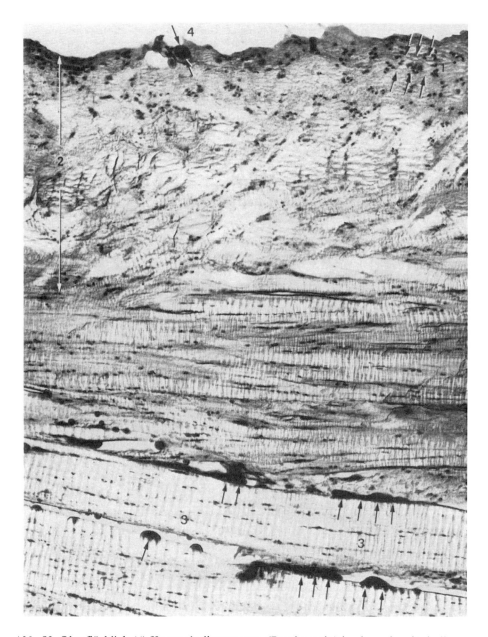

Abb. 82. Oberflächlich (*1*) Knorpelzellregenerate (Brutkapseln) in einem bereits kollagenfasrig strukturierten kernarmen Pannusgewebe (*2*); grobtropfige interfaszikuläre Verfettung des erhaltenen Faserknorpelgewebes (*3*). Beachte die unmittelbar an der Oberfläche gelegenen größeren Fetttropfen (*4*) – Vergleiche Abbildung 75. Gefrierschnitt, Sudan III, Polarisation, ca. × 100, Nachvergrößerung

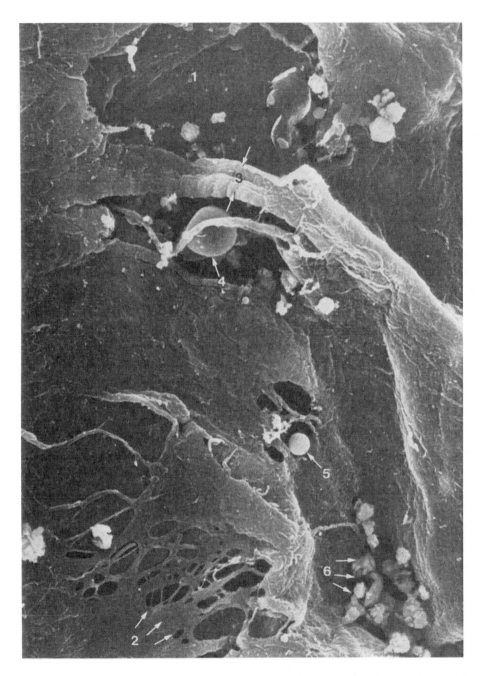

Abb. 83. Tiefe Defekte mit Kratern (*1*) und Lückenbildungen der Grundsubstanz (*2*). Erhaltene bzw. regenerierte Faszikel (*3*), Erythrozyt (*4*), Fetttropfen (*5*), Eiweißflocken der Synovia (*6*). Goldbeschichtung, ×2600, Nachvergrößerung

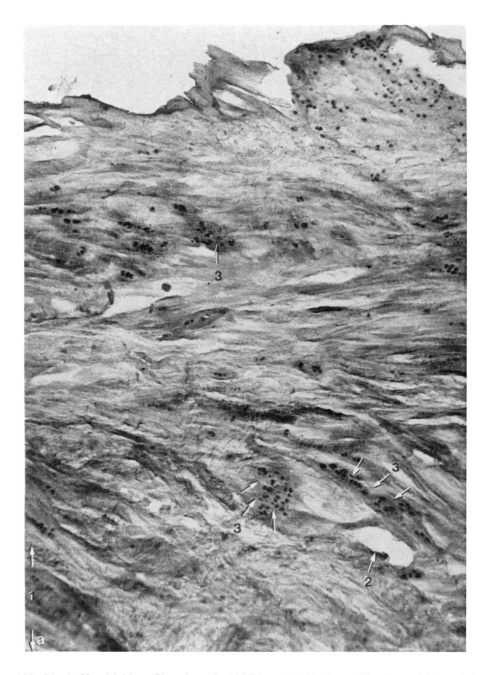

Abb. 84a, b. Vergleichbare Situation wie Abbildung 83. Bindegewebige Ersatzbildung bei erhaltenen oberflächlichen Defekten (Querschnitt). Über erhaltenem Faserknorpelgewebe (*1*), Zysten (*2*), Brutkapseln (*3*) bei ungeordnetem Faserverband. Gefrierschnitt ohne **a** und mit **b** Polarisation, Sudan III, ca. ×45, Nachvergrößerung

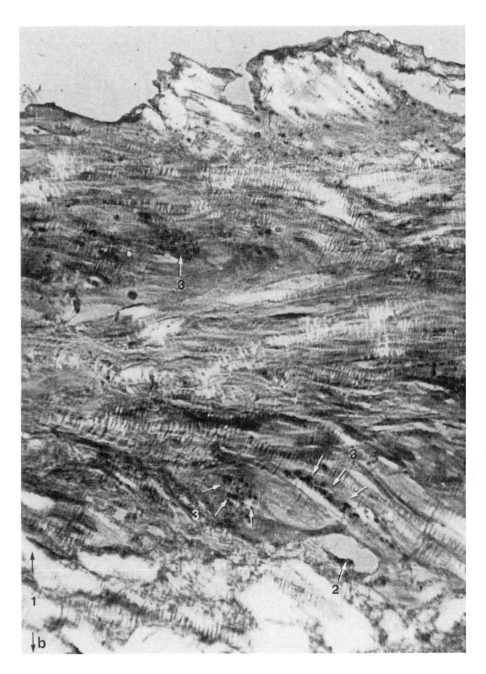

Abb. 84b

b) Reparation

Von SCHNEIDER (1969) wissen wir, daß die Ausbildung eines pannusartigen Granulationsgewebes (im Sinne einer Reparationsleistung) vom Alter und vom Ausmaß der Meniskusruptur (Abb. 81) abhängig ist. Mit zunehmendem Alter kommt es zu einer faserknorpeligen Differenzierung der zunächst als Sehnenplatte angelegten Meniskusscheibe. Gleichzeitig wird der Gefäßapparat zurückgedrängt. Verletzungen des nicht vaskularisierten Meniskusanteiles im höheren Alter führen nur ausnahmsweise zu einer nachfolgenden knorpeligen Differenzierung (unter gleichzeitiger funktioneller Belastung). Im jüngeren Alter und bei gleichzeitiger intakter Kambiumschicht (zur Sicherstellung der Durchblutung) kann ein durchaus funktionsfähiges Regenerat entstehen (Abb. 82–84).

Etwa 2–3 Wochen nach traumatischer Einwirkung kommt es zur Proliferation von Fibroblasten (MANDL 1929; FRIEDRICH 1930; TOBLER 1938; DOYLE et al. 1966; SCHNEIDER 1969). Ihre Herkunft ist nicht geklärt. Sie können sich von den Chondrozyten, aber auch von den Fibrozyten herleiten, sie können monozytären Ursprunges sein und über den Blut- aber auch den Synoviaweg in den Knorpel getragen werden. Zu diskutieren ist, ob für die verschiedenen Zonen des Meniskus eine unterschiedliche Herkunft der Fibroblasten angenommen werden kann. Die nicht-vaskularisierten Abschnitte der inneren Zirkumferenz sind mehr der Synovialis (und damit den pluripotenten Deckepithelien), aber auch dem in unmittelbarer Nachbarschaft gelegenen Gefäß-Bindegewebsapparat zugeordnet, während die Abschnitte der äußeren Zirkumferenz eigenständig vaskulär versorgt werden. Fibroblasten und Histiozyten könnten sich hier überwiegend aus dem Blute herleiten.

Etwa 3–4 Wochen nach Traumatisierung (AUFDERMAUR 1971) sind in der unmittelbaren Nachbarschaft der Fibroblasten Kollagenfasern darzustellen. Die fasrige Glättung der Rißränder und damit die vollständige Ablösung der Fibroblasten durch Fibrozyten ist etwa nach 8 Wochen abgeschlossen (FISCHER u. STEINER 1975).

Unter gleichzeitiger funktioneller Belastung erfolgt eine Ausrichtung der neugebildeten Kollagenfasern (CEELEN 1937), sie finden Anschluß an die originäre Fasermatrix des Meniskus (sog. Fasermeniskus). Dieses Gewebe stellt die Matrix für eine nachfolgende knorpelige Transformation dar. Unter welchen Bedingungen eine solche eintritt, ist letztlich nicht bekannt. Außer der Lokalisation der Kontinuitätsdurchtrennung am Meniskus erscheinen die gleichmäßige funktionelle Belastung und die Integrität des übrigen Knorpelanteiles (einschließlich des Gefäßapparates) bedeutsam.

c) Restitution (Abb. 85–88)

Das morphologische Bild des geschädigten Meniskus wird durch Reparations- und Regenerationsphänomene bestimmt. Die Frage ist klinischerseits vor dem Hintergrund der postoperativen Arthrose und der möglicherweise partiell durchzuführenden Meniskusresektion (auch der Meniskusnaht) bedeutsam. MANDL (1929) berichtete erstmals über die klinische Beobachtung einer Meniskusregeneration, FRIEDRICH (1930) machte eine gleichlautende Beobachtung. Erste experimentelle Untersuchungen zu dieser Frage (an Hunden) wurden von

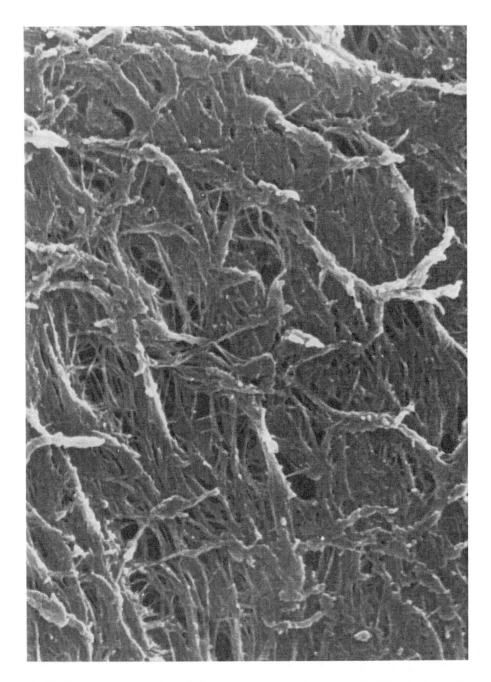

Abb. 85. Ersatzmeniskus: Ausschnitt aus einem umschriebenen Defekt. Grobmaschige faszikulär-fibrilläre Faseranordnung, unregelmäßige Vernetzung, Kalibersprünge. Sichere Beziehung zur Grundsubstanz nicht erkennbar. Goldbeschichtung, × 10000, Nachvergrößerung

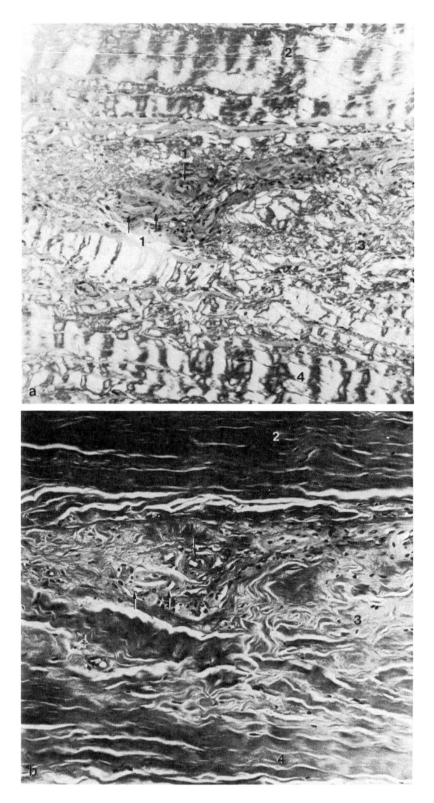

Abb. 86a, b

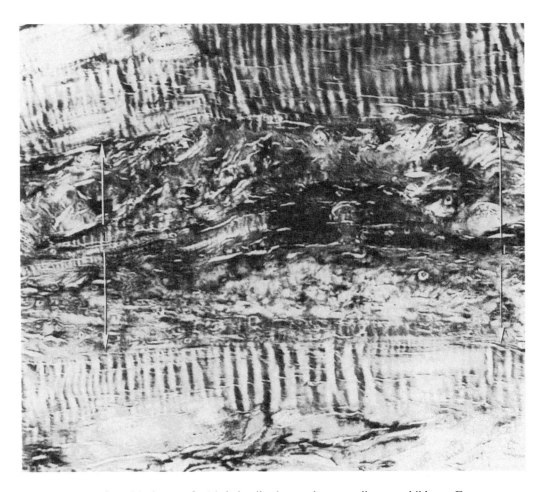

Abb. 87. Größere Narbenstraße (*1*) bei teils denaturierten, teils neugebildeten Fasern; oben und unten weitgehend erhaltenes Faserknorpelgewebe. HE, Polarisation, ca. × 250, Nachvergrößerung

DIETERICH (1930) vorgelegt. Prinzipiell haben die damals gewonnenen Erkenntnisse durch zahlreiche nachfolgende Experimente eine andere Deutung nicht erfahren können. Größere Versuchsserien finden sich bei HEATLEY (1980) am Kaninchen. Er beobachtete die vollständige Regeneration und Transformation in Faserknorpelgewebe. Die ausgedehnte Versuchsserie von CABAUD et al. (1981) hat zum Ergebnis, daß ein Teil der Meniskusdefekte vollständig heilen kann (38%), ein zweiter Teil eine partielle Restitution erkennen läßt (56%), nur 6%

Abb. 86a, b. Gefäßführende kleinere segmentförmig angeordnete Narbe. Gefäße (*1*), unterschiedliches Brechungsverhalten hyalinisierten (*2*), restituierten (*3*) und nativen (*4*) Kollagenfasergewebes. Sirius-Rot mit **a** und ohne **b** Polarisation ca. × 215, Nachvergrößerung

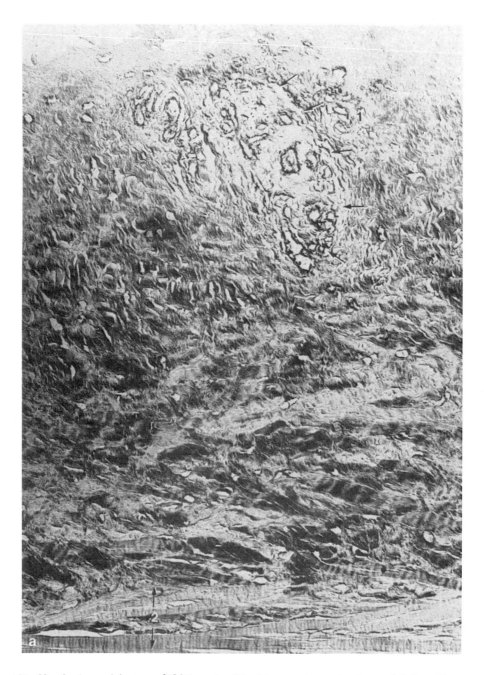

Abb. 88a, b. Ausgedehntes gefäßführendes Meniskusersatzgewebe dem originären Faserknorpelgewebe (*2*) aufgelagert. Reichlich in lockere Fasernetze eingefügte Gefäße (*1*). Restitutives Gewebe ohne knorpelige Differenzierung. Sirius-Rot ohne **a** und mit **b** Polarisation, ca. × 60, Nachvergrößerung

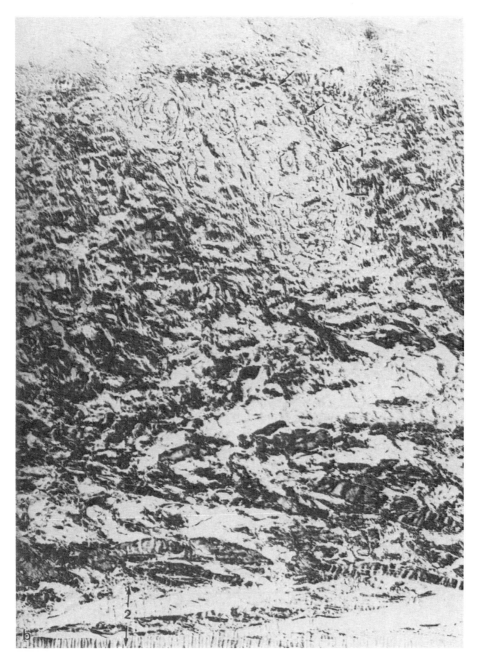

Abb. 88b

zeigen keine Heilungstendenz. Ähnliches wird von SCHILLING (1979) mitgeteilt. Er hatte im Hundeversuch Meniskusdefekte erzeugt und das Regenerat feingeweblich untersucht.

Die klinischen Beobachtungen am Menschen erscheinen fast günstiger, insbesondere dann, wenn die Risse peripher lokalisiert sind (CASSIDY u. SHAFFER 1981). Wird nach partieller Menisektomie die gefäßführende Randpartie (Kambiumschicht) belassen, so ist eine funktionell befriedigende Regeneration beim Menschen zu erwarten (BURR u. RADIN 1982).

Restituierende Regenerate sind von intraartikulären fibrinösen (durchaus meniskusartig geformten) Körpern zu unterscheiden (ESPLEY u. WAUGH 1981). Das oft klinischerseits nachgewiesene „Ersatzknorpelgewebe" der Menisken ist morphologisch als solches nicht immer anzusprechen (ESPLEY u. WAUGH 1981). Oftmals handelt es sich um zwischenknorpelähnlich konfiguriertes Fibrin und offensichtlich auch Blutreste. Gefordert werden muß das pannusartige (nach 8 Wochen auch kollagenfaserhaltige und zunehmend kernärmer werdende) Narbengewebe. Mit Auftreten desselben (und damit frühestens nach 5 Wochen) kann bei einem konservativen therapeutischen Versuch die maßvolle funktionelle Belastung beginnen.

d) Defekt (Abb. 89–92)

Jede (auch nicht kontinuitätsdurchtrennende) Schädigung des Meniskus hinterläßt einen Defekt. Der gefäßreiche Pannus findet an die noch erhaltenen Fasern Anschluß und wird entsprechend der funktionellen Einpassung geformt. Mikroskopisch finden sich schmale, nur wenig verschränkt oder vermehrt angeordnete Fasern mit deutlich abgesetzter Verlaufsrichtung. Die Fasern sind schmal, es finden sich reichlich Lücken bei großem Kernreichtum. Intrazelluläres und extrazelluläres Fett sind regelmäßig nachweisbar. Herdförmig ist eine knorpelige Ausreifung des Gewebes möglich.

Die Frage der mechanischen Stabilität ist von untergeordneter Bedeutung. Prinzipiell bleiben die Einwirkungsfaktoren unverändert bestehen, die die mit Defekt abgeheilte Schädigung induziert haben. Vielleicht sind mit der anfangs größeren Elastizität des Pannus ein gewisser mechanischer Schutz zusammen mit den Schonbewegungen des Gelenkes gegeben. Auch im Pannus wurde bisher nur Typ I-Kollagen gefunden (EYRE u. MUIR 1977).

Es empfiehlt sich, als Defekt nur Zustände nach Abheilung zu bezeichnen. Akute Nekrosen (EGNER 1978) auch der Kollagenfasern sollten ausgenommen werden.

e) Zeitgang

Der in Tabelle 13 aufgeführte Zeitgang der histologisch nachweisbaren Regenerations- und Reparationsvorgänge ist starken individuellen Schwankungen unterworfen (Abb. 93). Eine Hemmung der Reparation kann durch eine weitere funktionelle Belastung (evtl. mit entsprechender klinischer Einklemmungssymptomatik), aber auch durch eine gänzliche Kontinuitätsunterbrechung (z.B. Korbhenkelriß) erfolgen.

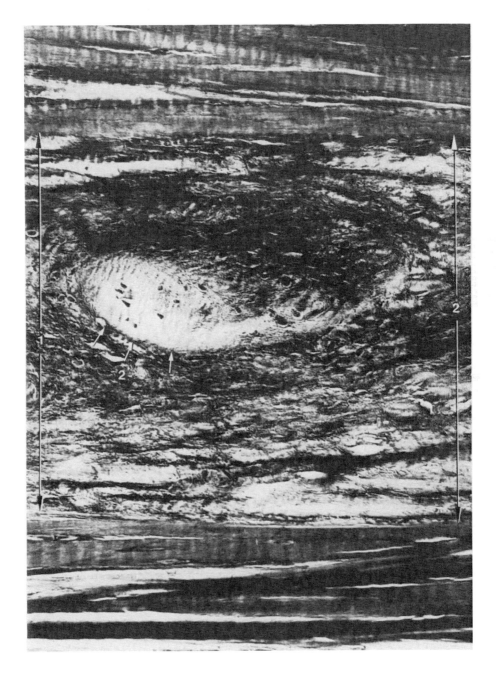

Abb. 89. Faserparallel verlaufende Narbenstraße (*1*) in fokaler knorpeliger Differenzierung (*2*). Oben und unten erhaltenes originäres Fasergewebe. Giemsa, ca. ×400, Nachvergrößerung

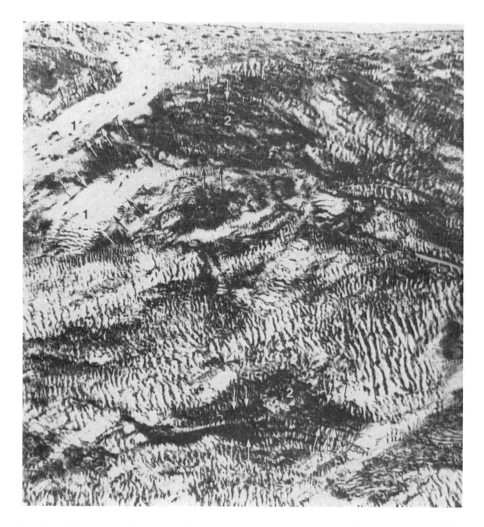

Abb. 90. Kleiner umschriebener Defekt nach zeitlich lange zurückliegender Rißbildung im Bereich der inneren Zirkumferenz. Narbig-kernarmer Umbau, Netzstruktur der Kollagenfaserbündel aufgehoben. Von der Oberfläche senken sich kleinere Narbenzüge teils hell (*1*), teils dunkel doppelbrechend (*2*) in die Tiefe. Originäre Faszikel gespreizt. Frische Faseruntergänge fehlen. 30jähriger Mann. HE, Polarisation, ca. × 80, Nachvergrößerung

Abb. 91a, b. Alter Defekt mit teilweise hyalinisierender, teilweise knorpeliger Transformation. Charakteristischerweise sind nur die Fasern einer Verlaufsrichtung („Takeling-Fasern") betroffen, die senkrecht hierzu angeordneten Fasern sind erhalten. Sirius-Rot ohne **a**, und mit **b** Polarisation, ca. × 135, Nachvergrößerung

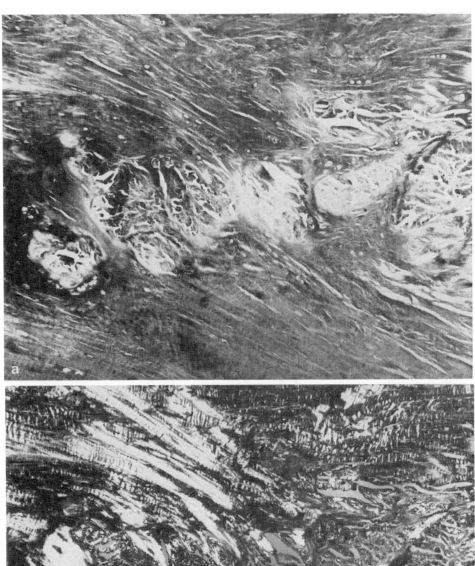

Abb. 91 a, b

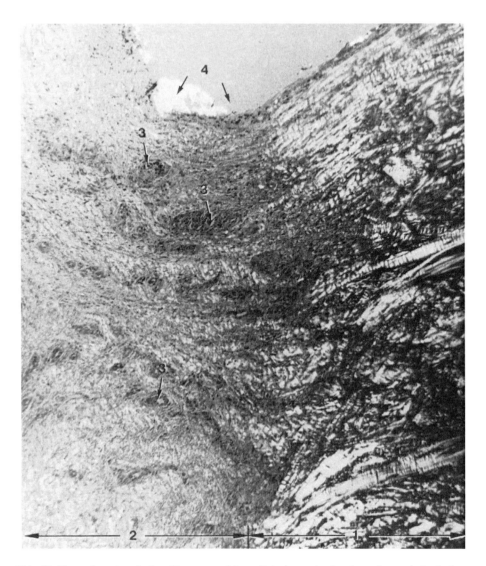

Abb. 92. Komplett eingeheilter Ersatzmeniskus. Erhaltene, in der Anordnung jedoch deutlich gestörte originäre Faserbündel (*1*). Eng verzahnter Übergang zu gefäßreicher, noch nicht knorpelig differenzierter Bindegewebsplatte (*2*). Reichlich Gefäße (*3*). Knickbildung an der inneren Oberfläche (*4*), innere Zirkumferenz. Giemsa, Polarisation, ca. × 80, Nachvergrößerung

7. Zysten

a) Terminologie

Meniskuszysten wurden zum ersten Mal von NICASSE (1883, nach BLANCO et al. 1953) beschrieben. Die sehr reiche Terminologie deutet nicht nur auf mangelnde Kenntnis der Pathogenese, sondern offensichtlich auch auf unterschiedli-

Tabelle 13. Zeitspanne zwischen Trauma und histologischem Befund in Wochen

Wochen	Befund
0	Nekrose
> 1	Vaskuläre Proliferation
> 3	Chondrozytäre Proliferation: Brutkapseln
> 3	Proliferation von Fibroblasten
> 5	Fibrozyten; Ausbildung von Fasergewebe
> 8	Funktioneller Ausschluß der Narbe erhaltenen Knorpel; Kernverminderung
>20	Chondroid-fibrilläre Transformation (Restitution)

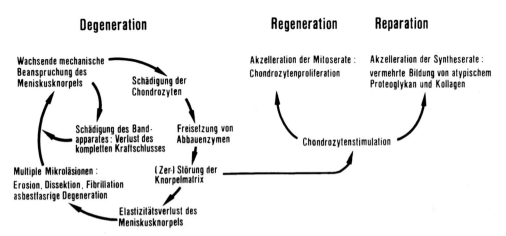

Abb. 93. Regeneration und Reparation sind von der sog. „Degeneration" zu trennen. Der Begriff der Degeneration sollte vermieden werden, anzugeben sind die Einzelphänomene oder – als zusammenfassender Begriff – „Meniskopathie"

che Formen bzw. Arten der Zystenbildung hin. Gebräuchlich sind: Ganglion, Zyste, Hygrom, Zystom, synoviales Zystom, Arthrom, endoartikuläres Myxofibrom, Gangliengeschwulst, Gangliom lymphatique, Meniscomalacia pseudocystica, zystische Degeneration u.v.a.m. Pathogenetische und entwicklungsgeschichtliche Argumente sind bisher nur unzureichend berücksichtigt worden und nicht in die Terminologie eingeflossen.

b) Literaturübersicht

Die Literatur zu diesem Thema ist reich und wegen der oben angeführten Gründe nur schwer systematisch zu durchdringen (eine Übersicht mit Diskussion der Pathogenese gibt LAARMANN (1970)). Eine große Zahl der Arbeiten beschäftigt sich mit Meniskuszysten, ohne näher auf die genaue Lokalisation und deren feingeweblichen Aufbau einzugehen (BECTON u. YOUNG 1965; AUFDERMAUR 1971; APPEL 1972; HOFMEISTER 1973; WROBLEWSKI 1973; MASSHOFF u. SCHULTZ-EHRENBURG 1974; BARRIE 1979; ENIS u. GHANDUR-MNYAMNEH 1979; NOBLE u. ERAT 1980 u. SCHÄFER 1982). Ein Teil der Autoren berücksichtigt pathogenetische und auch ätiologische Bestimmungsfaktoren (POPLIKA 1958; OLÁH u. PAPP 1967; GALLO u. BRIAN 1968; SPRINGORUM 1970; ZIPPEL 1973; ohne Autor

Tabelle 14. Anteil der Meniskuszysten an Meniskusoperationen, nach ZIPPEL (1973)

Autor	Jahr	Zahl der Operationen	Zahl der Zysten	%
BIRCHER	1933	1000	5	0,5
SMILLIE	1951	1500	146	9,7
SCHARIZER	1955	930	16	1,7
HORISBERGER	1959	822	26	3,0
WELLER	1960	198	30	15,1
ZIPPEL	1964	1360	39	2,9
BECTON u. YOUNG	1965	5000	51	0,1
SEBELLIN	1966	901	60	6,7
KINDT	1968	1430	46	3,2
SPRINGORUM	1970	10000	336	3,4
Summe		23141	755	3,26

1973; MASSHOFF u. SCHULTZ-EHRENBERG 1974; JELASO 1975; W. MÜLLER 1976; FLYNN u. KELLY 1976; FERRER-ROCA u. VILALTA 1980; CROSS u. WATSON 1981; BIEHL et al. 1982; SCHULDT u. WOLFE 1982). Mehrere Autoren heben heraus, daß zumindest ein Teil der Zysten in ihrer Entstehung über die Faserknorpeldegeneration verstanden werden kann (u.a. KULLMANN u. SZEPESI 1970; KOGAN 1961). Von besonderem Interesse sind atypisch gelegene Zystenbildungen. SWETT et al. (1975) beschreiben Popliteazysten; eine umfangreiche Darstellung zu diesem Thema gibt MATHIAS (1977). Die schwierige und noch nicht gänzlich geklärte pathogenetische Deutung faßt CHILDRESS (1954, 1965, 1970) zusammen. Nicht nur diese, auch weitere atypisch gelegene Ganglien werden von STENER (1969) beschrieben (vgl. auch KARNAHL 1979).

c) Häufigkeit und Altersverteilung

Meniskuszysten sind ein durchaus notorischer Befund. ZIPPEL (1973, 1974) hat die Literatur zusammengestellt und zwischen 1933 und 1970 Anteile (anläßlich von Meniskektomien) zwischen 0,1 und 15,1% gefunden (Tabelle 14). Das weibliche Geschlecht ist wesentlich seltener betroffen als das männliche, Zystenbildungen der Kniegelenkmenisken treten mit Vorliebe im 2. und 3. Lebensjahrzehnt auf. Gegenüber dem medialen Meniskus ist der laterale etwa zehnmal häufiger befallen (die Angaben schwanken zwischen einem Verhältnis von 2:3 bis 1:13; Zusammenstellung bei ZIPPEL 1974). Leider berücksichtigen die Häufigkeitsangaben nicht die feingewebliche Struktur und den genauen topologischen Sitz der Zystenbildung. Gelegentlich können die Zysten verkalken (GOOD et al. 1978).

Altersverteilungen von Meniskuszysten finden sich etwa gleichlautend bei RAINE u. GONET (1972; n=314) und WROBLEWSKI (1973; n=500). Das Geschlechtsverhältnis Männer/Frauen schwankt zwischen 2,2:1 und etwa 1:1 (Abb. 94).

d) Klassifikation

Erstaunlicherweise wurden entwicklungsgeschichtliche Prämissen bisher nicht berücksichtigt. Unbestritten ist, daß weder nach der Pathogenese noch nach dem zeitlichen Auftreten, dem feingeweblichen Befund, Lokalisation und

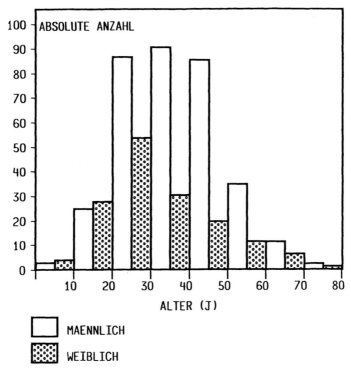

Abb. 94. Altersverteilung von Meniskuszysten (n = 500) differenziert nach Männern und Frauen (WROBLEWSKI 1973). Auffallend starke Geschlechtsunterschiede zwischen dem 20. und 50. Lebensjahr

Größe (Abb. 95) ein einheitliches Geschehen vorliegt. So sind die ausführlichen Darstellungen von ZIPPEL (1973) und MASSHOFF und SCHULTZ-EHRENBURG (1974) nur bedingt für die Diskussion der Pathogenese der Meniskusganglien geeignet: Eine Differenzierung des vielschichtigen histologischen Befundes unter topologischen Gesichtspunkten (in welchem Bereich eines Meniskus sich die beschriebenen Veränderungen finden) erfolgt jeweils nicht.

α) Übersicht

Grundsätzlich können zystische Veränderungen des Meniskus ihren Ausgang nehmen von:
1. der *Sehne* selbst: Diese betrifft den äußeren ligamentären Aufhängeapparat des Meniskus;
2. der *Sehnenscheide*: Mit ihren beiden Blättern ist ein präformierter Hohlraum gegeben, der als natürliche Matrix einer Zystenbildung angesehen werden kann;
3. der *Vagina fibrosa*: Die bindegewebige Hülle steht über das Mesotendineum direkt mit der eigentlichen Sehne in Verbindung (Abb. 96). Umbauvorgänge in diesem Abschnitt können zystisch gereinigt und im Sinne von „Geröllzysten" Pseudozysten bilden;

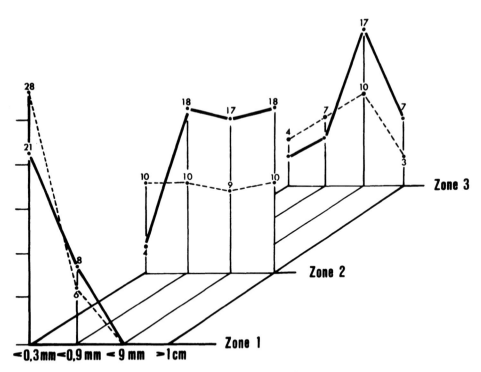

Abb. 95. Zonale Verteilung von Meniskuszysten (n = 215). *Ordinate:* Zahl der Beobachtungen (Abstand: 5); *Abszisse:* Durchmesser in mm/cm. Zone 1: Innere nicht vaskularisierte Zone; Zone 2: äußere vaskularisierte Zone; Zone 3: paramenisceales Bindegewebe. *Durchzogene Linien:* lateraler Meniskus; *unterbrochene Linien:* medialer Meniskus. – Die Größe der Zysten nimmt von innen nach außen zu. (Nach BARRIE 1979, verändert)

4. der gut mit Lymph- und Blutgefäßen versorgten *ligamentären Übergangsregion* zum Meniskus. Hierbei handelt es sich wohl um Lymphangiektasien bzw. Lymphzysten. Ein chronischer Reizzustand mit lokalem Ödem bzw. Ergußbildung ist als Ursache für eine narbige Blockade der Lymphbahnen anzuschuldigen;
5. den *zentralen* nutritiv leicht unzureichend versorgten *Abschnitten* des Meniskus, von umschriebenen Nekrosen mit konsekutiver zystischer Reinigung bei Konfluenzneigung (bei chronischer Meniskopathie);
6. den *gelenkspaltnahen Kompartimenten* mit netzförmiger Kollagenfaserstruktur. Usuren und kleinere Oberflächendefekte erzeugen bei entsprechendem physiko-osmotischem Druckgefälle eine Flüssigkeitsinsudation aus der Synovia in präformierte Nekrosespalten;
7. den *Meniskusregeneraten*. Atypische und nur bedingt funktionsinduzierte Vaskularisation bei gestörtem Kollagenfaser- und Grundsubstanzaufbau schafft die Voraussetzungen für erneute Nekrosen und entsprechende Umbauvorgänge.

Gehen die Zystenbildungen (Abb. 97) von der Sehne (1), der Sehnenscheide (2) oder der Vagina fibrosa (3) aus, so sprechen wir von *Meniskusganglien* (a). Ist die ligamentäre Übergangsregion (4) betroffen, handelt es sich um

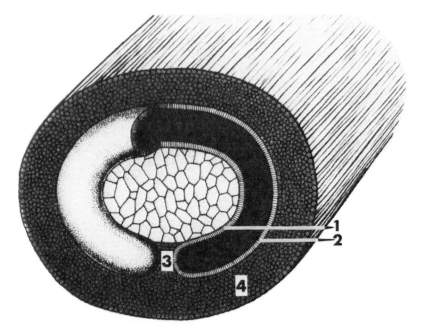

Abb. 96. Sehnenscheide (nach Kahle et al. 1975). Die Vaginae synoviales besitzen zwei Schichten, ein inneres viszerales Blatt (*1*), das unmittelbar um die Sehne gelegen ist und mit dem parietalen Blatt (*2*) über das Mesotendinaeum (*3*) verbunden ist. Zwischen dem viszeralen und parietalen Blatt befindet sich die Synovia. Nach außen zu schließt eine Vagina fibrosa (*4*) an die Vagina synovialis tendinis an

Lymphzysten (b). Von (c) *Nekrosezysten* bei chronischer Meniskopathie (5 und 7) wird in den Fällen gesprochen, bei denen die zentralen Abschnitte bzw. Regenerate des Faserknorpels betroffen sind. Oberflächliche Zystenbildungen werden als *Synoviainsudate* (d) angesehen (Voraussetzung ist gleichermaßen eine chronische Meniskopathie (6); Tabelle 15).

β) Ganglien

Anatomie: Das ligamentäre Aufhängungssystem des lateralen und medialen Meniskus (Abb. 3) zeigt eine Vielzahl von Nischen und Taschen insbesondere in den Übergangsregionen zwischen Faserknorpel und Ligament, die sich vor allem im Vorder- und Hinterhorn sowie der jeweiligen lateralen Zirkumferenz finden (Mayer 1975). Diese Regionen (Abb. 98) zeichnen sich aus

1. durch eine *mechanische Instabilität:* Traktions- und teilweise Gleitbewegung der Sehnen korrespondieren nur bedingt mit der geringeren Beweglichkeit und teilweise gegenläufigen Positionsänderung der Menisken;
2. zwischen dem vaskularisierten Anteil des Meniskus und der Sehne bestehen *feingeweblich fließende Übergänge*. Der Meniskus als spezialisierte Sehnenplatte zeigt in der äußeren Peripherie (dort, wo er fast uneingeschränkt als Sehne anzusprechen ist) pathologische Veränderungen, die denjenigen der Sehne auffallend stark entsprechen.

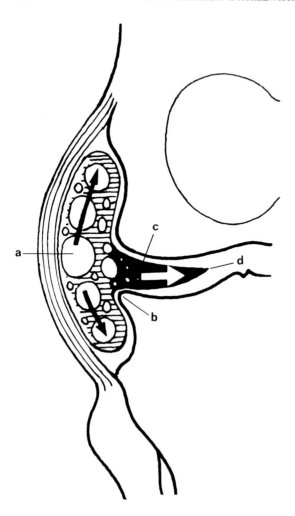

Abb. 97. Lokalisation der Meniskusganglien. (*a*) Gekammertes Ganglion der Sehnenscheide mit Tendenz zur kranio-femoralen und kaudo-tibialen Ausbreitung. Exostosen- und Usurenbildung sind charakteristische klinische Merkmale (*schwarze Pfeile*). (*b*) Zystenbildung in der Meniskusperipherie (Lymphzysten?) in anatomischem Bezug zu den perivaskulären Verschiebeschichten. Zystenbildung bei chronischer Meniskopathie (Nekrosezysten) mit Tendenz zur Ausbreitung nach zentral (*c*) bzw. Synoviainsudation (*d*). (In Anlehnung an ZIPPEL 1973)

Tabelle 15. Klassifikation der Zystenbildungen am Meniskus unter Berücksichtigung der Pathogenese

	Lokalisation	Pathogenese		
		formal	Meniskopathie	Trauma
Ganglien	Ligament	Hyperplasie von Skleroblastemresten	–	–
Lymphzysten	Übergangsregion	narbige Lymphbahnblockade	–	+
Nekrosezysten	Zentralzone	Nekrose	+	+ +
Insudatzysten	Oberfläche-Rand	Usuren	+ +	+ +

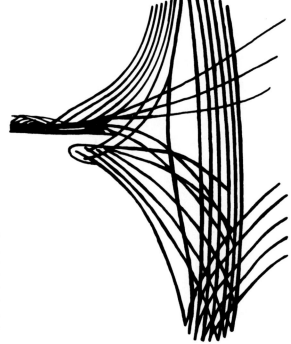

Abb. 98. Faserverlauf zum Ligamentum collaterale tibiale in Höhe des Hinterhornes des medialen Meniskus. Graphische Rekonstruktion nach Serienschnitten (nach WAGNER 1976). Zahlreiche Lückenbildungen und Verschiebeschichten bei mechanisch uneinheitlicher Belastung

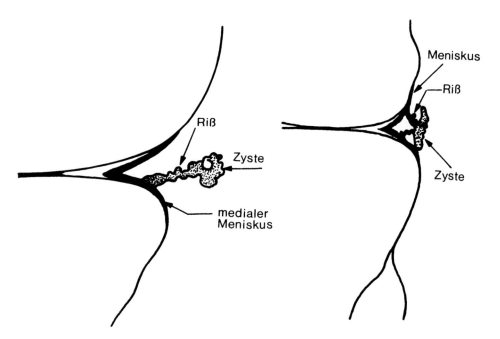

Abb. 99. Ligamentäre Meniskuszyste in Kommunikation mit einem Meniskusriß. Das zystisch gekammerte Ganglion stellt sich nur teilweise im Arthrogramm dar. (Nach GALLO u. BRYAN 1968)

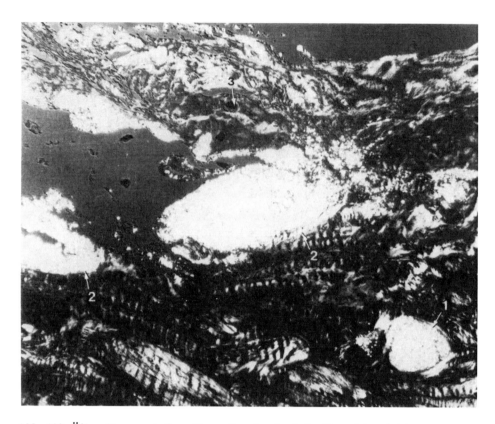

Abb. 100. Ältere Fragmentation: Doppelbrechendes kristallines Material in Nekrosezysten (*1*) und Synoviainsudatzysten (*2*). Umstrukturierung der Fasern, Knorpelzellnekrobiosen (*3*). Gefrierschnitt, Sudan III, Polarisation, ca. ×120, Nachvergrößerung

Histogenese: Das sog. Ganglion der Sehnenscheide wird als dysontogenetische Hyperplasie persistierender Reste des Skleroblastems im Bereich der Sehnenscheiden bzw. des Paratendineums angesehen (PLIESS 1974). Unabhängig davon werden auch in den Sehnen zystisch gereinigte Defektherde (Geröllpseudozysten) beobachtet. Vieles spricht dafür, daß bei den Menisken bzw. der jeweiligen Übergangsregion zum ligamentären Halteapparat eine grundsätzlich ähnliche pathogenetische Situation gegeben ist.

Die Sehnen werden von einer Sehnenscheide (Vagina synovialis tendinis) umschlossen. Die Sehnenscheide setzt sich aus einem inneren viszeralen (unmittelbar der Sehne angrenzenden) und einem äußeren parietalen Blatt zusammen (Abb. 96). Zwischen beiden Blättern befindet sich Synovia. Nach außen hin wird die Sehnenscheide durch eine Vagina fibrosa abgegrenzt. Die plicaähnliche Hülle der Sehnenscheide ist im Mesotendineum unterbrochen und verbindet die Vagina fibrosa mit der Sehne. Vieles spricht dafür, daß sich die Menisken entwicklungsgeschichtlich aus dem Mesotendineum differenziert haben.

Morphologie (Abb. 100–104): Im Bereiche der Ligamente und der Menisken sind prinzipiell die gleichen pathologischen Veränderungen zu beobachten, wie

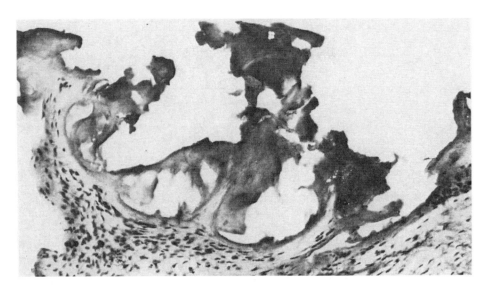

Abb. 101. Zystische mit Fett angefüllte Nekrosezone in einem fibrösen Regenerat. Gefrierschnitt, Sudan III, Polarisation, ca. × 110, Nachvergrößerung

sie aus anderen Gelenkregionen (z. B. Sehnen des Handgelenkes) bekannt sind. So ist für das überwiegend gekammerte Ganglion des Meniskusligamentes eine dysontogenetische Pathogenese wahrscheinlich. Reste der Sehnenscheidenduplikatur bzw. deren Anheftungsstelle werden als Matrix angesehen, wobei diese als blastemartig-undifferenziert imponieren. Als Ausgangspunkt kann die beidseits des Mesotendineum etablierte Sehnenscheidenumschlagfalte angesehen werden. Zystenbildungen dieser Art sind (wie auch in anderen gelenknahen Abschnitten) überwiegend gekammert, durch Flüssigkeitszunahme nimmt auch deren Volumen zu, die Effekte sukzessiver Raumforderung sind somit auch in Kniegelenknähe nachweisbar (Abb. 99).

Realisationsfaktor des Sehnenganglion am Meniskus ist in der Regel eine funktionsmechanische Überbeanspruchung mit durch mechanischen Reiz induzierte, proliferative bzw. vermehrte sekretorische Aktivität des Mesenchyms. Hier werden zunächst Proliferationsvorgänge eines schleimigen Mesenchyms mit anschließender Zyto- und Histolyse beobachtet (MASSHOFF u. SCHULTZ-EHRENBURG 1974). Die zunächst fast tumorartige Proliferation wird von einer zu einem Hohlraum führenden Kolliquation (mit entsprechender Nekrose) abgelöst. Es schließt sich das zystische Stadium an. MASSHOFF und SCHULTZ-EHRENBURG (1974) unterscheiden:

1. *Präzystisches Stadium:*
   Umschriebene Wucherung mesenchymalen Gewebes mit Bildung von Schleimgewebe;
2. *kolliquierendes Stadium:*
   Verflüssigung des schleimigen Gewebes durch Zyto- und Histolyse. Mit fortschreitender Hohlraumbildung tritt das Schleimgewebe in den Hintergrund;

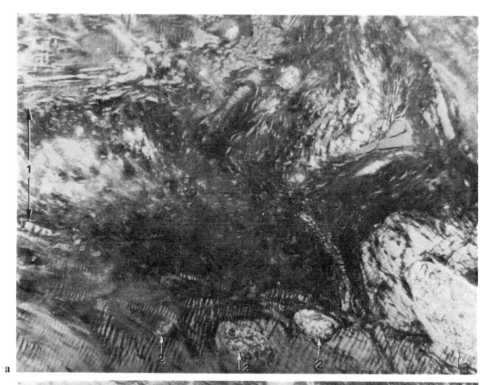
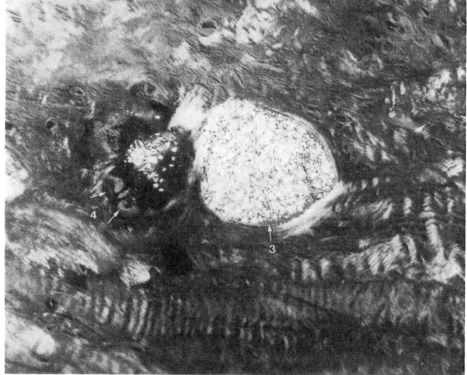

Abb. 102a, b

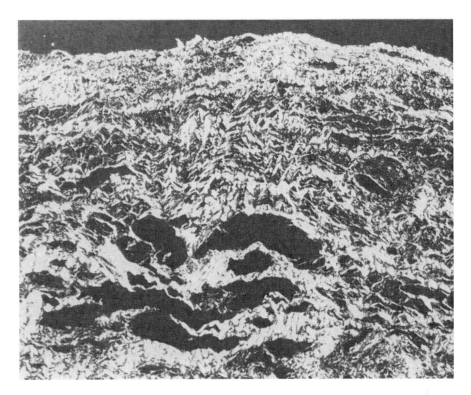

Abb. 103. Optisch leere Zysten (ohne doppelbrechendkristalline Strukturen) in der nicht vaskularisierten Kernzone des Meniskus. Toluidinblau, Polarisation, ca. ×36, Nachvergrößerung

3. *stabilisiertes Ganglion:*
Vollständige Auflösung des Schleimgewebes; Glättung der inneren Oberfläche mit endothelartiger Auskleidung und kernarmer kollagenfasriger Wandung.

MASSHOFF und SCHULTZ-EHRENBURG (1974) berichten von ihrem Untersuchungsgut, daß die größeren Zysten vorzugsweise außerhalb, nur die kleineren innerhalb des eigentlichen Meniskus liegen. Die Autoren haben somit den Sonderfall der Meniskusganglien beschrieben, nämlich den der Sehnenganglien im Bereiche der ligamentären Peripherie.

γ) Lymphzysten

Anteile der Sehnenscheide, ein gut vaskularisiertes Fett-Bindegewebe sowie fließende Übergänge zum straffen und systematisiert organisierten Kollagenfa-

---

Abb. 102a, b. Narbenherd (*1*) in knorpeliger Differenzierung stehend **a**, von Nekrosezysten (*2*) umgeben, diese **b** mit doppelbrechend-kristallinem Material (*3*) angefüllt. Knorpelregenerate (*4*). Sirius-Rot, Polarisation, ca. ×76 **a**, ×155 **b**, Nachvergrößerung

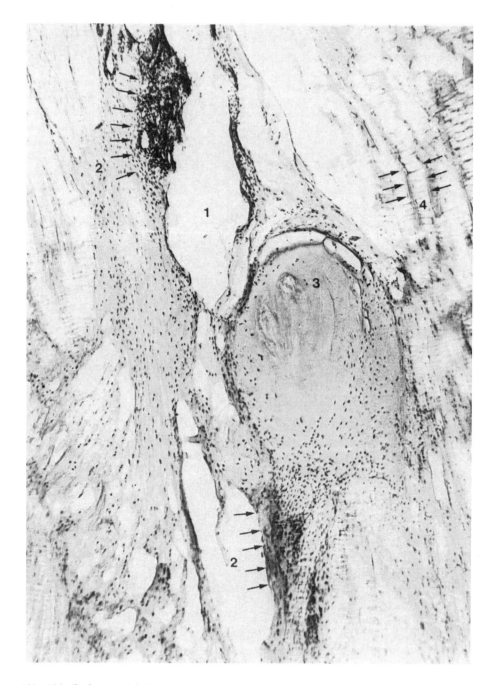

Abb. 104. Endzustand bei chronischer Meniskopathie: Zystische Defektherde (*1*), reichlich noch gefäßführendes Pannusgewebe (*2*) und teils hyalinisierendes, teils knorpelig umgewandeltes Narbengewebe (*3*). Nur in den Randpartien erhaltene originäre Kollagenfaszikel (*4*). Giemsa, Polarisation, ca. ×45, Nachvergrößerung

sergewebe zeichnen die Intermediärzone aus. Der sehr wechselnde innergewebliche Druck ist bei unterschiedlichen funktionellen Belastungen geeignet, neben Herniationsphänomenen auch „Reizergüsse" im Bereich der inneren Oberfläche zu erzeugen.

Orte von Gefäßeinsprossungen sind bei einem mechanisch derart belasteten Organ prinzipiell Orte vermehrter Instabilität. Gegenläufige Band- und Meniskusbewegungen werden auf perivaskuläre Verschiebezonen (Lymphbahnen als Verschiebekissen) übertragen. Einmal angestoßene gewebliche Umbauvorgänge mit entsprechenden resorptiven und narbigen Ausheilungsphänomenen können durchaus geeignet sein, in dieser Region Zysten entstehen zu lassen.

δ) Nekrosezysten

Der chronischen Meniskopathie geht stets die Nekrose voraus. Letztere knüpft pathogenetisch an eine lokale Ischämie (nur ausnahmsweise an eine Druckbelastung alleine) an. Reparations- und Regenerationsphänomene werden je nach Lokalisation und Ausdehnung der Nekrose in unterschiedlichem Maße beobachtet. Trifft die Nekrose einen nicht bzw. nur gering vaskularisierten Abschnitt des Meniskus und ist dieser zudem noch überwiegend von der Versorgung durch die Synovia (durch große Entfernung von der Meniskusoberfläche) abgeschnitten, so treten die Regenerations- und Reparationsaktivität deutlich in den Hintergrund. Die Nekrose macht das Stadium der Kolliquation durch, erhaltene Kollagenfaszikel umschließen den alsdann flüssigkeitsgefüllten Herd und formen ihn (unter gleichzeitiger mechanischer Belastung) spindelförmig aus. Die Präsenz intra- und extrazellulärer Zerfallsprodukte (mit entsprechender enzymatischer Aktivität) scheint die Reparation des zystischen Defektes auch zu einem späteren Zeitpunkt zu verhindern.

In den zentralen (nicht nur nicht-vaskularisierten, sondern auch von der Perfusion der Synovia nahezu vollständig abgeschnittenen) Abschnitten des Meniskus scheint die Kolliquation der Nekrose für die Zystenbildung ausschlaggebend zu sein. In den zentralen Abschnitten kommt es zusätzlich zu einer Flüssigkeitseinlagerung per diffusionem durch die Synovia. Form und Ausmaß der Zysten richten sich nach der überwiegenden Verlaufsrichtung der Kollagenfaszikel. In der äußeren Zirkumferenz sind sie überwiegend parallel angeordnet und dichtgepackt, verbunden durch einzelne wenige schräg-verlaufende Kollagenfaserbündel. In den zentralen Abschnitten der inneren Zirkumferenz ist das Kollagenfasergerüst mehr netzförmig ausgebildet, Zystenbildungen sind hier nur ausnahmsweise zu beobachten. Umgekehrt darf die Regel gelten: Sind in einem Meniskusanschnitt Zystenbildungen zu beobachten, so befindet man sich bereits im zentralen Knorpelbereich.

ε) Insudatzysten

Kleinherdige unmittelbar unter der Oberfläche gelegene Nekrosen mit und ohne superfiziale Kontinuitätsunterbrechung und anschließender Synoviainsudation sind als Sonderform der Nekrosezysten anzusehen und werden nur bei chronischer Meniskopathie beobachtet. Wechselwirkungen zwischen Meniskus

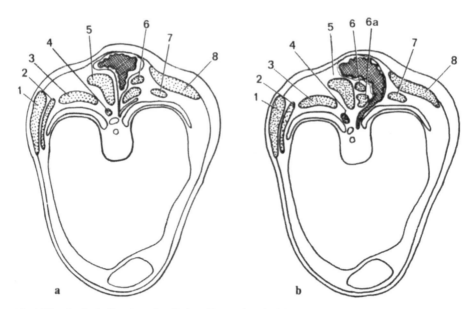

Abb. 105a, b. Lokalisation der Baker-Zyste (nach MATHIAS 1977). (*1*) Musculus biceps femoris; (*2*) Musculus gastrocnemius caput laterale; (*3*) Musculus plantaris; (*4*) Nervus tubialis; (*5*) Musculus gastrocnemius caput mediale; (*6*) Musculus semitendinosus; (*6a*) Musculus semimembranous; (*7*) Musculus gracilis; (*8*) Musculus Sartorius. Die Baker-Zyste kann medial **a** und lateral **b** der Musculi semimembranosi et semitendinosi verlaufen

und Synovia sind unbekannt, vielleicht ist bei chronischer Meniskopathie der menisceale Anteil der Synoviazirkulation gestört.

ζ) *Sonstige Zysten*

In mittelbarer oder unmittelbarer Beziehung zum Kniegelenk bzw. dem Gelenkbinnenraum sind eine Reihe weiterer Zystenbildungen möglich. Auf Sehnenscheidenhygrome, Recessus, entzündlich alterierte und gekammerte oder aber dislozierte Schleimbeutel soll nicht weiter eingegangen werden.

Von Bedeutung jedoch ist die sog. Bakersche Zyste. Sie geht in der Regel von einem Schleimbeutel aus (MATHIAS 1977):

1. Zwischen den Sehnen, der Musculi Sartorius, – gracilis, – semitendinosus und dem inneren Kollateralband;
2. zwischen der Sehne des Musculus semimembranosus und dem inneren Kollateralband;
3. zwischen dem Condylus medialis tibiae und der Sehne des Musculus semimembranosus;
4. zwischen dem medialen Gastrocnemius und dem Condylus medialis femoris;
5. zwischen dem medialen Gastrocnemiuskopf und dem darüberliegenden Musculus semimembranosus;
6. zwischen dem Musculus semimembranosus und dem Musculus semitendinosus.

Die Anzahl dieser Schleimbeutel (Bursae) variiert, einzelne der Schleimbeutel können miteinander kommunizieren. Kommt es zu einem Hydrops eines der Schleimbeutel, kann klinisch das Bild der Bakerschen Zyste resultieren. In der Regel nimmt die Popliteazyste ihren Ausgang von der Bursa semimembranosa (Abb. 105 a, b).

Die Pathogenese der Baker-Zyste ist unklar. In der Regel liegt eine Meniskusläsion vor, die über eine chronische Reizung der Synovialis (und damit einen serösen Gelenkerguß induzierend) eine ebensolche („sympathische" der älteren Pathologen) Reizung an den benachbarten Binnenoberflächen erzeugen kann. Je nach Kommunikation und Ausdehnung der zuvor bestehenden Schleimbeutel kann es zu einer isolierten oder aber zu einer mit der Kniegelenkhöhle in Kommunikation stehenden Zyste kommen. Bei letzterer sind mißbildungsähnliche Voraussetzungen anzunehmen, wobei Kniegelenkhöhle und Schleimbeutel (eigentlich getrennt) von vornherein Verbindungen aufweisen. Auch ist denkbar, daß bei länger bestehendem und damit entzündlich-chronischem Prozeß es zu einer Zerstörung (bei gleichzeitiger mechanischer Belastung) der unter Umständen schmalen Gelenk und Bursa trennenden Bindegewebskapsel kommen kann.

Popliteazysten bzw. Baker-Zysten sollen mit Verletzungen des Hinterhornes, überwiegend des lateralen Meniskus korrelieren (CHILDRESS 1970). MATHIAS (1977) fand in seinem Material (n = 78) eine derartige Beziehung nicht.

VIII. Meniskopathie als Unfallfolge bzw. Berufskrankheit

In der Bundesrepublik Deutschland ist die Meniskusschädigung als Berufskrankheit anerkannt. Auf die Grundlagen der Rechtssprechung wird kurz eingegangen.

1. Rechtsgrundlage

Artikel I des Unfallversicherungs-Neuregelungsgesetzes (UVNG) des Jahres 1963 definiert das dritte Buch der Reichsversicherungsordnung (RVO) in § 537 (UVNG) neu. Der Aufgabenbereich wird festgelegt (HOLZHAUSER 1981):
1. Arbeitsunfälle zu verhüten;
2. nach Eintritt eines Arbeitsunfalles den Verletzten, seine Angehörigen und seine Hinterbliebenen zu entschädigen:
   a) durch Wiederherstellung der Erwerbsfähigkeit des Verletzten, durch Arbeits- und Berufsförderung (Berufshilfe) und durch Erleichterung der Verletzungsfolgen,
   b) durch Leistungen in Geld an den Verletzten, seine Angehörigen und seine Hinterbliebenen.

Träger der gesetzlichen Unfallversicherung sind die gewerblichen Berufsgenossenschaften. Nach § 551 Abs. 1 UVNG gilt eine Berufskrankheit als Arbeitsunfall. Die 8. Berufskrankheiten-Verordnung vom 1. Januar 1977 legt in der Anlage 1 die Liste der 55 anerkannten Berufskrankheiten fest. Hier findet sich unter Kapitel 2 „Durch physikalische Einwirkungen verursachte Krankheiten":

„2102 Meniskusschäden nach mindestens 3-jähriger regelmäßiger Tätigkeit unter Tage."

Der Wortlaut der neuen Fassung der Liste der Berufskrankheiten (vom 1. Januar 1977) entspricht in der Nummer 2102 der bis dahin gültigen Ziffer BK 42. Erstaunlicherweise war die Meniskusschädigung erst mit der 5. Berufskrankheiten-Verordnung (vom 26. 7. 1952) bei der Untertagearbeit als entschädigungspflichtige Berufskrankheit anerkannt worden (zusammenfassende Darstellung ANDREESEN u. SCHRAMM 1975; MARX 1981).

Meniskusverletzungen sind nicht nur im Sinne der Berufskrankheit (nach der Berufskrankheiten-Verordnung von 1977) gutachterlich bedeutsam, häufige gutachterliche Stellungnahmen werden von dem privaten Unfallversicherungsrecht und nach dem Soldatenversorgungsgesetz an den Pathologen herangetragen. Zunehmend zeichnet sich die Entwicklung ab, daß – wegen Fehlens einer generellen Regelung wie bei „... regelmäßiger Tätigkeit unter Tage ..." – gutachterliche Stellungnahmen zur Frage des Zusammenhanges eines angeschuldigten traumatischen Ereignisses und der Meniskusruptur in stark ansteigender Zahl angefordert werden.

Wertvolle Hinweise geben die „Anhaltspunkte für die ärztliche Gutachtertätigkeit im Versorgungswesen" (hrsg. vom Bundesministerium für Arbeit und Sozialordnung, 1973). Unter Ziffer 119 Absatz 2 wird ausgeführt:

„Bei der Meniskusschädigung ist eine Verletzung gegenüber einer Meniskusdegeneration abzugrenzen. Die Symptomatik kann die gleiche sein. Es bedarf einer sorgfältigen Prüfung, ob ein angegebenes Trauma Ursache oder Anlaß ist. Eine Meniskusverletzung setzt keine schwere äußere Gewalteinwirkung, aber eine besondere Mechanik des Traumas (Verdrehung des Kniegelenkes bei fixiertem Fuß) voraus. Bei der Beurteilung der Zusammenhangsfrage sind eingehende anamnestische Erhebungen erforderlich, insbesondere über frühere sportliche Betätigungen (Fußball, Skilaufen); es ist auf Beindeformierungen oder auf Zeichen einer allgemeinen Gewebsschwäche zu achten; auch das Alter ist zu berücksichtigen. Die histologische Untersuchung des operativ entfernten Meniskus kann wertvolle Aufschlüsse geben. Meniskusschäden bei mindestens 3-jähriger regelmäßiger Tätigkeit unter Tage *können* Berufskrankheit sein. Bei gleichartiger, mit einer besonderen Beanspruchung der Kniegelenke einhergehenden Tätigkeit in Gefangenschaft sind sie Schädigungsfolge."

2. Exposition

a) Übersicht

Der Wortlaut des Gesetzestextes hat zu unterschiedlichen Interpretationen in der Begutachtungspraxis geführt, die ohne einen Rückblick auf die ursprüngliche Diskussion kaum verständlich sind. LINDE (1930, 1934) prägte den Begriff der Meniskusfraktur und wandte sich gegen die These der „anfallsweisen" Entstehung des Meniskusschadens. Bereits 1934 nahm MAGNUS die Gegenposition ein: Eine Meniskusablösung erfolgt stets nach Degeneration. Er benutzt einen Begriff (1938 erneut belegt), der bis heute seine Gültigkeit bewahrt hat. Grundlegende Argumente zur Zusammenhangsfrage von der beruflichen Exposition her gehen auf ANDREESEN und CEELEN (1935 bzw. 1937) zurück.

Die wechselvolle Diskussion wurde durch die subtilen Beobachtungen von Fuss (1936) bereichert. BÜRKLE DE LA CAMP (1937) besichtigte die Tätigkeit der Bergleute unter Tage und gilt als Vater der „BK 26" (der späteren BK 42). Weitere Äußerungen stammen von SCHMIDT (1935), PAYR (1936), KALLIUS (1936), LINDE (1937), GROH (1943 und 1954), HUSTEN (1951 und 1953). ANDREESEN (1966), ANDREESEN und SCHRAMM (1975) und SCHRAMM (1975) sehen in der Meniskopathie Auswirkungen „innerer Ursachen", die durch die berufliche Exposition verschlimmert werden können, ein Standort, den mit entsprechender morphologischer Begründung Fuss (1948) vorbereitet hat (VIERNSTEIN u. GALLI 1964). Eine Art Negativkatalog (wann kann eine Meniskopathie nicht als Berufskrankheit anerkannt werden?) stammt von LAARMANN (1965, 1966, 1970). Vorschaden, Ereignis und Relation zueinander (Begriff der Wesentlichkeit) werden von CONTZEN (1976) herausgestellt (vgl. auch DI BIASI 1965; KEMPF 1968). Da die Meniskopathie unverändert in die 8. Berufskrankheiten-Verordnung aufgenommen wurde, gelten noch die Basisargumente von BÜRKLE DE LA CAMP (1964) uneingeschränkt. SCHILLING (1977) leitet eine Kausalkette ab, die im wesentlichen auf BREITENFELDER (1958) zurückgeht. Im Ausland wird die Diskussion in ähnlichem Umfang geführt (z.B. Ungarn: TARJÁNYI u. RADOCHAY 1967).

b) Entwicklung

Die gegenwärtige Diskussion wird durch folgende Entwicklungen bestimmt:
1. 1969 hat SPRINGORUM belegt, daß die zunehmende Mechanisierung im Bergbau zu einer erheblichen Arbeitszeitverlängerung unter Tage geführt hat, bis Meniskusschäden aufgetreten sind (Abb. 106). Hieraus wird abgeleitet, daß die Mindestzeit für die Arbeit unter Tage zur Anerkennung als Berufskrankheit heraufgesetzt werden sollte.
2. Die Anerkennung beruflicher Meniskusschäden außerhalb des Bergbaues wird für Berufssportler (insbesondere Fußballspieler; SCHNEIDER 1975) und Dachdecker, Parkettleger, Fließenleger, Pflasterer, Gärtner, Teppichknüpfer, Steinklopfer, Melker und Schiffsbauer gefordert. SPRINGORUM stellte 1968 den Antrag auf Erweiterung der Liste der Berufskrankheiten. Ähnliche Bestrebungen sind aus der Schiffsbauindustrie (NAUWALD 1975) bekannt.
3. Die Zunahme der Freizeit auf Kosten der beruflichen Tätigkeit schafft Möglichkeiten einer verstärkten Schädigungsexposition (Sport, Gartenarbeit, Hobby-Werker), das in der Regel das berufliche Risiko einer Meniskusschädigung mindestens erreicht wenn nicht überschreitet (HEIPERTZ 1972).

c) Begriffliche Hindernisse

Der wissenschaftlichen Diskussion und der gutachterlichen Interpretation hat der Begriff der Degeneration in doppelter Hinsicht im Wege gestanden. Er sollte zugunsten des Begriffes der Meniskopathie fallengelassen werden.

Schon lange vor der 5. Berufskrankheiten-Verordnung (vom 26.7.1952) wurde die Anerkennung des Meniskusschadens bei Bergleuten gefordert (BÜRKLE DE LA CAMP 1937). Schwierigkeiten bereitete der Begriff deshalb, weil er in der übrigen Gutachterpraxis mit „anlagebedingten" Schädigungen gleichge-

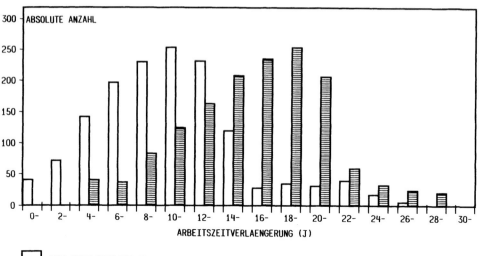

Abb. 106. Dauer der Tätigkeit unter Tage bis zum Auftreten von Meniskusschäden getrennt für die Periode 1957 bis 1961 und 1966 bis 1969 in Jahren. Als Grund für die Verschiebung wird die etwa 1958 einsetzende Mechanisierung im Bergbau genannt. (Umgezeichnet nach SPRINGORUM 1969)

setzt wurde und auch heute noch diese Bedeutung hat. Die „Degeneration" wird jedoch als berufsbedingte Verschleißerscheinung des Meniskus (und damit neben der Ruptur als alleinige Schädigungsantwort) angesehen. Im Rahmen der gutachterlichen Praxis forderte der Begriff der Degeneration bei der beruflich bedingten Meniskopathie ein ärztliches Umdenken.

Die „Degeneration" wird als langjährig entstandene Schädigung angesehen (der Gesetzgeber schreibt eine mindestens dreijährige regelmäßige Tätigkeit unter Tage vor). Demgegenüber werden Berufskrankheiten gemäß § 551 Abs. 1 (UVNG) als Arbeitsunfall betrachtet: Hier ist ein streng definiertes evtl. wiederholt einwirkendes Ereignis Voraussetzung. Es ist offensichtlich, daß auch hier zwei inkongruente Begriffsebenen aufeinanderstoßen.

d) Pathogenese

Einzeitige und mehrzeitig-rekurrierende Schädigungseinwirkungen sind grundsätzlich zu unterscheiden.

α) Einzeitiges Trauma

Ein Zusammenhang zwischen einem akuten traumatischen Ereignis und der Meniskusruptur ist (bei kurzem präoperativem Intervall) problemlos auch morphologisch zu verifizieren, wenn das Ereignis nach Art, nach Schädigungsmoment und hinsichtlich der (situativen) Gelenkposition als „adäquat" angesehen werden kann. Zumeist sind mit dem Ereignis (oftmals aber auch zuvor) Defekte am Bandapparat eingetreten. Diese Fälle bereiten in der Praxis gutachterlich in der Regel keine Schwierigkeiten.

β) Chronische Schädigungseinwirkung

Schwierigkeiten entstehen dann, wenn die Zusammenhangsfrage zwischen beruflicher Exposition und chronischer Meniskusschädigung nur im Sinne einer zeitlich rekurrierenden Schädigungseinwirkung auf den Meniskus verstanden werden kann. Grundsätzlich sind zwei Schädigungsmechanismen möglich:
1. Durch zwanghafte Stellung (beispielsweise Beugung bei gleichzeitiger Rotation mit Beanspruchung des muskulären Stellungsspieles) kann es zu einer chronischen Ischämie des Meniskus infolge Kompression zuführender arterieller Gefäße und unzureichender Umspülung durch die Synovia kommen. Morphologisch wird der Effekt am Faserknorpelgewebe als Meniskopathie bezeichnet.
2. Chronische supramaximale Kniegelenkbelastungen können im Sinne einer rekurrierenden (Mikro-)Traumatisierung durch polytope Kontinuitätsunterbrechungen des Faserknorpelgewebes eine hierdurch bedingte Nutritionsstörung hervorrufen. Auch hier ist der morphologische Effekt im Sinne einer Meniskopathie zu interpretieren – in der Regel sind kleinere, meist unterschiedlich alte Kontinuitätsunterbrechungen nachweisbar.

Zur ersten Gruppe werden in der Regel beruflich Exponierte, zur zweiten Gruppe Patienten nach sportlichen Betätigungen zuzurechnen sein (Abb. 107). Bei beruflich Exponierten handelt es sich außer den Bergarbeitern vornehmlich um Angehörige solcher Berufe, die ihrer Tätigkeit überwiegend in gebückter bzw. kniender Stellung nachgehen.

γ) Konkurrierende Faktoren

Der Zusammenhang zwischen langdauernder Tätigkeit unter Tage (Abb. 106) und Meniskusschädigungen wird in der Vergangenheit nicht bestritten (ANDREESEN 1935; KALLIUS 1936; CEELEN 1937; MAGNUS 1938; KÖNIG 1938). Umfassendere neuere Zusammenstellungen (teilweise aus klinischer Sicht: SCHRAMM 1975), teilweise aus morphologischer Sicht (KÖHN u. RÜTHER 1976) sind bezüglich der Entstehungsgeschichte des Knorpelschadens kontrovers (LAHRMANN 1976). Zur Diskussion stehen unterschiedliche Einflüsse, die am Kniegelenk und damit am Meniskus wirksam werden können:
1. Konstitutionelle Faktoren (Abweichungen von der normalen Anatomie);
2. Anlagefaktoren (im gutachterlichen Sinne: hier wird der Begriff der Bindegewebsschwächlinge genannt; LAARMANN 1976);
3. eine ebenfalls – konstitutionell bedingte – veränderte Reagibilität des Meniskus, die unter stärkerer äußerer Belastung schneller und ausgiebiger mit einer „Degeneration" (besser: Meniskopathie) beantwortet wird;
4. chronische (und gleichzeitig gleichmäßig einwirkende) äußere mechanische Belastungen (z.B. Stellungsfixierung bei Untertage-Arbeitern);
5. rekurrierende, übermaximale mechanische Belastung (z.B. bei Fußballspielern);

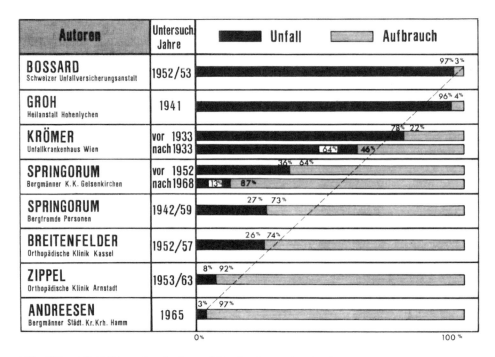

Abb. 107. „Unfall" und „Aufbrauch" als Operationsindikation zur Meniskektomie (KEMPF 1967). Auswahl des Patientengutes bzw. mögliche gesetzliche Leistungsverpflichtungen bestimmen den jeweiligen Anteil. (Vgl. hierzu SPRINGORUM 1964)

6. chronische Allgemeinerkrankungen (Diabetes mellitus, chronische Nierenkrankheiten, chronische Hämodialyse, chronische Medikamenteneinnahme).

3. Berufe

Auch bei Bergleuten (der offensichtlich am ehesten schädigenden Meniskuseinflüssen exponierten Berufsgruppe) sind Meniskusschädigungen insgesamt als ein seltenes Ereignis anzusehen (SPINGORUM 1968). Der Autor hat einen Anteil von Meniskusschäden bei im Bergbau tätigen Arbeitern in einer Höhe von 2–3% beobachtet. Eine Vielzahl anderer Berufsgruppen wird von NAUWALD (1975) und ZIPPEL (1977) berücksichtigt. ZIPPEL erwähnt Flözer, Pflasterer, Fliesenleger, Melker und Schiffsbauer. Eine genaue (nach Alter, Dauer der Arbeitsunfähigkeit, Geschlecht, Arbeitsausfall in Tagen etc.) Analyse findet sich bei NAUWALD. Er nennt die Berufsgruppen der Schweißer, Schlosser, Zimmerer, Maler, Schiffsbauer, Fliesenleger, Reiniger, Elektriker, Rohrschlosser, Transporteure, Maurer, Maschinenbauer, Dreher, Kraftfahrer, Hauer. Wie bei anderen Begutachtungsfragen scheint auch hier nicht der erlernte Beruf als solcher, sondern die tatsächlich ausgeübte Tätigkeit und die besondere immer wiederkehrende Belastung bedeutsam zu sein.

Die Untersuchungen von HEIMEL und HATTING (1982; Tabelle 16) weisen darauf hin, daß die Pathogenese der Meniskuserkrankungen von Bergleuten

Tabelle 16. Dauer der Untertagetätigkeit und Anteil der behandlungsbedürftigen Patienten mit Meniskusschäden (HEIMEL u. HATTING 1982)

Untertage-tätigkeit (Jahre)	Zahl der Patienten	
	n	%
5–10	424	14,0
10–15	543	18,0
15–20	553	18,3
20–25	487	16,1
25–30	403	13,3
30–35	388	12,9
35–40	223	7,4
Gesamt	3021	100,0

Tabelle 17. Lebensalter behandlungsbedürftiger Patienten beim Auftreten der ersten Beschwerden durch Meniskusschaden (HEIMEL u. HATTING 1982)

Lebensalter (Jahre)	Zahl der Patienten	
	n	%
20–30	622	20,6
30–40	928	30,7
40–50	879	29,1
50–60	592	19,6
Gesamt	3021	100,0

eine andere ist als diejenige beispielsweise der Sportverletzten. Durch langfristige Lasteinwirkung bei gleichzeitiger Bewegungsbeanspruchung in Dauerzwangshaltung stellt die Meniskusschädigung nur einen Teil des morphologischen Substrates derjenigen Veränderungen dar, die den gesamten Kniebinnenraum betreffen („Bergmannsknie"; SHARRARD 1965; Abb. 108 und 109). Auffällig ist ein relativ schnelles Auftreten (nach einem Jahrfünft bis zum 40. Expositionsjahr; Tabelle 17) und eine gleichmäßig linksschiefe Altersverteilung der Betroffenen (Abb. 110). Eine ausführliche Untersuchung über die Rißformen des Meniskus wurde am eigenen Material (5269 Operationsbefunde) und in Form einer Literaturübersicht von SPRINGORUM (1962) mitgeteilt. Er kommt zu dem Ergebnis, daß beim Vergleich zwischen Bergleuten und bergfremden Kranken Unterschiede in der Morphologie der Meniskusverletzungen bzw. den Meniskusschäden (nach der Verteilung der Rißformen) nicht bestehen (Tabelle 18). Für die Bergleute gilt:
1. Beide Kniegelenke sind annähernd gleich gefährdet.
2. Bei Bergleuten überwiegt die Innenmeniskusläsion stärker als bei der übrigen Bevölkerung.

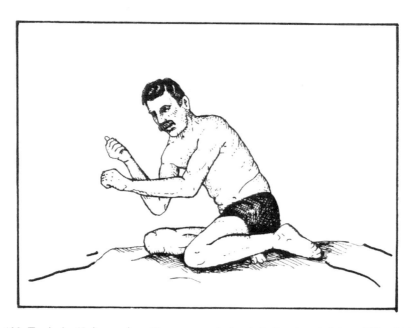

Abb. 108. Typische Haltung eines Bergmannes beim Arbeiten im niedrigen Flöz: Extreme Beugung und Innen- bzw. Außenrotation der Unterschenkel. (Umgezeichnet nach ANDREESEN 1935)

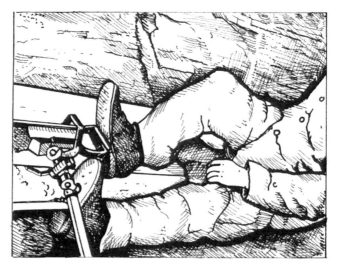

Abb. 109. Bergmann beim Bohren eines Sohlenloches. Der stark vibrierende Hammer wird mit dem linken Bein gepreßt (Knie in maximaler Streckstellung), mit dem rechten Fuß geführt. (Umgezeichnet nach BÜRKLE DE LA CAMP 1937)

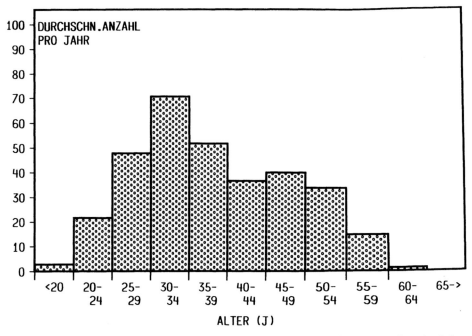

Abb. 110. Durchschnittliche Zahl der wegen Meniskusläsion operierten Kranken der Jahre 1951 bis 1960 (pro Jahr). Der Anstieg um das 45. Lebensjahr ist durch die Zuwanderung zum Bergbau nach dem Kriege bedingt. (Umgezeichnet nach SPRINGORUM 1964)

Tabelle 18. Rißformen an 1493 operativ entfernten Menisken (bei 1360 Meniskusektomien) von Bergleuten (ZIPPEL 1977)

	Zahl der Patienten	
	n	%
Durchgehende Längs- einschließlich Korbhenkelrisse	640	42,5
Längs- oder Schrägrisse	326	24,4
Hinterhornabrisse	162	10,9
Vorderhornabrisse	119	8,0
Zungenrisse	109	7,4
Querrisse	101	6,8
Gesamt	1493	100,8

3. Eine Änderung der Häufigkeit unterschiedlicher Rißformen in Abhängigkeit von der Expositionszeit (nicht die Berufsdauer, sondern der Berufsjahrgang: untersucht wurden die Zeiträume um 1930 und 1960) ist nicht auszumachen.
4. Die Rißformen sind bei Bergleuten nicht von der bei bergfremden Kranken verschieden.

5. Die Risse des Hinterhornes sind am häufigsten vertreten (mit Ausnahme bei Jugendlichen).
6. Die Rißformen nach Meniskusverletzung sind von denjenigen bei gleichzeitig bestehender Degeneration nicht verschieden.
7. Die Mehrfachläsionen haben ständig zugenommen (SPRINGORUM 1960).

Somit fehlen sichere topologische Kriterien, es fehlen Kriterien zur Differenzierung dissezierender Meniskuserkrankungen und auch solche, die auf einen charakteristischen Zeitgang des Schädigungsablaufes am Faserknorpelgewebe hindeuten. Eine berufliche Exposition ist alleine aus dem Schädigungsmuster bzw. dem morphologischen Substrat nicht ableitbar.

4. Sport

Von den Zahlen u.a. mit Meniskusschäden einhergehenden Sportarten spielt das Fußballspiel eine herausragende Rolle (PAYR 1936; SPRINGORUM 1968). Vom Prinzip her handelt es sich um eine rekurrierende Mikrotraumatisierung aus äußeren (von außen einwirkenden mechanischen Belastungen auf das Kniegelenk) und inneren Gründen (Kraftentfaltung durch Muskelkontraktion). Wirksames Schädigungsprinzip (SMILLIE 1982) ist überwiegend die Hyperextension (mit finaler Schlußrotation) bei maximaler muskulärer Kraftentfaltung (HEIPERTZ 1972), wobei die intraartikulären Druckverhältnisse zusätzlich durch abnehmende Verzögerungskräfte (Beschleunigung des Balles) erheblich gesteigert werden (Abb. 111). Beim Innen- bzw. Außenspannstoß spielt weniger die absolute Kraftentfaltung als die gezielt wirksam werdende Torsionsbelastung eine Rolle. Fußballspieler haben eine starke Hypertrophie des Musculus vastus medialis. Er ist für die Schlußstreckung und den forcierten Kraftschluß verantwortlich – auch hier liegen direkt einwirkende Schädigungsmomente für den Meniskus vor (SCHNEIDER 1975).

Frische traumatische Meniskusrisse werden auch bei Fußballspielern fast ausschließlich nach schweren Überstreck- und Torsionstraumen meist bei gleichzeitiger Beteiligung der Seiten- und Kreuzbänder beobachtet (HESS 1975). Überwiegend finden sich sog. Spätrisse bei Vorliegen hochgradig degenerierten Faserknorpelgewebes. Das meist uncharakteristische und wenig gewaltsame sportliche Ereignis steht hiermit in Einklang (Tabelle 19). Die anamnestischen Angaben des Patientengutes der Bundeswehr (Abb. 112) sind vergleichbar (FISCHER et al. 1970; FISCHER 1975; FISCHER u. STEINER 1975).

Nicht nur Meniskusveränderungen (durch direkte oder indirekte, insgesamt jedoch auf den Meniskus selbst einwirkende Schädigungen) sind von Bedeutung, sondern auch solche, die über eine Dehnung und Lockerung des Bandapparates zu einer solchen des Meniskus führen (laxité méniscale). Erstaunlich ist, daß trotz gänzlich unterschiedlicher äußerer Belastungen und einer verschiedenen Bewegungstechnik die Schädigungsmuster der Menisken von Sportart zu Sportart gleiche Relationen (wenn auch ungleiche absolute Häufigkeiten) aufweisen (Tabelle 20). Unterschiede in den Typen des Meniskusrisses beim Vergleich (OELLIG u. RUETHER 1981) von Sportlern und Nicht-Sportlern finden sich nicht (Tabelle 21).

Handball, Leichtathletik und Skilauf (letzterer besonders bei Kindern) machen zusammengenommen nur $1/3$ der beim Fußballspiel beobachteten Zahl

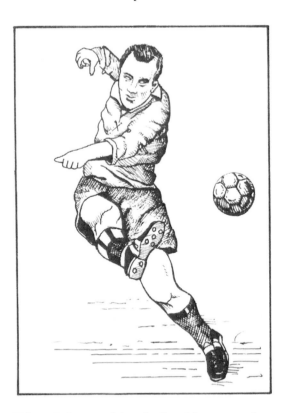

Abb. 111. Aus der Körperdrehung erfolgende Streckbewegung des rechten Beines mit starker Torsions- und Extensionsbelastung unmittelbar vor Streckschluß (durch Ballbeschleunigung). (Nach einer Vorlage von SCHNEIDER 1975, umgezeichnet)

Tabelle 19. Aussagen über den Charakter des erinnerlichen Unfallgeschehens bei Berufsfußballspielern (HESS 1975). (n = 56)

Ausrutschen, Hocke, Drehung, Einknicken	42%
Preßschlag	21%
Drehsturz, leicht	11%
Drehsturz, schwer (mit Begleitverletzung)	12%
Sturz des Gegners auf gestrecktes Knie	5%
Kein Ereignis	7%
Keine Angabe	2%

von Meniskusverletzungen aus (Tabelle 22). Tennis ist ein Breitensport geworden, die Rangposition dieser Sportart wird sich sicherlich „verbessern".

Für die gutachterliche Praxis gilt es festzuhalten:
1. Typische Sportverletzungen des Meniskus sind nicht bekannt.
2. Die Desintegrationszonen (Rupturzonen) des Meniskus sind funktionell und damit gelenkspezifisch vorgegeben, sie sind weder abhängig vom Beruf oder von einer bestimmten Sportart (wobei davon auszugehen ist, daß zwischen der Ruptur und der vorher stattgehabten Knorpelschädigung eine topologische Beziehung besteht).

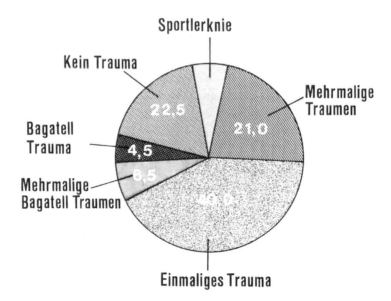

Abb. 112. Anamnestische Angaben meniskusverletzter Bundeswehrangehöriger. (Nach FISCHER et al. 1970)

Tabelle 20. Anteil einzelner Sportarten bei einfachen Meniskusverletzungen (DÜRRSCHMIDT u. CRASSELT 1973)

Sportart	Lokalisation				Summe
	rechts		links		
	medial	lateral	medial	lateral	
Fußball	64	13	43	11	131
Turnen	14	–	18	2	34
Skisport	17	1	12	–	30
Leichtathletik	8	2	11	2	23
Handball	4	2	6	3	15
Judo	4	1	4	2	11
Volleyball	4	1	1	1	7
Übrige Sportarten	10	3	4	1	18
Gesamt	125	23	99	22	269

3. Topologische oder rißtypische Differenzen der Meniskusschädigung sind für die verschiedenen Sportarten nicht gegeben.
4. Die am häufigsten mit Meniskusschädigungen in Zusammenhang gebrachte Sportart ist der Fußball – häufiger noch wie sämtliche übrige Sportarten zusammengenommen.

Tabelle 21. Typ der Meniskusruptur bei Sportlern und Nicht-Sportlern (nach DÜRRSCHMIDT u. CRASSELT 1973)

Rißtyp	Sportverletzung		Sonstige Verletzung	
	n	%	n	%
Korbhenkelriß	124	46	124	42
Hinterhornriß	84	31	93	31
Vorderhornriß	40	15	40	13
Radiärriß	8	3	26	9
Lockerer degenerierter Meniskus	13	5	14	5
Summe	269	100	297	100

Tabelle 22. Verteilung von Meniskusläsionen nach verschiedenen Sportarten. Angaben des Landessportbundes Nordrhein-Westfalen 1958–1968 (SPRINGORUM 1968); klinisches Patientengut Greifswald (ZIPPEL 1977)

Sportart	ZIPPEL 1977		SPRINGORUM 1968	
	n	%	n	%
Fußball	526	65,8	153 585	70
Handball	63	7,9	15 357	7
Leichtathletik	59	7,3	4 387	2
Skilauf	48	6,0	–	–
Turnen	40	5,0	10 974	5
Ringen	19	2,4	–	–
Tennis	12	1,5	–	–
Sonstige	33	4,1	33 105	16
Summe	800	100,0	219 408	100

5. Gutachterliche Bewertung morphologischer Befunde

Die Zusammenhangsbeurteilung pathologischer Meniskusveränderungen mit einer angeschuldigten Exposition bzw. Trauma sollte nach Möglichkeit durch reproduzierbare Kriterien belegt werden können. Hier spielt die Frage nach der Vorschädigung eine besondere Rolle. Vorschädigungen sind solche Veränderungen, die vor Auftreten des Traumas bzw. der angeschuldigten Exposition bereits vorhanden gewesen sind. Unterscheidbar von später aufgetretenen Veränderungen sind derartige Befunde nur, wenn sie sich morphologisch nach Art bzw. Intensität differenzieren lassen. Mit zunehmender Zeitspanne zwischen angeschuldigtem Ereignis (Trauma) und Operation nehmen die Möglichkeiten ab, morphologischerseits zu dieser Frage Stellung zu beziehen. Aufgrund der Untersuchungen von AUFDERMAUR (1971) geben KÖNN und RÜTHER (1976) sowie KÖNN und OELLIG (1980) folgende Regeln (hier erweitert) an:

1. In den ersten Wochen nach einem angeschuldigten Ereignis kann der pathologisch-histologische Befund bei der unfallmedizinischen Beurteilung eines

Meniskusschadens wesentlich zur Klärung beitragen (KÖNN u. RÜTHER 1976). Die akuten Veränderungen des Faserknorpelgewebes betreffen Knorpelzellnekrosen bzw. -nekrobiosen. Zu diesem Zeitpunkt sind den Knorpelzellveränderungen (vakuoläre Degeneration, Verfettung) große Bedeutung beizumessen. Ist die Kambiumschicht verletzt, sind posthämorrhagische eisenpositive Einlagerungen auszumachen. Häufig ist ein Fibrinüberzug im Bereich der frischeren Rupturzonen nachweisbar. Regenerationsphänomene (Knorpelzellnester) und auch Reparationsphänomene fehlen noch. Ein Granulationsgewebe ist nicht ausgebildet.

Strittig und nur unsicher belegt sind das (zudem altersabhängige) Ausmaß der extrazellulär-interstitiellen Verfettung. Sie sollten bei gleichzeitiger kritischer Abwägung der übrigen Befunde dennoch mitbewertet werden. Ein unterschiedliches (polarisationsoptisch nachweisbares) Brechungsverhalten der Kollagenfasern, faszikuläre Umstrukturierungsphänomene mit Faserüberkreuzungen und Auseinanderweichen derselben, diese Veränderungen sind für die ersten Wochen nicht charakteristisch. Gefäße und Nerven sind intakt, indes können bereits Ansätze eines Granulationsgewebes (noch ohne Faserausbildung) nachweisbar sein.

2. Wenige Monate nach dem angeschuldigten Ereignis kann der histologische Befund des Meniskus in enger Zusammenarbeit mit der Klinik durchaus wertvolle Beiträge zur Klärung des Unfallzusammenhanges erbringen (KÖNN u. RÜTHER 1976).

Jüngere Veränderungen der Grundsubstanz sowie der fibrillären Faserknorpelanteile sind durchaus von älteren zu differenzieren. Bei jüngeren Veränderungen führt das Ödem, es ist in der Regel mit Knorpelzellnekrosen vergesellschaftet, das zwar gestörte fibrilläre Strukturbild besteht jedoch aus monomorphen und polarisationsoptisch sich gleichförmig verhaltenden Kollagenfasern. Vorbestehende ältere Veränderungen zeigen neben dem gestörten Faserbild unterschiedlich breite und unterschiedlich lange Fasern, die polarisationsoptisch einen wechselnden Gangunterschied aufweisen. Das Granulationsgewebe ist faserreich ausgebildet, Gefäßsprößlinge sind darstellbar, das Pannusgewebe ist in der Regel nicht geformt, die Grenze zum originären Faserknorpelgewebe ist scharf, knorpelige (auch hyalin-knorpelige) Differenzierungsphänomene sind nicht gegeben. Die Eisenreaktion ist meist negativ, die Fettreaktion (wohl in Abhängigkeit der funktionellen Belastung) wechselnd stark positiv.

Während in den ersten Wochen lokalisations- und altersabhängig (FEHR 1946) nicht immer regelmäßig chondrozytäre Proliferate nachweisbar sind, begegnen diese nach einigen Monaten regelmäßig. Sind diese in den ersten Wochen auszumachen und betreffen sie nicht diejenigen Meniskusabschnitte, die unmittelbar traumatisch betroffen sind, so können sie unter Umständen als Indiz für eine vorher bestehende Schädigung angesehen werden. Dies insbesondere dann, wenn sich die Knorpelzellnester im Bereiche der inneren Zirkumferenz befinden und diese gleichzeitig kammförmig „ausgefranst" ist. – Monate nach dem angeschuldigten Ereignis können die beschriebenen chondrozytär-proliferativen Veränderungen durch eine Reiz-Synovitis und eine entsprechende Änderung der chemischen Zusammensetzung der Synovia mit dem Unfallereignis in Zusammenhang stehend induziert worden sein. In der Regel sind Regenerationsphänomene in der mittelbaren oder unmittelbaren Nachbarschaft der Rupturzonen ausgebildet.

3. Kommt der Meniskus jedoch erst Monate oder längere Zeiträume nach dem angeschuldigten Ereignis zur Untersuchung, so ist der histologische Befund für die unfallmedizinische Beurteilung in der Regel kaum noch von Bedeutung (KÖNN u. RÜTHER 1976).

Das pannusartige Granulationsgewebe reift aus, die Kollagenfasern werden teilweise hyalinisiert, sie werden – unter zunehmender funktioneller Belastung – ausgerichtet und finden entsprechenden Anschluß an die originäre Faserstruktur. Eine Differenzierung des Narbengewebes in Richtung eines (zunächst hyalinen, dann auch fibrillären) Knorpelgewebes scheint grundsätzlich möglich. Vaskuläre Proliferate sind in großer Reichlichkeit nachweisbar, der Umstrukturierungsprozeß der fibrillären Anteile mit neugebildeten (sich deutlich different anisotrop verhaltenden) Fasern ist nahezu abgeschlossen. Die Rißränder sind geglättet und werden randnahe von einem Saum von Chondrozytennestern umschlossen. Die Eisenreaktion ist in der Regel negativ, die Fettreaktion (in Abhängigkeit vom Alter und der unter funktionellen Gesichtspunkten einsetzenden Restitution) nur geringfügig positiv.

Regeln dieser Art können nur eingeschränkt Gültigkeit haben. Der morphologische Befund zeigt eine große Variabilität nicht nur vom Alter des Patienten, sondern auch von der posttraumatischen Kniegelenkbelastung bzw. der klinischen Symptomatik (mit oder ohne Einklemmung) her gesehen.

Zu wenig Beachtung findet die Berücksichtigung der Topologie der feingeweblichen Veränderungen des Meniskus in bezug auf die Rupturzone. Es ist einleuchtend, daß der „Henkel" des Korbhenkelrisses oder die „Zunge" der schräg-longitudinalen Ruptur einen gänzlich verschiedenen Zeitgang aufweisen müssen als nicht-kontinuitätsdurchtrennte Areale. Selbst diese Aussage muß relativiert werden: Ohne weitere mechanische Belastung durch die Kondylenwalze und ohne das Auftreten von zusätzlichen Verschiebungs- bzw. Einklemmungsphänomenen kann die metabolische Versorgung durch die Synovia suffizient sein und durchaus Regenerations- und Reparationsphänomene auch in den Fragmenten in Gang setzen.

Während KÖNN und OELLIG (1980) sich zurückhaltend über die mögliche Dignität histologischer Befunde für den Zeitraum von 3 bis 4 Monaten nach dem Unfall aussprechen (in gleicher Weise werden zahlreiche experimentelle Ergebnisse gedeutet: WALCHER und STÜRZ 1971; WALCHER et al. 1973; STEWART u. ERSKINE 1970), vertreten SCHARECK und OTTO (1982) die Ansicht, daß eine Aussage zwischen Trauma und sekundär-degenerativer Texturveränderungen insbesondere bis zu 6 Monaten möglich sei – auch ohne daß das zur Diskussion stehende Trauma bewiesen wäre. Ein Vergleich beider divergierender Aussagen ist (abgesehen vom altersdifferenten Untersuchungsgut) nicht möglich, weil unter „Trauma" unterschiedliche Vorgänge verstanden werden. Das Trauma kann (hier in unseren Ausführungen wird es ausschließlich als solches angesehen) als klinischerseits adäquates Ereignis der plötzlichen Meniskusschädigung betrachtet werden. Es ist nicht adäquat, wenn weder die Plötzlichkeit noch die Gewalt (innere oder äußere) noch eine entsprechende klinische Symptomatik gegeben sind.

Für die morphologische Begutachtung des Meniskusschadens gelten die Regeln von CONTZEN (1976). Der Begutachter hat die Klärung folgender Fragen anzustreben:
1. Es soll das Ausmaß des zum Zeitpunkt des angeschuldigten Ereignisses bestehenden Vorschadens des Meniskus bestimmen.
2. Der Gutachter hat die Frage zu beantworten, ob das angeschuldigte Ereignis prinzipiell geeignet war, die morphologisch nachweisbaren Veränderungen zu erzeugen.
3. Zwischen dem Einfluß des Vorschadens und dem Unfallereignis sind eine Relation und anteilige Zuweisung (in von Hundert) bezüglich der Entstehung des Gesamtschadens herzustellen.

Somit gelten für den Morphologen gleiche Regeln wie für den klinisch-ärztlichen Kollegen. CONTZEN (1976) hat die zur Begutachtung notwendigen Informationen zusammengefaßt:
1. Detaillierte und nach Möglichkeit durch Zeugenaussagen belegte Schilderung des Unfallmechanismus.
2. Kenntnis des bei der ersten ärztlichen Untersuchung erhobenen klinischen und röntgenologischen Befundes.
3. Exakte Erhebung der speziellen und allgemeinen Vorgeschichte mit Angaben der evtl. früher bereits aufgetretenen Beschwerden bzw. Funktionsstörungen am Kniegelenk, früher ausgeübte berufliche und ggf. auch sportliche Tätigkeit.
4. Auszug aus der Leistungskartei der zuständigen Krankenversicherung.

6. Fragebogen

Die Generalklausel in Absatz 2 § 551 (UVNG) besagt, daß im Bedarfsfalle auch andere Krankheiten wie Berufskrankheiten entschädigt werden können, auch dann, wenn sie nicht in der Liste der Berufskrankheiten-Verordnung (BeKV) aufgeführt sind. Diese sowie die sich in der Regel auf gutachterliche Stellungnahmen stützenden Leistungen nach dem privaten Unfallversicherungsrecht und dem Soldatenversorgungsgesetz führen zu einer nur schwierig aufzulösenden gutachterlichen Situation. Der Gutachter ist angehalten, vor jeder Stellungnahme auf präzise Informationen seitens der Auftraggeber zu drängen. Die Informationen müssen berücksichtigen:
1. Alter und Geschlecht des Patienten;
2. überwiegende (relevante) berufliche Exposition;
3. vorher und auch bis zum angeschuldigten Ereignis bzw. Operation ausgeübte Sportarten;
4. Körpergewicht (evtl. auch früheres);
5. Befund des Bandapparates des Kniegelenkes (auch der kontralateralen Seite);
6. Art des angeschuldigten Traumas unter Berücksichtigung von

a) Gewalteinwirkung,
b) Lagerung der Körperlast,
c) Gelenkstellung,
d) augenblicklichem Bewegungsablauf;
7. Zeitspanne zwischen angeschuldigtem Ereignis und Operation;
8. intraoperativer Befund;
9. Allgemeinerkrankungen (Diabetes mellitus und andere) oder Erkrankungen des Bewegungssystemes (z. B. Hüftgelenksdysplasie);
10. genaue Bezeichnung des Exstirpates (lateraler oder medialer Meniskus, vorne – hinten, oben – unten).

Es empfiehlt sich, die notwendigen Informationen anhand eines Fragebogens zum Zeitpunkt der Präparatzusendung abzufragen.

IX. Wechselwirkungen zwischen Meniskus und Gelenk

Die vielfachen Wechselwirkungen zwischen Meniskus und Gelenk sollen anhand weniger Teilprobleme besprochen werden. Es werden neben den auslösenden Schädigungsfaktoren auch die Gelenkfolgen berücksichtigt, die vom geschädigten Meniskus ausgehen.

Die bisher diskutierten Schädigungsmöglichkeiten nehmen ihren Ursprung im ossären oder ligamentären Apparat des Kniegelenkes und wirken (aus dieser Sicht immer indirekt) auf den Meniskus. Umgekehrt besteht die Möglichkeit, daß ein verletzter, ein rupturierter oder sequestrierter Meniskus das Kniegelenk schädigt:
1. Verkantungen, Kippungen bzw. Zusammenschiebungen des Fragmentes können eine intraartikuläre Raumforderung erzeugen und – neben dem Phänomen der Einklemmung – zu einer Überdehnung des Bandapparates führen.
2. Stärkergradig alterierte Menisken zeigen nahezu regelmäßig Verkalkungen. Fragmente derartiger Zwischenknorpel können in der Lage sein, die Kondylenwalze bei der Flexions- und Extensionsbewegung zu schädigen (bzw. Schleifspuren zu erzeugen).
3. Über einen noch unbekannten Wirkungsmechanismus kann ein verletzter Meniskus die tibiale Auflagefläche schädigen.
4. Aufgrund von Einklemmungserscheinungen, aber auch aufgrund einer atypischen mechanischen Belastung resultiert eine Reizung der Synovialis mit Ausbildung eines Ergusses.
5. Entzündliche Veränderungen der Synovialis mit Umbauvorgängen (z. B. bei einer chronisch-deformierenden Gonarthritis) können sekundär über Umbauvorgänge der Kondylenwalze, aber auch der tibialen Auflagefläche zu einer Atrophie und/oder mechanischen Schädigung führen.

1. Bandapparat

Schädigungen (Dehnungen, inkomplette und komplette Rupturen) des Bandapparates können Meniskusläsionen nach sich ziehen. Die teils aktive, teils passiv bewirkte flexions- und extensionsabhängige Positionsänderung des Meniskus

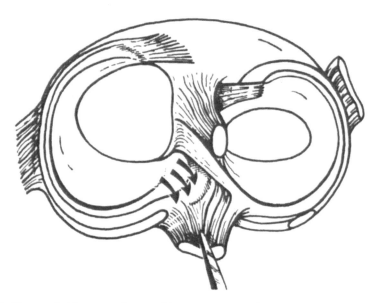

Abb. 113. Das nach hinten verlagerte Ligamentum cruciatum posterius (Pinzette) gibt den Blick auf das Hinterhorn des medialen Meniskus frei. Die zunächst horizontal verlaufenden Fasern dehnen sich nach vertikal in Richtung des Insertionsortes des Ligamentum cruciatum posterius. Der Hauptanteil der Fasern des Hinterhornes findet somit Anschluß an den dorsalen Recessus. (In Anlehnung an GOLDNER et al. 1980)

ist bei verletztem Bandsystem weder exakt-positionell noch in der vorgeschriebenen Geschwindigkeit möglich. Eine atypische (unter Umständen plötzliche) Belastung des Zwischenknorpels ist die Folge.

Messungen von WIRTH und ARTMANN (1974) der Berührungspunkte der medialen und lateralen Kniegelenkflächen bei verschiedenen Gelenkstellungen zeigen, daß es nach Verlust des vorderen Kreuzbandes und einer damit verbundenen mangelnden Stabilisierung des Kniegelenkes zu einer pathologischen Roll-Gleitbewegung bei belasteter Extension in den ersten für den Gehakt wichtigen Beugestellungen kommt. Ist der Meniskus nicht von vornherein bei dem Verletzungsgeschehen beteiligt, so kommt es nach einem Intervall von mehreren Jahren in 10–30% zu einer sekundären Meniskusschädigung (WAREN u. LEVY 1983). Eine frühe Diagnostik sowie ein Belassen des Meniskus bei gleichzeitigem Versuch einer Bandnaht werden empfohlen (MCDANIEL 1976).

Das Kniegelenk hat eine Reihe weiterer Besonderheiten. GOLDNER et al. (1980) machen auf einen „Totraum" aufmerksam, welcher durch das physiologischerweise nach vorne gerichtete hintere Kreuzband an der ligamentären Insertionsstelle des Hinterhornes des medialen Meniskus entsteht. Einige der zunächst horizontal orientierten Kollagenfasern streben vom Meniskus vertikal nach unten und „unterminieren" die (vom Ursprung her gesehen) eben freien Partien des hinteren Kreuzbandes (Abb. 113). Verletzungs- und Schädigungsmöglichkeiten unter direkter oder indirekter Mitbeteiligung des Meniskus dieser anatomischen Situation sind vielfältig.

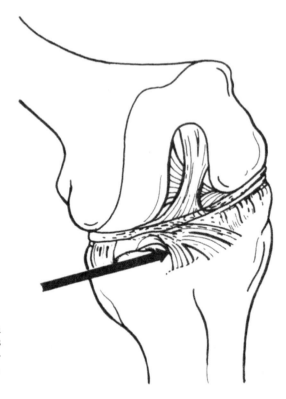

Abb. 114. Linkes Kniegelenk von vorne. Lockerung bzw. Ruptur des in der Regel verdeckten Ligamentum transversum genus (*Pfeil*). (Nach BOUCHER 1964)

Die mögliche Schädigung des Ligamentum transversum genus (Ligamentum coronarium) korrespondiert mit dem anatomischen Aufbau der Vorderfläche des Kniegelenkes. BOUCHER (1964) berichtet, daß in etwa 10% seiner Patienten eine Lockerung bzw. Ruptur der Insertions- bzw. Übergangsregion zwischen vorderem Kreuzband und dem Ursprungsort des Kranzbandes besteht (Abb. 114).

Bei erhaltenem Ligamentum collaterale tibiale (mediale) kann es zu einer Ruptur des medialen Kapselligamentes (und damit des den Meniskus direkt fixierenden Bandes) kommen (KENNEDY u. FOWLER 1971). Bei dieser Situation sind (mit oder ohne Deckung des geschädigten Meniskus) meniskuserhaltende Operationen möglich (PRICE u. ALLEN 1978). Die proximale Ruptur des Kapselligamentes geht immer mit einer Ruptur des Ligamentum collaterale einher, bei der zentralen Ruptur sind das proximale und distale Kapselligament zerstört, die distale Ruptur betrifft in der Regel nur das Kapselligament (Abb. 115). Andererseits sind (überwiegend bei Dehnung bzw. inkompletter Ruptur) chronische Meniskusschädigungen möglich (GUDDE u. WAGENKNECHT 1973).

Dies trifft insbesondere für die Situation zu, in der die Ruptur meniskusnahe erfolgt ist (Abb. 116). Problematisch (vor allem aus der Sicht der sehr vielfältigen Schädigungsmöglichkeiten des Meniskus) sind Rupturen, welche das Kapselligament zirkulär treffen (Abb. 117) bzw. das Ligamentum transversum genus zerstören (Abb. 118). Beide Zerstörungen werden medial (und rechts) häufiger als lateral beobachtet.

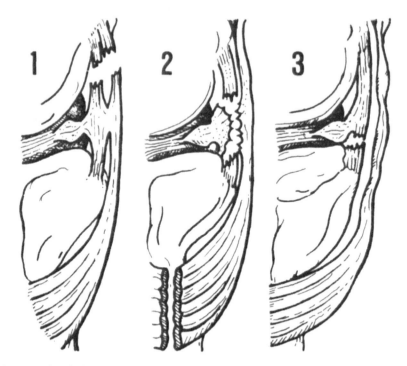

Abb. 115. Proximale (*1*), zentrale (*2*) und distale (*3*) Ruptur des medialen Kapselligamentes. Die Ruptur des Meniskusaufhängesystemes kann diesen sekundär schädigen. (In Anlehnung an PRICE u. ALLEN 1978)

Umgekehrt vermag ein zerstörter Meniskus (vor allem bei Vorliegen eines Fragmentes, z. B. Korbhenkel) den Bandapparat zu schädigen (BOZOECH et al. 1965). Lokalisation der Ruptur und Bewegungsbelastung sind die pathogenetischen Einwirkungsbedingungen. In der Regel wird das vordere Kreuzband geschädigt.

Nicht nur die ligamentär-bedingte Instabilität, auch die abnorme Fixierung durch den Bandapparat können den Meniskus zerstören bzw. schädigen. So ist eine Arthrosis deformans oder eine alte abgeheilte und vernarbte Ruptur der Kapselbänder geeignet, den Zwischenknorpel in gelenkstellungsabhängiger Position zu fixieren (Abb. 119a). Auch hier ist der Meniskus nur sekundär betroffen.

Wie schwerwiegend derartige Folgen sein können, zeigt ein „zu kurzer" Bandapparat mit Hypomobilität des Meniskus, der im Entwicklungsalter für die Entstehung des Scheibenmeniskus verantwortlich gemacht wird (HALL 1977).

Auch von einer Kapseleinrichtung, der Plica synovialis mediopatellaris, können Schädigungen des Gelenkes, unter Umständen auch der Menisken, ausgehen (KLEIN et al. 1979). Die Meniskusschädigung erfolgt nach plica-bedingter Einklemmung des Gelenkes.

Besondere Aufmerksamkeit widmen einzelne Autoren der ligamentären Knocheninsertion (SENST 1974). Auch hier findet sich erstaunlicherweise Faser-

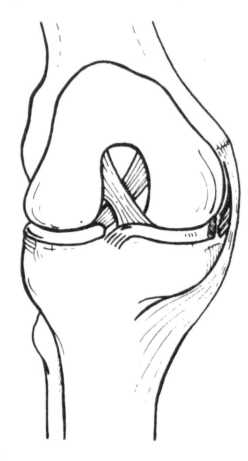

Abb. 116. Meniskusnahe Ruptur des medialen Kapselligamentes. Bei dieser Schädigung ist der Effekt für die Kniegelenkmechanik gering, die Gefahr der Dislozierung für den Meniskus jedoch groß. (In Anlehnung an KENNEDY u. FOWLER 1971)

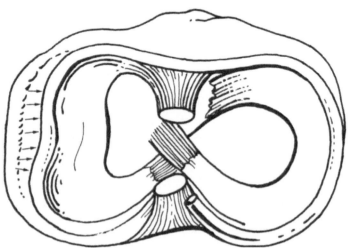

Abb. 117. Periphere Ablösung des Meniskus bei flächenhafter Ruptur der Anheftungs- und Übergangsregion zum Ligamentum collaterale mediale. Mitbetroffen ist unter Umständen auch der ligamentär/menisceale Bereich der Knocheninsertion. (Nach HELFET 1982)

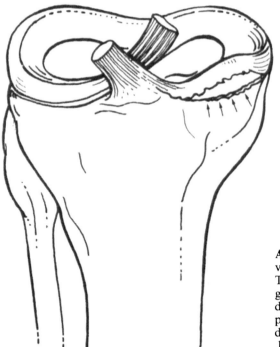

Abb. 118. Rechter Unterschenkel von vorne: Ruptur des vorderen Teiles des Ligamentum transversum genus (Ligamentum coronarium) des medialen Meniskus mit Knorpelverlagerung nach zentral. Wegen der guten Vaskularisation gute Heilungsaussicht. (Nach HELFET 1982)

knorpelgewebe. Die ossäre Fixierung der Menisken untersucht WAGNER (1976). Ohne Berücksichtigung der Gelenkmechanik und der Meniskusfunktion verlagern SCHMIDT-RAMSIN und PLITZ (1981) die Tuberositas tibia. Über Langzeitergebnisse liegen Mitteilungen nicht vor. Bei traumatischem Abriß des Ligamentum patellae kann der Meniskus mitbetroffen sein (SCHWARZKOPF et al. 1981).

2. Gelenkflächen

Die Möglichkeiten der Zerstörung der artikulierenden Gelenkoberflächen durch einen geschädigten Meniskus bzw. dessen Fragmente wurden lange Zeit überschätzt (EHRICHT 1965), sie kommen jedoch vor. Unter 1360 Meniskusoperationen fand ZIPPEL (1965) 46 Patienten mit Schleifspuren an den Femurkondylen (4,22%). Insbesondere ist die Entstehung einer Arthrose nach Meniskopathie offensichtlich nicht auf einen direkten mechanischen „Schleifeffekt" zurückzuführen. CASSCELLS (1978) hat im Obduktionsgut (n = 300) direkte Beziehungen zwischen dem Meniskus und den artikulierenden Gelenkflächen nicht gefunden. Dies gilt für alle Formen der Chondropathie (MARAR 1975). Doch werden zusammen mit meniscealen manchmal auch kondyläre ischämische Knorpelnekrosen gefunden (NORMAN u. BAKER 1978), die vielleicht eine pathogenetische Beziehung zu den von REITER (1978) mitgeteilten „Schleifspuren" (aufgrund derer er eine Meniskektomie auch im hohen Alter befürwortet) haben können. Wahrscheinlich gilt Ähnliches für die nur schwer einsehbare und mechanisch nicht so extrem belastete Tibiaoberfläche (HEHNE et al. 1981).

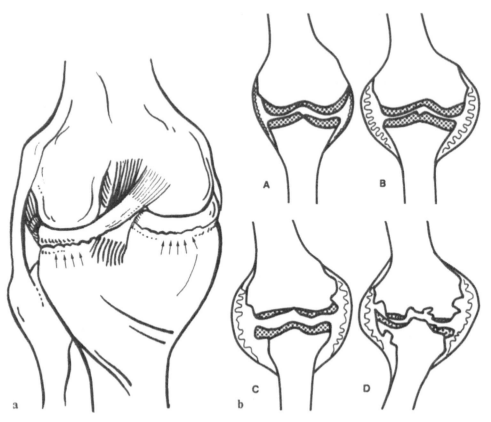

Abb. 119a. Zirkumferentielle Verlötungen der Menisken mit den Ligamenta coronaria schränken das Bewegungsausmaß der Articulationes meniscotibiales und damit die Beweglichkeit des Kniegelenkes ein. (Nach HELFET 1982)

Abb. 119b. Meniskusdestruktion bei rheumatoider Arthritis. Normales Kniegelenk (*A*). Frühe subakute Synoviitis (*B*). Chronische Synoviitis mit Knorpelerosion (*C*). Spätstadium synovialer und artikulärer Destruktion, Gelenkinstabilität (*D*). Die Menisken werden zunehmend aufgelöst (SALOMON 1982)

Die Experimente von Cox und CORDELL (1977) an Hunden belegen, daß schwere Meniskopathien bzw. Meniskektomien erhebliche Gelenkveränderungen nach sich ziehen. Der Effekt wird als funktionell und nicht direkt mechanisch-vermittelt gedeutet.

3. Gelenktraumen

Schwere Gelenktraumen können auch die Menisken betreffen. Tibiakopffrakturen sind häufig (in 30,3%) mit Läsionen der Menisken vergesellschaftet (n=112; AHLERS u. MÜLLER 1975). Von 39 Fällen mit gleicher Interpretation berichten SHELTON und CANALE (1979). Kompliziertere Verletzungen werden von SCHWARZKOPF et al. (1981) mitgeteilt. Bei Ausriß des Ligamentum patellae kann es zu einer Zerstörung der tibialen Gelenkfläche und damit auch der Menisken kommen. Perkondyläre Oberschenkelfrakturen gehen selten mit Meniskusläsionen einher (KUNER 1975). Regelmäßig findet sich eine Mitbeteiligung bei Kniegelenkluxationen (SCHUSTER 1980). Eine besonders schwere Form der traumatischen Kniegelenkbeschädigung mit Meniskusbeteiligung ist die „unhappy triade" bzw. die „traumatische Quarte" (GANTSCHEV 1971).

Sind Meniskusläsionen bei Kindern schon selten, so ist eine Mitbeteiligung bei schweren Kniegelenktraumen eine Rarität. In der Regel liegen Luxationsfrakturen zugrunde (BARUCHA 1966; TISCHER 1977).

4. Hoffasche Erkrankung

Als Sesambein ist die Patella in das Ligamentum patellae eingelassen, sie wird nach kaudal vom Corpus adiposum infrapatellare abgegrenzt. Von lateral schieben sich Plicae alares nach medial, belassen aber einen kleinen Bürzel, die Plica synovialis infrapatellaris, zwischen sich. Letztere ist eine Fortsetzung der Synovialmembran, die die beiden Kreuzbänder umhüllt.

Reizzustände entzündlicher Art (z. B. bei Synoviitis) können per continuitatem auf den Fettkörper übergreifen. Eine der möglichen Ursachen einer chronischen Kapselreizung ist der Meniskusschaden. Durch geänderten Bewegungsablauf des Gelenkes und der damit verbundenen atypischen Belastung einzelner Partien ist auch der vordere Gelenkraum verstärkt Druck- und Kompressionseinwirkungen ausgesetzt. Die adäquate gewebliche Reaktion (evtl. nach Partialnekrose) ist die Fettgewebshyperplasie (HOFFA 1904).

Bereits 1938 hatte HOLLDACK auf diesen Zusammenhang hingewiesen (n = 38). HORNUF und CRASSELT (1975) fanden eine häufige Mitbeteiligung des Hoffaschen Fettkörpers bei chronischen Gelenkbeschwerden nach Meniskektomie (n = 72; nachuntersuchte Fälle). Eine ähnliche Symptomatik kann durch eine kongenitale Patelladislozierung hervorgerufen werden (TORISU 1981).

Eine von der Hoffaschen Erkrankung abzugrenzende Symptomatik wird von der „Plica-Krankheit" hervorgerufen (KLEIN et al. 1979). Betroffen sind junge Menschen, bei denen sich nach Meniskusläsionen (aber auch hiervon unabhängig) entzündlich-proliferative Veränderungen an der Plica synovialis infrapatellaris (Nomenklatur nicht einheitlich) entwickeln.

5. Entzündliche Gelenkerkrankungen

In der älteren Literatur findet sich der Begriff der Meniscitis (STEINMANN 1925). Zum einen handelt es sich um eine eitrig-fibrinöse, teilweise mikroabszedierende Entzündung bei systemisch-septischem Geschehen – immer mit einem Pyarthros kombiniert (KÖRBER 1910; TOBLER 1930). Derartige Befunde werden heute nur ausnahmsweise erhoben.

Die (traumatische) Meniskopathie wurde mit dem Begriff der Meniscitis dissecans (ROUX 1895; BASCH 1934) belegt, eine scharfe Trennung von der eitrigen Meniscitis erfolgte nicht (TOBLER 1930). Unter der Vorstellung rheumatoider Meniskusläsionen beschreibt BÖHMIG (1963) granulomartige Proliferationsherde und ordnet sie pathogenetisch in die chronisch-dissezierende Meniskopathie ein. Die Frage wird von CHAPLIN (1970) dahingehend beantwortet, daß die Menisken bei der chronisch-rheumatoiden Gelenkerkrankung grundsätzlich nicht beteiligt sind (n = 50). Er setzt sich mit den anderslautenden Beobachtungen von STEVENS und WHITEFIELD (1966) und WEGELIUS et al. (1970) auseinander. Die von WEGELIUS gemessene erhöhte Enzymaktivität in den degenerierten Vorder- und Hinterhörnern wird nicht als Mitbeteiligung bei chronischer Arthritis interpretiert.

Das Problem scheint nicht so sehr grundsätzlicher Art als vom Schweregrad und damit Stadium der Gelenkerkrankung abhängig zu sein (EHRLICH et al. 1977). Der Verlust von Kollagenfaserkomponenten des Meniskus kann ein Effekt der gelenkeigenen Knorpelkollagenase sein. Sie wird bei entzündlichen Gelenkerkrankungen verstärkt freigesetzt, ist aber wohl nicht alleine für die komplexen Knorpelveränderungen (des Gelenkknorpels) verantwortlich zu machen (BOLLET u. NANCE 1966; KIMURA et al. 1977). So ist durch NOBLE und HAMBLEN (1975) bekannt, daß in einer Kombination mit einer Arthritis gehäuft die eigentlich seltenen horizontalen Meniskuszerspleißungen beobachtet werden.

Die experimentellen Untersuchungen von JASIN und COOKE (1978) sprechen zumindest für eine Vermittlerfunktion der Menisken. Menisken von Kaninchen mit Immunkomplex-Arthritis erzeugen nach Transplantation auf gesunde Tiere charakteristische Knorpel- und Gelenkreaktionen. Klinischerseits könnte hieraus eine Art Schutzfunktion in den Frühstadien chronischer Arthritis abgeleitet werden (LEREIM et al. 1975): Die Tibiaoberfläche ist zunächst nicht mitbeteiligt. Erst wenn die Menisken zerstört sind (KIMURA u. VAINIO 1975) erfolgt deren Destruktion (Abb. 119b).

Bei Mitbeteiligung der Gelenkknorpeloberfläche bei Osteochondrosis dissecans (Osteochondritis dissecans) können Knorpel- und Knochensequester die Menisken zerstören. Sie sind jedoch nicht im Sinne einer ischämischen Nekrose (entsprechend der Grunderkrankung) betroffen (GREVILLE 1964; PLIESS 1974). Die klinische Diagnose kann schwierig sein (BRÜCKEL u. ROSEMEYER 1981).

6. Postmeniskektomiesyndrom

Es ist erstaunlich, wie wenig die Zustände nach Meniskektomie Eingang in größere Übersichtswerke gefunden haben (z. B. HELFET, 2. Auflage 1982). Die umfangreiche Literatur teilweise mit überwiegender Allgemeinschädigung des Kniegelenkes nach Meniskektomie rechtfertigen dies nicht.

Die ältere Literatur berücksichtigt bereits Nachuntersuchungen (BRUNS 1892; VOLLBRECHT 1898; GOETJES 1914 (hier ausführliche Literatur); ANDREESEN 1937 (hier ausführliche Literatur)). MANDL (1932) berichtet von einem großen nachuntersuchten Patientengut (n = 400). Die neueren Arbeiten berücksichtigen Zeit- und Schädigungsfaktoren, Alter, Operationstechniken, berufliche Exposition u. a.

Unter dem Postmeniskektomiesyndrom (FAIRBANK 1948) wird ein Symptomenkomplex zusammengefaßt, der einer Arthrose des jeweiligen Schweregrades entspricht und klinisch bzw. röntgenologisch klassifiziert werden kann (z. B. FISCHER et al. 1976; HEIMEL u. HATTING 1982).

Andere Autoren (St. MEYER et al. 1975) sehen hierin eine (obligate) präarthrotische Deformität mit typischen röntgenologischen Veränderungen:
1. Entrundung der Femurkondyle;
2. „Sklerosierung" im Tibiaplateau mit Strukturverdichtung;

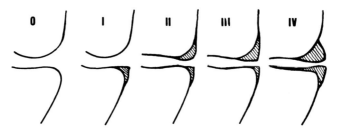

Abb. 120. Postmeniskektomiesyndrom in der Klassifikation nach RICKLIN (1976). Die Kondylenverbreiterung („Squaring") beginnt an der Tibia und ist in fortgeschrittenen Stadien auch am Femur nachweisbar

3. „Squaring" zunächst der Tibia- später auch der Femurkondyle (Abb. 120);
4. Verschmälerung des Gelenkspaltes.

a) Experimente

Die ersten Tierexperimente standen unter der Fragestellung der Meniskusregeneration (komplett, inkomplett, mit und ohne Resektion nach Ruptur). PFAB (1928) beschreibt die postoperative Arthritis und deren Folgen am Kaninchen, er geht auf die Regenerationsgeschwindigkeit und -kapazität ein, für diese ist nach DANN et al. (1969) die gefäßführende Kambium- oder Henschensche Schicht verantwortlich (Experimente an Kaninchen). Langzeitversuche an Affen (n=12) unternimmt LUTFI (1975). Nach medialer Meniskusresektion und trotz Meniskusregeneration beobachtet er 252 Tage postoperativ Veränderungen an Tibia- und Femurkondylenknorpel im Sinne einer Arthrose:
1. Zellverlust der oberflächlichen Schichten mit Abnahme des Mukopolysaccharidgehaltes der Matrix.
2. Reaktive Proliferation der tiefergelegenen Chondrozyten mit anschließendem Untergang.
3. Dickenreduktion, Ausbildung von Erosionen und Fransen des azellularen Knorpels mit Abrieb.
4. Diese Veränderungen sind nur auf einen schmalen Kondylenbereich beschränkt.

Aus der Arbeit geht nicht hervor, welche topologische Beziehung zwischen Regenerat und Gelenkflächenschädigung besteht.

Cox und CORDELL (1977; Hunde) beobachten Ähnliches: Eine postoperative Arthrose entwickelt sich nur nach Meniskektomie, nicht nach einfachen Meniskusläsionen. Andererseits korreliert eine nicht oder unzureichende Meniskusregeneration (Kaninchen, Hund) mit degenerativen Gelenkerkrankungen (ELMER et al. 1977). Der Prozeß scheint medikamentös beeinflußbar zu sein (UENO 1973, 1976).

Wir fassen zusammen:
1. Zwischen Meniskektomie und Arthrose besteht ein Zusammenhang.
2. Ausmaß der Meniskusregeneration und Ausmaß der Arthrose korrelieren.
3. Eine vorbestehende Arthrose verhindert die Meniskusregeneration.
4. Die Entstehung der Arthrose ist nicht belastungsabhängig.

b) Pathophysiologie

Nach Meniskektomie ändert sich das Kontaktflächenbild (HEHNE et al. 1981) der kondylären Oberfläche erheblich, der durch den Meniskus vermittelte (belastungsabhängige) Kontaktschluß ist auf die Hälfte seines ursprünglichen Wertes reduziert (Abb. 121), die unter Belastung gelenkstabilisierende Keilfunktion des Meniskus fehlt mit dem Erfolg

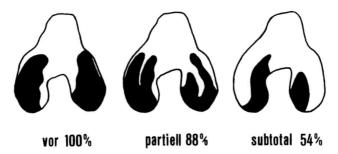

Abb. 121. Kontaktflächenbild der Femurkondylen vor (100% Fläche), nach partieller (88%) und subtotaler (54%) Meniskektomie

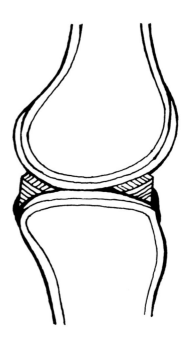

Abb. 122. Rechtes Kniegelenk von lateral. In nicht belasteter Ruhestellung werden die Femurkondylen ohne Kontaktschluß mit der Tibia nur durch die Menisken geführt. Fortfall der Keilfunktion nach Meniskektomie

einer vermehrten Bandbelastung (Abb. 122). So hat bereits ZIPPEL (1977) darauf hingewiesen, daß u. a. auch die Bauformen des femoro-patellaren Gelenkes das Ausmaß der Postmeniskektomie-Arthrose bestimmen. Sie korreliert im wesentlichen mit der physiko-mechanischen Kompensationsfähigkeit des Kniegelenkes.

COTTA (1977) hat die differente Knorpeldifferenzierung von Femur- und Tibia-Gelenkfläche angesprochen und sieht hierin einen möglichen Arthrosefaktor. Die meniskusbedeckten Areale sind feinstrukturell anders aufgebaut als die meniskusfreien Partien, welches sich u. a. in einem differenten Spaltlinienverlauf und einer anderen Knorpelzusammensetzung zeigt (HEHNE et al. 1981).

Gangveränderungen nach Meniskektomie vermögen JARETT et al. (1980) zu objektivieren. Die formale Interpretation hält sich eng an die kompartimentartigen Partialstrukturen des Kniegelenkes und belegt die unterschiedlichen Auswirkungen veränderter Teillasten nach Meniskektomie.

Außer der verstärkten Bandbeanspruchung resultiert aus der Alteration der Motorik eine abweichende Belastung einzelner Muskelgruppen, deren Atrophie bzw. Hypertrophie ein geläufiger klinischer Befund ist (FAIRBANK 1948; RICKLIN 1976; KARUMO et al. 1977; BALKFORS 1982).

Das Faktorenspektrum zur Entstehung des Postmeniskektomiesyndromes ist weitgehend unklar. Der Eingriff induziert eine Reihe von „Einzelproblemen" für das Gelenk. Zusammengefaßt sind dies:
1. Reduktion der Kontaktfläche.
2. Belastungsänderung für das ligamentäre System.
3. Langfristige Adaptation der Muskulatur mit partieller Atrophie und Hypertrophie.
4. Störung der Gleitfähigkeit der Gelenkteile.
5. Störung der Zirkulation (Störung der Regulation?) der Synovia mit Rückwirkung auf die „lining cells" (Synovialzellen).
6. Funktionelle Überbeanspruchung des Synovialis-Synovia-Systemes; vermehrte Sekretionsleistung (CZIPOTT, 1971).
7. Vermehrte Sekretion von Hyaloronsäure und Globulinen in die Synovia.
8. Lokale Phagocytosereaktion, Freisetzung von lysosomalen Enzymen.
9. Knorpeldestruktion, letztlich Arthrose.

c) Klinik

Meniskektomien bei Kindern und Jugendlichen werden kritisch gesehen (SPRINGORUM 1964), wenn möglich empfiehlt sich eine partielle Resektion oder Meniskusnaht (MEYER et al. 1975; HAMBERG et al. 1983). WILLENEGGER und MÜLLER (1970) beurteilen die Meniskusnaht kritisch, HAMBERG et al. (1983) sahen sich in 8 von 50 Fällen zu einer anschließenden Meniskektomie gezwungen und empfehlen diese deshalb von vornherein. – Morphologische Untersuchungen chirurgisch adaptierter Meniskusrisse liegen weder aus dem klinischen noch experimentellen Bereich vor.

Im Jahre 1973 berichtete SCHULITZ von 45 nachuntersuchten Kindern und Jugendlichen: 50% zeigten eine Arthrose (BARYLUK et al. 1977: n=30 – ähnliche Arthroserate). VAHVANEN und AALTO (1979) halten angesichts gleichlautender Beobachtungen (n=41) die Meniskektomie bei Kindern und Jugendlichen für unnötig. ZAMAN und LEONARD (1981) kommen zum gleichen Ergebnis (n=49).

COTTA (1976) interpretiert sein Krankengut (n=45; Kinder) wie folgt:
1. Der Zeitraum zwischen Operation und Nachuntersuchung erweist sich als der wichtigste Faktor für die Arthroseentstehung (SCHULITZ 1973). Im 2. und 3. Jahrzehnt nach der Operation haben nur $1/3$ Patienten keine, $1/3$ geringgradige und $1/3$ schwere arthrotische Kniegelenkveränderungen.
2. Unabhängig vom postoperativen Intervall scheint dem Alter des Patienten eine wesentliche Rolle nicht zuzukommen.
3. Es weisen nur diejenigen Patienten Kniegelenkarthrosen auf, bei denen der laterale Meniskus entfernt wurde. Eine mediale Meniskektomie hatte auch nach Jahren bei keinem Fall zu einer Kniegelenkarthrose geführt.
4. Die Arthrosen werden überwiegend im rechten Kniegelenk und bei Männern beobachtet.
5. Zwischen dem Alter zum Zeitpunkt der ersten Beschwerden und dem Schweregrad der Arthrose ist eine Abhängigkeit nicht nachweisbar.
6. Die präoperativen Beschwerden sind nicht ausschlaggebend für die Arthroseentstehung.

Eine grundlegend günstigere Prognose (Tabelle 23) wird auch für Erwachsene nicht gegeben (HEHNE et al. 1981; Tabelle 24). Eine vorbestehende Arthrose bzw. Arthritis als prognostischer Faktor wird bereits 1928 von MORIAN im Zusammenhang mit einer schlechteren Prognose genannt. DANDY und JACKSON (1975) und FISCHER et al. (1976)

Tabelle 23. Klinische Symptomatik bei 1 360 meniskektomierten Patienten (ZIPPEL 1979). Mehrfachnennung möglich

	%
Quadrizepsatrophie	78%
Druckschmerz im Gelenkspalt	69%
Erguß	50%
Einklemmung	45%
Schmerzhafte Beugebehinderung	40%
Schmerzhafte Streckhemmung	39%
Rotationsschmerz	38%

Tabelle 24. Prozentuale Häufigkeit postoperativer Arthrosen nach subtotalen und partiellen Meniskektomien in klinischen Vergleichsstudien. Zusammenstellung nach HEHNE et al. (1981)

Autor	Jahr	n	Subtotal (%)	Partiell (%)
ECHTERBECK	1952	45	41,0	21,0
WACHSMUTH	1960	50	42,0	8,0
FRANKE	1966	96	58,0	42,0
TAPPER/HOOVER	1969	203	34,0	32,0
APPEL	1970	480	10,8	9,5
BAUER	1970	152	50,0	25,0
CZIPOTT	1971	217	7,0	53,0
MCGINTY	1977	128	35,0	5,0

Tabelle 25. Zusammenstellung der arthroseauslösenden Faktoren nach Meniskektomie (Erwachsene)

	Präoperativ	Intraoperativ	Postoperativ
Intervall zwischen Unfall und Operation (3 Monate)	+	−	−
Bandlockerung	+	−	+
Hämarthros	−	−	+
Hinterhornverletzung	+	−	−
Verbliebene Hinterhornreste	−	+	−
Rezidivierende Gelenkergüsse	−	−	+
Alter (30 Jahre)	+	−	−

nennen die Arthrose auslösenden Faktoren (Tabelle 25). GUDDE und WAGENKNECHT (1973) berücksichtigen das zuvor geschädigte bzw. das nach Meniskektomie zerstörte Kreuzband (TAUBER et al. 1979).

Operationsresultate mit weniger als 40% arthrotischen Komplikationen (leichtere Formen Grad I und Grad II nach FISCHER et al. (1976) eingeschlossen) und mindestens 10 Jahre nach Meniskektomie werden in der Literatur kaum mitgeteilt (MONN 1964; RONDI und MARTY 1975; SCHREIBER et al. 1977; ZUELLIG et al. 1978; DISTEFANO 1980;

SCHILLING u. STARKE 1980; CHATTOPADHYAY 1981). – Komplikationen nach Meniskektomie können Anlaß für Rearthrotomien sein (LOEWE u. ZIMMER 1968).

Eine Ausnahme bildet vielleicht die Gruppe der Bergleute (HEIMEL u. HATTING 1982), deren andersgeartete prä- und postoperative Exposition die Sonderstellung begründen könnte. Von den (n = 3021) nachuntersuchten Fällen zeigen 79,6% ein gutes bis sehr gutes, 20,4% ein befriedigendes, 0,7% ein schlechtes Ergebnis. Zu berücksichtigen ist allerdings, daß in der mit „gut" beurteilten Gruppe „gelegentliche Ergüsse, geringe Arthrose" und immerhin eine Minderung der Erwerbsfähigkeit von bis 10% Einteilungskriterium ist. Diese zusammen mit den schlechter eingestuften Gruppen machen immerhin $n_1 = 1341$ Patienten und damit 44,4% des Gesamtkollektivs aus.

Nicht wesentlich günstiger sind die Spätresultate operierter Sportler (PIDERMAN 1971; GUDDE u. WAGENKNECHT 1973). SONNE und HOLM (1980) berichten von einem Anteil von 54% ihrer Patienten mit postoperativen Beschwerden unterschiedlichen Ausmaßes.

Eine Reihe von Autoren sieht eine Lösung des Problems in einer nur partiellen Entfernung des Meniskus (BAUER 1971; BURR u. RADIN 1982) – eine Forderung, die auch aus morphologischer Sicht erhoben wird (HEHNE et al. 1981). Geschwindigkeit der Entstehung und überdies Schweregrad des Postmeniskektomiesyndromes sind deutlich reduziert. Für den Korbhenkelriß empfehlen CARGILL und JACHSON (1976) eine nur partielle Resektion mit Wegnahme des „Henkels".

7. Symptom: Erguß

Änderungen der Beanspruchung von Teilen des Kniegelenkes induzieren zwangsläufig eine Reaktion des entsprechenden Funktionskompartiments (Übersicht: GRAF 1980). Das Meniskuskompartiment betrifft neben den Gelenkflächen auch den Sehnenapparat und die Synovialis. Eine funktionell-mechanische Umstellung des Gelenkes (z.B. nach Meniskusschädigung) wird von der Synovialis (vermittelt durch die Synovia) beantwortet. Partialfunktionen und Regelprinzipien dieses Kompartimentes sind nicht bekannt.

Die (seröse) Ergußbildung (Abb. 123) ist ein uncharakteristisches, klinisch jedoch oft auf eine Meniskusschädigung hindeutendes Symptom (GRAF 1980; GRAF u. MÜLLER 1980). Die Synovia gilt als Ultrafiltrat des Serums (JASTER u. BERGMANN 1970), sie zeigt bei chronischer Meniskopathie eine gesteigerte enzymatische Aktivität (WESELOH et al. 1977). Funktionell wird die Ergußbildung mit einer gesteigerten anaeroben Glykolyse bei vermehrtem Gelenkbinnendruck und einer hierdurch induzierten verminderten kapillären Perfusion in Zusammenhang gebracht (NIINIKOSKI u. EINOLA 1977). Die Reaktion ist wohl auch nerval vermittelt, berücksichtigt man die gute Versorgung mit Nervenendigungen (sympathische und sensible) der Kambiumschicht des Meniskus und der Synovialis selbst. Es leuchtet ein, daß die Art der Meniskusverletzung (und nicht die Zeitdauer) den Schweregrad der Synoviitis bestimmt (SCHAJOWICZ 1937). Eine postoperative Ergußbildung behindert durch Störung der Mikrozirkulation den Heilungsablauf (NIINIKOWSKI u. EINOLA 1977).

8. Klinische Diagnostik

Wie für das Kniegelenk insgesamt hat die invasive Diagnostik für den Meniskus stark an Bedeutung zugenommen. DANIEL et al. (1982) geben einen Vergleich der Dignität von diagnostischen Eingriffen (Übersicht: HELFET 1982). Die Rate falsch-positiver und auch falsch-negativer präoperativer Befunde des Meniskus ist noch immer hoch (NOBLE u. ERAT 1980), in 73% stimmen präoperativer und operativer Befund überein. Knochenveränderungen (der Tibia) sind in hohem Maße an Fehlinterpretationen beteiligt

---

Abb. 123a, b. Chronisch-rekurrierende, überwiegend siderotische (*1*) Synovialitis bei chronischer Meniskopathie (seröse nicht-hämorrhagische Ergüsse, 24jähriger Mann). Eisen ca. × 250 **a**, Eisen ca. × 400 **b**, Nachvergrößerung

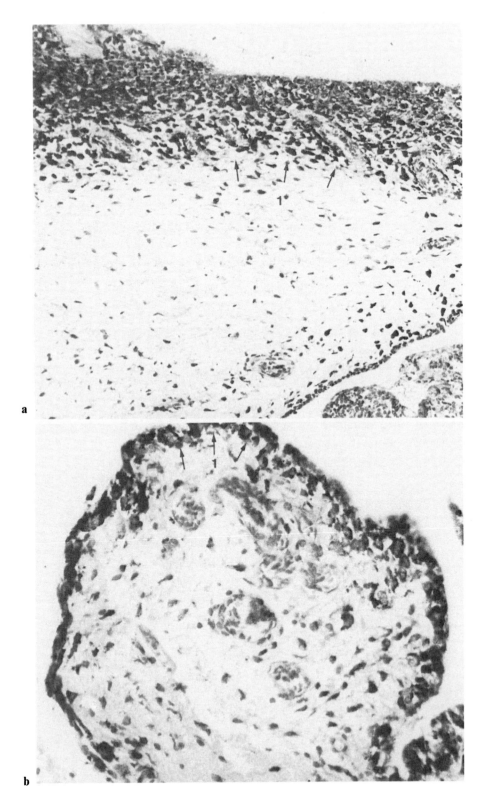

Abb. 123a, b

(SCHULTE u. SEEGELKEN 1974). Arthroskopie (WRUHS 1979) und Arthrographie (DALNIKA 1980; KAYE u. NANCE 1981) sind die wichtigsten Hilfsmittel (FEUERBACH et al. 1978; vgl. zusammenfassende Darstellung über das Kniegelenk).

Die klinische Symptomatik wird in nur geringem Ausmaße durch den geschädigten Meniskus selbst bestimmt (NOYES et al. 1980) – sie ist ganz überwiegend Ausdruck der gestörten Funktion des ganzen Gelenkes (RAHRIG 1963: „Verläßlichkeit der Symptome"; BURRI u. MUTSCHLER 1982; HELFET 1982).

X. Metabolische Störungen

Mit zunehmendem Alter sind Lipofuszinpigmente im Faserknorpel nachweisbar. Siderinpigmente und auch eisennegative Blutabbauprodukte begegnen häufig in den oberflächlichen und vaskularisierten Partien (besonders bei Hämophilien, HELFET 1982). Gelegentlich finden sich Reste von Kontrastmitteln.

1. Inborn errors of metabolism

Eine Mitbeteiligung der Menisken bei angeborenen Störungen des Kollagen- und Proteoglykanstoffwechsels ist anzunehmen (spezielle Hinweise mit führender Symptomatik der Menisken sind aus der Literatur nicht ersichtlich). Im wesentlichen handelt es sich um:
1. die verschiedenen Formen der Ehlers-Danlos-Syndrome (morphologisch durch ungenügende Kollagenbildung gekennzeichnet; MINOR 1980);
2. das Pseudoxanthoma elasticum (Groenblad-Strandberg-Syndrom), wohl eine Störung der Koordination von Kollagenfibrillen mit Proteoglykanen der Grundsubstanz;
3. das Marfan-Syndrom mit möglicherweise gestörter Vernetzung der Kollagenfibrillen;
4. die Störungen des Proteoglykanstoffwechsels (die große Gruppe der Mukopolysaccharidosen).

2. Sonstige Stoffwechselstörungen

Von einer Mitbeteiligung der Menisken im Sinne einer metabolischen Meniskopathie bei alkaptonurischer Ochronose berichten MATHIAS und DIEZEMANN (1980). Zu Verkalkungen war es bei dem 52jährigen Mann nicht gekommen. Bei der Ochronose handelt es sich um eine besondere Verlaufsform der Alkaptonurie, die in besonderem Maße durch degenerative Gelenkveränderungen im Sinne einer Arthrose sowie Verkalkungen unter anderem der Zwischenwirbelscheiben mit Spondylose gekennzeichnet ist.

Lichtmikroskopisch und elektronenmikroskopisch nachweisbare Verkalkungen bei chronischer Meniskopathie sind ein notorischer Befund. Sie werden auch im Frühstadium bei noch frischer Faserknorpelnekrose beobachtet (GHADIALLY u. LALONDE 1981). Komplett verkalkte Menisken indessen sind selten. Oftmals kann eine Ursache nicht definitiv benannt werden (WERWATH 1928; MEYER-BORSTEL 1931; WAGNER 1932; BEILER 1933; ANDREESEN 1933; ECK 1939; CAVE 1943). In einer Literaturzusammenstellung (n = 69; davon 5 eigene Beob-

Tabelle 26. Zusammenstellung der aus der Literatur ersichtlichen Fälle von Meniskusverknöcherung. Beachte Lokalisation und Geschlechtspräferenz

Autor	Jahr	Geschlecht	Alter (Jahre)	Seite	Trauma	Lokalisation	Teil
WOLLENBERG	1931	♀	12	li	+	medial	Hinterhorn
BURROWS	1934	♂	25	re	+	medial	Hinterhorn
	1934	♂	19	re	+	medial	Hinterhorn
WEAVER	1935	♂	24	re	+	medial	Vorderhorn
ECK (falsch gedeutet)	1939	♂	22	li	+	medial	Hinterhorn
ROSEN	1958	♂	21	re	+	medial	Hinterhorn
	1958	♂	23	li	+?	medial	Hinterhorn
	1958	♂	21	re	+?	medial	Hinterhorn
KORKUSUZ	1965	♂	22	li	+	medial	Hinterhorn
	1965	♂	29	re	+	medial	Hinterhorn
	1965	♂	28	re	+	medial	Hinterhorn
SUZUKI et al.	1970	♂	53	li	+	lateral	Vorderhorn (inkompletter Scheibenmeniskus)
SYMEONIDES et al.	1972	♂	28	re	−	lateral	Mitte
	1972	♂	21	li	+	medial	Hinterhorn
	1973	♂	20	li	+	medial	Hinterhorn
BERNSTEIN et al.	1976	♂	29	li	+	lateral	Hinterhorn
	1976	♂	40	li	+	lateral	Hinterhorn
CONFORTY u. LOTEM	1978	♀	16	li	+?	medial	Hinterhorn (multipel)
	1978	♀	39	li	+?	medial	Hinterhorn (multipel)
MARIANI u. PUDDU	1981	♂	32	re	+	medial	Hinterhorn

achtungen) sprechen BUNDENS et al. (1965) von einem in der Regel eigenständigen und nicht sekundären Krankheitsbild. Die anläßlich einer Nekrose induzierte Kalksalzimprägnation breitet sich (wegen systematisierter menisceale Stoffwechselstörung) lokal aus. Eine mukoide Faserknorpelnekrose ist dann nicht unbedingt Voraussetzung (HARRIS 1934). LENZ et al. (1982) beobachten regelmäßig Brutkapseln in der unmittelbaren Umgebung der bis linsengroßen Verkalkungszonen – ein Hinweis auf eine regeneratorische Aktivität nach nekrotisierender Knorpelschädigung.

Die Menisken scheinen regelmäßig bei systematisierter Chondrokalzinose (bei der es zu generalisierten kristallinen Kalziumphosphatablagerungen kommt) mitbeteiligt zu sein („Pseudogicht": HASENHÜTL 1967; MOHR et al. 1974; STEIGER 1974; GOOD et al. 1978). Seltener finden sich Mitteilungen über eine Verkalkung bei den verschiedenen Formen von Hyperparathyreoidismus (HOSKINS

1965; PAVELKA et al. 1969). MCCARTY et al. (1966) haben 840 (n = 215) Leichenmenisken röntgenographisch und kristallographisch untersucht. Sie unterscheiden zwei verschiedene Verkalkungsformen:

1. *Primärtyp*
   Betroffen sind 5,6% der Menisken.
   Der Kalk besteht aus:
   3,3% $Ca_2P_2O_7 \cdot 2\,H_2O$
   2,3% $CaHPO_4 \cdot 2\,H_2O$
2. *Sekundärtyp*
   Hiervon sind 1,4% der Menisken betroffen.
   Chemisch hat der Kalk die Zusammensetzung:
   $(Ca(Ca_3(PO_4) \cdot 2) \cdot 3)^{++} \cdot 2\,OH^-$

Das Hydroxylapatit (als Hauptbestandteil des Knochens) deutet auf eine mögliche Ossifikation hin (Metaplasie).

3. Ossifikation

Als tendinöse Sondereinrichtung können die Menisken in Homologie zum Sesambein ebenfalls verknöchern. Aus der Literatur sind nur wenige Fälle ersichtlich (Tabelle 26). Morphogenetisch darf eine Metaplasie (bzw. Prosoplasie) des vorher nekrotischen Faserknorpelgewebes angenommen werden („indirekte Metaplasie"); ein Trauma ist regelmäßig eruierbar.

XI. Tumoren

In der Literatur haben wir Hinweise auf benigne Tumoren mit Ausgang von den Menisken in der Mitteilung von STEDTFELD (1955) gefunden (weitere Literaturhinweise sind auch in seiner Arbeit nicht ersichtlich). Beide von ihm beschriebenen Tumoren sind histologisch als Lipome belegt, dasjenige des 9jährigen Mädchens rezidivierte am gleichen Meniskus, jedoch deutlich abgegrenzt dorsal des zuerst exstirpierten Tumors (Zweittumor?). Der Autor empfiehlt (Tabelle 27) eine vollständige Entfernung des Meniskus.

Tabelle 27. Tumoren der Menisken

Alter (Jahre)	Geschlecht	Tumor	Lokalisation	Rezidiv
9	♀	Lipom	rechts, lateraler Meniskus, äußere Zirkumferenz	+
14	♂	Fibro-Chondrom	Seite? Medialer Meniskus, äußere Zirkumferenz	–
25	♂	Lipom	links medialer Meniskus, äußere Zirkumferenz	–

Aus dem Hospital für Orthopädie und Traumatologie (Agra, Indien) stammt die Mitteilung eines Fibro-Chondromes am Kniegelenk eines 14 Jahre alten Knaben (VARSHNEYA u. AGARWAL 1977). Der Tumor hat offensichtlich von der äußeren Meniskusregion bzw. der menisealen ligamentären Übergangszone seinen Ausgang genommen und zeigt im histologischen Bild neben regressiven Veränderungen und proliferierenden Chondrozystennestern eine fibröse Transformation. Malignitätsverdacht bestand nicht. – Der Tumor wurde exzidiert, der Knabe blieb bei voller Funktion zwei Jahre rezidivfrei.

B. Gelenkscheiben

I. Kiefergelenk

Der Mensch besitzt ein Omnivorengebiß mit der vielseitigen Bewegungsmöglichkeit in den Kiefergelenken. Drei Bewegungsformen werden unterschieden:
1. Das Heben und Senken (Öffnungs- und Schließungsbewegung);
2. das Vor- und Zurückschieben des Kiefers (Schlittenbewegung);
3. die sog. Mahlbewegung.

In der Säugetierreihe gibt es Species, bei denen eine dieser drei Bewegungsformen für sich zu einem einseitigen Mechanismus spezialisiert ist. So besitzen die Raubtiere ein Scharniergelenk mit querstehender Walze, beim Dachs wird diese so weit von einer Pfanne umschlossen, daß der Unterkiefer die Pfanne nicht verlassen kann. Bei Nagern findet sich eine sagittalstehende Walze, die für Schlittenbewegungen besonders geeignet ist. Wiederkäuer zeigen ein für Mahlbewegungen charakteristisches Gelenk (BENNINGHOFF u. GOERTTLER 1960).

1. Anatomie und Physiologie

Das Kiefergelenk (Articulatio temporo-mandibularis) wird durch den Discus articularis (Abb. 124) in zwei Abteilungen gegliedert. Die ossären Gelenkkörper werden vom Caput mandibulae und von der Fossa mandibularis der Schädelbasis gebildet, letztere läuft nach rostral im Tuberculum articulare aus.

Der Discus articularis entspricht von seinem Konstruktionsprinzip einer für das Caput mandibulae transportablen Pfanne (KAHLE et al. 1975). Entsprechend der unterschiedlichen und nach rostral zunehmenden funktionellen Belastung zeigt der Diskus charakteristische Verbreiterungs- und Verdichtungszonen (Abb. 124:1, 2, 3). Die Verdichtungszonen stellen eine funktionelle Adaptation an die isolierten Druckspitzen im Gelenkbereich dar (SCHMID 1978). Im vorderen Abschnitt (3) findet sich ligamentähnliches fibröses Material mit eingestreuten Knorpelzellen. Im mittleren Abschnitt (2) ähnelt der Diskus in seinem feingeweblichen Aufbau dem Kniegelenkmeniskus. Der hintere Abschnitt (1) ist bilaminär angelegt und besteht aus überwiegend fibrösem Material.

In Ruhelage des Unterkiefers – die Zahnreihen sind nicht vollständig geschlossen – steht der Kieferkopf am hinteren Abhang des Gelenkhöckers, die Grube wird von dem verbreiterten dorsalen Teil des Diskus ausgefüllt (Abb. 125a). Beim Öffnen gleitet

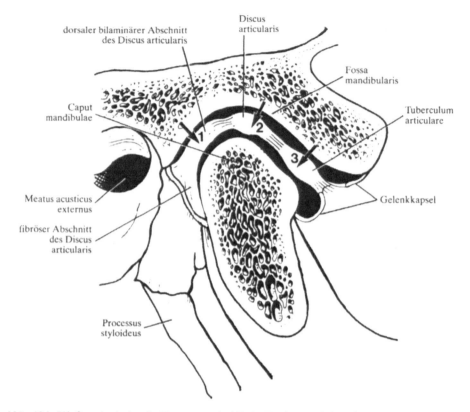

Abb. 124. Kiefergelenk (nach KAHLE et al. 1975). Rechtes Kiefergelenk von außen gesehen. Die Zeilen (*1, 2, 3*) charakterisieren die isolierten Druckspitzen im Gelenkbereich und repräsentieren damit die unterschiedliche funktionelle Beanspruchung des Diskus

der Kieferkopf mitsamt dem Diskus auf der schrägen Bahn des Gelenkhöckers nach vorn und unten (Abb. 125b). Eine Öffnung des Kiefers ohne Gleiten des Kieferkopfes nach vorne ist nicht möglich. Ursache ist die zwangsläufige Muskeltätigkeit überwiegend des Musculus pterygoideus lateralis. Der Effekt ist beim Zubeißen nicht nur eine Abquetsch-, sondern auch eine von vorn nach hinten gerichtete Gleitbewegung.

Neue Untersuchungen (SCHULTE 1981) belegen, daß das Kiefergelenk in seiner Gesamtheit als stomatognathes System angesehen werden muß (Abb. 126). Für das Verständnis der Funktionsstörungen ist bedeutsam, daß alle Bewegungsvorgänge ohne Zahnkontakt gleichbedeutend mit isotonischen Kontraktionen der Kaumuskulatur, solche mit Zahnkontakt im wesentlichen Folge isometrischer Kontraktionen sind.

Wie bereits angedeutet, ist die histologische Struktur des Kiefergelenkdiskus für die einzelnen Abschnitte verschieden (COULY u. VAILLANT 1975; COULY 1980). Die funktionellen Strukturen des Diskus korrelieren eng mit denjenigen der mandibulären Gelenkpfanne. Auch das Ausmaß der Vaskularisation variiert topologisch (COULY et al. 1976). HANSSON et al. (1976) weisen darauf hin, daß die knorpelige Gelenkoberfläche des Caput mandibulae in seiner Breiten- und Flächenausdehnung mit der unterschiedlichen Breite und dem variierenden Strukturaufbau des Diskus eng korreliert. Zudem bestehen enge Beziehungen zwischen dem Diskus und der Gelenkkapsel (TAKISAWA et al. 1982).

Die rasterelektronenmikroskopischen Untersuchungen von DESZCZYNSKA und DESZCZYNSKA (1978) sowie von JAGGER und WHITTAKER (1977) deuten auf eine gänzlich

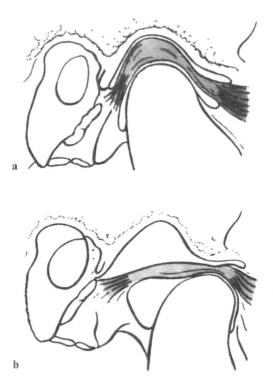

Abb. 125a, b. Verlagerung des Caput mandibulae bei geschlossenem **a** und geöffnetem **b** Mund. Das Caput gleitet über den Diskus und strafft diesen

andere Oberflächenstruktur hin, wie wir sie vom Kniegelenkmeniskus gewohnt sind. Die auch hier nachweisbaren topologischen Differenzen ergänzen die neueren histologischen Untersuchungen von GRIFFIN et al. (1975).

Vergleichende anatomische Untersuchungen haben mehr Analogien als Homologien aufzeigen können (KOPP 1978; ALBU et al. 1979). Auch die von HERRING et al. (1979) teilweise mißbildungswertigen Anomalien sind einer vergleichend-anatomischen Betrachtung zunächst nicht zugänglich (BERG u. MEISTER 1974).

Mit einfachen histochemischen Methoden ist es möglich, den sulfatierten Glykosaminglykangehalt des Oberflächenknorpels des temporo-mandibulären Gelenkes zu bestimmen (KOPP 1978). An Gefrierschnitten zeigt die Toluidinblau- und Alzianblau-Färbung einen dem sulfatierten Glykosaminglykangehalt entsprechende Extinktion an. Die topologischen Differenzen des Caput mandibulae entsprechen der unterschiedlichen funktionellen Belastung des Diskus (Abb. 124:1, 2, 3).

2. Pathophysiologie und funktionelle Inkoordination

Faßt man die Kiefergelenke neurophysiologisch als Lage- und Bewegeinformationsorgane (SCHULTE 1981) auf, so wird das mechanistische Denken mit Blickpunkt auf nur ein Teilkompartiment dieses Systemes (z.B. Zähne, Gelenk, Muskulatur, Speichelapparat usw.) überwunden. Gehen beispielsweise die Zähne verloren, so fällt der gesamte dentale Rezeptorapparat aus. Es werden unterschieden:
1. Primäre Erkrankungen der Kiefergelenke (organische Erkrankungen, die im Gelenk beginnen und Funktionsstörungen zur Folge haben können).

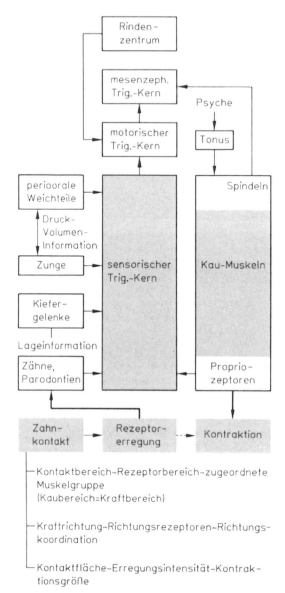

Abb. 126. Schema der neuroreflektorischen Steuerung des stomatognathen Systems (nach SCHULTE 1981). Die Zahnkontaktinformationen sind aufzuschlüsseln in Rezeptorerregungen, die auf den Kontaktbereich (z.B. Seitenzahngebiet, Frontzahngebiet), die übertragene Kraftrichtung (z.B. Mediotrusion, Laterotrusion) und auf die Kaukraft aufnehmende Flächen (mehrere Zähne, große oder kleine Fläche des einzelnen Zahnes) ansprechen

2. Funktionsstörungen des stomatognathen Systemes (eine große Gruppe von Erkrankungen unterschiedlicher Ursachen, unter dem Oberbegriff der „funktionellen Inkoordination" zusammengefaßt).
3. Arthrosen und Ankylosen (meist Spätfolgen von Primärerkrankungen).

Der Diskus ist in unterschiedlicher Weise betroffen. Grobe anatomische Mißverhältnisse in der Projektion des Caput mandibulae auf die Fossa mandibularis und den Diskus finden sich bei funktioneller Inkoordination entgegen früheren Mitteilungen nicht (KATZBERG et al. 1983). Indessen werden mannigfache, teils funktionelle, teils morphologisch (röntgenologisch) nachweisbare Wechselwirkungen zwischen Meniskus und Caput mandibulae beschrieben (KATZBERG et al. 1982). Die gleiche Arbeitsgruppe berichtet (mit Hilfe einer neuentwickelten Technik: KATZBERG et al. 1979, 1980 (a, b)) von einem Prozentsatz von immerhin 22% (n = 85) mit entzündlichen Erkrankungen des temporo-mandibulären Gelenkes bei Patienten mit entsprechender Symptomatik (gleiche Arbeitsgruppe: DOLWICK et al.1979). Offensichtlich kommt es nicht nur zu einer Mitbeteiligung des Diskus (fälschlich in der Regel als Meniskus bezeichnet) wie beispielsweise bei der deformierenden Arthropathie (Arthrosis deformans), sondern auch zu Dissektions- und Rupturphänomenen mit Perforation des hinteren fibrösen Abschnittes des Diskus (HELMS et al. 1980).

Das klinische Bild wird überwiegend durch die Funktionsstörung bzw. die teilweise recht komplexe Reaktion des gesamten Systemes und nicht zu sehr durch den morphologischen Befund eines Teilkompartimentes bestimmt (SCHULTE 1981). Neben Luxation und Subluxation sind es die Kieferklemme und die Kiefersperre (SCHWENZER u. GRIMM 1981). Die operative Rekonstruktion mit Diskusresektion bzw. Kunststoffimplantation (HANSEN u. DESHAZO 1969) werden kritisch und überaus zurückhaltend beurteilt (SCHULTE 1981; vgl. auch SCHWENZER u. GRIMM 1981). Die Diskussion über die Pathophysiologie der intraartikulären Diskusdysfunktion und deren (konservative oder operative) Therapie wird kontrovers geführt (MERCURI et al. 1982).

3. Akute und chronische Diskopathie

Der Diskus des Kiefergelenkes kann – entsprechend dem Meniskus des Kniegelenkes – primär erkranken oder sekundär bei Erkrankungen des Kiefergelenkes betroffen sein.

Eine Mitbeteiligung bei Myoarthropathien (KATZBERG et al. 1979) wird angenommen. Bei unspezifischen, aber auch spezifischen Arthritiden (insbesondere rheumatiformen Erkrankungen) ist eine Mitbeteiligung des Diskus die Regel. Akute Arthritiden sind sehr selten, chronische Arthritiden können Folgezustände nach einer akuten Arthritis sein, aber auch posttraumatisch entstehen und zu einer Verlötung des Gelenkes führen (statistische Übersicht bei BIRKE u. TILLMAN 1974).

Der Diskus ist in stärkstem Maße bei der deformierenden Arthropathie (der Arthrosis deformans) des Kiefergelenkes betroffen. Ursache ist in der Regel eine entzündlich-infektiöse Arthritis bzw. eine akut-traumatische Schädigung des Gelenkes oder eine chronische funktionelle Fehlbelastung mit hieraus resultierender Knorpelschädigung. Nekrose, fibrilläre Abschilferung des Gelenkknorpels mit Regenerations- und Ossifikationsphänomenen bestimmen das histologische Bild (SCHULTE 1981). Erst sekundär kommt es zur Diskuszerstörung, besonders dann, wenn die rostralen „Gelenknischen" bzw. die dorsalen Gelenkabschnitte betroffen sind.

Die Pathogenese der primären Diskopathie (in der Regel ohne, manchmal auch mit intraartikulärer Diskusdysfunktion) ist durch eine rekurrierende Ischämie des nur von rostral und dorsal vaskulär versorgten Knorpelgewebes bedingt. Die regelmäßig nachweisbaren Knorpelzerstörungen sind ganz erstaunlich, sie sind nur selten mit einer entsprechenden klinischen Symptomatik in Verbindung zu bringen.

Fibröse Ansatzorte sowie mehr knorpelig differenzierte verbreiterte Zwischenzonen sind unterschiedlich betroffen. Sehr weitgehende Zerstörungen werden in der Regel im Bereich der rostralen Belastungszone (3 in Abbildung 144) gefunden. Die Diskusoberfläche ist zerstört, sie zerspleißt und wird von nekrotischem sowie nekrobiotischem Knorpelmaterial bedeckt. Bis in die Tiefe sind unterschiedlich alte, teilweise zystisch gereinigte Nekrosen zu verfol-

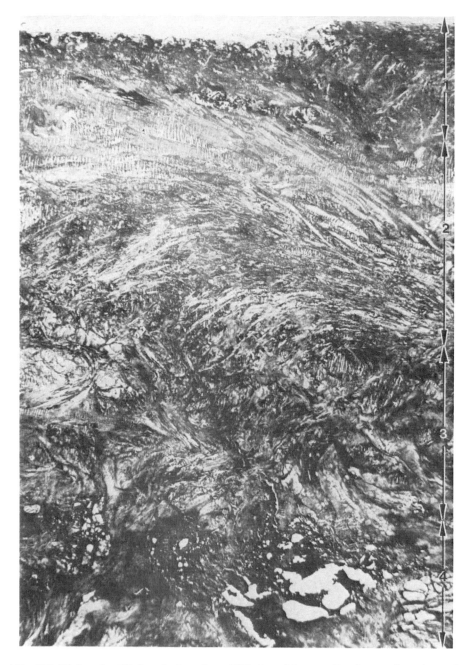

Abb. 127. Diskus des Kiefergelenkes eines 68jährigen Mannes, Prothesenträger (rostraler Abschnitt). Flächenhaft fortschreitende Nekrose der oberflächlichen Knorpelabschnitte (*1*). Unterschiedlich starke Umstrukturierung der angrenzenden Faserknorpelabschnitte, bei (*2*) weniger als bei (*3*). Angrenzend zystisch gereinigte Nekrosezonen (*4*). Alzianblau Polarisation, ×25, Nachvergrößerung

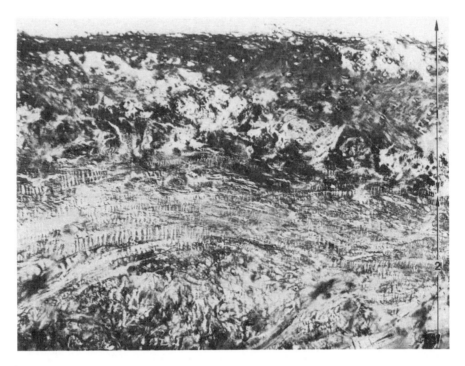

Abb. 128. Diskus einer 74 Jahre alten Frau, Prothesenträgerin (mittlerer Abschnitt entsprechend 2 in Abbildung 124). Fortschreitende oberflächliche Nekrose (*1*) bei teilweise erhaltenem tiefergelegenem Faserknorpelgewebe (*2*). Beachte die reichlich ausgebildeten oberflächlichen Regenerate. Toluidinblau, Polarisation, ca. × 30, Nachvergrößerung

gen (Abb. 127). Die Umstrukturierung des Faserknorpelgewebes nimmt erstaunliche Ausmaße an. In diesen Abschnitten ist der Diskus auffallend stark vaskularisiert, wobei die Gefäße zu kleineren und größeren Konglomeraten zusammengelagert sind (Abb. 132).

Die Veränderungen in der mittleren Belastungszone weisen etwa gleiche Ausmaße auf (Abb. 128). Das mehr knorpelig differenzierte Diskusgewebe zeichnet sich durch einen stark variierenden Proteoglykangehalt (in der Alzianblau-Färbung) aus (Abb. 128). Die stärkeren und fortschreitenden Veränderungen finden sich jeweils im Knorpel-, nicht so sehr in dem daruntergelegenen sehnenartig differenzierten Fasergewebe.

Im dorsalen (nicht regelmäßig bilamellär differenzierten) Abschnitt begegnen oberflächlich longitudinal ausgebreitete Dissektionszonen, in deren unmittelbarer Umgebung die Knorpelzellen einen azidophilen Alzianblau-positiven Hof aufweisen (Abb. 129a). Bei deutlicher, jedoch nicht vollständiger Knorpelzerstörung bleibt das fasrige Gerüst der Tiefe erhalten (Abb. 129b). Tiefreichende Dissektionen bestimmen das Bild der chronischen Diskopathie. Häufig werden kleinere und größere Fragmente abgesprengt, sie behalten in der Regel ein Rest Vitalität und sind in der Lage, als Corpora libera eine klinische Symptomatik zu erzeugen (SCHMID 1978). Corpora libera enthalten überwiegend knorpelige,

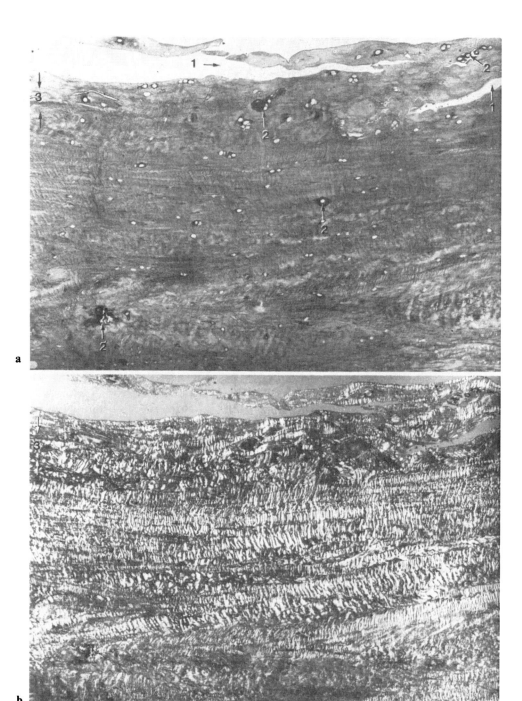

Abb. 129a, b. Dorsaler Diskusabschnitt mit älteren oberflächlichen Dissektionen (*1*) und Knorpelzellnekrobiosen (*2*), teilweise in Brutkapseln. Ischämische Schädigung der oberflächlichen Faserknorpelschichten (*3*). Beachte das unregelmäßige Brechungsverhalten der einzelnen Kollagenfaszikel **b**. Alzianblau, ca. × 34, ohne **a** und mit **b** Polarisation, Nachvergrößerung

nur partiell und selten fasrige Bestandteile. Sie sind ein nicht seltener Zufallsbefund älterer Menschen im Obduktionsgut. Obwohl die Rupturen auch tiefere und dorsal gelegene Abschnitte des Diskus betreffen können (Abb. 131), wurde eine komplette Ruptur bisher nicht beobachtet.

Reparations- und Regenerationsphänomene sowie hypoxische Schädigungen der teils hyalinen, teils fasrigen Grundsubstanz sind ein regelmäßiger Befund und werden von den Zeichen frischer, aber auch älterer Einblutungen insbesondere an den Insertionsorten des Diskus begleitet (Abb. 132). Der Ablauf der Schädigung beginnt bei der Knorpelzelle: Sie produziert eine atypische Grundsubstanz (geänderte Zusammensetzung der Proteoglykane). Die Änderung des Knorpelzellmetabolismus ist in der Alzianblau-Färbung leicht darstellbar (Abb. 133). Meist in Verbindung mit der Knorpelzellschädigung (oftmals auch ohne topologische Beziehung hierzu) sind Fasernekrosen und -nekrobiosen darstellbar (Abb. 134). Das Ausbreitungsmuster derselbigen ist nicht in der Weise streng faszikulär gebunden, wie es für den Kniegelenkmeniskus typisch ist. Vielmehr steht ein zonales herdförmiges Schädigungsmuster im Vordergrund. Dies könnte auf eine überwiegende Versorgung per diffusionem zumindest der mittleren Diskusabschnitte hindeuten.

Die Untersuchungen von WEISENGREEN (1975) zeigen eine mit dem Alter zunehmende „Degeneration" des Kiefergelenkdiskus von 40 (im Alter von 41–50 Jahren) bis 80% (im Alter von 91–100 Jahren). Offensichtlich kann der Diskus (in Abhängigkeit von seiner Stellung im Heilungsprozeß) eine temporomandibuläre Ankylose erzeugen (LASKIN 1978).

Die Literatur über systematische Untersuchungen ist spärlich. NIESSEN (1934) untersucht die Zwischenknorpel von Kiefergelenken überwiegend jüngerer Menschen. Die schweren Formen der Diskopathie werden von ihm nicht mitgeteilt. Eine weitgehende Zerstörung des Diskus und des Gelenkknorpels bei Molarenverlust eines älteren Mannes bildet SIGMUND (1937) ab. Ausführlichere morphologische (auch histologisch belegte) Untersuchungen unter der klinischen Fragestellung der Luxation, Subluxation und Diskusluxation, werden von PINKERT (1974, 1976) mitgeteilt. Er weist nach, daß die Kiefergelenkluxation nur im meniskokondylären Gelenkteil erfolgen kann.

Für die Interpretation patho-morphologischer Diskusbefunde ist festzuhalten:
1. Das Ausmaß der Veränderungen ist in der Regel für die einzelnen Abschnitte des Diskus verschieden.
2. Die Befunderhebung muß demnach den genauen topologischen Untersuchungsort berücksichtigen, dieser ist grundsätzlich zu dokumentieren.
3. Zeitgang und Reagibilität des Diskus sind für die einzelnen Abschnitte charakteristisch. Mehr knorpelige Partien werden früher und eher als ligamentär strukturierte Abschnitte geschädigt.
4. Die Vaskularisation des Diskus ist besonders im rostralen und dorsalen Abschnitt besonders gut. Hier sind sekundäre vaskuläre Proliferate häufig anzutreffen.
5. Für den Diskus ist als Schädigungsmechanismus (ähnlich wie beim Kniegelenkmeniskus) eine Ischämie anzunehmen. Morphologisch sind etwa gleichhäufig Änderungen der Syntheseleistung der Knorpelzellen als auch herd- bzw. fleckförmige Nekrosen der Fasern als Initialphänomene nachweisbar.

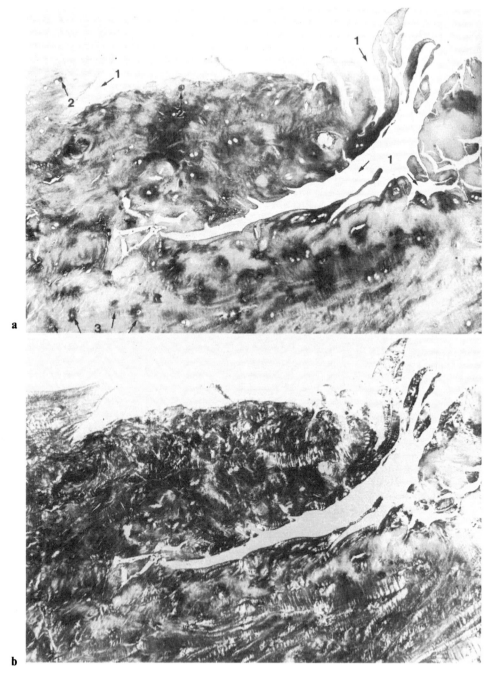

Abb. 130a, b. Komplette oberflächliche Knorpelzerstörung eines Diskus. Ältere und frische Rupturzonen (*1*), frische Nekrosen (*2*) der nur scheinbar nicht bewohnten Knorpelhöhlen. Hofbildung in der Umgebung ischämisch geschädigter Knorpelzellen (*3*) bei nahezu komplettem Strukturverlust des Fasergerüstes **b**. Alzianblau, ohne **a** und mit **b** Polarisation, ca. ×105, Nachvergrößerung

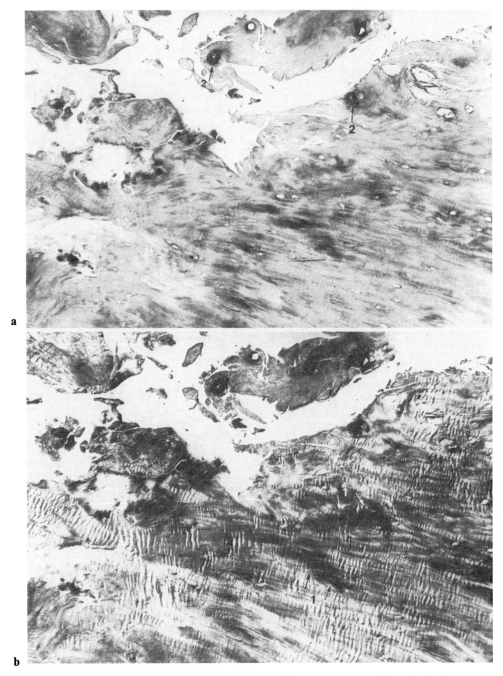

Abb. 131a, b. Trümmerzone nach frischerer Zerreißung. Abrupter Abbruch des Faserverlaufes **b** bei frischeren Nekrosen (*1*). Charakteristische Hofbildung in der Umgebung nekrobiotischer Knorpelzellen (*2*). 73jährige Frau, keine Symptomatik. Alzianblau, ohne **a** und mit **b** Polarisation, ca. ×120, Nachvergrößerung

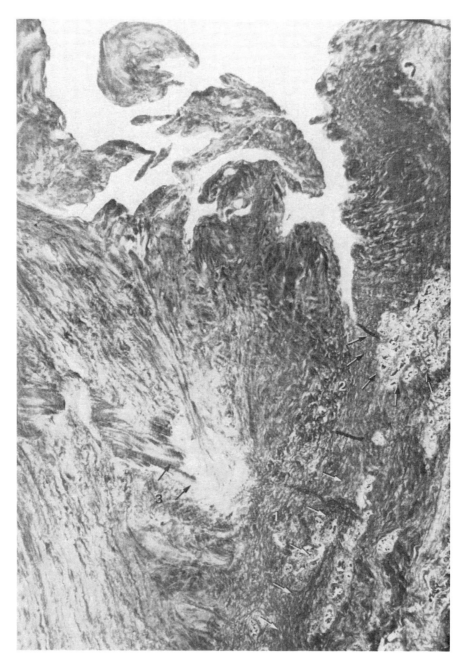

Abb. 132. Rostraler Diskusansatz (Position 3 in Abbildung 124). Gut vaskularisierter Abschnitt in der Ansatzregion (*1*). Reichlich knäuelförmige Gefäßproliferate (*2*). Frische und ältere Knorpelzerstörung, teilweise mit Ödemnekrose (*3*). Alzianblau, ca. × 25, Nachvergrößerung

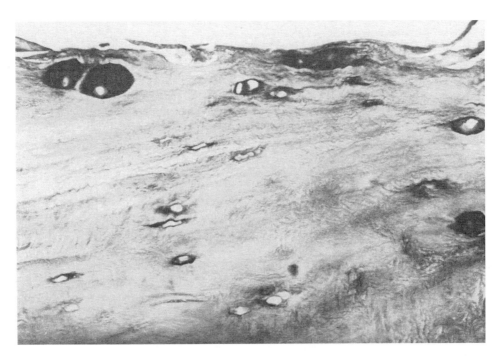

Abb. 133. Hofbildung teils nekrobiotischer, teils nekrotisierter Knorpelzellen einer oberflächlichen Diskuslamelle. Alzianblau, ca. ×225, Nachvergrößerung

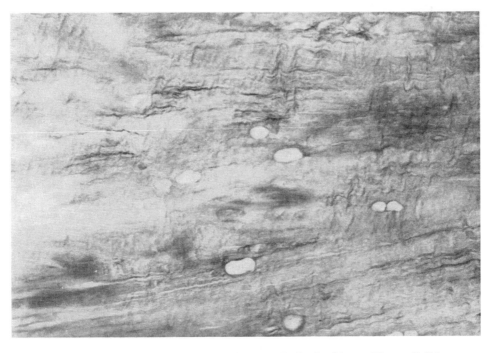

Abb. 134. Herdförmige Faseruntergänge bei Knorpelzellnekrobiosen (Knorpelhöhlen nur scheinbar nicht bewohnt). Unterschiedliches Färbeverhalten der Grundsubstanz. Alzianblau, ca. ×210, Nachvergrößerung

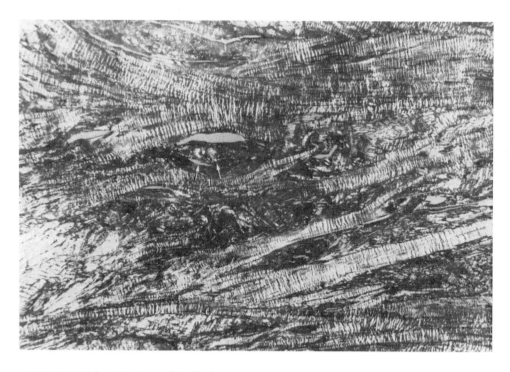

Abb. 135. Diskus des Sternoklavikulargelenkes: Grobgeflochtene, überwiegend erhaltene Faserstruktur mit guter Vaskularisation (regelmäßig größere Gefäße nachweisbar, (*1*). Stark variables Färbeverhalten der Grundsubstanz. Alzianblau, Polarisation, ca. ×26, Nachvergrößerung

6. Art und Ausbreitungsmuster der Schädigung des Kiefergelenkdiskus sprechen für eine überwiegende Versorgung per diffusionem der mittleren Knorpelpartien.

4. Tumoren

Mitteilungen über Tumoren des Diskus liegen nicht vor. Lediglich SPAHR (1982) berichten von einem Chondroblastom, das seinen Ausgang vom Knorpelüberzug der Mandibula (Caput mandibulae) genommen hat (31 Jahre alte Frau).

II. Sternoklavikulargelenk

Das innere Schlüsselbeingelenk (Articulatio sternoclavicularis) wird von der Facies articularis sternalis der Clavicula und einer manchmal sattelförmigen Incissura clavicularis am Brustbein gebildet. Zwischen beiden Gelenkflächen schiebt sich eine Gelenkscheibe: Discus articularis.

Abb. 136. Gelenkflächennaher Abschnitt des Diskus (Sternoklavikulargelenk). Alte Nekrosen bei ausgedehnter Defektbildung (*1*) und Regeneration (Brutkapseln: *2*). Weitgehender Untergang des Fasergerüstes mit Strukturverlust **b**. Alzianblau, ca. ×220, ohne **a** und mit **b** Polarisation, Nachvergrößerung

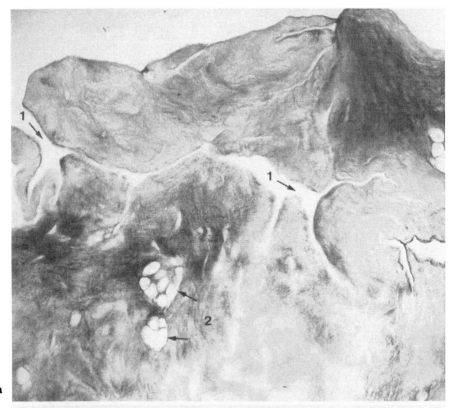
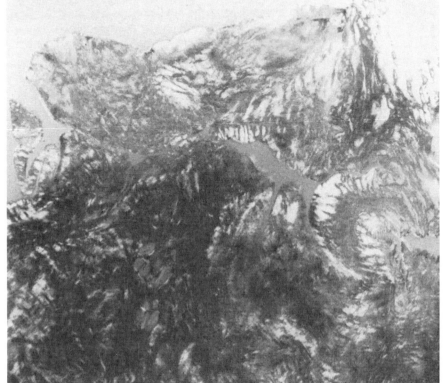

Abb. 136a, b

Außer traumatischen Veränderungen (äußere Traumen, Traumen nach Operation wie Neck dissection bzw. Thorakotomie) ist klinisch die akute und chronische Dislozierung (Luxation) bedeutsam (LUNSETH et al. 1975; PIERCE 1979). Entzündliche Veränderungen sind selten (YOOD u. GOLDENBERG 1980).

Histologisch ist das Faserknorpelgewebe gut vaskularisiert, die Fasern sind unregelmäßig und überwiegend ungerichtet angeordnet, sie werden von spindeligen Bindegewebszügen (diese gefäßführend) durchzogen. Gelenkflächennahe (vor allem an der Clavicula) sind dissezierende Phänomene mit Ausbildung von Brutkapseln häufig (Abb. 135 u. 136). Oftmals sind weit auf den Knorpel übergreifende Verknöcherungszonen zu beobachten.

III. Akromioklavikulargelenk

Das äußere Schlüsselbeingelenk (Articulatio acromioclavicularis) zeigt einen nur unregelmäßig nachweisbaren Discus articularis. Dieser kann verknöchern („akromioklavikulärer Schaltknochen") und bei Luxationen bzw. Luxationsfrakturen abgesprengt werden. Eigenständige Veränderungen sind nicht bekannt.

IV. Distales Radioulnargelenk

Ulnar und Radius (unterarmseitig) sowie Os scaphoideum, Os launatum und Os triquetrum (Handwurzelknochen des proximalen Handgelenkes) bilden das distale Radioulnargelenk. Überwiegend zwischen Ulna und Os lunatum (teilweise in das Gelenk Ulna-Radius hineinreichend) ist ein Discus articularis eingefügt. Eine Mitbeteiligung bei traumatischen und insbesondere chronisch-entzündlichen Veränderungen ist die Regel.

Die Untersuchungen von PALMER und WERNER (1981) belegen, daß der Discus articularis sowie das Ligamentum collaterale carpiulnare, das Ligamentum radioulnare distale und das Ligamentum radiocarpeum dorsale als eine funktionelle Einheit anzusehen sind. In 53% der von den Autoren untersuchten Fällen (n = 61) ist eine Knorpelperforation nachweisbar. Morphologische Befunde werden von den Autoren nicht mitgeteilt.

Eine eigenständige Pathologie des Gelenkdiskus ist nicht bekannt.

V. Symphyse

Die an die Schamfuge angrenzenden Knochenflächen sind von einer dünnen Schicht hyalinen Knorpels überzogen, in der sich die faserknorpelige Zwischenscheibe befestigt. Diese enthält zentral einen mit Synovia angefüllten, jedoch in seiner Ausdehnung sehr wechselnd ausgebildeten Hohlraum.

Traumatische Symphysenrupturen sind in der Regel mit knöchernen Ausrissen verbunden. Belastungsasymmetrien des Beckens können eine Symphysenlockerung nach sich ziehen. Während der Schwangerschaft kommt es zu einer physiologischen Symphysenlockerung.

Stoffwechselstörungen des Zwischenknorpels sind für die ochronotische Osteoarthropathie und für die Chondrocalcinosis articularis (DIHLMANN 1973) beschrieben. Siderotische Einlagerungen bei der Hämochromatose und eine Mitbeteiligung bei den verschiedenen Formen des Hyperparathyreoidismus sind bekannt. Nicht selten ist eine entzündliche Zerstörung der Schambeinfuge infolge lokaler bakterieller Infektion (auch spezifischer Natur).

Systematische morphologische Untersuchungen liegen nicht vor.

Danksagung: Herrn Dr. W. NEUROHR danke ich für die Hilfe bei der Literaturbeschaffung. Herr Prof. Dr. D. KOMITOWSKY hat die rasterelektronenmikroskopischen Aufnahmen besorgt. Herrn G. BERG danke ich für Schnitte und Färbungen. Den Herren Dipl.-Volkswirt H.U. BURKHARDT, G. BACHER und J.J. Moyers sei für die Anfertigung der Abbildungen gedankt.

Literatur

A. Kniegelenkmeniskus

Adams ME, Muir H (1981) The glycosaminoglycans of canine menisci. Biochem J 197(2):385–389

Ahlers J, Müller W (1975) Die gleichzeitige Meniskusverletzung bei Tibiakopffrakturen. Hefte Unfallheilkd 126:266–267

Akeson WH, Woo SL, Amiel D, Coutts RD, Daniel D (1973) The connective tissue response to immobility: Biochemical changes in periarticular connective tissue of the immobilized rabbit knee. Clin Orthop 93:356–362

Andreas W (1955) Die Bedeutung der konstitutionellen Minderwertigkeit für die Spontanablösung des Kniegelenks-Zwischenknorpels. Inaugural-Dissertation München

Andreesen R (1933) Über Verkalkung der Knorpelzwischenscheiben der Kniegelenke. Bruns Beitr Klin Chir 158:75–82

Andreesen R (1935) Das reizempfindliche Knie unter besonderer Berücksichtigung der Meniskusschäden der Bergleute. Arch Orthop Unfallchir 35:58–72

Andreesen R (1937) Meniskusbeschädigungen. Verletzungen und Erkrankungen bei Sport und Arbeit. Ergeb Chir 30:24–128

Andreesen R (1966) Neuere Gesichtspunkte zur Entstehung und Begutachtung der Meniscopathie. Acta Chir 1:171–176

Andreesen R, Schramm W (1975) Meniskusschäden als Berufskrankheit. Münch Med Wochenschr 117(23):973–976

Appel H (1972) Ganglia of the semilunar cartilages of the knee joint. A postoperative follow-up examination. Acta Orthop Scand 43(1):56–61

Aufdermaur M (1971) Die Bedeutung der histologischen Untersuchung des Kniegelenkmeniskus. Schweiz Med Wochenschr 101(39):1405–1412

Aufdermaur M (1971) Die Bedeutung der histologischen Untersuchung des Kniegelenkmeniskus. Schweiz Med Wochenschr 101(50):1441–1445

Balkfors B (1982) The course of knee-ligament injuries. Acta Orthop Scand [Suppl] 198:1–99

Balthasar A (1937) Meniskuserkrankungen und Meniskusverletzungen. Inaugural-Dissertation Düsseldorf

Barreau E (1913) Über C-Knorpelverletzungen. Beitr Klin Chir 83:688–712

Barrie HJ (1979) The pathogenesis and significance of menisceal cysts. J Bone Joint Surg [Br] 61-B(2):184–189

Barucha E (1967) Meniskusrisse bei Kindern. Z Orthop 102(3):430–436

Baryluk M, Oblonczek G, Zolmowski J (1977) Kniegelenksmeniskusverletzungen im Kindesalter mit Berücksichtigung der Nachuntersuchungen. Arch Orthop Unfallchir 87(1):65–71

Basch F (1935) Pathologie und Behandlung der Menisken. Semana Med II/267, Ref. Z Org Ges Chir 71:315
Bauer R (1971) Ein Beitrag zur Frage der Total- oder Teilresektion bei traumatischen Meniskusläsionen. Arch Orthop Unfallchir 69:341–350
Baumgartl F (1964) Das Kniegelenk. Springer, Berlin Göttingen Heidelberg
Bazocchi G (1935/36) Il potere rigenerativo dei menischi in rapporto alla terapia (Ricerche sperimentali). Ann Ital Chir 14:1237, Ref Z Org Ges Chir 78:734
Beck W, Saffar H (1970) Osteochondrosis dissecans des Kniegelenks bei Scheibenmeniskus. Bruns Beitr Klin Chir 218(3):270–273
Beckert R, Dominok GW (1969) Der histologisch nachweisbare alternsabhängige Fettgehalt in den Knorpelgewebsarten beim Menschen. Z Alternsforsch 21(4):333–345
Becton JL, Young HH (1965) Cysts of semilunar cartilage of the knee. Arch Surg 90:708–712
Beiler KH (1933) Meniskusverkalkung beider Kniegelenke auf nichttraumatischer Grundlage (primäre Meniskopathie). Wochenschr Unfallheilkd 40:118–121
Benninghoff A, Goerttler K (1960) Lehrbuch der Anatomie des Menschen. Urban und Schwarzenberg, München Berlin
Bergmann (1905) Meniskusluxation im Kniegelenk. Dtsch Z Chir 83:526–553
Bernstein RM, Olsson HE, Spitzer RM, Robinson KE, Korn MW (1976) Ossicle of the meniscus. Am J Roentgenol 127(5):785–788
Berson BL, Hermann G (1979) Torn discoid menisci of the knee in adults. Four case reports. J Bone Joint Surg [Am] 61(2):303–304
Biehl T, Karpf PM, Reiser M (1982) Meniskusganglien. Diagnose und Differentialdiagnose. Fortschr Med 100(3):74–76
Bihari-Varga M, Biró T (1972) Die chemische Untersuchung der altersbedingten funktionellen Knorpel- und Sehnengewebsadaptation. Z Alternsforsch 26(1):57–65
Bircher E (1926) Neuere Erfahrungen über Meniskusverletzungen. Monatsschr Unfallheilkd 33:115–116
Bircher E (1929) Die Binnenverletzungen des Kniegelenks. Schweiz Med Wochenschr 49/50:1292–1307 und 1309–1326
Bjelle A (1977) Glycosaminoglycans in human articular cartilose of lower femoralepiphysis in osteoarthrosis. Scand J Rheum 6:37–44
Blanco P, Marano A, Postologg A (1953) Cysts of the semilunar cartilage. NY J Med 53:2621–2627
Boenig H, Bertolini R (1971) Leitfaden der Entwicklungsgeschichte des Menschen. Thieme, Leipzig
Böhler L (1957) Die Technik der Knochenbruchbehandlung. Meniskusverletzungen Bd II/2. Maudrich, Wien Bonn Bern, S 1661–1699
Böhmig R (1963) Degeneration und Entzündung des Meniskus. Monatsschr Unfallheilkd 66:202–208
Bollet AJ, Nance JL (1966) Biochemical findings in normal and osteoarthritic articular cartilase. J Clin Invest 45:1170–1177
Boos O (1961) Traumatische Veränderungen des Kniegelenks. In: Handbuch d Orthop, Bd IV/1. Thieme, Stuttgart, S 687–740
Boucher HH (1964) Anterior marginal separations of the meniscus of the knee. J Bone Joint Surg [Br] 46:539
Bozoech Z, Straňák V, Vlach (1965) Die Beschädigung des vorderen Kreuzbandes durch luxierten Meniskus. Beitr Orthop Traumatol 12(11):736–737
Breitenfelder H (1958) Die Begutachtung des Unfallzusammenhanges der Meniskusbeschädigung. Hefte Unfallheilkd 57:1–40
Broukhim B, Blazina ME, Fox JM, DelPizzo W (1978) Retained posterior horn of the medial meniscus. Clin Orthop 136:188–190
Brückel R, Rosemeyer B (1981) Die Osteochondrosis dissecans des Kniegelenkes im Wachstumsalter. Z Orthop 119:827–828
Brunner C (1970) Meniskusverletzungen beim Kind und beim Jugendlichen. Z Unfallmed Berufskr 63(2):96–100

Bruns P (1892) Luxation der Semilunarknorpel des Kniegelenks. Beitr Klin Chir 9:435–464
Bullough PG, Munuera L, Murphy J, Weinstein AM (1970) The strength of the menisci of the knee as it relates to their fine structure. J Bone Joint Surg [Br] 52(3):564–567
Bundens WD, Brighton CT, Weitzmann G (1965) Primary articular cartilage calcification with arthritis (Pseudogout syndrome). J Bone Joint Surg [Am] 47:111
Burckhardt H (1933) Abnutzung, Trauma, Regeneration, Berufsschädigung, Unfall. Med Welt 7:1125–1127
Bürkle de la Camp H (1937) Über Meniskusschäden. Arch Orthopäd Unfallchir 37:354–368
Bürkle de la Camp H (1964) Stellungnahme zu den „chirurgischen" Berufskrankheiten Nr. 22, 23, 25, 42, 43, 45 – nach der sechsten Berufskrankheiten-Verordnung. Hefte Unfallheilkd 78:15–35
Burman MS, Sutro CJ (1933) A study of the degenerative changes of the menisci of the knee joint and the clinical significance there of. J Bone Joint Surg 21:835–861
Burr DB, Radin EL (1982) Meniscal function and the importance of meniscal regeneration in preventing late medical compartment osteoarthrosis. Clin Orthop 171:121–126
Burri C, Mutschler W (1982) Das Knie. Verletzungen, Verletzungsfolgen, Erkrankungen. Hippokrates, Stuttgart
Burrow H (1934) Two cases of ossification of the internal semilunar cartilage. Br J Surg 21:404–410
Cabaud HE, Rodkey WG, Fitzwater JE (1981) Medical meniscus repairs. An experimental and morphologic study. Am J Sports Med 9(3):129–134
Cargill AO, Jackson JP (1976) Bucket-handle tear of the medial meniscus. A case for conservative surgery. J Bone Joint Surg [Am] 58(2):248–251
Casscells SW (1978) The torn or degenerated meniscus and its relationship to degeneration of the weight-bearing areas of the femur and tibia. Clin Orthop 132:196–200
Casscells SW (1978) Gross pathological changes in the knee joint of the aged individual: A study of 300 cases. Clin Orthop 132:225–232
Cassidy RE, Shaffer AJ (1981) Repair of peripheral meniscus tears. A preliminary report. Am J Sports Med 9(4):209–214
Cave E (1943) Calcification in the menisci. J Bone Joint Surg 25:53–57
Ceelen W (1937) Pathologische Anatomie der Meniskusschäden. Arch Orthop Unfallchir 37:334–353
Ceelen W (1941) Über histologische Meniskusbefunde nach Unfallverletzungen. Zentralbl Chir 68:1491–1509
Chaplin DM (1971) The pattern of bone and cartilage damage in the rheumatoid knee. J Bone Joint Surg [Br] 53(4):711–717
Chattopadhyay A (1981) Late results of menisectomy. J Indian Med Assoc 77(9–10):147–150
Childress HM (1954) Popliteal cysts associated with undiagnosed posterior lesions of the medial meniscus.
Childress HM (1965) Posterior medial meniscal lesions and popliteal cysts. J Bone Joint Surg [Am] 47:1272–1273
Childress HM (1970) Popliteal cysts associated with undiagnosed posterior lesions of the medial meniscus. The significance of age in diagnosis and treatment. J Bone Joint Surg [Am] 52(7):1487–1492
Clarke IC (1971) Articular cartilage: a review and scanning electron microscope study. I. The interterritorial fibrillar architecture. J Bone Joint Surg [Br] 53:732–750
Conforty B, Lotem M (1979) Ossicles in human menisci: Report of two cases. Clin Orthop (144):272–275
Contzen H (1976) Begutachtung des Meniskusschadens. Hefte Unfallheilkd 128:66–72
Cotta H (1976) Kindlicher Meniskusschaden. Hefte Unfallheilkd 128:59–65
Cotta H (1977) Akuter traumatischer Knorpelschaden: Experimentelle Untersuchung und Schlußfolgerungen für die Praxis. Langenbecks Arch Chir 345:415–422

Cotta H (1977) Pathophysiologie des posttraumatischen Knorpelschadens. Hefte Unfallheilkd 129:217–226

Cottier H (1980) Pathogenese. Ein Handbuch für die ärztliche Fortbildung. Springer, Berlin Heidelberg New York

Cox JS, Cordell LD (1977) The degenerative effects of medial meniscus tears in dogs' knees. Clin Orthop (125):236–242

Cross MJ, Watson AS (1981) Cysts and „pseudocysts" of the menisci of the knee joint. Aust NZ J Surg 51(1):59–65

Czipott Z (1971) Untersuchungen über die Pathogenese der Arthrosen im Anschluß an Meniskusoperationen. Z Orthop 109(1):82–94

Czipott Z, Baradnay G (1971) Untersuchungen über die Ersatzgewebebildung nach Meniskusektomien. Z Orthop 109(3):440–451

Dahmen G (1962) Elektronenmikroskopische Befunde bei Meniskusdegeneration. Arch Orthop Unfallchir 53:620–632

Dahmen G (1963) Die feingewebliche und submikroskopische Unterscheidung von Alterungs- und Degenerationsveränderungen des Bindegewebes. Z Orthop 97:326–338

Dahmen G (1965) Untersuchungen über die Reifung des menschlichen Bindegewebes. Z Orthop 100:359–372

Dahmen G (1965) Krankhafte Veränderungen des Bindegewebes, ihre Bedeutung für die Klinik und Begutachtung. Enke, Stuttgart

Dahmen G (1968) Physiologische und pathologische Veränderungen des Bindegewebes. Ergeb Chir Orthop 51(72):37–65

Dahmen G, Höhling HJ (1962) Submikroskopische Untersuchungen an gesunden und degenerierten Menisci. Z Orthop 96:7–27

Dalnika MK (ed) (1980) Arthrography. Springer, Berlin Heidelberg New York

Dandy DJ, Jackson RW (1975) Meniscectomy and chondromalacia of the femoral condyle. J Bone Joint Surg [Am] 57(8):1116–1119

Daniel D, Daniels E, Aronson D (1982) The diagnosis of meniscus pathology. Clin Orthop 163:218–224

Dann P, Haike H, Rosenbauer K (1969) Experimentelle Untersuchungen zur Frage der totalen oder partiellen Meniskusresektion. Arch Orthop Unfallchir 65(3):209–219

Danzig L, Resnick D, Gonsalves M, Akeson WH (1983) Blood supply to the normal and abnormal menisci of the human knee. Clin Orthop 172:271–276

Dexel M (1981) Die Anpassungsfähigkeit des jugendlichen Kniegelenkknorpels bei der Osteochondrosis dissecans und beim Scheibenmeniskus.

Dexel M (1981) Therapeutisches Vorgehen bei der anteriomedialen anterolateralen Rotationsinstabilität des Kniegelenkes. Z Orthop 119(6):824–841

DiBiasi W (1965) Zur pathologisch-anatomischen Beurteilung von Meniskusschäden. In: Maurer G (Hrsg) Chirurgie im Fortschritt. Enke, Stuttgart, S 275–282

Dietrich H (1931) Die Regeneration des Meniskus. Dtsch Z Chir 230:251–260

DiStefano VJ (1980) Function, post-traumatic sequelae and current concepts of management of knee meniscus injuries: a review article. Clin Orthop (151):143–146

Dittrich K v (1931) Zur Anatomie und Klinik des Meniskusabrisses. Dtsch Z Chir 233:399–412

Dorfman A (1970) Differential function of connective tissue cells. In: Balasz EA (ed) Chemistry and molecular biology of the intercellular matrix, vol III. Academic Press, London New York, pp 1421–1448

Doyle JR, Eisenberg JH, Orth MW (1966) Regeneration of knee menisci: A preliminary report. J Trauma 6(1):50–55

Draenert KD, Schenk RK (1976) Morphologie und Mechanik der Menisken. Hefte Unfallheilkd 128:1–6

Dürrschmidt VV, Crasselt C (1973) Die Stellung des Sports in der Pathogenese der Meniskusverletzung. Beitr Orthop Traumatol 20(5):270–276

Ebner A (1909) Ein Fall von Ganglion des Kniegelenkmeniskus. Munch Med Wochenschr 51:1737–1751

Eck T (1939) Meniskusverkalkungen und ihre Differentialdiagnose. Chirurg 11:547–560

Egner E (1978) Meniskusdegeneration – Faserarchitektur und mechanische Festigkeit. Verh Dtsch Ges Pathol 62:483

Egner E (1982) Knee joint meniscal degeneration as it relates to tissue fiber structure and mechanical resistance. Pathol Res Pract 173(3):310–324

Ehricht HG (1965) Begleitschäden am Kniegelenk bei Meniskusverletzungen. Beitr Orthop Traumatol 12(11):715–717

Ehrlich MC, Mankin HJ, Jones H, Wright R, Crispen Ch, Vigliani G (1977) Collagenase and collagenase inhibitors in osteoarthritic and normal human cartilage. J Clin Invest 59:226–233

Elmer RM, Moskowitz RW, Frankel VH (1977) Meniscal regeneration and postmeniscectomy degenerative joint disease. Clin Orthop 124:304–310

Emminger E (1973) Meniskusfehlbildung. Beitrag zur Begutachtung. Z Orthop 111(1):108–111

Enis JE, Ghandur-Mnaymneh L (1979) Cyst of the lateral meniscus causing erosion of the tibial plateau. A case report. J Bone Joint Surg [Am] 61(3):441–442

Espley AJ, Waugh W (1981) Regeneration of menisci after total knee replacement. A report of five cases. J Bone Joint Surg [Br] 63(3):387–390

Eyre DR, Muir H (1975) The distribution of different molecular species of collagen in fibrous, elastic and hyaline cartilages of the pig. Biochem J 151(3):595–602

Eyre DR, Muir H (1977) Quantitative analysis of types I and II collagens in human intervertebral discs at various ages. Biochim Biophys Acta 492(1):29–42

Fairbank TJ (1948) Knee joint after meniscectomy. J Bone Joint Surg [Br] 30:664–670

Fehr P (1946) Die histologische Untersuchung des verletzten Meniskus nach topographischen Gesichtspunkten. Z Unfallmed Berufskr 39:5–17

Ferrer-Roca O, Vilalta C (1980) Lesions of the meniscus. Part I: Macroscopic and histologic findings. Clin Orthop 146:289–300

Ferrer-Roca O, Vilalta C (1980) Lesions of the meniscus. Part II: Horizontal cleavages and lateral cysts. Clin Orthop 146:301–307

Feuerbach V, Weiss HD, Rakow L, Karpf M, Primbs P, Zieglgänsberger F (1978) Die Korrelation histologischer Befunde bei degenerativen Meniskusveränderungen zum Arthrogramm – Eine vergleichende retrospektive Studie. Fortschr Roentgenstr 129(1):41–43

Fischer Ch (1969) Meniskusläsionen und ihre histologischen Befunde. Inaugural-Dissertation Leipzig

Fischer H (1975) Unfallverletzungen der Beine (Literaturübersicht). Z Allgemeinmed 53(11):531–542

Fischer H, Steiner R (1975) Zur Altersbestimmung posttraumatischer Veränderungen von Menisken und Stratum synoviale. Arch Orthop Unfallchir 83(1):57–61

Fischer H, Glogowski G, Ruckes J (1970) Histologische Untersuchungen zum Problem des traumatischen und degenerativen Meniskusschadens. Arch Orthop Unfallchir 68(1):28–41

Fischer V, Matzen K, Bruns H (1976) Arthroseauslösende Faktoren der Meniskusektomie. Z Orthop 114(4):735–737

Flynn M, Kelly JP (1976) Local excision of cyst of lateral meniscus of knee without recurrence. J Bone Joint Surg [Br] 58(1):88–89

Friedrich H (1930) Über Meniskusregeneration. Zentralbl Chir 57:2534–2538

Fujikawa K, Iseki F, Mikura Y (1981) Partial resection of the discoid meniscus in the child's knee. J Bone Joint Surg [Br] 63(3):391–395

Fuss H (1936) Zur Begutachtung von Meniskusschäden. Monatsschr Unfallheilkd 43:161–175

Fuss H (1948) Über spontane und traumatische Meniskusschäden. Langenbecks Arch Klin Chir 260:464–483

Gallo GA, Bryan RS (1968) Cysts of the semilunar cartilages of the knee. Am J Surg 116(1):65–68

Gantschev M (1971) Eine seltene „traumatische Quarte" des Kniegelenkes. Beitr Orthop Traumatol 18(7):419–422

Gardner RC (1970) Meniscal tears of the knee in the elderly. J Am Geriatr Soc 18(4):345–347

Gebhardt MC, Rosenthal RK (1979) Bilateral lateral discoid meniscus in identical twins. J Bone Joint Surg [Am] 61(7):1110–1111
Ghadially FN, Lalonde JM (1981) Intramatrical lipidic debris and calcified bodies in human semilunar cartilages. J Anat 132 (Pt 4):481–490
Ghadially FN, Thomas I, Yong N, Lalonde JM (1978) Ultrastructure of rabbit semilunar cartilages. J Anat 125(3):499–517
Ghadially FN, Dick CE, Lalonde JM (1980) Thickening of the nuclear fibrous lamina in injured human semilunar cartilages. J Anat 131 (Pt 4):717–722
Ghosh P, Ingman AM, Taylor TK (1975) Variations in collagen, non-collagenous proteins, and hexosamine im menisci derived from osteoarthritic and rheumatoid arthritic knee joints. J Rheumatol 2(1):100–107
Ghosh P, Taylor TK, Yarroll JM (1975) Genetic factors in the maturation of the canine intervertebral disc. Res Vet Sci 19(3):304–311
Gluhbegovic N (1977) Über die Bänder des lateralen Meniskus des Kamels. Verh Anat Ges 71 PT2:1397–1403
Gluhbegovic N, Lufti AH (1974) Über die Bänder des lateralen Meniskus des Affen (Cercopithecus aetiops). Verh Anat Ges 68:807–812
Goetjes H (1914) Über den Meniskus. Ergeb Chir 8:783–814
Goetz E, Rauschenbach HH (1973) Anhaltspunkte für die ärztliche Gutachtertätigkeit. Hrsg Bundesminister für Arbeit und Sozialordnung
Goldner RD, Kulund DN, McCue FC (1980) The blind side of the medical meniscus. Am J Sports Med 8(5):337–341
Good AE, Castor CW, Weatherbee L (1978) Pseudogout associated with meniscal cysts – Report of two patients. J Rheumatol 5(3):327–334
Graf U (1980) Zum Problem der Kniegelenkergüsse und Gonarthritiden im Wachstumsalter und bei jüngeren Erwachsenen. Schweiz Med Wochenschr 110(47):1771–1777
Graf U, Müller W (1980) Kniegelenk-Ergüsse und -Monarthritiden bei jüngeren Patienten. Med Klin 75(25):883–890
Grasshoff H (1973) Differentialdiagnose der Meniskusveränderungen im Kindesalter. Zentralbl Chir 98(16):602–603
Grepl J (1975) Zur Frage der arthrographischen Diagnose und der Erblichkeit der Scheibenmenisken. Radiol Diagn (Berl) 16(5):741–747
Greville NR (1964) Osteochondritis dissecans: Treatment by bone grafting. South Med J 57:886–893
Groh H (1943) Zur Meniskusverletzung oder Spontanlösung. Munch Med Wochenschr 90:631–632
Groh H (1954) Der Meniskusschaden des Kniegelenkes als Unfall- und Aufbruchsfolge. Enke, Stuttgart
Gudde P, Wagenknecht R (1973) Untersuchungsergebnisse bei 50 Patienten 10–12 Jahre nach der Innenmeniskusoperation bei gleichzeitig vorliegender Ruptur des vorderen Kreuzbandes. Z Orthop 111(4):369–372
Hagedorn KH (1967) Kongenitale Streckhemmung im linken Kniegelenk durch Scheibenmeniskus. Z Orthop 102(4):624–625
Hagemeyer FW (1956) Über das schnappende Knie und die Subluxation des Innen- und Außenmeniskus. Zentralbl Chir 81:650–664
Hainzl H (1958) Verletzungen und Schäden am Kniegelenk. Barth, Leipzig
Hall FM (1977) Arthrography of the discoid lateral meniscus. Am J Roentgenol 128:993–1002
Hall FM (1978) Buckled meniscus. Radiology 126(1):89–90
Hamberg P, Gillquist J, Lysholm J (1983) Suture of new and old peripheral meniscus tears. J Bone Joint Surg [Am] 65(2):193–197
Hamerman D (1970) Synovial joints: aspects of structure and function. In: Balasz EA (ed) Chemistry and molecular biology and the intercellular matrix, vol III. Academic Press, London New York, pp 1259–1277
Harris H (1934) Calcification and ossification in the semilunar cartilage. Lancet I:1114–1116
Hasenhüttl K (1967) Chondrocalcinosis. Arch Orthop Unfallchir 61(4):271–280
Hauser G (1959) Der Meniskusschaden. Inaugural-Dissertation Freiburg

Haveson SB, Rein BI (1970) Lateral discoid meniscus of the knee: arthrographic diagnosis. Am J Roentgenol Radium Ther Nucl Med 109(3):581–585

Heatley FW (1980) The meniscus – can it be repaired? An experimental investigation in rabbits. J Bone Joint Surg [Br] 62(3):397–402

Hehne HJ, Oelze C, Riede UN (1981) Morphometrische Analyse des Tibiakopfknorpels als Beitrag zum Arthroseproblem. Z Orthop 119(5):449–454

Hehne HJ, Riede UN, Hauschild G, Schlageter M (1981) Tibio-femorale Kontaktflächenmessungen nach experimentellen partiellen und subtotalen Meniskektomien. Z Orthop 119(1):54–59

Heimel R, Hatting W (1982) Die Ergebnisse der totalen Meniskektomie bei Bergleuten mit anerkannter Berufserkrankung. Eine vergleichende Langzeitstudie an 3021 Fällen. Unfallheilkunde 85(1):25–29

Heinlein H, Krause S (1953) Histologische und kolloidchemische Untersuchungen an Menisken. Arch Orthop Unfallchir 45:591–599

Heinold G (1965) Erfahrungen und Operationsergebnisse von 455 Meniskusschäden bei Bergleuten. Beitr Orthop Traumatol 12(7):418–423

Heipertz W (1972) Zur Frage Vordegeneration – Unfallzusammenhang. Z Orthop 110(6):770–773

Henry JH, Craven PR Jr (1981) Traumatic meniscal lesions in children. South Med J 74(11) 1336–1337

Henschen C (1929) Gefäßversorgung der Kniegelenkmenisken. Anatomisch-physiologische Eigenheiten des Bergländerknies. Schweiz Med Wochenschr 59:1366–1368

Henschen C (1929) Die mechanischen Arbeitsschäden des Kniegelenks und der Menisken in sportlicher, militärischer und beruflicher Betätigung durch Übernützung der statischen, der dynamischen und der Schwingungselastizität („Schwingungsrisse der Menisken"). Schweiz Med Wochenschr 59:1368–1381

Henschen C (1930) Mitteilung aus der Jahresversammlung der Schweiz. Gesellschaft für Chirurgie. Zentralbl Chir 57:814–817

Hess H (1975) Der degenerative Meniskusschaden der Berufsfußballspieler – Eine Berufskrankheit. Z Orthop 113(4), 669–672

Hoffa A (1904) Fibröse Hyperplasie des Fettkörpers. Dtsch Med Wochenschr 10:337–338

Hofmeister F (1973) Meniskusganglion als präarthrotische Deformität. Z Orthop 111(4):503

Holldack F (1938) Operationsbefunde und -ergebnisse bei Kniebinnenverletzungen. Zentralbl Chir 65:126–139

Holzhauser KP (1981) Berufskrankheiten. In: Marx HH (Hrsg) Medizinische Begutachtung. Thieme, Stuttgart New York, S 118–142

Horn CV (1973) Biochemical aspects of ageing of the meniscus. Proc R Soc Med 66:241

Hornuf H, Crasselt C (1975) Die Hoffa'sche Fettkörperhypertrophie als Solitärerkrankung und in Kombination mit der Meniskusläsion. Beitr Orthop Traumatol 22(12):686–691

Hoskins EO (1965) Meniscal and periarticular calcification in hyperparathyroidism. Br J Radiol 38:390–392

Howorth B (1964) Injuries of the menisci of the knee. Western J Surg 72:203–215

Hsieh HH, Walker PS (1976) Stabilizing mechanisms of the loaded and unloaded knee joint. J Bone Joint Surg [Am] 58(1):87–93

Hueck W (1920) Über das Mesenchym. Die Bedeutung seiner Entwicklung und seines Baues für die Pathologie. Beitr Pathol Anat 66:330–376

Husten K (1951) Die Auswertung des geweblichen Befundes bei Meniskusschäden des Knies. Verh Dtsch Ges Pathol 35:208–213

Husten K (1953) Der Meniskusschaden des Bergmanns. Verh Dtsch Ges Arbschutz 1:49–74

Inerot S, Heinegård D, Audell L, Olsson SE (1978) Articularcartilose proteoglycans in asing and osteoarthritis. Biochem J 169:143–156

Ingman AM, Ghosh P, Taylor TK (1974) Variation of collagenous and non-collagenous proteins of human knee joint menisci with age and degeneration. Gerontologia 20(4):212–223

Ishido B (1923) Über den Kniegelenksmeniskus. Virchows Arch [Pathol Anat] 244:429–438

Iwata H, Kaneko M, Kawai K, Kajino G, Nakagawa M (1980) Uptake of glycosaminoglycan polysulfate by articular and meniscus cartilage: a biochemical and autoradiographic investigation. Clin Orthop 153:265–272

Jarrett MO, Moore PR, Swanson AJ (1980) Assessment of gait using components of the ground reaction force vector. Med Biol Eng Comput 18(5):685–688

Jasin HE, Cooke TD (1978) The inflammatory role of immune complexes trapped in joint collagenous tissues. Clin Exp Immunol 33(3):416–424

Jaspers P, deLange A, Huiskes R, Rens TJ van (1980) The mechanical function of the meniscus, experiments on cadaveric pig knee-joints. Acta Orthop Belg 46(6):663–668

Jaster D, Bergmann KC (1970) Immunelektrophoretische Trennung von Proteinen der Synovia bei Meniskopathien. Beitr Orthop Traumatol 17(7):401–405

Jelaso DV (1975) The fascicles of the lateral meniscus: An anatomic-Arthrographic correlation. Radiology 114(2):335–339

Johnson RG, Simmons EH (1982) Discoid medical meniscus. Clin Orthop 167:176–179

Junqueira LCU, Cossermelli W, Brentani R (1978) Differential staining of collagens Type I, II and III bei sirus red and polarization microscopy. Arch Histol Jpn 41:267–274

Junqueira LCU, Montes GS, Sanchez EM (1982) The influence of tissue section thickness on the study of collagen by the picrosirius – polarization method. Histochemistry 74:153–156

Kahle W, Leonhardt H, Platzer W (1975) Taschenatlas der Anatomie. Thieme, Stuttgart

Kallius HU (1936) Meniskusverletzung und Unfall. Bruns Beitr Klin Chir 163:271–282

Kapandij JA (1965) Physiologie articulaire. Librairie Maloine SA Paris

Kaplan EB (1955) The embryology of the menisci of the knee joint. Bull Hosp Joint Dis 16:111

Kaplan EB (1957) Discoid lateral meniscus of the knee joint. J Bone Joint Surg [Am] 39:77–87

Karnahl HM (1979) Cysten der Kniekehle. Radiologe 19(6):230–233

Karube S, Shoji H (1982) Compositional changes of glycosaminoglycans of the human menisci with age and degenerative joint disease. Nippon Seikeigeka Gakkai Zasshi 56(1):51–57

Karumo I, Rehunen S, Naeveri H, Alho A (1977) Red and white muscle fibres in meniscectomy patients. Effects of postoperative physiotherapy. Ann Chir Gynaecol 66(3):164–169

Kaye JJ, Nance EP jr (1981) Meniscal abnormalities in knee arthrography. Radiol Clin North Am 19(2):277–286

Kempf FK (1967) Zur Problematik des Unfallzusammenhanges beim Meniskusschaden. Hefte Unfallheilkd 91:187–190

Kennedy JC, Fowler PJ (1971) Medial and anterior instability of the knee. An anatomical and clinical study using stress machines. J Bone Joint Surg [Am] 53(7):1257–1270

Kim JM, Moon MS (1979) Effect of synovectomy upon regeneration of meniscus in rabbits. Clin Orthop 141:287–294

Kimura C, Vainio K (1975) The pattern of meniscus damage in the rheumatoid arthritis. Arch Orthop Unfallchir 83(2):145–151

Kimura H, Tateishi H, Ziff M (1977) Surface ultrastructure of rheumatoid articular cartilage. Arthritis Rheum 20(5):1085–1094

Klein L, Dawson MH, Heiple KG (1977) Turnover of collagen in the adult rat after denervation. J Bone Joint Surg [Am] 59(8):1065–1067

Klein L, Player JS, Heiple KG, Bahniuk E, Goldberg VM (1982) Isotopic evidence for resorption of soft tissues and bone in immobilized dogs. J Bone Joint Surg [Am] 64(2):225–230

Klein W, Schultiz KP, Huth F (1979) Die „Plica-Krankheit" des Kniegelenks, Arthroskopische und histologische Befunde mit Ableitung von Therapievorschlägen. Dtsch Med Wochenschr 104(36):1261–1264

Kogan SM (1961) Zystische Degeneration des Meniskus des Kniegelenks. Orthop Trawm Protes 22:29–31

Kon M (1981) Cartilage formation from perichondrium in a weight-bearing joint. An experimental study. Eur Surg Res 13(5):387–396

König F (1938) Aussprache auf der XXIII. Tagung der Bayr Chir Vereinigung. Zentralbl Chir 65:2381

Konjetzny E (1916) Die Meniskusverletzung des Kniegelenkes. Munch Med Wochenschr 63:525–527

Könn G, Oellig WP (1980) Zur Morphologie und Beurteilung der Veränderungen an den Kniegelenkmenisken. Pathologe 1:206–213

Könn G, Rüther M (1976) Zur pathologischen Anatomie und Beurteilung der Meniskusschäden. Hefte Unfallheilkd 128:7–13

Körber K (1910) Die Meniskusverletzungen des Kniegelenkes. Dtsch Z Chir 106:184

Korkusuz Z (1965) Knochenbildungen im Meniskusgewebe des Kniegelenkes. Arch Orthop Unfallchir 58(4):323–330

Köstler J (1940) Experimentelle Versuche über Ernährungsstörungen der Menisken. Arch Klin Chir 199:49–61

Köstler J (1957) Deutung des Meniskusversagens des Menschen als Zivilisationsschaden anhand vergleichbarer Beobachtungen aus dem Tierreich. Bruns Beitr Klin Chir 195:350

Krauser K (1982) Untersuchungen zur Pathologie der Kniegelenksmenisken bei Hunden großwüchsiger Rassen. Zentralbl Veterinaermed [A] 29(7):511–527

Krauss K (1939) Beitrag zur normalen und pathologischen Anatomie des Kniegelenkszwischenknorpels. Zentralbl Pathol 73:193–196

Kroiss F (1910) Die Verletzungen der Kniegelenkszwischenknorpel und ihrer Verbindungen. Beitr Klin Chir 66:598–801

Krömer K (1955) Der verletzte Meniskus. Maudrich, Wien Bonn

Kullmann L, Szepesi K (1970) Über die Pathogenese der Meniskuszyste. Z Orthop 108(3):452–460

Kuner EH (1975) Ursachen, Formen und Begleitverletzungen der distalen Oberschenkelfraktur. Hefte Unfallheilkd 120:1–8

Kurosawa H, Fukubayashi T, Nakajima H (1980) Load-bearing mode of the knee joint: physical behavior of the knee joint with or without menisci. Clin Orthop 149:283–290

Kvist E, Kjaergaard E (1979) Vascular injury complicating meniscectomy. Report of a case. Acta Chir Scand 145(3):191–193

Kyselka R (1965) Zusammenhänge zwischen Meniskusdegeneration und sportbedingter Verletzung. Beitr Orthop Traumatol 12:735–736

Laarmann A (1960) Osteom des Kniegelenkmeniskus. Eine kleine Pathologie des Meniskusgewebes. Med Welt 25:1373–1376

Laarmann A (1965) Wandlungen von Begriff und Text bei Pressluftschäden, Meniskusschäden der Untertagearbeiter und Paratendinosen. Arch Orthop Unfallchir 58(1):18–33

Laarmann A (1965) Zusammenhangsbeurteilung von Meniskusschäden der Untertagearbeiter. Zentralbl Chir 90(25):963–967

Laarmann A (1970) Differentialdiagnosen der Berufskrankheit Meniskusschäden (Nr. 42). Arch Orthop Unfallchir 68(3):243–248

Laarmann A (1970) Ganglien der Kniegelenksmenisken und des benachbarten Gewebes. Untersuchung ihrer Bedeutung bei Beurteilung der Berufskrankheit Meniskusschäden. Arch Orthop Unfallchir 67(3):187–198

Laarmann A (1976) Gewebsregression als Berufskrankheit, Wesen, Kausalität und Begutachtung. Arch Orthop Unfallchir 84(3):261–268

Laarmann A (1977) Berufskrankheiten nach mechanischen Einwirkungen, 2. Auflage. Enke, Stuttgart

Lang FJ, Thurner J (1972) Pathologie der Gelenke. Meniskuserkrankungen. In: Kaufmann E, Staemmler H (Hrsg) Lehrbuch der speziellen pathologischen Anatomie, Band II, 4. Teil. de Gruyter, Berlin New York, S 2009–2025

Lehtonen A, Viljanto J, Kaerkkaeinen J (1967) The mucopolysaccharides of herniated human intervertebral discs and semilunar cartilages. Acta Chir Scand 133(4):303–306

Lenz W, Lenz G (1979) Tierexperimentelle Untersuchungen zur Meniskusdegeneration. Verh Dtsch Ges Pathol 63:697

Lenz W, Lenz G (1981) Licht- und elektronenmikroskopische Befunde bei frischeren Meniskusläsionen des Menschen. Verh Dtsch Ges Pathol 65:489

Lenz W, Lenz G, Klein W, Liebert UG (1982) Licht- und elektronenmikroskopische Befunde bei Chondrocalcinose der Menisken, Synovialmembran und Bandscheiben. Verh Dtsch Ges Pathol 66:523

Lereim P, Linde A, Goldie JF (1975) The presence of alkaline phosphatase in the subchondral bone of the medial tibial condyle in the normal state and in osteoarthritis and rheumatoid arthritis. Arch Orthop Unfallchir 83(2):181–185

Levine EF, Blazina MF (1966) Investigations of the lateral meniscus. Surg Forum 17:443

Lidge RT (1979) Meniscal derangement: unusual cases. Orthop Clin North Am 10(3):659–670

Lindblom K (1948) Arthrography of the knee. A roentgenographic and anatomical study. Act Radiol [Suppl] 74:1–112

Linde F (1930) Unfallzusammenhang bei Meniskusverletzung der Bergleute. Monatsschr Unfallheilkd 37:60–64

Linde F (1934) Kann die alte Anschauung von der stets unfallweisen Entstehung des Kniebandscheibenrisses gerettet werden? Med Klin 30:1556–1558

Linde F (1937) Kurswechsel in der gutachterlichen Beurteilung des Unfallzusammenhanges der Meniskusschädigung. Med Klin 33:1539–1542

Lindner J (1972) Altern des Bindegewebes. In: Holle G (Hrsg) Handbuch der Allgemeinen Pathologie, Bd VI/4: Altern. Springer, Berlin Heidelberg New York, S 245–368

Linzbach AJ (1944) Vergleich der dystrophischen Vorgänge am Knorpel und Arterien als Grundlage zum Verständnis der Arteriosklerose. Virchows Arch [Pathol Anat] 311:432–508

Löwe H, Zimmer P (1968) Beitrag zur Rearthrotomie des Kniegelenks mit kritischen Betrachtungen zur sogenannten doppelten Meniskusverletzung. Arch Orthop Unfallchir 63(4):336–353

Lutfi AM (1975) Morphological changes in the articular cartilage after meniscectomy. An experimental study in the monkey. J Bone Joint Surg [Br] 57(4):525–528

Magnus G (1934) Meniskusablösung. Monatsschr Unfallheilkd 41:340–341

Magnus G (1938) Unsere Stellung in der Meniskusfrage. Zentralbl Chir 65:2380–2381

Mandl F (1927) Zur Pathologie und Therapie der Zwischenknorpelerkrankungen des Kniegelenkes. Arch Klin Chir 146:149–214

Mandl F (1929) Kreuzbandersatz nach vorhergegangener Operation wegen Chondromalazie und Meniskusruptur. Zentralbl Chir 56:1527–1550

Mandl F (1929) Regeneration des menschlichen Kniegelenkszwischenknorpels. Zentralbl Chir 56:3265–3266

Mandl F (1932) Beobachtungen und Ergebnisse bei 400 Meniskusoperationen. Dtsch Ztschr Chir 237:603

Mang W, Karpf PM (1978) Zur Diagnostik und Therapie des Scheibenmeniskus. Fortschr Med 96(39):1993–1997

Marar BC, Orth MC, Pillay YK (1975) Chondromalacia of the patella in chinese. A postmortem study. J Bone Joint Surg [Am] 57(3):342–345

Mariani PP, Puddu G (1981) Meniscal ossicle. A case report. Am J Sports Med 9(6):392–393

Mark K von der, Mark H von der (1977) Immunological and biochemical studies of collagen type transition during in vitro chondrogenesis of chick limb mesodermal cells. J Cell Biol 73:736–747

Markolf KL, Mensch JS, Amstutz HC (1976) Stiffness and laxity of the knee – The contributions of the supporting structures. A quantitative in vitro study. J Bone Joint Surg [Am] 58(5):583–594

Marx HH (1981) Medizinische Begutachtung. Grundlagen und Praxis, 4. Aufl. Thieme, Stuttgart New York

Masshoff W, Schultz-Ehrenburg U (1974) Studien über die Natur der Meniskusganglien. Z Orthop 112(3): 369–382
Mathias K (1977) Klinische und arthrographische Aspekte der Poplitealcysten. Chirurg 48(6), 384–388
Mathias K, Diezemann E (1980) Alkaptonurische Ochronose – Seltene Ursache einer bilateralen Meniskopathie. Z Orthop 118(2): 270–273
Mayer G (1975) Arthrozellen bei Meniskusläsionen. Beitr Orthop Traumatol 22(12): 692–695
McAusland WR (1931) Derangements of the semilunar cartilages, bases on a study of 388 operative cases.
McCarty DJ Jr, Hogan JM, Gatter RA, Grossman M (1966) Studies on pathological calcifications in human cartilage. I. Prevalence and types of crystal deposits in the menisci of two hundred fifteen Cadavera. J Bone Joint Surg [Am] 48(2): 309–325
McDaniel WJ (1976) Isolated partial tear of the anterior cruciate ligament. Clin Orthop 115: 209–212
McNicol D, Roughley PJ (1980) Extraction and characterization of proteoglycan from human meniscus. Biochem J 185(3): 705–713
Meachim G (1976) Cartilage fibrillation on the laterial tibial plateau in Liverpool necropsies. J Anat 121(1): 97–106
Meachim G (1976) The state of knee meniscal fibrocartilage in Liverpool necropsies. J Pathol 119(3): 167–173
Merkel KH (1978) Struktur und Alterungsvorgänge der Oberfläche menschlicher Menisci. Eine komb. elektronenmikroskopische Untersuchung mit dem Transmissions- und Rasterelektronenmikroskop (TEM, REM). Verh Dtsch Ges Pathol 62: 482
Merkel KH (1980) The surface of human menisci and its aging alterations during age. A combined scanning and transmission electron microscopic examination (SEM, TEM). Arch Orthop Trauma Surg 97(3): 185–191
Meyer S, Willenegger H, Draenert K (1975) Klinische Ergebnisse mit der Meniskusnaht. Monatsschr Unfallheilkd 78(12): 564–571
Meyer-Brostel H (1931) Meniskusverkalkungen. Chirurg 3: 424–426
Minns RJ, Campbell J (1978) The mechanical testing of a sliding meniscus knee prosthesis. Clin Orthop 137: 268–275
Minor RR (1980) Collagen metabolism. Am J Pathol 98: 227–277
Mohr W, Hersener J, Wilke W, Weinland G, Beneke G (1974) Pseudogicht (Chondrokalzinose). Z Rheumatol 33(3): 107–129
Monn E (1964) Meniskruptur ikneleddet. Tidsskr Nor Laegeforen 84: 537–538
Moon NF (1968) Discold lateral meniscus. Rocky Mt Med J 65(9): 61–65
Moore KL, Drecoll EL (1980) Embryologie. Lehrbuch und Atlas der Entwicklungsgeschichte des Menschen. Schattauer, Stuttgart New York
Morasca L (1936) Contributo anatomico sull'esistenza della „meniscite". Arch Med Chir 78: 49–60
Morian R (1928) Über Binnenverletzungen des Kniegelenkes und deren operative Dauerresultate. Dtsch Z Chir 211: 318
Moshurchak EM, Ghadially FN (1978) A maturation change detected in the semilunar cartilages with the scanning electron microscope. J Anat 126(3): 605–618
Müller V (1965) Der bombierte Meniskus. Arch Orthop Unfallchir 58(2): 221–223
Müller W (1976) Die verschiedenen Typen von Meniskusläsionen und ihre Entstehungsmechanismen. Hefte Unfallheilkd 128: 39–50
Müller W (1976) Beitrag zur Frage der Entstehung von Meniskuszysten. Z Unfallmed Berufskr 69(3–4): 116–120
Müller W (1982) Das Knie. Springer, Berlin Heidelberg New York
Nauwald G (1975) Über die Häufigkeit von Kniegelenkserkrankungen in der orthopädisch-arbeits-medizinischen Betreuung von Werken der Schiffbauindustrie unter Berücksichtigung einiger arbeitsmedizinischer Aspekte. Z Aerztl Fortbild (Jena) 69(23): 1235–1241
Nicase H (1883) Zit nach Blanco et al.
Niinikoski J, Einola S (1977) Postoperative Synovial fluid. Metabolic response to meniscectomy or synovectomy. Acta Orthop Scand 48(2): 129–137

Noble J (1975) Congenital absence of the anterior cruciate ligament associated with a ring meniscus. J Bone Joint Surg [Am] 57(8):1165–1166
Noble J (1976) Clinical features of the degenerative meniscus with the results of meniscectomy. Br J Surg 62(12):977–981
Noble J, Erat K (1980) In defence of the meniscus. A prospective study of 200 meniscectomy patients. J Bone Joint Surg [Br] 62-B(1):7–11
Noble J, Hamblen DL (1975) The pathology of the degenerate meniscus lesion. J Bone Joint Surg [Br], 57(2):180–186
Norman A, Baker ND (1978) Spontaneous osteonecrosis of the knee and medial meniscal tears. Radiology 129(3):653–656
Noyes FR, Bassett RW, Grood ES, Butler DI (1980) Arthroscopy in acute traumatic hemarthrosis of the knee. Incidence of anterior cruciate tears and other injuries. J Bone Joint Surg [Am] 72(5):687–695
O'Connor BL (1976) The histological structure of dog knee menisci with comments on its possible significance. Am J Anat 147(4):407–417
O'Connor BL, McConnaughey JS (1978) The structure and innervation of cat knee menisci, and their relation to a sensory hypothesis of meniscal function. Am J Anat 163(3):431–442
Oellig WP, Rüther M (1981) Zur Morphologie und Beurteilung der Rißbeschädigung am Kniegelenksmeniskus. Unfallheilkunde 84(7):295–301
Oest O (1973) Röntgenologische Beinachsenbestimmung. Z Orthop 111:497–500
Oláh V, Papp T (1967) Unsere Meniskus-Ganglien-Fälle des Kniegelenks mit besonderer Berücksichtigung der Ätiologie des Krankheitsbildes. Beitr Orthop Traumatol 14(2):110–113
Palma AF de (1954) Diseases of the knee. Lippincott, Philadelphia London Montreal
Pavelka K, Farner C, Boeni A, Pylkkaenen PO (1969) Beitrag zur Frage der sekundären Chondrokalzinose. Z Rheumaforsch 28(7):270–280
Payr E (1936) Zur Meniskusfrage, Vor- und Nacherkrankung des Gelenks, Sportunfall, Berufsschadenfolge. Zentralbl Chir 16:976–980
Pedersen HE (1949) The ossicles in the semilunar cartilage in rodents. Anat Rec 105:1–14
Petersen H (1930) Die Organe des Skelettsystems. In: Möllendorf W v (Hrsg) Handbuch der mikroskopischen Anatomie des Menschen, Bd II 2. Springer, Berlin, S 521–536
Pfab B (1927) Zur Blutgefäßversorgung der Menisci und Kreuzbänder. Dtsch Z Chir 205:258–264
Pfab B (1928) Weitere experimentelle Studien zur Pathologie der Binnenverletzungen des Kniegelenkes. Dtsch Z Chir 211:339
Pfab B (1928) Zur Gefäßversorgung der Menisci. Zentralbl Chir 55:731
Pfeil E (1965) Untersuchungen über die Zugfestigkeit der Kniegelenksmeniski. Beitr Orthop Traumatol 12(10):668
Pfeil E (1966) Meniskusläsion und Alter. Z Orthop 102(2):308–309
Pfeil E (1966) Untersuchungen über die Zugfestigkeit der Kniegelenksmeniski. Beitr Orthop Traumatol 13(6):354–364
Pfeil E (1967) Der hypoplastische, hypermobile Meniskus. Beitr Orthop Traumatol 14(1):3–5
Piderman G (1971) Zur Gonarthrose des Sportlers (dargestellt am Modell der Meniskusschädigung). Schweiz Z Sportmed 19(2):133–149
Pliess G (1974) Bewegungsapparat. In: Doerr W (Hrsg) Organpathologie, Bd III. Thieme, Stuttgart, S 8-1, S 8-154
Popilka J (1958) Seltene Veränderungen am verletzten äußeren Meniskus des Knies. Zentralbl Chir 83:991
Powers JA (1979) Characteristic features of injuries in the knee in women. Clin Orthop 143:120–124
Price CT, Allen WC (1978) Ligament repair in the knee with preservation of the meniscus. J Bone Joint Surg [Am] 60(1):61–65
Prockop DJ, Kivirikko KI, Tuderman L, Guzman NA (1979) The biosynthesis of collagen and in disorders. N Engl J Med 301:77–85

Puhl W (1972) Die Mikromorphologie der Gelenkoberfläche – rasterelektronenmikroskopische Untersuchungen an normalen und pathologisch-veränderten Gelenkflächen. Habilitationsschrift Universität Heidelberg

Puhl W (1974) Die Mikromorphologie gesunder Gelenkoberflächen. Z Orthop 112:6–19

Radin EL (1973) Biomechanics of the knee joint. Its implications in the design of replacements. Orthop Clin North Am 4(2):539–546

Rahrig H (1963) Wie verläßlich sind die Symptome der Meniskusverletzung und des Meniskusschadens? Beitr Orthop Traumatol 10:132–136

Raine GE, Gonet LC (1972) Cysts of the menisci of the knee. Postgrad Med J 48(555):49–51

Raszeja F (1938) Untersuchungen über Entstehung und feineren Bau des Kniegelenksmeniskus. Bruns Beitr Klin Chir 167:371–387

Raszeja F (1938) Die degenerativen Veränderungen der Kniegelenksmenisken und ihre klinische Bedeutung. Bruns Klin Chir 167:388–413

Refior JH (1971) Altersabhängige Veränderungen mit Meniskusoberfläche – Untersuchungen mit dem Rasterelektronenmikroskop. Arch Orthop Unfallchir 71(4):316–323

Refior HJ, Fischer H (1974) Vergleichende mikrostrukturelle Untersuchungen zur Degeneration der Kniegelenksmenisken. Z Orthop 112(1):128–133

Regensburger K (1933) Die Meniskusschäden im Kniegelenk unter besonderer Berücksichtigung der Meniskusschäden der Bergleute. Arch Orthop Unfallchir 34:116–139

Reinbach W (1954) Die kollagenen Fibrillen in den Kniegelenksmenisken, die Ursachen ihrer Entstehung und Anordnung. Arch Orthop Unfallchir 46:485–498

Reiter R (1978) Die Meniskopathie am arthrotischen Kniegelenk. Wien Med Wochenschr 128(11):325–326

Resnick D, Goergen TG, Kaye JJ, Ghelman B, Woody PR (1976) Discoid medial meniscus. Radiology 121 (3 PT):575–576

Ricklin P (1976) Spätergebnisse nach Meniskektomie. Hefte Unfallheilkd 128:51–58

Ricklin P, Rüttmann A, Del Buono MS (1983) Meniscus lesions, 2. Auflage. Thieme, Stuttgart

Rickling P, Rüttmann A, Del Buono MS (1964) Die Meniskusläsion. Thieme, Stuttgart

Riede UN, Zinkernagel R, Rohr HP (1972) Goldphagozytose durch die Chondrozyten des Gelenkknorpels und der Menisci. Schweiz Med Wochenschr 102(17):614–617

Roick H (1979) Stellungnahme zur Veröffentlichung der Scheibenmeniskus von H-J Thiel und M Schmidt, Fortschr Roentgenstr 129:3 (1978). Fortschr Roentgenstr 131(1):97

Rommeswinkel FW (1937) Die Bedeutung des feingeweblichen Befundes für die Klärung der Frage des Unfallzusammenhanges bei Meniskusschaden. Inaugural-Dissertation Göttingen

Rondi L, Marty A (1975) Zur Problematik der Spätfolgen nach Meniskektomie. Helv Chir Acta 42(4):489–492

Rosen IE (1958) Unusual intrameniscal lunulae. Three case reports. J Bone Joint Surg [Am] 40:925–927

Rotter W (1949) Über die Bedeutung der Ernährungsstörung, insbesondere des Sauerstoffmangels für die Pathogenese der Gefäßwandveränderungen mit besonderer Berücksichtigung der „Endarteriitis obliterans" und der „Arteriosklerose". Beitr Pathol Anat 110:46–102

Roughley PJ, McNicol D, Santer V, Buckwalter J (1981) The presence of a cartilage-like proteoglycan in the adult human meniscus. Biochem J 197(1):77–83

Rupp N (1964) Pathologische Befunde an entfernten Menisken. Inaugural-Dissertation der Medizinischen Fakultät der Universität des Saarlandes

Saffar H, Beck W (1970) Der Scheibenmeniskus als Ursache jugendlicher Kniegelenksbeschwerden. Z Orthop 108(2):217–229

Schaer H (1938) Der Meniskusschaden. Thieme, Leipzig

Schäfer H (1982) Das Meniskusganglion. Früherkennung durch Ausmessung standardisierter Arthrogramme. Fortschr Roentgenstr 136(5):505–514

Schajowicz F (1937) Die Veränderungen der Synovialmembran bei Meniskusschäden. Dtsch Z Chir 249:694–705

Schallock G (1939) Untersuchungen zur Morphologie der Kniegelenksmenisci anhand von Messungen und histologischen Befunden. Virchows Arch 304:559–590

Schallock G (1942) Untersuchungen zur Pathogenese von Aufbrauchsveränderungen an den knorpeligen Anteilen des Kniegelenks. Fischer, Jena

Schareck W, Otto H (1982) Zur Latenzbeurteilung sekundär degenerativer Meniskusveränderungen nach Trauma. Pathologe 3:305–309

Schettler G, Ziai A (1972) Beitrag zum Meniskusschaden im Kindesalter. Z Orthop 110(4):443–449

Schilling H (1964) Das Verhalten von Meniskusresten und Ersatzgewebsbildungen. Ein klinisch-histologischer Beitrag. Monatsschr Unfallheilkd 67:63–74

Schilling H (1975) Der Meniskus, embryonal und funktionell betrachtet. Munch Med Wochenschr 117(23):977–980

Schilling H (1977) Gibt es eine Kausalität zwischen dem Bergmannsmeniskus (BK 42) und der Chondropathie der Kniescheibe? Hefte Unfallheilkd 129:324–327

Schilling H (1979) Das sogenannte Meniskusregenerat im Tierversuch. Hefte Unfallheilkd 138:315–319

Schilling H, Starke W (1980) Meniskuschirurgie. Indikation und gutachterliche Fragen. Munch Med Wochenschr 122(19):701–703

Schmidt MB (1935) Über die Zerreißung der Kniemenisken. Schweiz Med Wochenschr 65:180–184

Schmidt-Ramsin E, Plitz W (1981) Änderung der femoropatellaren Flächenlast nach operativer Verlagerung der Tuberositas tibiae. Z Orthop 119:840(!)

Schneider J (1969) Meniskusregenerate. J Unfall Berufskr 62(2):113–128

Schneider PG (1975) Meniskusschäden bei Berufsfußballspielern. Munch Med Wochenschr 117(5):153–156

Schneider PG (1975) Meniskusschäden bei Berufsfußballern. Z Orthop 113(4):666–668

Schramm W (1975) Zur Problematik der Begutachtung von Meniskusschäden bei Bergleuten. Hefte Unfallheilkd 121:266–267

Schreiber A, Dexel M, Dietschi C (1977) Spätresultate nach Meniskektomie. Z Unfallmed Berufskr 70(2):63–70

Schuldt DR, Wolfe RD (1980) Clinical and arthrographic findings in meniscal cysts. Radiology 134(1):49–52

Schulitz KP (1973) Meniskusverletzungen im Kindes- und Jugendalter. Nachuntersuchungsergebnisse nach Meniskektomien. Arch Orthop Unfallchir 76(3):195–204

Schulitz KP, Geldhäuser H (1973) Der Aufbrauchschaden am Kniegelenk nach Entfernung dysplastischer Menisken. Z Orthop 111(2):127–134

Schulte GA, Seegelken K (1974) Enchondrale Dysostose der Kniegelenke unter dem Bild einer Tibiakopfmeißelfraktur. Fortschr Geb Roentgenstr Nuklearmed 120(6):759–761

Schulte LA (1976) Discoid knee menisci in children. Arch Chir Neerl 28(2):115–122

Schuster G (1980) Verrenkungen im Kniegelenk. Fortschr Med 98(12):415–418

Schwarzkopf W, Ahlers J, Kirschner P (1981) Der knöcherne Ausriß des Ligamentum patellae im Bereich der Tuberositas tibiae. Z Orthop 119:832(!)

Seidlein H, Mehnert T (1982) Zu den Degenerationsformen des menschlichen Kniegelenkmeniskus. ZFA (Dresden) 37(2):93–99

Senst W (1974) Beitrag zur feingeweblichen Struktur der Band-Knochen-Verbindung. Zentralbl Chir 99(9):275–279

Sharrard WJ (1965) Pressure effects of the knee in kneeling miners. Ann Roy Coll Surg Eng 36:309–324

Shelton WR, Canale ST (1979) Fractures of the tibia through the proximal tibial epiphyseal cartilage. J Bone Joint Surg [Am] 61(2):167–173

Slany A (1942) Autoptische Reihenuntersuchungen an Kniegelenken mit besonderer Berücksichtigung der Meniskuspathologie. Arch Orthop Unfallchir 41:256–286

Slany A (1942) Die Bedeutung abnormer Belastung für die Pathologie der Kniegelenksknorpel. Chirurg 14:111–116

Smillie IS (1948) The congenital discoid meniscus. J Bone Joint Surg 30:671–682

Smillie IS (1968) The current pattern of the pathology of meniscus tears. Proc R Soc Med 61:10–11

Smillie IS (1970) Injuries of the knee joint, 4th edn. Churchill Livingstone, Edinburgh, pp 53–61
Smillie IS (1982) Lesions of the menisci in athletes. Acta Orthop Belg 48(3):510–512
Snellman O, Stenström RH (1960) Congenital discoid meniscus of the knee joint. Ann Paediatr Fenn 6:124–132
Solomon L (1982) The rheumatoid knee. In: Helfet AJ, Lippincott JB (eds) Disorders of the knee. Philadelphia, Toronto, pp 283–292
Sommer R (1929) Die Meniskusschäden im Kniegelenk. Ergeb Chir Orthop 22:387–430
Sonne-Holm S, Fledelius T, Ahn NC (1980) Results after meniscectomy in 147 athletes. Acta Orthop Scand 51(2):303–309
Sonnenschein A (1951) Die Evolution des Kniegelenkes innerhalb der Wirbeltiere. Acta Anat (Basel) 13:288
Sprague NF (1981) Arthroscopic debridement for degenerative knee joint disease. Clin Orthop 160:118–123
Springorum PW (1959) Meniskusläsionen bei Jugendlichen. Zentralbl Chir 84:1581–1587
Springorum PW (1960) Mehrfachläsionen bei Menisken. Zentralbl Chir 85:706–711
Springorum PW (1962) Formen des Meniskusrisses.
Springorum PW (1964) Der Begriff Meniskusverletzung. Z Orthop 98:169–177
Springorum PW (1968) Berufliche Meniskusschäden außerhalb des Bergbaus. Monatsschr Unfallheilkd 71:288–294
Springorum PW (1969) Der Einfluß der Arbeitsweise auf Meniskusschäden bei Bergleuten. Monatsschr Unfallheilkd 72(11):477–481
Springorum PW (1970) Die Ursache der Meniskuscysten. Zentralbl Chir 95(13):413–419
Stedtfeld F (1955) Echte Lipome des Meniskus. Arch Orthop Unfallchir 47:399–404
Steiger U (1974) Gelenkmanifestationen bei metabolischen Knochenkrankheiten. Verh Dtsch Ges Rheumatol 3(0):135–141
Steinmann F (1925) Aussprache auf der 49. Tagung der deutschen Gesellschaft für Chirurgie. Zentralbl Chir 52:1229–1230
Stener B (1969) Unusual ganglion cysts in the neighbourhood of the knee joint. A report of six cases – three with involvement of the peroneal nerve. Acta Orthop Scand 40(3):392–401
Stevens J, Whitefield GA (1966) Synovectomy of the knee in rheumatoid arthritis. Ann Rheum Dis 25:214
Stewart JP, Erskine CA (1979) An experimental analysis on injuries to the menisci of the knee joint. Int Orthop 3(1):9–12
Strasser H (1917) Lehrbuch der Muskel- und Gelenkmechanik. Springer, Berlin
Sussman MD, Ogle RC, Hubbard SL, Balian G (1983) Structure and biosynthesis of cartilage collagens. In: Hawkes S, Wang JL (eds) Extracellular matrix. Academic Press, London New York, pp 35–44
Suwandschieff N, Spinelli M (1976) Kniegelenkveränderungen aus radiologischer und histologischer Sicht. Fortschr Geb Roentgenstr Nuklearmed 124(6):581–584
Suzuki K, Izawa T, Eguro H (1970) Ossification of semilunar cartilage. Report of a case. J Jpn Orthop Assoc 44(6):467–473
Sweat F, Puchtler H, Rosenthal SI (1964) Sirius Red F3BA as a stain for connective tissue. Arch Pathol 78:69–72
Swett HA, Jaffe RB, Mciff EB (1975) Popliteal cysts: presentation as thrombophlebitis. Radiology 115(3):613–615
Symeonides PP, Ioannides G (1972) Ossicles in the knee menisci. Report of three cases. J Bone Joint Surg [Am] 54(6):1288–1292
Szirmi JA (1970) Structure of the intervertebral disc. In: Balasz EA (ed) Chemistry and molecular biology of the intercellular matrix, vol III. Academic Press, London New York, pp 1279–1308
Tarjányi J, Radochay L (1966) Meniskusverletzungen oder Degeneration des Meniskus. Beitr Orthop Traumatol 13(10):660–661
Tauber C, Heim M, Horoszowski H, Farine I (1979) Tear of the anterior cruciate ligament as a late complication of meniscectomy. Injury 10(3):223–224
Thiel HJ, Schmidt M (1978) Der Scheibenmeniskus. Fortschr Roentgenstr 129(3):346–349

Thiel HJ, Schmidt M (1979) Schlußwort zu der Stellungnahme von H. Roick. Fortschr Roentgenstr 131:97–98
Tischer W (1977) Kniegelenkverletzungen im Kindesalter. Zentralbl Chir 102(6):988–997
Tobler Th (1929) Makroskopische und histologische Befunde am Kniegelenksmeniskus in verschiedenen Lebensaltern. Schweiz Med Wochenschr 59:1359–1365
Tobler Th (1930) Mitteilung auf der Jahresversammlung der Schweizerischen Gesellschaft für Chirurgie. Zentralbl Chir 57:811
Tobler Th (1938) Die Bedeutung der Regenerationserscheinungen am verletzten Kniegelenksmeniskus für die Beurteilung des Alters der Verletzung. Helv Med Acta 5:931–946
Torisu T (1981) Neglected congenital permanent dislocation of the patella: a case report. Clin Orthop 155:136–140
Triendl E (1939) Untersuchungen über Kniegelenksmenisken von Bergbewohnern. Arch Klin Chir 195:372–397
Trillat A (1962) Lésions traumatiques du ménisque interne du genou. Classement anatomique et diagnostic clinique. Rev Chir Orthop 48:551–560
Turco A (1931) Sulla patologia del menisco. Ann Ital Chir 10:667–681
Ueno R (1973) Ergebnisse der Behandlung mit einem Mucopolysaccharidpolyschwefelsäureester bei der experimentellen Arthrose des Kniegelenks. Z Orthop 111(6):886–892
Ueno R (1976) Ergebnisse der intramuskulären Glykosaminoglykanpolysulfat-(GAGPS-)-Applikation bei der experimentellen Kniegelenkarthrose des Hundes. Z Orthop 114(1):108–112
Uezaki N, Kobayashi A, Matsushige K (1979) The viscoelastic properties of the human semilunar cartilage. J Biomech 12(1):65–73
Vahvanen V, Aalto K (1979) Meniscectomy in children. Acta Orthop Scand 59(6Pt2):791–795
Vanharanta H, Eronen I, Videman T (1982) Effect of ultrasound on glycosaminoglycan metabolism in the rabbit knee. Am J Phys Med 61(5):221–228
Varshneya AK, Agarwal BM (1977) A case of fibro-chondroma of the medial meniscus of the knee. J Orthop Traumatol 3:391–392
Viernstein K, Galli H (1964) Meniskusverletzung – Meniskusschaden. Z Orthop 98:177–182
Volbrecht (1898) Über umschriebene Binnenverletzungen des Kniegelenks. Beitr Klin Chir 21:216–283
Wagner HJ (1976) Die Kollagenfaserarchitektur der Menisken des menschlichen Kniegelenkes. Mit besonderer Beachtung des medialen Meniskus und seiner Verbindung mit dem medialen Bandapparat. Z Mikrosk Anat Forsch 90(2):302–324
Wagner W (1932) Meniskusverkalkungen. Zentralbl Chir 59:1197
Walcher K, Stürz H (1971) Führt Immobilisation und dosierte Druckbelastung eines Gelenkes im Tierversuch zum knöchernen Durchbau. Arch Orthop Unfallchir 71(3):216–247
Walcher K, Meister P, Lüdinghausen M von, Stürz H (1973) Druckbedingte Veränderungen der Menisci im Tierexperiment. Arch Orthop Unfallchir 76(1):65–77
Warren RF, Levy IM (1983) Meniscal lesions associated with anterior cruciate ligament injury. Clin Orthop 172:32–37
Watson-Jones R, Roberts RE (1934) Calcification, decalcification and ossification. Br J Surg 21:461–468
Weaver JB (1935) Ossification of the internal semilunar cartilage. J Bone Joint Surg 33:195–198
Weaver JB (1942) Calcification and ossification of the menisci. J Bone Joint Surg 24:873–879
Weber W, Weber E (1836) Mechanik der menschlichen Gehwerkzeuge. Dieterichsche Buchhandlung, Göttingen
Wegelius O, Klockars M, Vainio K (1970) Content of fibrocartilagenolytic enzymes and viscosity of homogenates of joint menisci in rheumatoid arthritis. Scand J Clin Lab Invest 25:41–52

Weiner B, Rosenberg N (1974) Discoid medial meniscus: association with bone changes in the tibia. A case report. J Bone Joint Surg [Am] 56(1):171–173
Weller S (1970) Meniskusverletzung und Meniskusschaden. Z Allgemeinmed 46(2):1077–1079
Werwath K (1928) Abnorme Kalkablagerungen innerhalb des Kniegelenkes, ein Beitrag zur Frage der primären „Meniscopathie". Fortschr Roentgenstr 37:169–171
Weseloh G, Lenz L, Weidlich W (1977) Enzymologische Untersuchungen in der Synovialflüssigkeit bei Gonarthrosen. Arch Orthop Unfallchir 88(2):217–223
Willenegger H, Müller J (1970) Ergebnisse und Technik der Meniskusnaht (Möglichkeiten der Meniskusnaht). Z Unfallmed Berufskr 63(1):30–33
Wirth CJ, Artmann M (1974) Verhalten der Roll-Gleit-Bewegung des belasteten Kniegelenkes bei Verlust und Ersatz des vorderen Kreuzbandes. Arch Orthop Unfallchir 78(4):356–361
Wirtz PD (1973) Discoid Menisci. J Iowa Med Soc 63(1):11–13
Wittek A (1927) Über Verletzungen der Kreuzbänder des Kniegelenkes. Dtsch Z Chir 200:491–515
Wittmoser R (1939) Zur Histologie des Kniegelenksmeniskus im ersten und zweiten Lebensjahrzehnt. Arch Orthop Unfallchir 39:96–129
Wladimirov B (1971) Blood supply of the semilunar cartilages in dog under various functional conditions. Anat Anz 129(5):551–561
Wladimirov B, Welisarov A (1974) Strukturveränderungen in den Menisken bei verschiedenen funktionalen Zuständen des Kniegelenkes bei Hunden. Anat Anz 135(4):327–340
Wollenberg GA (1931) Zur Differentialdiagnose der Meniskusverletzungen und Gelenkmäuse. Z Orthop 55:402–407
Wroblewski BM (1973) Trauma and the cystic meniscus: review of 500 cases. Injury 4(4):319–321
Wruhs O (1979) Arthroskopie bei Meniskusläsionen. In: Blauth W, Donner K (Hrsg) Arthroskopie des Kniegelenkes. Thieme, Stuttgrt, S 86–87
Zaman M, Leonard MA (1981) Meniscectomy in children: results in 59 knees. Injury 12(5):425–428
Zippel H (1964) Meniskusschäden und Meniskusverletzungen. Arch Orthop Unfallchir 56:236–247
Zippel H (1965) Zur Entstehung freier Körper im Kniegelenk. Zentralbl Chir 90:2457–2475
Zippel H (1966) Zur Biologie, Pathologie und Therapie des Scheibenmeniskus. Beitr Orthop Traumatol 13(10):665–667
Zippel H (1973) Meniskusverletzungen und -schäden. Barth, Leipzig
Zippel H (1973) Embryologie, Anatomie und Gelenkmechanik. In: Zippel H (Hrsg) Meniskusverletzungen und -schäden. Barth, Leipzig, S 15–49
Zippel H (1973) Meniskuszysten (Meniskusganglien). In: Meniskusverletzungen und -schäden. Barth, Leipzig, S 317–335
Zippel H (1974) Entwicklungsgeschichte und Fehlbildungen der Menisken des menschlichen Kniegelenks. Beitr Orthop Traumatol 21(12):747–754
Zippel H (1977) Meniskusverletzungen. Zentralbl Chir 102(15):924–934
Zivanović S (1974) Menisco-meniscal ligaments of the human knee joint. Anat Anz 135(1–2):35–42
Zobel K (1971) Bemerkungen zur Arbeit „Der Scheibenmeniskus als Ursache jugendlicher Kniegelenksbeschwerden. 2. Orthopädie 1970, 108, Bd 2, 217". Z Orthop 109(1):181–182
Züllig R, Kieser C, Gross D, Rüttimann A (1978) Resultate der Restmeniskektomie. Z Unfallmed Berufskr 71(4):222–237

B. Gelenkscheiben

Albu I, Bratucu L, Roth HK (1979) Vergleichend-morphologische Untersuchungen über die Struktur des Discus articularis des Kiefergelenkes. Rev Roum MEP/Ser Morphol 25/3:197–204

Bauer A, Gutowski A (1978) Gnathologie. Einführung in Theorie und Praxis. Quintessluz, Berlin Chicago Tokyo

Benninghoff A, Goerttler K (1960) Lehrbuch der Anatomie des Menschen. Urban und Schwarzenberg, München Berlin

Berg R, Meister R (1974) Lichtmikroskopische Untersuchungen über den Discus articularis des Kiefergelenks einiger Haussäugetiere unter besonderer Berücksichtigung seiner Resektion. I. Mitteilung. Hausschwein (Sus scrofa domesticus). Dtsch Zahn Kieferheilkd 62/1:12–17

Birke WP, Tillmann K (1974) Statistik der Kiefergelenkerkrankungen aus kieferchirurgischer Sicht. Stomatol DDR 24/10:683–688

Brown WA (1980) Internal derangement of the temporomandibular joint: Review of 214 patients following meniscectomy. Can J Surg 23/1:30–32

Campbell RL, Alexander JM (1983) Temporomandibular joint arthrography: negative pressure, nontomographic techniques. Oral Surg 55(2):121–126

Couly G (1980) Structure fonctionelle du condyle mandibulaire humain en croissance. Rev Stomatol Chir Maxillofac 81(3):152–163

Couly G, Hureau J, Vaillant JM (1975b) Le complexe dynamique du menisque temporomandibulaire. Rev Stomatol Chir Maxillofac 76(8):597–605

Couly G, Guilbert F, Cernea P, Bertrand JC (1976a) A propos de l'articulation temporomandibulaire du nouveau-ne les relations oto-meniscales. Rev Stomatol Chir Maxillofac 77(4):673–684

Deszczynska H, Deszczynski J (1978) Anatomy of the surface of the articular disk of the temporo-mandibular articulation in man, seen with the scanning microscope. Folia Morphol (Warsz) 37(2):129–134

Dihlmann W (1973) Gelenke – Wirbelverbindungen. In: Glauner R (Hrsg) Röntgen, Bd III. Thieme, Stuttgart

Dolwick ME, Katzberg RW, Helms CA, Bales DJ (1979) Arthrotomographic evaluation of the temporo-mandibular joint. J Oral Surg 37(11):793–799

Engelhardt JP (1981) Funktionsstörungen des Kiefergelenkes. In: Haunfelder D (Hrsg) Praxis der Zahnheilkunde, Bd 18. Urban und Schwarzenberg, München Wien Baltimore, S 1–31

Griffen CJ, Hawthorn R, Harris R (1975) Anatomy and histology of the human temporomandibular joint. Monogr Oral Sci 4(49):1–26

Hansen WC, Deshazo BW (1969) Silastic reconstruction of temporomandibular joint meniscus. Plast Reconstr Surg 43(4):388–391

Hansson T, Oberg T, Carlsson GE, Kopp S (1977) Thickness of the soft tissue layers and the articular disk in the temporomandibular joint. Acta Odontol Scand 35/2:77–83

Haunfelder D, Hupfauf L, Ketterl W, Schmuth G (1981) Praxis der Zahnheilkunde, Bd II. Urban und Schwarzenberg, München Wien Baltimore

Herring SW, Rowlatt UF, Pruzansky S (1979) Anatomical abnormalities in mandibulofacial dysostosis. Am J Med Genet 3/3:225–259

Jagger RG, Whittaker DK (1977) The surface structure of the human mandibular condyle in health and dissease. A scanning electron microscopic study. J Oral Rehabil 4/4:377–385

Kahle W, Leonhardt H, Platzer W (1975) Taschenatlas der Anatomie. Thieme, Stuttgart

Katzberg RW, Dolwick MF, Bales DJ, Helms CA (1979a) Arthrotomography of the temporomandibular joint: new technique and preliminary observations. Am J Roentgenol 132(6):949–955

Katzberg RW, Dolwick MF, Helms CA, Hopens T, Bales DJ, Coggs GC (1980b) Arthrotomography of the temporomandibular joint. Am J Roentgenol 134(5):995–1003

Katzberg RW, Keith DA, Guralnick WC, TenEick WR (1982d) Correlation of condylar

mobility and arthrotomography in patients with internal derangements of the temporomandibular joint. Oral Surg 54(6):622–627
Katzberg RW, Keith DA, Guralnick WC, Manzione JV, TenEick WR (1983c) Internal derangements and arthritis of the temporomandibular joint. Radiology 146:107–112
Katzberg RW, Keith DA, TenEick WR, Guralnick WC (1983e) Internal derangements of the temporomandibular joints: an assessment of condylar position in centric occlusion. J Prosthet Dent 49(2):250–254
Katzberg RW, Keith DA, Guralnick WC, TenEick WR (1983f) Correlation of condylar mobility and arthrotomography in patients with internal derangements of the temporomandibular joint. Oral Surg 54(6):622–627
Katzberg RW, Keith DA, TenEick WR, Guralnick WC (1983g) Internal derangements of the temporomandibular joint: an assessment of condylar position in centric occlusion. J Prosthet Dent 49(2):250–254
Kopp S (1978) Topographical distribution of sulfated glycosaminoglycans in the surface layers of the human temporomandibular joint. A histochemical study of an autopsy material. J Oral Pathol 7/5:283–294
Krüger E (1981) Lehrbuch der chirurgischen Zahn-, Mund- und Kieferheilkunde, Band 2. Quintessenz, Berlin Chicago Tokyo
Laskin DM (1978) Role of the meniscus in the etiology of posttraumatic temporomandibular joint ankylosis. Int J Oral Surg 7(4):340–345
Lunseth PA, Chapman KW, Frankel WH (1975) Surgical treatment of chronic dislocation of the sternoclavicular joint. J Bone Joint Surg [Br] 57/2:193–196
Mercuri LG, Campbell RL, Shamaskin RG (1982) Intra-articular meniscus dysfunction surgery. A preliminary report. Oral Surg 54(6):613–621
Niessen H (1934) Untersuchungen über die Zwischenknorpel der Gelenke. Arch Orthop Unfallchir 34:495–529
Palmer AK, Werner FW (1981) The triangular fibrocartilage complex of the wrist-anatomy and function. J Hand Surg 6(2):153–162
Pierce RO Jr (1979) Internal derangement of the sternoclavicular joint. Clin Orthop 141:247–250
Pinkert R (1974) Anatomische und histologische Untersuchungen an Kiefergelenkapparaten zur Differenzierung von Luxation, Subluxation und Diskusluxation. Zahn Mund Kieferheilkd 62/8:725–731
Pinkert R (1976) Zur Pathologie der Kiefergelenkluxation – Anatomische Studien an Kiefergelenkpräparaten. Zahn Mund Kieferheilkd 64(8):820–826
Schmid F (1978) Organische Kiefergelenkerkrankungen. In: Bauer A, Gutowski A (Hrsg) Gnathologie. Quintessenz, Berlin Chicago Tokyo
Schwenzer N, Grimm G (Hgb) (1981) Zahn-Mund-Kiefer-Heilkunde. Spezielle Chirurgie, Bd 2. Thieme, Stuttgart
Schulte W (1981) Kiefergelenkerkrankungen und Funktionsstörungen. In: Schwenzer N, Grimm G (Hrsg) Zahn-Mund-Kieferheilkunde. Spezielle Chirurgie, Bd II. Thieme, Stuttgart, S 119–196
Siegmund H (1937) Zur pathologischen Anatomie der Meniskus- und Bandscheibenveränderungen. Arch Orthop Unfallchir 37:368–391
Spahr J, Elzay RP, Kay S, Frable WJ (1982) Chondroblastoma of the temporomandibular joint arising from articular cartilage: A previously unreported presentation of an uncommon neoplasm. Oral Surg Oral Med Oral Pathol 54/4:430–435
Takisawa A, Ihara K, Jinguji Y (1982) Fibro-architectonics of human temporomandibular joint. Okajimas Folia Anat Jpn 59/2–3:141–166
Weisengreen HH (1975) Observation of the articular disc. Oral Surg Oral Med Oral Pathol 40/1:113–121
Yaillen DM, Shapiro PA, Luschei ES, Feldman GR (1979) Temporomandibular joint meniscectomy: Effects of joint structure and masticatory function in Macaca fascicularis. J Maxillofac Surg 7/4:255–264
Yood RA, Goldenberg DL (1980) Sternoclavicular joint arthritis. Arthritis Rheum 23/2:232–239

3. Kapitel: Wirbelsäulengelenke

A. Mißbildungen der Wirbelsäule unter besonderer Berücksichtigung der Zwischenwirbelscheiben und Wirbelbogengelenke

G. TÖNDURY

Mit 41 Abbildungen

I. Einleitung

Die kongenitalen Mißbildungen der Wirbelsäule umfassen eine Vielfalt von Defekten, die schon häufig zusammenfassend dargestellt und nach verschiedenen Gesichtspunkten klassifiziert wurden. Da die Wirbelsäule ein für den Anatomen schwer zugängliches Organ ist, ist es verständlich, daß sich besonders Röntgenologen und Orthopäden bemüht haben, in dieser Vielfalt Ordnung zu schaffen und die kongenitalen Defekte nach Kriterien der röntgenographischen Morphologie einzuteilen. Eine ausgedehnte, kaum mehr übersehbare Literatur, darunter zahllose Publikationen von Einzelbeobachtungen liegen vor, indes Fragen nach dem Ursprung und der Entwicklung der kongenitalen Defekte bisher unsicher und ungelöst geblieben sind. Jede Beschreibung enthält zwar eine Hypothese über ihre formale und kausale Genese. Diese bleibt aber Spekulation, da bis heute nur ganz ausnahmsweise typische, immer wiederkehrende Mißbildungen in statu nascendi erfaßt wurden. Aus diesem Grunde müssen für die Erklärung ihrer Genese die Ergebnisse der experimentellen Embryologie und ganz besonders der Säugetiergenetik herangezogen werden. Diese haben in den vergangenen Jahren viel zum Verständnis beigetragen und gezeigt, daß die Wirbelsäule wie jedes andere Organ im Verlaufe der Ontogenese Phasen besonders hoher Empfindlichkeit durchläuft, die durch endogene und exogene Faktoren leicht gestört werden können. Es ist selbstverständlich, daß die Kenntnis der normalen Entwicklung der Wirbelsäule und ihres zeitlichen Ablaufes Voraussetzung für das Verständnis jeglichen Geschehens ist. Aus diesem Grund wollen wir in diesem Beitrag nicht von der Mißbildung, sondern von der normalen Entwicklung ausgehen und unter Heranziehung der experimentellen Ergebnisse versuchen, einen Einblick in die Pathogenese der wichtigsten Mißbildungsformen zu gewinnen.

Die freie, auf dem Becken aufgebaute Wirbelsäule besteht aus 24 knöchernen Wirbeln, die durch die Wirbelbogengelenke und 23 Zwischenwirbelscheiben beweglich miteinander verbunden sind. JUNGHANNS hat für die im gegliederten Aufbau der Wirbelsäule segmental angeordneten Bewegungsräume zwischen den

Wirbelknochen die Bezeichnung „*Bewegungssegmente*" geprägt. Bei diesen handelt es sich um bauliche und funktionelle Einheiten, in welchen die Zwischenwirbelscheiben, vorderes und hinteres Längsband, die Wirbelbogengelenke und die Ligg. flava zusammenwirken. Dazu gehören auch die im gleichen Segment liegenden Teile des Wirbelkanals und die Räume zwischen den Dorn- und Querfortsätzen. Außerdem müssen die zahlreichen Bänder zwischen den einzelnen Wirbelbogenfortsätzen und entsprechende Teile des M. erector spinae dazu gerechnet werden. Die einzelnen Aufbauelemente eines Bewegungssegmentes beeinflussen sich gegenseitig und sind aufeinander abgestimmt. Schädigungen, die ein Bewegungssegment an irgend einer Stelle treffen, wirken sich immer auf das ganze Segment aus und ziehen sofort die Nachbarsegmente in Mitleidenschaft. Es gibt keine die Funktion der Zwischenwirbelscheibe beeinträchtigende Störung, die nicht zugleich die Wirbelbogengelenke in mehr oder weniger erkennbarem Maße in Mitleidenschaft zöge. In der ungestörten Funktion der Zwischenwirbelscheibe und der Wirbelbogengelenke liegt eine der wesentlichen Faktoren für die mechanische Leistungsfähigkeit des Bewegungssegmentes.

II. Normale Entwicklung der Wirbelsäule

Die Ausgangssituation ist bei allen Wirbeltierembryonen mit Einschluß der Säugetiere und des Menschen dieselbe. Abb. 1 zeigt einen Frontalschnitt durch die Anlage des Rumpfes eines menschlichen Embryos von etwa 4 mm. Das Nervenrohr ist geschlossen und wird von der *Chorda dorsalis* unterlagert und von den Somiten (Ursegmente) flankiert. Diese haben sich von den Ursegmentstielen gelöst und zeigen die ersten Zeichen ihrer Auflösung. Zellen aus der ventromedialen Lamelle (Sklerotomdivertikel) der Somiten sind z.T. ausgeschwärmt und haben sich um Nervenrohr und Chorda anzusammeln begonnen.

Die *Chorda dorsalis* gehört wie das Nervenrohr, die Aorta und der Darm bei allen Wirbeltierembryonen zu den primitiven Achsenorganen. Bei niederen Wirbeltierembryonen ist sie ein drehrunder Stab, der das primitive Achsenskelett bildet, sich durch den ganzen embryonalen Körper erstreckt und aus Zellen besteht, die von einer kräftigen, unelastischen Scheide aus kollagenen Fasern zusammengehalten werden. Auf dem Höhepunkt ihrer Entwicklung haben die kugeligen Chordazellen Eigenschaften von mikroskopisch kleinen Wasserkissen, die deformierbar, aber inkompressibel sind. Unter ihrem Druck wird die unelastische Scheide gespannt und die Chorda vermag sich zu strecken. Bei höheren Wirbeltier- und menschlichen Embryonen verliert die Chorda ihre Bedeutung als Stützorgan, da die axiale Stütze von den Wirbeln gebildet wird. Sie hat ein kleines Kaliber, ihre radiär gestellten Zellen werden von einer sehr zarten eosinophilen Scheide zusammengehalten.

Die Chorda ist aber mehr als nur eine phylogenetische Reminiszenz. Sie erfüllt eine wichtige und unentbehrliche, entwicklungsphysiologische Funktion. Mikrochirurgische Eingriffe an Hühnerembryonen haben ergeben, daß die metamere Gliederung der dorsalen Teile des mittleren Keimblattes in Somiten unter ihrer Kontrolle steht. Nur dort, wo ein normaler Chordastab vorhanden ist,

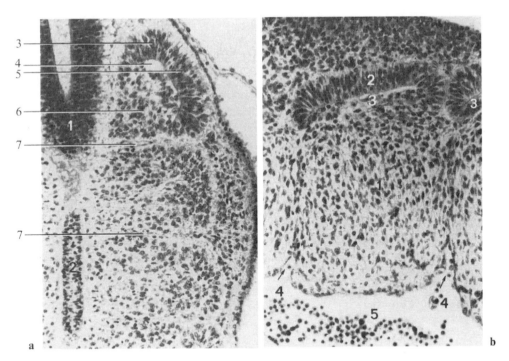

Abb. 1a. Frontalschnitt durch die Rumpfanlage eines menschlichen Embryos von 4 mm. Beachte die Anschnitte des Nervenrohres und der Chorda sowie von drei Somiten mit in Auswanderung begriffenen Sklerotomzellen (vgl. auch Text). *1* Nervenrohr; *2* Chorda; *3* obere Somitenkante; *4* Myocoel; *5* Dermatom; *6* in Auswanderung begriffene Sklerotomzellen; *7* Vasa intersegmentalia. **b** Ausschnitt eines Frontalschnittes durch die Rückenregion eines menschlichen Embryos von 5 mm (vgl. Text). *1* imaginäres Segment aus Mesenchymzellen (Sklerotom); *2* Dermatom; *3* in Ausbildung begriffenes Myotom; *4* Vv. intersegmentales; *5* V. cardinalis posterior

kommt es in der Rückenregion des Embryos zur Aussonderung von Somiten. Fehlt die Chorda an einzelnen Stellen der Rumpfanlage, dann verschmelzen die Mesodermflügel ventral vom Nervenrohr zu einer unpaaren Platte. Das hat unweigerlich tiefgreifende Störungen der Wirbelsäulenentwicklung zur Folge, denn die Chorda bildet die Sammellinie für die aus den Somiten ausschwärmenden das Wirbelsäulenblastem bildenden Mesenchymzellen, die auch in vitro eine starke Anschmiegungstendenz an die Chorda zeigen.

Die *Somiten* (Ursegmente) entstehen durch metamere Gliederung des paraxialen Mesoderms. Beim Menschen werden 42–44 Somiten angelegt, von welchen die ersten Ende der 3. Woche post ovulationem erscheinen. Ihre Bildung schreitet in kranio-kaudaler Richtung fort und findet ihren Abschluß in der 5. Woche. Es sind aber nie alle Somiten gleichzeitig zu sehen, da die vorderen verschwinden, während sich hinten noch weitere Somiten bilden. Die vordersten 4–5 werden in die Bildung des Okziput einbezogen, die hintersten 3–4 Somiten mit der Schwanzanlage zurückgebildet. 32–34 Somiten bleiben erhalten und liefern unter anderem das gesamte Zellmaterial für die Entwicklung der Wirbelsäule und der genuinen Rückenmuskulatur.

Jeder im Querschnitt etwa dreieckige, aus dicht gepackten epitheloiden Zellen zusammengesetzte Somit besteht aus einer lateralen und einer medialen Lamelle, die an den Somitenkanten ineinander übergehen und eine kleine Lichtung, das *Myocoel,* einschließen (Abb. 1a). Die laterale Lamelle liefert die bindegewebigen Elemente der Haut und wird deshalb als *Dermatom* bezeichnet. Die Zellen der Somitenkanten wachsen zu parallel der Chorda ausgerichteten Myoblasten aus, die sich aneinander legen und die *Myotome* bilden (Abb. 1b, 2b). Die mediale Lamelle, das *Sklerotom,* löst sich frühzeitig auf; die frei werdenden Zellen breiten sich in dem von einer Matrix gefüllten Spaltraum um Nervenrohr und Chorda aus und bilden eine *nicht segmentierte* Mesenchymansammlung, in der die ursprünglichen Segmentgrenzen seitlich durch die Intersegmentalgefäße und an der Basis durch die noch epithelialen Dermatomyotome markiert sind (Abb. 1b). Dieses Blastem ist nicht einheitlich gebaut, sondern besteht aus einer dichten, paraxialen (lateralen) und einer lockeren, axialen (medialen) Zone (Abb. 2a), deren Entwicklung isoliert betrachtet werden muß.

Im *Mesenchym der paraxialen Zone* erscheinen bei Embryonen von 5–6 mm SSL[1] feine Spalten, welche die als Sklerotome bezeichneten imaginären Segmente in eine kraniale und eine kaudale Hälfte (kranialer und kaudaler Sklerotomit) unterteilen (Abb. 2b). Diese als Sklerotom- oder Intervertebralfissuren bezeichneten Spalten liegen in der Mitte zwischen zwei Intersegmentalgefäßen; sie greifen nicht auf die axiale Zone über, erreichen also nie die Chorda und verschwinden rasch wieder spurlos. Das Mesenchym in den kaudalen Sklerotomiten verdichtet sich, so daß diese in gefärbten Schnitten dunkler erscheinen als die lockerer und unregelmäßig gebauten kranialen Sklerotomiten, ein Unterschied, der auf Parasagittalschnitten besonders deutlich ist. In Abb. 3a sind außer den beiden Sklerotomiten und den Sklerotomfissuren einige Spinalganglienanschnitte zu sehen, deren ventral wachsende Nervenfasern in die kranialen Sklerotomiten eingedrungen sind. Abb. 3b zeigt die Situation auf einem Frontalschnitt durch die hintere Körperregion eines etwas älteren Embryos (7 mm SSL), bei welchem die kranialen Sklerotomhälften ganz von den Nervenfasern eingenommen sind, d.h. die aus den Ganglien ventral wachsenden Nervenfasern der Radix dorsalis, aber auch diejenigen der Radix ventralis durchsetzen die kranialen Sklerotomiten. Das Mesenchym wird auseinandergedrängt und liefert das lockere, stark vaskularisierte perinervale Bindegewebe. *Die kranialen Sklerotomiten beteiligen sich also nicht an der Wirbelbildung.*

Die kaudalen, verdichteten Sklerotomiten liefern die Anlagen der Wirbelbögen, Wirbelbogenwurzeln und der Rippen bzw. Rippenrudimente (Abb. 4a): Die *Processus neurales* (dorsales) beider Seiten umwachsen das Nervenrohr und treffen sich in der dorsalen Mitte zur Bildung der Wirbelbögen. Die *Processus mediales* (Chordafortsätze) schieben sich langsam medial in die axiale Zone und nähern sich der Chorda, während die *Processus costarii* (ventrales), die an allen Wirbeln angelegt werden, nur im Brustbereich zu selbständigen und unabhängigen Skeletteilen auswachsen. In der Hals-, Lenden- und Sakralregion bleiben sie rudimentär und verschmelzen früh mit den Wirbeln.

Im lockeren, nicht segmentierten *axialen Mesenchym* beginnt die Differenzierung mit zeitlicher Verzögerung. Mesenchymzellen sammeln sich um die Chorda

---

[1] SSL = Scheitel-Steiß-Länge

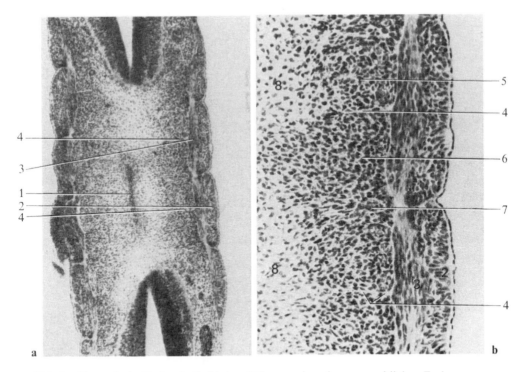

Abb. 2a. Frontalschnitt durch die hintere Körperregion eines menschlichen Embryos von 5,5 mm. Eingeleitete Differenzierung des Wirbelsäulenblastems. Beachte die unterschiedliche Struktur des paraxialen (lateralen) und des axialen (medialen) Mesenchyms. *1* Chorda; *2* Dermatom; *3* Myotom; *4* Sklerotomfissur. **b** Ausschnitt aus Abbildung 2a bei stärkerer Vergrößerung. Beachte die feine Sklerotomfissur in Höhe der Mitte des Myotoms, die sich am Übergang in das axiale Mesenchym verliert. *2* Dermatom; *3* Myotom; *4* Sklerotomfissur; *5* kranialer Sklerotomit; *6* kaudaler Sklerotomit; *7* Schnitt durch A. intersegmentalis; *8* axiales, lockeres Mesenchym

und bilden die konzentrisch gebaute, ebenfalls unsegmentierte *Perichordalröhre* (Abb. 4a, b). Das erste Zeichen einer Gliederung sind die Processus mediales der paraxialen Verdichtungszonen, die von beiden Seiten her keilförmig in die axiale Zone eindringen und schließlich mit der Perichordalröhre verschmelzen (Abb. 4a, b). Unmittelbar kranial von diesen einstrahlenden Fortsätzen erscheinen die Anlagen der Zwischenwirbelscheiben. Das zwischen diesen gelegene Mesenchym bleibt locker und liefert die Wirbelkörper (Abb. 4b). Die aus den Processus mediales hervorgehenden Wirbelbogenwurzeln gewinnen Anschluß an die kranialen Teile der sich bildenden Wirbelkörper.

Nach diesem Konzept der embryonalen Entwicklung der Wirbelsäule (vgl. auch VERBOUT 1976, 1981) *entstehen alle Teile der Wirbelsäule von Anfang an am endgültigen Ort,* während es nach der klassischen Beschreibung, die in den meisten Lehrbüchern der Embryologie gefunden wird, zu einer „Neugliederung" des Wirbelsäulenblastems kommt und zwar derart, daß sich die Wirbelkörperanlagen, bezogen auf die segmental angeordneten Myotome, um ein halbes Segment kaudal verschieben. Nach dieser Darstellung entstehen die Wirbelkörper aus der Verschmelzung der kaudalen, verdichteten mit den kranialen lockeren

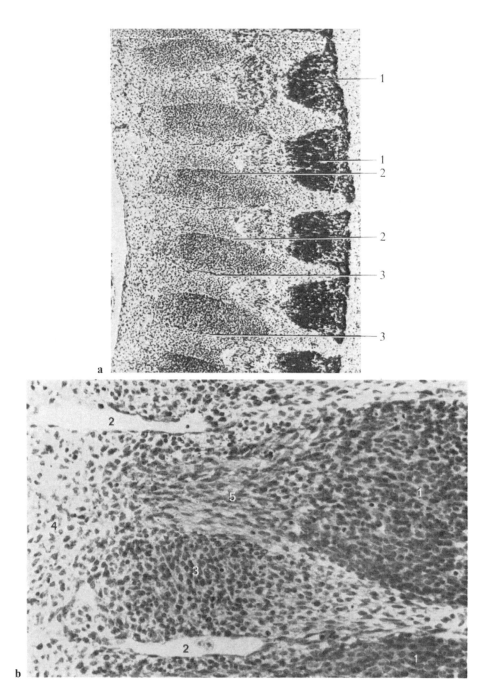

Abb. 3a. Parasagittalschnitt durch die Brustregion eines menschlichen Embryos von 6 mm. Rechts im Bild: Anlagen von Spinalganglien. Die Sklerotome werden durch die Sklerotomfissur in eine kraniale, helle und eine kaudale, dunkle Hälfte (Sklerotomite) zerlegt. Beachte die Aa. intersegmentales und die in die kranialen Sklerotomiten vorwachsenden Nervenfasern. *1* Spinalganglien mit abgehenden Nervenfasern; *2* Sklerotomfissur; *3* Intersegmentalarterie. **b** Dasselbe wie in Abb. 3a im Frontalschnitt bei einem Embryo von ca. 7 mm. Beachte das Spinalganglion und das Nervenfaserbündel, das den ganzen kranialen Sklerotomiten einnimmt. *1* Spinalganglion; *2* Vv. intersegmentales; *3* kaudaler Sklerotomit; *4* axiales, lockeres Mesenchym; *5* Nervenfaserbündel

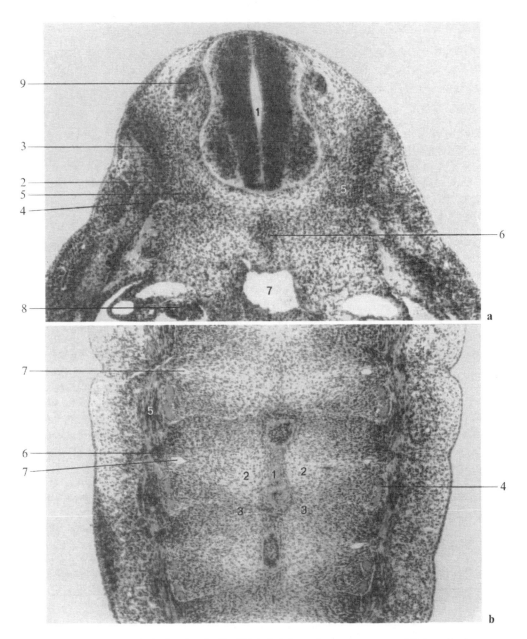

Abb. 4a. Transversalschnitt durch die Wirbelsäulenanlage eines menschlichen Embryos von 7 mm. Beachte die Keilform der kaudalen Sklerotomiten, die in das axiale Mesenchym hineinreichen. *1* Nervenrohr; *2* kaudaler Sklerotomit mit *3* Processus neuralis (*dorsalis*), *4* Processus costarius (*ventralis*); *5* Processus medialis (Chordafortsatz); *6* Chorda mit tangential angeschnittener Perichordalröhre; *7* Aorta; *8* Vornierenanlage; *9* Anschnitt eines Spinalganglions. **b** Frontalschnitt durch die hintere Rumpfregion eines menschlichen Embryos von 9 mm mit in voller Differenzierung begriffenem axialem Blastem. Beachte die Ansätze der Myotome an den sich bildenden Wirbelbögen. *1* Chorda mit Perichordalröhre; *2* Wirbelkörperanlage; *3* Anlage einer Zwischenwirbelscheibe; *4* Nervenfaserbündel; *5* Myotom; *6* Anlage eines Wirbelbogens; *7* Intersegmentalgefäße

Sklerotomhälften der nächst folgenden Segmente. Die Sklerotomfissuren bilden die Grenzen zwischen zwei aufeinanderfolgenden Wirbelkörperanlagen, die Zwischenwirbelscheiben werden als Derivate des die Sklerotomfissuren begrenzenden Mesenchyms angesehen, das die Fissuren überbrückt.

Diese auf REMAK (1855) und von EBNER (1889) zurückgehende Beschreibung unterscheidet nicht zwischen den Vorgängen in der paraxialen und der axialen Zone. Daß aber eine solche Unterscheidung gemacht werden muß, zeigen die Abbildungen 2–4 und experimentelle Eingriffe: Werden z. B. die dorsalen Teile des Nervenrohres beim Hühnerembryo entfernt, bevor sich die Zellen der Neuralleiste abgegliedert haben, dann fehlen den Keimlingen die Spinalganglien und die dorsalen Wurzeln im Operationsfeld. Es bilden sich aber auch keine segmentierten Wirbelbögen, sondern nur über mehrere Segmente ausgedehnte kontinuierliche Knorpelplatten bei ungestörter Entwicklung der Wirbelkörper. Offenbar entstehen die mesenchymalen Verdichtungszonen im lateralen Anlagebereich des Wirbelsäulenblastems in Abhängigkeit vom Bestand normaler Spinalganglienanlagen. Diese Annahme bestätigen Experimente von HOLTZER und DETWILER (1953), die Teile der Nervenrohranlage zusammen mit der Neuralleiste ohne Rücksicht auf die Sequenz der Sklerotome in die Myotome implantierten. Postoperativ entwickelten sich um das Implantat in Verbindung mit regelrecht geordneten Spinalganglien reguläre Wirbelbögen. Kaudal und kranial vom Implantat bildeten sich auf einer Strecke von bis zu 200 µm in Abwesenheit von Neuralrohr und Ganglien nur amorphe Knorpelansammlungen.

Schließlich noch ein Wort zu den Sklerotomfissuren, die erstmals von VON EBNER beschrieben wurden und in der klassischen Darstellung der Wirbelsäulenentwicklung eine so große Rolle spielen. BAUR (1969), VERBOUT (1976) und CHRIST (1982) zweifeln an ihrer Existenz. Ich habe sie in allen untersuchten Schnittserien als Grenzspalte zwischen Arealen verschiedener Zelldichte gefunden. Im lockeren, homogenen Mesenchym der axialen Zone kommt sie nicht vor. Entgegen meiner früheren Auffassung (TÖNDURY 1958) betrachte ich sie heute als post fixationem entstandenes Kunstprodukt. Im übrigen schreibt VON EBNER Seite 208 seiner Arbeit (1889): „... ich fand sie ... an Frontalschnitten von Eidechsen-, Hühner-, Mäuse- und Fledermausembryonen. Am besten war sie sichtbar an Präparaten, die mit FLEMMINGS Gemisch behandelt wurden; schlecht oder gar nicht sichtbar war sie in Präparaten aus MÜLLERscher Flüssigkeit".

Bei Embryonen von 11–12 mm SSL beginnt die Verknorpelung der mesenchymalen Wirbel (Abb. 5), die bei Embryonen von 16–18 mm SSL abgeschlossen ist. Wenig später werden die direkt um die Chorda gelegenen Zellen blasig und umhüllen sich mit vermehrter Knorpelsubstanz. So kommt es zu einer zentralen Gewebsaufhellung in den Wirbelkörperanlagen, der Anlage eines unpaaren, perichordalen Knorpelkernes. Mit seinem Auftreten beginnt eine *Umformung der Chorda,* die im Vorknorpelstadium noch als ununterbrochener Stab die ganze Wirbelsäule durchsetzt (Abb. 15). Die bläschenförmigen Zellen werden unter dem Druck der sich bildenden, großblasigen Knorpelkerne aus den Wirbelkörpern in die Zwischenwirbelscheiben gepreßt, wo sie die *Chordasegmente* bilden (Abb. 16). Diese liegen als kleine, kompakte Zellhaufen etwas exzentrisch in den Zwischenwirbelscheiben und werden bald durch interzelluläre Vakuolen,

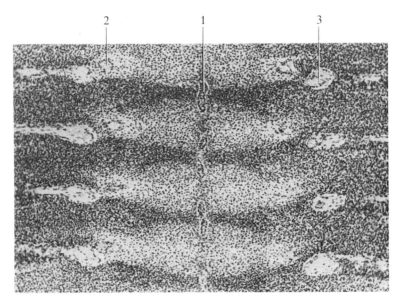

Abb. 5. Frontaler Ausschnitt aus der Anlage der Brustwirbelsäule eines Embryos von 12 mm. In der Mitte ist die Chorda angeschnitten *1*. Die dichten Bandscheibenblasteme werden lateral breiter und gehen ohne Unterbruch in die Rippenanlagen über. – *2* Intersegmentalarterie, *3* Interkostalnerv

die sich mit Schleim füllen und sich rasch vergrößern, aufgelockert. In den Wirbelkörpern bleibt die leere *Chordascheide* bis über die Geburt hinaus nachweisbar. Die Chordasegmente sind die Platzhalter der späteren Gallertkerne; unter ihrem Einfluß vollzieht sich die Differenzierung des fibrösen Bandscheibengewebes.

Der *Verknöcherungsprozeß* beginnt bei Embryonen von 50–70 mm SSL mit der Verkalkung des zenralen, unpaaren Knorpelkernes in den Wirbelkörpern und der exzentrisch gelegenen Knorpelkerne in den Wirbelbögen (s. S.966).

III. Entwicklungsphysiologische Grundlagen der Mißbildungen der Wirbelsäule

Die beschriebenen Vorgänge, die sich im Verlaufe der 4. bis 6. Woche post conceptionem abspielen, sind von entscheidender Bedeutung für die Entwicklung einer normal gegliederten Wirbelsäule. Mikrochirurgische Eingriffe an Amphibien- und Hühnerembryonen haben gezeigt, daß die Bereitstellung der Wirbelsäulenblasteme nicht autonom ist, sondern von der normalen Segregation der Somiten und der Existenz einer normalen Chorda und eines geschlossenen Nervenrohres abhängt. Werden z.B. Neuralrohr und Chorda beim Hühnerembryo von 12–28 Somiten über eine längere Strecke (10 Somiten) operativ entfernt, dann unterbleibt die Entwicklung der Wirbelsäule und der dorsalen Muskulatur im Operationsbereich. Daraus folgt, daß *Neuralrohr und Chorda die Bildung der Wirbel und ihrer Muskulatur induzieren.* Schon kleinste stehengebliebene Fragmente der beiden Achsenorgane genügen, um Wirbelknorpel und Rückenmuskeln mitten im Exzisionsbereich entstehen zu lassen. *Fehlt nur das Nervenrohr,* so umgibt sich die Chorda mit einer Knorpelhülle und bewirkt die Ausbildung einer Skelettachse, welche den Rumpf stützt und sein Längenwachstum garantiert. *Fehlt die Chorda,* dann entstehen um das Nervenrohr gegliederte Wirbelbögen und ventral gelegene Wirbelkörperrudimente. Die Interzentren und die Zwischenwirbelscheiben fehlen aber immer. *Es ist also eine harmonische Wirkung beider Organe, des Nervenrohres und der Chorda, nötig, um eine ungestörte Morphogenese der Wirbelsäule zu garantieren.*

Da beim Säugetierembryo keine mikrochirurgischen Eingriffe möglich sind, die Auskunft über die entwicklungsphysiologische Bedeutung der Chorda und des Nervenrohres für die normale und pathologische Entwicklung der Wirbelsäule geben könnten, sind wir auf Ergebnisse genetischer Experimente angewiesen. Diese liefern wichtige Hinweise auf die Unentbehrlichkeit einer normalen Chorda für eine ungestörte Bereitstellung und Differenzierung der Wirbelsäulenblasteme und beleuchten auch die Vorgänge, die sich beim menschlichen Embryo abspielen. Der operative Eingriff wird hier durch das Eingreifen eines Letalfaktors in den Entwicklungsprozeß ersetzt.

Nach HADORN (1955) verstehen wir unter *Letalfaktoren* mendelnde Einheiten, die den Tod eines Individuums vor Erreichen des fortpflanzungsfähigen Alters herbeiführen. Letalfaktoren verursachen den Entwicklungstod zu verschiedenen Zeiten und sind häufig an das X-Chromosom gebunden. Von andern mendelnden Faktoren unterscheiden sie sich einzig darin, daß sie zur obligaten Unterbrechung der Entwicklung führen. Im übrigen folgen sie dem gleichen Verteilungsmodus wie gewöhnliche Mendelgene. Sie haben ihren festen, genau lokalisierbaren Platz in den Chromosomen und sind in den Kernen aller Zellen enthalten. Die Letalität erfaßt aber meistens nicht den ganzen Embryo, sondern nur einzelne Bezirke oder Gewebe. Der Embryo als Ganzer wird erst sekundär in die Zerstörung einbezogen. Die Störungen selbst werden in verschiedenen Phasen manifest und gehen verschieden rasch in die eigentliche Letalität über. Weitaus am häufigsten werden die Vorgänge gestört, die sich während der Organogenese abspielen. Diese dauert bei der Hausmaus, die sich für diese Experimente besonders gut eignet, vom 8.–13. Tag der ca. 20 Tage währenden intrauterinen Entwicklung. Es hat sich herausgestellt, daß der 9. und 10. Tag eine besonders *kritische Phase* in der Entwicklung des Achsenskelettes darstellen. Zahlreiche, voneinander unabhängige Faktoren scheinen in diesem Zeitpunkt in diejenigen Vorgänge einzugreifen, die eine Schlüsselstellung in der Entwicklung der Wirbelsäule haben.

Bis heute sind über 20 Erbfaktoren bekannt, die bei der Maus Mißbildungen der Wirbelsäule verursachen. Diese haben bei Homozygoten einen letalen Effekt und stören bei Heterozygoten Wachstum und Differenzierung der lumbosakralen Wirbelsäule und des Schwanzes. Alle lebenden Jungen sind kurzschwänzig oder schwanzlos und zeigen häufig Mißbildungen des Sakrum und der Lendenwirbelsäule. Ihre Entwicklung enthüllt den früher unbekannten Werdegang von

Wirbelmißbildungen, die im Schwanz, aber auch in anderen Abschnitten der Wirbelsäule auftreten.

An Hand einiger Beispiele wollen wir die Bedeutung einer Störung der Somitenbildung und einer Dysgenesie der Chorda dorsalis für die Pathogenese von Wirbelsäulenmißbildungen illustrieren.

1. Störungen der Somitenbildung und ihre Folgen

Störungen der Heraussonderung der Somiten aus dem mittleren Keimblatt führen zu Störungen der Anordnung der Wirbelsäulenblasteme und zu konsekutiven Mißbildungen der Wirbel und Zwischenwirbelscheiben.

Mutante „Crooked tail". – Bei dieser Mutante (Cd) handelt es sich um einen dominanten, autosomalen Faktor. *Homozygote Tiere* (Cd/Cd) sterben meist bereits intrauterin oder kurze Zeit nach der Geburt, nur wenige überleben, sind aber auffallend klein und sterben an einer schweren Mißbildung des Zentralnervensystems (Exencephalie). Sie zeigen regelmäßig Wirbelmißbildungen. *Heterozygote Tiere* (Cd/+) haben dieselben Veränderungen an der unteren Lendenwirbelsäule und am Kreuzbein wie die Homozygoten, sonst aber keine Abnormitäten. Die verkürzten Schwänze sind mehrfach geknickt und haben der Mutante den Namen gegeben.

Die makroskopische Untersuchung von *Heterozygoten* zeigte, daß sich die Wirbelmißbildungen auf die Lenden-, Sakral- und Schwanzregion beschränken, während sie bei *Homozygoten* bisweilen auch in weiter kranial gelegenen Abschnitten angetroffen werden. Alle betroffenen Schwanzwirbel sind verkleinert und mehr oder weniger deformiert. Neben Keil- oder Halbwirbeln finden sich ganz kleine Knochenstückchen, an welchen Fortsätze fehlen und die untereinander verschmolzen sind. Im proximalen Schwanzbereich beteiligen sich oft auch die Fortsätze und Bogenhälften einer Seite an der Blockbildung. In der Lumbosakralregion finden sich ebenfalls verkleinerte, verschobene und verschmolzene Wirbel, die häufig Veränderungen der Bögen und Fortsätze aufweisen. In Abb. 6 ist der als Halbwirbel ausgebildete keilförmige 3. Lendenwirbel mit nur einseitig entwickeltem Bogen zu sehen. Die Wirbelkörper von L_1, $L_{4,5}$ und $S_{1,2}$ enthalten zwei und mehr Knochenkerne. Die Seitenteile von S_1 und S_2 sind auf der linken Seite miteinander verschmolzen.

Die Analyse der *Embryonalentwicklung* der Mutante ergab, daß sich der Faktor Cd am 10.–11. Tag auszuwirken beginnt. Er beeinflußt die Aussonderung der Lumbosakral- und Schwanzsomiten, die oft klein, deformiert oder miteinander verwachsen sind, ein Fehler, der nicht auskorrigierbar ist. Die entstehenden Sklerotome sind ebenfalls abnorm, teils reduziert, teils miteinander verschmolzen. Auf einem Horizontalschnitt durch die Sakralregion eines 14 Tage alten Embroys (Abb. 7) sind zwei nur halbseitig ausgebildete keilförmige Wirbelanlagen mit den angrenzenden Zwischenwirbelscheiben zu sehen, die auf der Gegenseite verschmolzen sind und zusammen die Form eines nach rechts bzw. nach links offenen Y haben. Die ganze Anlage zeigt eine skoliotische Krümmung nach links, die Chorda macht diese Krümmung mit. Die Größen- und Formbeeinträchtigung der mesenchymalen Anlage projizieren sich über das knorpelige auf das definitive knöcherne Skelett (Abb. 6).

Die initiale Störung der Somitenbildung, die den Mißbildungen der Wirbelsäule bei den Cd-Mäusen zugrunde liegt, ist in einem sehr frühen Stadium der Embryonalentwicklung zu suchen. Die Heraussonderung der Somiten aus dem mittleren Keimblatt beginnt bereits bei $7^1/_2$ Tage alten Embryonen. Am 10.–11. Tag erscheinen die hinteren Brust- und die Lumbosakral-, am 12. Tag die Schwanzsomiten. Die Hals- und die vorderen Brustsomiten der Mutante entgingen offenbar der Wirkung des Letalfaktors, während die Lumbal- und Schwanzsomiten von der Schädigung voll getroffen wurden.

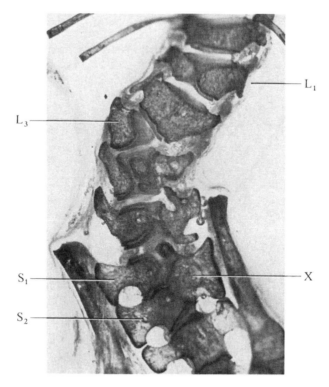

Abb. 6. Lumbosakrale Wirbelsäule einer heterozygoten (Cd/+)$5^1/_2$ Monate alten Maus. Alle betroffenen Wirbel sind verkleinert und mehr oder weniger deformiert. Beim 3. Lendenwirbel handelt es sich um einen Keilwirbel mit nur einseitig ausgebildetem Wirbelbogen, L_1, L_4–S_2 mit zwei und mehr Knochenkernen. Die Seitenfortsätze sind deformiert, bei S_1 und S_2 verschmolzen (X)

Mutante „Rib fusions" (Rf). – Ähnlich liegen die Verhältnisse bei dieser semidominanten Mutante (Rf), die aber im Gegensatz zur Mutante Cd auch Rippenverschmelzungen verursacht (THEILER u. STEVENS 1960). Bei den nicht lebensfähigen *Homozygoten* (Rf/Rf), die keinen Schwanz und einen abnorm kurzen Rumpf mit kurzem, breitem Thorax haben, sind zahlreiche Rippen auf beiden Seiten zu breiten Knorpelplatten verschmolzen. Die Wirbel weisen im Prinzip die gleichen Fehler auf wie bei den Cd-Mäusen; die Schädigung reicht aber weiter kranial und erfaßt außer den Schwanz-, Kreuzbein- und Lenden- auch die Brustwirbel. Die *Heterozygoten* (Rf/+) sind weniger geschädigt; zwei und mehr Rippen sind proximal ein- oder doppelseitig miteinander verwachsen. Unter den Wirbelabnormitäten sind Wirbelkörper- und Wirbelbogenverschmelzungen am häufigsten.

Die ersten Störungen werden auch bei dieser Mutante am 10.–11. Tag beobachtet: es herrscht eine ausgesprochene Unordnung in den Sklerotomen, die ganz unregelmäßig konturiert sind, eine Störung, die auf eine imperfekte Somitenbildung zurückzuführen ist. Bei Homozygoten sind die Somitengrenzen auf längere Strecken nur angedeutet.

Die beiden Mutanten *Cd* und *Rf* zeigen, daß die Periode der Somitenbildung für die Entstehung von Wirbel- und Rippenfehlern von zentraler Bedeutung ist. Es handelt

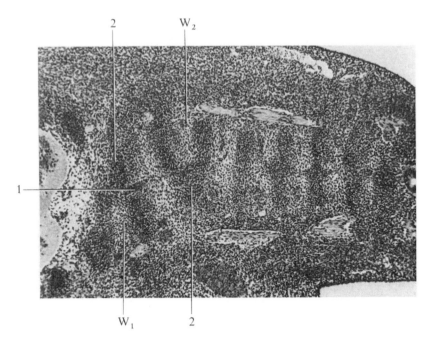

Abb. 7. Horizontalschnitt durch die Sakralregion eines Mäusekeimlings von 14 Tagen (Cd/+) im Vorknorpelstadium. Die Wirbelkörperanlagen W_1 und W_2 sind nur halbseitig angelegt. Die angrenzenden Zwischenwirbelscheiben (2) sind auf der Gegenseite verschmolzen, die Chorda (1) ist nach links ausgebogen

sich um eine empfindliche Phase, die auch durch exogene Faktoren, wie Röntgenstrahlen, Sauerstoffmangel, Hypothermie und Hypoglykämie gestört werden kann. Empfindlich ist die Aggregation der Mesoblastzellen zu Somiten; sind die Somiten schon fertig gebildet, bleibt der Eingriff wirkungslos. Dieser Nachweis ist THEILER (1967) experimentell gelungen. Er verwendete für seine Versuche Tolbutamid (Rastinon), das er am 9. Tag graviden Mäusen intraperitoneal applizierte. Schon 4 Stunden nach der Injektion waren die ersten Effekte zu beobachten, die in einer Störung der Aggregation der Mesoblastzellen zu Somiten bestanden. Einzelne Somiten waren verschmolzen und unregelmäßig begrenzt. Wie bei erbbedingten Störungen war das Wirbelsäulenblastem unregelmäßig verteilt, und es entstanden außer Rippenverschmelzungen asymmetrische Wirbel, wie Keil-, Halb- und Blockwirbel. Alle knöchernen Abnormitäten waren wie bei den Mutanten Cd und Rf bereits im Knorpel- und diese im mesenchymalen Stadium der Entwicklung vorgebildet.

Wir sind berechtigt, diese Mißbildungen als *Phänokopien* zu betrachten, da sie das gleiche Bild zeigen wie die durch Letalfaktoren verursachten.

Zu den Letalfaktoren, welche die Aussonderung der Somiten stören, gehört auch die semidominante *Mutante „malformed vertebrae"* (Mv), die sich am 9. Tag auswirkt (THEILER et al. 1975).

Gemeinsames Merkmal der drei Mutanten (Cd, Rf und Mv) sind die unregelmäßige Segmentierung des paraxialen Mesoderms und die daraus resultierenden Somitenanomalien. Sind auch die Somiten der Brustregion abnorm, dann sind die Wirbelfehler mit Rippenverschmelzungen verbunden. THEILER spricht vom *Wirbel-Rippensyndrom*.

2. Auswirkung von Chordastörungen auf die Wirbelsäulenentwicklung

Der experimentelle Nachweis der entwicklungsphysiologischen Unentbehrlichkeit der Chorda für die normale Entwicklung der Wirbelsäule wurde zunächst am Amphibien- und Hühnerembryo erbracht. Unter den Erbfaktoren, welche die Entwicklung der Chorda bei der Maus beeinflussen (*Chordagene*), kennt man heute Gene, die ihr Auswachsen hemmen, und Gene, welche den Zerfall einer primär normal angelegten Chorda bewirken.

Mutante „truncate" (boneless). – Bei dieser von THEILER beschriebenen Mutante handelt es sich um einen rezessiven Erbfaktor (tc), der das Auswachsen der Chorda im hinteren Rumpfbereich und im Schwanz verhindert.

Homozygote Neugeborene (tc/tc) sind schwanzlos oder haben nur ein kurzes, fadenförmiges Schwanzrudiment und häufig gelähmte Gliedmaßen. In Abb. 8 sind die mit Alizarin gefärbten, aufgehellten Achsenskelette von zwei 28 Tage alten „truncate-Mäusen" zu sehen. Im Fall 8a endet die Wirbelsäule mit einem rudimentären vierten Lendenwirbel, im Fall 8b ist L_2 abnorm gestaltet, L_3–S_1 fehlen, das Sakrum ist rudimentär, die Schwanzwirbelsäule hat sich nicht entwickelt. Kranial vom Defekt herrschen bei beiden Tieren normale Verhältnisse.

Die Analyse der *embryonalen Entwicklung* dieser Mutante ergab, daß die Entwicklung bis zum 9. Tag normal verläuft. Bei $9^1/_2$–10 Tage alten Embryonen kann als erste Manife-

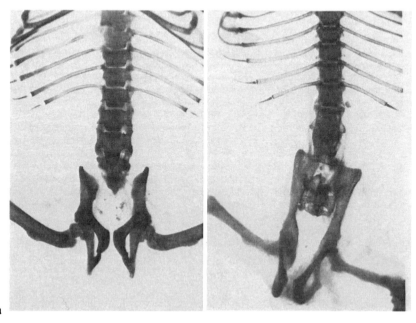

a   b

Abb. 8a, b. Wirbelsäule von zwei 28 Tage alten „truncate"-Mäusen (tc/tc), mit Alizarin gefärbte, aufgehellte Präparate. In Fall **a** fehlt die Wirbelsäule von L_4 an. In Fall **b** ist L_2 rudimentär, L_3–S_1 fehlen, $S_{2,3}$ sind angelegt, während $S_{4,5}$ und die Schwanzwirbelsäule sich nicht entwickelt haben

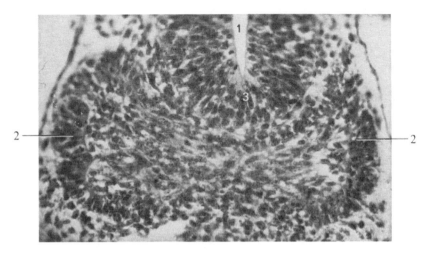

Abb. 9. Querschnitt durch den proximalen Teil der Schwanzregion eines Mäusekeimlings von $10^3/_4$ Tagen mit fehlender Chorda dorsalis und ventraler Verschmelzung der Somiten (2) beider Seiten. *1* Nervenrohr mit verdickter Bodenplatte (*3*)

station des Geneffektes ein abrupter Unterbruch der Chorda festgestellt werden. Die Somiten entwickeln sich in der chordafreien Region bis zum Moment der Auflösung der Sklerotomdivertikel normal, dann wandern die Zellen beider Seiten medial, füllen den chordafreien Raum zwischen Neuralrohr und Darm und vereinigen sich in der Mitte unter dem Nervenrohr. Anschließend beginnen die Sklerotomzellen zu degenerieren, so daß auf Schnitten durch wenig ältere Embryonen mehr und mehr Zellfragmente zu sehen sind. Weiter kaudal können bereits die Somiten beider Seiten miteinander verschmolzen sein (Abb. 9). An diesen Stellen ist das Nervenrohr mißgestaltet; es besitzt eine abnorm dicke Bodenplatte (Basalmassentyp), die gelegentlich von den miteinander verwachsenen Spinalganglien unterlagert ist. Bei 14-tägigen Embryonen ist das Rückenmark kranial vom Chordadefekt normal gebaut. Es zeigt eine gut entwickelte schmale Bodenplatte und die Bildung einer Fissura mediana. Da, wo die Chorda fehlt, sind die motorischen Grundplatten des Rückenmarkes zu einer dicken, unpaaren Säule verschmolzen, und es bildet sich keine Fissura mediana.

Der Primäreffekt der Mutante „truncate" ist der plötzliche Wachstumsstillstand mit Unterbruch der Chorda und die Verschmelzung der Somiten ventral vom Nervenrohr. Der Unterbruch der Wirbelkörper, die verdickte, unpaare Bodenplatte und die fehlende Fissura mediana des Rückenmarkes müssen auf die Agenesie der Chorda und die unterbliebene Bildung der Sklerotome zurückgeführt werden. Die Lähmung der hinteren Gliedmaßen ist die Folge der Verschmelzung der beiden motorischen Grundplatten des Rückenmarkes.

Mutante „short tail" (T). – Das Gen „T" ist dominant. Heterozygote Tiere (T/+) sind lebensfähig, aber stummelschwänzig; homozygote Tiere (T/T) gibt es nicht, da sie am 10.–11. Tag nach der Befruchtung absterben und resorbiert werden.

Bei dieser Mutante verläuft die embryonale Entwicklung bei *Homozygoten* bis zum 8. oder 9. Tag störungslos, dann werden die ersten Abnormitäten sichtbar. Die Chorda, die sich in dieser Phase aus dem Urdarmdach heraussondert, splittert sich schon bei Beginn ihrer Differenzierung in mehrere Zellhaufen auf, die nach und nach verschwinden und beim Eintritt des Todes vollständig fehlen. Es handelt sich wie bei der Mutante *tc* um eine *primäre Bildungsunfähigkeit* der Chorda. Das Nervenrohr ist abnorm gestaltet,

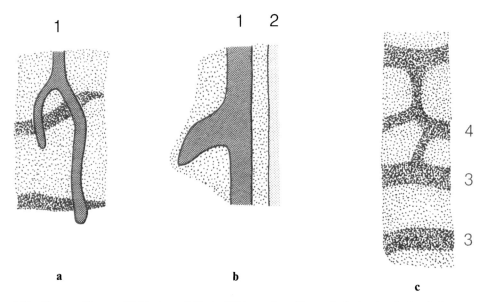

Abb. 10a–c. „Short-tail" Embryo (T/+), 13 Tage alt. **a** Frontalschnitt durch den Schwanz unmittelbar vor dem Schwanzrudiment, Y-förmig gegabelte Chorda; **b** Sagittalschnitt am 12. Tag. Chorda mit fingerartigem Fortsatz; **c** Frontalschnitt am 12. Tag ventral vom Niveau der Chorda. Schwere Deformation der mittleren Bandscheibenanlage. In den folgenden dorsal davon liegenden Schnitten kann ein zungenartiger Fortsatz der Chorda in diese Stelle hinein verfolgt werden (nach CHESLEY 1935). *1* Chorda; *2* Nervenrohr; *3* normale; *4* deformierte Bandscheibenanlage

es fehlen segmentierte Spinalganglien, und die Aussonderung der Somiten ist mangelhaft. Am 10. Tag ist die hintere Rumpfregion reduziert, die hinteren Gliedmaßenknospen und die Umbilikalgefäße bilden sich nicht, die Embryonen sterben ab.

Bei *Heterozygoten* (T/+) wird die Störung erst am 10. Tag manifest: Der Schwanz schnürt sich ein und wird distal von der Schnürung zu einem dünnen Faden, der nur Somitenmaterial enthält und schließlich abgestoßen wird. Schon bei $8^3/_4$ Tage alten Embryonen ist zu erkennen, daß die *Chorda das primär gestörte Organ ist*. Sie ist teils reduziert, teils übermäßig gewuchert und wächst nicht in die Schwanzknospe ein. Diese Unregelmäßigkeiten beeinflussen auch die Entwicklung der Wirbelsäule. Da, wo die Chorda abnorm ist, sind die Anlagen der Zwischenwirbelscheiben unregelmäßig, und es entstehen im Verlaufe der weiteren Entwicklung eindeutige Mißbildungen (Abb. 10). Erwachsene T/+-Mäuse haben lumbosakrale Blockwirbel verschiedener Zahl, Ausdehnung und Lokalisation. Diese zeigen, wie Chordastörungen über eine unregelmäßige Verteilung der Wirbelblasteme sekundär zu Wirbelmißbildungen führen können.

Mutante „Short-Danforth" (Sd). – Die beiden Faktoren *Sd* und *T* sind keine Allele; sie sind in verschiedenen Chromosomen lokalisiert und vererben sich dominant.

Heterozygote Tiere (Sd/+) entwickeln sich bis zum 10. Tag normal, dann treten in den kaudalen Somiten pyknotische Granula auf. Im Alter von $10^1/_2$ Tagen sind die kaudalsten Somiten unregelmäßig und verkleinert. Nach Erscheinen dieser abnormen Vorgänge in der Schwanzknospe degeneriert die ganze Chorda. Am 11. Tag ist sie unterbrochen und verschwindet teilweise, wobei nur verstreute Reste aus wenigen Zellen übrig bleiben. Die gleichen Vorgänge spielen sich auch bei *Homozygoten* (Sd/Sd) ab, die schwere

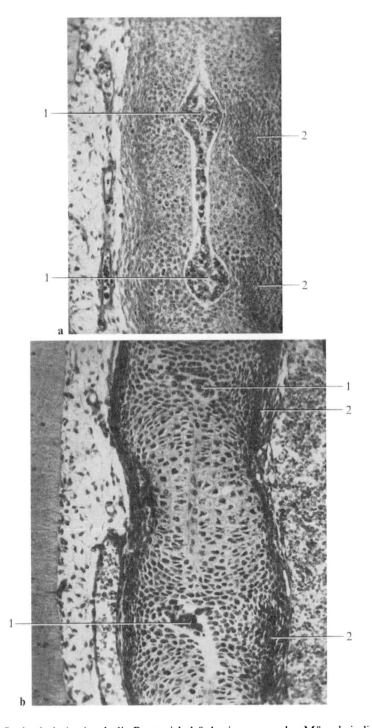

Abb. 11a. Sagittalschnitt durch die Brustwirbelsäule eines normalen Mäusekeimlings von $13^1/_2$ Tagen. *1* in Bildung begriffene Chordasegmente, *2* Anlage des Faserringes der Zwischenwirbelscheibe. **b** Dasselbe bei einem 14tägigen Sd-Embryo, letzter Brustwirbel. Die Chordasegmente sind ganz rudimentär *1*, die Anlagen der Faserringe *2* schlecht differenziert. (Aus TÖNDURY 1958)

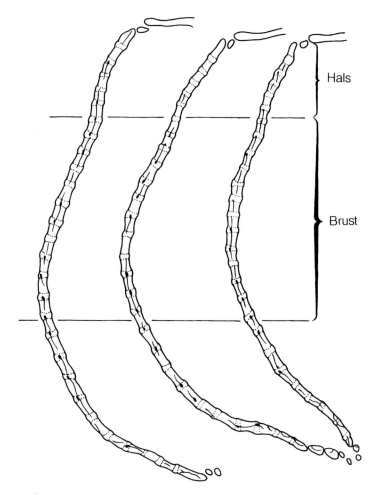

Abb. 12. Chordarudimente bei 14 Tage alten homozygoten Sd-Embryonen

Mißbildungen am Urogenitalapparat und am Darm aufweisen und kurz nach der Geubrt sterben.

Bei den *Sd*-Mäusen entwickelt sich also die Schwanzknospe im Gegensatz zu den *T*-Mäusen primär ganz normal. Sie enthält wie bei Kontrollembryonen (+/+) Somiten, Nervenrohr und Chorda. *Die Rückbildung des Schwanzes wird von einer sekundären Degeneration der Chorda* eingeleitet. Die kranialen Teile der Wirbelsäule sind zunächst normal, verlieren aber frühzeitig die Chorda.

Bei 14 Tage alten, normalen Mäuseembryonen (+/+) befindet sich die Chorda in Umbildung. Sie wird wie beim Menschen perlschnurartig, indem die Chordazellen unter dem Wachstumsdruck der sich vergrößernden, blasigen Knorpelkerne in den Wirbelkörpern in die Anlagen der Zwischenwirbelscheiben gepreßt werden und dort die Chordasegmente bilden. Die ursprünglich rein mesenchymalen Zwischenwirbelscheiben haben sich in eine knorpelige Innenzone, die das Chordasegment umschließt, und eine faserige Außenzone, die Anlage des Faserringes, gegliedert (Abb. 11a). Die Chordasegmente eines gleich alten heterozygoten Embryos (Sd/+) hingegen bestehen nur aus wenigen uncharakteristischen, kleinen, nicht vakuolisierten Zellen und sind unscharf begrenzt. Die Anlage des Faserringes ist nur angedeutet, ein breiter Knorpelzapfen verbindet die benachbarten Wirbelkörper miteinander (Abb. 11b).

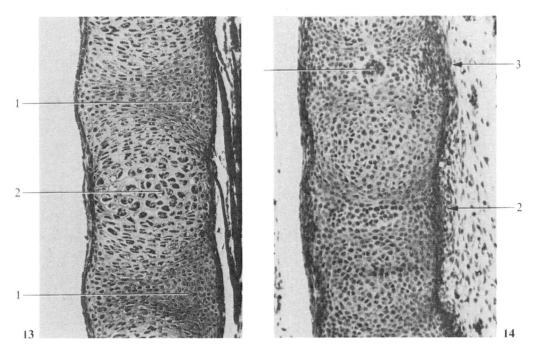

Abb. 13. Ausschnitt aus der Halswirbelsäule einer neugeborenen Sd-Maus (Sd/+). Die Chorda fehlt vollkommen. Die Anlagen der Zwischenwirbelscheiben *1* sind hyalinknorpelig, faserige Strukturen fehlen ganz. *2* Kalkknorpelkern im Wirbelkörper

Abb. 14. Sagittalschnitt durch die Brustwirbelsäule eines $14^{1}/_{2}$ Tage alten Keimlings. Beachte die unterschiedliche Entwicklung faseriger Strukturen mit rudimentärem *1* und ganz ohne Chordasegment *2*. *3* weist auf faserige Außenzone hin, die in Höhe von *2* fehlt

Die Rekonstruktion der ganzen Wirbelsäule 14tägiger Sd/+ Embryonen hat ergeben, daß die Chordarudimente eine typische Verteilung aufweisen, die immer angetroffen wird. Die Chorda fehlt in der Hals- und oberen Brustregion stellenweise ganz, in der unteren Brust- und oberen Lendenwirbelsäule hingegen sind die Chordasegmente beinahe vollzählig vorhanden und haben normale Lage. Von der unteren Lendenwirbelsäule an wird der Chordaverlauf unregelmäßig (Abb. 12), die Chordafragmente sind bald ventral, bald dorsal ausgebogen, häufig in Form von abnormen fingerartigen Fortsätzen. Dieses unterschiedliche Verhalten erklärt sich aus der Entwicklung. Die Ausbildung der kranialen 25 Somiten war noch ganz ungestört, während die Ausbildung der kaudal anschließenden Somiten, die erst nach dem 10. Tag erfolgt, bereits unter der störenden Wirkung des Letalfaktors stand. Die Unregelmäßigkeiten des Chordaverlaufes in den kaudalen Segmenten müssen als *primäre,* der Zerfall der normal angelegten Chorda in der Hals- und Brustwirbelsäule als *sekundäre* Störung angesehen werden.

Bei der *neugeborenen Maus* (+/+) reicht die Verknöcherung von der Densspitze bis in die untere Lendenwirbelsäule, während sie bei heterozygoten (Sd/+) Tieren stark verzögert ist. Von der Chorda fehlt meistens jede Spur. Am schönsten sind die Störungen in der Halswirbelsäule, in welcher nichts von einer Bandscheibenstruktur zu finden ist (Abb. 13). Die Wirbelkörper gehen ohne Unterbruch ineinander über, da anstelle der Faserringe kleinzelliger hyaliner Knorpel getreten ist, der auch bei weiter fortgeschrittener Verknöcherung der Wirbelkörper erhalten bleibt. Aber überall dort, wo Überreste der Chordasegmente vorhanden sind, hat sich in den peripheren Teilen der Zwischenwirbelscheiben faseriges Gewebe gebildet (Abb. 14), d. h. *die Gliederung der Zwischenwirbelschei-*

ben in eine faserknorpelige Innen- und eine faserige Außenzone (*Anulus fibrosus*) ist umso besser, je vollständiger die Chordasegmente sind. Fehlen die Chordasegmente ganz, dann ist die Intervertebralregion hyalinknorpelig, sind Chordasegmente vorhanden, aber nach der einen oder der anderen Seite verschoben, dann bildet sich nur in ihrer unmittelbaren Nähe fibröses Gewebe. *Die Differenzierung des Faserringes der Zwischenwirbelscheiben vollzieht sich offenbar unter dem Einfluß der Sprengkraft der Chordasegmente und der aus diesen hervorgehenden Gallertkerne.*

In diesem Zusammenhang muß aber noch die von KAMENOFF (1935) beschriebene Mutante „flexed tail" (*f*) angeführt werden, die äußerlich durch einen verkürzten und gekrümmten Schwanz gekennzeichnet ist. KAMENOFF beobachtete, daß die Chorda oft schon am 9., immer aber am 14. Tag der Embryonalentwicklung an mehreren Stellen ausgebuchtet und die Chordagliederung verzögert ist. Die sich bildenden Chordasegmente sind verschieden groß. Auf der konkaven Seite der Ausbuchtung unterbleibt die Faserbildung in den Zwischenwirbelscheiben; dies führt zu einer halbseitigen Blockwirbelbildung, welche die Abknickungen im Schwanz und Unregelmäßigkeiten der Rumpfwirbelsäule verursacht. Seltener kommt es vor, daß die Faserbildung in der ganzen Zwischenwirbelscheibe unterbleibt. Trotzdem ein Chordasegment vorhanden ist, kann die Bandscheibe offenbar keine Fasern bilden. Die Blockwirbelbildung scheint also bei dieser Mutante die Folge einer *primären Faseraplasie* zu sein. Diese ist aber möglicherweise eine Begleiterscheinung der Kaliberschwankungen oder der Deviationen der Chorda.

3. Zusammenfassung der wichtigsten Ergebnisse der experimentell-genetischen Untersuchungen

Die wichtigsten Ergebnisse der geschilderten experimentell-genetischen Untersuchungen bei Mausmutanten lassen sich wie folgt zusammenfassen:

Allen Mutanten gemeinsam ist eine abnorme Entwicklung der Rumpfschwanzknospe, die zu einer Schwanzverkürzung oder zu Schwanzlosigkeit führt und mit Mißbildungen der Wirbelsäule verbunden ist. Die Analyse der embryonalen Entwicklung der Mutanten ergab einige wichtige Einblicke in ihre formale Genese. Sie zeigt vor allem, daß die ontogenetischen Grundlagen von Wirbelsäulenmißbildungen auf wesentlich frühere Stadien zurückzuführen sind, als früher allgemein angenommen wurde (JUNGHANNS 1939). Die Störung jeder einzelnen Mutante wird in einem charakteristischen Zeitpunkt manifest, wobei sich der *9. und 10. Tag* der Embryonalentwicklung der Maus als besonders anfällig erwiesen. Zahlreiche, voneinander unabhängige Faktoren scheinen in diesem Zeitpunkt diejenigen Prozesse zu stören, die eine Schlüsselstellung in der Entwicklung des Achsenskelettes haben.

Die Mutanten *Cd, Rf* und *Mv* stören die Segmentierung des achsennahen Mesoderms. Die Somiten sind oft klein, deformiert oder miteinander verwachsen, eine Störung, die nicht ausgeglichen werden kann und sich auf die nachfolgende Sklerotombildung und die Bereitstellung der Wirbelkörper- und Bandscheibenblasteme auswirkt. Diese zeigen besonders bei der Mutante *Rf* eine ausgesprochene Unordnung, die über die Schwanz- und Lumbosakralregion hinaus auch die Brustregion ergreift.

Bei den Mutanten *t* und *T* ist das Auswachsen der Chorda im Bereiche der Rumpfschwanzknospe gestört. Bei der Mutante *tc/tc* handelt es sich um eine primäre Bildungsunfähigkeit der Chorda, die in verschiedenen Höhen unterbrochen sein kann. An den Unterbruchstellen fehlen Wirbelkörper und Zwischenwirbelscheiben, und die Somiten sind ventral vom Nervenrohr miteinander verwachsen. Bei der Mutante (T/+) führen Wachstumsstörungen der Chorda zu einer gestörten Anordnung der Bandscheibenblasteme und sekundär zu Blockwirbelbildung. Bei der Mutante (Sd/+) wird die primär normal angelegte Chorda sekundär wieder zurückgebildet. Dort, wo normale Chordasegmente fehlen, unterbleibt die Differenzierung der Zwischenwirbelscheiben; die Intervertebralräume werden hyalinknorpelig. Bei der Mutante „flexed tail" scheint die Ursache der meist nur halbseitigen Blockwirbel eine Deviation der Chorda kombiniert mit einem Rückstand ihrer Gliederung und einer primären Faseraplasie zu sein.

Gleichartige Mißbildungen, wie Block-, Spalt- und Keilwirbel, können also auf verschiedenen Wegen entstehen, lassen aber ihre Genese im ausgebildeten Zustand nicht mehr erkennen. Sie sind immer mit Fehlbildungen der Zwischenwirbelscheiben verbunden.

Für die Genetik der Normalentwicklung der Wirbelsäule ergeben sich folgende Schlußfolgerungen: Die Gliederung des achsennahen Mesoderms und die Sonderung der Wirbelsäulenblasteme in die Anlagen der Wirbel und Zwischenwirbelscheiben sind abhängig vom Bestand einer normalen Chorda. Beide stehen unter dem Einfluß von Erbfaktoren, welche die Ausbildung der Wirbelsäule steuern. Ihre Auswirkung muß in der gleichen Phase gesucht werden, in welcher die Letalfaktoren ihren Einfluß zur Geltung bringen. Die Weiterentwicklung der einmal gegliederten Wirbelsäule ist abhängig von weiteren Faktoren, welche die gewebliche Ausgestaltung der Zwischenwirbelscheiben und die Verknöcherung der Wirbel zulassen.

Dürfen aber Befunde an Embryonen der Maus ohne weiteres auf den Menschen übertragen werden? Die intrauterine Entwicklung des Menschen dauert 40 Wochen, diejenige der Maus nur 3 Wochen. Die Organogenese, in deren Verlauf sich das Schicksal der einzelnen Organe des Embryos entscheidet, dauert bei der Maus vom 8.–13. Tag, beim Menschen spielt sie sich in der 3.–8. Woche ab. Aus eingehenden Untersuchungen von OTIS und BRENT (1954) ergibt sich, daß diese Phase auch beim Menschen als die empfindlichste Phase der Embryonalentwicklung anzusehen ist. Die meisten kongenitalen Defekte entstehen beim Menschen durch Schädigungen, welche den Embryo zwischen dem 20. und 48. Tag treffen. Ein Vergleich ist also sicher gestattet mit dem Hinweis auf die enorme Empfindlichkeit der Organogenese gegenüber ganz verschiedenartigen Schädigungen.

IV. Zur Pathogenese von kongenitalen Mißbildungen der Zwischenwirbelscheiben beim Menschen

1. Normale Entwicklung der Zwischenwirbelscheiben

Die Wirbelsäulenanlage des Menschen ist schon bei Embryonen von 10–12 mm SSL (37 Tage) in Wirbel und Zwischenwirbelscheiben gegliedert (Abb. 15). Sie wird in dieser Phase in ganzer Länge von der Chorda durchsetzt, die bei wenig älteren Embryonen (15–20 mm SSL) bereits in Umbildung begrif-

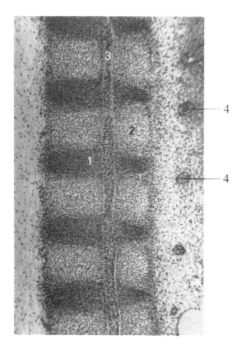

Abb. 15. Sagittalschnitt durch die Anlage der Brustwirbelsäule eines Embryos von etwa 12 mm SSL. Die Chorda durchläuft die Wirbelsäule in leicht ventraler Lage. *1* bikonvexe Bandscheibenanlage; *2* Wirbelkörper; *3* Chorda; *4* A. intercostalis

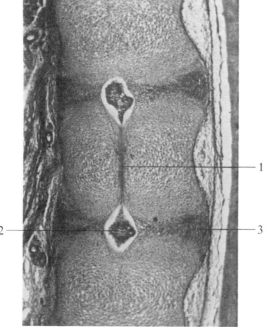

Abb. 16. Sagittalschnitt durch die Wirbelsäule eines Embryos von 40 mm SSL. Beachte den zentralen, großblasigen Knorpelkern im mittleren Wirbelkörper und die in Gliederung befindliche Chorda. Im Wirbelkörper erkennt man einen Tangentialschnitt durch die Chordascheide, in den benachbarten Zwischenwirbelscheiben die sich bildenden Chordasegmente, die trichterförmig in die Wirbelkörper übergehen. *1* Chordascheide; *2* Chordasegment (geschrumpft); *3* Faserring mit deutlicher Lamellenstruktur

fen ist (Abb. 16). Die Chordascheide verdickt sich in den Wirbelkörpern und löst sich in den Zwischenwirbelscheiben auf, während die kugeligen Chordazellen unter dem Druck der sich bildenden Knorpelkerne aus den Wirbelkörpern in die Zwischenwirbelscheiben gepreßt werden, wo sie die spindelförmigen, kompakten *Chordasegmente* bilden. Diese werden rasch größer und durch schleimgefüllte interzelluläre Vakuolen aufgelockert (Abb. 17a). Unter Einschmelzung des anschließenden Bandscheibengewebes dehnen sie sich nach allen Richtungen, besonders aber nach dorsal aus. Die entstehende Chordahöhle füllt sich mit einer hellen, basophilen, meist homogenen Schleimmasse, in welcher Überreste der Chordasegmente (Chordaretikulum) eingeschlossen sind (Abb. 17b). Die Chordazellen verfallen mehr und mehr der Degeneration, so daß in den Gallertkernen des Neugeborenen wohl noch solche zu finden sind, diese aber ausnahmslos Rückbildungszeichen tragen. Zellen in den Gallertkernen des Kindes oder des Erwachsenen stammen aus der Innenzone der Zwischenwirbelscheiben, die ohne scharfe Grenze ganz allmählich in den Nucleus pulposus übergehen.

An den *Zwischenwirbelscheiben* von Embryonen von 40 mm SSL können bereits zwei Zonen unterschieden werden, die bei Feten von 70 mm SSL sehr klar zu erkennen sind (Abb. 18), eine sehr zellkernreiche Außen- und eine kernärmere Innenzone, an die sich das Chordasegment anschließt. Die *Außenzone* besteht aus vielen in Lamellen zusammengefaßten kollagenen Fibrillen und länglichen Fibroblasten, während die Innenzone hyalinknorpelig ist. Der sich rasch bildende, flüssigkeitsreiche Gallertkern steht schon beim Fetus unter der Wirkung des Muskelzuges auf die Wirbelsäule und ist nach Art eines Wasserkissens bestrebt, seine Umgebung auseinanderzusprengen. Diese Sprengkraft verleiht der fetalen Wirbelsäule ihre elastische Ruhelage und ist für die Differenzierung eines normalen Faserringes unentbehrlich.

Parallel mit der Weiterentwicklung der Gallertkerne geht ein intensiver Ausbau der Faserringe einher. Die sich bildenden kollagenen Fasern werden kräftiger und länger und liegen dichter beisammen, während sich der hyaline Knorpel der Innenzone, soweit er nicht im Zusammenhang mit der Vergrößerung der Gallertkernhöhle von innen her verflüssigt wird, in Faserknorpel umwandelt. *Die Zwischenwirbelscheiben erreichen also lange vor der Geburt alle Strukturmerkmale, die ihre postnatale Funktion gewährleisten.*

Vergleichende Untersuchungen lassen keinen Zweifel darüber zu, daß *die Ausbildung normal differenzierter Zwischenwirbelscheiben von der normalen Lage und den ungestörten Umbildungsvorgängen der Chordasegmente abhängt.* Ich verweise auf die Ausführungen über die Auswirkung von Letalfaktoren auf die Entwicklung der Wirbelsäule bei Mäusemutanten in Abschnitt 2: Fehlt die Chorda, dann fehlen in den chordalosen Bezirken Wirbelkörper und Zwischenwirbelscheiben (Abb. 8). Wird eine primär normal angelegte Chorda, wie dies bei der Mutante „Short Danforth" der Fall ist, *sekundär* wieder zurückgebildet oder in ihrer Entwicklung gehemmt (Mutante „Short-tail"), dann fehlt in den chordalosen Abschnitten jegliche Bandscheibenstruktur, die Wirbelkörper gehen ohne Unterbruch ineinander über (Abb. 13). Überall dort, wo Chordafragmente vorhanden sind, entsteht aber in den peripheren Teilen der Zwischenwirbelscheiben gerichtetes fibröses Gewebe (Abb. 14). Sind Chordasegmente vorhanden, aber nach der einen oder anderen Seite verschoben, dann bildet sich nur in

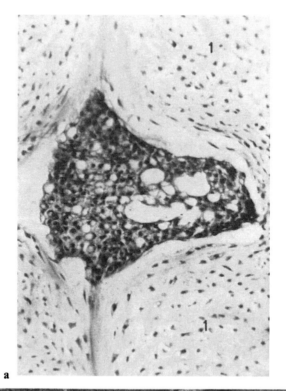

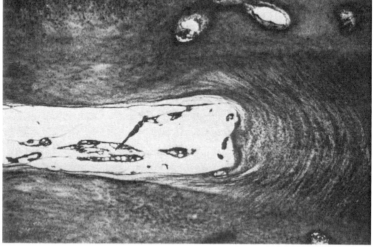

Abb. 17a. Sagittalschnitt durch ein Chordasegment eines Fetus von 70 mm SSL. Beachte seine trichterförmige Verlängerung in die angrenzenden Wirbelkörper (*1*) und seine durch Einlagerung von Schleim in Auflockerung befindliche Struktur. **b** Ausschnitt aus einer Zwischenwirbelscheibe eines Fetus von 20 cm SSL. Beachte die kärglichen Reste des Chordaretikulum und die Auffaserung der Innenzone des Faserringes

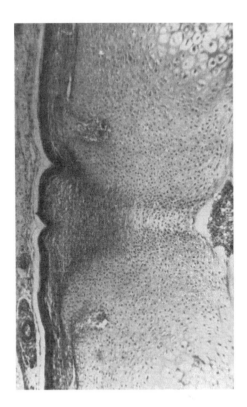

Abb. 18. Ventrale Hälfte des Bandscheibenareals eines Fetus von 70 mm SSL. Von rechts nach links folgen die Anlagen des Lig. longitudinale anterius, der fibrillären Außen-, der noch knorpeligen Innenzone und das Chordasegment

ihrer unmittelbaren Nähe faseriges Gewebe. Sind sie abnorm klein, dann bleibt die Differenzierung der Faserringe rudimentär oder es entwickeln sich Blockwirbel. *Die Zwischenwirbelscheiben bedürfen also zu ihrer Differenzierung der Chordasegmente und der aus diesen hervorgehenden Gallertkerne.*

Mißbildungen der Zwischenwirbelscheiben sind immer mit Mißbildungen der Wirbelkörper verbunden. Dazu möchte ich Beispiele aus der menschlichen Pathologie anführen.

2. Die Zwischenwirbelscheiben bei Blockwirbelbildung

Die Wirbelsäule, die ich makro- und mikroskopisch untersuchen konnte, stammt von einer Frühgeburt von 45 cm, die außer einer Agenesie des Steißbeines und der unteren Sakralwirbel lumbosakrale Blockwirbel und eine Anus- und Rektumatresie aufwies.

Abb. 19 zeigt die von THEILER (1953) nach einer lückenlosen Sagittalschnittserie hergestellte Rekonstruktion der Lumbosakralwirbelsäule unter Berücksichtigung der Form, Lage und Größe der Chordasegmente.

Die Wirbelkörper von L_{3-5} bilden einen Block. Ihre Knochenkerne sind durch knöcherne, teils noch knorpelige Brücken miteinander verbunden (Abb. 20). Von den fünf lumbalen Zwischenwirbelscheiben sind nur die beiden kranialen normal. Von der dritten an wird ihre Form unregelmäßig, da die Faserringe vielfach durch Knochenbrücken

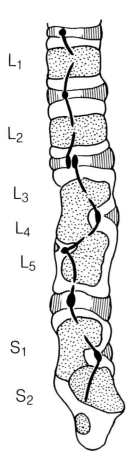

Abb. 19. Rekonstruktion der Lenden- und Sakralregion der Wirbelsäule des Fetus S. von 45 cm mit Eintragung der Chordasegmente (*schwarz*) und des Chordaverlaufes. (Nach Theiler 1953)

unterbrochen sind. Auch die Lage und Beschaffenheit der Chordasegmente weichen erheblich vom normalen Bilde ab (Abb. 19). In der letzten Brust- und ersten Lendenbandscheibe liegen sie leicht ventral, das Chordasegment $L_{2/3}$ ist verdoppelt und im ganzen vergrößert, in $L_{3/4}$ liegt es weit dorsal, in $L_{4/5}$ wieder ventral. In der Zwischenwirbelscheibe L_5/S_1 zeigt es wieder ein normales Verhalten.

Die histologische Untersuchung der Bandscheibenfragmente im Bereich der Blockwirbel ergab, daß diese einen auffallend regelmäßigen, wenn auch reduzierten Faserring, die Chordasegmente aber ihren primitiven Charakter beibehalten haben. Die kleinen, nicht vakuolisierten Chordazellen, die ein zusammenhängendes Gerüstwerk (Chordaretikulum) bilden, füllen die Chordahöhlen aus. Von einer schleimig-gallertigen Grundmasse, wie sie normalerweise bei Neugeborenen deutlich ausgebildet ist, fehlt aber jede Spur.

Zusammenfassend stellen wir fest, daß die Chordasegmente in den Bandscheibenrudimenten abnorm klein und in ihrer Differenzierung zurückgeblieben sind. Nach allem, was heute über die entwicklungsphysiologische Bedeutung der Chorda bekannt ist, müssen wir annehmen, daß die Störungen der Differenzierung und Form der Chordasegmente nicht einfach als Folgeerscheinung der Blockwirbelbildung aufzufassen sind. Vielmehr muß die Chorda in diesem Falle beim Zustandekommen der Wirbelmißbildung die führende Rolle gespielt haben. Ich verweise auf die Wirkungsweise der beiden Mutanten *T* und *Sd* (vgl. Abschnitt 2b). Unter der Wirkung der *Mutante T* kann sich die Chorda im

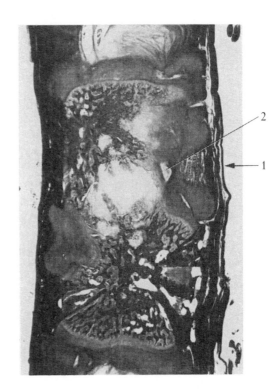

Abb. 20. Sagittalschnitt durch die in Fusion begriffenen Wirbelkörper von L_3 und L_4. Beachte die rudimentäre Zwischenwirbelscheibe *1*, deren Lamellenbau deutlich zu sehen ist, und das kleine Chordasegment *2*, das scharf begrenzte Ränder hat und keine weitere Differenzierung zeigt. Die Verbindungsbrücke zwischen den beiden Wirbelkörpern wird von atypischem hyalinem Knorpel gebildet

Hals- und oberen Brustbereich ungestört entwickeln, und es kommt zur Heraussonderung und Differenzierung normaler Zwischenwirbelscheiben. In der unteren Brust- und Lumbosakralregion dagegen ist sie von Anfang an abnorm, teilweise reduziert, teilweise übermäßig gewuchert (Abb. 10). An diesen Stellen sind die Zwischenwirbelscheiben abnorm, und es entstehen in der Folge Blockwirbel verschiedener Zahl, Ausbildung und Lokalisation. Bei der *Mutante Sd* kommt es sekundär zur Degeneration der primär normalen Chorda; diese ist am 11. Tag unterbrochen und am 14. Tag teilweise ganz verschwunden. Die Chordasegmente fehlen oder sind abnorm klein. Zu kleine und in ihrer Entwicklung zurückgebliebene Chordasegmente sind mit abnorm gestalteten Zwischenwirbelscheiben gekoppelt (Abb. 12, 14); fehlen die Chordasegmente ganz, dann sind die Zwischenwirbelräume hyalinknorpelig (Abb. 13).

Blockwirbel können aber auch die Folge einer Störung der Segmentierung des paraxialen Mesoderms sein. Bei der *Mutante Cd* sind die Somiten im Bereiche der hinteren Rumpfregion und des Schwanzes verkleinert, deformiert oder unvollständig voneinander getrennt. Die Folge sind abnorme Sklerotome und eine gestörte Segregation der Wirbelsäulenblasteme. Im Vorknorpelstadium findet man verkleinerte, verschobene, deformierte oder nur halbseitig angelegte Wirbelkörper, die mit zunehmendem Wachstum und Reifen des Knorpels miteinander verschmelzen und in deren Bereich die Chordagliederung in Rückstand ist (vgl. auch Mutante *f*, S. 942). Aus den knorpeligen entwickeln sich knöcherne Blockwirbel, die durch Bandscheibenrudimente voneinander getrennt sind.

Blockwirbel haben also eine verschiedene Genese. Entscheidend ist aber in allen Fällen die Phase der Sonderung der Wirbelsäulenblasteme in die Anlagen der Wirbelkörper und Zwischenwirbelscheiben. Zuerst werden die Anlagen der Zwischenwirbelscheiben als dichte Mesenchymansammlungen sichtbar (Abb. 4). Ihr Erscheinen oder ihr Fehlen ist für die Entstehung normaler oder abnormer Wirbelkörper ausschlaggebend. Dabei muß man sich aber daran erinnern, daß die Aussonderung der Anlagen der Zwischenwirbelscheiben nicht autonom vor sich geht, sondern von der Existenz einer normalen Chorda abhängt. *Wir billigen der Chorda die führende Rolle bei der Blockwirbelbildung zu.* Sie trägt die volle Verantwortung für die regelrechte Verteilung der Wirbelsäulenblasteme und auch für die gewebliche Differenzierung der Bandscheiben.

Träger der beschriebenen Blockwirbelbildung war ein mit Defekten am hinteren Körperende behafteter Fetus. Blockwirbel kommen aber auch unabhängig von Defekten am hinteren Körperende vor. Nicht selten beobachtet man auf klinischen Röntgenbildern Verwachsungen von zwei, seltener von mehreren Wirbelkörpern, wobei Teile der Zwischenwirbelscheiben noch zu erkennen sind. Am häufigsten sind Blockwirbel in der Hals-, oberen Brust- oder Lendenregion lokalisiert.

3. Die Zwischenwirbelscheiben bei Keilwirbelbildung

Unter den angeborenen Keilwirbeln unterscheiden wir zwei Formen: reine, keilförmig gestaltete Halbwirbel, bei welchen der Defekt streng halbseitig ist, und nicht streng halbseitig ausgebildete Keilwirbel, bei welchen Rudimente des Wirbels oder seiner Fortsätze auf der Gegenseite zu finden sind.

Über die Morphologie eines *reinen Halbwirbels* orientiert der folgende Fall: Es handelt sich um die Wirbelsäule eines 7 Tage alten Mädchens mit Atresia ani, einer Reduktion des Sakrum, Spalt-, Block und Keilwirbeln.

Th_{10} ist als streng halbseitiger Keilwirbel nur rechts ausgebildet und bedingt eine rechtskonvexe Brustkoliose (Abb. 21). Die Wirbelkörper Th_9 und Th_{11} enthalten je einen dem Alter entsprechend großen Knochenkern; die Zwischenwirbelscheiben, die sie mit dem Keilwirbel verbinden, vereinigen sich links zu einem einheitlichen Gebilde mit regelmäßigen, schichtweise gebündelten Fasern. Ventral ist das fibröse Gewebe zwischen Th_{10} und Th_{11} auf größerer Strecke durch eine hyaline Knorpelbrücke ersetzt, welche die beiden Wirbelkörper vereinigt. Die Chorda ist nach der Seite des Keilwirbels ausgebogen; sie dringt, wie aus der Lage der abnorm kleinen Chordahöhle geschlossen werden muß, nicht in dessen Knochenkern ein, sondern verläuft weit ventral von diesem. Sie bildet kein typisches Chordasegment, die Chordazellen liegen vielmehr in mehreren, teils zusammenhängenden kleinen Höhlen, die eine hyalinknorpelige Wand mit nur geringer Verschleimungstendenz haben.

Die Genese streng halbseitig ausgebildeter Wirbel läßt sich anhand der Beobachtungen an der Mutante „Crooked-tail" überzeugend demonstrieren. Sie ist sehr wahrscheinlich auf eine Störung der Heraussonderung der Somiten zurückzuführen. Abb. 22 zeigt einen keilförmigen Somiten im distalen Schwanzbereich eines 14 Tage alten Cd/+ Fetus, der deutlich abgegrenzt und nur medial mit dem kranialen Nachbarsegment teilweise verschmolzen ist. Auf einem Horizontalschnitt durch die proximale Schwanzregion ist eine Verbiegung der Chorda

Die Zwischenwirbelscheiben bei Keilwirbelbildung

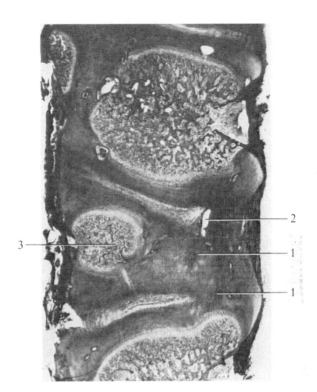

Abb. 21. Sagittalschnitt durch den Keilwirbel (Th$_{10}$) und die beiden anschließenden Wirbelkörper Th$_9$ und Th$_{11}$ der Wirbelsäule des Mädchens M. Beachte die breite Knorpelbrücke, die Th$_{10}$ und Th$_{11}$ verbindet *1*. Das rudimentäre Chordasegment *2* hat keine Beziehung zum Keilwirbel *3*

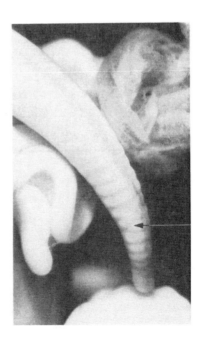

Abb. 22. Distaler Schwanzabschnitt eines 14 Tage alten Cd/+ Embryos. Beachte den keilförmigen Somiten (*Pfeil*)

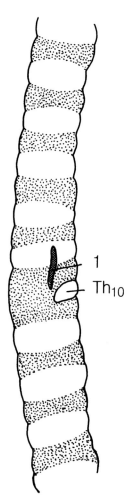

Abb. 23. Sagittalschnitt durch die untere Brustwirbelsäule eines Embryos von 13 mm SSL. Der 10. Brustwirbel ist als Keilwirbel ausgebildet. Die Wirbelkörper befinden sich im Vorknorpelstadium, die Chorda hat ihre Umbildung noch nicht eingeleitet (umgezeichnet nach TANAKA u. UHTHOFF 1981)

und die Verschmelzung der beiden Bandscheibenanlagen, welche die Keilwirbel W_1 und W_2 von den angrenzenden normalen Wirbelkörperanlagen trennen, zu sehen (Abb. 7). Die Chorda dringt nicht in die Keilwirbel ein, sondern verläuft medial an diesen vorbei.

In der Literatur habe ich die Beschreibungen der Wirbelsäule von zwei menschlichen Embryonen gefunden, die einen in Entstehung begriffenen Keilwirbel im Vorknorpelstadium, also sozusagen in statu nascendi zeigen.

TANAKA und UHTHOFF (1981) beschreiben die Wirbelsäulenanlage eines Embryos von 13 mm SSL. Der 10. Brustwirbel hat sich als Keilwirbel entwickelt. Sein Körper ist nur auf der einen Seite gut ausgebildet, auf der anderen ist nur eine ganz dünne Vorknorpelzellschicht zu sehen. Der Defekt wird von Mesenchymzellen eingenommen (Abb. 23). Die Wirbelkörper befinden sich in der frühen Verknorpelungsphase, die Anlagen der Zwischenwirbelscheiben sind noch rein mesenchymal und die Chordagliederung ist noch nicht eingeleitet. Die den Keilwirbel einschließenden Bandscheibenanlagen vereinigen sich wie in der Wirbelsäule des 7 Tage alten Mädchens zu einer einheitlichen, zellreichen Anlage.

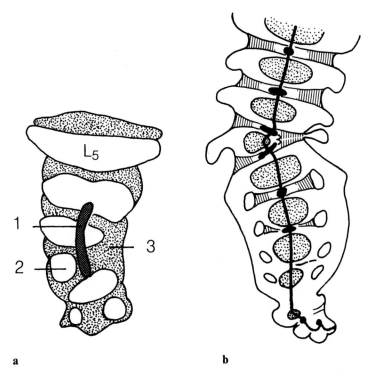

Abb. 24a. Frontalschnitt durch das hintere Ende der Wirbelsäule eines menschlichen Embryos von 21 mm SSL. Beachte die ausgebogene Chorda *1*, welche an der Anlage des Keilwirbels *2* vorbeiläuft. Die dem Keilwirbel benachbarten Wirbelkörper sind durch dichtes Mesenchym *3* miteinander verbunden (umgezeichnet nach FELLER u. STERNBERG 1930). **b** Rekonstruktion der lumbosakralen Region der Wirbelsäule eines Fetus von 45 cm. L_5 als Keilwirbel ausgebildet. Beachte die Zweiteilung der Zwischenwirbelscheibe L_4/S_1

Der zweite, von FELLER und STERNBERG (1930) beschriebene Fall betrifft die Wirbelsäule eines Embryos von 21 mm SSL. In Abb. 24a ist ein Frontalschnitt durch L_5 und das anschließende Sakrum zu sehen: S_3 ist als Keilwirbel ausgebildet. Die Chorda durchsetzt unter Beschreibung einer rechtskonvexen, bogenförmigen Ausbiegung das Sakrum. Im Bereiche des Keilwirbels liegt sie an dessen medialem Rand. Eine breite, dichte Mesenchymbrücke nimmt die Stelle der fehlenden Wirbelkörperhälfte ein und verbindet die Wirbelkörper $S_{1,2}$ und S_4 miteinander.

Diese beiden Beobachtungen an menschlichen Embryonen sind sehr wertvoll, denn sie zeigen, daß die Keilwirbelbildung auch beim Menschen wie bei den Mutanten der Maus auf eine gestörte Anordnung der Wirbelsäulenblasteme zurückzuführen ist (S. 933f).

Abb. 7 zeigt zwei alternierende Keilwirbelanlagen, wie sie auch beim Menschen beobachtet werden. LEHMANN-FACIUS (1925), SCHULTZ (1939) und HOTTINGER (1923) haben derartige Fälle beschrieben. LEHMANN-FACIUS führt diese Fehlbildung auf eine hemimetamere Segmentverschiebung zurück. Er glaubt, daß sich die paarigen Mesenchymkerne, aus welchen sich die Wirbel entwickeln, durch ein „intrauterines Trauma" gegeneinander verschoben haben.

Ist nur ein einziger Keilwirbel vorhanden, dann soll der andere zugrunde gegangen sein. Die Beobachtungen an den Cd-Mäusen erklären das Zustandekommen von Keilwirbeln ohne Zuhilfenahme einer Theorie, die an und für sich wenig einleuchtend ist, da man sich kaum vorstellen kann, daß bei einem Embryo von nur wenigen Millimetern, der zudem im Liquor amnii frei schwebt, eine äußere Gewalt derart zielgerichtet angreifen könnte, daß eine gegenseitige Verschiebung der Segmenthälften erfolgt.

Bei nicht streng halbseitig ausgebildeten Keilwirbeln findet man auf der Gegenseite Rudimente des Wirbels und seiner Fortsätze. THEILER hat die Wirbelsäule einer Frühgeburt von 45 cm untersucht, die schwere Mißbildungen in der Hals- und Brustwirbelsäule aufwies, während die Lenden- und Kreuzbeinregion bis auf den als Keilwirbel ausgebildeten fünften Lendenwirbel normal war. Der Keilwirbel enthält einen rundlichen Knochenkern. Die Faserringe der angrenzenden Zwischenwirbelscheiben bestehen aus regelmäßig gebauten Lamellen. Da sich der Keilwirbel nach rechts rasch verjüngt, kommen die beiden Faserringe in Berührung, bleiben aber durch einen von plumpen kollagenen, vorwiegend horizontal verlaufenden Fasern ausgefüllten Zwischenraum voneinander getrennt. Der Chordascheidenstrang dringt unter Bildung eines scharfen nach links gerichteten Bogens durch die mediale Partie des Keilwirbels (Abb. 24b).

Spinalnerven und -ganglien sind auf beiden Seiten zu finden, während sie bei wirklichen Halbwirbeln auf der Defektseite fehlen. Dieser Befund läßt vermuten, daß die Somiten zunächst regelmäßig ausgebildet wurden, denn sie tragen die Verantwortung für die metamere Anordnung der Rückenmarkswurzeln und der Spinalganglien. Die Verkrümmung der Wirbelsäulenachse muß also später eingetreten sein als bei echter Keilwirbelbildung.

Als Ergänzung zu den bisherigen Ausführungen möchte ich noch zwei Beobachtungen anführen, die unsere Konzeption der Entwicklung abnormer Wirbelkörper und Zwischenwirbelscheiben stützen.

SHAPIRO und EYRE (1981) haben die Wirbelsäule eines 38 Wochen alten männlichen Fetus beschrieben, die eine linkskonvexe Skoliose und viele Wirbelkörper- und Bandscheibenabnormitäten aufweist (Abb. 25). Die *Wirbelkörper* haben von Th_9 an unregelmäßige Form und Größe; sie enthalten Knochenkerne von normaler Struktur, aber z.T. abnormer Lage. Th_{11} und L_3 haben scheinbar zwei Knochenkerne, L_4 ist keilförmig, während L_5 und S_1 zu einem einheitlichen Block verschmolzen sind. Die *Zwischenwirbelscheiben* sind verschieden dick und haben z.T. sehr kleine, abnorm liegende Chordahöhlen und schlecht differenzierte oder fehlende Faserringe. Die Intervertebralräume $Th_{10/11}$, $Th_{11/12}$ und Th_{12}/L_1 sind sehr schmal und hyalinknorpelig. $L_{1/2}$ hat zwar eine Chordahöhle, auf der konvexen Seite fehlt aber der Faserring, $L_{2/3}$ ist wieder sehr schmal und läßt nur die Spur eines Faserringes erkennen. $L_{3/4}$ ist dick und breit, sein Faserring abnorm, während dieser bei $L_{4/5}$ gut differenziert ist. An Stellen ohne oder mit nur sehr kleinen Chordahöhlen fehlt also der Faserring oder er ist abnorm und durch Knorpel ersetzt. *Immer sind die abnormen, häufig asymmetrischen Zwischenwirbelscheiben mit abnormen Wirbelkörpern kombiniert.*

Schließlich sei noch eine sehr aufschlußreiche Arbeit von GASSNER (1982) zitiert, der über das Vorkommen einer *kostovertebralen Dysplasie* beim Menschen berichtet. Er beschreibt darin 8 Fälle, die in einer Familie mit hoher Konsanguinität aufgetreten sind und gleichartige Abnormitäten der Wirbelsäule

Die Zwischenwirbelscheiben bei Keilwirbelbildung

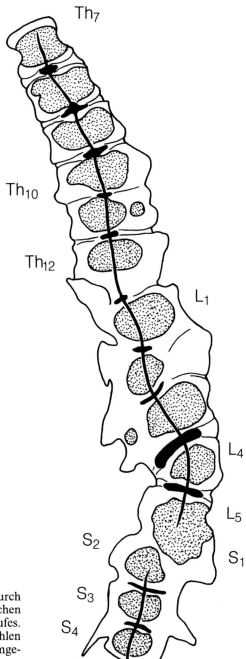

Abb. 25. Schematischer Frontalschnitt durch die Wirbelsäule eines Feten von 38 Wochen mit Rekonstruktion des Chordaverlaufes. Knochenkerne punktiert. Chordahöhlen schwarz. Weitere Erklärungen im Text (umgezeichnet nach Shapiro u. Eyre 1981)

und der Rippen aufweisen. Gemäß dem Stammbaum über 8 Generationen wird die Mißbildung autosomal rezessiv vererbt.

Schon bei der Geburt haben die Träger einen auffallend kurzen Körper mit aspektmäßig fehlendem Hals; Kopf und Gliedmaßen sind normal. Das Röntgenbild zeigt Spalt-, Halb-, Keil- und teils bizarre Blockwirbel, die generalisiert in der ganzen Wirbelsäule vorkommen. Normale Wirbel sind eher zufällig. Auch die Wirbelbögen können abnorm sein. Daneben sind Rippen in unterschiedlicher Zahl vorhanden, teilweise nur partiell ausgebildet, teilweise an verschiedenen Stellen miteinander verwachsen. Die Träger der Mißbildungen sind von normaler Intelligenz und haben eine normale Lebenserwartung.

Der die Abnormitäten der Wirbelsäule und Rippen verursachende rezessive Faktor muß in beiden Fällen wie der Letalfaktor „Rib fusions" bei der Maus in einem sehr frühen Stadium die Aussonderung der Somiten gestört haben. Die ersten Somitenpaare erscheinen bei menschlichen Embryonen um den 19. Tag, am 33. Tag ist die Somitenbildung mit dem Erscheinen der Schwanzanlage abgeschlossen. Die kritische Phase für die Entstehung einer kostovertebralen Dysgenesie fällt beim Menschen in die 4. Woche.

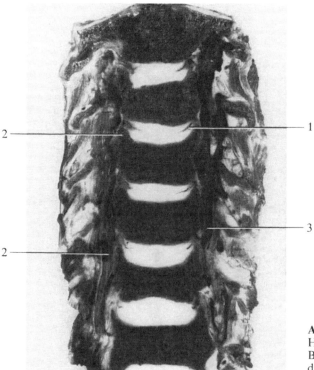

Abb. 26. Frontalschnitt durch die Halswirbelsäule eines 25jährigen. Beachte die Unkovertebralspalten *1*, die Processus uncovertebrales *2* und die Aa. vertebrales *3*, die seitlich kranial verlaufen

V. Sonderstellung der Zwischenwirbelscheiben der Halswirbelsäule

Die Halswirbelsäule zeichnet sich durch einige morphologische Besonderheiten der Wirbelkörper und der Zwischenwirbelscheiben aus, die anderen Regionen der Wirbelsäule fehlen. Die *Wirbelkörper* haben sattelförmige Oberflächen; ihre kranialen Flächen laufen lateral in schaufelförmige Erhebungen aus, die als *Processus uncovertebrales* (uncinati) bezeichnet werden. Diese fehlen den kaudalen Flächen und sind an den Wirbelkörpern von C_3–C_5 steiler gestellt als an den Körpern von C_6 und C_7. Die Processus uncovertebrales sind ursprünglich Teile der Wirbelbögen, die um das zehnte Lebensjahr mit den Wirbelkörpern verschmelzen. Die *Zwischenwirbelscheiben* sind schmal und haben beim Erwachsenen seitliche Spalten, die von lateral her mehr oder weniger tief in den Faserring eindringen und genau in Bandscheibenmitte liegen (Abb. 26). Sie sind nur lateral scharf begrenzt, innen haben sie keinen eindeutigen Abschluß (Abb. 27).

Verschiedene Forscher, unter ihnen LUSCHKA, der diese Spalten 1858 erstmals beschrieb, sprechen von *seitlichen Gelenken* (LUSCHKA's *Joint*). Verfolgt man aber die Entwicklung der Halswirbelsäule, dann fällt auf, daß es sich nicht um *primär* vorhandene Einrichtungen handeln kann. Die seitlichen Spalten, *Unkovertebralspalten,* fehlen in den Zwischenwirbelscheiben von Feten und Kindern (Abb. 28), ein Befund, der nicht überrascht, gehören doch die Processus uncovertebrales zu den Wirbelbögen; die Zwischenwirbelscheiben beschränken sich aber auf das Gebiet der Wirbelkörper.

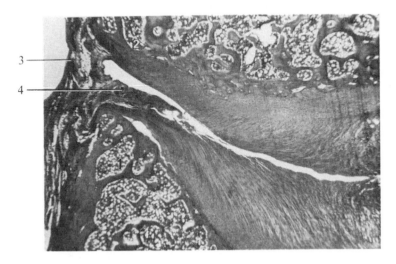

Abb. 27. Unkovertebralspalte C_4/C_5. Beachte die in der Mitte eingerissenen Lamellen des Faserringes, die dem Processus uncovertebralis *1* und seinem Gegenpol *2* einen glatten, aus übereinander geschichteten Lamellen bestehenden Belag verleihen. Die Spalte wird lateral von einer gelenkähnlichen Kapsel *3* abgeschlossen, ein locker gebauter, gefäßreicher Gewebekeil *4* schiebt sich von der Kapsel aus in das Spalteninnere

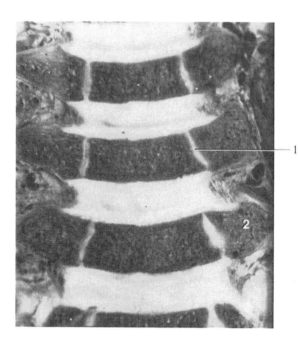

Abb. 28. Frontalschnitt durch die Halswirbelsäule eines 2½jährigen Kindes. Beachte die Wirbelbogenepiphysen *1*, die flach liegenden Processus uncovertebrales *2*, die frei in das paravertebrale Gewebe hineinragen, und das noch vollständige Fehlen von seitlichen Spalten

Systematische Untersuchungen an über 500 Halswirbelsäulen von Feten, Kindern und Erwachsenen bis zum Alter von 90 Jahren haben gezeigt, daß die *Unkovertebralspalten nicht zum primären Bestand* der Zwischenwirbelscheiben gehören (TÖNDURY 1958; ECKLIN 1960), sondern Risse sind, die sekundär an typischer Stelle entstehen (Abb. 29a). Sie sind in den drei oberen Zwischenwirbelscheiben immer vorhanden und erscheinen meistens um das zehnte Lebensjahr. In den unteren Zwischenwirbelscheiben treten sie erst später auf oder können vollkommen fehlen. Die eingerissenen Lamellen der entspannten Faserringe legen sich nach außen auf die Processus uncovertebrales und deren Gegenpole (Abb. 29b) und bilden auf diesen einen mehrschichtigen Lamellenbelag, der nach und nach geglättet wird und der Spalte Gelenkcharakter verleiht (Abb. 27). Infolge der seitlichen Einrisse kommt es zur Lockerung der Bewegungssegmente der Halswirbelsäule.

Die Unkovertebralspalten erscheinen fast gleichzeitig mit der Aufrichtung der ursprünglich beinahe horizontal gestellten Fortsätze (Abb. 26). Ihren Entstehungsmechanismus stellen wir uns folgendermaßen vor: Mit der Ausbildung der Halslordose im Verlaufe der Kindheit ändert sich die Belastungsform der Halswirbelsäule. Das Krümmungszentrum der Lordose, d.h. der am stärksten belastete Abschnitt, liegt in Höhe der oberen 3–5 Halswirbel, ihre Fixpunkte sind im Bereiche des Foramen occipitale magnum und in Höhe des ersten Brustwirbels zu suchen. Die größte Beweglichkeit ist am oberen und am unteren Ende der Halswirbelsäule zu erwarten. Die seitlichen Einrisse treten zuerst in den am meisten belasteten, oberen Zwischenwirbelscheiben auf. Auch die bewegungsmechanischen Besonderheiten der Wirbelbogengelenke tragen wahrscheinlich zur Rißbildung bei. Besonders bei Rotation und beim Seitenneigen des Halses sind die Zwischenwirbelscheiben starken Scherkräften ausgesetzt. Die

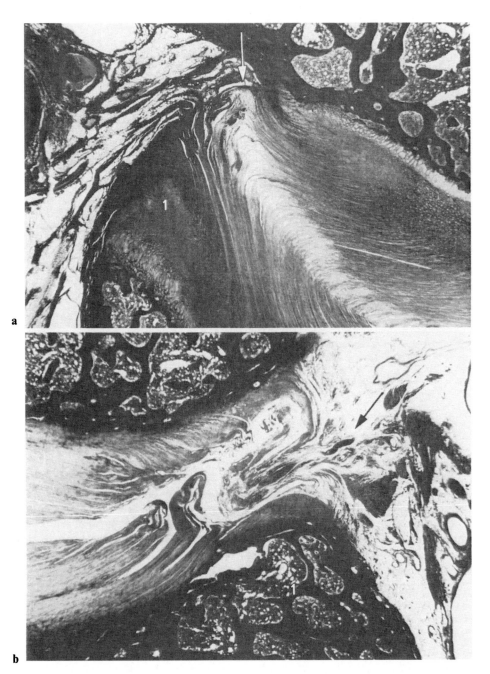

Abb. 29a. Seitliche Bandscheibenanteile bei einem 20jährigen. Beachte die Auflockerung und Auswalzung im Scheitelbereich der nach außen umgelegten Lamellen, die im Bereich des *Pfeiles* durchgerissen sind. **b** Frisch in ihrer Mitte durchgerissene, nach außen gelegte Lamellen des Anulus fibrosus. In Ausbildung begriffener kapselähnlicher Abschluß der Spalte; meniskoider Gewebekeil (*Pfeil*), 1 Processus uncovertebralis

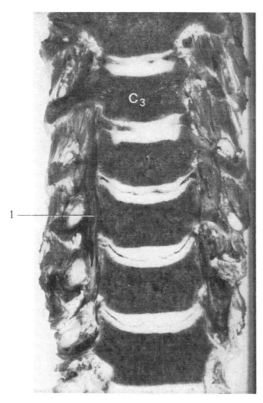

Abb. 30. Frontalschnitt durch die Halswirbelsäule eines 33jährigen. Beachte die durchgehenden transversalen Unkovertebralspalten in den Zwischenwirbelscheiben $C_{4/5}$–$C_{6/7}$. *1* A. vertebralis

Folge ist eine Lockerung ihres Gefüges, die schließlich zum Einreißen der lateralen Lamellen und zur Bildung der Spalten führt.

Von besonderem Interesse ist der gelenkartige Ausbau der Unkovertebralspalten (Abb. 27). Die gerissenen Lamellen kleben wie nasse Haare eines Pinsels aneinander und bilden auf dem Processus uncovertebralis und seinem Gegenpol einen dicken faserknorpeligen Belag; eine gelenkähnliche Kapsel und gefäßführende meniskoide Einlagerungen vervollständigen das Bild. Die Unkovertebralgelenke unterscheiden sich aber grundsätzlich von echten Gelenken. Echte Gelenke entstehen als primärer Bestand des Skelettsystems, während die Unkovertebralgelenke Rißbildungen sind, die die Tendenz haben, weiterzureißen und zu durchgehenden Spalten zu werden; d.h. der Prozeß, der beim 9–10jährigen beginnt, kommt nicht zum Stillstand, sondern ergreift nach und nach die ganze Zwischenwirbelscheibe, die in ihrer Mitte halbiert wird (Abb. 30). Diese queren Risse, welche die Zwischenwirbelscheiben in zwei Hälften durchtrennen, sind auf Frontalschnitten durch die Halswirbelsäule besonders gut zu sehen und können auch am intakten Präparat durch Injektion eines Kontrastmittels in die Zwischenwirbelscheiben auf dem Röntgenbild sichtbar gemacht werden.

Die quere Durchtrennung der Disci intervertebrales führt zu einer weiteren Lockerung der Bewegungssegmente und schafft eine Kommunikation mit der Gallertkernhöhle. Teile des weichen, wasserreichen Gallertkernes können nach

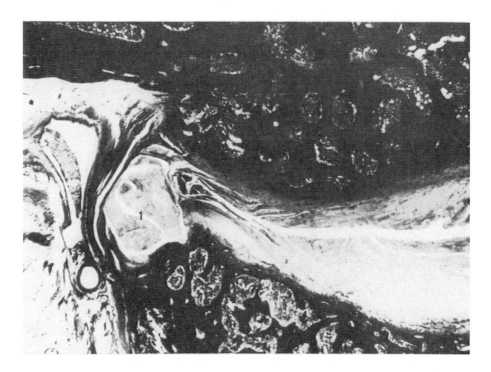

Abb. 31. Diskusprolaps $C_{4/5}$ bei einem 24jährigen Mann. Querer Durchriß des Faserringes. Prolabierter Gallertkern *1* drängt nach außen und wird von wenigen bindegewebigen Lamellen zurückgehalten

lateral entweichen, so daß das Bild des Bandscheibenprolaps entsteht (Abb. 31). Einen solchen haben wir nur in Präparaten von jugendlichen Bandscheiben beobachtet. Nach dem 25.–30. Lebensjahr trocknet das Gallertgewebe mehr und mehr ein, und es ist infolge des damit verbundenen Verlustes der Sprengkraft eine dramatische Entleerung der Gallertkernhöhle nicht mehr zu erwarten.

Ist einmal dieses Stadium erreicht, dann werden die ersten Erscheinungen des intradiskoidalen Geschehens auf dem Röntgenbild sichtbar, nämlich eine Verschmälerung der Zwischenwirbelräume, die mit einer kuhhornartigen Ausbiegung der Processus uncovertebrales und der daraus resultierenden Kochtopfform der Wirbelkörper, einer leichten Sklerose der knorpeligen Wirbelendplatten und einer Knickung der Halslordose verbunden ist. Die Wirbelsäule ist oberhalb dieses Knickes (C_6) gerade gestreckt (*Güntzsches Zeichen*).

Infolge der Lockerung der Bewegungssegmente durch die transversalen Unkovertebralspalten wird ein wirkliches und reibungsloses Gleiten ermöglicht. Dieses kann aber zunehmend zur Zermürbung und zum Aufreiben des Bandscheibengewebes führen, so daß die Zwischenwirbelscheiben schließlich ihre Tragfunktion einbüßen. Damit wird aber ein Geschehen, das in seinen Anfangsformen als physiologisch zu betrachten ist, pathologisch; es birgt eine Reihe von Vorgängen in sich, die zu klinischen Manifestationen führen können.

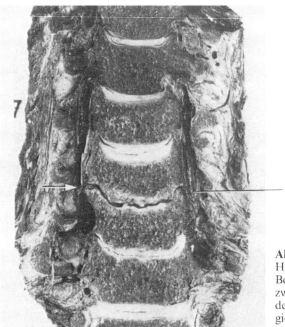

Abb. 32. Frontalschnitt durch die Halswirbelsäule eines 83jährigen. Beachte den schlechten Zustand der zwei unteren Halsbandscheiben und den Ausbau der Unkovertebralregion zu einem Stützgelenk (*Pfeil*), *1* A. vertebralis

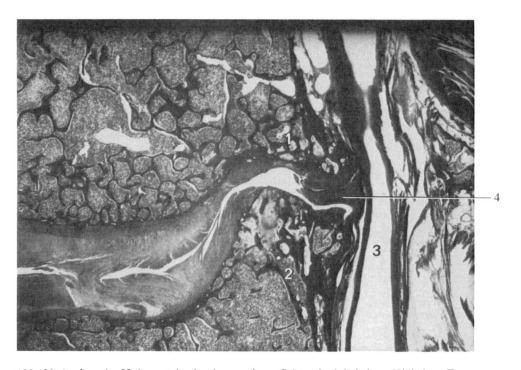

Abb. 33. Ausbau der Unkovertebralregion zu einem Stützgelenk bei einer 68jährigen Frau. Gelenkpfanne an der Unterfläche des kranialen Wirbelkörpers *1*, gelenkkopfartig aufgetriebener Processus uncovertebralis *2*, beide sind von Faserknorpel überzogen, der aber unter der zunehmenden starken Beanspruchung mehr und mehr verschwindet. Osteophytenablagerung. Beachte die nächste Nähe der A. vertebralis *3*. *4* Meniskoider Gewebekeil

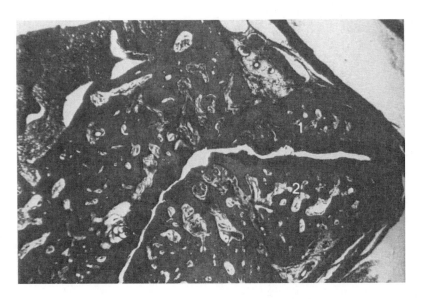

Abb. 34. Stärkste Sklerosierung der Unkovertebralregion (63jähriger Mann). Der Gegenpol *1* stützt sich mit einem dicken Fortsatz auf dem sockelartig verbreiterten Processus uncovertebralis *2*. Zwischenwirbelscheibe völlig aufgerieben

Halswirbelsäulen mit durchgehend gleichartig veränderten Zwischenwirbelscheiben sind sehr selten. Meistens verhalten sich die drei oberen Bandscheiben anders als die zwei unteren. Die größere Beweglichkeit der unteren Halswirbelsäule führt zu einer rascheren Abnützung des Bandscheibengewebes (Abb. 32).

Als Folge der zunehmenden Insuffizienz der Zwischenwirbelscheiben kommt es zu einem typischen *Ausbau der Processus uncovertebrales und ihrer Gegenpole*: Die Fortsätze werden kuhhornartig ausgebogen und nähern sich unter Bildung einer Art Traggelenk den Unterflächen der kranial folgenden Wirbelkörper (Abb. 33). Unter der zunehmenden Belastung wird Knochen abgelagert, und es kommt zu einer kolbenartigen Verdickung der Fortsätze (Abb. 34), die nach und nach sklerosieren und im Verlauf der fortschreitenden Aufreibung des Bandscheibengewebes auseinandergedrückt und schließlich horizontal gestellt werden (Abb. 35). Durch ihre extreme Lateralverlagerung kommt es aber zu einer starken Einengung der *Zwischenwirbellöcher*, durch welche außer den Spinalnervenwurzeln die A. vertebralis in Begleitung von Venen und Ästen des Truncus sympathicus zieht (Abb. 36, 37).

Reparationsversuche sind auch im Bereiche der Halswirbelsäule nachweisbar; sie sind aber nur dort erfolgreich, wo Gefäße und Bindegewebe frühzeitig genug in das Zwischenwirbelareal vorwachsen. Das morsche Bandscheibengewebe wird dann durch junges Narbengewebe ersetzt, und es kommt zur fibrösen Ankylose oder, falls Osteoblasten miteinwachsen, zur knöchernen Verankerung benachbarter Wirbelkörper. Mit der Bildung eines Wirbelblockes wird das Bewegungssegment ruhiggestellt. Zerrungen am Bandapparat hören auf, wirksam zu sein, Osteophyten, Randzacken und Sklerosierung bilden sich wieder zurück.

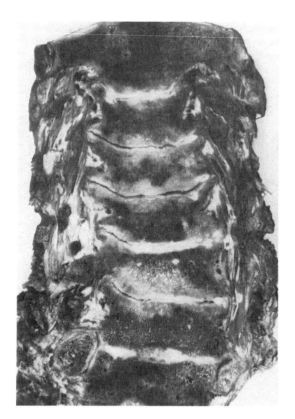

Abb. 35. Frontalschnitt durch die Halswirbelsäule eines 76jährigen Mannes. Die Zwischenwirbelscheiben sind bis auf wenige Reste von faserknorpeligem Narbengewebe völlig verschwunden. Die Wirbelkörper stehen untereinander in breitem, knöchernen Kontakt, der durch die Ausbreitung der Processus uncovertebrales noch verstärkt wird. Über die ganze Deckplatte ausgebreitete starke Sklerose

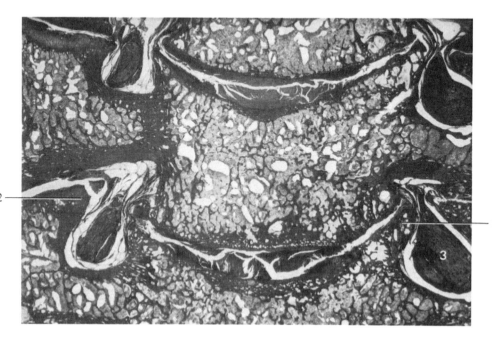

Abb. 36. Mikroskopischer Frontalschnitt durch die mittlere Halswirbelsäule eines 71jährigen. Beachte die sanduhrförmige Eindellung der Foramina interspinalia bedingt durch die unkovertebralen Osteophyten *1* und die arthrotischen Randwülste *2* der Wirbelbogengelenke. Die Spinalnerven *3* sind in das untere Segment abgedrängt

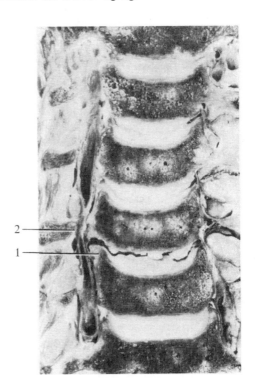

Abb. 37. Frontalschnitt durch die Halswirbelsäule einer 65jährigen Frau. Die Zwischenwirbelscheiben $C_{2/3}$–$C_{4/5}$ und $C_{6/7}$ sind noch in gutem Zustand, $C_{5/6}$ ist quer, in zwei ungleiche Teile durchtrennt. Ausgebautes Traggelenk *1* mit sklerotischem Processus uncovertebralis, der zusammen mit dem Gegenpol die A. vertebralis dextra gegen den Processus transversus drängt. Die Arterie ist an dieser Stelle knöchern fixiert

VI. Varianten und kongenitale Defekte der Wirbelbogengelenke

Die Wirbelbogengelenke haben infolge ihrer Zugehörigkeit zu den Bewegungssegmenten zu allen Schäden Beziehungen, die in anderen Teilen dieser Bewegungsräume auftreten. Manche ihrer primären Schädigungen wirken auf die in den Bewegungssegmenten zusammengeschlossenen Bauelemente zurück. Deshalb haben ihre Veränderungen eine große funktionelle Bedeutung. Es gibt keine die Funktion der Zwischenwirbelscheibe beeinträchtigende Störung, die nicht zugleich die Wirbelbogengelenke in mehr oder weniger erkennbarem Maße in Mitleidenschaft zöge. „In der ungestörten Funktion der Bandscheibe und der Wirbelbogengelenke liegt einer der wesentlichsten Faktoren für die mechanische Leistungsfähigkeit des Bewegungssegmentes (JUNGHANNS 1979)."

Während viele Untersuchungen und eine immense Literatur über kongenitale Mißbildungen der Wirbelkörper und Zwischenwirbelscheiben vorliegen, ist nur relativ wenig über kongenitale Defekte der Wirbelbogengelenke publiziert worden. Bei den Publikationen handelt es sich außerdem vorwiegend um Berichte über röntgenologische Einzelbeobachtungen, die morphologisch nicht untersucht wurden. Dabei geht es um Variationen, Asymmetrien der Gelenkfortsätze zwischen rechts und links, Verschmelzungen, Hypoplasien und Aplasien. Diese können die Gelenke allein betreffen oder sind mit kongenitalen Mißbildungen der Wirbelbögen kombiniert.

1. Zur normalen Entwicklung der Wirbelbogengelenke

Die knorpeligen Wirbelbögen werden durch die *Membrana interdorsalis* miteinander verbunden. In diese hinein wachsen um die Mitte des zweiten Monats die wulstartigen Anlagen der Gelenkfortsätze, nähern sich und treten bei Embryonen von ca. 50 mm SSL in Kontakt, wobei die Processus articulares inferiores des oberen die Processus articulares superiores des unteren Wirbelbogens dorsal überlagern. Das zwischen den beiden Fortsätzen gelegene, dichte Mesenchym der Membrana interdorsalis wird resorbiert und macht der Gelenkspalte Platz, die nach außen von der Gelenkkapsel abgeschlossen ist. Die Processus articulares haben plane bis leicht gekrümmte Gelenkflächen, die in der ganzen Wirbelsäule die gleiche Form und Stellung haben. Sie liegen in einer Flucht, sind frontal gestellt und bilden mit der Horizontalen einen dorsal abfallenden Neigungswinkel von ca. 45°. Gegen Ende der Fetalzeit wird der Winkel größer und erreicht im Verlaufe des ersten Lebensjahres die Werte des Erwachsenen. Von medial ragt zartes, faserarmes Bindegewebe in die Gelenkspalten hinein. Es handelt sich um einen Überrest des mesenchymalen Füllgewebes oder um sekundär in das Gelenkinnere eingestülpte Synovialfalten. Nach unseren Beobachtungen sind beide Entstehungsarten möglich. Bei älteren Feten und Neugeborenen sind diese synovialen Falten in allen Gelenken nachweisbar.

Die Verknöcherung der Wirbelbögen wird mit der Verkalkung der exzentrisch gelegenen Knorpelkerne eingeleitet, die wirbelkanalwärts bis unmittelbar unter das Perichondrium reichen (TÖNDURY 1958). Die Kalkknorpelkerne haben eine typische Wachstumszone, die nur an der Berührungsstelle mit dem Perichondrium fehlt. An dieser sammeln sich zwischen Perichondrium und Kalkknorpelkern Osteoblasten an und lagern einen Saum zunächst unverkalkter Knochensubstanz ab, die später verkalkt und als *perichondraler* Knochen dem inneren Wirbelbogenrand anliegt. In der folgenden Phase wachsen Blutgefäße in den Kalkknorpel ein, eröffnen die Knorpelhöhlen und leiten die *enchondrale* Ossifikation ein. Bei Feten von 70 mm SSL bildet der perichondrale Knochen eine Manschette um die Wirbelbogenwurzeln und die Zwischengelenkstücke; die Gelenkfortsätze selbst sind noch rein knorpelig. In jeder Wirbelbogenhälfte sind drei Wachstumszonen zu erkennen (Abb. 38): eine in der Wirbelbogenwurzel und je eine an den Basen der Processus articulares, eine vierte, in Abb. 38 nicht sichtbare Zone, liegt in der hinteren Wirbelbogenhälfte.

Die Gelenkfortsätze wachsen durch enchondrale Ossifikation an ihren Basen in die Länge. Vor der Geburt sind alle Gelenkflächen annähernd dachziegelartig übereinandergelagert und frontal gestellt, erst beim Kleinkind nehmen sie im Zusammenhang mit dem Längenwachstum der Processus articulares allmählich die für den Erwachsenen typische Stellung ein. In der *Lendenwirbelsäule* ist diese Stellungsänderung am ausgeprägtesten. LUTZ (1967) nimmt an, daß sie sich im Verlauf des frühkindlichen Wachstums unter dem Einfluß der Mm. multifidi vollzieht. Funktionell Aufrichtemuskeln, setzen sie sich an den Processus mamillares an und erfahren während des ersten Lebensjahres eine mächtige Entfaltung. REICHMANN (1971) und PUTZ (1981) hingegen vertreten die Ansicht, daß die endgültige Stellung bereits bei der Geburt angedeutet und das Produkt gerichteten Wachstums ist. Anhand von mikroskopischen Schnitten zeigt REICH-

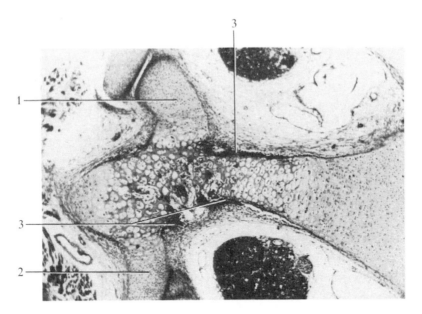

Abb. 38. Sagittalschnitt durch den 7. Brustwirbelbogen eines Fetus von 70 mm SSL. Beachte die geschlossene perichondrale Knochenmanschette *3*, die im Winkel der Incisura vertebralis inferior von Gefäßen durchbrochen ist. *1* Processus articulares superior et inferior *2*. Beachte die Wachstumszonen an ihrer Basis

MANN, daß die Gelenkfortsätze an ihren lateralen Rändern intensiver wachsen als an ihren medialen. Dabei krümmen sich die Gelenkflächen und rotieren aus der Frontal- in eine Sagittalstellung (Abb. 39). Mit 18 Monaten ist die Situation des Erwachsenen erreicht: Die Gelenkflächen sind gebogen und fast senkrecht gestellt und greifen derart ineinander, daß Bewegungen nur in einer einzigen Richtung möglich sind. Die Gelenke L_1/L_2 sind am stärksten sagittal orientiert, die kaudal folgenden zeigen eine zunehmende Inklination zur Sagittalebene. Die Gelenke zwischen L_5 und S_1 sind wieder mehr frontal gestellt. Ihre Gelenkflächen sind halbmondförmig, nach innen gerichtet oder flach nach hinten schauend.

Im Bereich der *Brustwirbelsäule* beginnt die Änderung der Form und Stellung der Gelenkflächen in den kranialen Segmenten bereits bei Feten von 90 mm SSL. Sie schreitet kranio-kaudal fort und ist bei Feten von 24 cm SSL abgeschlossen: die Gelenkflächen stehen wie beim Adulten steil, teilweise fast senkrecht, sind gegeneinander abgewinkelt und liegen in einer Kreislinie mit Zentrum in Wirbelkörpermitte.

In der *Halswirbelsäule* ändert sich die Stellung der Gelenkflächen nur geringgradig; sie sind beim Adulten rund bis oval, nach hinten oben gerichtet und um 45° geneigt. Beide Flächen liegen beinahe in einer Flucht.

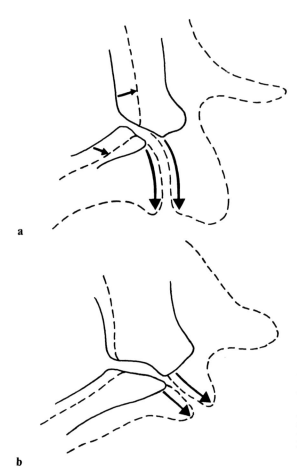

Abb. 39a, b. Postnatales Wachstum der Gelenkflächen. **a** obere, **b** untere Lendensegmente. *Ausgezogene Linien:* Situation bei der Geburt, gestrichelt: Situation beim Erwachsenen. Die *Pfeile* geben die Wachstumsrichtung an (umgezeichnet nach REICHMANN 1970)

2. Asymmetrien der Wirbelbogengelenke

Asymmetrien der Gelenkstellung zwischen rechts und links sind nicht selten. Sie kommen besonders an Übergangsregionen und in der Lendenwirbelsäule vor und entstehen im Verlauf des spätfetalen und postnatalen Wachstums und der damit verbundenen Umstellung der Gelenkfortsätze.

LACKUM (1924) fand unter 30 Lendenwirbelsäulen nur 6mal eine vollkommene Symmetrie der Gelenkfortsätze beider Seiten, 18mal waren diese stark, 6mal mäßig asymmetrisch. ČIHÁK (1970) untersuchte die Variabilität der Lumbosakralgelenke L_5/S_1 und stellte eine extrem häufige Differenz in der Orientierung und Form der Gelenkflächen fest. Unter 172 Gelenken von 86 Individuen variierte ihr Krümmungsradius zwischen 6 und 3 mm. Auch der Inklinationswinkel der beiden Gelenkflächen zur Sagittalebene schwankte zwischen minimal 21° und maximal 90°. Unter 264 Gelenkflächen von 132 Individuen fand ČIHÁK Asymmetrien zwischen den beiden Seiten in 37%. Abb. 40 zeigt die asymmetrischen Gelenkpaare L_1/L_2 eines 8jährigen.

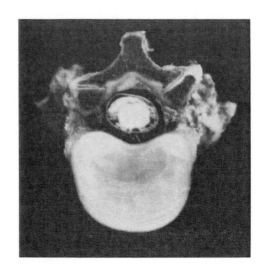

Abb. 40. Asymmetrische Gelenkpaare. L_1/L_2 bei einem 8jährigen. (Aus LUTZ 1967)

Über die Häufigkeit und das Ausmaß der Asymmetrien beim Erwachsenen berichten LANGE (1934), KUHNS (1935), BAILEY (1937), GUENTZ (1938), SCHMORL und JUNGHANNS (1968), HOLLAND und STOLLE (1970), SMITH und ABEL (1977) und andere. RAVELLI (1955) fand zudem im 3. Wirbelbogengelenk (L_3/L_4), dessen Gelenkflächen frontal gestellt waren, den Processus articularis inferior von L_3 nicht dorsal, sondern ventral vom Processus articularis superior von L_4.

Nach OVERTON und GROSSMANN (1934) sind Asymmetrien der Gelenkfortsätze des zweiten und dritten Halswirbels nicht so selten. SMITH und ABEL (1977) haben die Gelenkfortsätze des siebenten Halswirbels untersucht und eine Variabilität von 87% festgestellt. Nur in 14% waren sie parallel, in 37% waren die oberen Fortsätze schräger als die unteren und in 49% die unteren schräger gestellt als die oberen.

3. Verschmelzungen der Gelenkfortsätze

Verschmelzungen der Gelenkfortsätze kommen im Rahmen einer Blockwirbelbildung, bei seitlichen Keilwirbeln oder isolierten, halbseitigen Wirbelbogenverschmelzungen vor. BROCHER (1936) beschrieb eine Wirbelsäule, bei welcher die hinteren Bogenabschnitte und die Processus spinosi des zweiten und dritten Brustwirbels miteinander verschmolzen waren.

4. Aplasien und Hypoplasien der Gelenkfortsätze

Einseitige oder doppelseitige Aplasien oder Hypoplasien der Gelenkfortsätze sind *kongenitale Defekte,* die meistens mit Defekten der Wirbelbögen verbunden sind; nur selten sind sie als isolierte Defekte beobachtet worden. Nach EXNER (1958) wurde auf 7000 Wirbelsäulen nur eine einzige Gelenkfortsatzaplasie gefunden. ROCHE und ROWE (1951) haben unter 4200 Skeletten keine gesehen. Nach COTREL und BANASI (1976) wurden bis 1975 gesamthaft nur 17 Fälle einseitiger Aplasie der lumbosakralen Wirbelbogengelenke beschrieben. Sie selber berichten über die Befunde bei zwei Jugendlichen. Im ersten Fall fehlte der Processus articularis inferior von L_5, im zweiten Fall fanden sie eine Synostosis interpeduncularis zwischen L_2/L_3, das Fehlen des Gelenkes Th_{12}/L_1 und der Gelenkfortsätze L_3/L_4. Der fünfte Lendenwirbel war als rechtsseitiger Halbwirbel ausgebildet.

ROTHE (1956) publizierte einen Fall von Aplasie der rechten unteren Gelenkfortsätze von L_2 und L_3, die mit einer Hypoplasie des oberen rechten Gelenkfortsatzes von L_4 kombiniert waren (Abb. 41d). Gleichzeitig bestand eine asymmetrische Wirbelbogenspalte von L_3 mit zwei übereinanderliegenden Dornfortsatzzinken. RATHKE (1952) berichtete über eine isolierte, echte Aplasie des Wirbelbogens von L_2 und seiner Fortsätze (Abb. 41a). Die dadurch entstandene Lücke wurde durch ein Massiv aus den unteren Gelenkfortsätzen und dem vergrößerten Processus spinosus von L_2 überbrückt, der mit den oberen Gelenkfortsätzen von L_3 gelenkig verbunden war. Der Wirbelkörper von L_2 war dorsal verkürzt.

Auch einseitige, partielle Wirbelbogenagenesien sind beobachtet worden. HINTZE (1958) hat eine Wirbelsäule mit Aplasie des linken, hinteren Wirbelbogenabschnittes einschließlich der Gelenkfortsätze von L_5 beschrieben. Die gleichseitigen Wirbelbogenhälften von L_4 und S_1 und ihre hyperplastischen Gelenkfortsätze standen in gelenkiger Verbindung (Abb. 41b). BROCHER (1950) beobachtete eine Wirbelsäule mit partieller, einseitiger Wirbelbogenagenesie von L_5 und S_1, die mit einer Aplasie oder Fehlentwicklung der unteren Gelenkfortsätze kombiniert waren (Abb. 41c).

Alle angeführten Beispiele von Aplasien von Gelenkfortsätzen waren mit Defekten der Wirbelbögen kombiniert. RUCKENSTEINER (1939) hat eine Wirbelsäule mit echter Aplasie der linken und Hypoplasie der rechten Gelenkfortsätze zwischen L_3 und L_4 beschrieben. In dem von TUSZEWSKI (1960) publizierten Fall wurden mehrfache Aplasien und Hypoplasien der Gelenkfortsätze der Lendenwirbelsäule gefunden; die Gelenke L_2/L_3 fehlten sogar auf beiden Seiten. Die Wirbelkörper waren an dieser Stelle nur durch die Zwischenwirbelscheibe und Bänder verbunden. HOLLAND und STOLLE (1970) fanden als Zufallsbefund eine Aplasie des unteren rechten Gelenkfortsatzes von L_2. Das linksseitige Gelenk L_2/L_3 war frontalgestellt, die unteren Gelenkfortsätze von L_3 beiderseits verkürzt. Schließlich erwähne ich noch eine Beobachtung von BAILEY (1937), der über einen Fall mit hypoplastischer Entwicklung der unteren Gelenkfortsätze von Th_{12} berichtet, die eben noch an die Artikulationsflächen der oberen Gelenkfortsätze von L_1 heranreichen (Abb. 41f).

Alle bisher zitierten Befunde von Aplasien und Hypoplasien der Gelenkfortsätze waren Röntgenbefunde, die morphologisch nicht verifiziert wurden. REICHMANN und LEWIN (1970) haben meines Wissens als einzige zwei Fälle von wirklicher Aplasie lumbaler Wirbelbogengelenke auch histologisch untersucht. Es handelte sich um die Wirbelsäulen von zwei Neugeborenen. Im ersten Fall fehlten auf dem Röntgenbild die unteren Gelenkfortsätze von L_1 und L_2 auf der rechten Seite, links lagen normale Verhältnisse vor. Bei der mikroskopi-

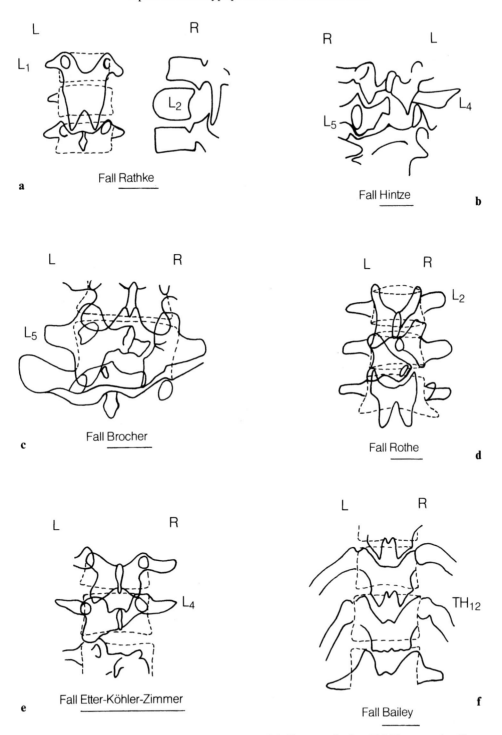

Abb. 41 a–f. Aplasien und Hypoplasien der Wirbelbogengelenke. Erklärungen im Text (umgezeichnet nach WOLFERS u. HOEFFKEN 1974). a Fall RATHKE; b Fall HINTZE; c Fall BROCHER; d Fall ROTHE; e Fall ETTER-KOEHLER-ZIMMER; f Fall BAILEY

schen Schnittuntersuchung wurde der röntgenologische Befund bestätigt, denn es wurden weder ein röntgenstrahlendurchlässiger knorpeliger Fortsatz noch eine Gelenkspalte gefunden. Die oberen Gelenkfortsätze von L_2 und L_3 waren fast vollständig verknöchert und hatten keine überknorpelten Gelenkflächen. Im zweiten Fall waren die beiden *unteren* Gelenkfortsätze von L_1 im Röntgenbild hypoplastisch, der rechte war kleiner als der linke. Im Schnitt untersucht, hatte der hypoplastische untere Gelenkfortsatz eine kleine Knorpelkappe, die aber keinerlei Zeichen von Proliferation erkennen ließ. Er erreichte den oberen Fortsatz des kaudal folgenden Wirbels nicht und so unterblieb die Bildung eines Gelenkes.

Weitere Fälle von Wirbelbogen- und Gelenkaplasien wurden von SCHERTLEIN (1928), SICARD (1959), FORAI (1961), REINHARDT (1968), SCHMORL und JUNGHANNS (1968), BARDSLEY und HAMELIN (1971), KLINGHOFFER et al. (1975) und ZUCKSCHWERDT et al. (1955) u. a. veröffentlicht. Eine zusammenfassende Darstellung von WOLFERS und HOEFFKEN (1974) findet sich im Handbuch der Medizinischen Radiologie, Band VI, erster Teil.

Literatur

Bailey W (1937) Anomalies and fractures of the vertebral articular processes. JAMA 108:266–270

Bardeen CR (1910) Die Entwicklung des Skeletts und des Bindegewebes. In: Keibel-Mall. Handbuch der Entwicklungsgeschichte des Menschen, Bd I. 296–402, Leipzig

Baur R (1969) Zum Problem der Neugliederung der Wirbelsäule. Acta Anat 72:321–356

Blechschmidt E, Gasser RF (1978) Biokinetics and biodynamics of human differentiation. Principles and applications. Thomas, Springfield/Ill

Brocher JEW (1950) Die Dysplasie des Wirbelbogens. Fortschr Roentgenstr 73:719–726

Chesley V (1935) Development of the short-tailed mutant in the house-mouse. J Exp Zool 70:439–459

Čihák R (1970) Variations of lumbosacral joints and their morphogenesis. Acta Univ Carlin Med 16:145–165

Cotrel Y, Banai M (1976) Absence congénitale des facettes articulaires lombaires. A propos de deux cas. Rev Chir Orthop 62:731–736

Diethelm L (1974) Mißbildungen der Wirbelkörper. In: Handbuch der Radiologie, Bd VI, 1. Teil. Springer, Berlin Heidelberg New York

Doerr W (1977) Über die Anatomie der Wirbelbogengelenke. Arch Orthop Unfallchir 50:222–234

Dürr DK (1958) Die Bedeutung der Chorda dorsalis für die prä- und postnatale Bandscheibendifferenzierung. Z Menschl Vererb Konstit-Lehre 34:360–383

Ecklin U (1960) Die Altersveränderungen der Halswirbelsäule. Springer, Berlin Heidelberg New York

Exner G (1958) Variationen und Fehlbildungen der Wirbelsäule. Handb Orthopädie, Bd II. Thieme, Stuttgart

Farfan HF (1979) Biomechanik der Lendenwirbelsäule. Übersetzt von Erdmann H. Hippokrates, Stuttgart

Feller A, Sternberg H (1934) Zur Kenntnis der Fehlbildungen der Wirbelsäule. Z Anat Entw Gesch 103:609–633

Flint OP (1977) Cell interactions in the developing axial skeleton in normal and mutant mouse embryos. In: Vertebrate limb and somite morphogenesis, 3. Symp Soc Devel Biol (Cambridge)

Gardner WJ (1982) Embryologic origin of spinal malformations. Acta Radiol (Stockh) 5:1013–1023

Gassner M (1982) Kostovertebrale Dysplasie. Ein Rezeptordefekt der Sklerotomentwicklung? Schweiz Med Wochenschr 112:791–797

Gluecksohn-Schoenheimer S (1945) The embryonic development of mutants of the Sd-strain in mice. Genetics 30:29–38
Grueneberg H (1963) The pathology of development. A study of inherited skeletal disorders in animals. Blackwell, Oxford
Guentz E (1938) Vorgetäuschte Fraktur des 1. Lendenwirbels. Roentgenpraxis 10:52
Hadorn E (1955) Letalfaktoren in ihrer Bedeutung für Erbpathologie und Genphysiologie der Entwicklung. Thieme, Stuttgart
Hintze J (1958) Angeborener Wirbelbogendefekt mit kompensatorischer Hyperplasie benachbarter Bogenanteile. Arch Orthop Unfallchir 49:607–609
Hirsch C, Schajowicz R, Galante J (1967) Structural changes in the cervical spine. A study of autopsy specimens in different age groups. Acta Orthop Scand [Suppl] 109:7–77
Holland C, Stolle W (1970) Fehlbildungen der Wirbelbogenreihe. Fortschr Roentgenstr 112:120–122
Holtzer H, Detwiler SR (1953) An experimental analysis of the development of the spinal column. III. Induction of skeletogenous cells. J Exp Zool 123:335–370
Hottinger (1923) Ein Fall angeborener Kyphoskoliose. Jb Kinderheilkd 103:335–370
Junghanns H (1939) Pathologie der Wirbelsäule. In: Handbuch der speziellen pathologischen Anatomie, Bd IX/4. Uehlinger, Berlin
Junghanns H (1979) Wirbelsäule in der Arbeitsmedizin. Hippokrates, Stuttgart
Kamenoff RJ (1935) Effects of the flexed-tailed gene on the development of the housemouse. J Morphol 58:117–155
Klinghoffer L, Murdock MG, Hermel MB (1975) Congenital absence of lumbar articular facets. Clin Orthop 106:151–156
Kuhns J (1935) Development changes in the vertebral articular facets. Radiology 25:498–502
Lackum HL von (1924) The lumbosacral region. JAMA 82:1109–1114
Lange M (1934) Die Wirbelgelenke. Enke, Stuttgart
Lange M, Hipp E (1962) Variationen der Wirbelsäule und deren klinische Bedeutung. Med Klin 57:1589–1592
Lanz T von, Wachsmuth W (1982) Praktische Anatomie, Bd 2/7. Rickenbacher J, Landolt AM, Theiler K (Hrsg) Rücken. Springer, Berlin Heidelberg New York
Lee CK, Weiss AB (1981) Isolated cervical block vertebrae below the axis with neurological syndroms. Spine 6:118–124
Lehmann-Facius H (1925) Die Keilwirbelbildung bei der kongenitalen Skoliose. Frankf Z Pathol 31:489–499
Lewin T (1968) Anatomical variations in lumbosacral synovial joints. Acta Anat (Basel) 71:229–248
Lewin T, Reichmann S (1968) Anatomical variations in the S-shaped contour of the lumbar articular processes with special reference to subluxation. Acta Morph Neerl Scand 7:180–184
Luschka H (1858) Die Halbgelenke des menschlichen Körpers. Reimer, Berlin
Lutz G (1967) Die Entwicklung der kleinen Wirbelgelenke. Z Orthop 104:19–28
Matter H (1957) Die formale Genese einer vererbten Wirbelsäulenmißbildung am Beispiel der Mutante „Crooked-tail" der Maus. Rev Suisse Zool 64:1–38
McCulloch JA, Wadell C (1980) Variation of lumbosacral myotomes with bony segmental anomalies. J Bone Joint Surg (Br) 62:475–480
Med M (1977) Prenatal development of thoracic intervertebral articulation. Folia Morphol (Praha) 25:175–177
Millen JW (1963) Timing of human congenital malformations. Dev Med Child Neurol 5:343–350
Mueller W (1931) Spaltbildungen an Gelenk- und Dornfortsätzen der Wirbelsäule auf der Basis von Umbauzonen. Fortschr Roentgenstr 44:644–648
Nasca RJ, Stelling III FH, Steel HH (1975) Progression of congenital scoliosis due to hemivertebrae and hemivertebra with bars. J Bone Joint Surg (Am) 57A:456–466
Nogami H, Ingalls TH (1967) Pathogenesis of spinal malformation. Induced in the embryo of mice. J Bone Joint Surg (Am) 49A:1551–1560
O'Rahilly R, Meyer DB (1979) The timing and sequence of events in the development

of the human vertebral column during the embryo-period proper. Anat Embryol (Berl) 157:167–176
O'Rahilly R, Nuller F, Meyer DB (1980) The human vertebral column at the end of the embryonic period proper. 1. The column as a whole. J Anat 131:565–575
Otis EM (1954) Equivalent ages in mouse and human embryos. Anat Rec 120:33–64
Overton LM, Grossmann JW (1934) Anatomical variations in the articulation between the second and third cervical vertebrae. J Bone Joint Surg (Am) A 34:155–161
Peacock A (1951) Observations on the prenatal development of the intervertebral disc in man. J Anat 85:260–271
Prader A (1947) Die Frühentwicklung der menschlichen Wirbelsäule. Acta Anat (Basel) 3:68–83
Putti V (1910) Die angeborenen Deformitäten der Wirbelsäule. Fortschr Roentgenstr 15:65–92, 243–292
Putz R (1981) Funktionelle Anatomie der Wirbelgelenke. In: Norm Path Anat. Thieme, Stuttgart
Rathcke L (1933) Zur normalen und pathologischen Anatomie der Wirbelsäule. Dtsch Z Chir 242:122–137
Rathke F W (1952) Ueber Wirbelbogenaplasie. Arch Orthop Unfallchir 45:175–179
Rathke FW (1977) Ueber Wirbelkörperaplasie. Roe Fo 127:248–254
Ravelli A (1955) Fehlbildungen an Bogen- und Gelenkfortsätzen der Lendenwirbel. Fortschr Roentgenstr 82:826–827
Reichmann S (1971) Development of the lumbar intervertebral joints. Z Anat Entw Gesch 133:102–123
Reichmann S, Lewin T (1970) Aplasia of lumbar intervertebral joints. Acta Morph Neerl Scand 8:183–186
Reinhardt K (1963) Die Anatomie und Pathologie der kleinen Wirbelgelenke im Röntgenbild. Acta Radiol (Stockh) 4:665–700
Reinhardt K (1968) Aplasie des linken kaudalen Gelenkfortsatzes des 5. Lendenwirbels. Fortschr Roentgenstr 108:690–691
Roche M B, Rowe G G (1951) The incidence of separate neural arch and conincident bone variations. A survey of 4200 skeletons. Anat Rec 109:233–252
Rothe A (1956) Über eine Beobachtung von Wirbelbogen- und Gelenkfortsatzanomalie. Beitr Orthop Traumatol 3:137–142
Rowe GG, Roche MB (1953) The etiology of separate neural arch. J Bone Joint Surg (Am):102–110
Ruckensteiner E (1939) Beobachtungen bei Aplasie von Zwischengelenken der Lendenwirbelsäule. Fortschr Roentgenstr 59:334–339
Runge H, Zippel H (1976) Untersuchungen zur Entwicklung des Wirbelbogens im Lumbalbereich. Beitr Orthop Traumatol 23:19–29
Russell LB, Russell WL (1954) An analysis of the changing radiation response of the developing mouse embryo. J Cell Comp Physiol [Suppl] 43:193–249
Schertlein A (1928) Über die häufigsten Anomalien an der Brust-Lendenwirbelsäulengrenze. Fortschr Roentgenstr 38:478–488
Schmorl G, Junghanns H (1968) Die gesunde und kranke Wirbelsäule in Röntgenbild und Klinik. Thieme, Stuttgart
Schultz O (1939) Beiträge zur Kenntnis der Fehlbildungen der Wirbelsäule. Virchows Arch 304:203–222
Sensenig EC (1949) The early development of the human vertebral column. Contrib Embryol 33:23–41
Shapiro F, Eyre D (1981) Congenital scoliosis, a histopathologic study. Spine 6:107–117
Smith GR, Abel MS (1977) Anatomical variations in the articular masses of the seventh cervical vertebra simulating fracture. Chir Radiol 28:181–186
Starck D (1975) Embryologie. Ein Lehrbuch auf allgemeiner Grundlage, 3. Aufl. Thieme, Stuttgart
Strudel G (1955) L'action morphogène du tube nerveux et de la corde sur la différenciation des vertèbres et des muscles vertébraux chez l'embryon de poulet. Arch Anat Microsc Morphol Exp 44:209–235

Tanaka T, Uhthoff HK (1981) Significance of resegmentation in the pathogenesis of vertebral body malformations. Acta Orthop Scand 52:331–338

Theiler K (1951) Die Entwicklung der Zwischenwirbelscheiben bei der Short-Danforth-Maus. Rev Suisse Zool 58:484–488

Theiler K (1953) Beitrag zur Analyse von Wirbelkörperfehlbildungen: Experimente, Genetik, Entwicklung. Z Menschl Vererb Konstit-Lehre 31:271–322

Theiler K (1956) Störungen der Ursegmentbildung durch mutierte Gene bei der Hausmaus. Arch Julius-Klaus-Stift 31:285–290

Theiler K (1957) Boneless tail, ein rezessives autosomales Gen bei der Hausmaus. Arch Julius-Klaus-Stift 32:474–481

Theiler K (1959a) Anatomy and development of the truncate (boneless) mutation in the mouse. Am J Anat 104:319–344

Theiler K (1959b) Schwanzmutanten bei Mäusen. Ein Beitrag zur Entwicklung von Wirbelfehlern. Z Anat Entw Gesch 121:155–164

Theiler K (1961) Genetisch bedingte Chordaschädigungen bei der Maus. Arch Julius-Klaus-Stift 36:118–125

Theiler K (1967) Metameriestörungen und ihre Konsequenzen im Säugetierexperiment. Z Anat Entw Gesch 126:31–44

Theiler K (1968) Das Wirbel-Rippen-Syndrom. Schweiz Med Wochenschr 98:907–908

Theiler K, Stevens LC (1960) The development of rib fusions, a mutation in the house mouse. Am J Anat 106:171–178

Theiler K, Varnum DS, Southard JL, Stevens LC (1975) Malformed vertebrae: A new mutant with the „Wirbel-Rippen-Syndrom" in the mouse. Anat Embryol 147:161–166

Töndury G (1958) Entwicklungsgeschichte und Fehlbidlungen der Wirbelsäule. Hippokrates, Stuttgart

Töndury G (1958) Die Lebenskurve der Halswirbelsäule. Verh Orthop Ges 46:137–151

Töndury G (1967) Der Wirbelsäulenrheumatismus. In: Belart W (Hrsg) Diagnose und Differentialdiagnose rheumatischer Krankheiten. Huber, Bern Stuttgart, S 115–146

Töndury G (1968) In: Rauber-Kopsch, Lehrbuch und Atlas der Anatomie des Menschen, Bd I, Bewegungsapparat, 20. Aufl. Thieme, Stuttgart

Töndury G (1972) Anatomie fonctionelle des petites articulations du rachis. Ann Méd Phys 15:173–191

Töndury G (1974) Embryonale und postnatale Entwicklung der Wirbelsäule. In: Handbuch der medizinischen Radiologie, Bd IV, 1. Teil: Röntgendiagnostik der Wirbelsäule. Springer, Berlin Heidelberg New York

Töndury G (1974) Morphology of cervical spine. In: Jung, AP, Kehr F, Magerl F, Weber GB (Hrsg) The cervical spine. Huber, Bern

Töndury G (1981) Angewandte und topographische Anatomie, 5. Aufl. Thieme, Stuttgart

Tsou PM (1977) Embryology of congenital kyphosis. Klin Orthop 128:18–25

Tsou PM, Yau A, Hodgson AR (1980) Embryogenesis and prenatal development of congenital vertebral anomalies and their classification. Clin Orthop 152:211–231

Tuszewski F (1960) Multiple Mißbildungen der Lendenwirbelsäule mit Hypo- und Aplasie zahlreicher Gelenkfortsätze. Fortschr Roentgenstr 92:462–463

Schrick FG van (1932) Die angeborene Kyphose. Z Orthop 56:238–259

Verbout AJ (1976) A critical review of the „Neugliederung" concept in relation to the development of the vertebral column. Acta Biotheor [A] (Leiden) 25/4:219–258

Verbout AJ (1981) Die Entwicklung der embryonalen Wirbelsäule. Z Orthop 119:549–564

Verhaak R (1974) Congenital defect of the lumbar vertebral pedicle with dysplasia of the intervertebral joint. Radiol Clin Biol 43:127–137

Watterson RL, Fowler I, Fowler BJ (1954) The role of the neural tube and notochord in the development of the axial skeleton of the chick. Am J Anat 95:337–400

Wolfers H, Hoeffken W (1974) Fehlbildung der Wirbelbögen. In: Handbuch der medizinischen Radiologie, Bd VI, 1. Teil: Röntgendiagnostik der Wirbelsäule. Springer, Berlin Heidelberg New York

Zaccheo D, Reale E (1956) Contributo alla conoscenza delle articolazioni tra i processi articolari delle vertebre dell'uomo. Arch Ital Anat Embriol 61:1–16

Zuckschwerdt L, Emminger E, Biedermann F, Zettel H (1955) Wirbelgelenk und Bandscheibe. Hippokrates, Stuttgart

B. Spondylitis

M. AUFDERMAUR

Mit 54 Abbildungen

I. Spondylitis ankylosans

1. Geschichte

Knöchern versteifte WS an vorgeschichtlichen Skeletten und Mumien weisen auf ein bereits prähistorisches Vorkommen der Spa hin (ARNOLD 1937; SPENCER et al. 1980).

Klinisch teilt der Russe VON BECHTEREW 1893 fünf Beobachtungen mit versteifter, verkrümmter WS mit. Davon sind 3 mit einer Spa vereinbar, 2 hingegen nicht. Der Deutsche STRÜMPELL erwähnt 1884 ein eigenartiges Leiden, bei dem es „ganz allmählich und ohne Schmerzen zu einer vollständigen Ankylose der ganzen Wirbelsäule und der Hüftgelenke kommt". Der Franzose MARIE benennt 1898 die Spa wegen des Befalles von WS und Wurzelgelenken (Hüfte, Schultern) als *Spondylose rhizomélique*. Die von kranial nach kaudal fortschreitende Versteifung der WS mit Brustkyphose wurde nun als Bechterewsche Krankheit bezeichnet. Bei aszendierender WS-Versteifung und Befall auch der Wurzelgelenke sprach man von Bechterewscher Krankheit Typus Marie-Strümpell. Mit der Beobachtung, daß ein Abweichen des Ausbreitungsmodus bedeutungslos ist, wurde die Unterteilung in 2 Typen aufgegeben (BORELLINI 1946; BRAHME 1948; BÖNI u. KAGANAS 1954).

Pathologisch-anatomisch beschreiben LÉRY (1899), ferner MARIE und LÉRY (1899, 1906) die Makrobefunde der versteiften WS und der versteiften Hüftgelenke. Zuerst entstehe eine Knochenatrophie mit WS-Verkrümmung. Die knöcherne Ankylose entwickle sich kompensatorisch und stelle einen Heilungsprozeß dar. Die gleiche Auffassung vertritt ELDAROFF (1911). Ursache der Osteoporose ist nach ELDAROFF entweder eine chronische, neurotrophisch bedingte Ernährungsstörung oder eine infektiöse oder infektiös-toxische Anfälligkeit. Nach REUTER (1902) liegt ein Verknöcherungsprozeß vor, der sich gleich wie beim normalen, knorpelig vorgebildeten Knochen abspielt. Die gleiche Auffassung vertritt VAN SWAAY (1950). Dieser Autor erblickt in der Spa eine Erkrankung des Knorpelgewebes. FRAENKEL (1903) und SIVÉN (1903) führen hingegen die WS-Versteifung auf eine Entzündung der Wirbelbogengelenke zurück. FRAENKEL (1907) und GÜNTZ (1933) benennen aus diesem Grunde das Leiden als *Spondylarthritis ankylopoetica*. KLINGE (1934) ordnet die Spa dem Formenkreis des Rheumatismus zu. SCHMORL und JUNGHANNS (1932), ferner JUNGHANNS (1939) finden neben der rheumatischen Entzündung der Wirbelbogengelenke als charakteristischen Befund die Verknöcherung der WS-Bänder, besonders des vorderen Längsbandes. In der 5. Auflage des SCHMORL und JUNGHANNS (1968) und in der 2. amerikanischen Auflage (1971) unterzieht JUNGHANNS die bisherigen Auffassungen einer gewissen Kritik.

Abkürzungen: Spa = Spondylitis ankylosans   BWS = Brustwirbelsäule
WS = Wirbelsäule   LWS = Lendenwirbelsäule
HWS = Halswirbelsäule   cP = Chronische Polyarthritis

Heutige Auffassung: Nach den seit dem letzten Weltkrieg in großer Zahl publizierten bioptischen und autoptischen Ergebnissen, die in den folgenden Kapiteln gewürdigt werden, wird die Spa als chronisch-entzündliches Leiden aufgefaßt und den chronischen rheumatischen Erkrankungen zugeordnet. Sie befällt alle Anteile der WS und in vielen Fällen auch weitere, vor allem große Gelenke einschließlich der Sternoklavikulargelenke, die Symphyse und die manubriosternale Verbindung (letztere kann nach dem 60. Lebensjahr physiologisch verknöchern). Weniger häufig, aber nicht ungewöhnlich ist der Befall von mittelgroßen und kleinen peripheren Gelenken (FORESTIER et al. 1951; AUFDERMAUR 1953; BÖNI u. KAGANAS 1954; SCHMORL u. JUNGHANNS 1968). Allgemein hat sich die Auffassung durchgesetzt, daß die Spa nicht eine Untergruppe oder Variante der cP ist, sondern ein eigenständiges Leiden darstellt. Eine cP kann nicht zu einer Spa werden und umgekehrt kann sich eine Spa nicht zu einer cP entwickeln. Somit gibt es auch keine Übergangsformen.

2. Bezeichnungen

SPENCER et al. finden 1980 im Schrifttum 18 verschiedene Bezeichnungen. Im deutschen Sprachgebiet wird seit ungefähr 1970 der Name *Spondylitis ankylosans* immer häufiger verwendet, in Anlehnung an die angelsächsische Schreibweise, die heute *ankylosing spondylitis* lautet. Die in der amerikanischen Literatur früher nicht selten anzutreffende Schreibweise rheumatoid spondylitis ist jetzt nur noch ausnahmsweise zu finden. Im deutschen Sprachgebiet war bis ungefähr 1970 die häufigste Benennung Spondylitis bzw. Spondylarthritis ankylopoetica. Heute wird sie selten angewandt. Auch die Bezeichnung Morbus Bechterew ist nur noch gelegentlich anzutreffen. Die übliche Schreibweise der französischen Literatur lautet *Spondylarthrite ankylosante.*

3. Histokompatibilitätsantigen HLA-B27

Die den klassischen Blutgruppen vergleichbaren HLA-Antigene wurden zuerst an der Oberfläche von Leukozyten festgestellt und mit „A" bezeichnet (*Human Leucocytic „A"*). Sie sind für die Organtransplantation von größter Bedeutung und werden deshalb als Transplantations- oder Histokompatibilitätsantigene benannt. Der genetische Übertragungsmodus ist noch nicht restlos geklärt.

Seit 1973 ist bekannt, daß das HLA B27-Antigen bei ungefähr 95% der Spa-Patienten und bei mehr als 50% ihrer Verwandten 1. Grades, bei nicht erkrankten Personen in 4–8% vorkommt (BREWERTON et al. 1973a; SCHLOSSTEIN et al. 1973; BREWERTON 1979). In der DDR betragen nach bisherigen Ergebnissen die Prozentzahlen bei Spa-Patienten 88, für die Normalbevölkerung 12 (MACH u. WEGENER 1980), in Mittel- und Süditalien 68 bzw. 5 (FERRI et al. 1982). Beziehungen zwischen dem Vorkommen des HLA B27 und dem Schweregrad der Spa sollen nicht bestehen (KHAN et al. 1977; NAHIR et al. 1979). Bei Spa-Patienten ohne B27 wird das Antigen HLA B7 oder HLA Bw16 2 bis 10mal häufiger als bei nicht erkrankten Personen festgestellt (KHAN et al. 1978, 1980).

4. Epidemiologie

Zahlreiche Arbeiten der letzten 60 Jahre belegen das familiär gehäufte Vorkommen der Spa. Die genetische Disposition steht mit dem HLA B27-Antigen in direktem Zusammenhang (BLUESTONE 1979; BREWERTON 1979). Die Morbidität der Spa wird bisher auf 1–2 Promille geschätzt (WAGENHÄUSER 1969; MASON 1970; CALIN u. FRIES 1975). 90% der Spa-Patienten sind Männer, 10% Frauen. Nun ergeben bei B27 positiven, als gesund aufgefaßten Blut- bzw. Organspendern Vorgeschichte und Röntgenuntersuchung in 20–25% Hinweise auf eine Spa (CALIN u. FRIES 1975; COHEN et al. 1976). Falls diese Mitteilungen bestätigt werden, würde die Spa in den USA bei 2% der Bevölkerung vorkommen. Sie wäre ungefähr gleich häufig wie die cP, und zwar bei beiden Geschlechtern (BLUESTONE 1979). Bei der schwarzen Bevölkerung von Afrika und Amerika sind Spa und auch B27 selten (SCHLOSSTEIN et al. 1973; KHAN et al. 1978; CHALMERS 1980).

Diese erst vor wenigen Jahren mit aller Energie eingesetzte Forschung dürfte in der nahen Zukunft weitere interessante Ergebnisse bringen. Sie könnte einige bisherige Vorstellungen wesentlich erweitern und wohl auch berichtigen.

5. Ätiologie und Pathogenese

Die Ätiologie der Spa ist unbekannt. Auch die Vorstellungen über die Pathogenese sind nur lückenhaft. Eine wesentliche Bedeutung kommt der genetischen Disposition zu, die eng mit dem Histokompatibilitätsantigen HLA B27 verknüpft ist. STURROCK (1980) diskutiert in diesem Zusammenhang die Möglichkeit einer Bedeutung von humoralen und zellulären Immunreaktionen. Vielleicht könnten bei der Spa diskrete Umgestaltungen der T-Lymphozyten vorliegen. Die bisherigen Untersuchungsergebnisse lassen aber keine eindeutige Schlußfolgerung zu. Die absolute Zahl der T- und B-Lymphozyten ist bei der Spa normal. Auf welche Weise das B27-Antigen zum Auftreten der Spa beiträgt, ist noch unklar. Es gibt mehr HLA B27-Träger, die nicht an Spa erkranken als Spa-Patienten mit diesem Antigen (MOLL 1980). Im Serum von Spa-Patienten konnten mit einer Methode (Hemmung der Antikörper-vermittelten, Lymphozyten-induzierten Zytotoxizität) Immunkomplexe nachgewiesen werden (CORRIGAL et al. 1978). Ihre pathogenetische Bedeutung ist umstritten. Autoantikörper einschließlich antinukleäre und IgM Rheumafaktoren sind nicht feststellbar (ROSENBAUM et al. 1981; SALIOU et al. 1982). Zur Zeit ist die Diskussion von Infektionen mit Gram-negativen Mikroorganismen aktuell: Salmonellen, insbesondere S gastroenteritidis; Shigellen, insbesondere Sh flexneri, nicht aber Sh sonnei; Klebsiella pneumoniae; Yersinia enterocolica; E aeruginens; Chlamydia trachomatis; Gonokokken (EBRINGER et al. 1978; EBRINGER 1979; MASI u. MEDSGER 1979; MARSAL et al. 1981). Auf welche Weise diese Mikroorganismen an der Entwicklung der Spa beteiligt sind, ist nicht geklärt. Ein Beispiel: Klebsiellen kommen ubiquitär vor und werden nicht selten im Stuhl Gesunder gefunden. WARREN et al. (1980) und HUNTER et al. (1981) stellen bei Patienten mit aktiver Spa keinen Zusammenhang zwischen klinischen Symptomen und dem Vorhandensein dieses Mikroorganismus fest. SEAGER et al. (1979) und EDMONDS et al. (1981) beobachten aber doch gewisse Beziehungen, nämlich eine spezifische toxische Wirkung von Klebsiella-Antiserum auf Lmyphozyten von B27 positiven Spa-Patienten, nicht aber von B27 negativen Patienten und von gesunden B27 positiven und negativen Leuten. ROSENBAUM et al. (1981) und PRENDERGAST et al. (1983) diskutieren die Möglichkeit, daß gewisse Gram-negative Bakterien vielleicht ein bestimmtes gemeinsames Antigen besitzen; dieses könnte bei B27 positiven Patienten pathologische Immunreaktionen auslösen, die zum Krankheitsbild der Spa führen.

6. Ausbreitung der Spondylitis ankylosans

Nach allgemeiner Erfahrung ist in 99% der Beobachtungen erstes röntgenologisches Zeichen der Spa eine meistens bilaterale Entzündung der Sakroiliakalgelenke. OTT et al. (1965) schätzen, daß hier röntgenologische Veränderungen frühestens $^3/_4$ Jahre nach Einsetzen des Initialstadiums (s. Abschnitt „Klinische Befunde") festgestellt werden können; die völlige Verknöcherung dieses Gelenkes ist nicht vor 10 Jahren nach den ersten Hinweisen auf eine Spa nachweisbar. An welcher Stelle die Erkrankung pathologisch-anatomisch beginnt, ist indes in der Regel nicht feststellbar. Nach dem heutigen Stand dürfte diese Frage wohl von akademischer Bedeutung sein; denn in jedem Verdachtsfall ist eine Beckenaufnahme zur Darstellung der Iliosakralgelenke anzufertigen.

FORESTIER et al. (1951) stellen *röntgenologisch* an der WS bei 200 Spa-Patienten in 90% eine aszendierende, in 3% eine deszendierende Ausbreitung fest. In 7% ist die ganze WS befallen. *Pathologisch-anatomisch* (AUFDERMAUR 1953) und *röntgenologisch* (DIHLMANN 1968) besteht in den Spätfällen entweder eine knöcherne Versteifung aller WS-Abschnitte oder bevorzugt der LWS. Viel seltener ist die HWS oder die BWS am stärksten befallen. Es besteht aber keine systematische Abnahme der Veränderungen in kranialer bzw. in kaudaler Richtung. Bandscheiben und Wirbelbogengelenke sind herdförmig ossifiziert (Abb. 2–4). Das Ausmaß der Bandscheibenverknöcherung geht nicht parallel dem Schweregrad der Befunde an den Gelenken und am Bandapparat der WS. So kann eine Bandscheibe völlig verknöchert sein, während ein oder beide Wirbelbogengelenke dieses Bewegungssegmentes unvollständig oder gar nicht versteift sind (Abb. 2, 5). Die WS-Versteifung kann in den einen Fällen überwiegend auf Veränderungen der Bandscheiben, in anderen der Wirbelbogengelenke oder auf einer Verknöcherung von Bändern der WS beruhen. Diese Befunde sind geeignet, die abweichenden Auffassungen der im Abschnitt „Geschichte" erwähnten Autoren zu erklären, denen jeweils nur einzelne Beobachtungen zur Verfügung standen.

7. Pathologisch-anatomische Befunde

a) Makrobefunde

Die folgenden Ausführungen stützen sich auf die Darstellungen von FRAENKEL (1903), GÜNTZ (1933), COLLINS (1949), AUFDERMAUR (1953), WURM (1955, 1957), SCHMORL u. JUNGHANNS (1968). Meistens besteht an der physiologischen dorsalkonvexen Biegung eine Kyphose des oberen Brustabschnittes (Abb. 2). Die HWS verläuft gerade oder mit leichter Lordose. Die LWS ist gestreckt oder leicht kyphotisch (Abb. 3). In fast $^1/_4$ der Fälle besteht eine Skoliose. Eine ungewöhnliche Verkrümmung der WS (Lendenkyphose, Brustlordose) führt TAYLOR (1980) auf eine entsprechende Körperhaltung während der Versteifungsphase zurück. Markantestes Symptom ist in den Spätfällen, die in der Regel zur Autopsie gelangten, die knöcherne Versteifung von Gelenken, Zwischenwirbelscheiben und Bändern der WS.

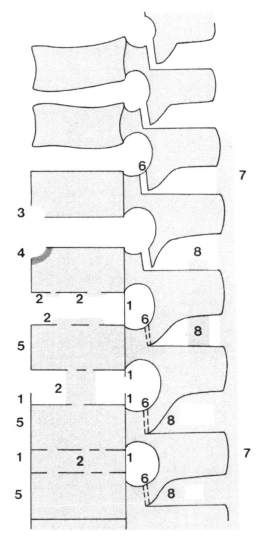

Abb. 1. Schematische Darstellung von WS-Befunden bei Spa. *1* Syndesmophyten, *2* Verknöcherte zentrale Bandscheibenpartie, *3* Spondylitis anterior, *4* shining corner, *5* Kastenwirbel, *6* Verknöcherte Wirbelbogengelenke, *7* Verknöchertes Ligamentum supraspinale, *8* Verknöchertes Ligamentum intraspinale

α) Gelenke

Die Sakroiliakalgelenke sind in 99%, mehrere bis viele Wirbelbogengelenke immer, Hüftgelenke in 40%, Schulter-, Knie- und Sternoklavikulargelenke in knapp 30%, Gelenke der Hände und Füße in 5–10% befallen (FORESTIER et al. 1951; OTT u. WURM 1957; COHEN u. GINSBURG 1982). Von außen gesehen ist der Gelenkspalt knöchern überbrückt. Die Oberfläche dieser Knochenbrücken ist in der Regel glatt, wie poliert, so daß der ehemalige Gelenkspalt entweder nicht oder andeutungsweise als seichte Rinne oder feiner Wulst zu erkennen ist (Abb. 4c). Auf Schnitt kann ein zentraler Spalt erkennbar oder das ganze Gelenk verknöchert sein. Ein weiterer häufiger Befund ist die teilweise oder völlige knorpelige Gelenkversteifung. Eine solche Synchondrose kommt sowohl

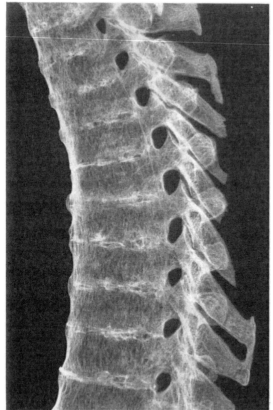
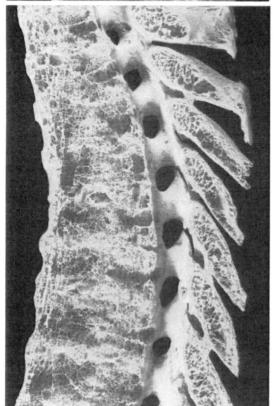

Abb. 2a, b. Spa. Brustwirbelsäule. Kyphose. Bandscheiben systematisch und vollständig, Wirbelbogengelenke und Ligamente herdförmig verknöchert. Abschlußplatten der Wirbelkörper teilweise erhalten, so daß die Wirbelkörperform im Röntgenbild erkennbar ist. Ausgeprägte Osteoporose. – Krankheitsbeginn 11jährig mit Hüftgelenksentzündung rechts. ♀ 77jährig. **a** Röntgenbild der rechten WS-Hälfte von Th_{2-12}. **b** Mazeriertes Präparat der linken WS-Hälfte von Th_{2-12}

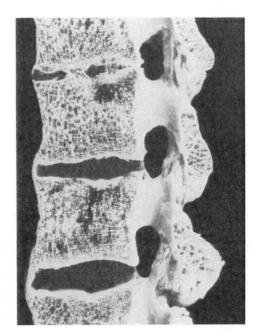

Abb. 3. Spa. L_2 bis L_5. Andeutungsweise Kyphose. Bei $L_{2/3}$ spornartige, bei $L_{3/4}$ und $L_{4/5}$ durchgehende ventrale und dorsale Syndesmophyten. Bandscheibe $L_{2/3}$ zentral verknöchert. Wirbelbogengelenke herdförmig verknöchert. – Krankheitsbeginn im Kindesalter. ♂ 59jährig

für sich allein als auch zusammen mit Synostose der Gelenkperipherie vor. In sehr vielen, aber nicht in allen Fällen sind die Gelenke zwischen Hinterhauptbein, Atlas und Zahn des 2. Halswirbels nicht versteift. Ganz besonders selten ist die Articulatio atlantoepistrophica verknöchert.

β) Bandscheiben

Wichtigster Befund ist der *Syndesmophyt*. Dieser ist der spangenförmig verknöcherte äußere Abschnitt des Anulus fibrosus (Randleistenanulus). Die Ossifikation geht von der Randleiste der Wirbelkörper aus. Der Syndesmophyt vereinigt im Endstadium die Kortikalis von zwei benachbarten Wirbelkörpern (Abb. 1, 3, 4, 5). Da er die gleiche Dichte hat wie die Wirbelkörperkortikalis, ist bei systematischer Ausbildung von Syndesmophyten die WS ähnlich gebaut wie ein Röhrenknochen („Bambusstab"). Die inneren Schichten des Anulus fibrosus und der Nucleus pulposus sind entweder nicht ossifiziert oder sie sind teilweise oder ganz verknöchert, und zwar spongiös, mit gleicher Dichte wie die Spongiosa der benachbarten Wirbelkörper (Abb. 1–5). Bisweilen liegt eine Höhenverminderung von Bandscheiben vor.

γ) Bänder im Wirbelsäulenbereich

Alle Bänder der WS können verknöchern, am häufigsten die Verstärkungsbänder der Gelenkkapseln und die Ligamenta flava, sehr selten das vordere Längsband. Hingegen ist bisweilen ein Syndesmophyt in das vordere Längsband eingeschlossen (Abb. 2, 24). Ein verknöchertes hinteres Längsband ist in Europa

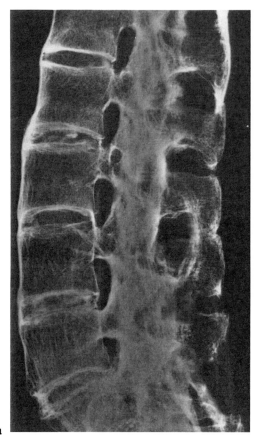

Abb. 4a–c. Spa. L_1–S_1. Kastenwirbel. Ventrale und dorsale Syndesmophyten. Zentrale Bandscheibenverknöcherungen. Wirbelbogengelenke und Ligamenta flava vollständig, intra- und supraspinalia herdförmig ossifiziert. **a** Röntgenaufnahme der linken WS-Hälfte. **b** und **c** mazeriertes Präparat der rechten WS-Hälfte, **b** von außen, **c** von innen. – Krankheitsdauer mehr als 30 Jahre. ♂ 59jährig

und Amerika die seltene Ausnahme. Der Befund soll aber in Japan nicht ungewöhnlich sein. Dabei ist eine Rückenmarkskompression mit neurologischen Ausfällen beschrieben (HASHIZUME 1980). Eine Bandverknöcherung ist häufig nicht durchgehend. Sie umfaßt vielmehr verschieden große Abschnitte (Abb. 1, 4).

δ) Wirbelkörper

Die Wirbelkörper zeigen regelmäßig eine von Fall zu Fall verschieden ausgeprägte Osteoporose (Pathogenese der Osteoporose s. Abschnitt „Histologische Befunde") (Abb. 2–5). Ferner können sie einen Umbau erfahren. Osteoporose und Umbau sind an der Spongiosa und an der Kortikalis ausgebildet. Fischwirbelartige Bildungen sind, wohl wegen der Versteifungen, in der Regel nicht zu beobachten. Der Knochenumbau kann zu einem Fehlen der taillenförmigen Einziehung der ventralen Wirbelkörperkortikalis („Kastenform" oder „squaring", Abb. 1, 4) oder zu einer konvexen ventralen Wirbelkörperkontur („Tonnenform") führen. Ventral sind Kortikalis und subkortikale Spongiosa bisweilen

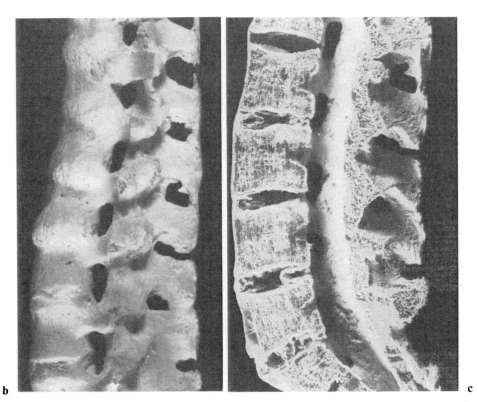

Abb. 4b, c

verstärkt (Abb. 2, 5, 35). Ferner kann eine abweichende Richtung der physiologischerweise längs angeordneten, für die Belastung wichtigen Längsbalken vorliegen (Abb. 5).

ε) Foramina intervertebralia

Zwischenwirbelkanäle können durch die Verknöcherung der Kapseln von Wirbelbogen- und Wirbelrippengelenken sowie die Ligamenta flava eingeengt sein. Der Befund ist jeweils nur an einzelnen Foramina nachweisbar. Eine Kompression von Spinalnerven findet in der Regel nicht statt. Daher dürften bereits in Frühstadien auftretende Schmerzen kaum auf einer Beeinflussung von Spinalnerven beruhen.

b) Synovia

Die Synovia ist vermehrt und zellreich (5000–10000 Zellen pro ml, HUTH u. KLEIN 1977), aber weniger zelldicht als bei der cP. Die Zahl der Lymphozyten ist stark, die der Monozyten deutlich erhöht. KENDALL et al. (1973) finden die Lymphozytenzahl umgekehrt proportional zur Aktivität der Gelenkerkrankung, d.h. sehr viele Lymphozyten sprechen für eine leichte, wenige hingegen für

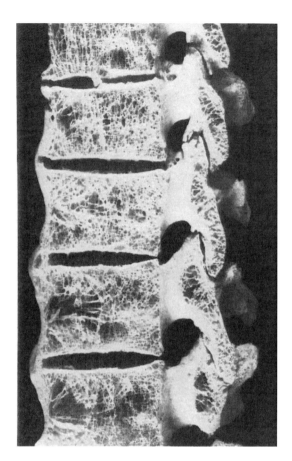

Abb. 5. Spa. T_{8-12}. Kyphose aufgehoben. Syndesmophyten. Bei $T_{8/9}$ zentral umschriebene Bandscheibenverknöcherung. Wirbelbogengelenke und Ligamente nicht verknöchert. Osteoporose. Ventrale Kortikalis verstärkt. Spongiosa zu dicken, radiären Plättchen umgebaut. – Als Kind Hüftgelenksentzündung. ♂ 72jährig

eine schwere chronische Entzündung. HUTH u. KLEIN (1977) beobachten ferner vereinzelte Reiterzellen (Ragozyten). Im weiteren stellen diese Autoren sowie FARR et al. (1973) bis 90% polynukleäre Granulozyten fest; dieses Ergebnis spricht für eine aktive Gelenkentzündung. Die Immunglobuline IgG, IgM, IgA sind signifikant vermehrt (KENDALL et al. 1973). Die zytologischen Befunde sind grundsätzlich uncharakteristisch. Für die Abgrenzung gegenüber anderen chronischen Gelenkentzündungen, wie cP, Reiter-Syndrom, systemische Sklerodermie, Lupus erythematodes sind klinische, Röntgen- und Laborbefunde heranzuziehen.

c) Histologische Befunde

Frühe Krankheitsstadien kommen kaum je zur Autopsie. Infolge des schubweisen Ablaufes der Spa können indes akute Krankheitsphasen auch im fortgeschrittenen Lebensalter vorkommen. Frische Krankheitsschübe sind deshalb in Einzelfällen im Sektionsgut nachweisbar. Bei den Gelenken der WS und der Körperperipherie sind die Befunde grundsätzlich gleich. Sie werden gemeinsam

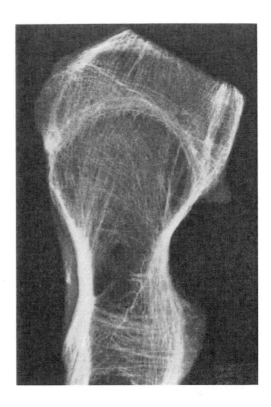

Abb. 6. Spa. Knöchern versteiftes Hüftgelenk. Ehemalige Gelenkform zufolge erhaltener Kalkknorpelschichten erkennbar. ♂ 64jährig

besprochen. Eine spezielle Erwähnung der Sakroiliakalgelenke folgt anschließend wegen ihrer diagnostischen Bedeutung.

α) Gelenke

Eine akute periphere Arthritis kann erstes Erkrankungszeichen sein (ROMANUS 1953; BYWATERS 1980; HÄNTZSCHEL et al. 1981). Deshalb können *Biopsien* von Bedeutung sein. Sie umfassen Gelenkkapselgewebe sowie hie und da Gelenkknorpelstücke.

Gelenkkapsel. Die äußere fibröse Schicht ist in Frühfällen nicht befallen oder zeigt nur geringfügige perivaskuläre Infiltrate aus Lymphozyten und manchmal einzelnen Plasmazellen. Deutliche entzündliche Veränderungen weist hingegen die Synovialmembran auf (Abb. 7). Die Befunde sind ungleichmäßig ausgebildet. Sie können sogar im gleichen Schnittpräparat von einem Gesichtsfeld zum anderen wechseln. Deshalb muß in jedem Fall das gesamte Biopsiematerial histologisch aufgearbeitet werden (AUFDERMAUR 1977). Die Synovialis ist verdickt, mit langen und kurzen, schlanken und plumpen Zotten. Deckzellen an manchen Stellen einreihig und flach, an anderen zu zwei bis vier Reihen proliferiert und kubisch bis kurz zylindrisch. Oberflächliche Defekte mit fibrinoiden Belägen können vorkommen. Hingegen fehlen in der Regel die in aktiven

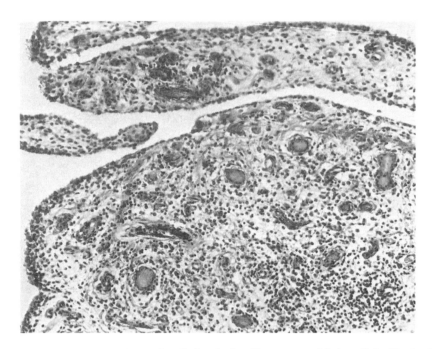

Abb. 7. Spa. Synovialmembran des Kniegelenks. Zotten verschieden dick. Deckzellen teils einschichtig und flach, teils mehrreihig und kubisch. Fibrinoide Einlagerungen. Vorwiegend perivaskulär Lymphozyten und wenige Plasmazellen. HE × 125. – Krankheitsbeginn unbekannt. ♂ 44jährig

Phasen der cP zu beobachtenden tiefen Geschwüre mit massiven fibrinoiden Belägen. Das lockere Bindegewebe unter der Deckzellschicht zeigt fibrinoide Einlagerungen, Histiozytenzüge und -herde in lockerer Anordnung, eine wechselnd dichte Infiltration von Lymphozyten und meistens weniger reichlichen Plasmazellen. Das Vorkommen vieler Plasmazellen und weniger zahlreicher Lymphozyten schließt eine Spa nicht aus. Bisweilen werden bis zu 150 μ große Lymphfollikel beobachtet. REVELL u. MAYSTON (1982) fanden immunhistochemisch zahlreichere IgG-haltige Plasmazellen als solche mit IgA und IgM. IgG und IgA waren in gleichem Ausmaß, IgM hingegen bei der Spa seltener nachweisbar als bei der cP. Bei der Spa sind die Kapillaren in der Regel weit, stark mit Blut angefüllt und nicht selten knäuelartig gewuchert. Nicht zum Bild der Spa gehören eine Panphlebitis und Panarteriitis mit fibrinoiden Wandnekrosen, daneben mit histiozytärer Wandverdickung und Einengung oder Verschluß der Gefäßlichtung, ferner rheumatische Granulome der Synovialis. Dieses sind, allerdings seltene, Befunde der cP (AUFDERMAUR 1972; FASSBENDER 1975). In einem fortgeschrittenen Krankheitsstadium der Spa sind die Histiozyten zunehmend durch Fibrozyten mit kollagenen Fasern ersetzt; die lymphoplasmozytäre Infiltration kann noch deutlich ausgeprägt sein. Alle diese histologischen Befunde sind uncharakteristisch (COOPER et al. 1981). Eine Diagnose kann nur im Zusammenhang mit den klinischen und röntgenologischen Befunden sowie allenfalls mit den Laborbefunden (Nachweis des HLA-B27-Antigens, Fehlen der Rheumafaktoren) gestellt werden. Die histologischen Befunde lassen auch keinen Schluß auf die Erkrankungsdauer zu (REVELL u. MAYSTON 1982).

Gelenkknorpel. Die frühesten Veränderungen bestehen in einer oberflächlichen fibrinoiden Nekrose (Abb. 8; CRUICKSHANK 1951, 1971; AUFDERMAUR 1953; ENGFELDT et al. 1954). In der etwas tieferen Knorpelschicht sind die Zellen herdförmig vermehrt, mit vergrößerten Zellkernen. Brutkapseln können vorkommen. Die weitere Entwicklung kann zu einer knorpeligen Versteifung führen (Synchondrose).

Synchondrose

Die Synchondrose ist ein häufiger Befund (VAN SWAAY 1950; AUFDERMAUR 1953; WURM 1955, 1957). Sie kommt für sich allein oder zusammen mit teilweiser Synostose vor. Die Abbildungen 8–11 zeigen Ergebnisse von histologischen Reihenuntersuchungen, die die verschiedenen Entwicklungsstufen darstellen können. Damit sind die pathogenetischen Probleme allerdings nicht gelöst. Die Herkunft der fibrinoiden Substanz im Gelenkspalt (Abb. 8) ist ungeklärt. Es ist denkbar, daß an ihrer Ausbildung fibrinoid verquollene Fasern des Gelenkknorpels beteiligt sind. Ferner besteht die Möglichkeit, daß sie sich bis zu einem gewissen Ausmaß aus einem entzündlichen Exsudat, also von der Synovialis her, gebildet hat (AUFDERMAUR 1970; FASSBENDER 1975, 1980). Andere Autoren haben eine abweichende Vorstellung: VAN SWAAY (1950) und DIHLMANN et al. (1977) fassen die Synchondrose als eine Art pathologischen Knorpelwachstums auf. Histologische Schnitte, Abbildungen und Interpretation sind indes für eine solche Schlußfolgerung nicht überzeugend (AUFDERMAUR 1953; WURM 1957).

Die Gelenkform ist bei der Synchondrose erhalten. *Klinisch* ist das Gelenk versteift; *röntgenologisch* hingegen tritt der Befund nicht in Erscheinung (WAGENHÄUSER 1975).

Eine Synchondrose kommt nicht nur bei der Spa vor, sondern auch bei der cP, bei Wegenerscher Granulomatose, Hyperparathyreoidismus, Gelenkverletzung.

Synostose

Die Synostose erfolgt überwiegend ohne, selten mit Gelenkdestruktion.
Die Synostose ohne Gelenkdestruktion setzt im *Stratum fibrosum der Gelenkkapsel* ein, und zwar am Knochenansatz (AUFDERMAUR 1953; WURM 1955, 1957; BALL 1979) (Abb. 12, 13). Bei den Wirbelbogengelenken finden sich in einer chondroid umgewandelten Grundsubstanz Kalkablagerungen und blasig aufgetriebene Zellen, die in Reihen angeordnet an den Processus articularis angelagert sind. Es bestehen die Befunde der enchondralen Ossifikation. Bei einem Krankheitsschub kann der gleiche Befund neben einem bereits entwickelten Knochensporn am Processus articularis auftreten, so daß sich eine zweite Knochenzacke ausbildet. Da in der Regel später nur eine Knochenspange besteht, ist anzunehmen, daß die Sporne miteinander verschmelzen. Bei der schubweisen Entwicklung der Spa kann in einer aktiven Krankheitsphase an eine Knochenspange eine chondroide Gewebspartie mit den Befunden der enchondralen Ossifikation

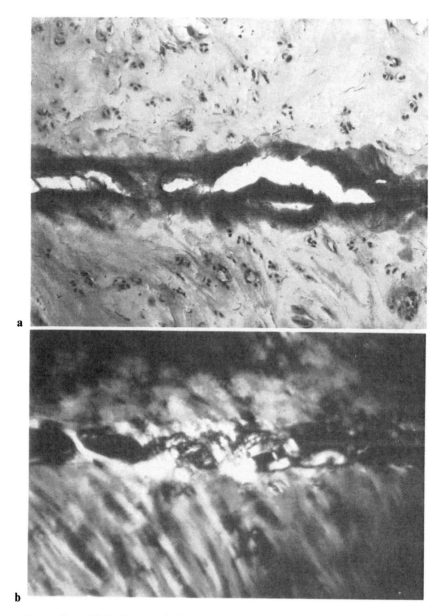

Abb. 8a, b. Spa. Wirbelbogengelenk L_5/S_1. **a** Fibrinoide (dunkle) Substanz vereinigt die Gelenkflächen. Knorpel zufolge Schwundes der Grundsubstanz aufgefasert, angrenzend an den Spalt mit Kernschatten, Pyknosen und leeren Höhlen. **b** Gleiches Präparat polarisationsoptisch. Die fibrinoide Substanz besteht aus (hellen) Bändern, die sich ungefähr rechtwinklig überschneiden und in die kollagenen Fasern des Knorpels übergehen. Tangentiale Faserschicht fehlt. Gleicher Fall wie Abb. 5. van Gieson × 125

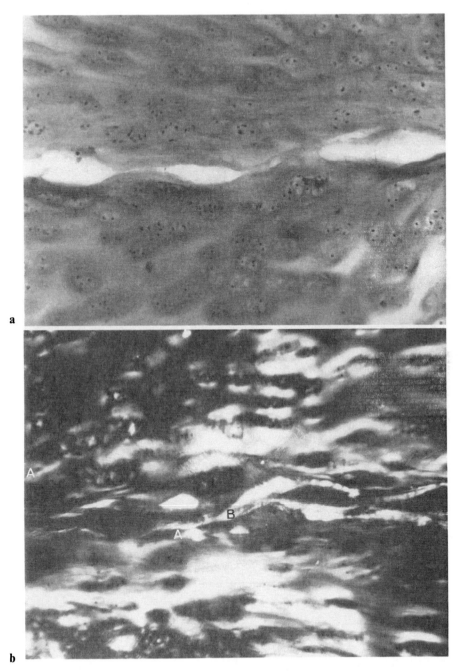

Abb. 9 a, b. Spa. Wirbelbogengelenk $T_{3/4}$. Ansatz zu einer Verschmelzung der Gelenkflächen. **a** Zellen der Gelenkspaltgrenze mit schattenhaften Kernen oder ohne Kerne. Kollagene Fasern fibrinoid verquollen. Tangentiale Faserschicht fehlt. Tiefe Knorpellagen aufgefasert. **b** Gleiches Präparat polarisationsoptisch. Bei *A* scheinen sich die kollagenen Fasern der beiden Gelenkflächen fast zu berühren, bei *B* ineinander überzugehen. Gleicher Fall wie Abb. 2. van Gieson × 125

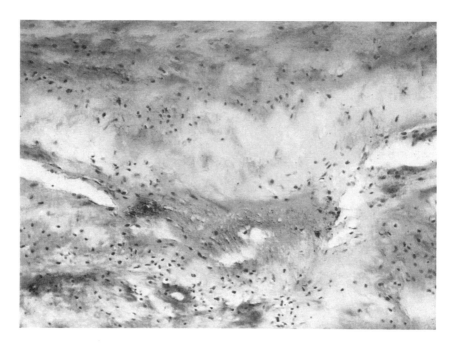

Abb. 10. Spa. Wirbelbogengelenk T$_{2/3}$. Gelenkspalt rechts und links erhalten, in der Mitte mit (dunkler) fibrinoider Masse ausgefüllt. Diese enthält zu Strängen angeordnete Zellen, die vom erhaltenen Knorpel ausgegangen sein können, ferner einzelne kollagene Fasern. van Gieson ×125. Gleicher Fall wie Abb. 2

angelagert sein. Die Knochenspange wächst in Etappen, bis das Gelenk knöchern umklammert ist. Ein Übergreifen der Ossifikation auf das periartikuläre Binde- und Fettgewebe kommt vor. – *Pathogenese.* Eine entzündliche Infiltration wird in den Präparaten mit den Befunden der aktiven Verknöcherung vermißt. WURM (1957) stellt sich vor, daß der Ossifikationsprozeß durch eine flüchtige Entzündung der Synovialis ausgelöst wird; sie ist im Stadium der aktiven Ossifikation nicht mehr nachzuweisen. Im eigenen Untersuchungsgut enthalten in der aktiven Verknöcherungsphase Kapsel und Knorpel wechselnd ausgedehnte Gewebsnekrosen. Wenn wir sie als alterative und die Knochenbildung als reparative Phase des Krankheitsverlaufes auffassen, so bleibt ungeklärt, welche Umstände der Gewebsschädigung zugrunde liegen und welche Faktoren die Knochenbildung auslösen.

Die *Verknöcherung des Gelenkknorpels* findet im wesentlichen vom subchondralen Mark aus statt (WURM 1957, Abb. 14). Der nekrotische Knorpel wird mit Histiozyten und Kapillaren durchsetzt und abgebaut; die Knochenbildung folgt unmittelbar (Abb. 15). BALL (1979) faßt diesen Vorgang als Folge der auf der Kapselverknöcherung beruhenden Versteifung auf. Demgegenüber können oberflächliche Knorpelnekrosen bereits bei einem nicht-versteiften Gelenk vorkommen. Im Biopsiematerial von Kapseln nicht-versteifter Gelenke finden sich bisweilen Knorpelgewebspartikel; sie sind durchwegs nekrotisch. PASION u. GOODFELLOW (1975) beschreiben bei einem nichtversteiften Hüftgelenk eine

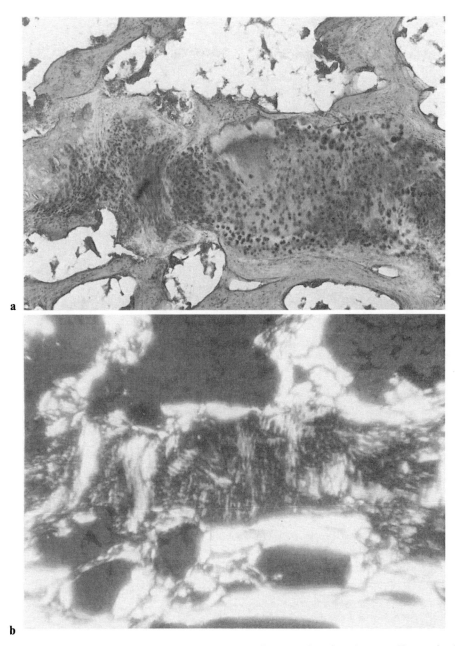

Abb. 11a, b. Spa. Wirbelbogengelenk $T_{9/10}$. Vollzogene Synchondrose. **a** Knorpel teils hyalin, teils aufgefasert. Unregelmäßige Zellverteilung. **b** Gleiches Präparat polarisationsoptisch. Kollagene Fasern verschieden dicht, mit ungleicher Richtung, S-förmigem oder geradem Verlauf. Überschneidungswinkel verschieden groß. HE × 70. – Krankheitsdauer 36 Jahre. ♂ 58jährig

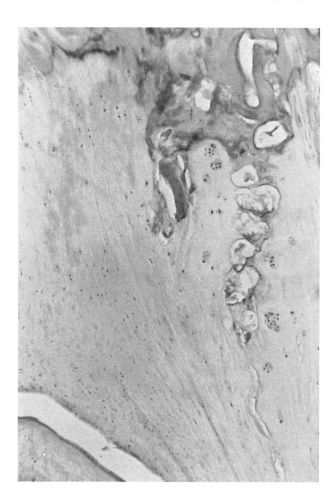

Abb. 12. Spa. Wirbelbogengelenk L_5/S_1. Links unten Anschnitt des Gelenkspaltes. Ansatz der fibrösen Kapsel am Gelenkfortsatz L_5 mit Befunden der enchondralen Ossifikation. Umgebung mit herdförmigen fibrinoiden Nekrosen, daneben Zellvermehrungen und Brutkapseln. HE × 55. – Krankheitsbeginn 1 Jahr vor Todeseintritt. ♂ 58jährig

granulomatöse Invasion von nekrotischem, an den Knochen angrenzendem Knorpelgewebe vom subchondralen Mark aus. Nach diesen Befunden dürften am Zustandekommen der Nekrosen und damit der Verknöcherung des Gelenkknorpels Faktoren beteiligt sein, die mit der Grundkrankheit, der Spa, in Zusammenhang stehen und die noch unbekannt sind.

Der knöchernen Verschmelzung der Gelenkflächen geht in der Mehrzahl der Fälle eine wenigstens teilweise Synchondrose voraus (Abb. 14). In anderen Fällen sind die Gelenkflächen durch eine Knochenspange miteinander vereinigt. Sie steht mit der verknöcherten Gelenkkapsel in Verbindung (Abb. 16) und kann über beschränkte Strecken durch lockeres Bindegewebe unterbrochen sein. Einer nicht durchgehenden Spange geht meistens ein kurzer, lockerer Bindegewebsstrang voraus. Offensichtlich hat sich das Bindegewebe von der Synovialis aus in den Gelenkspalt vorgeschoben. In der Regel ist die angrenzende Knorpelpartie nekrotisch und unregelmäßig abgetragen. Da eine Syndesmose nur aus-

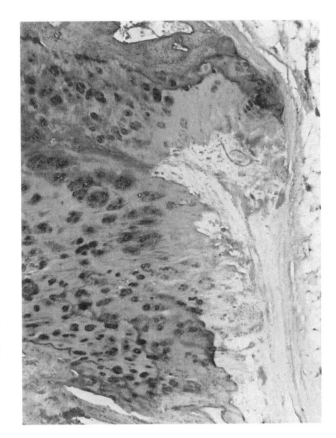

Abb. 13. Spa. Wirbelbogengelenk $T_{8/9}$. Linke Bildhälfte: Synchondrose. Rechts: Ansatz der fibrösen Kapsel am Gelenkfortsatz mit Knochenspange und Befunden der enchondralen Ossifikation. Geschädigte (blasse) Knorpelpartie von der Kapsel her durch lockeres Bindegewebe ersetzt. HE ×150. – Krankheitsdauer unbekannt. ♂ 77-jährig

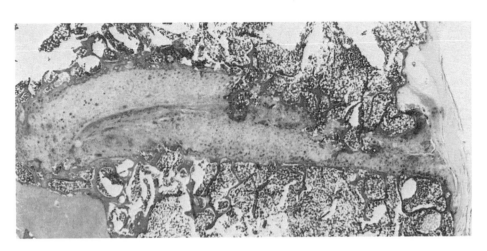

Abb. 14. Wirbelbogengelenk $L_{3/4}$ rechts. Linke Bildhälfte: Synchondrose, Kapsel verknöchert. Rechte Bildhälfte: Knorpel vom subchondralen Markraum her verknöchert, Kapsel nicht ossifiziert. Osteoporose. HE ×6. – Krankheitsdauer 20 Jahre. ♂ 66jährig

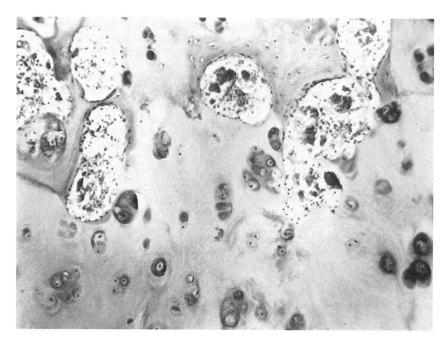

Abb. 15. Spa. Wirbelbogengelenk T_{12}/L_1. Der nekrotische Knorpel ist teilweise durch lockeres Bindegewebe mit Histiozyten sowie durch lamelläres Knochengewebe ersetzt. HE ×125. – Gleicher Fall wie Abb. 5

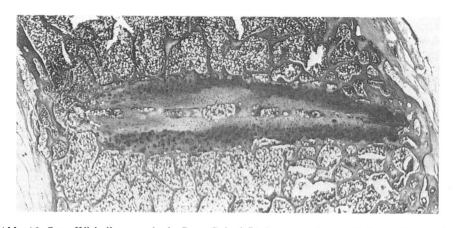

Abb. 16. Spa. Wirbelbogengelenk $C_{4/5}$. Gelenkflächen von der ossifizierten Kapsel her durch Knochenspange vereinigt. Osteoporose. van Gieson ×7,5. – Gleicher Fall wie Abb. 2

nahmsweise beobachtet wird (Fälle von GÜNTZ 1933 und FASSBENDER 1975), ist anzunehmen, daß dem Vordringen des Bindegewebsstranges die Verknöcherung unmittelbar folgt.

Die vom subchondralen Mark ausgehende Knorpelverknöcherung wird also von der Gelenkkapsel her erweitert. Die Ossifikation umfaßt vor allem den

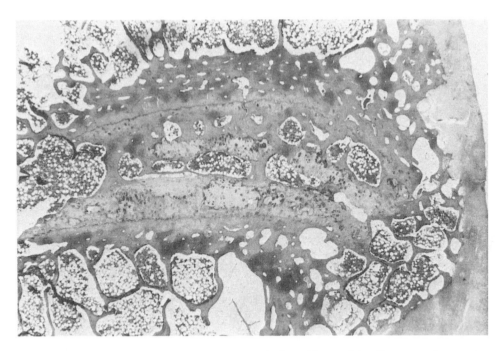

Abb. 17. Spa. Wirbelbogengelenk $L_{3/4}$. Unverkalkter Knorpel im Zusammenhang mit der ossifizierten Kapsel und dem subchondralen Mark verknöchert. Subchondrale Spongiosasklerose HE × 8. – Gleicher Fall wie Abb. 14

unverkalkten Knorpel (Abb. 17). Die Kalkknorpelschicht bleibt in der Regel mindestens so weit erhalten, daß die Gelenkform röntgenologisch bei völliger Synostose erkennbar ist (Abb. 6).

Synostose mit Gelenkdestruktion. Gelenke mit den Befunden der Destruktion sind bei der Spa selten, im Gegensatz zur cP, wo dieser Krankheitsverlauf die Regel darstellt. Im Obduktionsgut der Spa ist eine Destruktion nur an einzelnen Gelenken einiger weniger Patienten festzustellen. Die übrigen erkrankten Gelenke dieser Patienten weisen eine knorpelige oder knöcherne Ankylose mit erhaltener Gelenkform auf. Histologisch ist nekrotisches Knorpel- und Knochengewebe im Zusammenhang mit der entzündlich veränderten Gelenkkapsel und dem subchondralen Markraum durch histiozytäre oder Granulationsgewebszüge ersetzt, die mit Lymphozyten und Plasmazellen infiltriert sind (Abb. 18, 19). Dieser Befund ist nicht zu unterscheiden von Veränderungen bei der cP. Das Endstadium besteht, im Gegensatz zur cP, in der Regel in einer knöchernen Vereinigung der Gelenkflächen (CRUICKSHANK 1956; BYWATERS 1980).

Vorkommen der Synostose

Die Synostose kommt nicht nur bei der Spa, sondern auch bei allen anderen Spondylitisformen, bei Ochronose und bei Gelenkverletzungen vor. Im Ablauf der Ossifikation können, auch bei der Spa, im subchondralen Mark bindegewe-

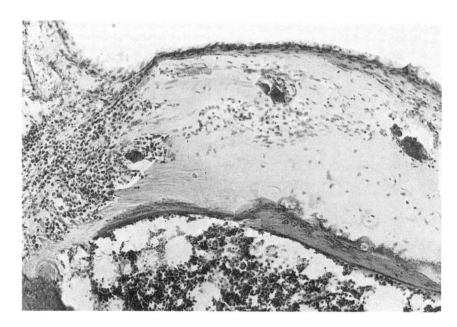

Abb. 18. Spa. Wirbelbogengelenk $T_{8/9}$. Synovialis (links) dicht mit Lymphozyten und Plasmazellen infiltriert. Nekrotischer Knorpel mit Histiozytenzügen durchsetzt und mit oberflächlichem Pannus. HE × 125. – Gleicher Fall wie Abb. 5

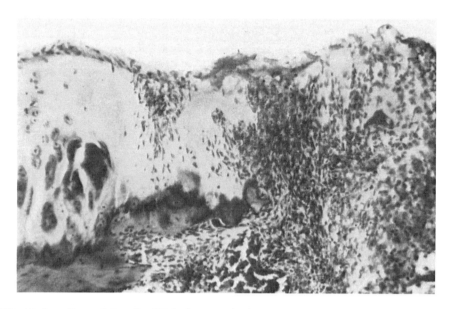

Abb. 19. Spa. Destruktion des Wirbelbogengelenks $C_{6/7}$. Nekrotischer Knorpel und subchondraler Knochen von der Synovialis und vom Knochenmark aus durch histiozytäre Gewebszüge mit Lymphozyten und Plasmazellen ersetzt. Oberlächlich schmaler Pannus. HE × 130. – Gleicher Fall wie Abb. 5

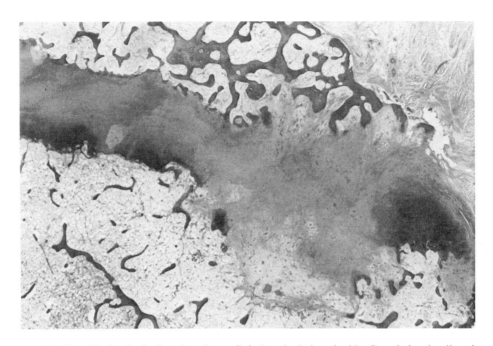

Abb. 20. Spa. Hüftgelenk. Synchondrose. Subchondral chondroide Gewebsherde, die mit dem hyalinen Gelenkknorpel in Verbindung stehen. Osteoporose. HE ×4. − 26jährig versteifte BWS und LWS festgestellt. ♂ 34jährig

bige und chondroide Herde auftreten (Abb. 20). Subchondrale chondroide Gewebsherde mit Befunden enchondraler und desmaler Ossifikation sowie Gelenkknorpelverknöcherungen erlauben also keine pathogenetische Schlußfolgerung. Bei der Spa unterscheidet sich die Synostose gegenüber den anderen Erkrankungen und Verletzungen durch ihre systematische Ausbreitung in der WS. Eine Ausnahme macht die HWS bei der juvenilen cP (Abschnitt Wirbelsäule bei cP).

Sakroiliakalgelenk. Die Veränderungen an den Sakroiliakalgelenken sind grundsätzlich gleichartig den Gelenken der WS und der Körperperipherie. Der Gelenkknorpel des Ilium ist physiologischerweise schmäler als jener des Sakrum. Deshalb weist bei entzündlichen und degenerativen Erkrankungen das Ilium eine ausgeprägtere subchondrale Sklerose auf als das Sakrum.

Gleich wie bei den übrigen Gelenken finden sich überwiegend keine Gelenkdestruktionen. *Röntgenologisch* besteht in der Regel eine unregelmäßige und unscharfe Gelenkspaltbegrenzung. Dieser Röntgenbefund wird als „Pseudoerosion" benannt. WURM (1955) und BALL (1971) bringen ihn mit dem ungleich verknöcherten Gelenkknorpel in Zusammenhang. BALL (1971) faßt im weiteren die radiologische „Pseudoerweiterung" des Gelenkspaltes als Zeichen chondroider Gewebsherde im subchondralen Raum auf.

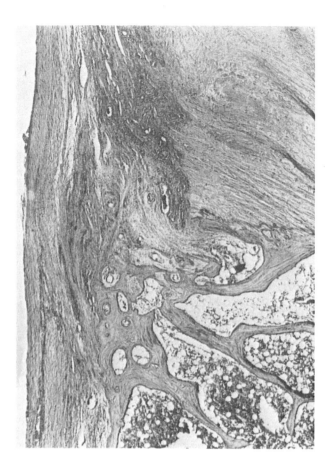

Abb. 21. Spa. Spondylitis anterior. Ventrale kraniale Kante L_1 und anschließender Randleistenanulus durch Granulationsgewebe und lockeres Bindegewebe mit Lymphozyten und Plasmazellen ersetzt. Vorderes Längsband und mediale Partie des Anulus fibrosus erhalten. In dieser Schnittstufe keine Verknöcherung feststellbar. Befund im Röntgenbild nicht dargestellt. HE × 28. – Krankheitsdauer 23 Jahre. ♂ 69jährig

β) Bandscheiben

Markantes Symptom der Spa ist der Syndesmophyt (Abb. 1), d.h., der verknöcherte Randleistenanulus. Seine Entwicklung wird zuerst besprochen, dann die Ossifikation der inneren Bandscheibenpartie.

Entstehung des Syndesmophyten

Der Syndesmophyt entsteht am Ansatz des Anulus fibrosus an der knöchernen Randleiste des Wirbelkörpers. Die einen Autoren fassen ihn ausschließlich als Folgezustand einer primären Entzündung auf (ENGFELDT et al. 1954; BALL 1971; SUTHERLAND u. MATHESON 1975; BYWATERS 1980). Andere finden in aktiven Phasen seiner Entwicklung keine Zeichen für eine Entzündung (WURM 1955, 1957; GEILER 1969). Ich bespreche zuerst die Befunde, die eine primäre Entzündung als Vorläufer des Syndesmophyten aufzeigen, dann Beobachtungen, bei denen entzündliche Veränderungen fehlen.

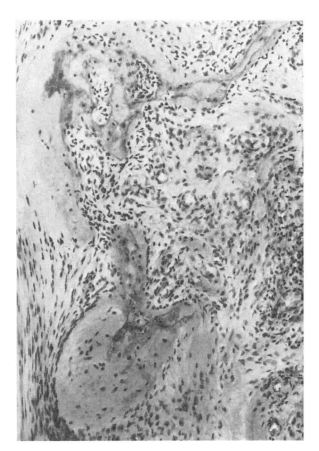

Abb. 22. Weitere Schnittstufe des Gewebsblockes der Abbildung 21. Der Knochendefekt enthält Faserknochenbalken mit osteoiden Herden und Zügen, dazwischen histiozytäre und fibrozytäre Stränge mit wenigen Lymphozyten. HE × 125

Primär entzündliche Veränderungen als Vorläufer des Syndesmophyten

In einem frühen Krankheitsstadium sind knöcherne Randleiste und ein verschieden ausgedehnter Abschnitt des Randleistenanulus durch Granulationsgewebe mit Lymphozyten und Plasmazellen ersetzt (Abb. 21). Der Befund ist bei entsprechender Ausdehnung röntgenologisch feststellbar und wird als Spondylitis anterior bezeichnet (ROMANUS 1953). Bisweilen ist dieser Befund lateral oder dorsal zu erheben (Spondylitis lateralis, dorsalis). Eine Spongiosasklerose, angrenzend an den Randleistendefekt, benennen die Röntgenologen als *„shining corner"* (Abb. 1). Längsligament, innere Partie des Anulus fibrosus und Nucleus pulposus zeigen keine krankhaften Veränderungen. In einer offenbar späteren Krankheitsphase sind an der gleichen Stelle statt des Granulationsgewebes kollagene Bindegewebszüge mit Lymphozyten und Plasmazellen, ferner Faserknochenstränge und Gewebsherde aus Osteoid zu beobachten (ENGFELDT et al. 1954) (Abb. 22). Der Faserknochen und das Osteoid werden durch reifes, lamelläres Knochengewebe ersetzt. Die stets in Etappen erfolgende weitere Entwick-

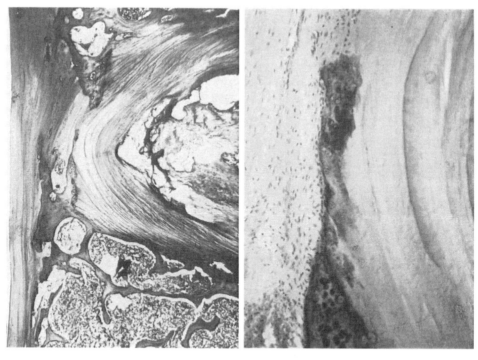

Abb. 23a, b. Spa. Bandscheibe $T_{9/10}$. **a** Spornartige Syndesmophyten im Randleistenanulus mit Zeichen aktiver Verknöcherung. Anulus fibrosus bis zum sehr gut erhaltenen Nucleus pulposus kernlos, blaß. HE ×25. **b** Syndesmophyt T_{10} mit den Befunden der enchondralen Ossifikation. ×125. – Gleicher Fall wie Abb. 20

lung des Syndesmophyten kann bei entzündlichen Krankheitsschüben auf die gleiche Art stattfinden (Granulationsgewebe – Faserknochen und Osteoid – lamelläres Knochengewebe).

Die Pathogenese der Spondylitis anterior birgt verschiedene Probleme. Nach BALL (1971) ist die äußere Partie des Anulus fibrosus gefäßhaltig. Deshalb könnte sich hier die entzündliche Reaktion entwickeln. TÖNDURY (1958, 1982) kann sich dieser Auffassung nicht anschließen: Vom 4. Lebensjahr an ist die ganze Bandscheibe gefäßlos. Ferner ist die Spondylitis bisweilen in einem kleinen Abstand vom Wirbelkörperrand, in der mittleren Partie der Randleiste, ausgebildet. Als Ausgangspunkt der Entzündung kann die knöcherne Randleiste in Frage kommen. – Die Mechanismen, die die Spondylitis anterior auslösen, sind unbekannt, ebenso die Faktoren, die im reparativen Stadium zur Bildung des Syndesmophyten führen. Mikroorganismen konnten nie nachgewiesen werden.

Fehlen von entzündlichen Veränderungen
im Ablauf der Entwicklung des Syndesmophyten

Die früheste Veränderung findet sich am Ansatz der äußeren Partie des Anulus fibrosus an der knöchernen Randleiste des Wirbelkörpers. Sie besteht in einer Kalkeinlagerung und einer chondroiden Umwandlung des Anulus fibro-

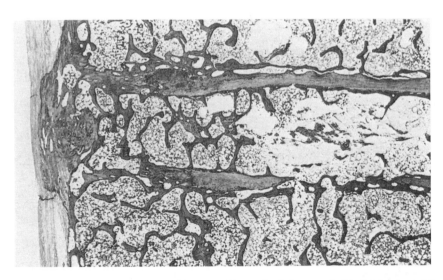

Abb. 24. Spa. Bandscheibe $T_{8/9}$ völlig spongiös verknöchert, mit blutbildendem Mark und Fettmark. Der Syndesmophyt (links) setzt sich auf das vordere Längsband fort. HE × 10. – Gleicher Fall wie Abb. 13

sus-Gewebes. Die Befunde der Knochenbildung sind gleich wie bei der Verknöcherung der fibrösen Gelenkkapsel. Zuerst entsteht ein kurzer, zackenförmiger Syndesmophyt. Es können sich zwei Knochensporne ausbilden und, da später in der Regel nur ein Syndesmophyt besteht, miteinander verschmelzen. In einer aktiven Krankheitsphase treten nach Verkalkung und chondroider Umwandlung der anschließenden Anulusschicht wiederum die Befunde der enchondralen Verknöcherung auf (Abb. 23). Etappenweise wird der Zwischenwirbelraum von einer oder von beiden Wirbelkörperrandleisten her zangenförmig umfaßt und schließlich knöchern umklammert. Der Syndesmophyt kann sich auch in horizontaler Richtung ausdehnen (FRANCOIS 1982) und auf das paravertebrale Binde- und Fettgewebe sowie auf das vordere Längsband übergreifen (Abb. 24).
– *Pathogenese:* Die anfängliche Kalkeinlagerung ist Teilerscheinung der enchondralen Ossifikation (COLLINS 1949). Die angrenzende Anulusregion ist in teils geringfügiger, teils jedoch beträchtlicher Ausdehnung nekrotisch (Abb. 23). In jedem Fall sind die Nekrosen so ausgiebig, daß sie nicht der enchondralen Verknöcherung zugeordnet werden können. Im Zusammenhang mit dem Fehlen von entzündlichen Veränderungen in den histologischen Präparaten sind die Untersuchungsergebnisse von DIHLMANN (1968) zu erwähnen. Dieser Autor findet röntgenologisch die früheste Lokalisation des Syndesmophyten bei T 10–L 3, jene der Spondylitis anterior hingegen am häufigsten bei L 2–5. Er kommt zum Schluß, daß der Syndesmophyt nicht in jedem Fall mit einer Spondylitis anterior in Zusammenhang steht. Das Zustandekommen des Syndesmophyten ohne entzündliche Befunde ist ebenso problematisch wie die Entwicklung der Gelenkkapselverknöcherung. Die Faktoren, die zur Gewebsschädigung führen und jene, die die Ausbildung des Syndesmophyten auslösen, sind ungeklärt.

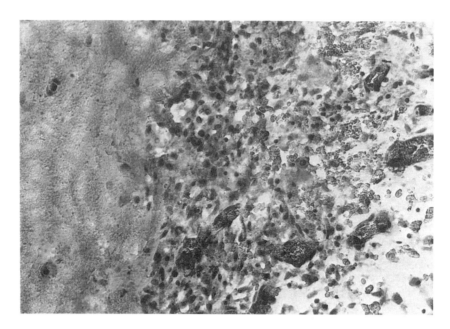

Abb. 25. Spa. Nekrotisches Bandscheibengewebe $T_{7/8}$ (links im Bild) von Granulationsgewebe mit wenigen Lymphozyten begrenzt. HE ×200. – Spa seit 33. Altersjahr bekannt. ♂ 63jährig

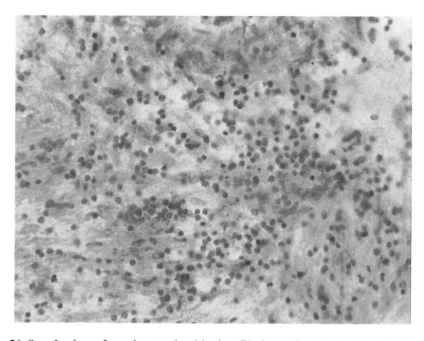

Abb. 26. Spa. Lockerer Lymphozytenherd in dem Bindegewebe, das das Bandscheibengewebe $T_{7/8}$ ersetzt. Der Befund spricht für eine sekundäre entzündliche Reaktion. HE ×200. – Krankheitsdauer 31 Jahre. ♂ 55jährig

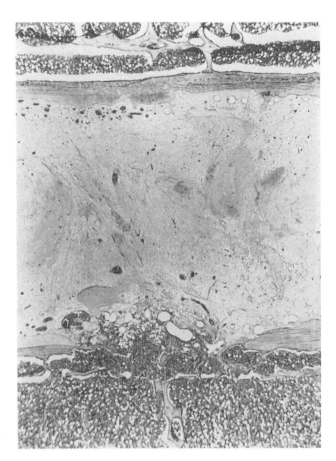

Abb. 27. Spa. Bandscheibe $T_{10/11}$ durch lockeres Bindegewebe mit hyalinen Knorpelherden ersetzt. In Bildmitte Knochenmark durch Lücke der Deckplatte T_{11} in das Bindegewebe des Zwischenwirbelraumes prolabiert. HE × 13. – Gleicher Fall wie Abb. 5

Verknöcherung der zentralen Bandscheibenpartie

Die Verknöcherung der zentralen Bandscheibenpartie geschieht vom Wirbelkörpermark aus (WURM 1957). Der Befund kommt im eigenen Untersuchungsgut in jeder WS von Spa-Patienten vor. Die Bandscheiben sind entweder systematisch über große Abschnitte oder über die ganze WS verknöchert (Abb. 2), oder der Befund ist nur histologisch in einzelnen Bandscheiben an umschriebenen Stellen nachweisbar. Dazwischen kommen alle Abstufungen vor. Der neugebildete Knochen ist spongiös, von gleicher Dichte wie bei den angrenzenden Wirbelkörpern. Das Knochenmark steht durch Lücken der Wirbelkörperabschlußplatten mit dem Wirbelmark in Verbindung (Abb. 24).

Pathogenese. Die Bandscheibe weist Nekrosen verschiedener Ausdehnung auf. Sie werden durch Granulationsgewebe abgebaut (Abb. 25). Dieses wird in Bindegewebe mit lockeren Lymphozytenherden umgewandelt. Das ausgeprägteste Lymphozyteninfiltrat des eigenen Untersuchungsgutes zeigt Abb. 26. Für die Annahme einer primären Entzündung ist der Befund zu wenig ausgeprägt. Im Bindegewebe treten chondroide und hyalin-knorpelige Herde auf (Abb. 27),

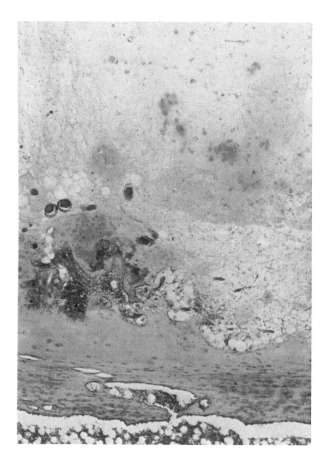

Abb. 28. Spa. Bandscheibe $T_{11/12}$ durch lockeres Bindegewebe mit chondroiden und hyalinen Knorpelherden ersetzt. Hyaliner Knorpelherd anschließend an die Deckplatte T_{12} mit Befunden der enchondralen Ossifikation. HE × 31. – Gleicher Fall wie Abb. 5

teilweise mit den Befunden der enchondralen Ossifikation (Abb. 28). Es finden sich hyaline Knorpelgewebszüge und, nach vollzogener Ossifikation, Knochenspangen, die vorwiegend entlang der Wirbelkörperabschlußplatten verlaufen (Abb. 4, 29), aber auch den Zwischenwirbelraum überbrücken (Abb. 3, 30). Viel seltener als enchondrale sind desmale Ossifikationsherde: Auf den histiozytären Abbau der Gewebsnekrose folgt unmittelbar die Bildung von Faserknochen. Abb. 31 zeigt die Anordnung der verschiedenen Schichten. – BALL (1979) faßt die zentrale Verknöcherung als Folge der Bandscheibenversteifung durch die Syndesmophyten auf. Nicht auszuschließen ist indes die Bedeutung von Faktoren, die mit der Spa in unmittelbarem Zusammenhang stehen und die wir nicht kennen.

Spätbefunde. Im Ablauf der Verknöcherung von zentralen Bandscheibenabschnitten bleiben die Wirbelkörperabschlußplatten größtenteils erhalten. Sie können bei völlig ossifizierten Bandscheiben zu einem großen Teil vorhanden sein (Abb. 24). Dadurch ist *röntgenologisch* die Wirbelkörperform auch in Spätfällen meistens erkennbar (Abb. 2). Eine röntgenologisch feststellbare Höhenverminderung von Zwischenwirbelräumen könnte am ehesten auf den geschädig-

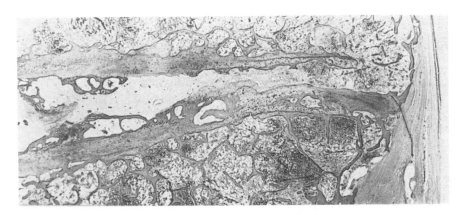

Abb. 29. Spa. Bandscheibe $C_{4/5}$ durch lockeres Bindegewebe ersetzt. In dem Bindegewebe anschließend an die knorpeligen Abschlußplatten, die herdförmig unterbrochen sind, hyaline Knorpelzüge und Knochenspangen. Vergleiche damit Abb. 4a und c. HE ×9. – Krankheitsdauer 31 Jahre. ♂ 55jährig

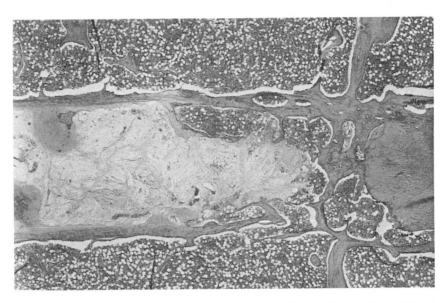

Abb. 30. Spa. Bandscheibe $T_{3/4}$ durch lockeres Bindegewebe mit Knorpel- und Knochengewebsherden ersetzt. Im rechten Bildviertel Zwischenwirbelraum durch spongiöse Knochenspange überbrückt. HE ×14. – Gleicher Fall wie Abb. 5

ten und durch lockeres Bindegewebe ersetzten Bandscheiben beruhen. Ein Ausbleiben dieser Höhenverminderung ist möglicherweise auf die Stützwirkung von Syndesmophyten zurückzuführen. Der Nachweis der Verknöcherung von zentralen Bandscheibenabschnitten dürfte in klinischen Röntgenaufnahmen wegen Überlagerung von Syndesmophyten und Weichteilen schwierig bis unmöglich sein. Eine gute Darstellung zeigt das anatomische Präparat in Abb. 4.

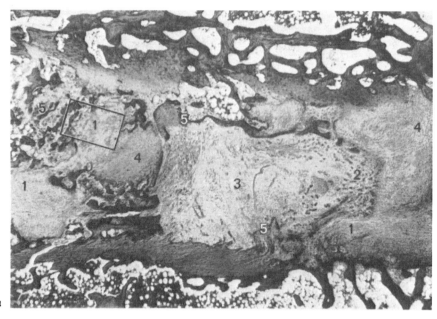

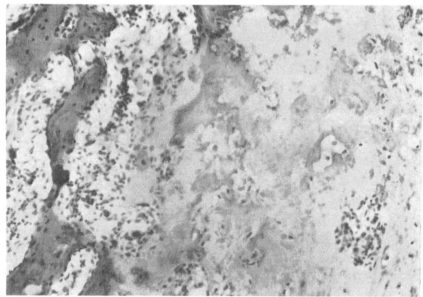

Abb. 31a, b. Bandscheibe $C_{6/7}$ mit Befunden der Entwicklung von Bindegewebe und Knochengewebe. **a** Übersicht. *1* Gewebsnekrosen; *2* Granulationsgewebe; *3* Bindegewebe; *4* Knorpelgewebe; *5* teils enchondrale, teils desmale Ossifikation. HE, ×19. – **b** 125-fache Vergrößerung der im Bild **a** markierten Partie. Links Faserknochenstränge, rechts nekrotisches Gewebe mit Histiozyten. – Gleicher Fall wie Abb. 21

γ) Diskovertebrale Destruktion (Andersson Läsion, sog. Spondylodiszitis)

1937 beschreibt ANDERSSON bei 2 Patienten *röntgenologisch* erstmals eine Destruktion von Bandscheiben und der angrenzenden Wirbelkörperabschlußplatten. Nach den zahlreichen seither erschienen röntgenologischen Arbeiten ist bei 2 bis 28% der Spa-Patienten eine Bandscheibe, selten sind 2 oder 3 Zwischenwirbelscheiben, hauptsächlich der BWS und LWS befallen. Die an den niedrigen oder mittelhohen Zwischenwirbelraum angrenzenden Wirbelkörperenden verlaufen unregelmäßig und zeigen eine sklerotische Randzone. Die Vorgeschichte ergibt in einem Teil der Beobachtungen umschriebene, plötzliche oder allmählich zunehmende Rückenschmerzen im Anschluß an ein unterschiedlich schweres Unfallereignis. Ein anderer Teil der Fälle verläuft symptomlos (LITTLE et al. 1974). Röntgenologische und gleichzeitig histologische Befunde beschrieben COSTE et al. (1963), HACKENBROCH (1967), KANEFIELD et al. (1969), RIVELIS u. FREIBERGER (1969), CAWLEY et al. (1972), RAYMOND et al. (1972), YAU u. CHAN (1974), SUTHERLAND u. MATHESON (1975), GOUGEON et al. (1977), DIHLMANN u. DELLING (1978), DIHLMANN u. LINDENFELSER (1977), DOURY u. PATTIN (1981). *Histologisch* ist Bandscheibengewebe durch Granulationsgewebe und Narbengewebe ersetzt, das entweder infiltratfrei oder mit nur spärlichen Lymphozyten und Plasmazellen infiltriert ist. Neben den Befunden des osteoklastären Abbaues der Wirbelkörperenden kommen Gebiete mit verstärktem Knochenanbau vor, d. h. Knochenbalken mit osteoiden Säumen und Osteoblastenbelag, Faserknochenzüge und Knorpelgewebsherde.

Pathogenese. Heute wird diskutiert, wie weit die Befunde auf einer einmaligen, beziehungsweise Dauerfraktur und wie weit sie auf primär entzündlichen Vorgängen beruhen. In diesem Zusammenhang können Röntgenbilder die Pathogenese nicht klären (DIHLMANN 1968). Der Begriff Spondylodiszitis wird im Kapitel nicht-tuberkulöse Spondylitis diskutiert. Hier ist folgendes zu erwähnen: In der Bandscheibe kann, weil gefäßlos, keine primäre Entzündung auftreten. CAWLEY et al. (1972), ferner GOUGEON et al. (1977) stellen fest, daß in den bisher als Spondylodiszitis beschriebenen Spa-Fällen nach den histologischen Beschreibungen eine sekundäre entzündliche Reaktion im Ablauf einer Frakturheilung in keinem Fall auszuschließen ist. Deshalb wird der Ausdruck „Spondylodiszitis" am besten vermieden.

δ) Bänder im Wirbelsäulenbereich, Sehnen

Ansatzstellen von Bändern der WS und von Sehnen, auch der Körperperipherie, können knöcherne Sporne und Spangen aufweisen. BALL (1971) nennt den Befund „Enthesopathie". WS-fern sind vor allem betroffen: Fersen-, Sitz- und Schambein, Darmbeinkamm, Rollhügel, Schulterblatt und Patella, seltener andere Stellen. Als primäre Veränderung kann ein Defekt der Kortikalis und des betreffenden Band- und Sehnenansatzes bestehen (Abb. 32) (ENGFELDT et al. 1954). Er ist mit Granulationsgewebe oder lockerem Bindegewebe ausgefüllt, das Lymphozyten, Plasmazellen und selten einige neutrophile Granulozyten enthält. Auch osteoklastäre Riesenzellen können vorkommen. Diese Infiltrate liegen in Stufenschnitten desselben Präparates wechselnd dicht vor, woraus BALL

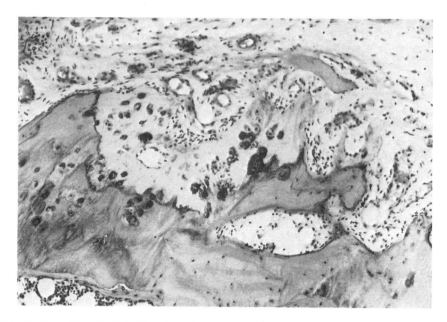

Abb. 32. Spa. Kortikalisdefekt eines Querfortsatzes $T_{1/2}$, ausgefüllt mit osteoiden und Bindegewebszügen. Umschriebener Herd wenig rechts der Bildmitte: Ansatz zu enchondraler Verknöcherung. HE ×80. – Krankheitsbeginn unbekannt. ♂ 89jährig

(1971) auf eine kurze Dauer der Reaktionsphase schließt. Im reparativen Entzündungsstadium ist der Defekt mit Faserknochengewebe und Osteoid, in der Schlußphase mit lamellärem Knochengewebe ausgefüllt. Ungeklärt sind die Faktoren, die die Entzündung und die Knochenbildung auslösen.

Bisweilen ist eine Gewebsdestruktion mit Entzündung und mit reparativer Knochenbildung innerhalb eines Ligaments zu beobachten (BALL 1971). Inselförmige Knochenspangen können in einem Band der WS ohne Zusammenhang mit einem Knochen gefunden werden (AUFDERMAUR 1953).

ε) Symphyse und manubriosternale Verbindung

In aktiven Krankheitsphasen kommt in Symphyse und manubriosternaler Verbindung eine Verknöcherung mit und ohne entzündliche Veränderung vor. Die Befunde sind grundsätzlich gleich denen der Bandscheiben (CRUICKSHANK 1956).

ζ) Wirbel

Die Wirbel zeigen eine Osteoporose, ferner die Zeichen des Knochenumbaues.

Osteoporose

Die Osteoporose ist besonders deutlich an den Wirbelkörpern ausgebildet. Sie kann in einem frühen Krankheitsstadium oder als Spätform beobachtet

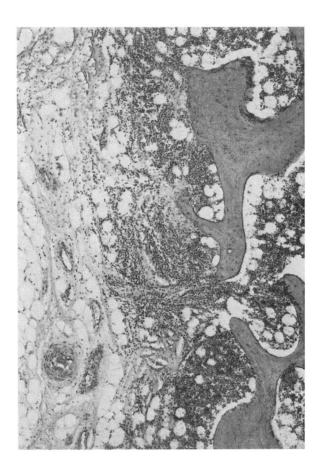

Abb. 33. Spa. Lateraler Kortikalisdefekt des Wirbelkörpers T_{12} bei Osteoporose, mit Knochenmarkprolaps in pervertebrales Fett- und Bindegewebe. HE × 50. – Gleicher Fall wie Abb. 21

werden. Die Kortikalis kann über große Strecken unterbrochen sein, wobei häufig Knochenmark in das paravertebrale Gewebe prolabiert ist (Abb. 33).

Die *Frühporose* tritt in Erscheinung, bevor eine Versteifung vorliegt (HANSON et al. 1971). Ihre Pathogenese ist ungeklärt. Für hormonal bedingte Stoffwechselstörungen des Skeletts, die diskutiert wurden, bestehen keine Anhaltspunkte (BLUESTONE 1979). HANSON et al. (1971) stellen fest, daß histologisch die Knochenresorption bei der Spa ausgeprägter ist als die Knochenbildung. RUTISHAUSER u. JACQUELINE (1959) bringen die Osteoporose mit Zirkulationsstörungen in Zusammenhang. Sie finden eine ,,Angioretikulose (Zellproliferation, ausgehend von Sinusoiden, Kapillarwänden sowie Adventitia der Arterien und Venen)" und eine ,,Plasmostase (Venen, Kapillaren und Sinusoide erweitert, mit Plasma und Erythrozyten gefüllt)" des Knochenmarks. Tatsächlich kann in der Umgebung einer destruktiven Läsion mit Entzündung ein Knochenmarködem mit Plasmazellen, Lymphozyten und gelegentlich mit Granulozyten vorkommen (Abb. 34). Fern einer solchen Läsion ist kein Marködem zu beobachten.

Bei der *Spätporose* handelt es sich um eine Inaktivitätsatrophie.

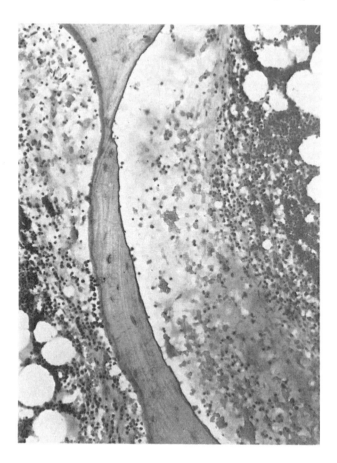

Abb. 34. Spa. Wirbelkörper L_1. Entzündliches Knochenmarködem, angrenzend an Spondylitis anterior. Knochenatrophie mit unregelmäßiger Kontur des Spongiosaplättchens. HE ×125. — Gleicher Fall wie Abb. 21

Knochenumbau

Der Knochenumbau äußert sich in einer Änderung der Anordnung der Spongiosaplättchen (Abb. 5), was auf veränderten statischen Einflüssen beruhen dürfte. Ferner können ventrale, seltener laterale und dorsale Wirbelkörperbegrenzung statt des konkaven einen geraden (*Kastenwirbel,* „squaring") oder konvexen Verlauf (*Tonnenwirbel*) aufweisen (Abb. 1, 4, 35). WURM (1957) bringt die Ausbildung des Kasten- und des Tonnenwirbels mit der veränderten Statik und der Osteoporose in Zusammenhang. Andere Autoren führen den Befund auf entzündliche Vorgänge im Ablauf der Spa zurück. ROMANUS u. YDÉN (1952), ROMANUS (1953) finden im *Röntgenbild* bei der Spondylitis anterior eine Abschmelzung der Wirbelkörperkanten. Im reparativen Stadium kann eine Knochenbildung den Defekt ausfüllen. Dadurch wird entweder die konkave Vorderfläche wieder hergestellt oder es entsteht ein Kastenwirbel. ROLLESTON (1947) macht für das Zustandekommen des Kastenwirbels auch eine periostitische Knochenanlagerung an die Wirbelkörperkortikalis verantwortlich („filling in").

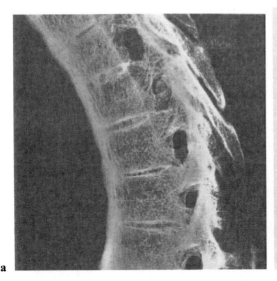 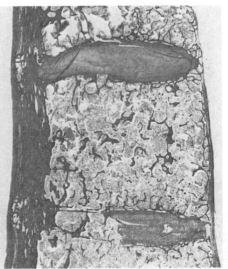

Abb. 35a, b. Spa. Ventrale kortikale und subkortikale Sklerose. **a** Röntgenaufnahme von T_4 bis T_9. **b** $T_{6/8}$. Der Knochensklerose liegt (links) das vordere Längsband an. van Gieson ×2,5. ♂ 48jährig. Krankheitsdauer unbekannt

Die Beobachtungen von ROMANUS und YDÉN (1952) sind durch röntgenologische Reihenuntersuchungen vielfach bestätigt. Auch histologisch ist ein Ausfüllen von Wirbelkantendefekten im reparativen Entzündungsstadium festzustellen (Abb. 21, 22). Damit ist aber die Beteiligung von statischen Einflüssen im Sinne von WURM nicht ausgeschlossen. Solche Einwirkungen sind für die Knochenstruktur von maßgebender Bedeutung. Auf einem Knochenumbau könnte auch das „filling in" beruhen.

Kastenwirbel können auch bei Osteoporose, Ostitis deformans Paget, Wirbelkörperhämangiom und nach Traumen vorkommen. Ferner kann normalerweise der konkave Verlauf der Wirbelvorderfläche in der unteren HWS und der unteren BWS fehlen („physiologische Kastenwirbel", SCHILLING 1974).

Ventrale Osteosklerose

Bisweilen besteht bei der Spa eine ventrale kortikale und subkortikale Sklerose, vor allem im Kyphosebereich der BWS (Abb. 2, 35). Der Befund wurde früher irrtümlich als verknöchertes vorderes Längsband gedeutet (SCHMORL u. JUNGHANNS 1932, 1968, 1971). Eine Spongiosasklerose kann auch bei einem versteiften Wirbelbogengelenk (Abb. 17) und selten bei einer versteiften Bandscheibe vorkommen. Im allgemeinen entwickelt sich bei Gelenk- und Bandscheibenschädigung dann eine Randsklerose, wenn die Funktion erhalten ist; nach Versteifung bildet sich der Befund zurück. Die Spa macht davon eine Ausnahme. Die Ursache des Befundes ist ungeklärt.

8. Komplikationen der Spondylitis ankylosans

a) Frakturen der Wirbelsäule

Wegen der Verknöcherungen und der Osteoporose sind bei der Spa große WS-Abschnitte in fortgeschrittenen Krankheitsstadien in eine unelastische, spröde Säule umgewandelt. Deshalb wäre zu erwarten, daß WS-Frakturen häufig vorkommen. Tatsächlich sind sie selten (SURIN 1980; MURRAY u. PERSELLIN 1981), vermutlich, weil sich die Patienten wegen des versteiften Achsenorgans vorsichtig benehmen. GUTTMANN (1971) fand bei 2500 WS-Verletzten nur 7mal eine Spa, POHL (1980) bei 3000 Spa-Patienten 4 sichere Frakturen der HWS, eine der BWS. WEINSTEIN et al. (1982) hingegen stellten von 105 Patienten in 12% eine WS-Fraktur fest, in 8% mit Rückenmarkschädigung. Die Verletzung findet meistens mehrere Jahre nach Beginn der Spa statt, überwiegend in der HWS. Am häufigsten ist eine verknöcherte Bandscheibe durchtrennt, vorwiegend bei $C_{5/6}$ und $C_{6/7}$. Ferner können Wirbelkörper und Gelenkfortsatz frakturiert sein (GELMAN u. UMBER 1978; PASTERSHANK u. RESNICK 1980). Auch die ausschließliche Durchtrennung eines Syndesmophyten kommt vor (Abb. 36). Als auslösendes Ereignis wird entweder eine massive äußere Gewalteinwirkung,

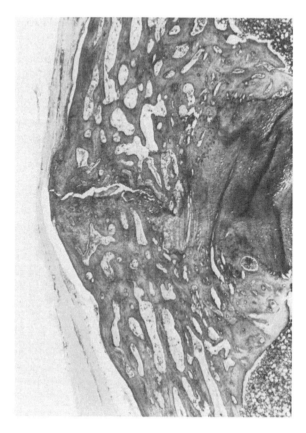

Abb. 36. Spa. $T_{1/2}$. Syndesmophyt mit einige Tage alter Fraktur. HE ×7,5. – Gleicher Fall wie Abb. 5

zum Beispiel Verkehrsunfall, Sturz aus mehreren Metern Höhe (HANSEN et al. 1967; DOURY et al. 1974; OSGOOD et al. 1975) oder ein geringes Trauma angegeben, z.B. Sturz beim Aufstehen vom Bett (HANSEN et al. 1967; MURRAY u. PERSELLIN 1981), Sturz in ein Gebüsch (GUTTMANN 1971), oder es ist kein Trauma bekannt (RAPP u. KERNEK 1974; YAU u. CHAN 1974; KEWALRAMANI et al. 1975; POHL 1980). Die Fraktur ist bei Spa häufiger unstabil und führt öfter zu Kompression oder Verletzung des Rückenmarks als bei nicht ankylosierter WS (HANSEN et al. 1967; JANDA et al. 1968; GUTTMANN 1971; OSGOOD et al. 1975). Bloßes Ausgleiten oder Sturz aus geringer Höhe kann eine Fraktur mit Wirbelverschiebung auslösen (RAND u. STERN 1961; GUTTMANN 1971). Bestimmende Faktoren für den i. allg. schwereren Verlauf sind die Ankylose (vergl. Kapitel Spondylosis cervicalis) sowie die Osteoporose mit oft überaus brüchigen Knochen (HANSEN et al. 1967; VICAS 1972). *Klinisch und röntgenologisch* werden HWS-Frakturen bei Spa eher erkannt als solche der BWS und LWS, wo sie nicht selten fälschlich als Spondylitis, vor allem tuberkulöser Natur, angesprochen werden. Bei 7 Patienten von HUNTER u. DUBO (1983) wurde eine WS-Fraktur erst 1 Woche bis 5 Jahre, im Durchschnitt nach 47 Wochen, festgestellt; einem leichten Sturz mit geringen zusätzlichen Schmerzen hatten die Patienten keine Bedeutung beigemessen. 5mal war die HWS, je einmal die BWS und der lumbosakrale Übergang betroffen. Bei nicht rechtzeitiger Ruhigstellung ist infolge der Bewegungen eine Pseudarthrose zu erwarten (YAU u. CHAN 1974; BLÉRY et al. 1979; GELMAN u. UMBER 1978; PASTERSHANK u. RESNICK 1980). Pathologisch-anatomisch ist der Heilungsverlauf wie bei den Frakturen ohne Spa.

b) Atlanto-axiale Dislokation

Eine spontane atlanto-axiale Dislokation kommt bei der Spa vor. Viel häufiger ist sie bei der cP. Da die Befunde bei beiden Erkrankungen grundsätzlich gleichartig sind, werden sie gemeinsam im Abschnitt „chronische Polyarthritis der Wirbelsäule" besprochen.

c) Amyloidose

Die sekundäre Amyloidose ist eine seltene Komplikation der Spa. Die Befunde sind gleich wie bei der cP. Sie werden im Kapitel „chronische Polyarthritis der Gelenke" besprochen.

9. Juvenile Spondylitis ankylosans

Als juvenil wird die Spa dann bezeichnet, wenn sie im Alter von weniger als 16 Jahren auftritt. Der jüngste Patient von LADD et al. (1971) war bei Krankheitsbeginn 5jährig. Die juvenile Spa macht 7–10% aller Spa-Erkrankungen aus (LADD et al. 1971; SCHILLING 1978; MARKS et al. 1982). Sie beginnt vorwiegend als Oligoarthritis der unteren Extremitäten, vor allem der Hüft- und Kniegelenke. Das Stammskelett ist selten zuerst befallen. Die *histologischen Befunde* der Synovialis sind gegenüber den Veränderungen der juvenilen cP nicht zu unterscheiden. *Klinisch und röntgenologisch* ist die Abgrenzung der beiden Erkrankungen problematisch. Syndesmophyten treten erst nach dem 20. Lebensjahr in Erscheinung (SCHILLING 1978). Die röntgenologische Beurteilung der im Kindesalter noch unvollständig entwickelten Sakroiliakalgelenke bereitet große Schwierigkeiten (LADD et al. 1971). Das HLA-B27-Antigen ist meistens vorhanden (BREWERTON et al. 1973a; SCHALLER 1979). Der Nachweis dieses Antigens kann der einzige Beweis für das Vorliegen einer Spa sein (EDITORIAL LANCET 1977). Nach der Pubertät entwickelt sich meistens rasch eine knöcherne Ankylose der Sakroiliakalgelenke und der WS.

10. Innere Organe

Eine *Iridozyklitis* kann in $^1/_3$ bis $^1/_5$ der Patienten gefunden werden (HART 1980). – *Vaskuläre und kardiale Veränderungen* werden bei 14% der Patienten beobachtet (HART 1980): Mesoaortitis und Mediafibrose am Abgang aus dem Herzen; chronische Entzündung und Fibrose der Aortenklappenbasis mit Aorteninsuffizienz; Entzündung und Fibrose der Mitralklappenbasis (Beobachtung von ROBERTS et al. 1974). – Selten ist eine bilaterale, apikale, fibrosierende interstitielle *Pneumonie* und Lungenfibrose (WOLSON u. ROHWEDDER 1975).

11. Röntgenbefunde

Die Röntgenbefunde sind nach allgemeiner Darstellung vielgestaltig. Da vor allem die Sakroiliakalgelenke einen vielfältigen Befund aufweisen können, hat DIHLMANN (1974) den Ausdruck „buntes Sakroiliakalbild" geprägt: Spaltverschmälerung, subchondrale Spongiosaverdichtung, Konturdefekte, Kapselverknöcherung und intraartikuläre Knochenbrücken werden häufig gleichzeitig beobachtet. Histologisch können auch bei den übrigen Gelenken und den Bandscheiben Destruktion, Sklerose und knöcherne Ankylose nebeneinander vorkommen.

12. Klinische Befunde

Die klinischen Befunde sind im deutschsprachigen Schrifttum von OTT und WURM (1957), SCHILLING (1974), BROCHER und WILLERT (1980), HARTL (1982), in englischer Sprache von BLUESTONE (1979), DIXON und MACLEOD (1980), HART (1980), französisch von FORESTIER et al. (1951) eingehend beschrieben. 1961 wurden in Rom und 1966 in New York international anerkannte diagnostische Kriterien aufgestellt (MOLL 1980), CERVINI und GIACOMELLI (1981).

Nach der Erfahrung der Autoren mit großem klinischem Untersuchungsgut macht sich die Erkrankung meistens zwischen der 2. und 4. Lebensdekade bemerkbar. Bei 10% der Patienten wird der Krankheitsbeginn nach dem 40. Lebensjahr beobachtet. Juvenile Spa s. Abschnitt 9.

Klinisch werden ein Initialstadium, ein Stadium der manifesten Spa und ein Endstadium unterschieden.

a) Initialstadium

In zwei Drittel der Fälle (Ott 1957) bestehen die ersten Krankheitszeichen in Schmerzen und Steifigkeit von Kreuz und Lende, besonders morgens beim Aufwachen. Oft verschwinden die Beschwerden beim Herumgehen. Frühsymptome bei anderen Patienten sind Schmerzen im Gesäß, oft mit Ischiassyndrom, wohl infolge Iliosakralarthritis; Schmerzen und Steifigkeit von BWS und HWS (Nackenschmerzen); schmerzhafte Behinderung der Brustatmung, offenbar wegen Entzündung von Wirbelrippengelenken. In etwa 20% tritt zuerst eine Arthritis von Extremitätengelenken (Hüft-, Knie-, Fuß-, Schultergelenken) auf. Weitere Frühsymptome sind Schmerzen von Sehnenansatzstellen (Sitzbeinhökker, Fersen) und eine Iridozyklitis.

Das Initialstadium verläuft uncharakteristisch. Röntgenbefunde sind negativ. Deshalb sind Zeitpunkt von Krankheitsbeginn und erste Lokalisation meistens nicht genau bestimmbar.

Bei den meisten Patienten bilden sich die Beschwerden für Monate zurück. Diese Frühlatenz (Ott 1957) kann durch geringe entzündliche Gelenkschübe, nächtliche Hemmung der Brustatmung, Tortikollis unterbrochen werden. Einige Patienten verspüren außer zunehmender Versteifung keine Beschwerden. In diesen Fällen kann in vorgerücktem Alter als Zufallsbefund röntgenologisch oder bei der Autopsie eine weitgehend verknöcherte WS festgestellt werden. In der Mehrzahl der Beobachtungen leiten Monate bis Jahre nach dem Initialstadium Schmerzen von WS, Iliosakralgelenken und bisweilen von peripheren, insbesondere stammnahen Gelenken das manifeste Stadium ein.

b) Manifestes Stadium

Im manifesten Stadium besteht während Wochen bis Monaten eine dauernde oder in kleinen Schüben auftretende schmerzhafte Bewegungshemmung der befallenen Skelettabschnitte. Gesäßschmerzen, ausstrahlend in Oberschenkel, weisen auf eine Iliosakralarthritis hin. Müdigkeit, Blässe, Abmagerung, nächtliches Schwitzen sind Zeichen einer Allgemeinerkrankung. In jedem Verdachtsfall ist eine dorso-ventrale Beckenaufnahme unerläßlich.

Nach Abklingen des schmerzhaften Schubes kann ohne Behandlung für Jahre bis Jahrzehnte ein Stillstand eintreten. Während des Schubes oder der Schübe steif gehaltene Skelettabschnitte können fast frei bewegt werden. Meistens treten nach Wochen bis Monaten neue Schübe mit Schmerzen in Ruhe und bei Bewegung auf.

c) Endstadium

Charakteristisch für das Endstadium sind systematische knöcherne Versteifungen, vorzugsweise des Stammskeletts, meistens mit Kyphose der BWS (Abb. 2). – Bei völliger knöcherner Versteifung sind, selbst im Greisenalter, frische Krankheitsschübe möglich. Das Präparat der Abbildung 25 stammt von einem Patienten, der nach 30jähriger Krankheitsdauer klinisch völlig inaktiv, „ausgebrannt" erschien. Histologisch sind aber aktive Entzündungsherde an verschiedenen Stellen der WS feststellbar.

Die klinischen Befunde sind bei Männern meistens ausgeprägter als bei Frauen. Ausnahmen von dieser Regel kommen vor (HART 1980).

13. Krankheitsverlauf

Der Krankheitsablauf ist bei der Mehrzahl der Patienten gutartig (HARTL 1982; CARETTE et al. 1983; LEHTINEN 1983). Im Untersuchungsgut von WILKINSON u. BYWATERS (1958) waren von 220 Patienten nach mehr als 20jähriger Beobachtungszeit nur 18% bettlägerig oder an einen Rollstuhl gebunden. CARETTE et al. (1983) untersuchten 51 Patienten klinisch und röntgenologisch nach 30jähriger Krankheitsdauer. War der Ablauf während der ersten 10 Jahre nach Krankheitsbeginn benigne, so erwies er sich bei annähernd 75% auch später als gutartig. War umgekehrt der Verlauf während der ersten 10 Jahre maligne, so wurde bei 80% dieser Patienten auch später ein ungünstiger Verlauf festgestellt. GARCIA-MORTEO et al. (1983) fanden nach 15jähriger Beobachtungszeit eine Beweglichkeitseinschränkung von WS und peripheren Gelenken bei allen 24 untersuchten Patienten mit Beginn der Spa im Alter zwischen 6 und 15 Jahren und bei 80% von 71 Patienten mit Spa-Beginn im Erwachsenenalter.

Eine Heilung der Spa ist unmöglich. Die Patienten müssen lernen, mit der Erkrankung zu leben. Passive physikalische Therapie zur Schmerzlinderung sowie aktive Bewegungsbehandlung sind geeignet, die Funktion von WS und Gelenken günstig zu beeinflussen und Versteifungen hinauszuschieben, vielleicht sogar aufzuhalten. Medikamente werden zur Schmerzbekämpfung und Entzündungshemmung eingesetzt (WAGENHÄUSER 1983).

14. Blutbefunde

Eine mäßige normo- bis hypochrome Anämie kann vorkommen, ist aber nicht obligat (OTT 1957; STURROCK 1980). Meistens sind die neutrophilen Granulozyten gering vermehrt. Die eosinophilen Granulozyten verhalten sich nicht gesetzmäßig. Die Lymphozytenzahl kann vermehrt sein. Die Blutsenkungsgeschwindigkeit im Ablauf der Erkrankung fast in jedem Falle zeitweise erhöht, ob ein Zusammenhang mit einer Krankheitsaktivität besteht, ist umstritten.

15. Lebenserwartung, Todesursache

Die *Lebenserwartung* der Spa-Patienten wird gegenüber der Durchschnittsbevölkerung als herabgesetzt beschrieben (Lit. bei SCHILLING 1974). CARTER et al. (1979) stellen nur bei den Spa-Patientinnen eine verkürzte durchschnittliche Lebensdauer fest, nicht aber bei den Spa-Patienten. RADFORD et al. (1977) finden genau umgekehrt bei den Männern eine größere Mortalität als bei den Frauen, vermutlich wegen des meistens milderen Krankheitsablaufes beim weiblichen als beim männlichen Geschlecht. BROCHER und WILLERT (1980), MASI und MEDSGER (1979), KHAN et al. (1981) beobachten eine erhöhte Sterblichkeitsrate erst nach 10jähriger Krankheitsdauer; die größere Mortalität beschränke sich vermutlich auf die Fälle mit schwerem Krankheitsverlauf. Für diese Auffassung können die Untersuchungsergebnisse von BROWN et al. (1965) und von KAPROVE et al. (1980) sprechen. Nach diesen Autoren ist die Mortalität bei röntgenbestrahlten Patienten erhöht. Bei nur leicht oder nicht bestrahlten Patienten besteht kein signifikanter Unterschied gegenüber der Durchschnittsbevölkerung. Bestrahlt wurde aber nur bei schwerem Krankheitsverlauf mit dauernden, anderweitig nicht behebbaren Schmerzen.

Als *Todesursachen*, die mit der Spa in Zusammenhang zu bringen sind, werden von CRUICKSHANK (1960) und von KAPROVE (1980) eine Aorteninsuffizienz in 0,5–3% angegeben, eine Urämie wegen sekundärer Nierenamyloidose in 0,5–6%, Trauma mit Wirbelverletzung und Subluxation der HWS in 1–3%, Leukämie nach Röntgenbestrahlung in 1,5–10%. Die Todesursache der meisten autopsierten Beobachtungen aller Autoren steht mit der Spa nicht in Zusammenhang.

Das eigene Sektionsgut umfaßt 35 Beobachtungen von Spa, 32 Patienten und 3 Patientinnen im Alter von 34 bis 89 Jahren, im Durchschnitt $66^1/_2$ Jahre. Beim 34jährigen Mann hat sich wegen kyphotisch versteifter WS, knorpelig ankylosierten Hüften und wenig beweglichen Knien eine völlige Hilflosigkeit entwickelt. Todesursache sind Dekubitalgeschwüre über Sakrum und Rücken sowie eine aufsteigende, extradurale, eitrige Entzündung im Wirbelkanal. Der Tod des Patienten ist ausschließlich Spa-Folge. Bei 4 Patienten ist die Todesursache eine Lungenembolie nach Sturz, davon dreimal mit Wirbelfraktur ($C_{4/5}$, T_1, L_1), einmal mit Schenkelhalsfraktur. Bei diesen 4 Patienten ist die Spa mittelbare Todesursache. Bei den übrigen 30 Patienten steht der Tod mit der Spa in keinem Zusammenhang: 16mal kardiovaskuläre oder zerebrovaskuläre Erkrankungen, 6mal metastasierendes Karzinom, 2mal Urämie bei interstitieller Nephritis und Diabetes mellitus, 2mal chronische myeloische Leukämie (ohne Röntgenbestrahlung), 2mal akute Pankreasnekrosen, je einmal Hepatitis und CO-Vergiftung.

16. Spondylitis bei chronisch entzündlichen Darmerkrankungen, Psoriasis und Reiter-Syndrom

a) Chronisch entzündliche Darmerkrankungen

Bei *Colitis ulcerosa* und bei *Enterocolitis regionalis Crohn* wird in 3–18% eine Spondylitis beobachtet. Befunde und Verlauf der Spondylitis sind von der idiopathischen Spa nicht zu unterscheiden (MACRAE u. WRIGHT 1973; EDITORIAL LANCET 1977; MASI u. MEDSGER 1979). Besteht bei einer dieser beiden Erkrankungen gleichzeitig eine Spa, so ist das Allel B27 in 50–75% nachweisbar (MORRIS et al. 1974b; MASI u. MEDSGER 1979). Ferner ist in dem Fall bei Verwandten die Spa vermehrt zu beobachten (MACRAE u. WRIGHT 1973).

Bei dem seltenen *Morbus Whipple* können die Sakroiliakalgelenke, ferner ausnahmsweise auch die WS die Veränderungen der Spa aufweisen (CANOSO et al. 1975; D'ESHOUGUES et al. 1976; BUSSIÈRE et al. 1980).

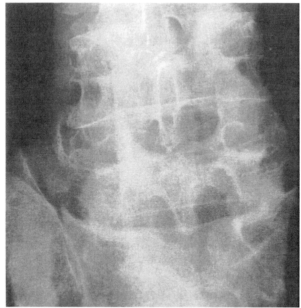

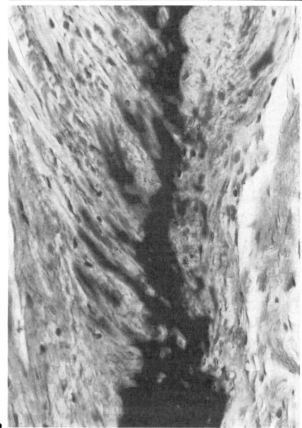

Abb. 37a, b

b) Psoriasis, Reiter-Syndrom

Eine *Psoriasis-Spondylitis* (*Spondylitis psoriatica*) liegt dann vor, wenn bei Psoriasis *Parasyndesmophyten* (DIHLMANN 1968), das sind paravertebrale Knochenspangen, nachweisbar sind (Abb. 37). Der Parasyndesmophyt ist auch charakteristisch für die Spondylitis bei *Reiter-Syndrom*. Die Diagnose wird also bei beiden Erkrankungen röntgenologisch gestellt. Die Psoriasis-Spondylitis ist bei 0,5 bis 16% der Patienten mit Psoriasis, die Spondylitis bei ungefähr 15% jener mit chronischen Reiter-Syndrom beschrieben (THEISS 1971; SUNDARAM u. PATTON 1975; EDITORIAL LANCET 1977). Beim Reiter-Syndrom ist das B27-Antigen auch dann, wenn keine Spondylitis vorliegt, bei 96% der Patienten feststellbar (MORRIS et al. 1974a). KEAT (1983) stellt allerdings fest, daß die Häufigkeitsangaben für das Reiter-Syndrom unzuverlässig sind. Das HLA-B27-Antigen findet WOODROW (1980) bei 67% der Patienten mit Psoriasis und WS-Veränderungen. Sakroiliakalgelenke: Manchmal zeigen beide entzündliche Veränderungen. Häufiger weist nur eines eine Entzündung auf oder beide Gelenke sind nicht befallen.

Pathologisch-anatomisch und röntgenologisch sind die Parasyndesmophyten meistens lateral am thorako-lumbalen Übergang (kaudale 3 Brust- und kraniale 3 Lendenwirbel) zu finden, selten ventral. Sie bilden über nur einer oder über mehreren Bandscheiben ein- oder doppelseitig, gerade verlaufende oder leicht geschwungene Knochenspangen (Abb. 37a). Im typischen Fall sind sie von Bandscheibe und Wirbelkörper durch einen schmalen Spalt getrennt. *Histologisch* besteht die Spange in den wenigen beschriebenen Beobachtungen von Psoriasis-Spondylitis aus Faserknochengewebe (BYWATERS u. DIXON 1965) (Abb. 37b). Sie kann mit dem Wirbelperiost in Verbindung stehen. In ihrem Verlauf kommen Umwandlungsbezirke zu lamellärem Knochen vor, ferner chondroide Gewebsherde mit Befunden ähnlich der enchondralen Ossifikation. Welche Faktoren die Knochenbildung auslösen, ist unklar. Entzündliche Veränderungen sind nicht nachzuweisen. Im weiteren Verlauf kann der Parasyndesmophyt mit dem Wirbelkörper und der Bandscheibe verschmelzen. In dem Fall hat sich der morphologische Befund weitgehend dem der ankylosierenden Hyperostose (Kapitel Spondylosis deformans) angeglichen. Zur Unterscheidung der beiden verschiedenen Erkrankungen müssen weitere Symptome gesucht werden. Bei Spondylitis psoriatica und Spondylitis bei Reiter-Syndrom kommen in der Mehrzahl der Beobachtungen neben dem für die Diagnose entscheidenden Parasyndesmophyten auch Syndesmophyten vor. *Klinisch* können bei der Psoriasis die Hautveränderungen gleichzeitig mit, vor oder erst nach dem Parasyndesmophyten auftreten (SUNDARAM u. PATTON 1975). Ein Teil der Patienten klagt über Rückenschmerzen, ein anderer Teil ist beschwerdefrei. Die Beschwerden

---

Abb. 37a, b. Spondylitis psoriatica. **a** Parasyndesmophyt rechts. **b** Der Parasyndesmophyt besteht aus Faserknochengewebe, das fächerförmig in die kollagenen Bindegewebsfasern übergeht und sich hier auflöst. Masson-Trichrom, × 31 – 60jährig. Auftreten der Psoriasis, 61jährig der Psoriasisspondylitis und -Arthritis. ♂ 64jährig

sind geringer, die WS-Befunde weniger schwer und das Fortschreiten der Erkrankung langsamer als bei der Spa (McEwen et al. 1971; Theiss 1971). Bestehen hingegen bei Psoriasis nur Syndesmophyten, aber keine Parasyndesmophyten, so liegt keine Psoriasis-Arthritis, sondern eine Psoriasis und daneben eine Spa mit weniger günstiger Prognose als bei Psoriasis-Arthritis vor (Dihlmann 1971; McEwen et al. 1971).

Parasyndesmophyten können, allerdings selten, auch bei idiopathischem Hyperparathyreoidismus vorkommen (Bywaters u. Dixon 1965).

II. Die Wirbelsäule bei chronischer Polyarthritis

Klinisch werden bei 35–70% der cP-Patienten vertebrale Symptome, vor allem der HWS, beobachtet (Schilling et al. 1963a). *Röntgenologisch* können entzündliche HWS-Veränderungen bei 32 bis annähernd 65% der cP-Patienten beobachtet werden (Schilling et al. 1963a; Conaty u. Mongan 1981; Gschwend et al. 1981).

Pathologisch-anatomisch umfaßt das eigene Untersuchungsgut 63 ganze WS und 12 HWS von cP-Patienten mit jahrelanger Krankheitsdauer. Von diesen 75 Beobachtungen sind 50 Frauen und 25 Männer im Alter von 47 bis 87 Jahren, im Durchschnitt von 69,5 Jahren. Die jüngste Patientin war 47jährig, die älteste 87jährig. Histologisch zeigen 44 WS (59%) sichere (fibrinoide Nekrosen mit radiärem Fibroblastenwall), 15 (20%) mögliche bis wahrscheinliche cP-Befunde (bindegewebige Versteifung von mindestens 3 Wirbelbogengelenken plus Destruktion und uncharakteristische, granulomatöse Spondylitis von mindestens 3 Wirbelkörperkanten sowie anschließender Bandscheibenpartie), ohne daß Sektion und Vorgeschichte für ihre Entstehung eine andere Erklärung ergeben. Bei 16 WS (21%) sind diese Bedingungen nicht erfüllt. Mit insgesamt annähernd 80% ist die WS pathologisch-anatomisch wesentlich häufiger entzündlich verändert als klinische und röntgenologische Ergebnisse vermuten lassen. Am häufigsten ist die HWS befallen. Charakteristische Veränderungen kommen aber auch an BWS und LWS vor. Häufiger als bei der Spa sind niedrige Bandscheiben, wobei osteosklerotische und spondylotische Veränderungen der Wirbelkörper fehlen oder gering ausgebildet sind. Öfters findet sich hingegen eine Alterskyphose (Kapitel Verkrümmungen der WS).

Histologisch zeigen Wirbelbogen-, Wirbelrippen- und Rippenquerfortsatzgelenke sowie Ligamente der WS die gleichen Veränderungen wie in der Körperperipherie (Kapitel chronische Polyarthritis der Gelenke). An dieser Stelle werden die Befunde der Zwischenwirbelscheiben, der Wirbel und spezielle Veränderungen der HWS besprochen.

1. Zwischenwirbelscheibe

Da die Bandscheibe gefäßlos ist, können entzündliche Veränderungen nicht primär, sondern nur sekundär durch Übergreifen von der Umgebung zustande kommen: Paravertebrale Gewebspartien; Wirbelmarkraum (Baggenstoss et al.

1952; LORBER et al. 1961); Wirbelbogengelenk; Rippenwirbelgelenk (BYWATERS 1981). Nach dem Ausmaß der Gewebsdestruktion können die Befunde zwanglos in 3 Kategorien unterteilt werden.

a) Ausgedehnte Gewebsdestruktion

Bei rheumatischer Entzündung kann eine ausgeprägte Zerstörung von Wirbel- und Bandscheibengewebe vorliegen. Die Veränderungen sind bisher in BWS und LWS beschrieben (BAGGENSTOSS et al. 1952; LORBER et al. 1961; HAUGE et al. 1980). Sie sind selten und finden sich nur in 2 der 75 Fälle des eigenen Untersuchungsgutes. Ferner sind sie jeweils nur an einzelnen Wirbeln und Bandscheiben festzustellen, während weitere Bewegungssegmente weniger schwere Befunde aufweisen.

Histologisch sind Wirbel und Bandscheibe in verschiedener Ausdehnung durch Granulationsgewebszüge und -herde ersetzt. Abb. 38 zeigt eine ausgedehnte Gewebszerstörung mit rheumatischer Entzündung von Knochen- und Bandscheibengewebe. In Abb. 39 besteht eine umschriebene rheumatische Wirbelkörperentzündung, übergreifend auf die Bandscheibe. In jedem Fall ist der Befund weitgehend identisch mit dem des subkutanen rheumatischen Granuloms. Im reparativen Stadium werden die Granulome im Wirbel zu Narbengewebsherden umgewandelt, während die Bandscheibe bindegewebig versteift. In den histologischen Präparaten sind alle Übergangsstufen festzustellen (Abb. 40).

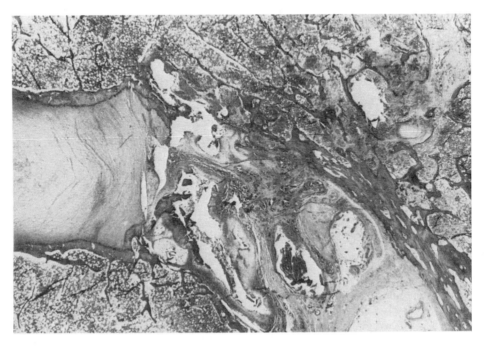

Abb. 38. cP. Ausgedehnte Gewebsdestruktion von $T_{8/9}$. Gelenkfortsatz (rechts im Bild) und dorsale Partie der Bandscheibe (in Bildmitte) mit rheumatischen Granulomen durchsetzt. HE × 5. – Krankheitsdauer 18 Jahre. ♂ 54jährig

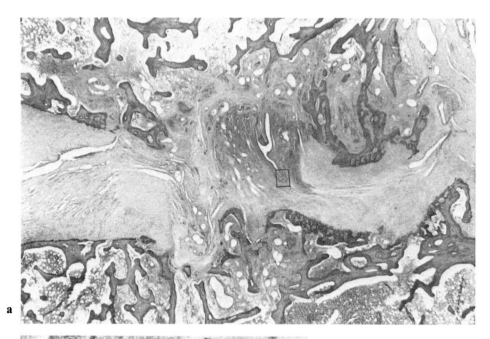

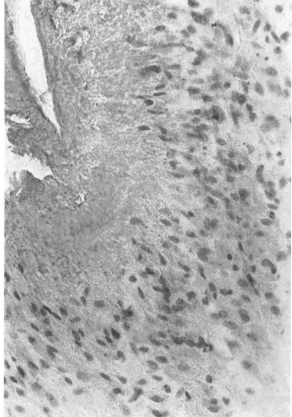

Abb. 39a, b. cP. Rheumatische Entzündung mit Destruktion der zentralen Wirbelkörper- und Bandscheibenpartie $C_{6/7}$. HE **a** ×10. **b** Starke Vergrößerung (×300) der markierten Stelle von **a** Fibrinoide Nekrose, begrenzt von radiärem Fibroblastenwall. – Krankheitsdauer 7 Jahre. ♂ 66jährig

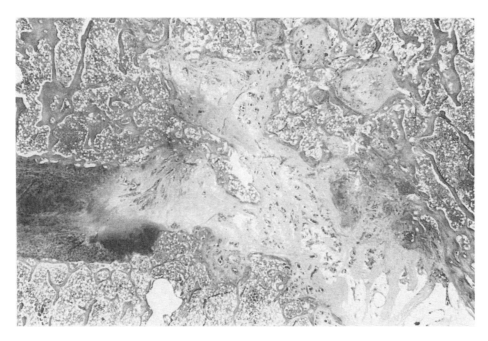

Abb. 40. cP. Gelenkfortsatz (rechts im Bild), Wirbelkörper und dorsale Bandscheibenpartie $T_{4/5}$ (in Bildmitte) mit verschiedenen Entwicklungsstufen von rheumatischen Granulomen bis zu Narben. HE ×9. – Krankheitsdauer 12 Jahre

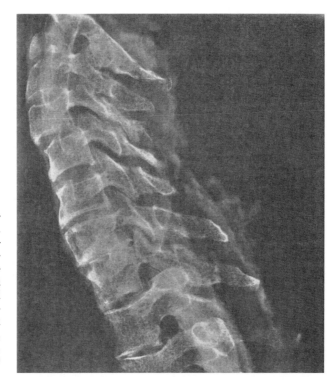

Abb. 41. cP. Röntgenaufnahme von C_1–T_3. Zwischenwirbelräume verschieden hoch. Wirbelbogengelenk $c_{2/3}$ und Bandscheibe C_7/T_1 knöchern versteift. Subluxation bei $C_{4/5}$. Osteoporose. Dornfortsätze verschieden hoch, mit abgeschrägten, wie ausgezogenen Enden. – Krankheitsdauer 19 Jahre. ♀ 65jährig

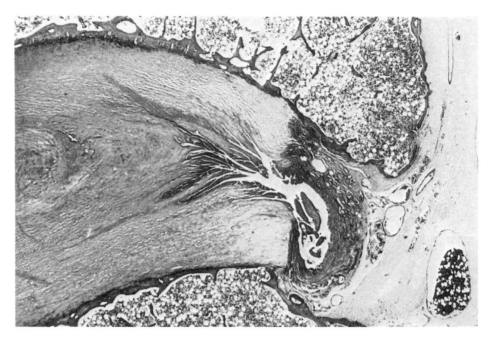

Abb. 42. cP. Bandscheibe C_7/T_1 mit dorsaler Spalte, deren Rand zerrissen ist und die dorsal von einer kapselartigen Bildung mit fibroblastären, lymphoplasmozytär infiltrierten Strängen begrenzt ist. HE ×12,5. – Gleicher Fall wie Abb. 38

b) Unkovertebrale Verbindungen

Eine rheumatische oder uncharakteristische granulomatöse Entzündung kann in der HWS bei den unkovertebralen Verbindungen (Kapitel Spondylosis unkovertebralis) beobachtet werden. BALL (1971) findet die entzündlichen Veränderungen identisch mit denen der cP eines Gelenkes. Eine gleichartige Umformung wie bei der unkovertebralen Verbindung der HWS kann bei der cP in der BWS vorkommen (Abb. 43, 44). Eine laterale Spalte ist von Bandscheibengewebe mit teils glattem, teils aufgefasertem Rand und außen von kapselartigem Gewebe begrenzt. Letzteres sowie ein meniskusartig in die Spalte hineinragender Bindegewebslappen (Abb. 44) enthalten Histiozytenzüge, zahlreiche Kapillaren sowie Lymphozyten und Plasmazellen in wechselnder Zahl. In einzelnen Fällen besteht ein Befund ähnlich dem des Rheumatismus nodosus (Abb. 43). Der meniskusförmige Bindegewebslappen ist mit dem Rand der Spalte verwachsen. Es kommen alle Übergänge von Ersatz des Bandscheibengewebes von der kapselartigen äußeren Begrenzung her und vom subchondralen Markraum aus bis zur bindegewebigen Bandscheibenversteifung vor (Abb. 45) (AUFDERMAUR 1957, 1958). Nicht selten bleibt ein Teil der Spalte gegen die Bandscheibenmitte hin erhalten (Abb. 46).

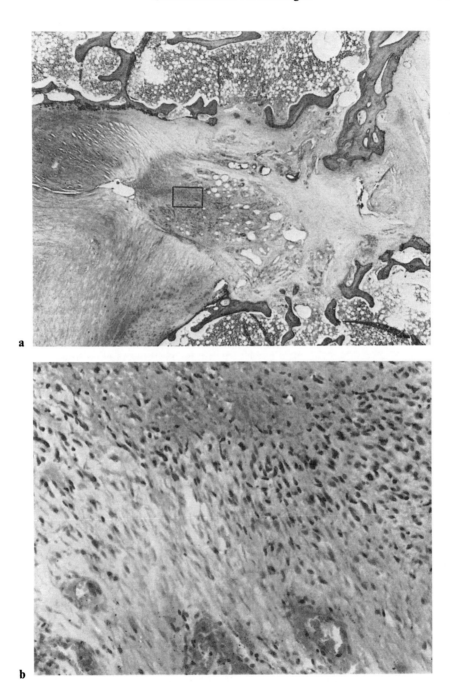

Abb. 43a, b. cP. **a** Dorsale Partie der Bandscheibe $T_{2/3}$ durch gefäßreiches Bindegewebe mit rheumatischem Granulom ersetzt. Anschließend folgt, im linken Bildviertel, eine glattrandige Spalte. Dorsale Randleiste T_2 mit Ansatz eines Syndesmophyten. HE ×14. **b** Starke Vergrößerung (×200) der markierten Stelle von **a** Fibrinoide Nekrose des rheumatischen Granuloms von radiär gestellten, fibroblastären Zellen begrenzt. Am unteren Bildrand Blutgefäße mit fibrinoider Wandquellung. – Krankheitsdauer 7 Jahre. ♂ 66jährig

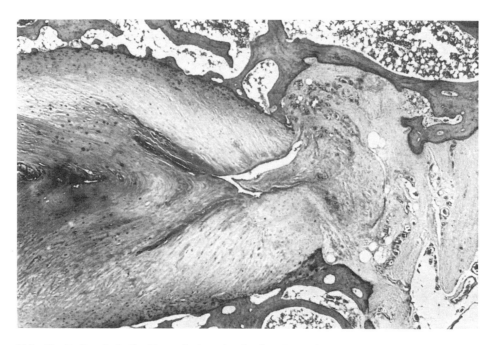

Abb. 44. cP. Bandscheibe $T_{3/4}$ mit dorsaler Spalte; Rand fibrinoid nekrotisch. Kapselartige dorsale Begrenzung mit zungenförmigem, meniskusartigem Bindegewebslappen, der mit dem unteren Rand der Spalte verwachsen ist. HE ×16. – Krankheitsdauer 8 Jahre. ♀ 69jährig

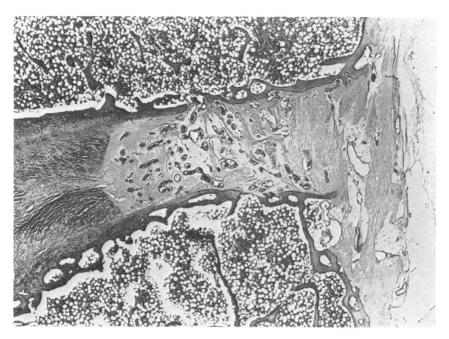

Abb. 45. cP. Dorsale Partie der Bandscheibe $T_{2/3}$ durch Bindegewebe ersetzt. HE ×12. Krankheitsdauer 23 Jahre. ♀ 68jährig

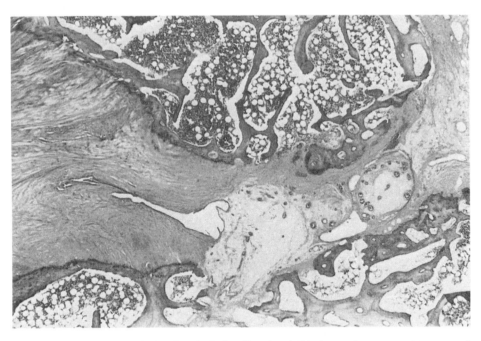

Abb. 46. cP. Dorsale Partie der Bandscheibe $C_{5/6}$ durch Bindegewebe ersetzt. Angrenzend folgt eine Spalte gegen die Bandscheibenmitte hin. HE × 18. – Krankheitsdauer 22 Jahre. ♀ 66jährig

c) Spondylitis anterior, lateralis, posterior

In der HWS und der BWS besteht bisweilen ventral, lateral und dorsal ein umschriebener Ersatz von Wirbelkörperrandleiste und der angrenzenden Anulus fibrosus-Partie durch lymphoplasmozytär infiltriertes Granulationsgewebe (Abb. 47). Der histologische Befund ist von dem der Spondylitis anterior der Spa meistens nicht zu unterscheiden. Bei der cP bestehen alle Stufen vom Granulationsgewebe bis zum Narbengewebe.

d) Bandscheibenverknöcherung

Es kommen Syndesmophyten und verknöcherte zentrale Bandscheibenpartien vor, jedoch viel seltener als bei der Spa. Die Syndesmophyten bilden oft nur kurze Sporne der äußeren Anuluspartie, vorwiegend lateral am Ansatz der Wirbelkörperrandleiste (Abb. 43a). Selten ist eine Verknöcherung der zentralen Bandscheibenpartie. In aktiven Krankheitsstadien sind die Befunde gleich wie bei der Spa.

2. Wirbel

Die Wirbelveränderungen können diffus (Osteoporose) oder umschrieben sein (Osteolyse). Die *Osteoporose* ist im Kapitel „Chronische Polyarthritis der Gelenke" beschrieben. Die *Osteolyse* beruht auf einer Destruktion der Kortikalis

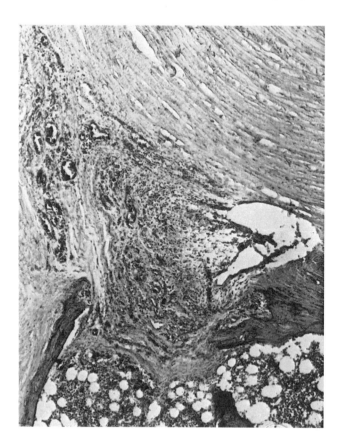

Abb. 47. cP. Bandscheibe T$_{8/9}$. Spondylitis anterior. Rand der Lichtung (rechts im Bild) fibrinoid-nekrotisch. HE × 50. – Gleicher Fall wie Abb. 38

und der Spongiosa von Wirbelkörper, Fortsätzen und Bogen durch rheumatisches oder unspezifisches Granulationsgewebe (Abb. 39) (BAGGENSTOSS et al. 1952, LORBER et al. 1961, AUFDERMAUR 1965). Das Granulationsgewebe wird durch Narbengewebe ersetzt (Abb. 40). Besonders eindrücklich ist die Zerstörung von Sehnenansatzstellen der Dornfortsätze (Abb. 41). SCHILLING et al. (1963a) bezeichnen röntgenologisch eine Zuspitzung und schräge Ausziehung des Dornfortsatzes C 7 als besonders charakteristisch für die cP.

3. Halswirbelsäule

Bei der *juvenilen cP* (Beginn der Erkrankung vor dem 13. Lebensjahr) ist die HWS in 70–80% befallen (SCHILLING et al. 1963a). Hervorragende Merkmale sind Wachstumshemmung von Bandscheiben und Wirbelkörpern sowie Verknöcherung von Wirbelbogengelenken, Bandscheiben und Bändern (EDITORIAL LANCET 1973).

Beim *Erwachsenen* ist die *spontane atlantoaxiale Dislokation* von Bedeutung (Abb. 48). Sie besteht in einer horizontalen Verschiebung des Atlas (mit Schädel) gegenüber dem Epistropheus (Axis). Die Häufigkeit wird mit 2–40% der cP-

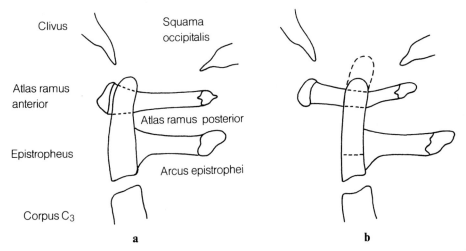

Abb. 48a, b. Atlantoaxiale Dislokation. **a** Normalbefund. **b** ausgezogene Linien = ventrale Atlasverschiebung; gestrichelte Linien = Epistropheus nach kranial verschoben bei gleichzeitiger ventraler Atlasdislokation

Patienten angegeben (SCHILLING et al. 1963 b; SERRE et al. 1964; MATHEWS 1969; CARVALHO u. GRAUDAL 1981). Der Befund kommt auch bei der Spa vor, jedoch seltener als bei der cP. Er kann in einem frühen Krankheitsstadium in Erscheinung treten (THOMPSON et al. 1982). Wichtig ist die Abgrenzung gegenüber einer Densfraktur. Bei der cP und der Spa sind die Befunde gleichartig, und zwar sowohl klinisch und pathologisch-anatomisch (GRAHAM 1960; DUNBAR u. RAY 1961; GLEASON u. URIST 1966) als auch histologisch (MARTEL 1961; BALL u. SHARP 1971; EULDERINK u. MEIJERS 1976): uncharakteristische oder, bei der cP bisweilen rheumatische, Entzündung des Kopfdrehgelenkes (Articulatio atlantoepistrophica) mit Geschwüren des Gelenkknorpels und der Kortikalis von Atlas und Epistropheus, ferner eine Entzündung von Ligamentum transversum, apicis dentis und Ligamenta alaria.

Am häufigsten ist die ventrale Atlasverschiebung. Die Diagnose wird röntgenologisch gestellt (Abb. 48). In der Seitenaufnahme ist der Abstand zwischen hinterem Rand des vorderen Atlasbogens und vorderer Kontur des Zahnes des Epistropheus vergrößert. Normalerweise beträgt er entsprechend der Dicke des atlantodentalen Gelenkknorpels im 2. Lebensjahrzehnt bis 3 mm, später 1–2 mm. Eine hochgradige Diastase (18–20 mm) des Jugendlichen spricht nach SCHILLING (1974) für das Vorliegen einer Spa und gegen eine juvenile cP. *Klinische Beschwerden* (Nackenschmerzen, Schiefhals, neurologische Störungen) fehlen öfters wegen langsamer Entwicklung der Spinalkanaleinengung (SCHILLING et al. 1963b; SERRE et al. 1964). – Viel seltener als die ventrale ist die dorsale Verschiebung des Atlas bei Erosion des Epistropheuszahnes und Zerstörung des Ligamentum apicis dentis oder bei pathologischer Fraktur des Epistropheuszahnes (EDITORIAL LANCET 1973). – Eine überaus seltene, aber schwere Komplikation der cP und der Spa ist die *kraniale Verschiebung des Epistropheus* mit

Einengung des Foramen magnum und Kompression von Halsmark und verlängertem Mark (STOREY 1958; LITTLE et al. 1976; MANZ et al. 1983). Meistens besteht gleichzeitig eine ventrale Atlasverschiebung (Abb. 48).

III. Spondylitis tuberculosa

Die Spondylitis tuberculosa wird in den vergangenen 3 Jahrzehnten bedeutend weniger häufig beobachtet als in der ersten Hälfte unseres Jahrhunderts. Gleichzeitig ist eine Verschiebung der Erkrankung in die höheren Altersklassen festzustellen (UEHLINGER 1970; DAVID-CHAUSSÉ et al. 1981). Beim Jugendlichen ist die Spondylitis tuberculosa nur noch sehr selten anzutreffen. Hingegen hat sie jenseits des 60. Lebensjahres eine absolute Zunahme erfahren. Sie hat damit eine gewisse Bedeutung als Alterskrankheit beibehalten (UEHLINGER 1967).

Die *Latenzzeit* (Zeit zwischen hämatogener Streuung und klinischer Manifestation) beträgt bei der Spondylitis tuberculosa $1/4$–2 Jahre (UEHLINGER 1964). Die Erkrankung entwickelt sich langsam. Die Tuberkelbazillen benötigen zur Knochenzerstörung Monate bis Jahre, was die Pyokokken innerhalb Wochen fertigbringen.

1. Lokalisation

Am häufigsten sind untere BWS und LWS befallen. Die HWS ist selten betroffen. KASTERT (1974) findet in 70–75% 2 Wirbelkörper, in 8,5–11% drei Wirbelkörper erkrankt. Selten sind nur 1 (1–5%) oder 5–10 (1–3%) erkrankte Wirbel anzutreffen. Befallen sind die spongiosareichen Wirbelkörper, in weniger als 1% die kompakten Wirbelbogen mit Fortsätzen. Kreuz- und Steißbein sind ebenfalls nur ausnahmsweise erkrankt. Die Frühherde finden sich in 60% nahe der Grund- und Deckplatten, vor allem in den ventralen Abschnitten (KASTERT 1974).

2. Pathogenese

Die Metastasierung erfolgt in mehrere benachbarte Wirbel, in deren Markraum miliare Tuberkel entstehen (Abb. 49). Es bilden sich „Schwerpunkte" (KASTERT 1957), d.h. meistens werden in zwei Wirbeln die miliaren Metastasen durch Vergrößerung und Konfluenz zu klinisch faßbaren Herden. Die miliaren Metastasen der benachbarten Wirbel bilden sich zurück oder vernarben.

3. Weitere Entwicklung

1. Durch die Ausbreitung der Entzündung werden die Abschlußplatten über verschieden große Abschnitte zerstört (Abb. 50). An diesen Stellen kann Bandscheibengewebe in den Wirbelmarkraum einbrechen. Ferner greift die Entzün-

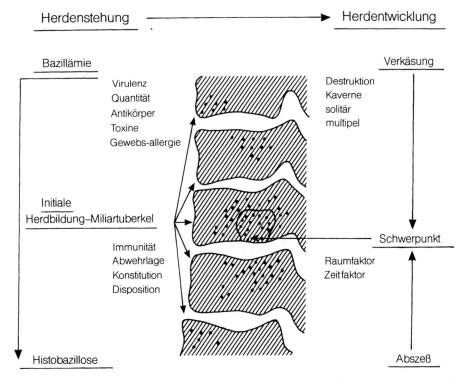

Abb. 49. Schematische Darstellung der Pathogenese einer Spondylitis tuberculosa. In mehreren benachbarten Wirbelkörpern entstehen gleichzeitig miliare Metastasen. Manifeste Herde gelangen nur an den Schwerpunkten zur Entwicklung. (Aus KASTERT 1957)

dung auf die Bandscheibe über. Die Folge dieser beiden Vorgänge ist eine *Höhenabnahme des Zwischenwirbelraumes,* meistens das früheste Röntgenzeichen der Spondylitis tuberculosa. Beim Vorliegen dieses Befundes hat bereits eine ausgedehnte Spongiosazerstörung stattgefunden.

2. Die tuberkulös-eitrige Entzündung kann sich subperiostal nach kranial und kaudal ausbreiten: *Spondylitis anterior superior* (KASTERT 1974). Ferner kann sich ein *paravertebraler Abszeß* und von hier aus ein *Senkungsabszeß* ausbilden. Dieser bildet einen schlauchförmigen Hohlraum mit bröckeligem Eiter. Er kann an verschiedenen Körperstellen zum Vorschein kommen: Rücken, seitliche Bauchwand, Oberschenkel, unterhalb Gesäß, selten Kniekehle (SCHMORL u. JUNGHANNS 1968).

3. Die Zerstörung des Wirbelkörpers, insbesondere der Kortikalis, führt zu einem keilförmigen *Wirbelzusammenbruch.* Die Keilspitze findet sich ventral, weniger lateral, nur ausnahmsweise dorsal. Die Lokalisation des Initialherdes und die Belastung können für den Wirbelzusammenbruch ausschlaggebend sein. Wirbelkörperzusammenbrüche können indes im Gipsbett erfolgen. Deshalb faßt KASTERT (1974) die Kontraktion der Rumpfmuskulatur als den wichtigsten auslösenden Faktor auf.

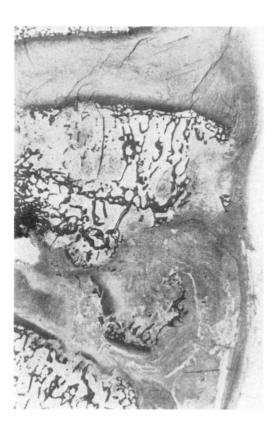

Abb. 50. Spondylitis tuberculosa Wirbelkörper L_4/S_1. Kortikalis und Spongiosa L_5, Grundplatte L_5, Bandscheibe L_5/S_1 und Deckplatte S_1 herdförmig zerstört. Dorsal (rechts) subperiostale Ausbreitung der Entzündung. Links der Bildmitte Befund nach Zusammenbruch des hochgradig osteoporotischen Wirbelkörpers L_5 sowie (rechts) nach Abtrennung und kaudaler Verschiebung der basalen Randleiste L_5. HE × 1,5. – Krankheitsdauer 2 Jahre. ♂ 69jährig

4. Folge des Wirbelzusammenbruches ist ein *Gibbus*, d.h. ein spitzwinkliger Buckel. Im Gegensatz dazu besteht bei Tumormetastasen und beim malignen Lymphogranulom mit Wirbelzusammenbruch ein flacher Buckel.

5. In 4–10% der Beobachtungen werden *Lähmungen durch Kompression von Rückenmark und Nervenwurzeln* infolge Vorpressens von Granulationsgewebe und nekrotischen Gewebsmassen in den Wirbelkanal beobachtet (Abb. 51). Das Zustandekommen dieses Befundes bringt KASTERT (1974) mit der Lokalisation des Initialherdes im dorsalen Wirbelkörperbereich in Zusammenhang. Diese dorsale Lokalisation wird in 10% beobachtet.

4. Ausheilung

Die Ausheilungstendenz ist gut. Die erkrankten Wirbel verschmelzen zu einem Block. Gegebenenfalls erhaltene Bandscheibenreste werden durch spondylitische Knochenklammern überbrückt. Dadurch ist die Achsenknickung fixiert. Tuberkulöse kreidige Reste können erhalten bleiben. Der Eiter von Senkungsabszessen wird resorbiert oder kann als kreidige Masse bestehen bleiben.

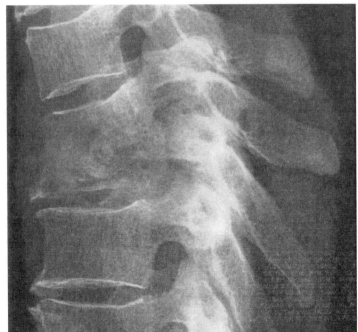

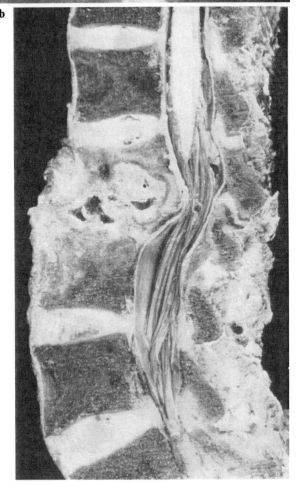

Abb. 51 a, b. Spondylitis tuberculosa. Wirbelkörper und Bandscheibe $L_{2/3}$ weitgehend zerstört. Tuberkulöses Granulationsgewebe und nekrotische Gewebsmassen in den Wirbelkanal ausgewölbt, mit Kompression der Cauda equina. ♀ 76jährig. *Klinisch:* 73jährig Auftreten von Lendenschmerzen, dann Ischialgie, Gehstörung, schließlich Querschnittslähmung. **a** Röntgenaufnahme T_{12}–L_5, **b** Makroaufnahme des gleichen Präparates (T_{12}–S_1).

5. Röntgenbefunde

Die Röntgenbefunde sind kein Frühzeichen. Meistens ist zuerst eine Höhenabnahme der Bandscheiben, dann eine bandscheibennahe Osteoporose zu beobachten. Weitere Befunde sind Senkungsabszeß, WS-Verkrümmung. Spätzeichen ist der Wirbelkörperzusammenbruch mit spitzwinkliger Achsenknickung.

6. Klinische Befunde

Klinische Befunde treten vor den Röntgenveränderungen auf. Sie bestehen in lokalisierten Rückenschmerzen, spitzwinkliger WS-Verkrümmung, Senkungsabszeß, bei einem Teil der Patienten in neurologischen Störungen (BROCHER u. WILLERT 1980).

IV. Bakterielle, nicht-tuberkulöse Spondylitis

In der zweiten Hälfte des vorigen Jahrhunderts wurde beobachtet, daß eine chronische WS-Entzündung bei Typhus abdominalis auftreten kann. Später konnte eine chronische Spondylitis auch bei anderen Infektionskrankheiten festgestellt werden. Die Erkrankung wurde als Spondylitis infectiosa bezeichnet. Heute wird sie *chronische, nicht-eitrige Spondylitis* benannt und der *akuten, eitrigen Wirbelsäulenosteomyelitis* gegenübergestellt. Die Wirbelinfektion erfolgt bei beiden Gruppen vorwiegend hämatogen. Infektionseintrittspforten sind meistens ableitende Harnwege, gefolgt von Haut und Luftwegen (WALDVOGEL u. VASEY 1980). 5–15% der Fälle sind iatrogen bedingt (DAVID-CHAUSSÉ et al. 1981; ROUAUD u. CAROIT 1981; HADDEN u. SWANSON 1982): Nach Infiltration des Grenzstranges, Biopsie oder Operation der WS, Akupunktur, Lumbalpunktion oder intralumbaler Injektion. Bisweilen wird die bakterielle, nicht-tuberkulöse Sponylitis bei Heroinsüchtigen beobachtet (HOLZMANN u. BISHKO 1971; KIDO et al. 1973; MCHENRY et al. 1975; MCHENRY u. WEINSTEIN 1982). Überwiegend sind ein oder zwei Wirbel erkrankt, am häufigsten der LWS, gefolgt von der BWS, am wenigsten häufig der HWS. Im Gegensatz zur Tuberkulose ist neben dem Wirbelkörper auch der Wirbelbogen mit Fortsätzen und Wirbelbogengelenken befallen. Der Wirbelkörper ist gewöhnlich ausgedehnter zerstört als der Wirbelbogen mit Fortsätzen und Gelenken.

1. Akute eitrige Wirbelsäulenosteomyelitis

Hauptsächliches Erkrankungsalter der akuten eitrigen Wirbelsäulenosteomyelitis ist das 7. Lebensjahrzehnt (UEHLINGER 1970; WALDVOGEL u. VASEY 1980; MCHENRY u. WEINSTEIN 1982). Die Wirbelmetastasen können in gleicher Weise zustandekommen wie bei der Tuberkulose:

Bei zwei eigenen Beobachtungen kommen in 4 bis 6 übereinander liegenden Wirbeln von LWS, BWS und HWS miliare und größere, meistens in Gruppen beisammen liegende, konfluierte Einschmelzungsherde vor (Abb. 52). Sie sind nur teilweise von spärlich Granulationsgewebe begrenzt. Kortikalis und Wirbelkörperabschlußplatten sind durch die eitrige Entzündung von Wirbelkörperspongiosa aus herdförmig zerstört. An diesen Stellen breitet sich die Entzündung auf die Bandscheiben aus. Erreger ist in beiden Fällen Staphylokokkus aureus. Die Eintrittspforte ist unbekannt. – 5 weitere Beobachtungen zeigen Metastasen in verschiedenen Stadien der Heilung bis zur Narbenbildung (Abb. 53).

Durch Ausbreiten der Erkrankung nach ventral und lateral können paraspinale und Senkungsabszesse auftreten (KULOWSKI 1936; SCHMORL u. JUNGHANNS 1968; RUSSELL u. HEUGHAN 1981). Als Folge einer dorsalen Ausdehnung der Entzündung ist die Entwicklung eines epiduralen Abszesses mit Paraplegie oder eine Meningitis möglich (MCHENRY et al. 1975; WALDVOGEL u. VASEY 1980; MCHENRY u. WEINSTEIN 1982). Spätbefund ist eine den Zwischenwirbelraum überbrückende Knochenklammer, oder es entsteht eine blockförmige Wirbelversteifung. Ein Wirbelzusammenbruch hat einen Keilwirbel mit Gibbus zur Folge.

Röntgenologisch sind die ersten Veränderungen 2–8 Wochen nach Auftreten der Beschwerden zu erwarten (WALDVOGEL u. VASEY 1980). Sie bestehen in Höhenabnahme des Zwischenwirbelraumes, Weichteilschwellung und rasch zunehmender Knochendestruktion, vor allem der Wirbelkörperabschlußplatten. Eine Osteoporose ist gering ausgebildet oder fehlt (UEHLINGER 1967, 1970). Die Entwicklung der perifokalen Osteosklerose beansprucht 4–6 Wochen, die Bildung der spondylitischen Knochenspangen 2 Monate (UEHLINGER 1967).

Die *klinischen Symptome* bestehen in umschriebenen Rückenschmerzen, Schüttelfrost, hohem Fieber, frequentem Puls, Erbrechen, manchmal zerebralen Störungen. Der klinische Ablauf ist, im Gegensatz zur Tuberkulose stürmisch, mit rasch einsetzenden reparativen Veränderungen.

2. Chronische, nicht-eitrige Spondylitis

Die chronische, nicht-eitrige Spondylitis ist eine gutartige Wirbelsäulenentzündung. Sie wird in jedem Lebensalter beobachtet, auch beim Kinde. Sie kann sich im Anschluß an alle möglichen bakteriellen oder mykotischen Infektionen entwickeln. In einem Fall von DIETHELM u. KASTERT (1974) wurde die Diagnose Jahre nach Entfernung eines Granatsplitters gestellt. Die Virulenz der Erreger ist gering. Die Frage, ob eine virusbedingte Spondylitis vorkommt, ist noch unbeantwortet; eine bakterielle Sekundärinfektion ist in den bisher beschriebenen Fällen nicht auszuschließen. *Histologisch* ist das Knochenmark durch histiozytäre und fibrozytäre Gewebszüge, ferner durch lymphoplasmozytär infiltriertes Granulationsgewebe ersetzt (Abb. 54). Unmittelbar neben den Befunden des osteoklastären Knochenabbaues finden sich solche des Knochenanbaues. Den erhaltenen lamellären Knochenplättchen liegt ein Netzwerk von osteoiden und Faserknochenzügen an. Oberflächlich bestehen ausgeprägte spondylitische Knochenspangen. Die an den befallenen Wirbel angrenzende Bandscheibe ist zerstört. – Das *Röntgenbild* zeigt zuerst eine Höhenabnahme des Zwischenwirbelraumes, und zwar beim Kinde bereits nach 3 Wochen, selten schon nach Tagen oder erst nach 1–2 Monaten (MENELAUS 1964; SMITH u. TAYLOR 1967), beim

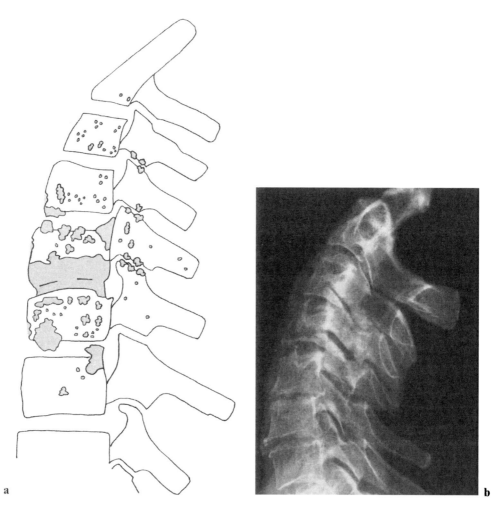

Abb. 52a–c. Akute eitrige Wirbelsäulenosteomyelitis eines 73jährigen Mannes, 7 Tage nach Auftreten von heftigen Genickschmerzen und Temperaturanstieg von 37,2 bis 39,5° C. **a** Befunde von C_2 bis T_1, gezeichnet nach histologischen Schnitten. Die meisten und, infolge Größenzunahme und Konfluenz ausgedehntesten, in der Skizze grauweiß wiedergegebenen Nekrosen weisen die Wirbelkörper auf. Weniger zahlreich und ausgedehnt sind sie in Wirbelbögen und Fortsätzen. An den Schwerpunkten C_5 und C_6 sind die umfangreichsten Einbrüche in die Bandscheiben und Gelenke erfolgt. **b** Im Röntgenbild sind die Befunde der Zwischenwirbelräume und Gelenke, nicht aber die schweren Knochenveränderungen erkennbar. Gründe: Knochen im Bereich der Nekrosen größtenteils nicht zerstört; Überlagerung der Entzündungsherde durch nicht befallene Wirbelabschnitte

Erwachsenen im Mittel erst nach 6 Monaten (DE SOUZA 1980). Es folgen unscharfe Begrenzung, unregelmäßiger Verlauf und Erosionen der Wirbelkörperendplatten. Fast gleichzeitig mit der Knochenzerstörung treten eine reaktive Knochensklerose und spondylitische Knochenspangen in Erscheinung. Sie überbrücken bereits innerhalb Wochen den Zwischenwirbelraum (DIETHELM u.

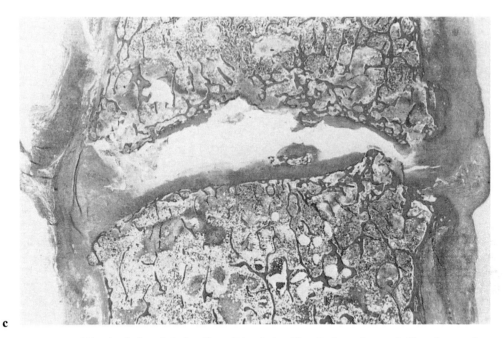

Abb. 52c. Histologischer Schnitt $C_{5/6}$. Die eitrige Entzündung ist nach Zerstörung der Wirbelkörperabschlußplatten in breiter Front in den Zwischenwirbelraum eingebrochen. Bandscheibe weitgehend eingeschmolzen. HE × 5

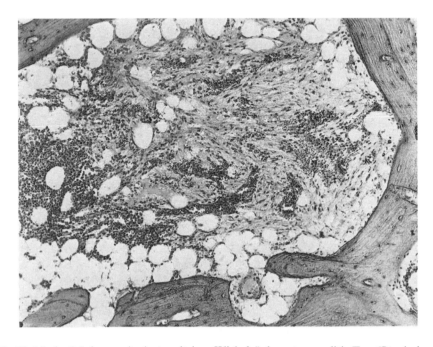

Abb. 53. Narbe 2 Jahre nach akuter eitriger Wirbelsäulenosteomyelitis $T_{1/3}$ (Staphylococcus aureus). HE × 80. – ♀ 64jährig

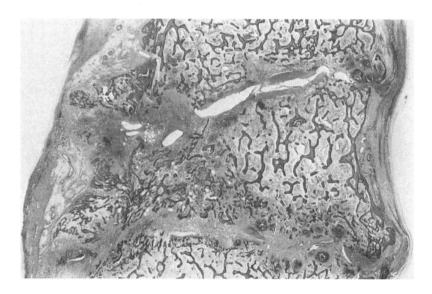

Abb. 54. Nicht-eitrige Spondylitis chronica $C_{4/6}$ mit keilförmigem Zusammenbruch von C_5, bindegewebiger Versteifung der angrenzenden Bandscheiben und spondylitischen Wülsten (links im Bild). HE × 5. – Krankheitsdauer unbekannt. ♂ 54jährig

KASTERT 1974). Es findet sich keine Osteoporose. – Die *klinischen Symptome* bestehen in Rückenschmerzen und Muskelspasmen. – Der *Krankheitsverlauf* ist harmlos. Im Endstadium führen die spondylitischen Knochenbrücken zu einer Versteifung des befallenen Bewegungssegmentes.

Die Erkrankung wird heute auch als *Spondylodiszitis* bezeichnet. Der *röntgenologisch* zuerst feststellbaren Höhenabnahme des Zwischenwirbelraumes folgt in späteren Aufnahmen die Knochendestruktion. So kann der Eindruck bestehen, die Entzündung breite sich von der Bandscheibe her in den Wirbelkörper hinein aus. Da ferner eine Heilung in jedem Krankheitsstadium möglich ist, können im Röntgenbild die Veränderungen auf den Zwischenwirbelraum beschränkt bleiben. Die Höhenabnahme des Zwischenwirbelraumes ist aber kein Frühsymptom. Bis zur Feststellung dieses Befundes haben sich im Wirbelkörper ausgedehnte, röntgenologisch noch nicht wahrnehmbare Veränderungen entwickelt (vgl. dazu auch Abschnitt akute eitrige Wirbelsäulenosteomyelitis). Ferner ist die Bandscheibe vom 4. Lebensjahr an gefäßlos (TÖNDURY 1958, 1982; CROCK et al. 1973). Deshalb kann sich eine Entzündung nicht primär in der Bandscheibe entwickeln. Bei der „Spondylodiszitis" handelt es sich in Wirklichkeit um eine *Spondylitis mit sekundärem Bandscheibenbefall*. Die pathologisch-anatomische Entwicklung erklärt auch das Vorliegen von klinischen Befunden lange Zeit vor den Röntgenveränderungen.

In jedem Fall ist eine Wirbelfraktur im Heilungsstadium auszuschließen.

3. Spezielle Formen der chronischen, nicht-eitrigen Spondylitis

a) Salmonellen

Eine chronische, nicht-eitrige Spondylitis ist beim *Typhus abdominalis* (*Spondylitis typhosa*) und beim *Paratyphus B* beschrieben. Die Wirbelerkrankung wird meistens nach der Entfieberung festgestellt. Selten wird eine lange, 14- bis 30jährige Latenzzeit (Zeit zwischen hämatogener Streuung und klinischer Manifestation der Metastasen) beobachtet. *Histologisch* ist eine zentrale Abszeßhöhle (mit Typhusbazillen) von einer Makrophagenschicht und einem Lymphozytenwall umschlossen. Die angrenzende Bandscheibe ist zerstört. Im Ausheilungsstadium wird der Zwischenwirbelraum innerhalb 2–3 Monaten von einer mächtigen Knochenspange überbrückt (SCHMORL u. JUNGHANNS 1968; DIETHELM u. KASTERT 1974).

b) Spondylitis brucellosa (Bang)

Beim M. Bang ist die Spondylitis die häufigste Spätmanifestation des Bewegungsapparates (DIETHELM u. KASTERT 1974). Die Zeit zwischen Eindringen des Erregers in den Organismus und Manifestation der Metastasen beträgt 6 Tage bis 3 Monate (IPP 1958). Histologische Grundlage ist ein von VON ALBERTINI u. LIEBERHERR (1937) in Milz und Leber nachgewiesenes tuberkuloides Granulom, oft mit zentraler Nekrose. Röntgenologisch kann eine durch einen anderen Erreger verursachte Spondylitis nicht ausgeschlossen werden (SAMRA et al. 1982). Die Krankheitsdauer beträgt einige Tage bis mehrere Jahre.

c) Spondylitis luetica

Die Spondylitis luetica ist selten. Sie ist vorwiegend an der HWS, weniger häufig an der BWS oder LWS lokalisiert. *Pathologisch-anatomisch und histologisch* sind gummöse Granulome von reaktiven Knochenverdichtungen umgeben. Wirbelzusammenbrüche, Subluxationen und Abstoßung von Knochensequestern können vorkommen (SCHMORL u. JUNGHANNS 1968).

d) Echinokokkus

Erreger ist fast immer der Echinococcus alveolaris. Das Skelettsystem wird in 1–3% aller Echinokokkus-Erkrankungen befallen, davon die WS in mehr als 50%. Meistens sind mehrere benachbarte Wirbel der BWS (Körper, Bogen, Fortsätze) ergriffen. Die Spongiosa ist durch zahlreiche Blasen zerstört. Nicht selten besteht neben einer reaktiven Osteosklerose eine Periostitis ossificans. Die Bandscheiben bleiben lange Zeit erhalten. Häufig dringen die Echinokokkusblasen in den Wirbelkanal ein. Die Folge sind neuralgiforme Schmerzen und Querschnittlähmung (HEDINGER u. HARDMEIER 1964; SCHMORL u. JUNGHANNS 1968; DIETHELM u. KASTERT 1974; HOMMA et al. 1982).

e) Aktinomykose

Bei der Aktinomykose wird die WS durch Übergreifen der Entzündung von Nachbarorganen befallen (Lunge, Speiseröhre, Darm, weibliches Genitale, Kiefer). Meistens sind mehrere Wirbel ergriffen. Die Wirbelkörper, später auch Wirbelbogen, sind mit Abszessen und Fisteln durchsetzt. Neben der reaktiven Osteosklerose besteht eine Periostitis ossificans. Die Gewebszerstörungen können zu einer WS-Verbiegung führen (DIETHELM u. KASTERT 1974). Histologisch ist charakteristisch das stark lipidhaltige Granulationsgewebe mit Abszessen und Aktinomyzesdrusen.

f) Mykosen

Mykosen als Erreger der chronischen, nicht-eitrigen Spondylitis werden selten, am ehesten bei geschwächten Patienten und nach langdauernder Antibiotikatherapie beobachtet (EDWARDS et al. 1975; FUZIBET ct al. 1982; MAWK et al. 1983).

Verdankung: Die Überlassung von Untersuchungsmaterial und weitere Unterstützung verdanke ich den Direktoren und leitenden Ärzten folgender Institute für Pathologie: Universitätsspital Zürich (Prof. Dr. Chr. Hedinger, Prof. Dr. J.R. Rüttner, Prof. Dr. R.M. Zinkernagel), der Kantonsspitäler Aarau (PD Dr. J.P. Mühlethaler), Liestal (Prof. Dr. W. Wegmann), Winterthur (PD Dr. B. Egloff, PD Dr. H. Sulser) und Luzern (Prof. Dr. J. Laissue, Dr. H. Bürki, PD Dr. J. Gebbers, Prof. Dr. J.-P. Müsy). Zu Dank verpflichtet bin ich Herrn Prof. Dr. E. Vögeli, Direktor des zentralen Strahleninstituts Luzern, für die Beurteilung von Röntgenbildern und Herrn Präparator Jos. Brunner, Luzern, für die Herstellung von Präparaten.

Literatur

Albertini A v, Lieberherr W (1937) Beiträge zur pathologischen Anatomie der Febris undulans Bang. Frankf Z Pathol 51:69–97
Andersson O (1937) Röntgenbilden vid spondylarthritis ankylopoetica. Nord Med Tidskr 14:2000–2002
Arnold H (1937) Zur Frühgeschichte der chronischen Wirbelsäulenversteifung. Klin Wochenschr 16:1286–1288
Aufdermaur M (1953) Spondylitis ankylopoetica. Pathologische Anatomie. Documenta Geigy H 2, Basel
Aufdermaur M (1957) Bandscheibenbefunde der Wirbelsäule beim chronischen Gelenkrheumatismus. Schweiz Z Pathol Bakt 20:684–689
Aufdermaur M (1958) Wirbelsäulenbefunde bei der chronisch entzündlichen Polyarthritis. Z Rheumaforsch 17:177–181
Aufdermaur M (1965) Skelettbefunde bei primär-chronischer Polyarthritis. Dtsch Med Wochenschr 90:1845–1847
Aufdermaur M (1970) Die Pathogenese der Synchondrose bei der Spondylitis ankylopoetica. Dtsch Med Wochenschr 95:110–112
Aufdermaur M (1972) Die Synovialis bei der progredient chronischen Polyarthritis. Dtsch Med Wochenschr 97:448–453
Aufdermaur M (1977) Systemische Sklerodermie, Lupus erythematodes, Reiter-Syndrom, Spondylitis ankylosans. In: Wagenhäuser FJ (Hrsg) Polyarthritiden. Huber, Bern Stuttgart Wien, S 27–34
Baggenstoss AH, Bickel WH, Ward LE (1952) Rheumatoid granulomatous nodules as destructive lesions of vertebrae. J Bone Joint Surg 34-A: 601–609
Ball J (1971) Entesopathy of rheumatoid and ankylosing spondylitis. Ann Rheum Dis 30:213–223
Ball J (1979) Articular pathology of ankylosing spondylitis. Clin Orthop 143:30–37
Ball J, Sharp J (1971) Rheumatoid arthritis of the cervical spine. In: Hill AGS (ed) Modern trends in rheumatology. Butterworth, London, pp 117–138
Bechterew W v (1893) Steifigkeit der Wirbelsäule und ihre Verkrümmung als besondere Erkrankungsform. Neurolog Cbl 12:426–434
Bléry M, Bedoiseau M, Guedi G (1979) Résorption post-traumatique d'un corps vertébral chez un spondylarthritique. J Radiol 60:825–827
Bluestone R (1979) Ankylosing spondylitis. In: McCarty DJ (ed) Arthritis and allied conditions, 9th edn. Lea & Febiger, Philadelphia, pp 610–632

Böni A, Kaganas G (1954) Spondylarthritis ankylopoetica. Documenta Geigy H 3, Basel
Borellini A (1946) Aspetti anatomo-patologici dello scheletro di due casi di spondiloartrite anchilopoietica. Chir Organi Mov 30: 372–382
Brahme L (1948) Spondylartritis anchylopoetica. Nord Med 39: 1375–1382
Brewerton DA (1979) Genetic aspects; Symposion on the spondylarthritides. Rheumatol Rehabil 18: 204–209
Brewerton DA, Caffrey M, Hart FD, James DCO, Nicholls A, Sturrock RD (1973) Ankylosing spondylitis and HL-A27. Lancet I: 904–907
Brocher JEW, Willert H-G (1980) Differentialdiagnose der Wirbelsäulenerkrankungen. 6. Aufl. Thieme, Stuttgart, S 301–392, 421–472
Brown WMC, Doll R (1965) Mortality from cancer and other causes after radiotherapy for ankylosing spondylitis. Br Med J II: 1327–1332
Bussière JL, Epifanie JL, Leblanc B, Sauvezie B, Missioux D (1980) Maladie de Whipple et spondylarthrite ankylosante. Rev Rhum 47: 577–578
Bywaters EGL (1980) Clinicopathological aspects of ankylosing spondylitis and comparison with the changes in sero-negative juvenile polyarthritis and sero-positive rheumatoid arthritis. Scand J Rheumatol [Suppl] 32: 61–66
Bywaters EGL (1981) Thoracic intervertebral discitis in rheumatoid arthritis due to costovertebral joint involvement. Rheumatol Int 1: 83–97
Bywaters EGL, Dixon AStJ (1965) Paravertebral ossification in psoriatic arthritis. Ann Rheum Dis 24: 313–331
Calin A, Fries JF (1975) Striking prevalence of ankylosing spondylitis in „healthy" W27 positive males and females. N Engl J Med 293: 835–839
Canoso JJ, Saini M, Hermos JA (1975) Whipple's disease and ankylosing spondylitis simultaneous occurence in HLA-B27 positive male. J Rheumatol 5: 79–84
Carette S, Graham D, Little H, Rubenstein J, Rosen P (1983) The natural disease course of ankylosing spondylitis. Arthritis Rheum 26: 186–190
Carter ET, McKenna CH, Brian DD, Kurland LT (1979) Epidemiology of ankylosing spondylitis in Rochester, Minnesota, 1935–1973. Arthritis Rheum 22: 365–370
Carvalho A de, Graudal H (1981) The course of atlanto-axial involvement and disc narrowing of the cervical spine in rheumatoid arthritis. Fortschr Röntgenstr 135: 32–37
Cawley MID, Chalmers TM, Kellgren JH, Ball J (1972) Destructive lesions of vertebral bodies in ankylosing spondylitis. Ann Rheum Dis 31: 345–358
Cervini C, Giacomelli E (1981) La sintomatologia d'esordio della spondiloartrite anchilopoietica. Minerva Med 72: 3419–3427
Chalmers IM (1980) Ankylosing spondylitis in african blacks. Arthritis Rheum 23: 1366–1370
Cohen LM, Mittal KK, Schmid FR, Rogers LF, Cohen KL (1976) Increased risk for spondylitis stigmata in apparently healthy HL-AW27 men. Ann Intern Med 84: 1–7
Cohen MD, Ginsburg WW (1982) Late-onset peripheral joint disease in ankylosing spondylitis. Ann Rheum Dis 41: 574–578
Collins DH (1949) The pathology of articular and spinal diseases. Arnold, London, p 313–327
Conaty JP, Mongan ES (1981) Cervical fusion in rheumatoid arthritis. J Bone Joint Surg 63 A: 1218–1227
Cooper NS, Soren A, McEwen C, Rosenberger JL (1981) Diagnostic specificity of synovial lesions. Hum Pathol 12: 314–328
Corrigall V, Panayi GS, Unger A, Poston RN, Williams BD (1978) Detection of immune complexes in serum of patients with ankylosing spondylitis. Ann Rheum Dis 37: 159–163
Coste F, Laurent F, Illouz G, Mazabraud A, Lebeux Y (1963) A propos des lésions anatomiques des vertèbres dans la spondylarthritie ankylosante. Rev Rhum 30: 593–600
Crock HV, Yoshizawa H, Kame SK (1973) Observations on the venous drainage of the human vertebral body. J Bone Joint Surg 55-B: 528–533

Cruickshank B (1951) Histopathology of diarthrodial joints in ankylosing spondylitis. Ann Rheum Dis 10:393–404
Cruickshank B (1956) Lesions of cartilaginous joints in ankylosing spondylitis. J Pathol Bact 71:73–84
Cruickshank B (1960) Pathology of ankylosing spondylitis. Bull Rheum Dis 10:211–214
Cruickshank B (1971) Pathology of ankylosing spondylitis. Clin Orthop 74:43–58
David-Chaussé J, Dehais J, Boyer M, Darde ML, Imbert Y (1981) Les infections articulaires chez l'adulte atteintes périphériques et vertébrales à germes banals et à bacilles tuberculeux. Rev Rhum 48:69–76
Diethelm L, Kastert J (1974) Die entzündlichen Erkrankungen der Wirbelsäule. In: Diethelm L, Henck F, Olsson O, Ranniger K, Strnad F, Vieten H, Zuppinger A (Hrsg) Handbuch der medizinischen Radiologie, Bd VI/2, Röntgendiagnostik der Wirbelsäule. Springer, Berlin Heidelberg New York, S 254–307
Dihlmann W (1974) Das „bunte" Sakroiliakalbild – das röntgenologische Frühkriterium der ankylosierenden Spondylitis. Fortschr Röntgenstr 121:564–570
Dihlmann W (1971) Zur Differentialdiagnose der Gelenkerkrankungen bei Psoriatikern. Dtsch Med Wochenschr 96:557
Dihlmann W (1968) Spondylitis ankylopoetica – die Bechterewsche Krankheit. Thieme, Stuttgart
Dihlmann W, Delling G (1978) Disco-vertebral destructive lesions (so-called Andersson lesions) associated with ankylosing spondylitis. Skeletal Radiol 3:10–16
Dihlmann W, Lindenfelser R, Selberg W (1977) Sakroiliakale Histomorphologie der ankylosierenden Spondylitis als Beitrag zur Therapie. Dtsch Med Wochenschr 102:129–132
Dixon AStJ, Macleod M (1980) Diagnostic problems and differential diagnosis. In: Moll JMH (ed) Ankylosing spondylitis. Livingstone, Edinburgh London Melburne New York, pp 151–162
Doury P, Pattin S (1981) Un diagnostic différentiel difficile des spondylodiscitis: les discarthroses érosives et pseudopottiques. Rev Rhum 48:64–68
Doury P, Mine J, Delahaye RP, Pattin S, Bocquet A, Bazin JP, Allard PH (1974) Les fractures du rachis au cours de la spondylarthrite ankylosante. Rev Rhum 41:421–425
Dunbar HS, Ray BS (1961) Chronic atlanto-axial dislocations with late neurologic manifestations. Surg Gynecol Obstet 113:757–762
Ebringer R (1979) Spondylarthritis and the post-infectious syndromes. Rheumatol Rehabil 18:218–226
Ebringer RW, Cawdell DR, Cowling P, Ebringer A (1978) Sequential studies in ankylosing spondylitis. Ann Rheum Dis 37:146–151
Editorial (1973) Cervical-spine involvement in rheumatoid arthritis. Lancet I:586–587
Editorial (1977) Ankylosing spondylitis and its early diagnosis. Lancet II:591–592
Edmonds J, Macauley D, Tyndall A, Liew M, Alexander K, Geczy A, Bashir H (1981) Lymphocytotoxicitiy of anti-klebsiella antisera in ankylosing spondylitis and related arthropathies. Arthritis Rheum 24:1–7
Edwards JE, Turkel SB, Elder HA, Rand RW, Guze LB (1975) Hematogeneous candida osteomyelitis. Am J Med 59:89–94
Eldaroff MN (1911) La spondylose rhizomélique. Nouv Iconogr Salpêtr 24:121–139, 236–255
Engfeldt B, Romanus R, Ydén S (1954) Histological studies of pelvo-spondylitis ossificans (ankylosing spondylitis) correlated with clinical and radiological findings. Ann Rheum Dis 13:219–228
d'Eshougues JR, Delcambre B, Defrance D (1976) Les manifestations articulaires de la maladie de Whipple. Rev Rhum 43:565–573
Eulderink F, Meijers KAE (1976) Pathology of the cervical spine in rheumatoid arthritis: a controlled study of 44 spines. J Pathol 120:91–108
Farr M, Kendall MJ, Shuttleworth R, Meynell MJ, Hawkins CF (1973) Source and significance of 5-nucleotidase in synovial fluid. Ann Rheum Dis 32:326–330
Fassbender HG (1975) Pathologie rheumatischer Erkrankungen. Springer, Berlin Heidelberg New York

Fassbender HG (1980) Pathological aspects and findings of Bechterew's syndrome and osteoarthropathia psoriatica. Scand J Rheumatol [Suppl] 32:50–58

Ferri S, Conighi C, Buzzanca G, Albertazzi R, Mattiuz PL (1982) Contribution à l'étude de la fréquence de l'antigène HLA B27 dans la spondylite ankylosante en Italie. Rev Rhum 49:355–358

Forestier J, Jacqueline F, Rotes-Quérol J (1951) La spondylarthrite ankylosante. Masson, Paris

Fraenkel E (1903) Über chronische ankylosierende Wirbelsäulenversteifung. Fortschr Roentgenstr 7:62–90

Fraenkel E (1907) Ueber chronische ankylosierende Wirbelsäulenversteifung. Fortschr Roentgenstr 11:171–195

François RJ (1982) Some pathological features of ankylosing spondylitis as revealed by microradiography and tetracyline labelling. Clin Rheumatol 1:23–29

Fuzibet J-G, Squara P, Verdier J-M, Lapalus P, Gratecos N, Cassuto J-P, Chichmanian R-M, Dujardin P (1982) Spondylodiscite à Candida Albicans. Ann Méd Interne 133:410–415

Garcia-Morteo O, Maldonado-Cocco JA, Suárez-Almazor ME, Garay E (1983) Ankylosing spondylitis of juvenile onset: comparison with adult onset disease. Scand J Rheumatol 12:246–248

Geiler G (1969) Die Spondylarthritis ankylopoetica aus pathologisch-anatomischer Sicht. Dtsch Med Wochenschr 94:1185–1188

Gelman MI, Umber JS (1978) Fractures of the thoracolumbar spine in ankylosing spondylitis. Am J Roentgenol 130:485–491

Gleason IO, Urist MR (1965) Atlanto-axial dislocation with odontoid separation in rheumatoid disease. Clin Orthop 42:121–129

Gougeon J, Rampon S, Deshayes P, Bussière J-L, Seignon B, Le Loet X, Lopitaux R, Golenzer C (1977) Discopathies post-fracturaires et lésions vertébrales destructrices au cours de la pelvispondylite rhumatismale. Rev Rhum 44:17–25

Graham DC (1960) Spontaneous atlanto-axial subluxation in rheumatoid arthritis and ankylosing spondylitis. Arthritis Rheum 3:446–447

Gschwend N, Scherer M, Munzinger U (1981) Entzündliche Veränderungen der Wirbelsäule bei der chronischen Polyarthritis. Orthopaede 10:155–168

Güntz E (1933) Beitrag zur pathologischen Anatomie der Spondylarthritis ankylopoetica. Fortschr Roentgenstr 47:683–693

Guttmann L (1971) Traumatic paraplegia and tetraplegia in ankylosing spondylitis. Paraplegia 4:188–201

Hackenbroch MH (1967) Umschriebene osteolytische Prozesse bei Spondylarthritis ankylopoetica. Z Orthop 103:23–33

Hadden WA, Swanson AJG (1982) Spinal infection caused by acupuncture mimicking a prolapsed intervertebral disc. J Bone Joint Surg 64-A:624–626

Hansen ST, Taylor TKF, Honet JC, Lewis FR (1967) Fracture-dislocations of the ankylosed thoracic spine in rheumatoid spondylitis. J Trauma 7:827–837

Hanson CA, Shagrin JW, Duncan H (1971) Vertebral osteoporosis in ankylosing spondylitis. Clin Orthop 74:59–64

Häntzschel H, Otto W, Römhild N, Treutler H, Beenken O, Reinelt D, Astapenko M, Tschepoi V, Poljanskaja I, Mylov N, Gasian-Anatolevitzsch R (1981) Charakteristik des Frühstadiums der Spondylarthritis ankylosans. Z Ges Inn Med 36:189–192

Hart FD (1980) Clinical features and complications. In: Moll JMH (ed) Ankylosing spondylitis. Livingstone, Edinburgh London Melbourne New York, pp 52–68

Hartl PW (1982) Ankylosierende Spondylitis. Banaschewski, München-Gräfeling

Hashizume Y (1980) Pathological studies on the ossification of the posterior longitudinal ligament. Acta Pathol Jpn 30:255–273

Hauge T, Magnaes B, Skullerud K (1980) Rheumatoid arthritis of the lumbar spine leading to anterior vertebral subluxation and compression of the cauda equina. Scand J Rheumatol 9:241–244

Hedinger C, Hardmeier T (1964) Erschreckende Häufigkeit der Echinokokkenkrankheit in der Nordostschweiz. Schweiz Med Wochenschr 94:1621–1624

Holzmann RS, Bishko F (1971) Osteomyelitis in heroin addicts. Ann Intern Med 75:693–696

Homma K, Sasano N, Andoh N, Iwai K (1982) Hepatic alveolar echinococcosis invading pancreas, vertebrae, and spinal cord. Hum Pathol 13:944–946

Hunter T, Dubo HC (1983) Spinal fractures complicating ankylosing spondylitis. Arthritis Rheum 26:751–759

Hunter T, Harding GKM, Kaprove RE, Schroeder M-L (1981) Fecal carriage of various klebsiella and enterobacter species in patients with active ankylosing spondylitis. Arthritis Rheum 24:106–108

Huth F, Klein W (1977) Punktionsdiagnostik von Gelenken. Enke, Stuttgart

Ipp H (1958) Brucellar spondylitis and hepatitis. S Afr Med J 32:1077–1078

Janda WE, Kelly PJ, Rhoton AL, Layton DD (1968) Fracture-dislocation of the cervical part of the spinal column in patients with ankylosing spondylitis. Mayo Clin Proc 43:714–721

Junghanns H (1939) Spondylarthritis ankylopoetica. In: Lubarsch O, Henke F, Rössle R (Hrsg) Handbuch der speziellen pathologischen Anatomie, Bd IX/4. Springer, Berlin, S 403–406

Junghanns H (1968) In: Schmorl G, Junghanns H

Kanefield DC, Mullins BP, Freehafer AA, Furey JG, Horenstein S, Chamberlin WB (1969) Destructive lesions of the spine in rheumatoid ankylosing spondylitis. J Bone Joint Surg 51-A:1369–1375

Kaprove RE, Little AH, Graham DC, Rosen PS (1980) Ankylosing spondylitis. Survival in men with and without radiotherapy. Arthritis Rheum 23:57–61

Kastert J (1957) Die Spondylitis tuberculosa und ihre operative Behandlung. Hippokrates, Stuttgart

Kastert J (1974) Spondylitis tuberculosa. In: Diethelm L, Henck F, Olsson O, Ranniger K, Strnad F, Vieten H, Zuppinger A (Hrsg) Handbuch der medizinischen Radiologie, Bd VI/2. Springer, Berlin Heidelberg New York, S 308–387

Keat A (1983) Reiter's syndrome and reactive arthritis in perspective. N Engl J Med 309:1606–1615

Kendall MJ, Farr M, Meynell MJ, Hawkins CF (1973) Synovial fluid in ankylosing spondylitis. Ann Rheum Dis 32:487–492

Kewalramani LS, Taylor RG, Albrand OW (1975) Cervical spine injury in patients with ankylosing spondylitis. J Trauma 15:931–934

Khan MA, Kushner I, Braun WE (1977) Comparison of clinical features in HLA-B27 positive and negative patients with ankylosing spondylitis. Arthritis Rheum 20:909–912

Khan MA, Kushner I, Braun WE (1978) A subgroup of ankylosing spondylitis associated with HLA-B7 in American Blacks. Arthritis Rheum 21:528–530

Khan MA, Kushner I, Braun WE (1980) Genetic heterogeneity in primary ankylosing spondylitis. J Rheumatol 7:383–386

Khan MA, Khan MK, Kushner I (1981) Survival among patients with ankylosing spondylitis: a life-table analysis. J Rheumatol 8:86–90

Kido D, Bryan D, Halpern M (1973) Hematogeneous osteomyelitis in drug addicts. Am J Roentgenol 118:356–363

Klinge F (1934) Die rheumatischen Erkrankungen der Knochen und Gelenke und der Rheumatismus. In: Lubarsch O, Henke F, Rössle R (Hrsg) Handbuch der speziellen pathologischen Anatomie, Bd IX/2. Springer, Berlin, S 107–251

Kulowski J (1936) Pyogenic osteomyelitis of the spine. J Bone Joint Surg 18:343–364

Ladd JR, Cassidy JT, Martel W (1971) Juvenile ankylosing spondylitis. Arthritis Rheum 14:579–590

Lehtinen K (1983) 76 patients with ankylosing spondylitis seen after 30 years of disease. Scand J Rheumatol 12:5–11

Léri A (1899) La spondylose rhizomélique. Rev Méd 19:801–833

Little H, Urowitz MB, Smythe HA, Rosen PS (1974) Asymptomatic spondylodiscitis. Arthritis Rheum 17:487–493

Little H, Swinson DR, Cruickshank B (1976) Upward subluxation of the axis in ankylosing spondylitis. Am J Med 60:279–285

Lorber A, Pearson CM, Rene RM (1961) Osteolytic vertebral lesions as a manifestation of rheumatoid arthritis and related disorders. Arthritis Rheum 4:514–532

Mach J, Wegener S (1980) Zur diagnostischen Wertigkeit der HLA-B27-Typisierung bei der Bechterewschen Erkrankung. Beitr Orthop Traumatol 27:362–367

Macrae I, Wright V (1973) A family study of ulcerative colitis. Ann Rheum Dis 32:16–20

Manz HJ, Luessenhop AJ, Robertson DM (1983) Cervical myelopathy due to atlantoaxial and subaxial subluxation in rheumatoid arthritis. Arch Pathol Lab Med 107:94–98

Marie P (1898) Sur le spondylose rhizomélique. Rev Méd 18:285–315

Marie P, Léri A (1899) Examin du rachis dans un cas de spondylose rhizomélique. Bull Mém Soc Med Hôp (Paris) 16:237–239

Marie P, Léri A (1906) La spondylose rhizomélique. Nouv Iconogr Salpêtr 19:32–49

Marks SH, Barnett M, Calin A (1982) A case-control study of juvenile- and adult-onset ankylosing spondylitis. J Rheumatol 9:739–741

Marsal L, Winblad S, Wollheim FA (1981) Yersinia enterocolica arthritis in southern Sweden: a four-year follow-up study. Br Med J 283:101–103

Martel W (1961) The occipito-atlanto-axial joints in rheumatoid arthritis and ankylosing spondylitis. Am J Roentgenol 86:223–240

Masi AT, Medsger TA (1979) A new look at the epidemiology of ankylosing spondylitis and related syndromes. Clin Orthop 143:15–29

Mason RM (1970) Ankylosing spondylitis. In: Copeman WSC (ed) Textbook of the rheumatic diseases, 4th edn. Livingstone, Edinburgh, London, pp 344–365

Mathews JA (1969) Atlanto-axial subluxation in rheumatoid arthritis. Ann Rheum Dis 28:260–266

Mawk JR, Erickson DL, Chou SN, Seljeskog EL (1983) Aspergillus infections of the lumbar disc spaces. J Neurosurg 58:270–274

McEwen C, DiTata D, Lingg C, Porini A, Good A, Rankin T (1971) Ankylosing spondylitis and spondylitis accompanying ulcerative colitis, regional enteritis, psoriasis and Reiter's disease. Arthritis Rheum 14:291–318

McHenry MC, Weinstein AJ (1982) Lumbar vertebral osteomyelitis. In: Hardy Jr RW (ed) Lumbar disc disease. Raven Press, New York, pp 229–255

McHenry MC, Alfidi RJ, Wilde AH, Hawk WA (1975) Hematogeneous osteomyelitis. Clev Clin Q 42:125–153

Menelaus MB (1964) Discitis. An inflammation affecting the intervertebral discs in children. J Bone Joint Surg 46B:16–23

Moll JMH (1980) Diagnostic criteria and their evaluation. In: Moll JMH (ed) Ankylosing spondylitis. Livingstone, Edinburgh London Melbourne New York, pp 137–150

Morris R, Metzger AL, Bluestone R, Terasaki PI (1974a) HL-A W27 – A clue to the diagnosis and pathogenesis of Reiter's syndrome. N Engl J Med 290:554–556

Morris R, Metzger AL, Bluestone R, Terasaki PI (1974b) HLA-W27 – A useful discriminator in the arthropathies of inflammatory bowel disease. N Engl J Med 290:1117–1119

Murray GC, Persellin RH (1981) Cervical fracture complicating ankylosing spondylitis. Am J Med 70:1033–1041

Nahir M, Scharf Y, Brik R, Scharf Y, Gidoni O, Barzilai A (1979) The influence of HL-A B27 on the clinical picture of ankylosing spondylitis. Rheumatol Rehabil 18:10–12

Osgood CP, Abbasy M, Mathews T (1975) Multiple spine fractures in ankylosing spondylitis. J Trauma 15:163–166

Ott VR (1957) In: Ott VR und Wurm H

Ott VR, Wurm H (1957) Spondylitis ankylopoetica. Steinkopff, Darmstadt

Ott VR, Podzich M, Schmidt K (1965) Die Sacroiliitis bei der Spondylitis ankylopoetica. Z Rheumaforsch 24:241–259

Pasion EG, Goodfellow JW (1975) Pre-ankylosing spondylitis. Ann Rheum Dis 34:92–97

Pastershank SP, Resnick D (1980) Pseudoarthrosis in ankylosing spondylitis. J Assoc Canad Radiol 31:234–235

Pohl W (1980) Frakturen des Achsenorgans bei Spondylitis ankylosans. Z Orthop 118:351–358

Prendergast JK, Sullivan JS, Geczy A, Upfold LI, Edmonds JP, Bashir HV, Reiss-Levy E (1983) Possible role of enteric organisms in the pathogenesis of ankylosing spondylitis and other seronegative arthropathies. Infect Immun 41:935–941
Radford EP, Doll R, Smith PG (1977) Mortality among patients with ankylosing spondylitis not given X-ray therapy. N Engl J Med 297:572–576
Rand R, Stern WE (1962) Cervical fractures of the ankylosed rheumatoid spine. Neurochirurgia 4:137–148
Rapp GF, Kernek CB (1974) Spontaneous fracture of the lumber spine with correction of deformity in ankylosing spondylitis. J Bone Joint Surg 56-A:1277–1278
Raymond G, Gascon J, Bourgeau D, Raymond-Tremblay D (1972) Manifestation vertébrale inhabituelle de la spondylarthrite ankylosante. Union Méd Can 101:896–899
Reuter F (1902) Pathologisch-anatomische Untersuchungen über die Anchylose der Wirbelsäule. Z Heilkd 23:83–96
Revell PA, Mayston V (1982) Histopathology of the synovial membrane of peripheral joints in ankylosing spondylitis. Ann Rheum Dis 41:579–586
Rivelis M, Freiberger RH (1969) Vertebral destruction at unfused segments in late ankylosing spondylitis. Radiology 93:251–256
Roberts WC, Hollingsworth JF, Bulkley BH, Jaffe RB, Epstein SE, Stinson EB (1974) Combined mitral and aortic regurgitation in ankylosing spondylitis. Am J Med 56:237–243
Rolleston GL (1947) The early radiological diagnosis of ankylosing spondylitis. Br J Radiol 20:288–293
Romanus R (1953) Pelvo-spondylitis ossificans in the male. Aktiebolaget Godvil, Stockholm
Romanus R, Ydén S (1952) Destructive and ossifying spondylitic changes in rheumatoid ankylosing spondylitis. Acta Orthop Scand 22:88–99
Rosenbaum JT, Theofilopoulos AN, McDevitt HO, Pereira AB, Carson C, Calin A (1981) Presence of circulating immune complexes in Reiter's syndrome and ankylosing spondylitis. Clin Immunol Immunopathol 18:291–297
Rouaud JP, Caroit M (1981) Spondylodiscites d'inoculation. Rev Rhum 48:107–111
Russell NA, Heughan C (1980) Pyogenic psoas abscess secondary to infection of the lumbar disc space. Surg Neurol 13:224–226
Rutishauser E, Jacqueline F (1959) Die rheumatischen Koxitiden. Documenta Geigy Nr 16, Basel
Saliou P, Thabaut A, Durosoir JL, Doury P (1982) Aspects immunologiques de la spondylarthrite ankylosante. Rev Rhum 49:23–28
Samra Y, Hertz M, Shaked Y, Zwas S, Altman G (1982) Brucellosis of the spine. J Bone Joint Surg 64-B:429–431
Schaller JG (1979) The seronegative spondylarthropathies of childhood. Clin Orthop 143:76–83
Schilling F (1974) Spondylitis ankylopoetica. In: Diethelm L (ed) Handbuch der medizinischen Radiologie, BD VI/2. Röntgendiagnostik der Wirbelsäule. Springer, Berlin Heidelberg New York, S 452–689
Schilling F (1978) Die juvenile und die senile Spondylitis ankylosans. Verh Dtsch Ges Rheumatol 5:389–395
Schilling F, Schacherl M, Bopp A, Gamp A, Haas JP (1963a) Veränderungen der Halswirbelsäule (Spondylitis cervicalis) bei der chronischen rheumatischen Polyarthritis und bei der Spondylitis ankylopoetica. Radiologe 3:483–501
Schilling F, Haas JP, Schacherl M (1963b) Die spontane atlanto-axiale Dislokation (Ventralluxation des Atlas) bei chronischer Polyarthritis und Spondylitis ankylopoetica. Fortschr Roentgenstr 99:518–538
Schlosstein L, Terasaki PI, Bluestone R, Pearson CM (1973) High association of an HL-A Antigen, W27, with ankylosing spondylitis. N Engl J Med 288:704–710
Schmorl G, Junghanns H (1932) Die gesunde und kranke Wirbelsäule im Röntgenbild. Thieme, Leipzig; 1968, 5. Aufl. Die gesunde und kranke Wirbelsäule in Röntgenbild und Klinik. Thieme, Stuttgart, S. 344–363; 1971, 2nd Amer edn. The human spine in health and disease. Grune & Stratton, New York London, pp 307–324

Seager K, Bashir HV, Geczy AF, Edmonds J, de Vere-Tyndall (1979) Evidence for a specific B27-associated cell surface marker on lymphocytes of patients with ankylosing spondylitis. Nature 277:68–70

Serre H, Simon L, Janicot J-Y, Lévi F (1964) La luxation atloïdo-axoïdienne complication fréquente de la polyarthrite chronique rheumatismale. Presse Med 72:213–218

Sivén VO (1903) Zur Kenntnis der sogen. chronisch ankylosierenden Entzündung der Wirbelsäule. Z Klin Med 49:344–376

Smith RF, Taylor TKF (1967) Inflammatory lesions of intervertebral discs in children. J Bone Joint Surg 49 A:1508–1520

Souza de LJ (1980) Disc spice infection in children, late adolescents, and adults. Minn Med 63:314–320

Spencer DG, Sturrock RD, Buchanan WW (1980) Ankylosing spondylitis: Yesterday and today. Med Hist 24:60–69

Storey G (1958) Changes in the cervical spine in rheumatoid arthritis with compression of the cord. Ann Phys Med 4:216–218

Strümell A (1884) Lehrbuch der speziellen Pathologie und Therapie der inneren Krankheiten, 1. Aufl., Bd 2, 2. Teil. Vogel, Leipzig, S 152–153

Sturrock RD (1980) Laboratory features. In: Moll IMH (ed) Ankylosing spondylitis. Livingstone, Edinburgh London Melbourne New York, pp 113–119

Sundaram M, Patton JT (1975) Paravertebral ossification in psoriasis und Reiter's disease. Br J Radiol 48:628–633

Surin VV (1980) Fractures of the cervical spine in patients with ankylosing spondylitis. Acta Orthop Scand 51:79–84

Sutherland RIL, Matheson D (1975) Inflammatory involvement of vertebrae in ankylosing spondylitis. J Rheumatol 2:296–302

Swaay H van (1950) Spondylosis ankylopoëtica een pathogenetische studie. Ijdo, Leiden

Taylor PW (1980) Ankylosing spondylitis with unusual spinal deformity: a case report. J Rheumatol 7:919–922

Theiss B (1971) Zur Differentialdiagnose der Gelenkerkrankungen bei Psoriatikern. Dtsch Med Wochenschr 96:300–303

Thompson GH, Khan MA, Bilenker RM (1982) Spontaneous atlantoaxial subluxation as a presenting manifestation of juvenile ankylosing spondylitis. Spine 7:78–79

Töndury G (1958) Entwicklungsgeschichte und Fehlbildungen der Wirbelsäule. In: Junghanns H (Hrsg) Die Wirbelsäule in Forschung und Praxis Bd 7. Hippokrates, Stuttgart

Töndury G (1982) persönliche Mitteilung

Uehlinger E (1964) Pathogenese und allgemeine pathologische Anatomie der hämatogenen Tuberkulose. In: Heini J, Kleinschmidt H, Uehlinger E (Hrsg) Handbuch der Tuberkulose, Bd IV. Thieme, Stuttgart, S 1–32

Uehlinger E (1967) Anatomie und pathologische Anatomie der Wirbelsäule. Bibl Tuberc 23:25–45

Uehlinger E (1970) Die pathologische Anatomie der hämatogenen Tuberkulose. Chirurg 41:193–198

Vicas ÉB (1972) Fractures de la colonne cervicale ankylosée par la maladie de Marie Strumpell. Union Méd Can 101:1818–1821

Wagenhäuser FJ (1969) Die Rheumamorbidität. Huber, Bern Stuttgart Wien, S 289–290, 297

Wagenhäuser FJ (1975) Diskussionsbemerkung. In: Wagenhäuser FJ (Hrsg) Polyarthritiden. Huber, Bern Stuttgart Wien, S 389

Wagenhäuser FJ (1983) Persönliche Mitteilung

Waldvogel FA, Vasey H (1980) Osteomyelitis: The past decade. N Engl J Med 303:360–370

Warren RE, Brewerton DA (1980) Faecal carriage of klebsiella by patients with ankylosing spondylitis and rheumatoid arthritis. Ann Rheum Dis 39:37–44

Weinstein PR, Karpman RR, Gall EP, Pitt M (1982) Spinal cord injury, spinal fracture, and spinal stenosis in ankylosing spondylitis. J Neurosurg 57:609–616

Wilkinson M, Bywaters EGL (1958) Clinical features and course of ankylosing spondylitis. Ann Rheum Dis 17:209–228

Wolson AH, Rohwedder JJ (1975) Upper lobe fibrosis in ankylosing spondylitis. Am J Roentgenol 124:466–471
Woodrow JC (1980) Genetics. In: Moll JMH (ed) Ankylosing spondylitis. Livingstone, Edinburgh London Melbourne New York, pp 26–41
Wurm H (1955) Zur pathologischen Anatomie und Pathologie der entzündlichen Wirbelsäulenversteifung (Bechterew-Marie-Strümpell). Z Rheumaforsch 14:337–364
Wurm H (1957) In: Ott VR und Wurm H
Yau ACMC, Chan RNW (1974) Stress fracture of the fused lubmo-dorsal spine in ankylosing spondylitis. J Bone Joint Surg 56-B:681–687

C. Bandscheibendegenerationen und ihre Folgen

M. AUFDERMAUR

Mit 67 Abbildungen

I. Geschichte

1844 erwähnt ROKITANSKY das Vorkommen von Osteophyten der Wirbelkörper. Er faßt sie als Folge einer chronischen Knochenentzündung auf. BENEKE (1897) findet Beziehungen zwischen Bandscheibendegeneration und lang andauernder, mehr oder weniger einseitiger Belastung. BÖHMIG (1930) weist nach, daß die Bandscheibe des Erwachsenen (vom 25. Altersjahr an) gefäßlos ist. Er sieht in einer ungenügenden Ernährung der Bandscheibe die Ursache der Degeneration. MÜLLER (1932) führt die mit dem Alter zunehmende Degeneration auf eine mechanisch-funktionelle Beanspruchung der Bandscheibe zurück. LANG (1934) möchte die Überbeanspruchung der WS vor allem mit beruflicher Arbeit und sportlicher Spitzenleistung in Zusammenhang bringen; die Übertragung von Belastungen und Bewegungen auf den angrenzenden Wirbelknochen führe zu einer nichtinfektiösen Entzündung der WS, zu einer „Spondylitis deformans".

II. Ursachen der Bandscheibendegeneration

Am Zustandekommen der degenerativen Bandscheibenveränderungen können mehrere Faktoren beteiligt sein. Verschiedene Autoren machen überwiegend altersbedingte Umbauerscheinungen verantwortlich. Das beim Erwachsenen gefäßlose Bandscheibengewebe wird als bradytroph, d.h. als stoffwechsellangsam bezeichnet. Deshalb sind mehrere Autoren der Auffassung, daß degenerative Veränderungen schicksalshaft wären und frühzeitig und ausgedehnt in Erscheinung treten. Als begünstigender oder auslösender Faktor wird von diesen Autoren biomechanischen Einwirkungen eine unterschiedliche Bedeutung beigemessen (ECKLIN 1960; SCHMORL u. JUNGHANNS 1968; DEPALMA u. ROTHMAN 1970; LANG u. THURNER 1972; RÜBE u. SCHULTE 1974; KRÄMER 1978; MORRIS 1981).

Für andere Autoren stehen biomechanische Einwirkungen im Vordergrund (FARFAN 1973; WHITE u. PANJABI 1978). An weiteren Faktoren kommen in Frage: Unterschiedlicher Aufbau von WS-Abschnitten, ungleiche Belastungen,

---

Abkürzungen: Ad = Arthrosis deformans   Spc = Spondylosis cervicalis
HWS = Halswirbelsäule   Spd = Spondylosis deformans
BWS = Brustwirbelsäule   Spu = Spondylosis uncovertebralis
LWS = Lendenwirbelsäule   WS = Wirbelsäule

die Bandscheibenform. Ferner kann einer genetisch bedingten Disposition eine Rolle zukommen (BROCHER u. WILLERT 1980; COTTIER 1980). ELVES et al. (1975) diskutieren die Möglichkeit der Beteiligung einer Immunreaktion. Hingegen dürfte dem aufrechten Gang des Menschen am Zustandekommen der Bandscheibendegeneration nicht die von einigen Autoren dargelegte Bedeutung beizumessen sein; degenerative Bandscheibenveränderungen kommen auch bei Hunden, Katzen, Schweinen, Mäusen, Ratten vor. – In Einzelfällen können Stoffwechselstörungen von Bedeutung sein, wie Alkaptonurie (Kapitel 3D IX), vielleicht auch die Chondrokalzinose (Kapitel 1). Auf den Diabetes mellitus wird bei der Besprechung der ankylosierenden Hyperostose eingegangen. Eine Bedeutung von „Zusatzimpulsen" (JUNGHANNS 1968), nämlich von toxischen, klimatischen, psychischen Einflüssen, ist noch ungeklärt. Hormonale Einwirkungen wurden von SILBERBERG (1973, 1974) überprüft (Abschnitt tierexperimentelle Ergebnisse). Für eine Bedeutung von immunologischen Überempfindlichkeitsreaktionen fehlen Anhaltspunkte.

1. Altersbedingte Umbauerscheinungen der Bandscheibe

Die Bandscheibe des Jugendlichen enthält reichlich stark viskose Proteoglykane, die große Wassermengen binden. Ihr Anteil am Gewebe nimmt mit dem Alter ab und damit auch die Flüssigkeit, während die kollagenen Fasern zunehmen (FASSKE 1959). Nach elektronenmikroskopischen und chemischen Ergebnissen erfährt das Kollagen im Nucleus pulposus mit dem Lebensalter eine Zunahme (LYONS et al. 1966; NAYLOR et al. 1975). PÜSCHEL (1930) fand beim Neugeborenen einen Flüssigkeitsgehalt des Nucleus pulposus von 88 g%, des Anulus fibrosus von 78 g%, im 9. Lebensjahrzehnt hingegen nur von 70g% beziehungsweise von 68 g%. Der Trockenrückstand der Bandscheibe steigt von 22,7% im 1. Lebensjahrzehnt auf 30% im 9. Dezennium, der Ascherückstand im gleichen Zeitraum von 4,9% auf 7,6% (HEVELKE u. HEVELKE 1960). Der altersabhängige Wasserverlust des Nucleus pulposus ist also viel ausgeprägter als der des Anulus fibrosus. Die *Proteoglykane* (Abb. 1) bestehen aus einem Hyaluronsäurefilament und einer verschiedenen Anzahl von *Glykosaminoglykanen* (früher als Mukopolysaccharide bezeichnet). Sie sind aus einem zentralen Proteinkern (10–20%) und einer verschiedenen Anzahl hydrolysierter und sulfatierter Polysaccharide (80–90%) aufgebaut. Unter den letzteren finden sich vor allem Chondroitin-6-Sulfat, Chondroitin-4-Sulfat und Keratansulfat. Sie werden von Bindegewebszellen gebildet und anschließend größtenteils an den extrazellulären Raum abgegeben. Hier sind sie zusammen mit anderen Bausteinen am Aufbau der extrazellulären Matrix beteiligt (BUDDECKE 1975). Die Proteoglykane nehmen vom äußeren Rand des Anulus fibrosus zum Zentrum des Nucleus pulposus zu (BUSHELL et al. 1977). Mit dem Alter nimmt ihre Bildung eine zunehmend längere Zeit in Anspruch (BUDDECKE 1975). Das mit Alcianblau in 0,4 M $MgCl_2$ färbbare Chondroitinsulfat nimmt mit zunehmendem Alter ab, besonders ausgeprägt das Chondroitin-4-Sulfat. Das mit Alcianblau in 0,9 M $MgCl_2$ darstellbare Keratansulfat mit geringerer Molekülgröße erfährt eine Zunahme. In der Bandscheibe des Neugeborenen stellen Chondroitin-4-

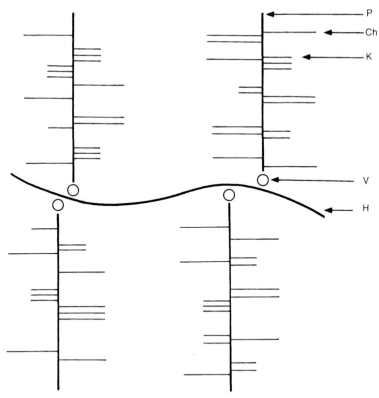

Abb. 1. Schema der Proteoglykanaggregate. *P* Proteinkern; *Ch* Chondroitinsulfat; *K* Keratansulfat; *V* Verbindungsprotein; *H* Hyaluronsäurefilament

Sulfat und -6-Sulfat zusammen über 90% der Glykosaminoglykane, während Keratansulfat fehlt oder nur spärlich vorhanden ist. Zwischen dem 60. und 80. Lebensjahr beträgt der Anteil des Keratansulfats 50%, der des Chondroitinsulfats 46% (BUDDECKE u. SAMES 1971). Die Verminderung des Flüssigkeitsgehaltes und der Elastizität der Bandscheibe wird mit der altersbedingten Änderung der chemischen Struktur der extrazellulären Proteoglykane (geringere Molekülgröße) und der Zunahme der kollagenen Fasern in Zusammenhang gebracht (FASSKE 1959; DEPALMA u. ROTHMAN 1970; MCDEVITT 1973; BUSHELL et al. 1977; KRÄMER 1978).

2. Biomechanische Einwirkungen auf die Bandscheibe

Biomechanische Einflüsse können Bandscheibenrisse auslösen. Mit einem Riß beginnt die Bandscheibendegeneration (FARFAN 1973). Auslösender Faktor kann ein einmaliges Trauma sein (Kapitel E. WS-Verletzungen). Viel häufiger handelt es sich um chronische mechanische Beanspruchungen, d.h. die Risse gehen auf die Belastungen zurück, denen die WS täglich ausgesetzt ist. Einen guten Einblick in Biomechanik, Pathogenese und Morphologie von Bandschei-

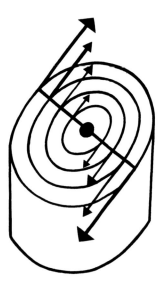

Abb. 2. Drehkraftwirkung auf die Bandscheibe. Die äußeren Anulusschichten werden stärker beansprucht als die inneren. (Aus FARFAN 1973)

benrissen ergeben die Beschreibungen von experimentellen Befunden, die an Präparaten der LWS, teilweise auch der unteren BWS von Verstorbenen des 3. bis 9. Lebensjahrzehnts vorgenommen wurden (VIRGIN 1951; HIRSCH 1955; BROWN et al. 1957; ROAF 1960; FARFAN et al. 1970; MARKOLF 1972; FARFAN 1973; MARKOLF u. MORRIS 1974). Eine kritische Würdigung dieser Befunde und Beziehungen zu den klinischen Verhältnissen wurden von WHITE u. PANJABI (1978) und von PANJABI u. WHITE (1980) verfaßt. KULAK et al. (1975) verwendeten für grundsätzlich gleichartige Untersuchungen mathematisch genaue Modelle. Ergebnisse: Ein Bandscheibenriß erfolgt überwiegend infolge Beugung (nach ventral oder lateral), Streckung und Rotation. Am wirksamsten ist die Rotation. Der Kompression (Gewalteinwirkung in der WS-Achse) wird allgemein für das Entstehen von Zerreißungen des Anulus fibrosus eine geringe Bedeutung beigemessen (KIRKALDY-WILLIS et al. 1982).

Der WS-Drehung wirkt nach den Berechnungen von FARFAN et al. (1970) zu 90% der Widerstand der Bandscheibe und der Wirbelbogengelenke entgegen, zu 10% jener der Ligamenta supra- und intraspinalia. Für die hemmende Wirkung der Wirbelbogengelenke ist ihre Stellung in den verschiedenen WS-Abschnitten maßgebend (Abb. 5). Die Ligamenta flava und intertransversaria sind in dieser Hinsicht belanglos. Das Ausmaß der Rotation eines intakten Bewegungssegmentes der LWS beträgt weniger als 3°, der ganzen LWS 12–15°. Eine Drehbewegung von mehr als 15° kann eine Bandscheibenverletzung auslösen (FARFAN 1973).

Die Drehkraftwirkung auf die Bandscheibe wird vom Anulus fibrosus aufgefangen. Der Widerstand des Nucleus pulposus ist gering (FARFAN et al. 1970). Die Rotation von LWS-Präparaten hat eine konzentrische Durchtrennung der äußeren Anulusschichten zur Folge. Sie findet sich meistens dorsal und dorsolateral, und zwar auf der der einwirkenden Kraft gegenüberliegenden Seite. Überschreitet die Gewalteinwirkung ein gewisses Ausmaß, sind auch die inneren Anulusschichten und der Nucleus pulposus betroffen. FARFAN (1973) versucht, das Zustandekommen dieser Befunde folgendermaßen zu erklären: Denkt man sich das eine Ende eines Hebels im Bandscheibenzentrum befestigt, wobei auf das andere Ende die Kraft ausgeübt wird, so sind die peripheren Faserzüge stärker belastet als die zentralen (Abb. 2).

3. Weitere Faktoren

Abweichender Aufbau von HWS, BWS und LWS. Degenerative Bandscheibenveränderungen kommen am häufigsten in der unteren LWS vor, gefolgt von der unteren HWS, dann von der thorakolumbalen Partie. Sie finden sich am Übergang von einem beweglichen zu einem weniger beweglichen WS-Abschnitt, wobei der letztere ähnlich einem Hypomochlion wirken kann (SCHMORL u. JUNGHANNS 1968; MARKOLF 1972; RÜBE u. SCHULTE 1974). Aus dem gleichen Grund können Blockwirbel die funktionelle Überbeanspruchung eines benachbarten Bewegungssegmentes mit degenerativen Folgezuständen bewirken (AUFDERMAUR 1960).

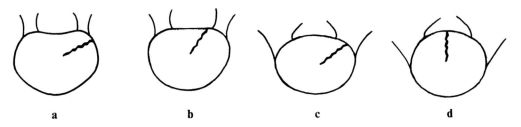

Abb. 3 a–d. Bandscheibenformen der LWS, die möglicherweise das Zustandekommen von radialen Rissen beeinflussen können. **a** Bei $L_{1/2}$ und $L_{2/3}$ Riß lateral des Wirbelbogenansatzes. **b** Häufigste Bandscheibenform $L_{4/5}$. **c** Häufigste Bandscheibenform L_5/S_1. **d** Nicht ungewöhnliche Form $L_{4/5}$. (Aus FARFAN 1977)

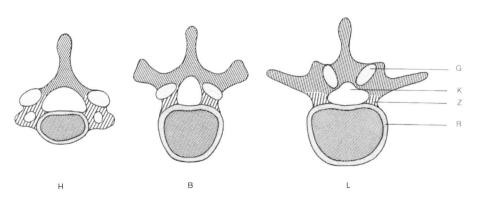

Abb. 4. Wirbel der HWS (*H*), BWS (*B*) und LWS (*L*) von kranial gesehen. *G* Wirbelbogengelenkfläche; *K* Wirbelkanal; *Z* Rinne des Wirbelbogens für den Zwischenwirbelkanal; *R* Knöcherne Randleiste des Wirbelkörpers

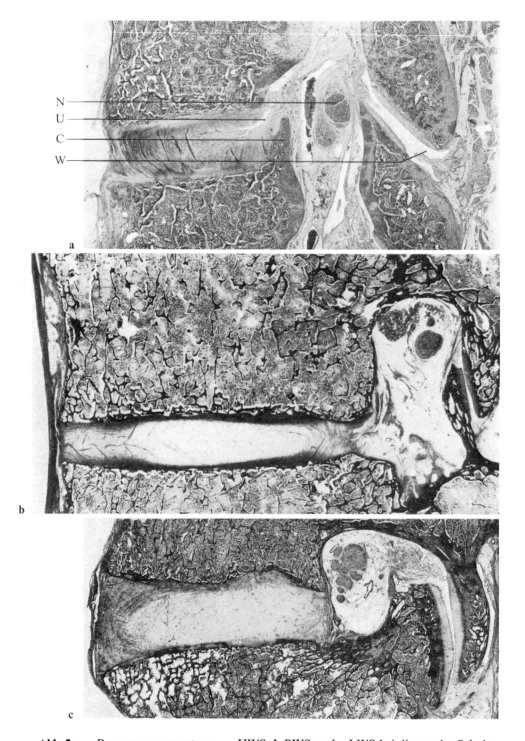

Abb. 5a–c. Bewegungssegmente von **a** HWS, **b** BWS und **c** LWS bei diagonaler Schnittführung. *N* Nervenwurzel; *U* Unkovertebrale Verbindung (Luschka-Gelenk); *C* Processus uncinatus des Halswirbelkörpers; *W* Wirbelbogengelenk mit Zwischenscheibe. **a** $C_{5/6}$, HE ×4, ♂ 24 Jahre. **b** $T_{5/6}$, van Gieson ×3, ♀ 23 Jahre. **c** L_5/S_1, HE ×4, ♂ 24 Jahre

Bedeutung der Bandscheibenform. FARFAN et al. (1972) und FARFAN (1977) vermuten, daß bei der Entstehung von dorsolateralen und dorsalen Rissen mit degenerativen Veränderungen auch die Bandscheibenform von Bedeutung sein kann (Abb. 3). Diese Autoren finden die Bandscheiben $L_{1/2}$ und $L_{2/3}$ gewöhnlich dorsal etwas eingedellt: Risse stellen sie hier unmittelbar lateral des Wirbelbogens fest. Bei den Bandscheiben $L_{4/5}$ und L_5/S_1 beobachten sie häufig eine gerade Bandscheibenbegrenzung: Risse nehmen sie hier medial des Wirbelbogens wahr, wo sich auch die Nervenwurzeln befinden. Eine dorsale, gegen den Wirbelkanal hin konvexe Bandscheibenbegrenzung, aber auch dorsale Bandscheibenrisse medial des Wirbelbogens, beobachten sie fast nur bei L_5/S_1. Die Lokalisation der Risse kann also vielleicht von der Bandscheibenstruktur mitbedingt sein.

Eine Bandscheibendegeneration tritt regelmäßig bei einer WS-Verkrümmung auf (Kapitel D).

4. Multifaktorielle Ursachen

Das Ausmaß der verschiedenen Faktoren am Zustandekommen der Bandscheibendegeneration kann im Einzelfall häufig nicht abgeschätzt werden. Immer mehr setzt sich indes die Überzeugung durch, daß chronischen, biomechanischen Einwirkungen meistens eine überragende Bedeutung zukommt (JUNGHANNS 1968). Eine Bandscheibendegeneration kann indes auch primär einsetzen, d.h. ohne daß ein Riß vorliegt (Abb. 12). Die Veränderungen entwickeln sich allmählich und machen sich deshalb besonders mit dem Alter bemerkbar. Sie kommen aber auch bei Jugendlichen vor, bisweilen bereits im 2. Lebensjahrzehnt (zum Beispiel Osteochondrosis juvenilis SCHEUERMANN), selten schon in der 1. Lebensdekade (FARFAN 1973). Der Anteil des altersbedingten Bandscheibenumbaues an der Entwicklung der degenerativen Veränderungen ist noch ungeklärt. In dem Zusammenhang stellen ADAMS u. MUIR (1976), ADAMS et al. (1977) und BUSHELL et al. (1977) fest, daß die altersbedingte Abnahme der hochmolekularen Chondroitinsulfate zugunsten des niedrigermolekularen Keratansulfats vor allem im Nukleus pulposus ausgeprägt ist. Dieser Umstand ist vermutlich nicht nur für einen verminderten Flüssigkeitsgehalt verantwortlich, sondern auch für den herabgesetzten Flüssigkeitstransport in der Bandscheibe. BRETTSCHNEIDER (1952) hat in der Bandscheibe ein gut ausgebildetes Lymphspaltensystem nachgewiesen. Im weiteren fördern Bewegungen der WS in wesentlichem Ausmaß den Flüssigkeitsaustausch und damit die für die Ernährung nötige Aufnahme von Baustoffen. Dafür sprechen folgende Untersuchungsergebnisse: VIRGIN (1951) findet experimentell an der menschlichen WS, daß während einer axialen Kompression aus der Bandscheibe Flüssigkeit ausgepreßt wird und an der Oberfläche in Form von feinen Perlen erscheint. Bei entsprechender Versuchsanordnung nimmt während der Rückbildung der Deformierung die Bandscheibe Flüssigkeit auf. Die Elastizität der Bandscheibe beruht nach VIRGIN weitgehend auf ihrer Fähigkeit, Flüssigkeit aufzunehmen und abzugeben. Folgende Versuchsergebnisse können geeignet sein, die Resultate von VIRGIN bis zu einem gewissen Grad zu unterstützen. BROWN et al. (1957) beobachteten bei der axialen

Kompression von WS-Präparaten eine Volumenverminderung der Bandscheibe, wobei Flüssigkeit durch die Abschlußplatten in den Wirbelraum gequetscht wurde; eine geringe Flüssigkeitsmenge war am Knochenansatz des Randleistenanulus festzustellen. MARKOLF u. MORRIS (1974) stellen an menschlichen Präparaten fest, daß die Injektion von 0,5–2,5 ml salzhaltiger Flüssigkeit eine Höhenzunahme der Bandscheibe um 0,5–2,5 mm auslöst, abhängig von Bandscheibengröße und Injektionsmenge. Die Höhenzunahme wird erst durch axialen Druck von ungefähr 100 kg ausgeglichen, wobei ein Auspressen von Flüssigkeit durch die Wirbelkörperabschlußplatten hindurch in den Wirbelmarkraum vermutet wird. NACHEMSON et al. (1970) stellten experimentell an menschlichen LWS-Präparaten eine Diffusion von Flüssigkeit vom Wirbelmarkraum in die Bandscheibe durch die zentrale Partie der Wirbelkörperabschlußplatte fest, und zwar da, wo die Knorpelplatte unmittelbar vom Knochenmark begrenzt ist. Gleiche Ergebnisse erzielten URBAN et al. (1977) an Hunden, die lebend radioaktive Marker in Ringerlösung erhielten und dann getötet wurden. Die periphere Partie der Abschlußplatte war für Flüssigkeit fast immer durchlässig. In jedem Fall kann nach den Ergebnissen dieser Autoren eine Diffusion von Flüssigkeit von den perispinalen Gefäßen durch den Anulus fibrosus erfolgen.

Diese Ergebnisse, ferner das Vorkommen von wohl erhaltenen Bandscheiben im Greisenalter sprechen dafür, daß der Flüssigkeitstransport in der Bandscheibe trotz Fehlens von Blutgefäßen sehr gut sein kann. Er ist aber nur dann gewährleistet, wenn die WS beansprucht wird. Bewegungsarmut fördert die Bandscheibendegeneration.

5. Tierexperimentelle Ergebnisse

Verschiedene weiße Mäusestämme zeigen altersabhängige Veränderungen der Bandscheibe in Form von hyaliner Aufquellung der kollagenen Fasern (SILBERBERG 1973). Beschreibungen von spontanen degenerativen Bandscheibenbefunden liegen bei der Sandratte (Psammomys obesus) vor (SILBERBERG et al. 1979). Ab 18 Monaten bestehen Bandscheibenrisse und -Spalten, die sich in die Wirbelkörper hinein fortsetzen und von Nekrosen der Bandscheibe sowie der Wirbelkörperabschlußplatten begrenzt sind. Die Faktoren, die zum Zustandekommen der Bandscheibendegeneration führen, sind unbekannt. Die mechanische WS-Beanspruchung ist in den Käfigen gering. Eine gewisse Bedeutung von Bewegungsmangel ist am Auftreten der Veränderungen wohl denkbar. Ferner sind nach den Ausführungen der Autoren Einwirkungen des Stoffwechsels auf die Bandscheibe nicht ausgeschlossen.

Hormonale Einflüsse auf die Bandscheibe wurden an der weißen Maus untersucht (SILBERBERG 1974). Die regelmäßige, über Monate erfolgte Injektion von Hypophysenvorderlappenhormon oder von Östrogen ergibt keine Änderung der Bandscheibenstruktur.

III. Morphologie der altersbedingten und der degenerativen Bandscheibenveränderungen

1. Altersbedingte Bandscheibenveränderungen

Makroskopisch springt der Nukleus pulposus bei alten Leuten nicht mehr so deutlich über die Schnittfläche vor und sieht nicht mehr so feucht aus wie bei jugendlichen, weil der Flüssigkeitsgehalt der Bandscheibe, insbesondere der des Nukleus pulposus, im 5. bis 6., seltener bereits im 3. bis 4. Lebensjahrzehnt abnimmt. Ferner kann die Bandscheibe bei alten Leuten, vor allem in den zentralen Abschnitten, gelbe bis braune Verfärbungen aufweisen (Alterspigment). In jeder Altersstufe, also auch im fortgeschrittenen Greisenalter, können weitere Veränderungen fehlen.

Histologisch enthält bei alten Leuten der Gallertkern eine größere Dichte kollagener Fasern als bei jugendlichen (Abb. 6). Wegen der Flüssigkeitsverminderung und einer allmählichen Zunahme kollagener Fasern des Nucleus pulposus ist die Grenze zwischen Nukleus und Anulus unscharf. Zellen kommen in jeder Altersstufe vor, doch sind sie im Greisenalter bedeutend seltener als beim Jugendlichen. Das Alterspigment beruht auf extrazellulären, mit PAS färbbaren, bis 1 µ großen Granula sowie einige µ großen Schollen (VAN DEN HOFF 1964). Sie zeigen keine Eisenreaktion, hingegen Eigenfluoreszenz (PEEREBOOM 1970). VAN DER KORST et al. (1968) bringen sie mit nicht-kollagenem Protein in Zusammenhang. Ursache, Pathogenese und chemische Struktur des Alterspigments sind unbekannt.

Der Umbau bedeutet eine mit dem Alter zunehmende Beeinträchtigung der Bandscheibenfunktion. Es wird vermutet, daß dadurch die Entstehung von Bandscheibenrissen begünstigt wird.

Elektronenmikroskopisch sind beschrieben: Auffaserung der normal dicken kollagenen Fibrillen, Auftreten zahlreicher dünner Fibrillen, Verkürzung und weniger deutliche Differenzierung der Querstreifungsperioden, körnige Einlagerungen in die Grundsubstanz (DAHMEN 1963).

2. Degenerative Bandscheibenveränderungen

Im *Autopsiematerial* ist bei beginnender Schädigung der Anulus fibrosus durch einen an der medialen Kante der knöchernen Randleiste konzentrisch verlaufenden Riß von der inneren Anuluspartie abgetrennt (Abb. 7). Diese von SCHMORL (SCHMORL u. JUNGHANNS 1968) zuerst beschriebenen Frühbefunde unterscheiden sich von den Ergebnissen der Rotationsversuche von FARFAN (1973) nur durch die Lokalisation. SCHMORL findet den konzentrischen Riß meistens ventral, daneben auch lateral. FARFAN stellt Durchtrennungen vorwiegend dorsal und dorsolateral fest. Diese Abweichungen können vielleicht die Untersuchungsergebnisse von HILTON et al. (1980) erklären. Sie beobachten autoptisch bei Untersuchungen der LWS dorsale Risse vorwiegend am lumbosakralen Übergang, und zwar in jedem Lebensalter. Ventrale Risse finden sie

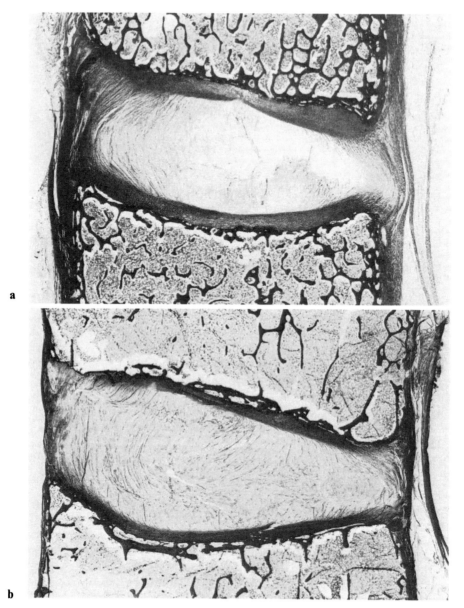

Abb. 6 a, b. Bandscheiben C$_{3/4}$ im diagonalen Schnitt. **a** ♂ 33 Jahre, van Gieson ×6. **b** ♀ 90 Jahre, ×7; in Abb. 6b je ein kleiner Riß ventral der Mitte und unter der ventralen kranialen Randleiste

bis zum 49. Altersjahr ebenfalls lumbosakral, ab dem 50. Altersjahr jedoch besonders am thorakolumbalen Übergang. Es ist also denkbar, daß das Alter des Patienten die Lokalisation eines Risses beeinflussen kann. Bei weiterer Ausbreitung setzt sich der Riß auf die innere Anuluspartie und den Nucleus pulposus fort. Der Randleistenanulus ist sehr häufig gut erhalten. Primäre, d.h. nicht

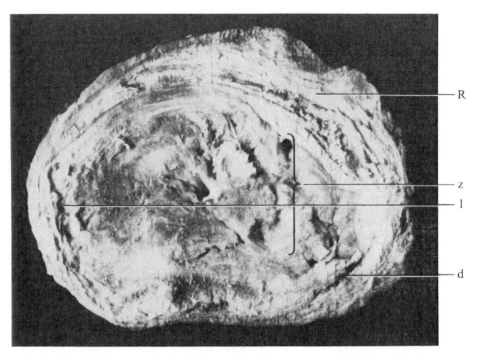

Abb. 7. Bandscheibe $L_{4/5}$. Medial des Randleistenanulus (*R*) ein lateraler (*l*) und ein dorsolateraler (*d*) Riß; mehrere zentrale Risse (*z*). ♂ 80 Jahre

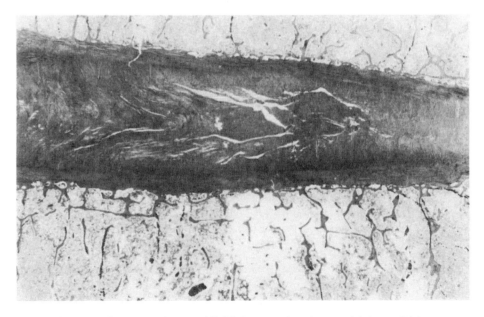

Abb. 8. Bandscheibe $T_{7/8}$ mit ausschließlich zentralen, in verschiedener Richtung verlaufenden Rissen. HE ×6, ♂ 81 Jahre

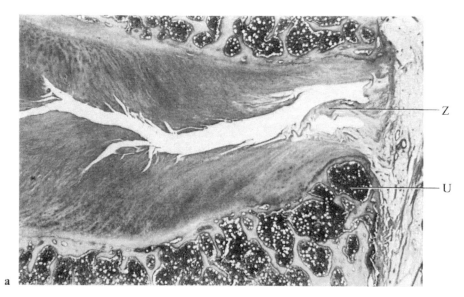
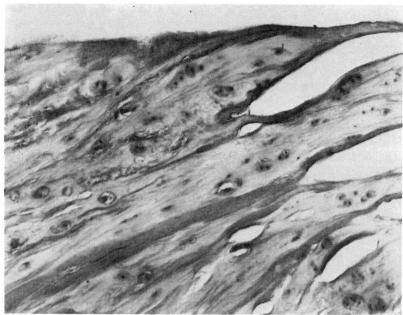

Abb. 9a, b. Unkovertebrale Verbindung (Luschka Gelenk) $C_{4/5}$. **a** Bogenförmiger Bandscheibenriß mit Verzweigungen in der Verlaufsrichtung der Faserlamellen. Gelenkkapselartige Bildung mit Zwischenscheibe (*Z*). *U* Processus uncinatus. HE ×19, ♀ 43 Jahre. **b** Ausschnitt aus Rißrand. Umschriebene Nekrosen, begrenzt von herd- und streifenförmig gewucherten und vergrößerten Zellen. Zellkerne mit großen Nukleolen ×125

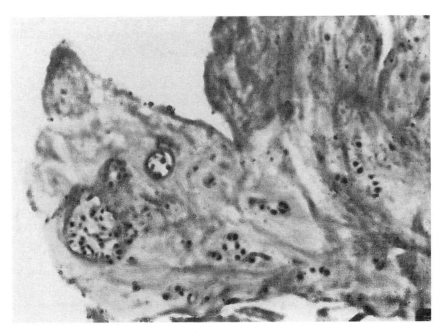

Abb. 10. Nicht ganz frischer Bandscheibenriß. Umschriebene Nekrosen, daneben vergrößerte, gewucherte Zellen und Brutkapseln (links). L_5/S_1, HE ×125, ♀ 88 Jahre. Seit mehreren Jahren Rückenschmerzen; keine neurologische Untersuchung

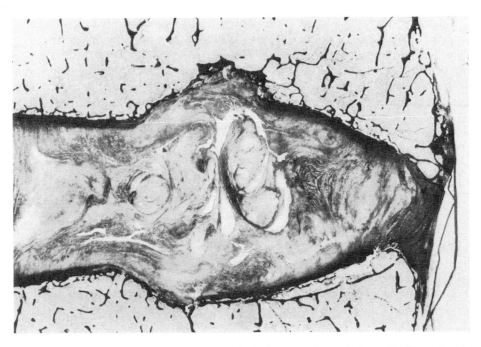

Abb. 11. Chondrosis intervertebralis. Bandscheibe umgebaut, indem die Faserzüge in verschiedener Richtung verlaufen. Glattrandige Risse. Keine knöcherne Randreaktion. Osteoporose. $L_{1/2}$, van Gieson ×5, ♀ 74 Jahre. Keine klinischen Angaben

vom Anulus fibrosus ausgehende Risse, treten auch im Nucleus pulposus auf (Abb. 8). Sie haben eine wechselnde Verlaufsrichtung. Oft sind sie sternförmig. Durch Konfluenz der verschiedenen Risse können Bandscheibenstücke herausgelöst sein („freie Gelenkkörper", SCHMORL u. JUNGHANNS 1968).

Histologisch sind die Rißränder zunächst zerfetzt. Die Zerfetzung beruht auf Abzweigungen, die dem Verlauf der kollagenen Fasersysteme folgen (Abb. 9a). Sie sind deshalb gebogen oder gerade, seltener bürstenartig aufgerichtet. Die Risse können in vivo oder durch die Präparation abgestoßene Gewebspartikel enthalten. Die Ränder zeigen bis in eine verschiedene Schichttiefe wechselnd ausgedehnte Nekrosen (Abb. 9b). Die kollagenen Fasern sind fibrinoid verquollen. Als Zeichen reaktiver Vorgänge finden sich am Rand der Nekrosen gewucherte Zellen in herd- oder streifenförmiger Anordnung. Wohl wegen der weiteren funktionellen Beanspruchung des Bewegungssegmentes erfährt die Grundsubstanz eine Vermehrung und dadurch eine hyalinknorpelige Umwandlung, sehr häufig mit „Brutkapseln", d. h. in einer Knorpelhöhle kommen mehrere Zellen vor (Abb. 10). Im weiteren Verlauf werden die Bandscheiben umgebaut. Die Faserzüge verlaufen parallel und schräg zu den Wirbelkörperabschlußplatten und sind wirbelartig angeordnet (Abb. 11). Die Rißränder erfahren, wohl infolge der Bewegungen, eine Glättung.

3. Gegenüberstellung der altersbedingten und der degenerativen Bandscheibenveränderungen

Der mit zunehmendem Alter zu beobachtende Bandscheibenumbau ist physiologisch. Hingegen ist die Bandscheibendegeneration nicht schicksalshaft. Eine Degeneration ist immer krankhaft. Wir müssen annehmen, daß die Entwicklung der beiden Zustände gegenseitig bis zu einem gewissen Ausmaß begünstigt wird. So nehmen die Chondroitinsulfate mit dem Alter, aber auch bei der Bandscheibendegeneration ab, während das Keratansulfat zunimmt (NAYLOR et al. 1975). Altersbedingter Bandscheibenumbau und Bandscheibendegeneration sind aber wesensverschiedene Zustände. Die morphologischen Befunde lassen eine klare Unterscheidung zu.

4. Histologische Befunde bei Nicht-Beanspruchung der Wirbelsäule

Bei nicht beanspruchter WS zeigen die Bandscheiben ausgeprägte degenerative Veränderungen und Versteifungen, im eigenen Untersuchungsgut nach jahre- bis jahrzehntelanger Bettlägerigkeit. Gleichzeitig besteht eine ausgeprägte Knochenatrophie. Die Bandscheibenhöhe ist in der Regel nicht vermindert.

Histologisch sind große Bandscheibenabschnitte nekrotisch oder durch lockeres und verschieden faserreiches Bindegewebe ersetzt, das durch Lücken der Abschlußplatten mit dem Wirbelmarkraum in Verbindung steht (Abb. 12). An der Grenze von nekrotischem zu zellhaltigem Bandscheibengewebe ist keine

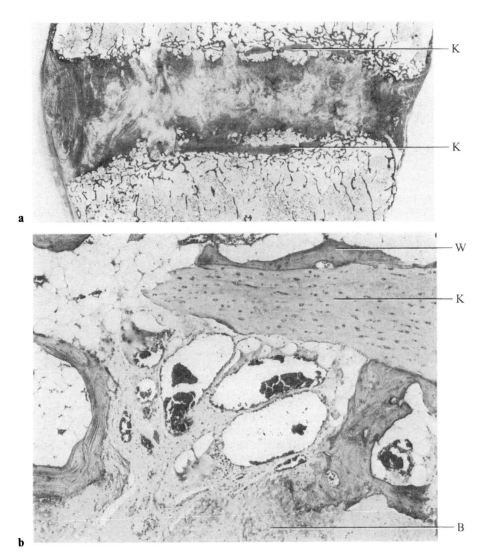

Abb. 12a, b. Nach 23jähriger Bettlägerigkeit Bandscheibe umgebaut. **a** Dunkle Partien = erhaltenes (zellarmes), helle Partien = teils nekrotisches Bandscheibengewebe, teils lockeres Bindegewebe. Anschließend an die knorpeligen Wirbelkörperabschlußplatten (*K*) in der Bandscheibe Knochengewebsherde. Osteoporose. HE × 3. **b** Ausschnitt aus **a**. Nekrotisches Bandscheibengewebe im Zusammenhang mit dem Wirbelmark größtenteils durch Bindegewebe und Knochengewebe ersetzt. Knochenbalken mit Buchten als Zeichen verstärkten Knochenabbaues. *W* Knöcherne Wirbelkörperabschlußplatte; *K* knorpelige Wirbelkörperabschlußplatte; *B* nekrotisches Bandscheibengewebe. × 150, ♂ 80 Jahre. Nach Arbeitsunfall verstümmelnde Versteifung der Gelenke beider Beine. Keine Rückenverletzung, keine Rückenbeschwerden

Zellvermehrung festzustellen. Die Bindegewebsfaserstränge und die kollagenen Faserlamellen des noch erhaltenen Bandscheibengewebes zeigen eine wechselnde Verlaufsrichtung. Die Bandscheiben sind also umgebaut. Im Anschluß an die knorpeligen Abschlußplatten kommen Herde und Züge aus hyalinem Knorpelgewebe und aus lamellärem Knochengewebe vor. Dieses Knorpelgewebe, erhaltenes Bandscheibengewebe und knorpelige Abschlußplatten weisen Kalkeinlagerungen auf. Bandscheibenrisse fehlen oder sind nur vereinzelt über kurze Strecken nachweisbar.

HOLM u. NACHEMSON (1982) fanden bei erwachsenen Labradorhunden in den Bandscheiben eines experimentell versteiften WS-Abschnittes nach 3–8 Wochen einen verminderten Flüssigkeitsgehalt von Nucleus pulposus und Anulus fibrosus. Die Aufnahme von ^{35}S in die Zellen war bei normaler Diffusion beträchtlich vermindert. Der Gehalt an Stoffwechselprodukten war meistens vermehrt, in den angrenzenden nicht versteiften Bandscheiben vermindert. Nach diesen Ergebnissen ist im Experiment mit Hunden der Stoffwechsel versteifter Bandscheiben herabgesetzt. Die an die versteifte Partie angrenzenden Bandscheiben hingegen sind metabolisch hyperaktiv. Es ist anzunehmen, daß bei Bandscheibenversteifung die ungenügende Zufuhr von Baustoffen die Bandscheibendegeneration begünstigt (s. II.4 multifaktorielle Ursachen).

IV. Folgezustände der Bandscheibendegeneration

Folgen der Bandscheibendegeneration, nämlich Osteochondrose und Spondylose findet SEIDEL (1981) an 105 gut erhaltenen und beurteilbaren Skeletten von 50–60 Jahre alt gewordenen Steinzeitmenschen (5000–2000 vor Christus) in 30%, an 111 gleichaltrigen Skeletten des Mittelalters (11. bis 12. Jahrhundert) in 80–90%. Im Mittelalter sind die Veränderungen im Durchschnitt 10 Jahre früher aufgetreten als heute. Eine Häufigkeitszunahme ist jedoch seit dem Mittelalter nicht zu verzeichnen.

1. Chondrosis und Osteochondrosis intervertebralis

Eine *Chondrosis intervertebralis* (SCHMORL u. JUNGHANNS 1968) liegt dann vor, wenn sich die degenerativen Veränderungen auf die Bandscheibe beschränken und an den benachbarten Wirbelkörperenden keine abnormen Befunde nachweisbar sind. KRÄMER (1978) schlägt die Bezeichnung Diskose vor. Die Bandscheibe zeigt die im Abschnitt III.2 „Degenerative Bandscheibenveränderungen" beschriebenen regressiven und reaktiven Veränderungen (Abb. 8–11).

Bei der *Osteochondrosis intervertebralis,* einem fortgeschrittenen Stadium der Chondrosis intervertebralis, sind auch die Wirbelkörperenden befallen (Abb. 13b).

a) Häufigkeit und Lokalisation

Die Bandscheibenveränderungen können bereits im 2. Lebensjahrzehnt vorkommen, z.B. bei der Osteochondrosis juvenilis Scheuermann, Kapitel D. III. Jenseits des 30. Lebensjahres gibt es vermutlich keine WS, bei der alle Bandschei-

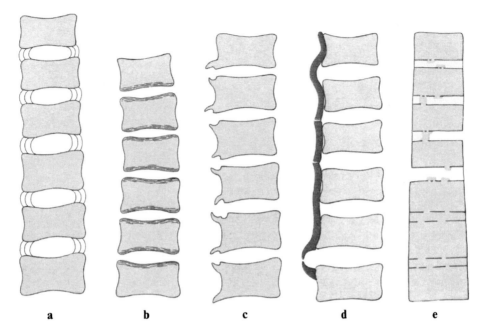

Abb. 13a–e. Schematische Darstellung einiger WS-Befunde. **a** normal; **b** Osteochondrosis intervertebralis; **c** Spondylosis deformans; **d** ankylosierende Hyperostose; **e** Spondylitis ankylosans

ben noch unverändert sind (SCHMORL u. JUNGHANNS 1968). Die einen Autoren finden Männer häufiger befallen als Frauen (SCHMORL u. JUNGHANNS 1968); andere stellen in der Häufigkeit keinen Geschlechtsunterschied fest (AUFDERMAUR 1960; FARFAN 1973; HILTON et al. 1980).

Die Osteochondrosis intervertebralis kann an einzelnen oder einigen bis mehreren Bewegungssegmenten vorkommen. Am häufigsten ist die LWS befallen, überwiegend die lumbosakrale Bandscheibe, etwas weniger häufig die Bandscheibe $L_{4/5}$ (SCHMORL u. JUNGHANNS 1968; KIRKALDY-WILLIS et al. 1982). Nach der Häufigkeit folgt die untere HWS, vor allem $C_{5/6}$ und $C_{6/7}$, viel seltener $C_{4/5}$ und $C_{3/4}$ (AUFDERMAUR 1960). Die thorakale Chondrose und Osteochondrose ist für die Osteochondrosis juvenilis Scheuermann von Bedeutung (Kapitel D. III).

b) Pathogenese

Pathogenetisch messen einige Autoren beruflichen Belastungen eine große Bedeutung zu (SCHRÖTER 1970; SCHULZE u. POLSTER 1979). Dieser Auffassung stehen kritische Stellungnahmen gegenüber (LEITZ 1971; MUNOZ-GOMEZ et al. 1980). Das eigene Sektionsgut erlaubt dazu keine Stellungnahme, da nach den Angaben der Angehörigen das Ausmaß der WS-Beanspruchung oft nicht exakt zu bestimmen ist. Hingegen können bei den Patienten von SCHMORL u. JUNGHANNS (1968) und im eigenen Untersuchungsgut nach jahre- bis jahrzehntelanger Schwerarbeit im 7. bis 8. Lebensjahrzehnt die Bandscheiben recht gut erhalten sein, während bei Leuten mit sitzender Beschäftigung und ohne sportliche Betätigung eine ausgeprägte Osteochondrose vorliegen kann.

Ein 68jährig gestorbener Kontorsionist (Schlangenmensch) hat nach den Angaben der Ehefrau und der Tochter die WS seit dem 5. Altersjahr täglich sehr stark beansprucht. Über Beschwerden, die mit der WS in Zusammenhang stehen könnten, hat der Mann nie geklagt. Die Sektion ergibt für einen 68jährigen geringfügige Veränderungen von Bandscheiben und Wirbelbogengelenken.

Die schwersten Formen von Osteochondrose finden sich bei der Ochronose (Kapitel D.IX) und der Tabes dorsalis.

c) Pathologische Anatomie

Pathologisch-anatomisch besteht neben den regressiven und reaktiven Bandscheibenveränderungen der Chondrosis intervertebralis bei der Osteochondrosis intervertebralis eine Spongiosaverdichtung der angrenzenden Wirbelkörperenden (Abb. 13b, 14). Ferner zeigen im Anschluß an die Bandscheibendegeneration auch knorpelige und knöcherne Wirbelkörperabschlußplatten regressive und reaktive Veränderungen (Abb. 15). In der Bandscheibe und in der Knorpelplatte können feinkörnige und schollige Kalkeinlagerungen vorkommen.

d) Spätbefunde

Die reaktiven Vorgänge führen bei einer Bandscheibendegeneration nie zur Ausheilung, d.h. es erfolgt keine Wiederherstellung des Bandscheibengewebes. Hingegen kann eine Gewebsausbesserung (Reparation) oder eine gelenkartige Umgestaltung im Sinne einer Neoarthrose einsetzen.

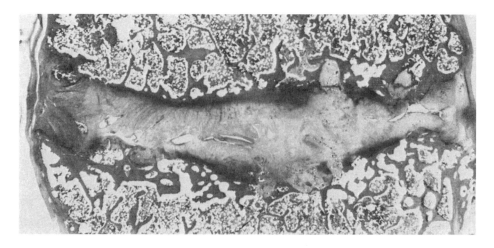

Abb. 14. Osteochondrosis intervertebralis. Im rechten Bilddrittel Grund- und Deckplatte unterbrochen; in die Spongiosa vorgefallenes Bandscheibengewebe mit Bindegewebszügen durchsetzt: wahrscheinlich Restzustand von Knorpelknoten. – $C_{6/7}$, HE ×6, ♀ 61 Jahre, keine klinischen Angaben

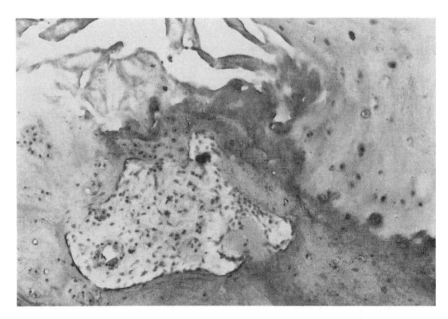

Abb. 15. Fortsetzung eines Bandscheibenrisses (oben) bis in die Wirbelkörperspongiosa. Knorpelplatte und Knochen mit Nekrosen. Als Reaktion Knorpelzellen herdförmig gewuchert (links). Knochen mit verstärktem Abbau (weiter Havers'scher Kanal mit Buchten) und vermehrtem Anbau (Osteoid mit Osteoblastenbelag). – L_5/S_1, HE ×125. Gleicher Fall wie Abb. 10

α) Reparative Befunde bei Osteochondrosis intervertebralis

Voraussetzung der Reparation ist eine Unterbrechung der geschädigten Knorpelplatte oder eine Ausdehnung der regressiven Bandscheibenbefunde bis zur Oberfläche. In diesen Fällen kann vom Wirbelmarkraum oder vom peridiskalen Bindegewebe aus eine Infiltration mit Histiozyten und Kapillaren und eine Resorption des nekrotischen Gewebes stattfinden. Durch Umwandlung der Histiozyten zu Fibrozyten mit kollagenen Fasern entsteht eine bindegewebige Versteifung. Auf enchondralem oder desmalem Weg kann die Bandscheibe knöchern versteifen (Abb. 16). Fast in allen Fällen bleiben Reste der Wirbelkörperabschlußplatte erhalten. Damit ist ein Endstadium erreicht.

β) Gelenkartige Umbildung der Bandscheibe

Bleibt die bindegewebige und knöcherne Versteifung aus, so erfährt das nekrotische Bandscheibengewebe einen feinkörnigen und scholligen Zerfall. Durch Verflüssigung und Resorption des nekrotischen Gewebes entsteht eine klaffende Spalte oder eine Höhle (Abb. 17). Sie ist von erhaltenem Bandscheibengewebe, knorpeligen Abschlußplatten und Knochengewebe der Wirbelkörper begrenzt. Da die Funktion des Bewegungssegments erhalten ist, erfahren die Wirbelkörperenden eine reaktive Knochensklerose, das Knochenmark eine Fibrose. Angrenzend an die Spalte kommen in dem Bindegewebe in der Regel hyaline und fibröse Knorpelgewebsherde vor, vermutlich als Folge von abscherenden Einwirkungen (Abb. 19).

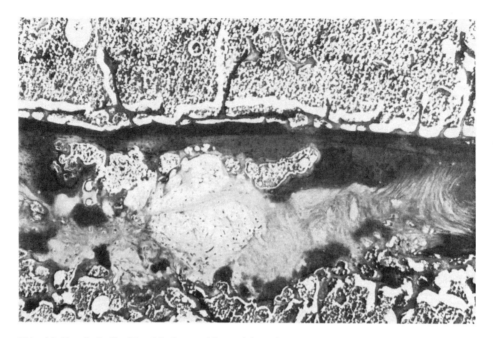

Abb. 16. Bandscheibe $T_{8/9}$ bindegewebig und knöchern versteift. Deckplatte T_9 unterbrochen; im Zusammenhang mit dem Wirbelmarkraum Bandscheibe bis auf Reste (rechts und links) durch Bindegewebe und Knochengewebszüge ersetzt. – HE ×8, ♂ 66 Jahre, klinisch keine Beschwerden

In anderen Fällen (Abb. 18) sind die Rißränder, wohl zufolge der Bewegungen, geglättet, das Bandscheibengewebe ist in hyalines Knorpelgewebe mit regelmäßiger Zellverteilung umgewandelt (Abb. 18a, b). Den äußeren Abschluß bildet eine Kapsel aus einer inneren synovialisartigen Membran, bisweilen mit Zwischenscheibe, und anschließend aus einer fibrösen Bindegewebsschicht. Die Rißpartie hat also eine gelenkartige Umgestaltung erfahren. Gegen die Bandscheibenmitte hin setzt sich der Riß mit zerfetzten Rändern fort, die regressive und reaktive Veränderungen aufweisen (Abb. 18c). Solche Befunde lassen darauf schließen, daß die Umwandlung der Bandscheibe in eine neoarthroseartige Bildung (Abb. 19) in Schüben erfolgen kann.

Ein zerfetzter Rißrand läßt auf eine kurze, der gelenkartige Umbau mit glattem Rißrand auf eine lange Entwicklungszeit schließen.

γ) Röntgenologie und Klinik

Röntgenologisch besteht bei der *Chondrosis intervertebralis* meistens keine Veränderung. Selten ist die Höhe des Zwischenwirbelraumes vermindert. Bei der Osteochondrosis intervertebralis (Abb. 13b, 17a) findet sich stets eine Höhenabnahme des Zwischenwirbelraumes, ferner eine Verdichtung der angrenzenden Wirbelkörperenden. Defekte der Wirbelkörperabschlußplatten bei Osteochondrose werden röntgenologisch als „erosive Spondylopathie" (COURTOIS et al.

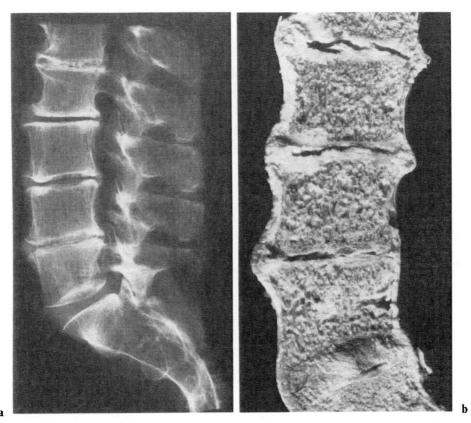

Abb. 17a, b. *Osteochondrosis intervertebralis und Spondylosis deformans.* **a** Röntgenaufnahme des WS-Präparates von **b**. Höhe der Zwischenwirbelräume $L_{1/2-4/5}$ erheblich vermindert. Geringe Randsklerose. Ventrale und dorsale Osteophyten. Bei $L_{1/2}$ und $L_{4/5}$ Grund- und Deckplatten herdförmig zerstört („erosive Spondylopathie"). L_5/S_1 ohne abnormen Befund. **b** Makropräparat von L_2 bis S_1. Bandscheiben weitgehend aufgelöst, mit klaffenden Spalten. Ventrale Randsklerose. Bandscheibe L_5/S_1 mit dorsal-basalem Riß. ♀ 87 Jahre, keine klinischen Angaben

1980) oder „atypische degenerative Wirbelveränderung" (BATTIKHA et al. 1981) bezeichnet (Abb. 17). Da in der Regel bei bindegewebiger und knöcherner Versteifung die knorpeligen Wirbelkörperabschlußplatten größtenteils erhalten sind, ist die Höhe des Zwischenwirbelraumes beurteilbar.

Klinisch verursacht die *Chondrosis intervertebralis* an sich keine Beschwerden. Hingegen kann sich eine *Osteochondrosis intervertebralis* entwickeln. Jetzt können sich die Veränderungen von Bandscheiben, Wirbelkörper und Wirbelbogengelenken durch Schmerzen mit reflektorischer Muskelkontraktion und Steifhaltung bemerkbar machen (GÜNTZ 1958; SCHMORL u. JUNGHANNS 1968; RÜBE u. SCHULTE 1974; FINNESON 1980). Die Beschwerden treten selten vor dem 40. Lebensjahr auf. Veränderungen der HWS können Schmerzen von Nacken und Armen auslösen (BAYLEY 1974). Bei Befall der unteren LWS sind Kreuzschmerzen im Vordergrund (LINDEMANN u. KUHLENDAHL 1953).

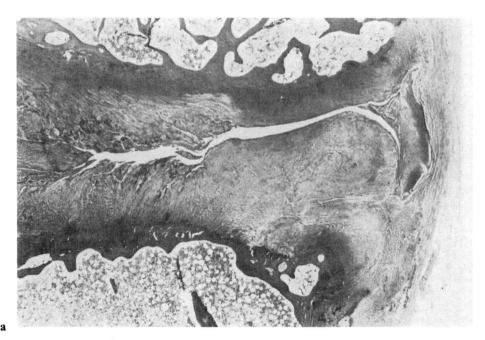

Abb. 18a–c. Osteochondrose mit gelenkartigem Bandscheibenumbau $T_{6/7}$. Entwicklung nicht abgeschlossen. **a** Übersicht. Spalte der rechten Bildhälfte mit glatten Rändern und gelenkkapselartigem Abschluß, der eine Zwischenscheibe aufweist. Spalte der linken Bildhälfte mit seitlichen Abzweigungen. HE × 9. **b** Ausschnitt der rechten Bildhälfte von **a**. Rißrand von hyalinem Knorpelgewebe ausgekleidet. × 80. **c** Ausschnitt der linken Bildhälfte von **a**. Rand der Spalte mit Nekrosen, daneben mit großen, herdförmig gewucherten Zellen. × 80. Die Befunde weisen darauf hin, daß kürzlich eine Fortsetzung des seit langem bestehenden Risses stattgefunden hat. Gleicher Fall wie Abb. 10

TORGERSON u. DOTTER (1976), BURTON et al. (1981), KIRKALDY-WILLIS et al. (1982) stellen bei Patienten mit Kreuzschmerzen vorwiegend eine Osteochondrose mit Höhenabnahme des Zwischenwirbelraumes $L_{4/5}$ und besonders L_5/S_1 fest. Dabei finden sie röntgenologisch eine Verschiebung der kaudalen Fortsätze der zugehörigen Wirbelbogengelenke nach kranial, was eine Einengung der Zwischenwirbelkanäle zur Folge hat (Abb. 52). Eine zusätzliche Einengung der Zwischenwirbelkanäle kann bei diesen Patienten durch eine Bandscheibenverlagerung sowie durch Osteophyten beobachtet werden. Solche Befunde werden von diesen Autoren bei mehr als 50% der Patienten mit Kreuzschmerzen festgestellt. Die Beschwerden werden auf eine Irritation der Nervenwurzeln zurückgeführt.

Meistens erst nach Jahren führt eine bindegewebige und knöcherne Bandscheibenversteifung (Blockwirbel) zur Rückbildung der Beschwerden (FINNESON 1980). Erfahrungsgemäß stört der umschriebene Bewegungsausfall vor allem ältere Patienten nicht. Viel wichtiger ist die Befreiung von den Schmerzen.

Die pathologisch-anatomischen und damit auch die Röntgenbefunde der Osteochondrose gehen bei einer großen Zahl von Patienten ohne Beschwerden einher. Umgekehrt müssen klinische Symptome nicht zwangsmäßig mit einer Osteochondrose in Zusammenhang stehen. Die *Röntgendiagnose Osteochondrose berechtigt nicht, ohne weiteres damit ein klinisches Krankheitsbild zu verbinden* (GÜNTZ 1958; FINNESON 1980).

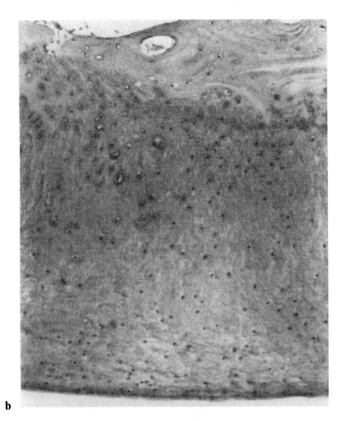
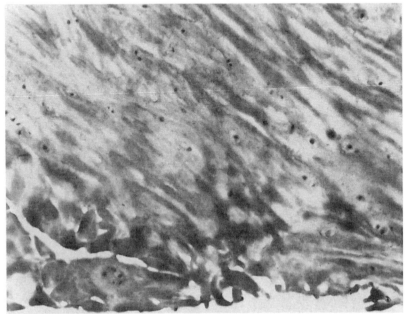

Abb. 18b, c

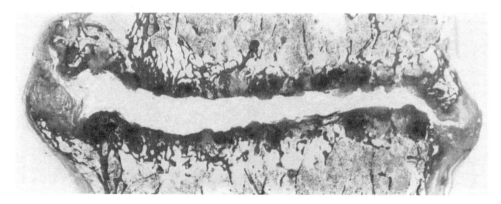

Abb. 19. Osteochondrose. Bandscheibe $L_{3/4}$ gelenkartig umgebildet. Entwicklung abgeschlossen. Gleicher Fall wie Abb. 10. HE ×2

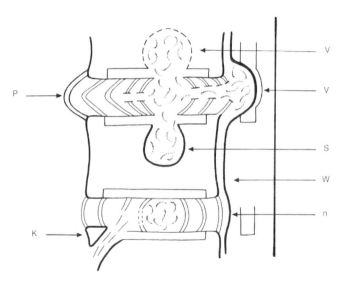

Abb. 20. Schematische Darstellung der Verlagerung von Bandscheibengewebe an die Oberfläche und in den Wirbelkörper. *P* Protrusion; *V* Vorfall (Prolaps); *S* Schmorlscher Knoten; *K* Kantenabtrennung; *n* normal

2. Verlagerung von Bandscheibengewebe

Die Verlagerung von Bandscheibengewebe kann in einer Protrusion oder in einem Prolaps bestehen (Abb. 20). Die *Protrusion* ist eine Vorwölbung von Bandscheibengewebe nach dorsal, ventral oder lateral (Abb. 21). Unter *Prolaps (Synonyma: Bandscheibenvorfall, Bandscheibenhernie)* versteht man einen Vorfall von Nucleus pulposus-Gewebe nach dorsal, ventral, lateral oder in einen Wirbelkörper (SCHMORL u. JUNGHANNS 1968; ROTHMAN et al. 1982). Der Ausdruck Hernie wird dem tatsächlichen Befund nicht ganz gerecht, weil der die Hernie kennzeichnende Bruchsack fehlt. Neben dem vorgefallenen Nucleus pul-

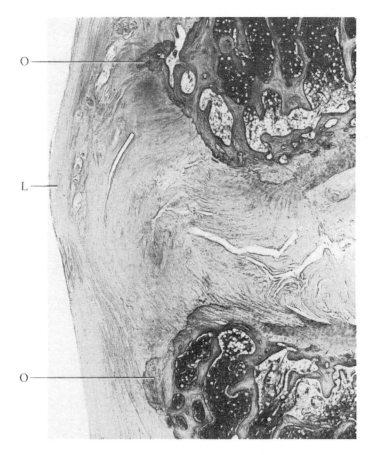

Abb. 21. Ventrale Bandscheibenprotrusion. Oberhalb und unterhalb der Wirbelkörperenden, unter dem vorderen Längsband (*L*), Ansätze von Osteophyten (*O*). HE ×14, ♀ 53 Jahre. Keine klinischen Angaben

posus-Gewebe finden sich stets auch Fragmente des Anulus fibrosus, häufig auch Knorpelplattenpartikel. Deshalb bevorzugen einige Autoren die Benennung Bandscheibenvorfall. Alle drei Synonyme haben sich indes eingebürgert. Die grobe Übersicht ergibt, daß am häufigsten der Ausdruck Protrusion für die Bandscheibenvorwölbung ohne Vorfall von Nucleus pulposus-Gewebe zur Anwendung kommt, die Benennung Prolaps für den Vorfall von Nucleus pulposus-Gewebe.

Infolge einer Protrusion oder eines Prolapses können sich Osteophyten entwickeln (Abschnitt V. Spondylosis deformans).

a) Bandscheibenprotrusion

Die Protrusion beruht auf einer Lockerung des Bandscheibengefüges. Sie kann durch einen Riß der medialen Partie des Anulus fibrosus zustande kommen; die äußeren erhaltenen Anulusschichten überspannen den gelockerten inneren Bandscheibenabschnitt (Abb. 20, 21). Bisweilen bestehen bei einer Protrusion regressive Bandscheibenveränderungen, ohne daß ein topographischer Zusammenhang mit einem Bandscheibenriß nachweisbar ist. Ursache der Protrusion kann also eine primäre Bandscheibendegeneration sein (COLLINS 1949). Die Protrusion kann die Entwicklung von Osteophyten auslösen (Abb. 21).

b) Bandscheibenprolaps

Die Pathogenese des horizontalen Bandscheibenprolapses an die WS-Oberfläche ist verschieden vom vertikalen Prolaps in einen Wirbelkörper. Der intraspongiöse Prolaps wird daher in einem späteren Abschnitt besprochen.

Der horizontale Vorfall von Nucleus pulposus-Gewebe an die WS-Oberfläche geschieht durch einen Riß des Anulus fibrosus. Von besonderer klinischer Bedeutung ist der dorsale und dorsolaterale Prolaps.

3. Dorsaler und dorsolateraler Bandscheibenprolaps

Die dorsale Bandscheibenverlagerung erfolgt in den Wirbelkanal, die dorsolaterale in den Zwischenwirbelkanal.

a) Häufigkeit und Lokalisation

Im autoptischen Untersuchungsgut von Schmorl beträgt die Häufigkeit der dorsalen Bandscheibenverlagerung 15,2%, und zwar bei Frauen 18,7%, bei Männern 11,5% (SCHMORL u. JUNGHANNS 1968). In der Hälfte der untersuchten WS wurde der Befund an mehreren Bandscheiben festgestellt. In den klinischen Beobachtungen von KRAYENBÜHL u. ZANDER (1953) mit mehr als 1 700 Patienten fand sich der Prolaps in 95% in den Bandscheiben $L_{4/5}$ und L_5/S_1, in 4% in der HWS und der BWS. Gleichlautende Angaben finden sich bei LINDEMANN u. KUHLENDAHL (1953) und SCHMORL u. JUNGHANNS (1968). EPSTEIN (1976) stellt den Prolaps ebenfalls am häufigsten bei $L_{4/5}$ und L_5/S_1 fest; die Lokalisation bei $L_{3/4}$ beschreibt dieser Autor als nicht selten, bei $L_{2/3}$ und $L_{1/2}$ jedoch als ungewöhnlich.

Im autoptischen Untersuchungsgut ist in der *HWS* bei systematischer Abklärung der dorsale und dorsolaterale Prolaps nicht selten. Von 100 Patienten des 4. bis 10. Lebensjahrzehnts war der Befund bei 35 Fällen festzustellen (AUFDERMAUR 1960). Der Prolaps hatte jeweils eine Ausdehnung von 2 mm bis 1 cm. Die Bandscheiben $C_{5/6}$ und $C_{6/7}$ waren öfter befallen als die von $C_{2/3}$ bis $C_{4/5}$. Bei allen Fällen handelte es sich um autoptische Zufallsbefunde.

b) Pathogenese

Die Pathogenese des Nucleus pulposus-Prolapses versuchten VIRGIN (1951) und MARKOLF u. MORRIS (1974) experimentell an Lendenbandscheiben von Patienten abzuklären, die in verschiedenem Alter zur Obduktion gekommen waren. Den teils gut erhaltenen, teils degenerativ veränderten Bandscheiben wurde durch Inzision ein dorsolateraler Kanal mit 2–4 mm Durchmesser angelegt. Es ist kein Nucleus-Prolaps aufgetreten, auch nicht bei Kompression mit erheb-

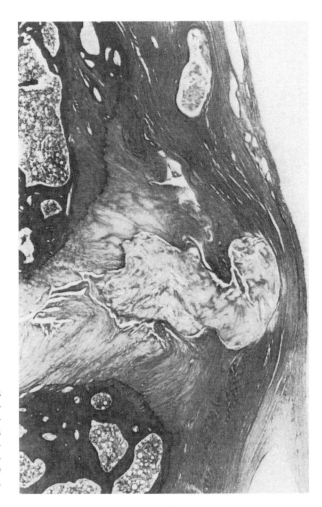

Abb. 22. Dorsaler Nucleus pulposus-Prolaps im Randleistenanulus. Axiale Ausdehnung 2 mm. Riß des Anulus fibrosus. Über dem Randleistenanulus das hintere Längsband. van Gieson ×17, ♂ 69 Jahre. Keine klinischen Angaben

lichem Druck. Der angelegte Kanal wurde durch den Nucleus pulposus abgedichtet, was die Autoren als Selbstheilungsfolge bezeichnen. Es ist allerdings zu berücksichtigen, daß nur Kompressionsversuche vorgenommen wurden. Ob sich Beugung und Rotation gleichermaßen auswirken, ist ungeklärt. Im weiteren ist unklar, ob der gleiche „Selbstheilungsmechanismus" auch bei lange dauernder Belastung wirksam wäre, ferner, ob er überhaupt in vivo einsetzen würde (WHITE u. PANJABI 1978). Es ist nicht ausgeschlossen, daß das Zustandekommen des Prolapses die Sequestrierung der histologisch feststellbaren geschädigten Gewebselemente voraussetzt.

c) Pathologische Anatomie

Makroskopisch gelangt der dorsale Prolaps in der ventralen Wand des Wirbelkanals als derber Knoten in Erscheinung, sobald beim Eingehen von dorsal Wirbelbogen und Rückenmark bzw. Cauda equina entfernt sind (Abb. 24b).

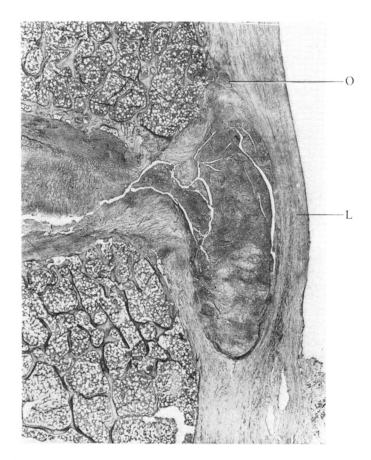

Abb. 23. 1 cm großer dorsaler Nucleus pulposus-Prolaps bei bogenförmigem Riß des Anulus fibrosus. Prolaps unter dem hinteren Längsband (*L*), das abgehoben und in den Wirbelkanal vorgewölbt ist. Kranial unter dem Längsband Ansatz eines Osteophyten (*O*). HE, ×8, ♀ 80 Jahre. Keine klinischen Angaben

Der Prolaps breitet sich zwischen Bandscheibe und dorsalem Längsband oder lateral davon aus.

Histologisch finden sich – auch in den Operationspräparaten – neben Nucleus pulposus-Gewebe zusätzlich Fragmente des Anulus fibrosus und Partikel der knorpeligen und knöchernen Wirbelkörperabschlußplatten. Das prolabierte Bandscheibengewebe zeigt die gleichen, aber ausgeprägteren regressiven Veränderungen wie bei der Bandscheibendegeneration ohne Prolaps (LYONS et al. 1966; SOKOLOFF 1966; NAYLOR et al. 1975). LYONS et al. (1966) vermuten, daß beim Bandscheibenprolaps die altersbedingten Nukleusveränderungen vorzeitig eingesetzt haben. NAYLOR et al. (1975) finden im prolabierten Nucleus pulposus-Gewebe Kollagen vom Typ 1 und Typ 2, während normales Bandscheibengewebe nur Kollagen vom Typ 2 enthält. Ferner stellen diese Autoren im Nucleus pulposus-Gewebe einen sehr hohen Hydroxyprolingehalt fest, was auf einen höheren Kollagengehalt als bei einer normalen gleichaltrigen Bandscheibe hinweise. Die Vermutung, daß solche Befunde am Zustandekommen des Bandscheibenprolapses beteiligt sind (NAYLOR et al. 1975), ist allerdings zum mindesten nicht bewiesen (TAYLOR u. AKESON 1971).

Prolabiertes Nucleus pulposus- und Anulus fibrosus-Gewebe enthält bisweilen feinkörnigen und scholligen Kalk (Abb. 25). Er ist meistens so diskret, daß er im Röntgenbild nicht zur Darstellung gelangt.

d) Prolapsformen

LINDEMANN u. KUHLENDAHL (1953), SCHMORL u. JUNGHANNS (1968) und RÜBE u. SCHULTE (1974) nehmen nach dem Verhalten des vorgefallenen Nucleus pulposus-Gewebes folgende Unterteilung vor (Abb. 26). Der *pendelnde Prolaps* tritt bei bestimmten Bewegungen aus der Bandscheibe aus und schlüpft bei anderen Bewegungen wieder in die Bandscheibe zurück. Ist die Rückkehr infolge enger Rißstelle unmöglich, so besteht ein *eingeklemmter (inkarzerierter) Vorfall*. Die Einklemmung kann sich lösen. Rezidivierende Beschwerden werden mit Wiederholung dieses Vorganges erklärt. Der eingeklemmte Prolaps kann sich ein Bett in den Wirbelkörper eingraben, was LINDEMANN u. KUHLENDAHL (1953) bei Operationen wiederholt beobachteten und als „Selbstheilung" bezeichnen. Ein *sequestrierter oder freier Prolaps* liegt dann vor, wenn das prolabierte Nucleus pulposus-Gewebe durch den Faserring abgequetscht ist. Gewöhnlich findet es sich lateral unter der Nervenwurzel. Es kann auch im Periduralraum nach kranial oder kaudal wandern (*wandernder Vorfall*). Der seltene *intradurale Vorfall* hat die Dura durchbrochen und schwimmt frei im Liquor des Rückenmarks.

e) Auswirkungen auf Rückenmark und Nerven

Ein *dorsaler Prolaps* kann zu einer Rückenmarkkompression führen (Abb. 24). Bei L_1 oder L_2 geht das Rückenmark in den Konus medullaris über, der sich in das Filum terminale fortsetzt. Dieses bildet zusammen mit den Nervensträngen aus den Wurzeln der untersten BWS und der LWS die Cauda equina. Die längs verlaufenden, zu einem dichten Bündel zusammengefaßten Nervenstränge können durch einen Nukleusprolaps komprimiert werden. An Kompressionsfolgen sind histologisch Degeneration und entzündliche Reaktion von Nerven beschrieben (KRAYENBÜHL u. ZANDER 1953). Bei *dorsolateraler Ausbreitung* haben Protrusion und Prolaps eine Einengung des Zwischenwirbelkanals zur Folge, in der HWS bisweilen auch eine Einengung der Lichtung der Arteria vertebralis. In der HWS und der LWS befindet sich die Nervenwurzel auf gleicher Höhe wie die Bandscheibe (Abb. 5a, c). Nicht selten ist hier die Nervenwurzel über dem verlagerten Bandscheibengewebe eingedellt. In der BWS hingegen verläuft die Nervenwurzel kranial der Bandscheibe (Abb. 5b). Die Beeinflussung der Nervenwurzel durch eine Bandscheibenverlagerung ist hier überaus selten.

f) Spätbefunde

Das dorsal und dorsolateral vorgefallene Nucleus pulposus-Gewebe ist in einem Teil der eigenen Beobachtungen oberflächlich in einer verschieden breiten Schicht durch kollagenes Bindegewebe ersetzt (Abb. 27). Dieses ist in weiteren

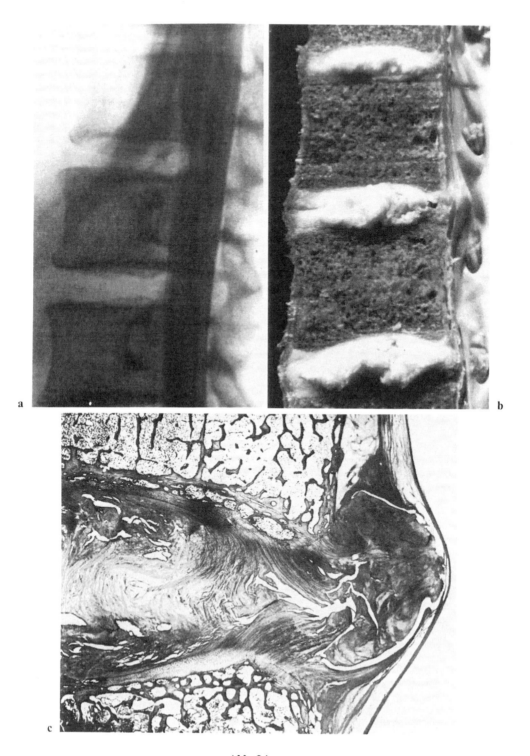

Abb. 24a–c

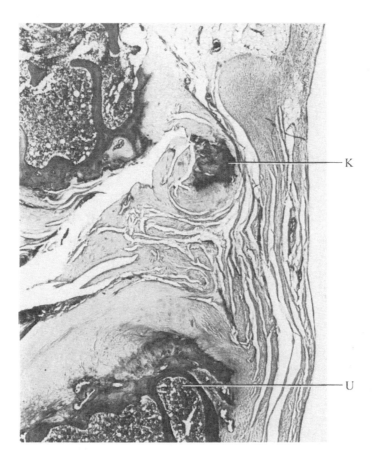

Abb. 25. Kalkhaltiger, zum Zwischenwirbelkanal gerichteter Nucleus pulposus-Prolaps $C_{5/6}$. $K=$ Kalkmasse. $U=$ Processus uncinatus. HE × 12, ♂ 57 Jahre. Keine klinischen Angaben

Fällen in hyalines Bindegewebe umgewandelt und nimmt einen Teil des prolabierten Gewebes ein. Schließlich findet sich statt des vorgefallenen Nucleus pulposus ein kugeliges, zellarmes, hyalines Gebilde (Abb. 28). Es stellt den Endzustand eines Vernarbungsvorganges dar und dürfte den erhöhten Hydroxyprolingehalt des prolabierten gegenüber dem nicht vorgefallenen Nucleus pulposus (NAYLOR et al. 1975) erklären.

Abb. 24a–c. Dorsaler Nucleus pulposus-Prolaps. **a** Im Myelogramm Eindellung des Durasackes $L_{1/2}$. **b** Makrobefund: Bei $L_{1/2}$ rechts Vorwölbung in den Wirbelkanal. **c** Prolaps 17 mm groß; darüber das hintere Längsband. Riß des Anulus fibrosus. HE × 3, ♂ 52 Jahre. Klinisch ohne äußeren Anlaß plötzliche Kreuzschmerzen, ausstrahlend in rechtes Bein. Knapp 3 Monate später Todeseintritt wegen metastasierendem Magenkarzinom mit allgemeinem Ikterus

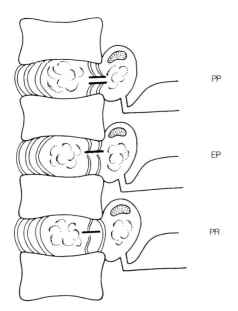

Abb. 26. Schematische Darstellung der Formen des Nucleus pulposus-Prolapses. *PP* Prolapsus pendulans; *EP* eingeklemmter Prolaps (Prolapsus incarnatus); *PR* Protrusion

Ein weiterer Spätbefund kann bei *Verlagerung von Bandscheibengewebe in einen Zwischenwirbelkanal* beobachtet werden (AUFDERMAUR 1960). Normalerweise ist die Bandscheibe dorsolateral von lockerem Bindegewebe und Fettgewebe begrenzt (Abb. 5, 9a). Durch die Bandscheibenverlagerung werden die Bindegewebszüge in den Zwischenwirbelkanal gedrängt (Abb. 29a), wodurch Nerven und in der HWS die Arteria vertebralis eine Kompression erfahren können. In einem Teil der Fälle sind die kollagenen Fasern in verschiedener Ausdehnung vermehrt (Abb. 30). Eine bandartige Prolapsüberbrückung aus kompakten kollagenen Fasern ist im eigenen Untersuchungsgut nur bei gleichzeitigem Vorliegen einer Spu festzustellen (Abb. 50). In einzelnen Fällen von noch wenig ausgeprägter kollagener Faservermehrung ist das verlagerte Bandscheibengewebe von gewucherten Kapillaren umfaßt, die in lockeres Bindegewebe und Fettgewebe eingebettet sind (Abb. 31). Unmittelbar daneben sind, wie im ganzen übrigen Zwischenwirbelraum, keine vermehrten Kapillaren festzustellen. Im Endzustand der bandartigen Überbrückung des Zwischenwirbelraumes sind keine vermehrten Blutgefäße festzustellen. Es ist nicht ausgeschlossen, daß den Kapillaren bei der Entwicklung der Faservermehrung eine Bedeutung zukommt.

g) Spätbefund nach Laminektomie

LINDEMANN und KUHLENDAHL (1953) haben nach ausgiebiger Ausräumung des Nucleus pulposus nie die Entwicklung einer deutlichen Höhenabnahme des Zwischenwirbelraumes gesehen. *Histologisch* liegt in jedem Fall des eigenen Untersuchungsgutes eine ausgeprägte bindegewebige und knöcherne Versteifung vor. Daneben ist stets reichlich Bandscheibengewebe erhalten (Abb. 32).

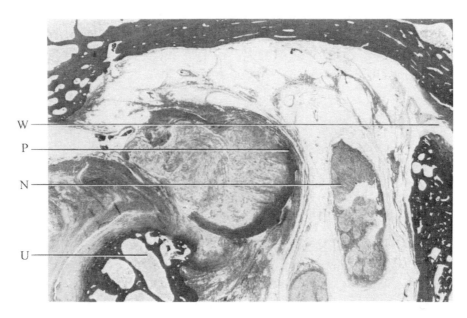

Abb. 27. Dorsolateraler Nucleus pulposus-Prolaps $C_{5/6}$. Periphere Prolapspartie durch faserreiches Bindegewebe ersetzt (*P*). *N* Nervenwurzel; *W* Wirbelbogengelenk; *U* Processus uncinatus C_6. van Gieson × 10. Keine klinischen Angaben erhältlich

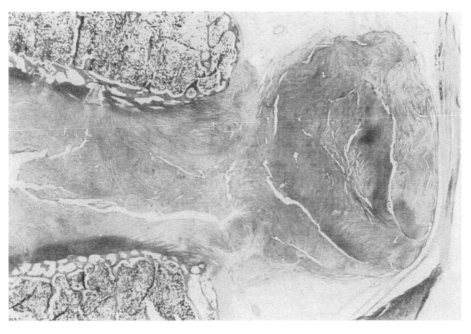

Abb. 28. Hyalin vernarbter dorsaler Nucleus pulposus-Prolaps $L_{4/5}$. Hinteres Längsband gegen den Wirbelkanal abgehoben. Riß des Anulus fibrosus. HE × 5, ♂ 51 Jahre. Keine klinischen Angaben erhältlich

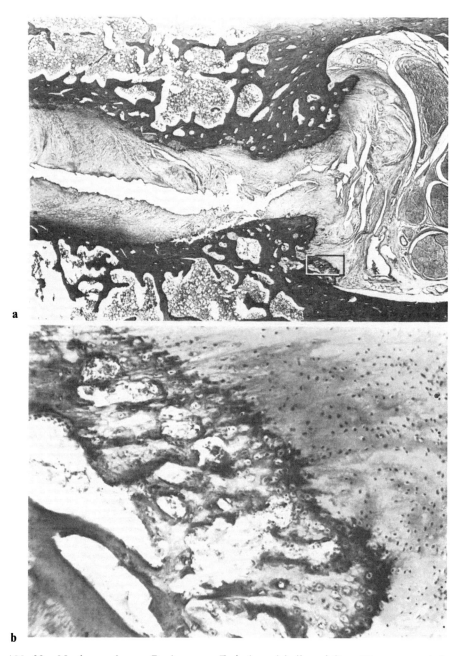

Abb. 29a. Nucleus pulposus-Prolaps zum Zwischenwirbelkanal $C_{5/6}$. Nervenwurzel eingedellt. Klaffender Riß des Anulus fibrosus. Spondylosis uncovertebralis. HE ×9. **b** Ausschnitt aus **a**, eingerahmte Partie, Osteophyt mit den Befunden der enchondralen Ossifikation. ×120, ♀ 61 Jahre. Klinisch symptomloser Verlauf

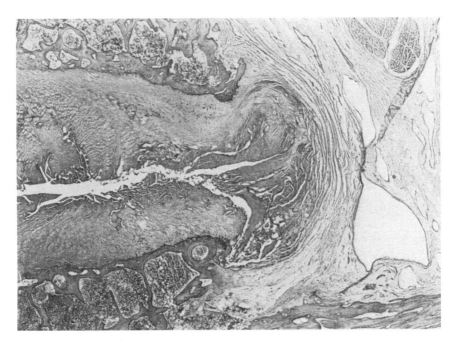

Abb. 30. Dorsolateraler Nucleus-Prolaps $C_{5/6}$ von vermehrten, halbkreisförmig angeordneten Bindegewebszügen begrenzt. Rechts oben Nervenwurzel. HE ×12, ♂ 71 Jahre. Keine klinischen Angaben

h) Lumbale Bandscheibenverlagerung und Unfall

Im allgemeinen ist die lumbale Bandscheibenverlagerung die Folge von chronischen Einflüssen auf die Bandscheibe. Ein Unfallereignis kommt als Ursache nur bei schwerer Gewalteinwirkung in Frage, wie Sturz aus großer Höhe auf Füße oder Rücken, Verkehrsunfall. Einer plötzlichen äußeren Gewalteinwirkung kann unter Umständen die Bedeutung eines auslösenden Faktors zugesprochen werden. Voraussetzung für diese Stellungnahme ist die genaue Kenntnis der Vorgeschichte.

i) Röntgenologie

Im Röntgenbild sind Protrusion und Prolaps nur bei ausgiebiger Verkalkung oder Verknöcherung nachweisbar, was sehr selten beobachtet wird. RÜBE u. SCHULTE (1974) weisen auf eine Höhenverminderung des Zwischenwirbelraumes hin. KRAYENBÜHL u. ZANDER (1953) fanden diesen Befund in 68% der Prolapsbeobachtungen, doch entsprach er bei der Operation nur in der Hälfte der Fälle der tatsächlichen Lokalisation des Prolapses. Leicht nachweisbar sind Prolaps und Protrusion mit der Myelographie (Abb. 24a) (FAGER 1980) und der Computertomographie (LANCOURT et al. 1979; FELDMEYER et al. 1982; REINHARDT et al. 1982).

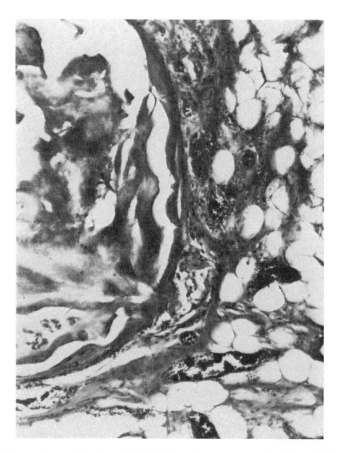

Abb. 31. Nucleus pulposus-Prolaps (links) $C_{4/5}$, begrenzt von kapillarreichem Bindegewebe und Fettgewebe. HE ×126, ♂ 66 Jahre. Keine klinischen Angaben

j) Klinische Befunde

In der LWS machen sich klinisch vor allem dorsale und laterale Verlagerungen bemerkbar (*lumbales Wurzelkompressionssyndrom*). In der HWS kommen zwar dorsale Bandscheibenverlagerungen mit klinischen Befunden ebenfalls vor (*zervikomedulläres Syndrom*); hier sind aber klinische Befunde bei dorsolateralen und lateralen, gegen den Zwischenwirbelkanal gerichtete Veränderungen im Vordergrund. Sie bestehen in Bandscheibenverlagerungen und in spondylotischen Befunden und werden im Abschnitt Spd besprochen (*Zervikalsyndrom* V 10 b). Bandscheibenverlagerungen der BWS treten klinisch selten in Erscheinung. Sie werden in diesem Abschnitt erörtert (*Thorakalsyndrom*).

Lumbales Wurzelkompressionssyndrom

Der Bandscheibenprolaps mit Wurzelkompressionssyndrom wird vom Kindes- bis zum Greisenalter beobachtet. Im neurochirurgischen Untersuchungsgut von KRAYENBÜHL und ZANDER (1953), das 620 Patienten umfaßt, sind die Beschwerden im Alter von 8 bis 70 Jahren aufgetreten. Am meisten betroffen ist das 3. Lebensjahrzehnt. Führendes Symptom ist der Kreuzschmerz (HARDY u. PLANK 1982). Er kann dauernd bestehen oder als Lumbago (Hexenschuß) beginnen, um bis zum nächsten Anfall ganz zu verschwinden. Es vergehen Monate bis Jahre, bis dem Kreuzschmerz der gebührende Krankheitswert beigemessen wird. KRAYENBÜHL und ZANDER (1953) und FARFAN (1973) unterscheiden nach der Lokalisation zwei Formen der Bandscheibenverlagerung. Der *mediale Prolaps* (Abb. 24) führt zum *vertebralen Syndrom* mit Kreuzschmerzen, beidseitigen Ischiasbeschwerden, abnormer Haltung und Druckschmerz der LWS. Im Untersuchungsgut von ROTHMAN et al. (1982) ist das Fehlen eines Ischias bei Krankheitsbeginn nicht ungewöhnlich. Der *laterale Prolaps* führt zum *radikulären Syndrom* mit einseitiger Ischialgie. Betroffen ist jene Nervenwurzel, die den Wirbelkanal unterhalb des Prolapses verläßt: Bestehen die neurologischen Symptome vonseiten der 5. Nervenwurzel, so befindet sich der Prolaps wahrscheinlich bei $L_{4/5}$.

Der *Zusammenhang zwischen den klinischen Erscheinungen und den pathologisch-anatomischen Befunden* ist nur teilweise geklärt. Sicher werden am Zustandekommen der Beschwerden Einwirkungen des verlagerten Bandscheibengewebes auf Spinalnerven von großer Bedeutung sein. Mittels chirurgischer Behandlung kann dieser Faktor mehrheitlich mit gutem Ergebnis ausgeschaltet werden, vorausgesetzt, daß die Operationsindikation streng begrenzt wird. Es ist aber nicht ausgeschlossen, daß den klinischen Befunden noch weitere, unbekannte Faktoren zugrunde liegen. Bisweilen ergibt eine Obduktion als Zufallsbefund einen ausgeprägten lumbalen Prolaps. Nach den Angaben der Angehörigen ist der Befund in einem Teil der Beobachtungen nicht in Erscheinung getreten. Ferner kann ein myelographisch festgestellter Prolaps symptomlos sein (EPSTEIN 1976). FARFAN (1973) bezweifelt, daß die Wurzelkompression Schmerzursache sein kann. Eine wesentliche Bedeutung mißt er der Zerrung eines Nerven zu, räumt aber ein, daß diese Auffassung nicht bewiesen ist. Das Zustandekommen der Symptome kann vielleicht auch auf eine Kompression von Blutgefäßen mit Ischämie der Nervenwurzel zurückgehen (FARFAN 1973). ROTHMAN et al. (1982) vermuten, daß neben mechanischen auch biochemische Einflüsse auf die Nervenwurzel infolge Bandscheibendegeneration am Auftreten der klinischen Symptome beteiligt sein können. JUNGHANNS (1968) legt der Lumbago eine dorsale Protrusion zugrunde; dadurch werde der Nervus meningicus recurrens in Mitleidenschaft gezogen.

Das Wurzelkompressionssyndrom kann sich spontan zurückbilden. Das ist meistens der Fall bei der Protrusion. Ferner kann ein solcher Verlauf mit bestimmten Prolapsformen in Beziehung stehen (Abb. 26). Im weiteren ist anzunehmen, daß die dauernde Rückbildung der Symptome mit den histologischen Befunden im Entwicklungsablauf in Zusammenhang steht, nämlich der hyalinen Vernarbung und Schrumpfung des vorgefallenen Bandscheibengewebes (Abb. 27, 28).

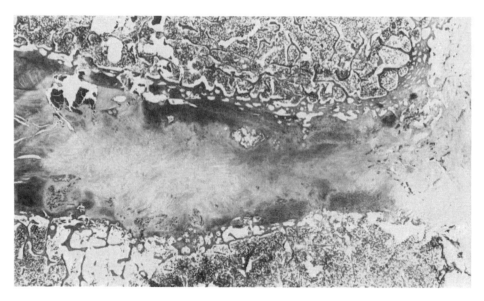

Abb. 32. Bandscheibe L_5/S_1, 4 Wochen nach Laminektomie. Helle Stellen: Teils nekrotisches, teils von dorsal und vom Wirbelmarkraum aus durch Bindegewebe ersetztes Bandscheibengewebe. Dunkle Stellen: Erhaltenes Bandscheibengewebe. Anschließend an die Wirbelkörperabschlußplatten Knochengewebsherde. HE ×4,5, ♂ 47 Jahre. Klinisch beim Heben einer schweren Last rasende Kreuzschmerzen, ausstrahlend in rechte Hüfte und rechtes Bein. Laminektomie 2 Jahre später. Todesursache: Ertrinken

Zervikomedulläres Syndrom

MAYFIELD (1979) beobachtete 21 Patienten im Alter von 21–44 Jahren mit zervikomedullärem Syndrom. Ein Unfall wurde in keinem Fall angegeben. Das erste Symptom bestand in Schwäche und Unsicherheit einer unteren Extremität beim Aufwachen. Der Krankheitsbeginn war schmerzlos. Die Ursache der Beinschwäche ist ungeklärt. Die Vermutung einiger Autoren, es liege eine Beeinflussung der Arteria spinalis anterior oder des Venensystems mit Störung der Pyramidenbahn durch das reichlich vorgefallene Bandscheibengewebe zugrunde, ist nach den bisherigen Ergebnissen unwahrscheinlich (DUNSKER 1981). – Im späteren Verlauf können sich Parästhesien der Arme einstellen, vermutlich infolge Störung der Rückenmarkfunktion (MAYFIELD 1979). Die Sicherung der Diagnose erfolgt durch die Myelographie oder das Computertomogramm.

Thorakalsyndrom

Lediglich 0,5% aller neurologisch festgestellten Bandscheibenverlagerungen befinden sich in der BWS (TOVI u. STRANG 1960; LOVE u. SCHORN 1965; WENIG 1973; BENSON u. BYRNES 1975; BENJAMIN u. RANSOHOFF 1982). Bevorzugt sind 4. und 5. Lebensjahrzehnt. Am meisten ist die untere BWS befallen. Die Beschwerden bestehen in Schmerzen, gefolgt von neurologischen und motorischen Störungen. Das seltene Vorkommen des Befundes wird auf folgende Umstände zurückgeführt: Die BWS ist weniger beweglich als die LWS. Sie wird hauptsächlich ventral belastet. Die Bandscheiben sind niedriger als in der LWS. Die Nervenwurzel liegt kranial der Bandscheibe (Abb. 5b).

V. Spondylosis deformans

Eine Spd liegt dann vor, wenn die Wirbelkörper Osteophyten aufweisen, das sind knöcherne Zacken und Wülste, die etwas ober- und unterhalb der Wirbelkörperränder ansetzen. Da keine entzündliche WS-Veränderung vorliegt, ist heute die Bezeichnung Spondylitis (s. I. Geschichte) durch Spondylose ersetzt (JUNGHANNS 1968; SCOTT 1970; EPSTEIN 1976). Die Spd ist ein Folgezustand der Bandscheibenverlagerung nach lateral, ventral und dorsal.

1. Häufigkeit

Bevorzugt befallen sind HWS, untere BWS und LWS. JUNGHANNS (1968) untersuchte 4253 Sektionspräparate von BWS und LWS durch Betrachten und Betasten. Er fand eine ausgeprägte Häufigkeitszunahme der Osteophyten mit dem Lebensalter (Abb. 33). Mit 49 Jahren wiesen 60% der WS von Frauen und 80% der WS von Männern Osteophyten auf. Mit 79 Jahren waren beide Geschlechter zu ungefähr 95% befallen. Interessant ist das Ergebnis, daß die Spd der BWS bis zum 40. Lebensjahr häufiger vorkommt als im fortgeschrittenen Alter (Abb. 34). Die starke Spondylosis lumbalis zeigt im fortgeschrittenen Lebensalter nur noch eine geringe Zunahme. Die Verhältnisse bei der HWS wurden an 100 Sektionspräparaten untersucht (AUFDERMAUR 1960). Die Häufigkeitskurve der Spc steigt nach dem 50. Lebensjahr steil an, um nach dem 7.–8. Dezennium etwas abzufallen (Abb. 35, 36).

Die Deutung der statistischen Ergebnisse ist problematisch, insbesondere der leichte, aber deutliche Rückgang der Spc nach dem 7.–8. Lebensjahrzehnt und das nur geringe Ansteigen der Häufigkeitskurve bei Männern nach dem

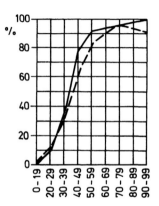

Abb. 33. Häufigkeit der Spondylosis deformans von BWS und LWS in verschiedenem Lebensalter. ——— = Männer, --- = Frauen. (Aus SCHMORL u. JUNGHANNS 1968)

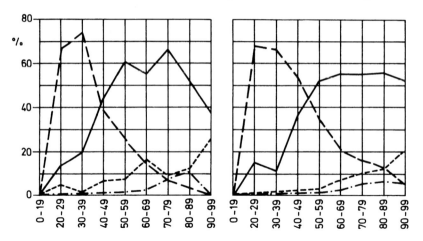

Abb. 34. Spondylosis deformans von LWS und BWS in verschiedenem Lebensalter bei Männern und Frauen. ——— = gleichmäßig geringe Befunde von LWS und BWS. – – – – = Spd der BWS ohne Mitbeteiligung der LWS. ‐‐‐‐ = starke Spd der LWS mit geringer Beteiligung der BWS. ·–··– = LWS und BWS stark befallen. (Aus: SCHMORL u. JUNGHANNS 1968)

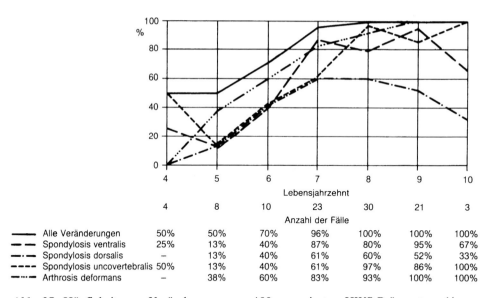

Abb. 35. Häufigkeit von Veränderungen an 100 mazerierten HWS-Präparaten. (Aus: AUFDERMAUR 1960)

6. Dezennium. Die autoptischen Ergebnisse stimmen recht gut mit dem HWS-Syndrom überein. Es gelangt zwischen dem 40. und 60. Lebensjahr zur Beobachtung und erfährt vom 7.–8. Lebensjahrzehnt an keine wesentliche Häufigkeitszunahme. Vielleicht können die Befunde, wenigstens teilweise, damit in Zusammenhang stehen, daß alte Leute die WS weniger intensiv beanspruchen als junge. Dabei könnte das Wegfallen einer beruflichen Beanspruchung von gewisser Be-

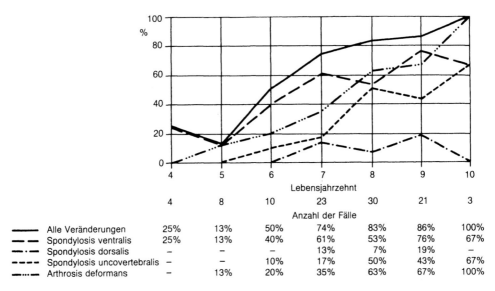

Abb. 36. Häufigkeit von mehr als 2 mm großen Osteophyten bei 100 mazerierten HWS-Präparaten. (Aus: AUFDERMAUR 1960)

deutung sein. Die einen Autoren stellen tatsächlich einen Zusammenhang der Spd mit beruflicher Belastung fest, z. B. BILLENKAMP (1972); andere hingegen, z. B. KRÄMER (1978), finden unter den Patienten mit bandscheibenbedingten Erkrankungen kein Überwiegen der körperlich schwer arbeitenden Berufsgruppe. Für die Festlegung dieser Zusammenhänge sind weitere Abklärungen nötig.

Bei seitlicher Verkrümmung der WS entwickeln sich auf der konkaven Seite ausgeprägte Osteophyten (Kapitel D WS-Verkrümmungen).

2. Lokalisation

In der HWS kommen die Osteophyten am häufigsten bei $C_{5/6}$ und $C_{6/7}$ vor, gefolgt von $C_{4/5}$ und $C_{3/4}$, am wenigsten bei $C_{2/3}$ (Abb. 37, 38). DEPALMA und ROTHMAN (1970) fanden autoptisch $C_{5/6}$ am meisten befallen, gefolgt von $C_{6/7}$; am wenigsten war $C_{2/3}$ betroffen. Diese Ergebnisse werden im allgemeinen mit der größeren Beweglichkeit des unteren gegenüber dem oberen HWS-Abschnitt und vor allem der weniger beweglichen oberen BWS-Hälfte in Zusammenhang gebracht.

3. Pathogenese

Zur Zeit werden zwei pathogenetische Vorstellungen diskutiert. Nach Schmorl, der die BWS und die LWS untersucht hat, wird die Spd durch einen Riß des Anulus fibrosus eingeleitet (SCHMORL u. JUNGHANNS 1968). Bei Bewe-

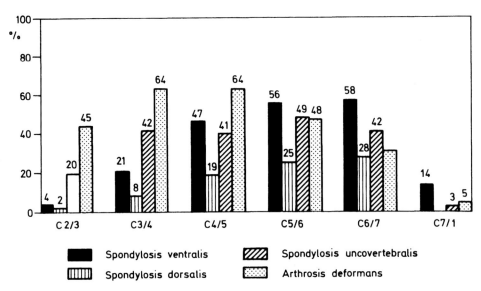

Abb. 37. Lokalisation von Osteophyten bei 100 mazerierten HWS-Präparaten. (Aus: AUFDERMAUR 1960)

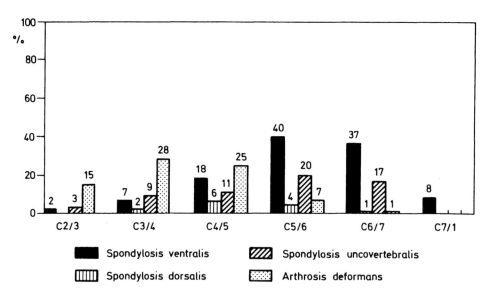

Abb. 38. Lokalisation von mehr als 2 mm großen Osteophyten bei 100 mazerierten HWS-Präparaten. (Aus: AUFDERMAUR 1960)

gungen der WS werde das durchtrennte Bandscheibengewebe nach außen gepreßt. BWS und LWS werden hauptsächlich ventral belastet. Dadurch erfahre das vordere Längsband immer wiederkehrende Zerrungen, so daß an seinen Ansatzstellen ober- und unterhalb der Wirbelkörperränder die Osteophyten entstehen. Eine andere Auffassung vertritt COLLINS (1949). Primär bestehe eine

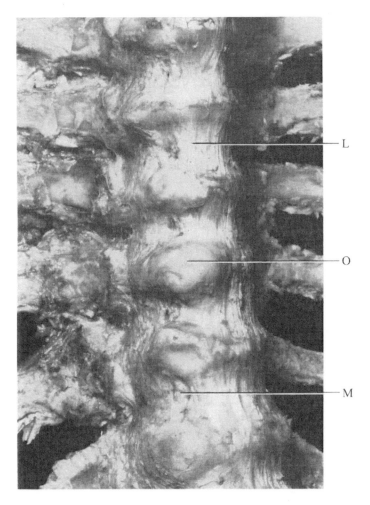

Abb. 39. Darstellung des vorderen Längsbandes und von Osteophyten der BWS von T_5 bis T_{11}. *L* Vorderes Längsband; *O* Osteophyt; *M* wenig kräftige Membran. ♂ 80 Jahre

Bandscheibendegeneration. Bei Beanspruchung der WS werde degeneriertes Bandscheibengewebe nach außen gedrängt. Das vordere Längsband halte das vordrängende Bandscheibengewebe zurück. Eine Vorbuchtung lateral des vorderen Längsbandes sei hingegen ohne weiteres möglich. Durch die Bandscheibenverlagerung werde das Periost der Wirbelkörper abgehoben. Die Folge sei eine periostale Knochenbildung, also die Entwicklung der Osteophyten.

Beide Auffassungen, die von Schmorl und jene von Collins, haben noch heute ihre Anhänger. Bei Berücksichtigung der neueren Untersuchungsergebnisse, die in Abschnitten II.2 „Biomechanische Einwirkungen auf die Bandscheibe" und II.4 „multifaktorielle Ursachen" zusammengefaßt sind, finden sich für beide Vorstellungen gemeinsame Faktoren. Einerseits treten beim Zustandekommen von Rissen in der Bandscheibe degenerative Veränderungen in Erschei-

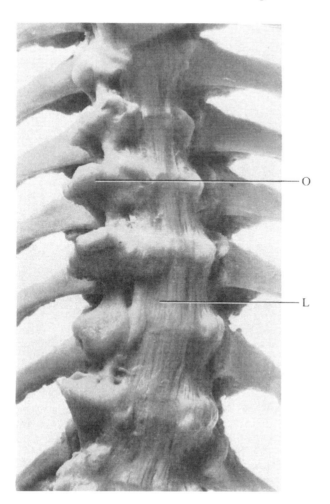

Abb. 40. Darstellung des vorderen Längsbandes und der Osteophyten an sorgfältig anmazeriertem WS-Stück von T_8 bis L_1. *L* vorderes Längsband; *O* Osteophyt. ♂ 77 Jahre

nung. Anderseits kann eine Bandscheibe degenerative Veränderungen erfahren ohne daß Risse vorliegen (s. III.4 „Histologische Befunde bei Nicht-Beanspruchung der WS" und IV.2a „Bandscheibenprotrusion"); ein solcher Zustand begünstigt bei Belastung der WS die Rißentstehung. Meistens ist nicht zu entscheiden, ob der Riß oder die Bandscheibendegeneration zuerst bestanden hat. Die funktionelle Betätigung führt zur Vorwölbung von degeneriertem, zerrissenem Bandscheibengewebe. In einem aktiven Entwicklungsstadium sind histologisch am Knochenansatz der Bandscheibe bzw. am Periost die Befunde der enchondralen oder der periostalen Ossifikation feststellbar (Abb. 29b). Wir müssen annehmen, daß die Knochenbildung als Reaktion auf die Bandscheibenverlagerung eingesetzt hat.

Das vordere Längsband breitet sich auf der ventralen WS-Seite vom Tuberculum pharyngeum des Os occipitale bis zur Vorderfläche des Sakrums als kräftiges, gurtenförmiges Ligament aus (Abb. 39). In vielen Fällen besteht an-

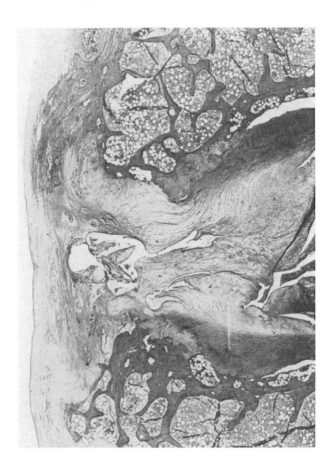

Abb. 41. Spondylosis ventralis $C_{6/7}$. Übergreifen des kranialen Osteophyten auf das vordere Längsband. HE ×12, ♂ 83 Jahre. Klinisch keine Beschwerden

schließend eine weniger mächtige, knapp 1 cm messende, gut begrenzte Membran. Sie fehlt bisweilen ganz oder abschnittsweise. Beim Anmazerieren mit Antiformin wird sie rascher aufgelöst als das vordere Längsband, das bei sorgfältigem Vorgehen mit scharfer Grenze bestehen bleibt (Abb. 40).

An der BWS und der LWS sind die Osteophyten überwiegend ventrolateral, am Rande des vorderen Längsbandes zu beobachten (Abb. 40). Jeder Obduzent kann sich davon überzeugen, indem er die BWS und die LWS in axialer Richtung bestreicht, wobei er sie mit dem Daumen auf der einen und den Fingern 2–5 auf der andern Seite umfaßt. Die Osteophyten breiten sich häufig ventralwärts aus, besonders bei Degeneration mit Höhenabnahme der Bandscheibe und Erschlaffung des vorderen Längsbandes (COLLINS 1949). Meistens sind sie in dem Fall lateral kräftiger entwickelt als ventral. Histologisch finden sie sich sehr oft unter dem vorderen Längsband und nicht an seiner Ansatzstelle (Abb. 21, 23). Die Verknöcherung kann zwar auf das vordere Längsband übergreifen (Abb. 41), doch handelt es sich um eine sekundäre Erscheinung und nicht um eine primäre Bandverknöcherung. Ferner tritt durch Beanspruchung von Bändern in der Regel keine Verknöcherung ihrer Ansatzstellen auf. Die

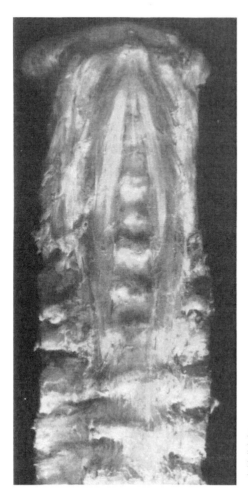

Abb. 42. Spondylosis cervicalis. Die Osteophyten treten im kaudalen Abschnitt der HWS als wulstförmige Vorwölbungen in Erscheinung. Sie sind beidseits vom musculus longus colli begrenzt. ♂ 84 Jahre

HWS zeigt davon abweichende Befunde, indem hier die Osteophyten nicht bevorzugt neben dem vorderen Längsband lokalisiert sind (Abb. 42, AUFDERMAUR 1960). Für dieses abweichende Verhalten der Spc gegenüber der Spondylosis thoracalis und lumbalis mögen verschiedene Umstände verantwortlich sein. Die HWS wird funktionell ganz anders beansprucht als die übrigen WS-Abschnitte. Ferner ist das vordere Längsband in der HWS weniger kräftig ausgebildet als im Brust- und Lendenabschnitt. Eine ventrale Bandscheibenverlagerung dürfte daher im Bereich der HWS nicht in dem Maß zurückgehalten werden wie in der BWS und der LWS.

Die Osteophyten entstehen an der während des Wachstums bestehenden Berührungsstelle von knorpeliger Randleiste und Wirbelkörper. Da sie erst nach Wachstumsabschluß auftreten, wenn hier kein Knorpel mehr vorliegt, kann ihre Entwicklung mit den knorpeligen Wirbelkörperrandleisten nichts zu tun haben (JUNGHANNS 1968).

Für die Ausbildung der Osteophyten ist die funktionelle Betätigung des betreffenden WS-Abschnittes die Voraussetzung. Die Bandscheibenhöhe kann normal oder vermindert sein. Eine Spd kann ohne oder gleichzeitig mit einer Osteochondrose vorkommen, und umgekehrt kann beim Vorliegen einer Osteochondrose eine Spd gleichzeitig bestehen oder fehlen. Bei Versteifung des betreffenden WS-Stückes werden die Osteophyten wieder abgebaut (SCHMORL u. JUNGHANNS 1968).

In der Regel finden sich die Osteophyten an mehreren übereinanderliegenden Wirbelkörpern. Sind sie nur an einem Bewegungssegment nachzuweisen, kann es sich um die Folge eines unfallbedingten Bandscheibenrisses handeln (V.9 Unfallbedingte Spd).

4. Pathologisch-anatomische Befunde

Makroskopisch sind bei Mazerationspräparaten die Osteophyten teils sehr klein, kaum erkennbar, teils bis mehr als 1 cm groß. Meistens ist an zwei benachbarten Wirbeln je ein Osteophyt ausgebildet, wobei der eine kräftiger sein kann als der andere. Der Osteophyt kann eine beträchtliche Vergrößerung der Wirbelkörperendfläche zur Folge haben. Er verläuft gebogen oder gestreckt, mit glattem, stumpfem oder messerscharfem, oft zackigem Rand (Abb. 43). Von kranial oder kaudal gesehen können rinnenförmige Vertiefungen auffallen. Dabei besteht der Eindruck einer schichtweisen Knochenanlagerung an den Wirbelkörper, was eine schubweise Entwicklung vermuten läßt (Abb. 44). Bisweilen kommt eine knöcherne Verschmelzung von zwei Osteophyten zustande.

Histologisch finden sich in einer aktiven Krankheitsphase die Befunde der enchondralen oder desmalen Ossifikation. Die enchondrale Verknöcherung wird durch eine knorpelige Metaplasie der äußersten Partie des Randleistenanulus am Wirbelkörperansatz eingeleitet. Bei der desmalen Ossifikation entsteht Faserknochengewebe, das später durch lamellären Knochen ersetzt wird. Zuerst ist der Osteophyt kompakt gebaut. Dadurch ist er deutlich gegenüber dem Wirbelkörper begrenzt, dessen ursprüngliche Form erhalten ist. Zwei Osteophyten umfassen zangenartig in unregelmäßiger Richtung verlaufende Faserknorpelstränge (Abb. 43e). Es handelt sich nicht nur um verlagertes Bandscheibengewebe, sondern vor allem um eine sekundäre Gewebswucherung. Sie kann auf verschiedenen Faktoren beruhen, die nicht alle bekannt sind. Es ist aber anzunehmen, daß die mechanische Beanspruchung der WS, von großer Bedeutung ist. Im weiteren Verlauf erfährt der Osteophyt durch zentralen Knochenabbau eine Spongiosierung. Schließlich besteht er aus lamellärem Knochengewebe von gleicher Dichte wie der Wirbelkörper. Die Grenze zwischen Osteophyt und Wirbelkörper ist jetzt verwischt. Die Markräume sind mit denen des Wirbelkörpers in Verbindung (Abb. 45b).

LIPSON und MUIR (1980) beobachteten an experimentell erzeugten Osteophyten des Kaninchens in der Phase der Zellvermehrung und der knorpeligen Metaplasie eine Zunahme, im Stadium der Knochenbildung eine Abnahme der Proteoglykanaggregate.

Bisweilen ist zwischen zwei Osteophyten ein *Schaltknochen* eingelagert (Abb. 46). Er kann mit einem Wirbelkörperrand oder mit beiden Wirbelkörperrändern verschmelzen. Selten kommt ein Schaltknochen vor, ohne daß eine Spd nachweisbar ist.

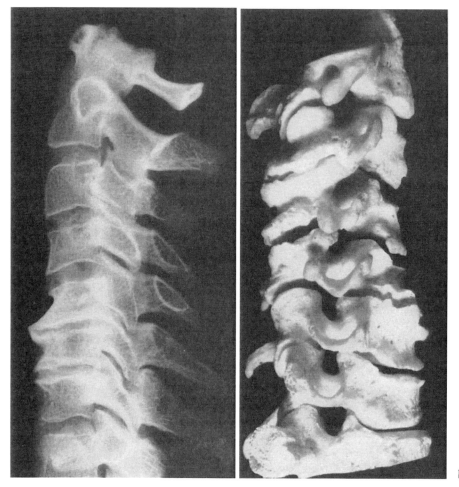

Abb. 43 a–d. Ausgeprägte Spondylosis cervicalis des kaudalen, schwere Arthrosis deformans des kranialen HWS-Abschnittes. **a** Röntgenbild der linken formalinfixierten HWS-Hälfte. Dorsal-konvexe Abknickung bei $C_{5/6}$, ventral-konvexe Biegung von C_{1-3}. Bei C_{3-5} geringe ventrale Spondylose. Bei C_{5-7} ausgeprägte Osteochondrose und Spondylose. **b** Mazerierte rechte HWS-Hälfte. **c** Zwischenwirbelkanäle $C_{3/4}$ und $C_{4/5}$ durch Osteophyten der unkovertebralen Partie und der Wirbelbogengelenke hochgradig eingeengt. **d** Innenseite von C_{4-6} des Präparates von **b**. Ausgeprägte Spondylose und Osteochondrose $C_{5/6}$. **e** Ausgeprägte Spondylose und Osteochondrose $C_{5/6}$ der linken Präparathälfte. HE ×7, ♂ 58 Jahre. Klinisch seit einem Jahr Schmerzen in Nacken und Armen ohne Abhängigkeit von bestimmter Kopfhaltung. Kaudaler HWS-Abschnitt fast unbeweglich. Zusammenhang zwischen klinischen Beschwerden und ausgeprägten anatomischen Befunden der kaudalen HWS-Partie unwahrscheinlich. Ob Beziehungen zu Veränderungen des kranialen und mittleren HWS-Abschnittes bestehen, ist wegen Fehlens von neurologischen Untersuchungsbefunden nicht feststellbar

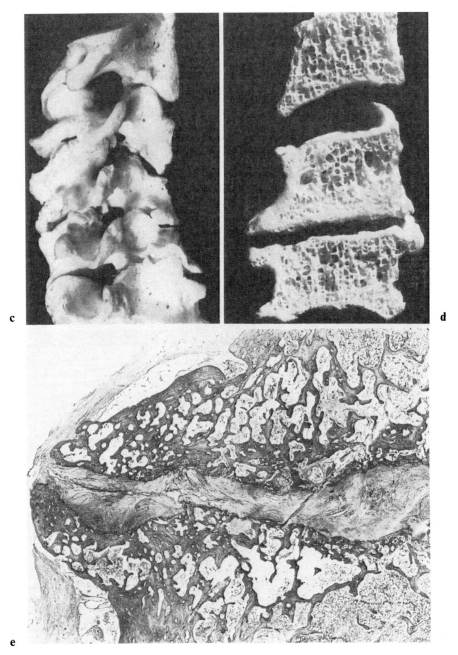

Abb. 43c–e

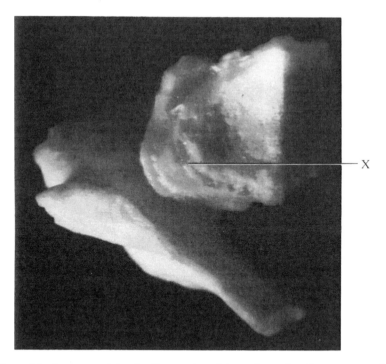

Abb. 44. Spondylosis uncovertebralis C_7 von kranial gesehen. Am Processus uncinatus setzt ein nach kaudal gebogener Osteophyt an. An der Ansatzstelle eine Furche (x). Unmittelbar neben dem linken Rand des Osteophyten eine feine Rille. Der Befund kann auf eine schubweise Entwicklung des Osteophyten hinweisen. ♀ 61 Jahre. Klinisch keine Beschwerden

Lokalisation des Osteophyten

Die unkovertebrale Spd der HWS (Spu) benötigt ihrer besonderen Lokalisation wegen eine besondere Besprechung.

5. Spondylosis unkovertebralis

Eine Spu liegt dann vor, wenn der Processus uncinatus Osteophyten aufweist. An 100 mazerierten HWS-Präparaten kommt der Befund vom 5. Lebensjahrzehnt an, die ausgeprägte Spu (Osteophyten größer als 2 mm) vom 6. Dezennium an vor (Abb. 35, 36). Die Häufigkeitskurven steigen mit dem Lebensalter an; sie weisen im 8. Dezennium einen vorübergehenden Rückgang der Befunde auf. Die Osteophyten sind von $C_{3/4}$ bis $C_{6/7}$ ungefähr gleichmäßig festzustellen (Abb. 37). Die ausgeprägte Spu bevorzugt jedoch die untere HWS (Abb. 38). DePalma und Rothman (1970) machen ähnliche Angaben. Interessante Unterschiede zeigt die Lokalisation am Processus uncinatus. Im 4. und 5. Lebensjahrzehnt sind die Osteophyten vorwiegend dorsolateral, also gegen den Zwischenwirbelkanal hin, im späteren Lebensalter auch lateral, zum Querfortsatz mit dem Foramen transversum und der Arteria vertebralis hin gerichtet (AUFDERMAUR 1960).

a) Anatomie der unkovertebralen Verbindung (Luschka Gelenk)

LUSCHKA (1858) beschreibt „Seitengelenke" der Halsbandscheibe. Eine „spaltenförmige Höhle" sei von Gelenkknorpel mit faseriger Grundsubstanz sowie einer faserigen, blutgefäßhaltigen Haut begrenzt, die „als eigentümliche Kapselmembran" angesehen werden müsse (Abb. 9a). Heute werden diese „Seitengelenke" vor allem im angloamerikanischen Schrifttum als unkovertebrale oder Luschka Gelenke bezeichnet. TÖNDURY (1958) hingegen faßt die Durchtrennungen als Bandscheibenrisse auf. Er findet sie erstmals beim 9jährigen Kind und bringt ihre Entstehung entwicklungsgeschichtlich mit dem Aufrichten des vorher flachen Processus uncinatus in Zusammenhang. Im weiteren Verlauf sind die bei der Osteochondrosis intervertebralis beschriebenen Veränderungen feststellbar. Zunächst sind die Rißränder aufgefasert (Abb. 9). Unter dem Einfluß der Bewegungen (ECKLIN 1960) werden sie geglättet. Das straffaserige Bindegewebe des Randleistenanulus bzw. der Faserknorpel kann eine Metaplasie zu hyalinem Knorpelgewebe erfahren. Die laterale Begrenzung der Durchtrennung bildet eine innere lockere Gewebsschicht vom Aussehen der Synovialis mit Zwischenscheibe, ferner eine äußere kollagene Bindegewebsschicht. Dadurch ist die unkovertebrale Verbindung beim Erwachsenen analog einem echten Gelenk aufgebaut. Es handelt sich um eine physiologische, entwicklungsgeschichtlich bedingte Struktur. Die gelenkförmige Bildung hat eine Lockerung des Bandscheibengefüges mit vermehrter Beweglichkeit zur Folge. Nicht nur normalanatomisch, sondern auch unter krankhaften Bedingungen, z.B. bei der chronischen Polyarthritis (cP), bestehen die gleichen Veränderungen wie bei einem echten cP-kranken Gelenk (Kapitel B Spondylitis).

Das bevorzugte Vorkommen der ausgeprägten, d. h. mehr als 2 mm messenden Osteophyten im kaudalen Teil der HWS dürfte vor allem mit der ausgiebigen Beweglichkeit dieses Abschnittes in Zusammenhang stehen. Die geringfügigen, kranial und kaudal ungefähr gleichmäßig entwickelten Osteophyten werden am besten vorwiegend mit der frühzeitigen, entwicklungsgeschichtlich bedingten Rißentstehung erklärt.

b) Weitere Entwicklung der unkovertebralen Verbindungen

Die beidseitigen lateralen Durchtrennungen können nach medial fortschreiten und mit zentralen Bandscheibenrissen zusammentreffen. In der Regel zeigt jetzt die Bandscheibe die Befunde der Degeneration. Ferner kann Nucleus pulposus-Gewebe gegen den Zwischenwirbelkanal prolabieren. Bei der Ausbreitung dieser Durchtrennungen sind die gleichen Befunde zu erheben wie bei der Osteochondrosis intervertebralis mit gelenkartiger Bandscheibenumbildung (IV.1.d.$\alpha\beta$). Sie kann zu einer Zerlegung der Bandscheibe in zwei Hälften führen (Abb. 47). Dieser Befund kommt in allen Halsbandscheiben vor, am häufigsten bei $C_{4/5}$ und $C_{5/6}$.

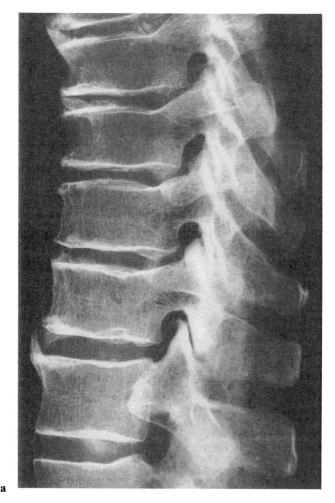

a

Abb. 45a, b. Spondylosis deformans. a Röntgenbild von T_7–L_1. Ausgeprägte Osteophyten und geringe ventrale Osteochondrose. b Spd $T_{11/12}$. Die Osteophyten umfassen zangenartig die Bandscheibe, Spongiosa von gleicher Dichte wie die der Wirbelkörper. van Gieson × 7. Keine klinischen Angaben

c) Pathologisch-anatomische Befunde

Makroskopisch sind die Processus uncinati normalerweise beim Erwachsenen im kranialen Abschnitt der HWS durchschnittlich höher und steiler gestellt als kaudal. Die Höhenabnahme und Flachstellung nimmt in vielen Fällen von kranial nach kaudal allmählich zu. Der gleiche Befund ist auch bei der Durchsicht zahlreicher Röntgenbilder zu erheben (JUNGHANNS, persönliche Mitteilung). In mazerierten Präparaten beträgt der Größenunterschied bis zu 3 mm, ohne daß Osteophyten vorliegen. Gewisse Beziehungen zwischen Größe und Stellung der Processus uncinati und einer Spu könnten aber doch bestehen. Die Processus uncinati sind dorsolateral, gegen den Zwischenwirbelkanal mit

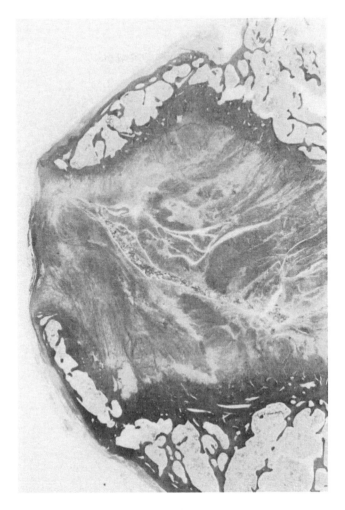

Abb. 45b

den Nervenwurzeln hin, meistens weniger steil als gegen das lateral gelegene Foramen transversum mit Arteria und Vena vertebralis. Dorsolateral sind aber auch Osteophyten der Processus uncinati in früherem Lebensalter und ausgeprägter nachweisbar als lateral. Ein sehr flach gestellter Processus uncinatus, d.h. wenn sein Winkel mit der Wirbelendfläche mehr als 140° beträgt, weist in der Regel Osteophyten auf.

Der Osteophyt liegt in Mazerationspräparaten dem Rand des Processus uncinatus an (Abb. 44). Auch die gegenüber liegende Wirbelendfläche weist einen Osteophyten auf. Die Osteophyten zeigen die bei der Spd üblichen wechselnden Verlaufsrichtungen und verschiedenen Formen.

Histologisch findet sich zwischen den Osteophyten meistens Faserknorpelgewebe mit verschieden ausgedehnten Rissen. Es handelt sich um eine sekundäre Gewebswucherung, die im Ablauf der Spd-Entwicklung fast regelmäßig vor-

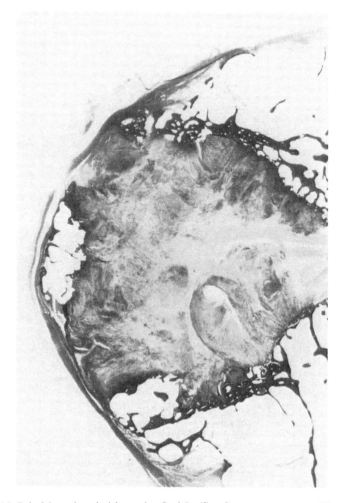

Abb. 46. Schaltknochen bei lateraler Spd L_5/S_1. Osteoporose. van Gieson ×6

kommt. Bei der Spu kann der dorsolaterale Osteophyt zu einer Einengung des Zwischenwirbelkanals führen, nicht selten mit Eindellung der Nervenwurzel (Abb. 48). Durch einen lateralen Osteophyten kann die Lichtung der Arteria vertebralis eine Einengung erfahren. Die kollagenen Faserzüge der dorsolateralen Begrenzung sind durch die Osteophyten in den Zwischenwirbelkanal gedrängt (Abb. 49). Dabei sind sie in einem Teil der Fälle in verschiedenem Ausmaß bis zur bandförmigen Verstärkung vermehrt (Abb. 50). Offenbar handelt es sich um eine reaktive Veränderung.

In fast allen Fällen von Bandscheibenspaltung im frontalen oder sagittalen Schnitt sind bei völliger histologischer Aufarbeitung lateral, dorsal oder ventral Anteile der Bandscheibe vorhanden, die die beiden Wirbelendflächen miteinander verbinden. Das Bewegungssegment wird in diesen Beobachtungen durch solche äußere Bandscheibenreste, durch die dorsolaterale gelenkkapselförmige

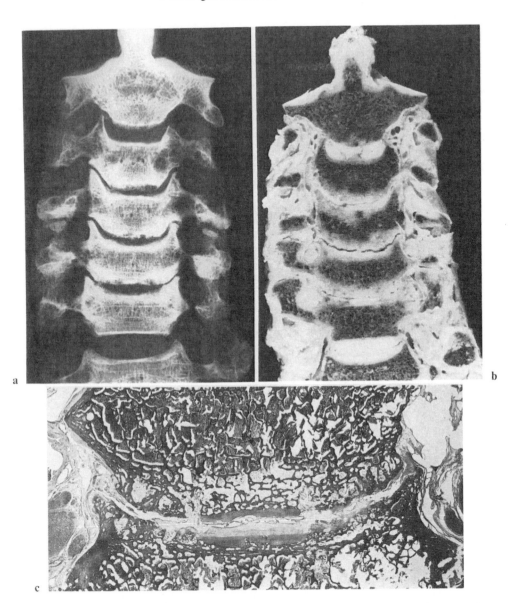

Abb. 47a–c. Gelenkartig umgebaute Bandscheibe. **a** Röntgenbild des Präparates von b von C_{2-7}. $C_{3/4}$ bis $C_{5/6}$: Höhe der Zwischenwirbelräume erheblich vermindert; deutliche Randsklerose; Defekte der Grund- und Deckplatten. Von C_3 bis C_6 Spu. **b** Frontalschnitt der HWS. Osteochondrose mit durchtrennten Bandscheiben von $C_{3/4}$ bis $C_{6/7}$. Von C_3–C_6 Spu. **c** Bandscheibe $C_{5/6}$ gespalten. HE × 2,5, ♂ 57 Jahre. Klinisch keine Beschwerden

Bildung, die Bänder und die Wirbelbogengelenke zusammengehalten. Mit großer Regelmäßigkeit liegen auch Osteophyten vor. Die Befunde könnten fast ebenso gut eine Ad wie eine Spd annehmen lassen (Abb. 51). Mit der Verstärkung der Beweglichkeit besteht gleichzeitig eine verminderte Festigkeit und damit eine Traumaempfindlichkeit des Bewegungssegmentes.

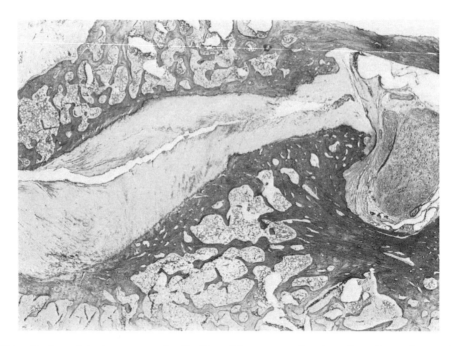

Abb. 48. Spondylosis uncovertebralis $C_{3/4}$. Nervenwurzel neben dem Osteophyten C_4 eingedellt. Bandscheibenriß. HE × 7. Gleicher Fall wie Abb. 29

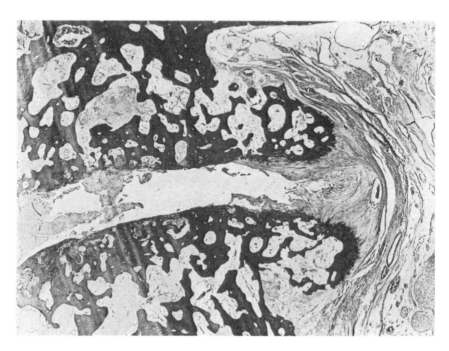

Abb. 49. Spondylosis uncovertebralis $C_{5/6}$. Bandscheibe mit klaffendem Spalt. Osteophyten durch Faserknorpelgewebe miteinander verbunden, gegen den Zwischenwirbelkanal durch spärliche Bindegewebszüge begrenzt. Vergleiche dazu Abb. 50. HE × 9, ♂ 70 Jahre. Klinisch seit Jahren hie und da „reißende" Hinterkopfschmerzen, die aber nicht mit der HWS in Zusammenhang gebracht werden können. Keine Abhängigkeit der Beschwerden von bestimmter Kopfhaltung, keine Schmerzen in den Armen

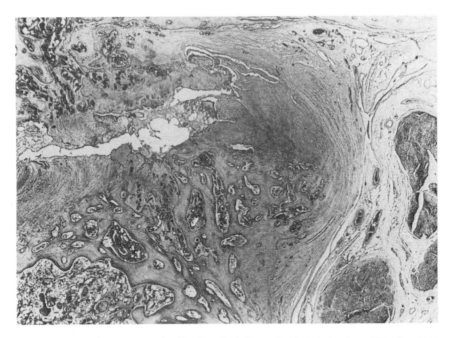

Abb. 50. Spondylosis uncovertebralis. Bandscheibenriß $C_{5/6}$. Eine bandförmige Bildung grenzt die unkovertebrale Verbindung vom Zwischenwirbelkanal ab. Vergleiche dazu Abb. 49. HE ×13, ♀ 70 Jahre. Keine klinischen Angaben

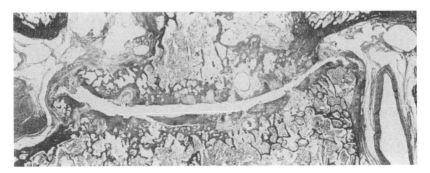

Abb. 51. Bandscheibe $C_{5/6}$ gelenkartig umgestaltet. Befunde weitgehend ähnlich einer Arthrosis deformans. HE ×2,5. Keine klinischen Angaben

6. Arthrosis deformans der Wirbelbogengelenke

a) Bezeichnung

Der Ausdruck „Spondylarthrose" sollte für die Arthrose der Wirbelbogengelenke nicht verwendet werden. Er wird – vor allem im angloamerikanischen Schrifttum – sowohl für Veränderungen der Bandscheibe (Wirbelkörper- oder amphiarthrotisches Gelenk) als auch des Wirbelbogengelenkes (apophysäres, zygoapophysäres, synoviales, hinteres intervertebrales Gelenk) angewandt. Bei der Bezeichnung „Spondylarthrose" weiß man deshalb sehr oft nicht auf Anhieb, welche Gelenke gemeint sind.

b) Häufigkeit und bevorzugte Lokalisation

Anzahl der befallenen Wirbelbogengelenke und Schweregrad der Ad zeigen im autoptischen Untersuchungsgut von Schmorl vom 30. Lebensjahr an eine kontinuierliche Zunahme (GÜNTZ 1958). Am meisten sind HWS und LWS befallen. Mazerierte HWS-Präparate zeigen im 6. Lebensjahrzehnt in 60%, im 9. in 100% Gelenke mit einer Ad (Abb. 35). Eine ausgeprägte Ad von Wirbelbogengelenken der HWS (Osteophyten größer als 2 mm) findet sich in diesem Untersuchungsgut in 20% im 6., in 63% im 8. Dezennium (Abb. 36). Mittlerer und kranialer Abschnitt, besonders $C_{3/4}$ und $C_{4/5}$, sind häufiger und stärker befallen als kaudaler Teil der HWS (Abb. 37, 38). In der LWS kommt die Ad der Wirbelbogengelenke von L_1 bis S_1 ungefähr gleich häufig vor. – Die Wirbelbogengelenke von linker und rechter Seite der gesamten WS können abweichende Befunde aufweisen.

c) Pathogenese

Das Zustandekommen der Ad der Wirbelbogengelenke wird im allgemeinen mit der funktionellen Beanspruchung und dem Vorliegen einer Osteochondrosis intervertebralis in Zusammenhang gebracht. Bei der Chondrose und Osteochondrose führen Risse und Spalten mit Höhenabnahme der Bandscheibe zu einer Lockerung des Bewegungssegmentes und zu einer Annäherung der Fortsätze der zugehörigen Wirbelbogengelenke (Abb. 52). Gleichzeitig kann der kraniale gegenüber dem kaudalen Gelenkfortsatz nach dorsal verschoben werden („Wirbelverschiebung nach hinten", JUNGHANNS 1968). Dadurch werden die Gelenkkapseln angespannt, und die Entwicklung einer Ad wird gefördert (GÜNTZ 1958; KELLER 1959; FARFAN 1973; KIRKALDY-WILLIS et al. 1982). Mit dieser Auffassung ist aber die Pathogenese der Ad nicht völlig geklärt. Mittlere und kraniale

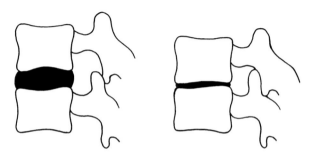

Abb. 52. Bei Osteochondrose der Lendenwirbelsäule Einengung des Zwischenwirbelkanals infolge Höhenabnahme der Bandscheibe. Linke Abbildung = normaler Befund. (Nach BURTON et al. 1981)

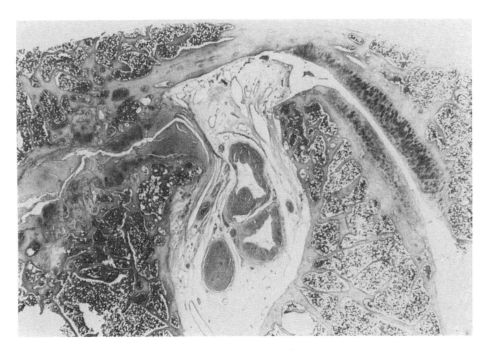

Abb. 53. Spondylosis uncovertebralis und Osteochondrose mit Einengung des Zwischenwirbelkanals $C_{6/7}$. Wirbelbogengelenk intakt. HE ×6,5, ♀ 82 Jahre. Keine klinischen Angaben

Partie der HWS weisen öfter eine Ad der Wirbelbogengelenke auf als der beweglichere kaudale Abschnitt, wo Chondrose und Osteochondrose am häufigsten vorkommen (Abb. 37, 38). Ferner wird bei ausgeprägter Osteochondrose und Spondylose eine Ad der zugehörigen Wirbelbogengelenke bisweilen vermißt (Abb. 53). Umgekehrt kann bei ausgeprägter Ad der Wirbelbogengelenke eine Osteochondrose und Spondylose fehlen (Abb. 54). Osteochondrose und Spondylose einerseits und Arthrose der Wirbelbogengelenke anderseits lassen also nicht in allen Fällen eine gegenseitige Beeinflussung erkennen. Es wäre denkbar, daß bei ausgeprägter Osteochondrose und Spondylose mit Behinderung der Beweglichkeit die zugehörigen Wirbelbogengelenke geschont werden. Auch diese Vorstellung kann nicht in jedem Fall restlos befriedigen. GÜNTZ (1958) findet eine Arthrose der Wirbelbogengelenke weitaus am häufigsten bei $T_{4/5}$, gefolgt von den beiden benachbarten Wirbelbogengelenken. Das Bewegungssegment $T_{4/5}$ zeigt indes die geringste Beweglichkeit der ganzen WS (GÜNTZ 1958).

Die „Wirbelverschiebung nach hinten" (JUNGHANNS 1968) hat nichts zu tun mit der Spondylolisthesis. Letztere beruht auf einer Spaltbildung des Wirbelbogens und wird als „echtes Wirbelgleiten" (nach vorn) bezeichnet. Sie ist aber auch verschieden von der Pseudospondylolisthesis, bei der eine Stellungsänderung der Wirbelbogengelenke eines Bewegungssegmentes (Vergrößerung des Winkels zwischen Gelenkfortsatz und Wirbelbogenwurzel) ein „Wirbelgleiten nach vorn" zur Folge hat (JUNGHANNS 1968).

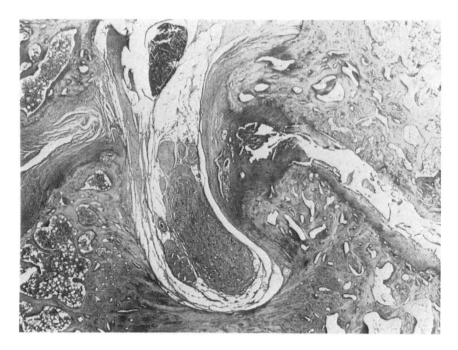

Abb. 54. Ausgeprägte Arthrosis deformans des Wirbelbogengelenks $C_{3/4}$. Gelenkkapsel bandförmig verdickt. Nervenwurzel anschließend an die Osteophyten eingedellt. Keine Spu. HE ×10, ♀ 54 Jahre. Klinisch seit Jahrzehnten Hinterkopfschmerzen, die nicht mit den HWS-Befunden, vielleicht aber mit einer klinisch festgestellten essentiellen Hypertonie in Zusammenhang gebracht werden können

d) Pathologisch-anatomische Befunde

Bei einem arthrotischen Wirbelbogengelenk zeigen Knorpel und subchondraler Knochen die gleichen Veränderungen wie bei der Arthrose anderer Gelenke des Körpers (Kapitel 1). Gewisse Besonderheiten weist die Gelenkkapsel auf. Von der Synovialis aus ragt normalerweise ein als Zwischenscheibe bezeichneter, meniskusartiger Gewebslappen aus lockerem Bindegewebe und Fettgewebe in den Gelenkspalt hinein. Sie ist beim Vorliegen einer Ad sehr häufig hyalin verdickt (Abb. 55, 56). Ferner enthalten die Spalten arthrotischer Wirbelbogengelenke häufig abgelöste Knorpel- und Zwischenscheibenfragmente. Der fibröse Gelenkkapselteil ist bei der Ad in verschiedenem Ausmaß bis zur bandartigen Verstärkung verdickt (Abb. 54), was bei einem nicht-arthrotischen Wirbelbogengelenk nicht der Fall ist. Es besteht keine Beziehung zum Ligamentum flavum. Zur Pathogenese dieses Befundes können die gleichen Überlegungen angestellt werden wie zu den bandartigen Überbrückungen der unkovertebralen Verbindung (Kapitel V.5.c). Durch die Kapselverdickung erfährt das Gelenk eine scharfe seitliche Begrenzung. Eine Beeinflussung der Gelenkumgebung durch Vorgänge, die sich im Gelenk abspielen, dürften dadurch gewissermaßen erschwert werden.

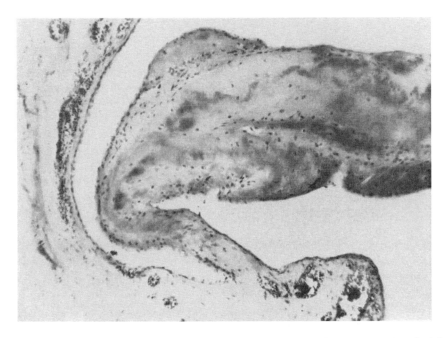

Abb. 55. Zwischenscheibe der Wirbelbogengelenkkapsel $C_{6/7}$ bei geringer Arthrosis deformans. Hyaline Einlagerungen; kein Amyloid. Links und unten die intakte Synovialis. HE ×120, ♀ 87 Jahre. Klinisch keine Beschwerden

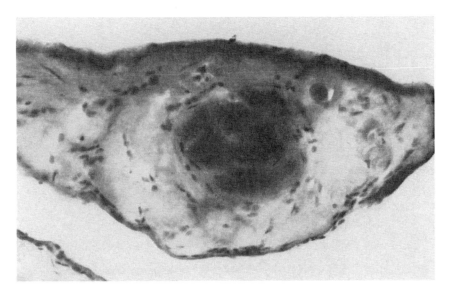

Abb. 56. Zwischenscheibe der Wirbelbogengelenkkapsel $C_{5/6}$ mit hyaliner Scholle, bei Arthrosis deformans. HE ×220, ♀ 75 Jahre. Klinisch keine Beschwerden

7. Einengung des Zwischenwirbelkanals

Der Zwischenwirbelkanal kann durch eine Bandscheibenverlagerung, durch Osteophyten der Wirbelkörper (Spu) und der Gelenkfortsätze (Ad) eingeengt sein. BURTON et al. (1981) haben festgestellt, daß bei der Osteochondrose der LWS die Höhenabnahme der Bandscheibe eine Verschiebung der zugehörigen Gelenkfortsätze und damit ebenfalls eine Einengung der Zwischenwirbelkanäle zur Folge haben kann (Abb. 52). In der HWS und der LWS ist eine Kompression mit Eindellung der Nervenwurzel, in der HWS auch der Wand der Arteria vertebralis möglich. In der BWS kommt eine Beeinflussung der Nervenwurzel durch die Bandscheibe wegen seiner kranialen Lage weniger in Frage (Abb. 5b). Von 100 mazerierten HWS-Präparaten waren vom 50. Lebensjahr an bei 26 ein oder mehrere Zwischenwirbelkanäle um $^1/_4$ bis $^3/_4$ eingeengt (AUFDERMAUR 1960). Davon war in 19 Fällen nur ein Zwischenwirbelkanal befallen, in vier Fällen waren es zwei, in einem Fall 3 und in zwei Fällen vier Zwischenwirbelkanäle. Insgesamt waren bei 26 Fällen 38 Zwischenwirbelkanäle eingeengt. Abb. 57 zeigt eine Zusammenfassung der Befunde bei den 26 Fällen. Meistens beruht die Einengung auf einer Spu, weniger häufig auf einer Spu plus Ad (Abb. 43c), verhältnismäßig selten nur auf einer Ad. Am häufigsten sind die Zwischenwirbelkanäle $C_{3/4}$ bis $C_{5/6}$ eingeengt. Zum gleichen Ergebnis kommen DEPALMA und ROTHMAN (1970).

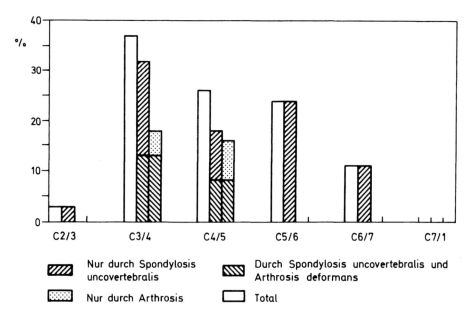

Abb. 57. Einengung der Zwischenwirbelkanäle der HWS um mindestens ein Viertel durch Osteophyten der Processus uncinati und der Wirbelbogengelenke. (Aus: AUFDERMAUR 1960)

8. Röntgenbefunde der Spondylosis deformans

Charakteristisch für die Spd ist der etwas vom Wirbelkörperrand entfernt ansetzende Osteophyt. Seitenaufnahmen zeigen ventrale und dorsale, a-p-Aufnahmen laterale Osteophyten. Die Erfassung einer Ad der LWS-Wirbelbogengelenke und die Darstellung der BWS-Zwischenwirbelkanäle benötigen Schrägaufnahmen (SCHMORL u. JUNGHANNS 1968). Für die Darstellung von speziellen Abschnitten der WS muß auf die Fachliteratur der Röntgendiagnostik verwiesen werden.

9. Unfallbedingte Spondylosis deformans

Eine unfallbedingte Spd kann sich dann ausbilden, wenn eine einmalige Gewalteinwirkung zu einem Riß des Anulus fibrosus geführt hat. Die Osteophyten sind auf ein oder wenige übereinander liegende Bewegungssegmente beschränkt. Sie können aber in mehreren WS-Abschnitten vorkommen. Ferner können sie an der Stelle einer gleichzeitig entstandenen Fraktur oder fern davon auftreten. Eine Wirbelfraktur muß aber nicht vorliegen.

Röntgenologisch darf in den Aufnahmen vom Unfalltag an der betreffenden Stelle kein Osteophyt nachweisbar sein. Die Osteophyten werden 4–8 Wochen nach dem Unfallereignis sichtbar (SCHMORL u. JUNGHANNS 1968).

Sind durch den Unfall ausgedehnte Bandscheibenrisse entstanden, so kann sich zusätzlich eine traumatische Chondrosis oder Osteochondrosis intervertebralis entwickeln.

Unter Umständen kann eine vorbestehende Spd eine *unfallbedingte Verschlimmerung* erfahren. Der Zusammenhang darf nur dann angenommen werden, wenn die Osteophyten 4–8 Wochen nach der Gewalteinwirkung rasch an Größe zunehmen. Nach 6–9 Monaten mündet die Verschlimmerung in den schicksalsmäßigen Ablauf der vorbestehenden Spd (JUNGHANNS 1968). Bei Berücksichtigung einer gewissen Anpassungszeit sollte die Verschlimmerung 9 bis spätestens 12 Monate nach dem Unfall als abgeschlossen aufgefaßt werden.

10. Klinische Zusammenhänge

a) Ventrale Spondylosis cervicalis

Ventrale Osteophyten können eine Einengung oder Verdrängung von Ösophagus oder Trachealichtung mit Dysphagie, Dysphonie, Fremdkörpergefühl des Kehlkopfes zur Folge haben (SIMEONE u. ROTHMAN 1982). Bisher sind etwa 70 Fälle beschrieben. Die chirurgische Abtrennung der Osteophyten führt zu Beschwerdefreiheit, doch kann ein Rezidiv auftreten (GAMACHE u. VOORHIES 1980; HIRANO et al. 1982).

b) Zervikalsyndrom

Das Zervikalsyndrom steht mit Veränderungen der lateralen Partie der HWS in Zusammenhang. Das Zustandekommen der klinischen Symptome wird mit einer Beeinträchtigung von Blutgefäßen und Nervenwurzeln in Beziehung gebracht (KRÄMER 1978). Die Behinderung beruht auf Veränderungen im Bereich der unkovertebralen Verbindungen (Luschka-Gelenke) und der Wirbelbogengelenke. Nach allgemeiner Erfahrung gelangt das Syndrom besonders zwischen dem 40. und 60. Lebensjahr zur Beobachtung.

Es ist nicht beabsichtigt, die klinischen Symptome im Einzelnen zu besprechen. Vielmehr sollen die Probleme diskutiert werden, die sich aus einer Gegenüberstellung der klinischen mit den pathologisch-anatomischen Befunden ergeben. Dabei ist es unmöglich, auf alle verdienstvollen Arbeiten der letzten Jahre einzugehen.

Das Zervikalsyndrom umfaßt im Wesentlichen das zervikozephale und das zervikobrachiale Syndrom. Beide können gleichzeitig vorkommen. Leitsymptom ist in beiden Fällen der Schmerz.

α) Zervikozephales Syndrom

Anatomische Beziehungen

Das Zervikozephale Syndrom wird auf eine Bedrängung von Arteria vertebralis und Halssympathikus zurückgeführt (KRÄMER 1978). Die Arteria vertebralis durchläuft nach ihrem Abgang aus der Arteria subclavia zusammen mit der Vena vertebralis die Foramina transversaria der Querfortsätze C_6 bis C_2 (Abb. 4). Wegen der unmittelbaren Nachbarschaft zu den Halsbandscheiben können Veränderungen im Bereich der unkovertebralen Verbindungen (Luschka-Gelenke) und der Processus uncinati eine Kompression oder Verlagerung der Arteria vertebralis zur Folge haben. Die Bedrängung von Arteria vertebralis und Halssympathikus wird mit Protrusionen, Prolapsen und Osteochondrose der HWS und mit einer Spu in Beziehung gebracht. Die Symptomatologie bezieht sich auf die Erfolgsorgane der Arteria vertebralis und des Halssympathikus.

Terminologie und Symptomatologie

Das zervikozephale Syndrom kann durch ein traumatisches Ereignis ausgelöst werden oder nicht-traumatisch entstehen. BÄRTSCHI-ROCHAIX (1949) hat die posttraumatische Form in einer heute noch viel zitierten Monographie als Migraine cervicale benannt und mit dem vorwiegend nicht-traumatischen Barré-Lieou-Syndrom französischer Autoren in Beziehung gebracht. LINDEMANN und KUHLENDAHL (1953) wiesen auf eine mißverständliche Deutungsmöglichkeit des Ausdruckes Migraine cervicale hin und führten den Begriff zervikozephales Syndrom ein. Beim traumatischen und nicht-traumatischen zervikozephalen Syndrom liegt die gleiche Symptomatologie vor. Neben plötzlichen, in der Regel einseitigen neuralgischen Hinterkopfschmerzen, die über die Kalotte nach vorn ausstrahlen, können Gleichgewichtsstörungen, Schwindelgefühl, Ohrensausen und Ohrenschmerzen auftreten. Weitere Symptome sind Bewegungsbehinderung des Kopfes, besonders Seitwärtsneigen und Drehen, Flimmerskotom. Bestimmte

Kopfbewegungen können das Zustandekommen des Syndroms begünstigen (KRÄMER 1978; SIMEONE u. ROTHMAN 1982).

SHEEHAN et al. (1960) beschreiben als Sonderform des zervikozephalen Syndroms den *"drop attack"*. Klinisch tritt eine plötzliche Schwäche oder Lähmung der Beine ohne Bewußtlosigkeit auf, gewöhnlich nach Hyperextension oder Rotation der HWS. Nach 15–20 min hat sich der Patient erholt. Das Syndrom sei pathognomonisch für eine Kompression der Arteria vertebralis. Diese führe zu einer plötzlichen Ischämie im Bereich der Decussatio der Pyramidenbahn, die von der Arteria vertebralis versorgt wird.

β) Zervikobrachiales Syndrom

Das zervikobrachiale Syndrom umfaßt von der HWS ausstrahlende Schmerzen und Sensibilitätsstörungen der oberen Extremität. Auch motorische Störungen können auftreten. Die Erscheinungen können durch Reizungen des Nervus spinalis ausgelöst werden. Im Vordergrund stehen aber stets die ausstrahlenden Schmerzen. Sie werden auf Protrusionen, Prolaps und Osteophyten im dorsolateralen Bereich der unkovertebralen Verbindungen (Luschka-Gelenke) und auf arthrotische Veränderungen von Wirbelbogengelenken zurückgeführt, und zwar bei $C_{5/6}$ und $C_{6/7}$ (SIMEONE u. ROTHMAN 1982). Deshalb lautete früher die Bezeichnung „unteres zervikales Schmerzsyndrom".

γ) Differentialdiagnose des Zervikalsyndroms

Die Symptome des *Zervikalsyndroms* können bei zahlreichen Erkrankungen vorkommen, die ausgeschlossen werden müssen, insbesondere Blutdruckkrankheit, Koronarinsuffizienz, Kreislaufstörungen, Tumoren von HWS und peripheren Nerven, Spondylitis, Pancoast-Syndrom (JUNGHANNS 1968; KRÄMER 1978). – Im Zusammenhang mit dem *zervikozephalen Syndrom* sind vor allem zu nennen: echte Migräne mit stundenlang andauernden Kopfschmerzen, Gehör- und Sehstörungen, Menièrescher Symptomenkomplex. Beim Vorliegen von Symptomen, die auf ein *zervikobrachiales Syndrom* hinweisen, sind auszuschließen: Epikondylitiden, Periarthritis humeroscapularis, Skalenussyndrom, Tendinitiden, Karpaltunnelsyndrom.

c) Pathologisch-anatomische und klinische Zusammenhänge

Protrusionen, Prolaps, Osteochondrose und Osteophyten im Bereich der unkovertebralen Verbindungen (Luschka-Gelenke) sowie Arthrosen der Wirbelbogengelenke kommen sehr häufig ohne entsprechende klinische Befunde vor (AUFDERMAUR 1960). Deshalb lassen pathologisch-anatomische und röntgenologische Befunde niemals Rückschlüsse auf klinische Erscheinungen zu. Für die Diagnose Zervikalsyndrom sind die klinischen Befunde entscheidend, wobei die differentialdiagnostischen Abklärungen sorgfältig vorzukehren sind.

Die bisherigen Ergebnisse stützen die Auffassung, daß das Zervikalsyndrom nicht nur auf eine rein mechanische Beeinflussung der Nervenwurzel und der Arteria vertebralis zurückgeführt werden kann. Es müssen noch weitere Faktoren dazukommen. Klinische Autoren sind der Auffassung, daß das Syndrom durch thermische, klimatische, entzündliche, hormonale, allergische Einwirkungen in Gang gesetzt werden kann, was aber nicht bewiesen ist (JUNGHANNS 1968). Ferner wird einer erhöhten vegetativen Erregbarkeit eine Bedeutung zugesprochen, weil das Syndrom häufig bei vegetativ labilen Patienten vorkommt (JUNGHANNS 1968). ZUKSCHWERDT et al. (1960) führen die hyaline Verdickung der Synovialis von Wirbelbogengelenken (der LWS) auf Quetschungen infolge Einklemmungen zwischen die Gelenkflächen nach unkoordinierten Bewegungen und Überlastungen zurück. Dadurch erfolge eine mit akutem Schmerz einhergehende Wirbelgelenkblockierung. Indessen sind hyalin verdickte Zwischenscheiben (Abb. 55, 56), aber auch Knorpel- und Zwischenscheibenfragmente in den Spalten arthrotischer Wirbelbogengelenke, sehr oft bei Patienten festzustellen, die nie über entsprechende Beschwerden geklagt haben (AUFDERMAUR 1960; SIMEONE u. ROTHMAN 1982). Im weiteren sind in eingeengten Zwischenwirbelkanälen histologische Veränderungen an Arterien und eine Blutstauung von Venen beschrieben, die zu einer Beeinflussung der Nervenwurzel und damit zur Auslösung des Zervikalsyndroms führen sollen. Andere Autoren können diese Zusammenhänge nicht bestätigen. In den Zwischenwirbelkanälen kommen mit großer Regelmäßigkeit weite Kapillaren und sinusartige Venen vor, ohne daß eine Eindellung von Venen durch eine Bandscheibenverlagerung besteht. Die Bedeutung von kreislaufbedingten Einflüssen auf den Ablauf des Zervikalsyndroms ist aber doch nicht ausgeschlossen. Es ist denkbar, daß kranzartig angeordnete Kapillaren (Abb. 31) an der Ausbildung der bandförmigen Verstärkungen am Rand von verlagertem Bandscheibengewebe (Abb. 50) und der Kapseln von arthrotischen Wirbelbogengelenken (Abb. 54) beteiligt sind. Diesen bandartigen Bildungen kann vielleicht bei der spontanen Rückbildung von klinischen Symptomen eine Bedeutung zukommen.

d) Klinische Befunde der Spondylosis lumbalis

Dorsale (mediale) Osteophyten der LWS machen sich klinisch sehr oft nicht bemerkbar (TORGERSON u. DOTTER 1976), selbst bei beträchtlicher Größe mit Einengung des Wirbelkanals, wenigstens zum Teil wohl wegen genügender Anpassungsmöglichkeiten der Nervenwurzel. Beschwerden beschränken sich gewöhnlich auf Rückenschmerzen. Neurologische Symptome sind selten. *Laterale Osteophyten* mit Einengung des Zwischenwirbelkanals können klinisch vorwiegend durch motorische Schwäche der Beine mit Muskelatrophie in Erscheinung treten. Schmerzen sind nicht im Vordergrund (CLARK 1969).

VI. Knorpelknoten (Schmorl)

1. Begriffsbestimmung und Histologie

Der Schmorlsche Knorpelknoten, auch intraspongiöse Diskushernie genannt, entsteht durch Vorfall von Nucleus pulposus-Gewebe in einen Wirbelkörper. SCHMORL (1932), von dem die erste Beschreibung stammt, hat sich gegen die Auffassung gewandt, daß der Ausdruck Knorpelknoten die gleiche Bedeutung habe wie die Bezeichnung Nukleusprolaps. Primär entstehe durch eine

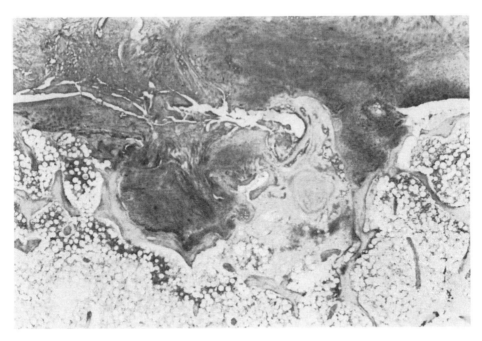

Abb. 58. Intraspongiöser Bandscheibenprolaps C_7/T_1, links von einer halbkreisförmigen Spongiosaspange begrenzt, während rechts eine Ausbreitung in den Wirbelmarkraum möglich ist. HE × 10

Lücke der Knorpelplatte ein Bandscheibenprolaps (Abb. 58). In seiner Nachbarschaft könne sich eine Knorpelwucherung einstellen, wodurch die angrenzenden Markräume „vermauert" werden. Aus dem Prolaps hat sich ein „Knorpelknoten" entwickelt (Abb. 59). Er besteht aus prolabiertem Nucleus pulposus-Gewebe und am Rand, zu einem kleinen Teil, aus Knorpelgewebe (Abb. 59b). Ferner kann, mit oder ohne Knorpelgewebsbildung, eine Knochenwucherung einsetzen und das prolabierte Bandscheibengewebe schalenförmig umschließen. Der Knoten ist nun im Röntgenbild sichtbar. Der Prolaps kann nicht mehr fortschreiten. Die Knorpel- und Knochenwucherung kann indes ganz oder teilweise ausbleiben, so daß das vorgefallene Bandscheibengewebe weiter in die Spongiosa eindringen kann (Abb. 58). In dem Fall liegt nach Schmorl kein Knorpelknoten, sondern ein Prolaps vor. Heute wird von dieser Unterscheidung allgemein abgesehen. Ein Bandscheibenprolaps im Wirbelkörper wird auch dann Knorpelknoten genannt, wenn keine Knorpel- oder Knochenwucherung vorliegt.

2. Häufigkeit und Lokalisation

Die Häufigkeit des Knorpelknotens geben SCHMORL und JUNGHANNS (1968) nach Durchsicht des Schmorlschen Sektionsgutes mit 38% an. Röntgenologisch soll nach der gleichen Quelle der Befund nur in 13,5% aller Menschen feststellbar sein. HILTON et al. (1976) stellen den Befund bei 50 von T_9 bis L_5 autoptisch untersuchten WS in 76% fest. Männer sind häufiger befallen als Frauen (SCHMORL u. JUNGHANNS 1968: 39,9% bzw. 34,3%). Meistens tritt der Befund

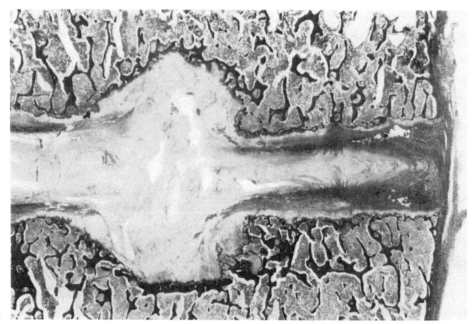

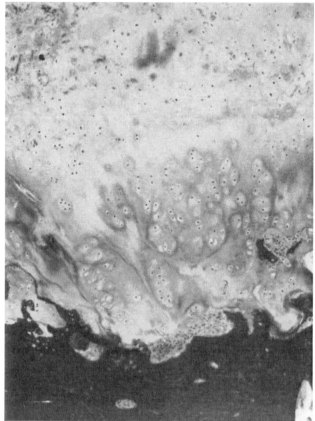

Abb. 59a, b

im 2. Lebensjahrzehnt auf, bevorzugt in der unteren BWS und in der LWS. FARFAN et al. (1972), die autoptisch nur die LWS untersuchten, fanden die meisten Knorpelknoten bei L_3, und zwar häufiger bei flachen als bei ventral konvexen LWS, was sie mit der verschiedenen Auswirkung der axialen Belastung erklären. Der Befund kann in einem oder gleichzeitig in mehreren Wirbeln vorkommen. Häufig sind Grund- und Deckplatte von zwei benachbarten Wirbelkörpern symmetrisch von Nucleus pulposus-Gewebe durchbrochen (Abb. 59a).

3. Pathogenese

Ein intraspongiöser Bandscheibenprolaps kann durch eine einmalige Gewalteinwirkung auf die WS ausgelöst werden. Dafür sprechen die von FARFAN (1973) durchgeführten Experimente an WS von Verstorbenen. Die axiale Kompression ergab eine Fraktur der Wirbelkörperabschlußplatte und in einem Teil der Fälle einen intraspongiösen Nucleus pulposus-Prolaps. In den meisten Fällen liegt aber dem Knorpelknoten nicht eine Gewalteinwirkung, sondern eine schwache Stelle der knorpeligen Wirbelkörperabschlußplatte zugrunde (SCHMORL u. JUNGHANNS 1968; HILTON et al. 1976). Auslösender Faktor sind die mechanischen Belastungen, denen die WS täglich ausgesetzt sind. In den meisten Fällen bestehen also die gleichen pathogenetischen Voraussetzungen wie für die Osteochondrosis juvenilis Scheuermann (Kapitel D.III.5). Bei beiden Zuständen besteht auch die gleiche Bevorzugung des Lebensalters und der Lokalisation. Die schwache Stelle der Knorpelplatte ist im van Gieson-Schnitt bei der Scheuermannschen Osteochondrose in der Form eines teilweisen bis völligen Fehlens der kollagenen Fasern erkennbar. Dieser Befund ist auch in vielen Fällen von Knorpelknoten am Rande des prolabierten Nucleus pulposus feststellbar (Abb. 59a). Wo er fehlt, kann die schwache Stelle durch den Prolaps völlig unterbrochen sein. Der Knorpelknoten kommt – im Gegensatz zur Osteochondrosis juvenilis – an umschriebener Stelle vor. Die Befunde sprechen für die Auffassung, daß der Schmorlsche Knoten zweckmäßigerweise der Osteochondrosis juvenilis zugeordnet wird.

Makroskopisch ist der Knorpelknoten in der Mehrzahl der Fälle ungefähr 1 cm groß. Er kann aber makroskopisch kaum sichtbar (Abb. 60) oder mehr als 2 cm groß sein.

4. Verlauf

In der Mehrzahl der Fälle bleibt der Knorpelknoten mit schalenförmiger knöcherner Begrenzung während des ganzen Lebens bestehen. Er kann indes vom Markraum aus durch Histiozyten und Kapillaren abgebaut und zum Verschwinden gebracht werden (Abb. 60b). Voraussetzung für die Resorption ist eine Nekrose des prolabierten Nucleus pulposus-Gewebes.

Abb. 59a. Zwei symmetrische Knorpelknoten; Grundplatte T_9 und Deckplatte T_{10} unterbrochen. van Gieson × 10. **b** Ausschnitt von a. Zwischen verdichtetem Knochen und Nucleus pulposus eine hyaline Knorpelschicht. × 80, ♂ 18 Jahre. Keine klinischen Angaben

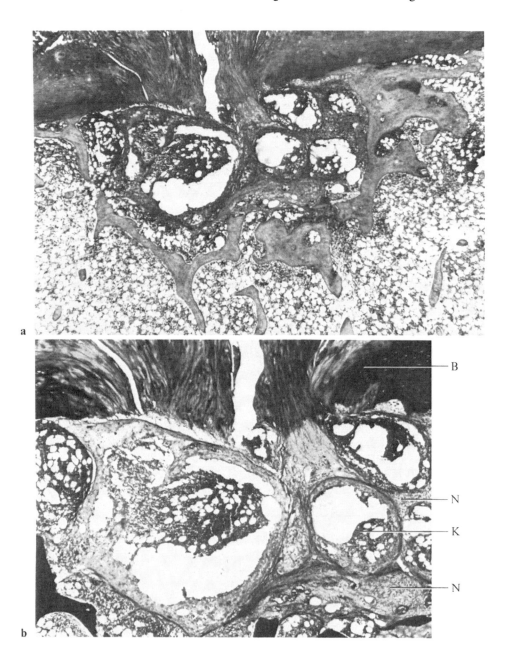

Abb. 60a. Kleiner Knorpelknoten $T_{9/10}$ im Zusammenhang mit dem Wirbelmark größtenteils abgebaut und durch Knochenmarkgewebe ersetzt. HE ×15. **b** *B* Bandscheibe $T_{9/10}$; *K* Knochenmarkgewebe; *N* Reste von vorgefallenem Nucleus pulposus-Gewebe. ×31, ♀ 74 Jahre. Keine klinischen Angaben

5. Röntgenbefunde

Der Nucleus pulposus-Prolaps gelangt röntgenologisch nicht zur Darstellung. Das in den Wirbelkörper prolabierte Nucleus pulposus-Material ist nie so umfangreich, daß die Bandscheibenhöhe eine erkennbare Verminderung erfahren würde. Erst die reaktive Knochenschale ermöglicht die röntgenologische Darstellung.

6. Klinische Zusammenhänge

Klinisch werden die Knorpelknoten verschieden beurteilt. Beschrieben sind Klopf-, Druck- und Spontanschmerzen sowie schmerzhafte Steifhaltung der WS in der Umgebung von Wirbeln mit Knorpelknoten (SCHMORL u. JUNGHANNS 1968). RÜBE und SCHULTE (1974) beobachten solche Symptome nur bei großen Schmorlschen Knoten. JUNGHANNS (1968) bewertet die Klärung der Schmerzzustände bei röntgenologisch nachgewiesenen Knorpelknoten als sehr schwierig. KRÄMER (1978) erachtet den Befund als klinisch bedeutungslos.

7. Knorpelknoten und Unfall

Röntgenologisch ist nach einem angeschuldigten Unfallereignis in einem Teil der Fälle die Grund- oder Deckplatte in einen Wirbel hinein gedrückt. In einem anderen Teil der Beobachtungen ist die Fraktur nicht nachweisbar. In keinem Fall ist der Knorpelknoten feststellbar. Erst die reaktive Knochenschale macht den Knorpelknoten im Röntgenbild sichtbar. Zeigt die Aufnahme später diesen Befund, der röntgenologisch unmittelbar nach dem Unfallereignis nicht zu erkennen ist, so kann der Zusammenhang mit dem Unfallereignis auch dann angenommen werden, wenn in den zuerst angefertigten Bildern keine Grund- oder Deckplattenfraktur nachzuweisen ist.

VII. Abtrennung der Wirbelkörperkante

Die Abtrennung einer Wirbelkörperkante beruht auf der Verlagerung von Anulus fibrosus-Gewebe in den Wirbelkörper an der medialen Grenze der knöchernen Randleiste.

1. Häufigkeit und Lokalisation

SCHMORL (1932) hat den Befund bei 20 von 400 WS nachweisen können, d.h. in 5%. Nach Durchsicht seiner Sammlung erhöhte sich die Zahl auf 25, nämlich 14 Männer und 11 Frauen. Betroffen sind überwiegend über 50jährige

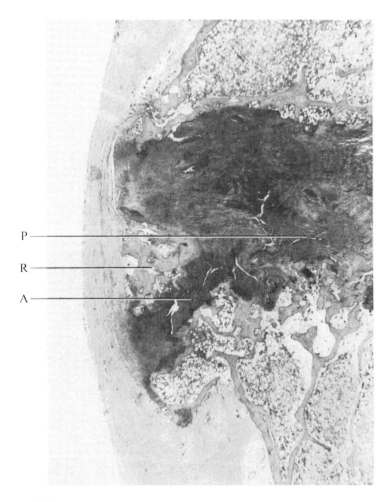

Abb. 61. Wirbelkörperkantenabtrennung. Ventrale kraniale knöcherne Randleiste (*R*) an der Grenze zur knorpeligen Wirbelkörperabschlußplatte (*P*) durch verlagertes Anulus fibrosus-Gewebe (*A*) abgetrennt. HE × 11, ♀ 74 Jahre. Keine klinischen Angaben

Patienten; es sind aber auch Kantenabtrennungen bei Kindern beschrieben (BEGG 1954). Meistens ist eine ventrale kraniale Kante der LWS oder des Kreuzbeins abgetrennt, nur ausnahmsweise eine ventrale kaudale Kante der LWS oder eines Wirbels der unteren BWS. Der ventrale Lendenabschnitt gilt als jener WS-Anteil, der der Kompressionswirkung am meisten ausgesetzt ist (SCHMORL 1932; BEGG 1954; FARFAN et al. 1972). Die Kantenabtrennung kann bei mehreren übereinander liegenden Wirbeln vorkommen. Selten ist eine laterale oder dorsale Kantenabtrennung (VON MEYENBURG 1946).

2. Pathologisch-anatomische Befunde

Makroskopisch verläuft die Abtrennung von der Grenze der Randleiste zur Knorpelplatte schräg nach außen. Das abgetrennte Stück ist gewöhnlich außen höher als die Randleiste (Abb. 20). – *Histologisch* weist das eingedrungene Anulusgewebe Risse und Spalten auf (Abb. 61). Sie sind von Faserknorpel und von hyalinem Knorpelgewebe begrenzt. Schließlich kann eine Art Pseudarthrose vorliegen. Die angrenzenden Spongiosabalken erfahren häufig eine Verdichtung.

Im *Röntgenbild* ist der Befund als Spalte feststellbar. Er darf nicht als traumatischer Wirbelkantenabriß angesprochen werden.

Klinisch können Beschwerden fehlen. In anderen Fällen sind Rückenschmerzen, Ischias, Steifhaltung der befallenen Partie beschrieben (VON MEYENBURG 1946; BEGG 1954).

VIII. Ankylosierende Hyperostose (Spondylosis hyperostotica)

1. Begriffsbestimmung

Die ankylosierende Hyperostose besteht in einer ventralen und meistens auch lateralen gußartigen knöchernen Auflagerung (Abb. 62 b–c). ROKITANSKY (1844) hat sie nach dem Makrobefund als *„Zuckergußwirbelsäule"* beschrieben. Von FORESTIER (FORESTIER u. LAGIER 1971) stammt die Bezeichnung *ankylosierende Hyperostose*. Er hat die Befunde erstmals klinisch und röntgenologisch zusammenfassend beschrieben, weshalb sich auch die Benennung *Forestiersche Erkrankung* eingebürgert hat. OTT (1953) hingegen findet, daß die Befunde nur quantitativ vom üblichen Bild der Spd abweichen und bezeichnet sie als *Spondylosis hyperostotica*. Verknöcherungen können gleichzeitig an anderen Stellen des Skeletts auftreten, nämlich am Kapselansatz von iliosakralen, Hüft-, Knie- und Schultergelenken, Olekranon, an Sehnenansätzen von Becken, Trochanter, Hinterhauptbein, Karpalknochen, Tarsalknochen und Calcaneus. Deshalb schlagen RESNICK et al. (1975) den Ausdruck *diffuse idiopathische Skeletthyperostose* vor.

2. Häufigkeit und Lokalisation

Die Veränderungen an der WS stellen VERNON-ROBERTS et al. (1974) röntgenologisch bei 6% der Patienten fest, RESNICK u. NIWAYAMA (1976) autoptisch in 12% (bei 25 von 215 Autopsiefällen). Die Patienten sind meist älter als 50 Jahre. Bisweilen kommen aber Beobachtungen im 5. und 4. Lebensjahrzehnt vor. Selten sind Patienten unter dem 30. Lebensjahr betroffen. Männer sind häufiger befallen als Frauen (SCHILLING 1982; SCHNEIDER 1983). Bevorzugt ist die untere Hälfte der BWS. Mit großem Abstand folgt die HWS, meistens in ihrer kaudalen Partie. Am seltensten ist die LWS betroffen, vorwiegend in ihrem kranialen Abschnitt.

1124 M. AUFDERMAUR: Bandscheibendegenerationen und ihre Folgen

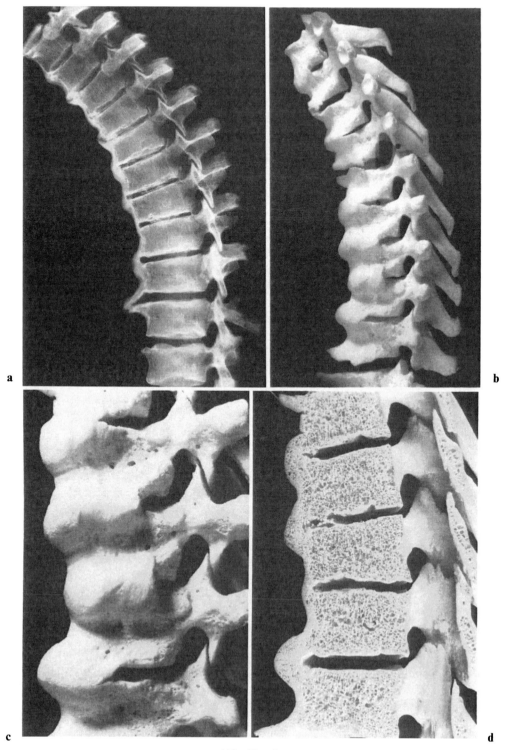

Abb. 62a–d

3. Ursache und Pathogenese

Ursache und Pathogenese sind ungeklärt. Im Vordergrund der Diskussion stehen die bereits erwähnten Ansichten von OTT (1953) und von FORESTIER und LAGIER (1971). Gegen die Auffassung, daß eine besondere Form der Spd vorliegt, werden folgende Einwände erhoben: Die Osteophyten haben eine viel größere Ausdehnung als bei der Spd und sind zu Brücken vereinigt. Es bestehen paraspinale Verknöcherungen, was bei der Spd nicht der Fall ist. Meistens fehlt eine Höhenabnahme der Bandscheibe. Bevorzugte Lokalisation ist die BWS, während die Spd vor allem an der HWS und der LWS lokalisiert ist. Schließlich können, im Gegensatz zur Spd, Verknöcherungen auch außerhalb der WS vorkommen. Diese Einwände werden meistens mit der nötigen Zurückhaltung angeführt. FORESTIER und LAGIER (1971) und RESNICK und NIWAYAMA (1976) räumen ein, daß die Befunde bei der ankylosierenden Hyperostose und der Spd ähnlich sind. Übrigens kann auch bei der Spd die Bandscheibe mittelhoch sein.

Für das Zustandekommen der ausgedehnten Verknöcherungen müssen besondere Umstände vorliegen. Von den Patienten mit ankylosierender Hyperostose weisen je nach Autor 20–33% einen manifesten, 10–47% einen subklinischen Diabetes mellitus auf. Umgekehrt ist eine ankylosierende Hyperostose bei 21–50% der Diabetiker, hingegen bei 3–13% von gleichaltrigen Nicht-Diabetikern festzustellen (SCHNEIDER 1983). SCHILLING et al. (1965) stellen von 68 Patienten mit ankylosierender Hyperostose in 20% eine Gicht fest. Der Zusammenhang mit diesen Stoffwechselkrankheiten ist ungeklärt, vor allem wenn berücksichtigt wird, daß zum Beispiel bei langdauerndem Diabetes mellitus bisweilen eine Osteoporose, insbesondere der WS, zu beobachten ist. Diskutiert werden auch Beziehungen der ankylosierenden Hyperostose mit Hypokalzämie, Fluorose, A-Hypervitaminose, doch sind solche Auffassungen umstritten (VERNON-ROBERTS et al. 1974). Im klinischen Untersuchungsgut von OTT (1953) und bei den eigenen pathologisch-anatomischen Präparaten bestehen nicht selten die Befunde einer durchgemachten Osteochondrosis juvenilis Scheuermann (Abb. 62). BEARDWELL (1969) beschreibt das Vorkommen der ankylosierenden Hyperostose bei 8 Mitgliedern einer griechisch-zypriotischen Familie.

Zur Abklärung der Pathogenese können bei dieser Situation bis zu einem gewissen Ausmaß *tierexperimentelle Ergebnisse* beitragen. Ihre Befunde lassen sich zwar nicht ohne Vorbehalt auf den Menschen übertragen. Zusammen mit vergleichenden histochemischen Befunden an Bandscheiben des Menschen kann ihnen aber eine Bedeutung zukommen.

Beim *diabetischen chinesischen Hamster sind spondylotische* Befunde signifikant häufiger und ausgeprägter als beim nichtdiabetischen Hamster (SILBERBERG

Abb. 62a–d. Ankylosierende Hyperostose, Zustand nach Osteochondrosis juvenilis Scheuermann. **a** Röntgenbild von T_3 bis L_1. Unter der bandförmigen knöchernen Auflagerung ursprüngliche Form der Wirbelkörper erhalten. **b** Knöcherne Auflagerung im Mazerationspräparat ventral und lateral ausgebildet. **c** Ausschnitt aus **b**. **d** Mazerationspräparat von innen. ♂ 71 Jahre. Keine klinischen Angaben

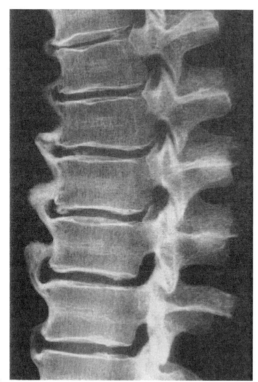

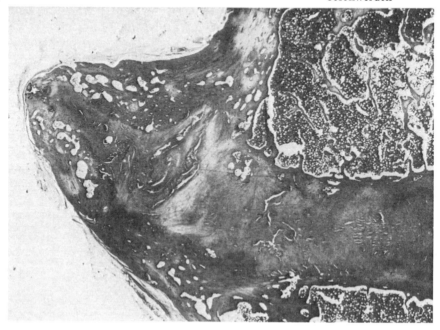

Abb. 63a, b. Ankylosierende Hyperostose. **a** Röntgenaufnahme von T_{10} bis L_4. Henkelförmige, breitbasig der Wirbelkörpervorderfläche aufsitzende Osteophyten. **b** „Kerzenflammenartige" Osteophyten $T_{10/11}$. Wirbelkörperform im Röntgenbild und histologisch erhalten. ♀ 72 Jahre. Klinisch keine Rückenbeschwerden

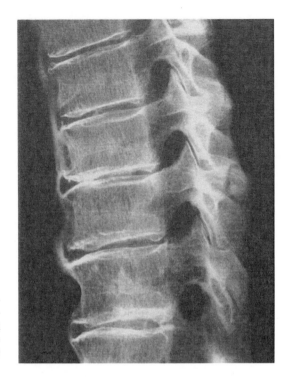

Abb. 64. Ankylosierende Hyperostose T_9 bis L_2. Knöcherne Auflagerung durch eine Spalte von den Wirbelkörpervorderflächen getrennt. ♀ 77 Jahre. Klinisch keine Rückenbeschwerden

u. GERRITSEN 1976). Zur Abklärung der Zusammenhänge sind Untersuchungen im Gang. Bisher sind folgende Ergebnisse zu verzeichnen. In Bandscheiben *diabetischer Ratten* ist der Gehalt an Proteoglykanen, insbesondere des Keratansulfats, herabgesetzt. Ob der Befund auf einem verminderten Aufbau oder einem vermehrten Abbau beruht, ist noch ungeklärt (SILBERBERG 1982). Vorläufige histochemische Untersuchungen an *menschlichen Bandscheiben* haben bei Diabetikern gegenüber Nicht-Diabetikern erhöhte Aktivitäten von Enzymen ergeben. Die Messungen verschiedener Enzymaktivitäten zeigen, daß bei diabetischer Stoffwechsellage sowohl der Abbau als auch die Synthese der Glykosaminoglykane verändert sind. Die abbauenden Aktivitäten sind gegenüber den synthetisierenden signifikant vermehrt (AUFDERMAUR et al. 1980). Die Befunde sprechen für ein Überwiegen der Abbauvorgänge am Zustandekommen des verminderten Proteoglykangehalts.

4. Pathologisch-anatomische Befunde

Ausführliche *Makrobefunde* haben FORESTIER und LAGIER (1971), VERNON-ROBERTS et al. (1974), RESNICK und NIWAYAMA (1976), LAGIER (1982) und MOHR (1982) beschrieben. Mazerationspräparate zeigen vor allem ventral und lateral eine 1 mm bis 2 cm dicke, plattenförmige Auflagerung (Abb. 13d, 62). Sie ist meistens links weniger ausgeprägt als rechts, was im allgemeinen mit den Pulsa-

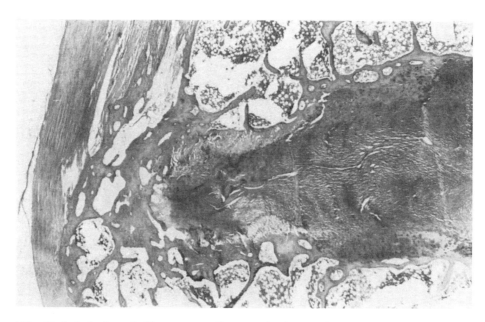

Abb. 65. Ankylosierende Hyperostose. Paravertebrale Knochenspange, übergreifend auf vorderes Längsband und in Zusammenhang mit verknöcherter Partie des Anulus fibrosus. Bandscheibennekrosen. $T_{3/4}$, HE ×11, ♂ 62 Jahre. Seit Jahren Schmerzen und schlechte Beweglichkeit des Rückens

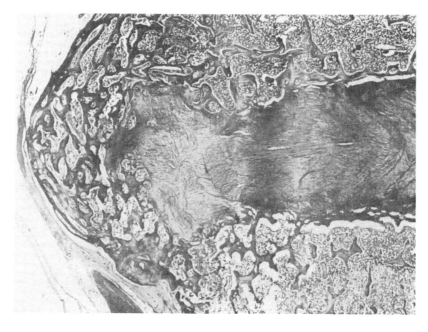

Abb. 66. Ankylosierende Hyperostose. Bandscheibe knöchern überbrückt, mit regressiven Veränderungen. $T_{10/11}$, HE ×7. ♂ 66 Jahre. Klinisch keine Rückenbeschwerden

tionen der Aorta in Zusammenhang gebracht wird. Die Auflagerung erstreckt sich über 2–3 oder bis zu 10 Wirbel. Häufig trennt ein schmaler Spalt die knöcherne Auflagerung von der Wirbelkörperkortikalis. An andern Stellen ist die knöcherne Auflagerung mit der Kortikalis vereinigt. Sie überbrückt den Zwischenwirbelraum und folgt den taillenförmigen Einziehungen der Wirbelkörper. Dadurch ist ihr Verlauf wellenförmig. Eine dorsale Auflagerung in der Form einer dünnen Lamelle kommt vor. Meistens bestehen ferner Osteophyten. Sie bilden die unmittelbare Fortsetzung der der WS aufliegenden Knochenplatte. Sie setzen am Wirbelkörper breitbasig an, entweder an ihrem Rand oder etwas ober- und unterhalb davon. Die Bandscheiben können unter der knöchernen Auflagerung in verschiedener Ausdehnung ossifiziert sein. Die Wirbelbogen-, Wirbelrippen- und Rippenquerfortsatz-Gelenke sind unverändert.

Histologisch befindet sich die knöcherne Auflagerung im paravertebralen Bindegewebe. VAN LINTHOUDT und FRANÇOIS (1981) stellten an 4 WS-Präparaten verstorbener Menschen fluoreszenzmikroskopisch nach Tetrazyklin-Markierung den Beginn der Verknöcherung am Ansatz von paravertebralen Ligamenten fest. Häufig setzt sich die Ossifikation auf das vordere Längsband fort, das bisweilen vollständig verknöchert ist. VERNON-ROBERTS et al. (1974) beschreiben Osteophyten mit Knorpelgewebsherden und Befunden der enchondralen Ossifikation, RESNICK und NIWAYAMA (1976) mit Zeichen periostaler Verknöcherung. Die Bandscheiben weisen alle Übergänge von geringfügigen regressiven Veränderungen bis zu Nekrosen auf (Abb. 65, 66).

5. Röntgenbefunde

Da die Veränderungen hauptsächlich ventral vorkommen, gelangen sie röntgenologisch besonders deutlich in Seitenaufnahmen zur Darstellung, und zwar vor allem der mittleren und unteren BWS. Über wenigen bis mehreren Wirbeln findet sich ein kontinuierliches oder unterbrochenes knochendichtes Band (Abb. 62a). Oft besteht zwischen der knöchernen Auflagerung und der Wirbelkörpervorderfläche eine spaltförmige Aufhellung (Abb. 64). Die Osteophyten werden wegen ihrer breiten Basis und des spitz auslaufenden Endes als „kerzenflammenartig" beschrieben. Die ursprüngliche Wirbelkörperform ist sehr häufig erkennbar (Abb. 62a, 63a). Eine Osteoporose gehört nicht zum Bild der ankylosierenden Hyperostose. Die Zwischenwirbelräume sind überwiegend mittelhoch.

DIHLMANN und FREUND (1968) und BRIGODE et al. (1982) und ROBOTTI und SCHNEEKLOTH (1982) beschreiben röntgenologisch im Zusammenhang mit der ankylosierenden Hyperostose Kapselverknöcherungen der Iliosakralgelenke, DIHLMANN u. FREUND auch Knorpelverknöcherungen dieser Gelenke mit Verschmälerung und Verschwinden des Gelenksspaltes. Zu erwähnen sind auch die in der Einleitung dieses Abschnittes angeführten Verknöcherungen von Bändern und Sehnenansätzen verschiedener Skeletteile.

6. Klinische Befunde

Von den Patienten werden entweder keine Beschwerden oder leichte bis mäßige Schmerzen und eine verminderte Beweglichkeit des Rückens angegeben (FORESTIER u. LAGIER 1971; SCHNEIDER 1983). Häufig wird die ankylosierende Hyperostose zufällig bei der Autopsie oder in Röntgenaufnahmen von Thorax und Abdomen festgestellt. Beim Vorliegen der Veränderungen ist die Abklärung der Stoffwechselsituation angezeigt (Diabetes mellitus, Gicht).

7. Differentialdiagnose

Wichtig ist die Abgrenzung gegenüber der Spa (Abb. 13 d, e). Diese Erkrankung kann sich zwar auch subklinisch entwickeln. Meistens macht sie sich aber bereits im jugendlichen Alter durch deutliche Schmerzen und zunehmende Versteifung vor allem der WS bemerkbar. Die ankylosierende Hyperostose wird vorwiegend im fortgeschrittenen Lebensalter festgestellt. Die WS-Versteifung ist nie so ausgedehnt und ausgeprägt wie bei der Spa. Die plumpe Basis der Osteophyten ist verschieden von den Syndesmophyten der Spa, die als schlanke Spangen im Randleistenanulus eine Fortsetzung der Wirbelkörperkortikalis darstellen. In fortgeschrittenen Stadien kann die röntgenologische Unterscheidung Schwierigkeiten bereiten, wenn sich bei der Spa die Syndesmophyten auf das vordere Längsband ausbreiten und wenn bei der ankylosierenden Hyperostose Kapsel- und Bandverknöcherungen von Gelenken, auch der Iliosakralgelenke, auftreten. Erkrankungen, die mit großen Osteophyten und Ligamentverknöcherungen einhergehen, erwähnt DIHLMANN (1982).

IX. Ochronose der Wirbelsäule

Die Ochronose ist im Kapitel 1 beschrieben. Charakteristisch für das Leiden ist eine außergewöhnlich starke Osteochondrose der WS.

Makroskopisch besteht eine überall gleichförmige Schwarzfärbung der knorpeligen Wirbelkörperabschlußplatten und der Bandscheiben, ferner eine von kranial nach kaudal zunehmende Osteochondrose (Abb. 67 b). Diese ist in der unteren BWS deutlich, in der LWS sehr stark ausgebildet. Hier sind die Wirbelkörperabschlußplatten und große Teile der Bandscheiben durch grauweiße Gewebszüge und -herde unterbrochen. Ferner kommen in der LWS zentrale knöcherne Bandscheibenversteifungen vor.

Histologisch sind knorpelige Grund- und Deckplatten der Wirbelkörper im Hämalaun-Eosin-Schnitt dunkelbraunrot, die Bandscheiben hellbraunrot gefärbt. Knorpelplatten und Bandscheiben sind weitgehend nekrotisch und vor allem in den zentralen Partien im Zusammenhang mit dem Wirbelmarkraum

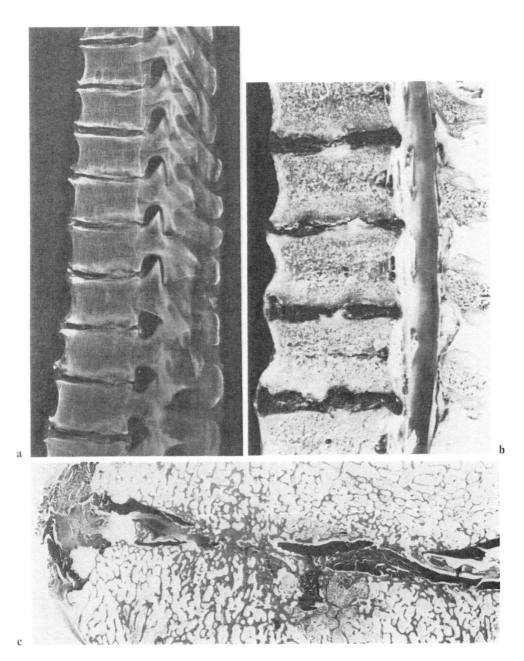

Abb. 67a–e. Ochronose der Wirbelsäule. **a** Röntgenbild von T_7 bis L_4. Von kranial nach kaudal zunehmende Osteochondrosis intervertebralis. In den höhenverminderten Zwischenwirbelräumen lineare und schollige kalkdichte Schatten. Sie entsprechen den aufgespaltenen knorpeligen Abschlußplatten. Nicht sehr ausgeprägte Osteophyten. **b** Makroaufnahme. Schwarze Bandscheiben und knorpelige Wirbelkörperabschlußplatten.

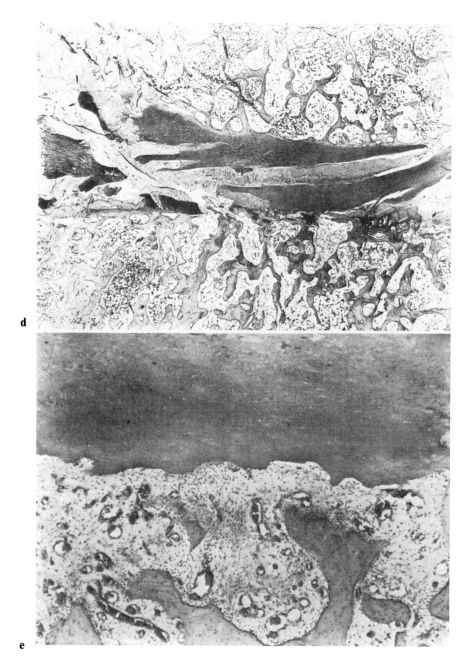

Wirbelendflächen unregelmäßig begrenzt. **c** Bandscheibe L_5/S_1 ventral der Mitte knöchern versteift. HE ×3. **d** Knorpelige Wirbelkörperabschlußplatten aufgespalten und in den Zwischenwirbelraum L_5/S_1 verlagert. HE ×9. **e** Knöcherne Wirbelkörperabschlußplatte vollständig, knorpelige teilweise abgebaut und durch lockeres Bindegewebe ersetzt. Knorpelige Abschlußplatte ferner unregelmäßig begrenzt und nekrotisch. Spongiosablättchen mit den Befunden des osteoklastären Abbaues und des Anbaues. Deckplatte T_{10}. HE ×45

durch lockeres Bindegewebe ersetzt. Ferner kommen in der LWS vor allem zentral umschriebene knöcherne Bandscheibenversteifungen vor (Abb. 67c). Ein wesentlicher Befund ist die Aufspaltung von nekrotischen knorpeligen Abschlußplatten. Diese sind durch Bindegewebszüge aufgetrennt und in die Bandscheiben hinein verschoben (Abb. 67d). Zwischen knorpeliger Abschlußplatte und Spongiosa des Wirbelkörpers findet sich bisweilen ein lockeres Bindegewebsband (Abb. 67e). Knorpelplatte und Knochenbalken zeigen Einbuchtungen mit den Befunden des chondroklastären und osteoklastären Abbaues, unmittelbar daneben mit den Zeichen des Knochenanbaues. Im Wirbelmarkraum und paravertebral über den Bandscheiben kommen dichte Herde aus Plasmazellen, vereinzelt auch Granulozyten vor. DIHLMANN et al. (1970) führen diesen entzündlichen Befund auf eine Anreicherung von Homogentisinsäure und ihrer Oxydationsprodukte zurück.

Das *Röntgenbild* zeigt die von kranial nach kaudal zunehmende, vor allem in der LWS ausgeprägte Osteochondrose mit bandscheibennaher Osteosklerose (Abb. 67a). Besonders charakteristisch sind die kalkhaltigen, aufgespaltenen und in die Bandscheibe verlagerten Knorpelspangen. Sie werden in den Röntgenberichten als horizontale Kalkeinlagerungen beschrieben (BROCHER und WILLERT 1980). Die in der Regel nicht sehr großen Osteophyten sind Folgezustände von Bandscheibenverlagerungen.

X. Arthrose von Wirbelrippengelenken

NATHAN et al. (1964) stellten an anatomischen Präparaten in 48% eine meistens geringgradige *kostovertebrale Arthrose* fest. Röntgenologisch erhoben sie den Befund in 17%. Die arthrotischen Veränderungen waren vom 3. Lebensjahrzehnt an zu beobachten. Die Häufigkeit der Veränderungen nahmen mit dem Lebensalter zu. Es fand sich kein Geschlechtsunterschied. *Klinisch* können Schmerzen am Rippenwirbelansatz, ausstrahlend längs der Interkostalnerven bestehen, besonders deutlich beim Atmen und verstärkt durch Husten und Thoraxkompression.

HOHMANN (1968) *hat Kostotransversalgelenke* röntgenologisch (2028 Aufnahmen vom Kindes- bis zum Greisenalter) und pathologisch-anatomisch (35 WS im Alter von 26 bis 89 Jahren) untersucht. Arthrotische Veränderungen fanden sich in 6,05%, und zwar bei Frauen in 7,95%, bei Männern in 4,39%. Anzahl und Schweregrad der Befunde nahmen von kranial nach kaudal zu, was mit dem Bewegungsmechanismus in Zusammenhang gebracht wird. Die kranialen Gelenke führen Drehbewegungen, die kaudalen Schiebe-, bzw. Gleitbewegungen aus. Bei Kyphose und Skoliose ist die Zahl der arthrotischen Gelenke erheblich vermindert, was auf die erschwerte Rippenatmung zurückgeführt wird. – *Klinisch* können durch die Arthrose folgende Beschwerden ausgelöst werden: 1. Im Rippenverlauf ziehende Schmerzen, die durch angestrengte, vertiefte Atmung verstärkt werden. Zeitweilig besteht „Reifengefühl". 2. Plötzlich kann eine schmerzhafte Atemsperre auftreten mit dem Gefühl, nicht mehr durchatmen zu können. Die Beschwerden verschwinden unvermittelt, in einigen älteren Fällen erst nach einigen Tagen oder nach Injektion eines Analgeticums. Die gezielte Palpation des arthrotischen Kostotransversalgelenkes mit der Fingerspitze löst erhebliche Schmerzen aus.

XI. Degenerative Wirbelsäulenveränderungen und innere Medizin

Osteochondrosis intervertebralis, Spd und krankhafte Veränderungen der Wirbelbogengelenke werden mit Funktionsstörungen innerer Organe in Zusammenhang gebracht: Zentralnervensystem, Innenohr, Herz und Gefäße, Lunge, Magendarmtrakt, Leber, Pankreas, Niere, Schilddrüse, Nebenschilddrüse (KUNERT 1975). Die Vorstellung stützt sich auf die engen topographischen Beziehungen von WS und vegetativem Nervensystem. Zur Vermeidung von Irrtümern sind genaue differentialdiagnostische Abklärungen nötig (KRÄMER 1978).

Verdankung. Die Überlassung von WS-Präparaten und anderweitige Unterstützungen verdanke ich den Herren Prof. Dr. CHR. HEDINGER, Prof. Dr. J.R. RÜTTNER und Prof. Dr. R. SIEBENMANN Zürich, Prof. Dr. J. LAISSUE, Dr. H. BÜRKI, PD. Dr. J. GEBBERS, Prof. Dr. J.P. MÜSY und Prof. Dr. E. VÖGELI Luzern, Prof. Dr. TH. HARDMEIER Münsterlingen, PD. Dr. B. EGLOFF und PD. Dr. H. SULSER Winterthur sowie Herrn Präparator J. BRUNNER Luzern.

Literatur

Adams P, Muir H (1976) Qualitative changes with age of proteoglycans of human lumbar discs. Ann Rheum Dis 35:289–296
Adams P, Eyre DR, Muir H (1977) Biochemical aspects of development and ageing of human lumbar intervertebral discs. Rheumatol Rehabil 16:22–29
Aufdermaur M (1960) Die Spondylosis cervicalis. In: Junghanns H (Hrsg) Die Wirbelsäule in Forschung und Praxis, Bd 17. Hippokrates, Stuttgart
Aufdermaur M (1963) Pathologisch-anatomische Grundlagen des Halswirbelsäulensyndroms. Chir Rép Traum 7:56–83
Aufdermaur M, Fehr K, Lesker P, Silberberg R (1980) Quantitative histochemical changes in intervertebral discs in diabetes. Exp Cell Biol 48:89–94
Bailey RW (1974) The cervical spine. Lea & Febiger, Philadelphia
Bärtschi-Rochaix W (1949) Migraine cervicale. Huber, Bern
Battikha JG, Garcia JF, Wettstein P (1981) Aspects of atypical degenerative lesions of vertebrae. Skeletal Radiol 6:103–107
Beardwell A (1969) Familial ankylosing vertebral hyperostosis. Ann Rheum Dis 28:518–523
Begg AC (1954) Nuclear herniations of the intervertebral disc. J Bone Joint Surg 36-B:180–193
Beneke R (1897) Zur Lehre der Spondylitis deformans. Festschrift dargeboten den medicinischen Theilnehmern an der 69. Versammlung deutscher Naturforscher und Ärzte. Bruhn, Braunschweig
Benjamin MV, Ransohoff J (1982) Thoracic disc disease. In: Rothman RH, Simeone FA (eds) The spine, 2nd edn. Saunders, Philadelphia London Toronto Mexico City Rio de Janeiro Sydney Tokyo, pp 500–507

Benson MKD, Byrnes DP (1975) The clinical syndromes and surgical treatment of thoracic intervertebral disc prolaps. J Bone Joint Surg 57 B:471–477

Billenkamp G (1972) Körperliche Belastung und Spondylosis deformans. Fortschr Roentgenstr 116:211–216

Böhmig R (1930) Die Blutgefässversorgung der Wirbelbandscheiben, das Verhalten des intervertebralen Chordasegments und die Bedeutung beider für die Bandscheibendegeneration. Arch klin Chir 158:374–424

Brettschneider H (1952) Ein Beitrag zur normalen Anatomie der Zwischenwirbelscheibe. Z Mikrosk Anat Forsch 58:381–403

Brigode M, François RJ, Dory MA (1982) Radiological study of the sacroiliac joints in vertebral ankylosing hyperostosis. Ann Rheum Dis 41:225–231

Brocher JEW, Willert H-G (1980) Differentialdiagnose der Wirbelsäulenerkrankungen, 6. Aufl. Thieme, Stuttgart

Brown T, Hansen RJ, Yorra AJ (1957) Some mechanical tests on the lumbosacral spine with particular reference to the intervertebral discs. J Bone Joint Surg 39 A:1135–1164

Buddecke E (1975) Altersveränderungen der Proteoglykane. Verh Dtsch Ges Pathol 59:43–51

Buddecke E, Sames K (1971) Biochemische Altersveränderungen der Proteoglykane des Knorpelgewebes. In: Platt D, Lasch G (Hrsg) Molekulare und zelluläre Aspekte des Alterns. Schattauer, Stuttgart, S 69–77

Burton CV, Kirkaldy-Willis WH, Yong-Hing K, Heithoff KB (1981) Causes of failure of surgery on the lumbar spine. Clin Orthop 157:191–199

Bushell GR, Ghosh P, Taylor TFK, Akeson WH (1977) Proteoglycan chemistry of the intervertebral disks. Clin Orthop 129:115–123

Clark K (1969) Significance of the small lumbar spinal canal: Cauda equina compression syndromes due to spondylosis. J Neurosurg 31:495–498

Collins DH (1949) The pathology of articular and spinal diseases. Arnold, London

Cottier H (1980) Pathogenese. Ein Handbuch für die ärztliche Fortbildung, Bd I. Springer, Berlin Heidelberg New York

Courtois C, Fallet GH, Vischer TL, Wettstein P (1980) Erosive spondylopathy. Ann Rheum Dis 39:462–468

Dahmen G (1963) Submikroskopische Untersuchungen der Wirbelbandscheiben. Z Rheumaforsch 22:192–213

Davidson EA, Small W (1963) Metabolism in vivo of connective-tissue mucopolysaccharides. Biochim Biophys Acta 69:445–452

DePalma AF, Rothman RH (1970) The intervertebral disc. Saunders, Philadelphia London Toronto

Dihlmann W (1982) Röntgendiagnose bei der Spondylosis hyperostotica. In: Ott VR (Hrsg) Spondylosis hyperostotica. Enke, Stuttgart, S 79–91

Dihlmann W, Freund U (1968) Die Iliosakralveränderungen bei der nicht-entzündlichen Wirbelsäulenversteifung (Hyperostose ankylosante vertébrale sénile, Spondylosis hyperostotica). Z Rheumaforsch 27:284–291

Dihlmann W, Greiling H, Kisters R, Stuhlsatz HW (1970) Biochemische und radiologische Untersuchungen zur Pathogenese der Alkaptonurie. Dtsch Med Wochenschr 95:839–844

Dunsker SB (1981) Cervical spondylotic myelopathy: Pathogenesis and pathophysiology. In: Dunsker SB (ed) Cervical spondylosis. Raven Press, New York, pp 119–134

Ecklin U (1960) Die Altersveränderungen der Halswirbelsäule. Springer, Berlin Göttingen Heidelberg

Elves MV, Bucknill T, Sullivan MF (1975) In vitro inhibition of leucocyte migration in patients with intervertebral disc lesions. Orthop Clin North Am 6:59–65

Epstein BS (1976) The spine, 4th edn. Lea & Febiger, Philadelphia, pp 377–418

Fager CA (1980) Surgical approaches to lumbar disk lesions and spondylosis. Surg Clin North Am 60:649–663

Farfan HF (1973) Mechanical disorders of the low back. Lea & Febiger, Philadelphia

Farfan HF (1977) A reorientation in the surgical approach to degenerative lumbar intervertebral joint disease. Orthop Clin North Am 8:9–21

Farfan HF, Cossette JW, Robertson GH, Wells RV, Kraus H (1970) The effects of torsion on the lumbar intervertebral joints: The role of torsion in the production of disc degeneration. J Bone Joint Surg 52 A:468–497

Farfan HF, Huberdeau RM, Dubow HJ (1972) Lumbar intervertebral disc degeneration. J Bone Joint Surg 54 A:492–510

Fasske E (1959) Der Strukturwandel der menschlichen Zwischenwirbelscheibe. Z Mikrosk Anat Forsch 66:1–18

Feldmeyer J-J, Schnyder P, Regli F, Candardjis G (1982) Apport de la tomodensitométrie au diagnostic de la hernie discale et du canal étroit lombaire. Schweiz Med Wochenschr 112:599–604

Finneson BE (1980) Low back pain, 2nd ed. Lippincott, Philadelphia Toronto

Forestier J, Lagier R (1971) Ankylosing hyperostosis of the spine. Clin Orthop 74:65–83

Gamache FW, Voorhies RM (1980) Hypertrophic cervical osteophytes causing dysphagia. J Neurosurg 53:338–344

Güntz E (1958) Nicht entzündliche Wirbelsäulenveränderungen. In: Hohmann G, Hakkenbroch M, Lindemann K (Hrsg) Handbuch der Orthopädie, Bd II. Thieme, Stuttgart, S 537–631

Hadley LA (1964) Anatomico-roentgenographic studies of the spine. Thomas, Springfield

Hardy Jr RW, Plank NM (1982) Clinical diagnosis of herniated lumbar disc. In: Hardy Jr RW (ed) Lumbar disc disease. Raven Press, New York, pp 17–28

Hevelke G, Hevelke H (1960) Die chemischen Altersveränderungen der menschlichen Zwischenwirbelscheiben. Z Altersforsch 14:271–282

Hilton RC, Ball J, Benn RT (1976) Vertebral end-plate lesions (Schmorl's nodes) in the dorsolumbar spine. Ann Rheum Dis 35:127–132

Hilton RC, Ball J, Benn T (1980) Annular tears in the dorsolumbar spine. Ann Rheum Dis 39:533–538

Hirano H, Suzuki H, Sakakibara T, Higuchi Y, Inoue K, Suzuki Y (1982) Dysphagia due to hypertrophic cervical osteophytes. Clin Orthop 167:168–172

Hirsch C (1955) The reaction of intervertebral discs to compression forces. J Bone Joint Surg 37 A:1188–1196

Hoff A van den (1964) Histological age changes in the anulus fibrosus of the human intervertebral disc. Gerontologia 9:136–149

Hohmann D (1968) Die degenerativen Veränderungen der Costotransversalgelenke. Z Orthop 105:Beilageheft

Holm S, Nachemson A (1982) Nutritional changes in the canine intervertebral disc after spinal fusion. Clin Orthop 169:243–358

Junghanns H (1968) In: Schmorl G, Junghanns H

Keller G (1959) Die Arthrose der Wirbelgelenke in ihrer Beziehung zum Rückenschmerz. Z Orthop 91:538–550

Kirkaldy-Willis WH, Wedge JH, Yong-Hing K, Tschang S, Korompay V de, Shannon R (1982) Lumbar spinal nerve lateral entrapment. Clin Orthop 169:171–178

Korst JK van der, Sokoloff L, Miller EJ (1968) Senescent pigmentation of cartilage and degenerative joint disease. Arch Pathol 86:40–47

Krämer J (1978) Bandscheibenbedingte Erkrankungen. Thieme, Stuttgart

Krayenbühl H, Zander E (1953) Über lumbale und cervicale Diskushernien. Documenta Rheumatologica Geigy, Basel

Kulak RF, Schultz AB, Belytschko T, Galante J (1975) Biomechanical characteristics of vertebral motion segments and intervertebral discs. Orthop Clin North Am 6:121–133

Kunert W (1975) Wirbelsäule und innere Medizin, 2. Aufl. Enke, Stuttgart

Lagier R (1982) Spondylosis hyperostotica und diffuse enthesiopathische Skelett-Hyperostose. In: Ott VR (Hrsg) Spondylosis hyperostotica. Enke, Stuttgart, S 35–55

Lancourt JE, Glenn WV, Wiltse LL (1979) Multiplanar computerized tomography in the normal spine and in the diagnosis of spinal stenosis. Spine 4:379–390

Lang FJ (1934) Arthritis deformans und spondylitis deformans. In: Lubarsch O, Henke F, Rössle R (Hrsg) Gelenke und Knochen, Handbuch der speziellen pathologischen Anatomie und Histologie, Bd IX/2. Springer, Berlin, S 252–376

Lang FJ, Thurner J (1972) Chronisch-degenerative (verunstaltende) Wirbelsäulenerkrankungen. In: Kaufmann E, Stämmler M (Hrsg) Lehrbuch der speziellen pathologischen Anatomie, Bd II/4. Gruyter, Berlin New York, S 2044–2057

Leitz G (1971) Rückenschmerzen, Bandscheibendegeneration und Arbeitsbelastung. Med Welt 22:1815–1823

Lindemann K, Kuhlendahl H (1953) Die Erkrankungen der Wirbelsäule. Enke, Stuttgart

Linthoudt D van, François R-J (1981) Hyperostose vertébrale ankylosante apport de la microradiographie et de la microscopie de fluorescence à l'étude du rachis dorsal. Rhumatologie 33:89–98

Lipson SJ, Muir H (1980) Vertebral osteophyte formation in experimental disc degeneration. Arthritis Rheum 23:319–324

Love JG, Schorn VG (1965) Thoracic-disk protrusions. JAMA 191:627–631

Luschka H (1858) Die Halbgelenke des menschlichen Körpers. Reimer, Berlin, S 71–72

Lyons H, Jones E, Quinn FE, Sprunt DH (1966) Changes in the protein-polysaccharide fractions of nucleus pulposus from human intervertebral disc with age and disc degeneration. J Lab Clin Med 68:930–939

Markolf KL (1972) Deformation of the thoracolumbar intervertebral joints in response to external loads. J Bone Joint Surg 54 A:511–533

Markolf KL, Morris JM (1974) The structural components of the intervertebral disc. J Bone Joint Surg 56 A:675–687

Mayfield FH (1979) Cervical spondylotic radiculopathy and myelopathy. Adv Neurol 22:307–321

McDevitt CA (1973) Biochemistry of articular cartilage. Ann Rheum Dis 32:364–378

Meyenburg H von (1946) Über „Abtrennung" der hinteren Wirbelkörperkante als Ursache von Ischias. Radiol Clin 15:215–224

Mohr W (1982) Morphologie und Pathogenese der Spondylosis hyperostatica. In: Ott VR (Hrsg) Spondylosis hyperostatica. Enke, Stuttgart

Morris M (1981) Intervertebral disc disease of the lumbosacral spine: Biomechanical and clinical observations. In: Brown FW (ed) Symposon on the lumbar spine. Mosby, St Louis Toronto London, pp 3–15

Müller W (1932) Pathologische Physiologie der Wirbelsäule. Barth, Leipzig

Munoz-Gómez J, Bernardes-Bernat E, Valenzuela-Castano A, Duró-Pujol JC (1980) Corrélation clinico-readiologique du rachis dorsal dans une population ouvrière. Rev Rhum 47:175–180

Nachemson A, Lewin T, Maroudas A, Freeman. MAR (1970) In vitro diffusion of dye through the end-plates and the annulus fibrosus of human lumbar inter-vertebral discs. Acta Orthop Scand 41:589–607

Nathan H, Weinberg H, Robin GC, Aviad I (1964) The costovertebral joints. Anatomicoclinical observations in arthritis. Arthritis Rheum 7:228–240

Naylor A, Happey F, Turner RL, Shentall RD, West DC, Richardson C (1975) Enzymic and immunological activity in the intervertebral disc. Orthop Clin North Am 6:51–58

Ott VR (1953) Über die Spondylosis hyperostotica. Schweiz Med Wochenschr 83:790–799

Panjabi MM, White AA (1980) Basic biomechanics of the spine. Neurosurgery 7:76–93

Peereboom JWC (1970) Age-dependent changes in the human intervertebral disc. Gerontologia 16:352–367

Püschel J (1930) Der Wassergehalt normaler und degenerierter Zwischenwirbelscheiben. Beitr Pathol Anat 123–130

Reinhardt H, Nidecker A, Schneider E (1982) Die Computertomographie lumbaler radikulärer Prozesse. Schweiz Arch Neurol Neurochir Psychiatr 130:281–296

Resnick D, Niwayama G (1976) Radiographic and pathologic features of spinal involvement in diffuse idiopathic skeletal hyperostosis (DISH). Radiology 119:559–568

Resnick D, Shaul SR, Robins JM (1975) Diffuse idiopathic skeletal hyperostosis (DISH): Forestier's disease with extraspinal manifestations. Radiology 115:513–524

Roaf R (1960) A study of the mechanics of spinal injuries. J Bone Joint Surg 42 B: 810–823
Robotti GC, Schneekloth G (1982) Extravertebrale Manifestationen der ankylosierenden Hyperostose. Radiologe 22: 408–411
Rokitansky C (1844) Abnormitäten des Knochensystems. Handbuch der pathologischen Anatomie, Bd II. Braunmüller und Seidel, Wien, S 142, 143, 285
Rothman RH, Simeone FA, Bernini PM (1982) Lumbar disc disease. In: Rothman RH, Simeone FA (eds) The spine, vol I. Saunders, Philadelphia London Toronto, pp 508–645
Rübe W, Schulte G-A (1974) Die degenerativen Erkrankungen der Wirbelsäule. In: Diethelm W, Heuck F, Olson O, Ranniger K, Strnad F, Vieten H, Zuppinger A (Hrsg) (Handbuch der medizinischen Radiologie, Bd VI/2, Röntgendiagnostik der Wirbelsäule. Springer, Berlin Heidelberg, S 1–73
Schilling F (1982) Klinik, Diagnostik und Differentialdiagnose der Spondylosis hyperostotica. In: Ott VR (Hrsg) Spondylosis hyperostotica. Enke, Stuttgart, S 65–78
Schilling F, Schacherl M, Gamp A, Bopp A (1965) Die Beziehungen der Spondylosis hyperostotica zur Konstitution und zu Stoffwechselstörungen. Med Klin 60: 165–169
Schmorl G (1932) Über Verlagerung von Bandscheibengewebe und ihre Folgen. Arch Klin Chir 172: 240–276
Schmorl G, Junghanns H (1968) Die gesunde und die kranke Wirbelsäule in Röntgenbild und Klinik, 5. Aufl. Thieme, Stuttgart
Schneider P (1983) Spondylosis hyperostotica. In: Mathies H (Hrsg) Rheumatologie C Spezieller Teil, II Wirbelsäule, Weichteile, Kollagenerkrankungen. Handbuch der inneren Medizin. Springer, Berlin Heidelberg New York, S 179–199
Schröter G (1970) Degenerative Wirbelsäulenveränderungen und berufliche Belastung. Beitr Orthop 17: 687–690
Schulze K-J, Polster J (1979) Berufsbedingte Wirbelsäulenschäden bei Traktoristen und Landwirten. Beitr Orthop 26: 356–362
Scott JT (1970) Neurological aspects of the rheumatic diseases. In: Copeman WSC (ed) Textbook of the rheumatic diseases, 4th edn. Livingstone, Edinburgh London, pp 643–700
Seidel K (1981) Vergleichende Untersuchungen über die Häufigkeit des Auftretens degenerativer Wirbelsäulenveränderungen bei Menschen des Neolithikums, des Mittelalters und der Jetztzeit. Z Gesamte Inn Med 36: 159–162
Sheehan S, Bauer RB, Meyer JS (1960) Vertebral artery compression in cervical spondylosis. Neurology 10: 968–986
Silberberg R (1973) Vertebral aging in hypopituitary dwarf mice. Gerontologia 19: 281–294
Silberberg R (1974) Response of vertebral cartilage and bone to hormonal imbalances produced by anterior hypophyseal hormones and hypothyroidism. Pathol Microbiol (Basel) 41: 11–25
Silberberg R (1982) persönliche Mitteilung
Silberberg R, Gerritsen G (1976) Aging changes in intervertebral discs and spondylosis in chinese hamsters. Diabetes 25: 477–483
Silberberg R, Aufdermaur M, Adler JH (1979) Degeneration of the intervertebral disks and spondylosis in aging sand rats. Arch Pathol Lab Med 103: 231–235
Simeone FA, Rothman RH (1982) Cervical disc disease. In: Rothman RH, Simeone FA (eds) The spine, 2nd edn, vol I. Saunders, Philadelphia London Toronto Mexico City Rio de Janeiro Sydney Tokyo, pp 440–499
Sokoloff L (1969) The biology of degenerative joint disease. University of Chicago Press, Chicago London
Taylor TKF, Akeson WH (1971) Intervertebral disc prolapse: A review of morphologic and biochemic knowledge concerning the nature of prolapse. Clin Orthop 76: 54–79
Töndury G (1958) Entwicklungsgeschichte und Fehlbildungen der Wirbelsäule. In: Junghanns H (Hrsg) Die Wirbelsäule in Forschung und Praxis, Bd 7. Hippokrates, Stuttgart
Torgerson WR, Dotter WE (1976) Comparative roentgenographic study of asymptomatic and symptomatic lumbar spine. J Bone Joint Surg 58 A: 850–853

Tovi D, Strang RR (1960) Thoracic intervertebral disk protrusions. Acta Chir Scand [Suppl] 267:1–41

Urban JPG, Holm S, Maroudas A, Nachemson A (1977) Nutrition of the intervertebral disk. Clin Orthop 129:101–114

Vernon-Roberts B, Pirie CJ, Trenwith V (1974) Pathology of the dorsal spine in ankylosing hyperostosis. Ann Rheum Dis 33:281–288

Virgin WJ (1951) Experimental investigations into the physical properties of the intervertebral disc. J Bone Joint Surg 33 B:607–611

Wenig C (1973) Thorakale Bandscheibenvorfälle. Dtsch Med Wochenschr 98:2483–2486

White AA, Panjabi MM (1978) Clinical biomechanics of the spine. Lippincott, Philadelphia Toronto

Zukschwerdt L, Emminger E, Biedermann F, Zettel H (1960) Wirbelgelenk und Bandscheibe, 2. Aufl. Hippokrates, Stuttgart

D. Verkrümmungen

M. AUFDERMAUR

Mit 20 Abbildungen

I. Haltung

Die WS kann drei Arten der Haltung aufweisen (WAGENHÄUSER 1973; JANI 1976; DEBRUNNER 1982; HENKE 1982).

1. Normalhaltung

Bei der Normalhaltung weist die WS die physiologische, S-förmige Schlängelung auf, nämlich die ventral-konvexe Biegung von HWS und LWS und die dorsal-knovexe Biegung der BWS. Funktionell besteht volle Leistungsfähigkeit.

2. Fehlhaltung (Haltungsfehler)

Bei der Fehlhaltung bestehen deutliche, dauernde, funktionell bedingte WS-Verkrümmungen. Sie sind nicht fixiert, sondern können ausgeglichen werden. Die Fehlhaltung beruht auf einer Leistungsstörung der Bänder und vor allem

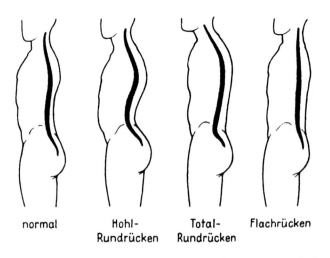

Abb. 1. Haltungsstörungen der Wirbelsäule. (Aus JANI 1976)

der Muskulatur. Krankhafte Veränderungen der WS liegen ihr nicht zugrunde. Funktionell besteht eine *Haltungsinsuffizienz*.

Man unterscheidet *4 Formen der Fehlhaltung (Abb. 1)*. Beim *Hohlrundrücken* besteht eine Hyperkyphosierung der BWS und eine Hyperlordosierung der LWS. – Beim *Total-Rundrücken* ist die Kyphosierung der BWS zum thorakalumbalen Übergang verlängert; dadurch ist die Lordosierung der LWS verkürzt. – Der *Flachrücken* zeigt einen geraden Verlauf der WS. – Bei der *funktionellen Skoliose* besteht eine nichtfixierte, laterale Abweichung der WS.

3. Haltungsschaden

Beim Haltungsschaden sind die WS-Verkrümmungen fixiert. Der Befund beruht auf krankhaften Veränderungen der WS. Funktionell besteht ein *Haltungsverfall*. Der Haltungsschaden umfaßt folgende pathologischen Veränderungen:

a) Kyphose

Die Kyphose besteht in einer über das Physiologische hinausgehenden, fixierten, dorsal-konvexen WS-Verkrümmung. Die bogenförmige Kyphose wird als *runder Buckel,* die winkelförmige, umschriebene Abknickung als *spitzer Buckel oder Gibbus* bezeichnet. Der runde Buckel entsteht bei Erkrankungen, die das ganze Skelett oder einen großen Teil der WS umfassen: Osteochondrosis juvenilis Scheuermann, osteoporotische Kyphose, Alterskyphose. Der Gibbus tritt bei umschriebenen WS-Veränderungen auf: Spondylitis, Tumor, Fraktur.

b) Lordose

Die Lordose ist eine nach ventral konvexe, fixierte, abnorme Krümmung der WS.

c) Fixierter Flachrücken (Pathologische Streckhaltung)

Der fixierte Flachrücken kann statt der Kyphose bei der Chondrosis juvenilis Scheuermann vorkommen.

d) Echte Skoliose (Strukturelle Torsionsskoliose)

Als echte Skoliose wird die laterale, mit Torsion verbundene, fixierte WS-Verkrümmung benannt.

Terminologie: Die Bezeichnungen Kyphose, Lordose und echte Skoliose bedeuten fixierte WS-Verkrümmungen. Die nichtfixierten Biegungen werden als Kyphosierung, Lordosierung und funktionelle Skoliose (ohne Torsion) benannt.

II. Klassifikation der fixierten Verkrümmungen

SCHMORL und JUNGHANNS (1968), REINHARDT (1976) und BRADFORD et al. (1982) haben die fixierten Verkrümmungen nach genetischen Gesichtspunkten eingeteilt. Pathologisch-anatomisch sind von besonderem Interesse die Osteochondrosis juvenilis Scheuermann, die Alterskyphose, die idiopathische Skoliose, ferner die kompensatorische Lordose, die sich ober- und unterhalb einer Kyphose zur Wiedererreichung der aufrechten Kopfhaltung ausbildet. Zu erwähnen sind ferner die kongenitalen und neuromuskulären Verkrümmungen, jene infolge Dysplasie, ungleicher Beinlänge, Verletzung, Entzündung, Tumoren, Osteoporose, Osteomalazie, Rachitis, Bestrahlung, Laminektomie, im weiteren extraspinale Formen wegen Empyem oder Verbrennung und schließlich die Lordose infolge krankhafter Veränderungen der Hüftgelenke.

Zur Besprechung gelangen in diesem Kapitel die Osteochondrosis juvenilis Scheuermann, die Alterskyphose, die idiopathische Skoliose und die Skoliose infolge ungleicher Beinlänge. Die übrigen Formen sind bei den entsprechenden Erkrankungen beschrieben.

III. Osteochondrosis juvenilis Scheuermann

1. Definition

Bei der Osteochondrosis juvenilis besteht ein im 2. Lebensjahrzehnt auftretender, unregelmäßiger Verlauf mit Ausbuchtungen von Wirbelkörperabschlußplatten der unteren BWS und der oberen LWS.

2. Häufigkeit

Die Häufigkeit wird nach unausgewählten Röntgenuntersuchungen mit 1 bis 33% angegeben (REINHARDT 1976; ALEXANDER 1977; BROCHER u. WILLERT 1980). Es ist anzunehmen, daß bei einheitlicher Beurteilung der Röntgenbilder diese Angaben ausgeglichener wären (s. Abschnitt „Röntgenbefunde"). Das eigene Untersuchungsgut umfaßt 132 Beobachtungen im Alter von 8–20 Jahren, davon 5 mit den typischen Befunden der Osteochondrosis juvenilis, 23 röntgenologische Übergangsformen und 103 WS ohne Befunde der Osteochondrosis juvenilis. Tatsächlich dürften kaum mehr als 5% der jugendlichen WS der Osteochondrosis juvenilis zuzuordnen sein.

3. Ursache

Die Ursache ist ungeklärt. BERQUET (1972), BROCHER und WILLERT (1980), MATTHIASS (1980) und weitere Autoren messen genetischen Faktoren eine Bedeutung zu. ALEXANDER (1977) hat dieser Auffassung widersprochen.

4. Pathogenese

Die Pathogenese ergibt sich aus den histologischen Befunden. Noch heute werden bisweilen folgende Befunde als bedeutsam beschrieben: Ossifikationslükken sowie Durchtrittsstellen von Blutgefäßen und der Chorda dorsalis in den Wirbelkörperabschlußplatten, eine primäre Störung der Knorpel- und Knochenbildung und eine juvenile Osteoporose. Diese nie bewiesenen Vorstellungen sind widerlegt (ALEXANDER 1977; AUFDERMAUR 1976, 1981). Zunehmend setzt sich die Auffassung durch, daß die Pathogenese zwanglos aus den im folgenden Abschnitt beschriebenen pathologisch-anatomischen Befunden abgeleitet werden kann.

5. Pathologisch-anatomische Befunde

Ich muß mich vor allem auf das eigene Untersuchungsgut stützen. Von den 132 im Alter von 8–20 Jahren verstorbenen Patienten wurden 100 WS systematisch und 32 gezielt nach den Röntgenbefunden histologisch verarbeitet.

Makroskopisch besteht eine Kyphose der unteren BWS oder ein Flachrücken. Die Bandscheiben sind niedrig, die Wirbelkörperabschlußplatten in unregelmäßigem Verlauf in die Wirbelkörper ausgebuchtet.

Histologisch sind an den knorpeligen Abschlußplatten der Wirbelkörper zwei wesentliche Veränderungen feststellbar (AUFDERMAUR 1964, 1976, 1981):

a) Ausfall der kollagenen Fasern

Die kollagenen Fasern der knorpeligen Grund- und Deckplatten sind großräumig unterbrochen. In Übersichtsschnitten ist der Befund als Aufhellung feststellbar. Die kollagenen Fasern können vollständig fehlen; bei unvollständigem Ausfall ist die Knorpelplatte aufgelockert (Abb. 2). Es kommen alle Übergänge zwischen geringer Auflockerung und völliger Faserunterbrechung vor. Normalerweise verlaufen die kollagenen Fasern in der Richtung der Knorpelplatte. Sie liegen dicht beisammen und treffen sich in einem spitzen Winkel (Abb. 3). An den aufgelockerten Stellen sind sie bisweilen in gleicher Weise angeordnet. Häufiger verlaufen sie jedoch schräg oder quer zur Wirbelkörperendfläche oder sie bilden Wirbel (Abb. 4). Bei Silberimprägnation sind zwischen den kollagenen Fasern, aber auch an faserlosen Stellen spärliche, in unregelmäßiger Richtung verlaufende Fibrillen feststellbar. Die Zellkerne sind vorhanden. Kernpyknosen und Kernschatten können beobachtet werden (Abb. 5); diesem Befund kommt aber keine Bedeutung zu, da er vom 7.–8. Lebensjahr an unter normalen Verhältnissen anzutreffen ist. Im Hämalaun-Eosin-Schnitt findet sich ferner reichlich basophile Grundsubstanz.

Diese Befunde kommen nur an den knorpeligen Wirbelkörperabschlußplatten des Menschen vor. Am Gelenkknorpel sind sie nicht festzustellen. Auch bei Mäusen, Ratten, Kaninchen sind sie an Gelenken und Wirbelkörpern nicht zu beobachten. In einem großen Teil der Patienten sind die Abschlußplatten

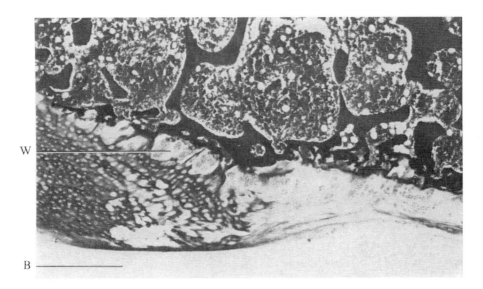

Abb. 2. Osteochondrosis juvenilis Scheuermann. Knorpelige Wirbelkörpergrundplatte am linken Bildrand normal, in Bildmitte aufgelockert, auf der rechten Bildseite ohne kollagene Fasern und niedrig. W, Wachstumszone; B, Bandscheibe. T_{10}. HE ×50. ♀ 14jährig

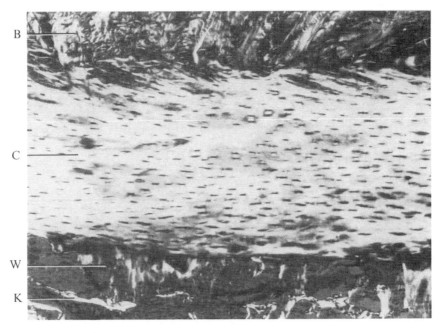

Abb. 3. Normale knorpelige Wirbelkörperabschlußplatte im polarisierten Licht. B, Bandscheibe; C, Knorpelige Abschlußplatte; W, Wachstumszone; K, Knöcherne Abschlußplatte. HE ×50, ♀ 14jährig

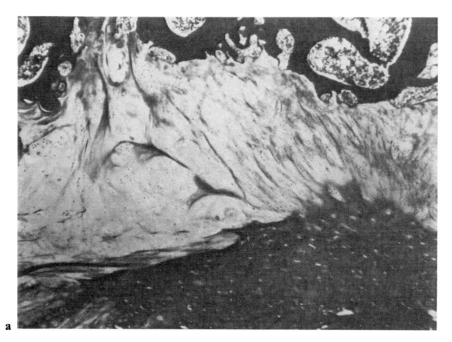

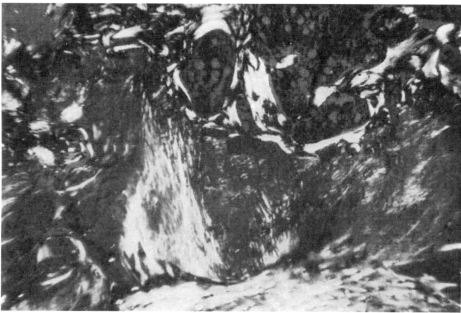

Abb. 4a, b. Osteochondrosis juvenilis Scheuermann. **a** Knorpelige Grundplatte anschließend an die knöcherne Abschlußplatte (oberer Bildrand) infolge teilweisen Ausfalles der kollagenen Fasern aufgelockert. Wachstumszone fehlt. Am unteren Bildrand Knorpelpartie mit normalem Fasergehalt. T_5. van Gieson ×42, **b** Gleiches Präparat im Polarisationsmikroskop

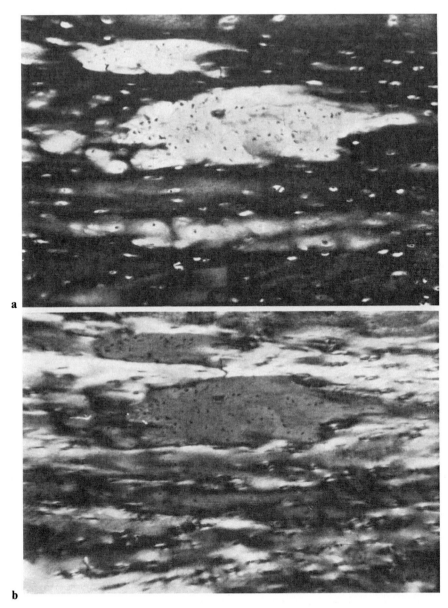

Abb. 5a, b. Osteochondrosis juvenilis Scheuermann. **a** „Aufhellungen" der knorpeligen Wirbelkörpergrundplatte T_7. Zellen erhalten, einzelne Kernschatten und Kernpyknosen. van Gieson × 125. **b** Gleiches Präparat im Polarisationsmikroskop. ♀ 14-jährig

in wellenförmigem (Abb. 6) oder gestrecktem Verlauf (Abb. 12b–d) in die Wirbelkörper hinein ausgewölbt und von einer sklerotischen Spongiosazone begrenzt. Meistens sind sie gleichzeitig verschmälert, besonders bei völligem Faserausfall. Die Ausbuchtung kann erheblich oder geringfügig sein; sie kann aber auch fehlen.

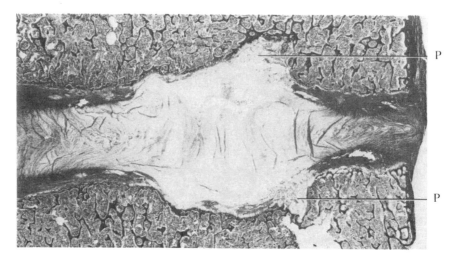

Abb. 6. Osteochondrosis juvenilis Scheuermann. Bandscheibe $T_{10/11}$. Wirbelkörperabschlußplatten unregelmäßig ausgebuchtet. Knorpelplatten an diesen Stellen mit flächenhaften „Aufhellungen" und verschmälert, an je einer umschriebenen Stelle unterbrochen und mit Nucleus pulposus-Prolaps (*P*). van Gieson × 4, ♂ 20jährig. *Klinisch* seit 1 Jahr Rücken- und Kreuzschmerzen. Keine ärztliche Untersuchung

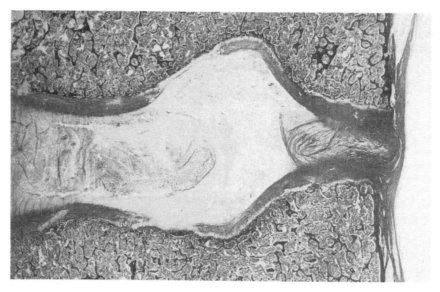

Abb. 7. Bandscheibe T_{12}/L_1. Abschlußplatten in regelmäßigem Verlauf in die Wirbelkörper ausgewölbt, nicht unterbrochen. Knorpelplatten an diesen Stellen schmal, „aufgehellt". van Gieson × 4. Gleicher Fall wie Abb. 6

Im *Lendenbereich* und bisweilen im unteren Brustabschnitt sind Wirbelkörperabschlußplatten in regelmäßigem Bogen in die Wirbelkörper ausgebuchtet. Der Befund kann normalerweise vorkommen und bedeutet deshalb nichts Krankhaftes. Er ist aber bei der Osteochondrosis juvenilis häufiger zu beobachten. Histologisch sind an diesen Stellen die kollagenen Fasern ganz oder teilweise unterbro-

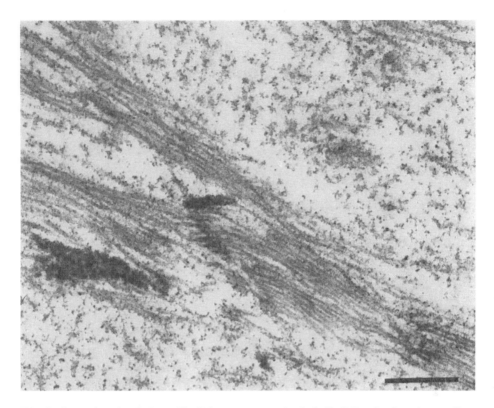

Abb. 8. Osteochondrosis juvenilis Scheuermann. „Aufgehellte" Partie einer knorpeligen Wirbelkörperabschlußplatte. Ultrastrukturell eine auskeilende kollagene Faser aus dicht gedrängten, parallelisierten kollagenen Fibrillen, daneben in verschiedener Richtung verlaufende kollagene Fibrillen. Die punktförmigen Gebilde entsprechen Proteoglykanpartikeln. × 19800, —— = 1 µm (Dr. M. Spycher, Zürich)

chen (Abb. 7). Selten sind in der LWS Knorpelplatten ohne Faserunterbrechung stark verschmälert.

Ultrastrukturelle Untersuchungsergebnisse (Dr. M. Spycher, Zürich)

Ultrastrukturell sind an den aufgelockerten Stellen der knorpeligen Abschlußplatten die kollagenen Fibrillen dicht gebündelt und streng parallel gelagert (Abb. 8). In Zonen ohne kollagene Fasern sind kollagene Fibrillen vorhanden. Sie sind aufgelockert, filzartig verflochten und überkreuzen sich in allen Richtungen (Abb. 9). Diese Befunde unterstützen die Vermutung, daß die Kollagen- oder Grundsubstanz-Biosynthese gestört sein dürfte (AUFDERMAUR 1976).

Histochemische Untersuchungsergebnisse

Histochemisch enthalten die Faserausfallgebiete der Knorpelplatten reichlich saure Proteoglykane (AUFDERMAUR 1964; IPPOLITO u. PONSETI 1981). Die beiden letzteren Autoren stellten im weiteren eine schwache Farbreaktion mit Perjodsäure-Schiff fest, was auf einen spärlichen Gehalt an Glykoprotein schließen

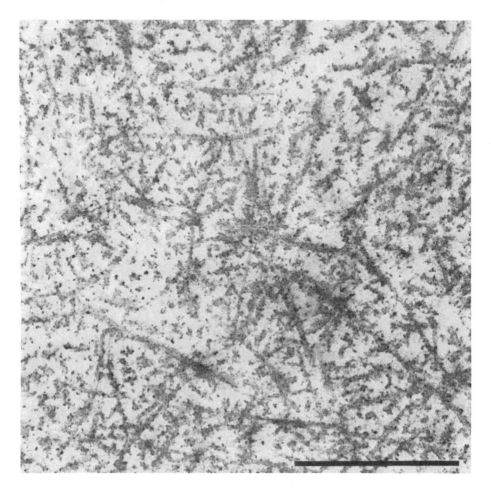

Abb. 9. Osteochondrosis juvenilis Scheuermann. Ultrastruktureller Befund einer Zone der knorpeligen Wirbelkörperabschlußplatte ohne kollagene Faser: Filz aus sich überkreuzenden kollagenen Fibrillen. ×43000, —— = 1 µm (Dr. M. Spycher, Zürich)

läßt. Im weiteren fanden sie eine intensive Anfärbung mit Anilinblau (für Kollagen und basische Proteine). Diese histochemischen Reaktionen verhalten sich genau umgekehrt zu denjenigen der faserhaltigen Stellen der Knorpelplatten. *Die Vorstellung, daß das Zustandekommen der Befunde an den Knorpelplatten auf einer auf die WS beschränkten, lokalen Störung der Bildung von kollagenen Fasern beruht, wird durch diese Ergebnisse erhärtet.* Abklärungen am eigenen Untersuchungsgut, welcher Kollagentyp an diesen Stellen vorliegt, haben bisher zu keinem Ergebnis geführt.

Bedeutung der gestörten Kollagenfasersynthese

Die normale knorpelige Wirbelkörperabschlußplatte ist gleich gebaut wie der hyaline Gelenkknorpel, bei dem die Bedeutung der kollagenen Fasern für die Festigkeit unbestritten ist (PAUWELS 1965; SOKOLOFF 1969). Bei der Luxationsfraktur im Kindesalter ist regelmäßig die Wachstumszone der Knorpelplatte durchtrennt, also die Stelle mit Auflockerung und zahlenmäßiger Verminderung der kollagenen Fasern (Kap. G 4). Diese Befunde sprechen für eine verminderte Festigkeit der Knorpelplatten in den Faserausfallgebieten. Die Randsklerose der ausgewölbten Abschnitte ist ein Zeichen für eine erhebliche Belastung von Abschlußplatten und Spongiosa der Wirbelkörper (Abb. 12a–c). Es ist anzunehmen, daß die Auswölbungen der Knorpelplatten bis zu einem gewissen Maß auf einer herabgesetzten Festigkeit beruhen (AUFDERMAUR 1976). Zum Teil dürfte sie aber auch auf Veränderungen der Wachstumszone zurückgehen, die bei der Osteochondrosis juvenilis festzustellen sind.

b) Befunde an den Wachstumszonen der Wirbelkörperabschlußplatten

Die Wachstumszone ist in einem Teil der Faserausfallstellen mit Ausbuchtung der Knorpelplatten ungleichmäßig verschmälert, mit ungeordneter Struktur (Abb. 12b–e) oder sie fehlt vollständig (Abb. 4). Diese Stellen werden beim Höhenwachstum des Wirbelkörpers gegenüber den benachbarten Abschnitten mit normaler Wachstumszone zurückbleiben. Am unregelmäßigen Verlauf mit Ausbuchtungen der Grund- und Deckplatten in die Wirbelkörper können also beide Veränderungen, diejenigen der Wachstumszone und die Festigkeitsverminderung infolge Ausfalles der kollagenen Fasern, beteiligt sein.

6. Vorkommen von Faserausfallherden in den knorpeligen Wirbelkörperabschlußplatten

Aufhellungen im van Gieson-Schnitt kommen nicht nur bei Patienten mit klinischen und röntgenologischen Befunden der Osteochondrosis juvenilis vor. Sie sind im eigenen Untersuchungsgut erstmals mit 4 Jahren deutlich festzustellen. Vom 8. Lebensjahr an sind sie in 99 der systematisch untersuchten 100 WS nachweisbar. Eindrucksmäßig nehmen sie von kranial nach kaudal bis zur LWS zu. Auch in der LWS sind sie zum Teil recht ausgeprägt (AUFDERMAUR 1964). Bei den WS mit den ausgeprägten Röntgenbefunden der Osteochondrosis juvenilis sind die Aufhellungen der knorpeligen Wirbelkörperabschlußplatten zahlreich und ausgedehnt. Bei den röntgenologischen Übergangsfällen sind sie häufiger und umfangreicher als in den Normalfällen, aber weniger ausgeprägt als bei den WS mit den deutlichen Röntgenbefunden. Es besteht also eine Übereinstimmung zwischen Zahl und Ausdehnung der Faserausfallherde und dem Schweregrad im Röntgenbild (Abb. 10).

7. Folgezustände der Veränderungen an den Grund- und Deckplatten der Wirbelkörper

Wirbelkörperabschlußplatten weisen in Faserausfallgebieten Unterbrechungen auf, wobei Nucleus pulposus-Gewebe in das Wirbelmark prolabiert (Abb. 6, 12b, c). Ihr Zustandekommen ist mit der verminderten Festigkeit der Knorpelplatten erklärbar. Beobachtungen mit schweren Verkrümmungen können unter

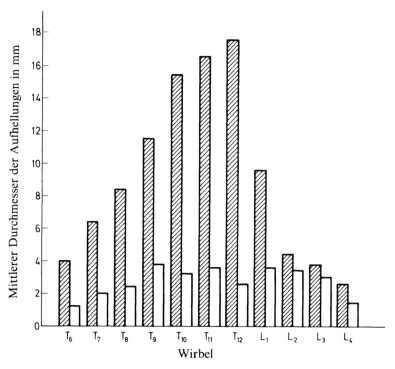

Abb. 10. In sagittalen histologischen Schnitten wurde der antero-posteriore Durchmesser der „Aufhellungen" von Grund- und Deckplatten bei 5 WS mit radiologischen und histologischen Befunden der Osteochondrosis juvenilis (*schraffierte Säulen*) und von 5 normalen WS (*helle Säulen*) gemessen. Dargestellt ist der Mittelwert dieser Ergebnisse bei den einzelnen Wirbeln. (Aus AUFDERMAUR 1981)

normaler funktioneller Beanspruchung vorkommen (LINDEMANN u. KUHLENDAHL 1953). Mechanischen Belastungen der WS kann die Bedeutung eines auslösenden Faktors zukommen. Die Prolapse sind knotenförmig oder großräumig. Sie finden sich einzeln oder mehrfach und liegen bisweilen dicht nebeneinander. Nekrotisches prolabiertes Gewebe wird vom Knochenmark her resorbiert, erhaltenes von einer Knochenschale umschlossen. Der Prolaps hat ferner Risse mit Nekrosen der Bandscheibe und eine Zertrümmerung von Knochenmark und Spongiosablättchen zur Folge. Der nekrotische Bandscheibenabschnitt erfährt vom Wirbelmark her durch Lücken der Knorpelplatte eine bindegewebige und knöcherne Versteifung. Bei nichtversteiften Bandscheiben entwickelt sich fast regelmäßig eine Spd. Die Spongiosazertrümmerung führt zu einem in der Regel ausgeprägten Knochenumbau, nicht selten mit pagetoider Struktur (Abb. 11). Der Knochenumbau kann einen gewissen Wiederaufbau von zerstörten Wirbelkörperpartien bewirken. Die Wirbeldeformierung wird dadurch bis zu einem gewissen Ausmaß ausgeglichen (HENSSGE 1980). Ob die Höhenverminderung von Bandscheiben, die HENSSGE (1980) röntgenologisch bereits in der ersten Entwicklungsphase feststellt, auf einer Wachstumshemmung beruht, ist ungeklärt. Auf Vorfällen von Nucleus pulposus-Gewebe in die Wirbelkörper kann der Befund jedenfalls nicht zurückgeführt werden.

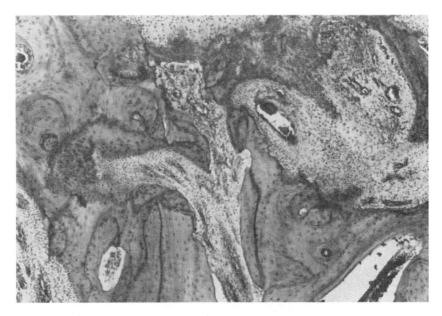

Abb. 11. Osteochondrosis juvenilis Scheuermann. Pagetartiger Knochenumbau einer Abschlußplattenausbuchtung. $T_{8/9}$. HE × 50, ♀ 14jährig. *Klinisch* keine Beschwerden bekannt (Angabe der Eltern)

8. Röntgenbefunde

Röntgenologisch besteht in der Mehrzahl der Fälle eine Kyphose der unteren BWS (5 eigene Fälle). Bisweilen findet sich ein Flachrücken (1 eigener Fall). Die Höhe der Zwischenwirbelräume ist vermindert. Charakteristisch sind unebene, in die Wirbelkörper verlagerte Abschlußplatten mit Randsklerose (Abb. 12a).

Die Feststellung einer typischen Osteochondrosis juvenilis mit allen Einzelbefunden bereitet röntgenologisch keine Schwierigkeiten. Problematisch sind hingegen die Übergangsfälle, bei denen zu entscheiden ist, ob die Befunde die Einreihung zur Osteochondrosis juvenilis rechtfertigen. SØRENSEN (1964) und PELLICIONI und SGOBBI (1969) beschreiben als wichtigstes Kriterium eine Kyphose bei mindestens drei übereinander liegenden Keilwirbeln. Im seitlichen Röntgenbild soll bei Aufzeichnen einer Verlängerung der Grund- und Deckplatten der Winkel zwischen den beiden Linien 5° oder mehr betragen. Dieser Auffassung haben sich verschiedene, aber lange nicht alle Autoren angeschlossen. Tatsächlich ist die Kyphose kein obligates Symptom (ALEXANDER 1977). Keilwirbel mit Kyphose, aber auch Knorpelknoten sind sekundäre Erscheinungen. Diese Auffassung ist aber nicht allgemein bekannt oder anerkannt. Deshalb ist die Beurteilung meistens subjektiv. Erwünscht wäre eine internationale Festlegung der röntgenologischen Kriterien.

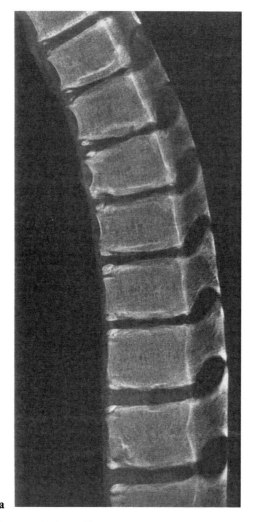

a

Abb. 12a–e. Osteochondrosis juvenilis Scheuermann. **a** Seitliches Röntgenbild von T_5 bis L_1. **b** Bandscheibe $T_{7/8}$, **c** Bandscheibe $T_{10/11}$. Beide Bandscheiben umgebaut, mit Rissen. Grundplatten T_7 und T_{10} rechtwinklig in die Wirbelkörper verlagert, bis Bildmitte geradlinig und mit Randsklerose, dann mit Unterbrechungen und Nucleus pulposus-Prolapsen. van Gieson. **b** W, Wachstumszone; K, knorpelige Abschlußplatte. × 6. **c** × 3. **d** Ausschnitt aus **c** × 21. **e** Ausschnitt aus Abb. **c**. Verlagerte knorpelige Grundplatte T_{10} aus niedriger, ungeordneter Wachstumszone. × 125. *Klinisch* keine Beschwerden bekannt (Angabe der Eltern)

9. Befunde im fortgeschrittenen Lebensalter

Eine durchgemachte Osteochondrosis juvenilis ist im fortgeschrittenen Lebensalter deutlich erkennbar. Grund- und Deckplatten von Wirbelkörpern der unteren BWS und der oberen LWS sind in unregelmäßig gewelltem oder geradli-

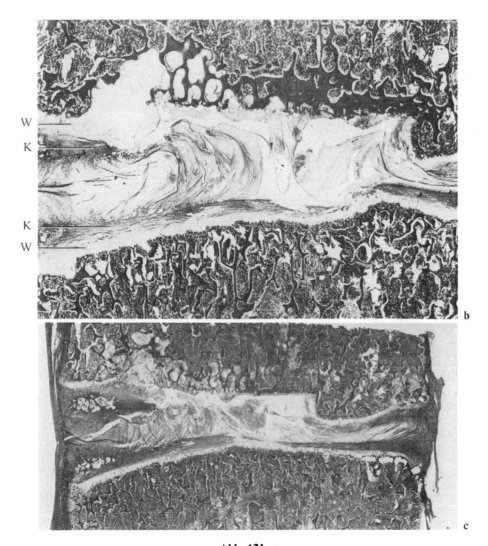

Abb. 12b, c

nigem Verlauf in die Wirbelkörper verlagert. An diesen Stellen sind die kollagenen Fasern der Knorpelplatten vollständig oder teilweise unterbrochen (Abb. 13). Die Kollagenfasersynthese bleibt also lebenslang gestört. Eine Randsklerose läßt die Befunde röntgenologisch in Erscheinung treten.

10. Klinische Befunde

Klinisch unterscheiden BROCHER und WILLERT (1980), GEKELER (1981), WAGENHÄUSER (1983) und weitere Autoren 3 Stadien:
Im *1. Stadium* tritt bei 10–16Jährigen eine Fehlhaltung auf. Sie besteht vorwiegend in einem Rundrücken, selten in einem Flachrücken. Meistens werden

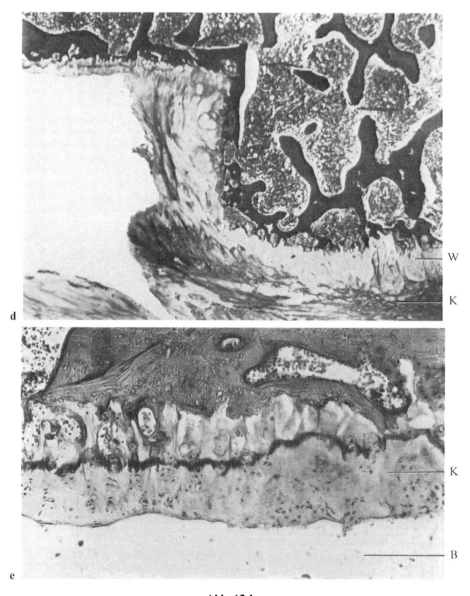

Abb. 12d, e

keine Rückenschmerzen angegeben, hingegen kann eine haltungsbedingte, vermehrte Ermüdbarkeit vorliegen. Im Beginn dieses Stadiums fehlen Röntgenbefunde.

Das 2. Stadium folgt nach ungefähr 6 Monaten. Es entwickelt sich eine Kyphose oder ein fixierter Flachrücken. Die Kyphose reicht in der Regel von T_4 bis T_{12}, mit Scheitel der Krümmung zwischen T_7 und T_{10}. Die röntgenologischen Veränderungen sind deutlich ausgeprägt.

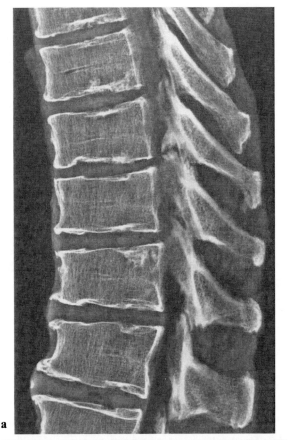

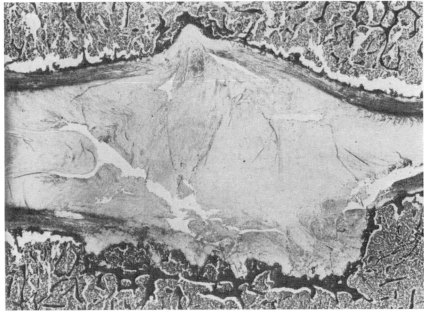

Abb. 13a, b. Befund nach durchgemachter Osteochondrosis juvenilis Scheuermann. **a** Seitliche Röntgenaufnahme von T_8 bis L_2. **b** Bandscheibe $T_{10/11}$. van Gieson × 6. ♂ 64-jährig. Keine klinischen Angaben

Das *3. Stadium* beginnt nach dem 18. Lebensjahr. Die Patienten zeigen den Zustand nach durchgemachter Osteochondrosis juvenilis, nämlich eine Kyphose oder einen fixierten Flachrücken. Die Beschwerden bestehen in Rückenschmerzen mit verspannter Rückenmuskulatur. Zu den deutlichen Röntgenbefunden kommen degenerative Bandscheibenveränderungen und ihre Folgen (Osteochondrosis intervertebralis, Spd, bindegewebige, knorpelige und knöcherne Versteifung).

IV. Alterskyphose

1. Definition

Die Alterskyphose ist eine in der Regel nicht vor dem 7. Lebensjahrzehnt auftretende, verstärkte Krümmung mit Versteifung der physiologischen, dorsalkonvexen Biegung der mittleren BWS.

2. Pathogenese

JUNGHANNS (1968) vertritt folgende Auffassung. Infolge altersbedingter Erschlaffung gewisser Bänder und Muskelgruppen erfährt der ventrale BWS-Abschnitt im Bereich der physiologischen Biegung eine vermehrte Belastung. Die Bandscheiben werden zwischen den ventralen Wirbelkörperkanten zusammengepreßt. Sie erfahren Risse, Nekrosen und dadurch eine ventrale Höhenabnahme. Als Reaktion treten kleine Randzacken auf, und die angrenzende Wirbelkörperspongiosa erfährt eine Verdichtung. Das nekrotische Bandscheibengewebe wird vom Wirbelmark aus durch Bindegewebe, dann durch Knochengewebe ersetzt. Dadurch entstehen ventrale Wirbelkörperverschmelzungen. Im versteiften WS-Abschnitt werden die Randzacken abgebaut, die Randsklerose verschwindet. Damit ist der Endzustand erreicht.

Diese Auffassung wurde allgemein übernommen. Es mag zwar nicht ganz befriedigen, die regressiven Veränderungen als „Drucknekrosen" zu bezeichnen, doch ist es das Verdienst von JUNGHANNS, die Alterskyphose als eigenen krankhaften WS-Befund herausgestellt zu haben.

Weil im fortgeschrittenen Lebensalter die Osteoporose der WS keine Seltenheit darstellt, gelangt bisweilen die Kombination Alters- und osteoporotische Kyphose in Erscheinung.

3. Pathologisch-anatomische Befunde

Markoskopisch sind im Bereich der Kyphose die Bandscheiben besonders ventral niedrig. Die Wirbelkörperform ist erhalten, die Wirbelbogengelenke und die Bänder sind intakt.

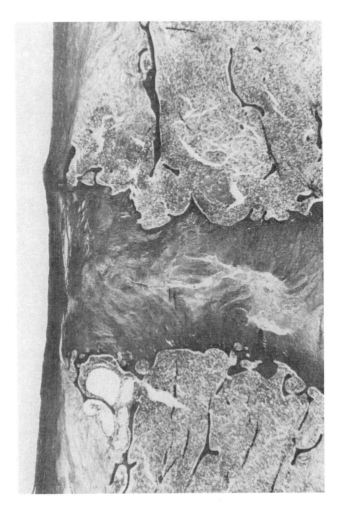

Abb. 14. Alterskyphose. Bandscheibe $T_{9/10}$ niedrig, mit Nekrose. Wirbelkörper mit Randzacken. van Gieson × 9, ♀ 90jährig. *Klinisch* bei Spitalaufnahme (wegen seniler Demenz) Brustkyphose festgestellt

Histologisch zeigen die ventralen Bandscheibenabschnitte Nekrosen verschiedener Ausdehnung (Abb. 14), ferner die Befunde der bindegewebigen und knöchernen Versteifung. Die Kalkknorpelschicht der Abschlußplatten bleibt meistens länger bestehen als das Bandscheibengewebe (Abb. 15).

4. Röntgenbefunde

Röntgenologisch sind charakteristisch die Kyphose, die niedrigen Bandscheiben, die Randzacken mit Randsklerose und, nach Versteifung, die glatte ventrale Oberfläche, die erhaltene Wirbelkörperform und die intakten Wirbelbogengelenke (Abb. 16).

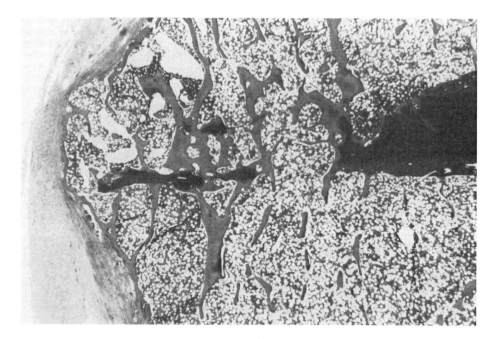

Abb. 15. Alterskyphose. Bandscheibe $T_{6/7}$ niedrig, ventral verknöchert. Wirbelkörperabschlußplatten teilweise erhalten. van Gieson × 10, ♀ 74jährig. Die Patientin hat *nie über Beschwerden geklagt*. Hingegen ist den Angehörigen die verkrümmte, starre WS aufgefallen

5. Klinische Befunde

Die Patienten sind infolge der Kyphose und der niedrigen Bandscheiben kleiner geworden. Der betroffene WS-Abschnitt ist wegen der niedrigen Bandscheiben schlecht beweglich, nach Versteifung starr. Die Alterskyphose ist nicht schmerzhaft. Die zunehmende Verkrümmung und Versteifung werden meistens weder vom Betroffenen noch von seiner Umgebung wahrgenommen (LINDEMANN u. KUHLENDAHL 1953).

6. Differentialdiagnose

a) Die *osteoporotische Kyphose* ist an gleicher Stelle ausgebildet wie die Alterskyphose. Hingegen besteht eine Knochenatrophie. Die Wirbelkörperform ist verändert, indem eine Keil- oder Fischwirbelform vorliegt (Abb. 17).

b) *Osteochondrosis juvenilis Scheuermann.* Die häufige, aber nicht obligate Kyphose befindet sich in der unteren BWS und beruht auf Keilwirbeln. Charakteristisch sind gewellt oder gerade verlaufende, in die Wirbelkörper verlagerte Abschlußplatten.

c) *Spondylosis deformans.* Die Osteophyten setzen ober- und unterhalb der Wirbelkörperränder an. Sie messen bis 1 cm. Die Alterskyphose zeigt demgegen-

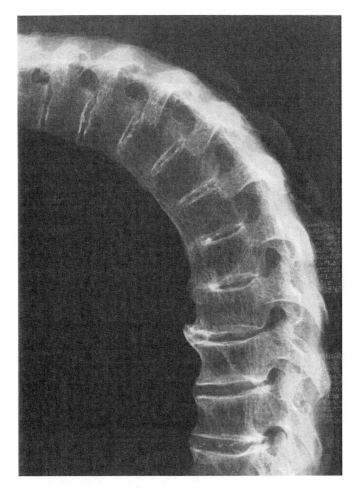

Abb. 16. Alterskyphose. Laterale Röntgenaufnahme von T_{2-12}. Bei $T_{9/10}$ Osteophyten. ♀ 79jährig. *Keine klinischen Angaben*

über kleine, unmittelbar an den ventralen Wirbelkörperrändern ansetzende Zakken.

d) *Ankylosierende Hyperostose (Spondylosis hyperostotica)*. Der WS ist ventral und lateral eine bis 2 cm dicke Knochenplatte aufgelagert. In der Regel kommen Osteophyten vor, die der Kortikalis breit aufsitzen und sich nicht selten in die Knochenplatte fortsetzen.

e) *Spondylitis ankylosans*. Sie tritt meistens im jugendlichen Alter auf, mit Schmerzen und zunehmender Versteifung der WS, in 30–40% auch peripherer, besonders großer körpernaher Gelenke. Charakteristisch ist die Verknöcherung von Bandscheiben (Syndesmophyten), Bändern und Gelenken der WS und vor allem der Iliosakralgelenke.

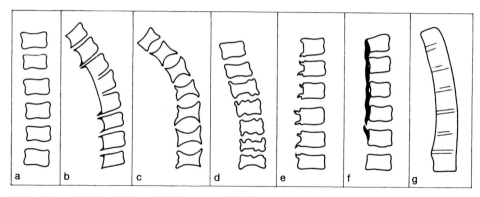

Abb. 17a–g. Nach Röntgenbildern angefertigte Skizzen. **a** normal; **b** Alterskyphose; **c** Osteoporotische Kyphose; **d** Osteochondrosis juvenilis Scheuermann; **e** Spondylosis deformans; **f** Ankylosierende Hyperostose (Spondylosis hyperostotica); **g** Spondylitis ankylosans

V. Idiopathische Skoliose

1. Definition

Die idiopathische Skoliose ist eine strukturelle seitliche WS-Verkrümmung mit Torsion unbekannter Ätiologie.

2. Häufigkeit

75–90% der Skoliosen sind idiopathisch (SCHMORL u. JUNGHANNS 1968; HARRINGTON 1977; HENKE 1982). 0,18% der Bevölkerung sind betroffen (ROMPE 1980). GOLDBERG et al. (1983) stellten in Dublin bei 21 000 Kindern in 0,12% eine behandlungsbedürftige idiopathische Skoliose fest.

3. Genetische Faktoren

BERQUET (1966), RISEBOROUGH und WYNNE-DAVIES (1973), HARRINGTON (1977) und HOPPER und LOVELL (1977) messen Erbfaktoren eine Bedeutung zu. Ihr Anteil am Zustandekommen der Verkrümmung und der Erbmodus sind jedoch ungeklärt.

4. Lokalisation

PONSETI und FRIEDMAN (1950) fanden bei 394 Patienten folgende Lokalisation: Lumbal 23,6%, thorakal 22,1%, thorakolumbal 15,9%, kombiniert thorakal und lumbal 37,1%, zervikothorakal 1,3%.

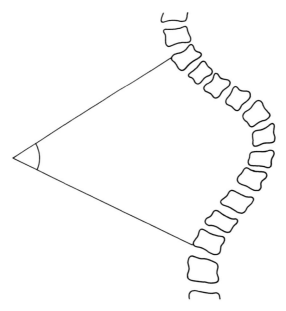

Abb. 18. Feststellung des Ausmaßes der WS-Verkrümmung bei idiopathischer Skoliose nach Cobb in der dorso-ventralen Röntgenaufnahme

5. Ausmaß der Verkrümmung

Das Ausmaß der Verkrümmung wird meistens in der dorso-ventralen Röntgenaufnahme nach Cobb bestimmt (REINHARDT 1976; ROMPE 1980; HENKE 1982). Nach Festlegung der beiden letzten Wirbel des Krümmungsbogens werden die Grundplatte des kaudalen und die Deckplatte des kranialen Wirbels verlängert (Abb. 18). Der Winkel im Schnittpunkt der beiden Linien gibt das Ausmaß der Verkrümmung an. Für die Annahme einer idiopathischen Skoliose fordert MAU (1982) einen Winkel von mindestens 10°. Bei geringerem Winkel ist eine funktionelle Skoliose nicht ausgeschlossen.

6. Entwicklung

Während der *Wachstumszeit* ist mit einer Zunahme der Verkrümmung zu rechnen. Sie ist am ausgeprägtesten während der Zeiten des intensivsten physiologischen Wachstums, also im Säuglingsalter und in der Pubertät. ROMPE (1980) veranschlagt die jährliche Verschlimmerung mit 5°, während eines Wachstumsschubes mit 10–15°. Von Fall zu Fall bestehen aber erhebliche Unterschiede.

Im *Erwachsenenalter* (älter als 21 Jahre) ist die Verstärkung der Verbiegung umso ausgeprägter, je größer die Verkrümmung bei Wachstumsabschluß ist. MATZEN und SCHRÖTER (1982) fanden bei 52 Erwachsenen nach 15jähriger Verlaufskontrolle eine jährliche Zunahme von 0,6–1°, wenn die Krümmung nach Wachstumsabschluß mindestens 30° betrug. Auch SCOTT und PIGOTT (1981) und BRADFORD et al. (1982) fassen 30° bei Wachstumsabschluß als kritischen Grenzwert für die weitere Entwicklung der Skoliose auf. BJERKREIM und HASSAN (1982) beobachteten beim Erwachsenen die stärkste Biegungszunahme dann, wenn zur Zeit des Wachstumsabschlusses eine Verkrümmung von 60–80° vorlag. Bei mehr als 80° war die Zunahme beim Erwachsenen weniger ausgeprägt, was die Autoren auf eine herabgesetzte WS Beweglichkeit dieser Fälle zurückführten.

7. Formen

Es werden drei Formen unterschieden (REINHARDT 1976; MAU 1982; BRADFORD et al. 1982):

a) Infantile Form

Die infantile Form wird im Alter von weniger als 3 Jahren bemerkbar. Knaben sind häufiger betroffen als Mädchen. Meistens besteht eine thorakale, linkskonvexe Krümmung. 80–90% bilden sich spontan zurück (*resolving scoliosis*). Bei den übrigen (*progressive scoliosis*) können extreme Krümmungen entstehen. Für die Prognose sind die beiden von MEHTA (1972) beschriebenen röntgenologischen Untersuchungsverfahren wertvoll:
1. In der dorso-ventralen Aufnahme wird im Scheitelpunkt der Verbiegung beidseits der Winkel zwischen Wirbelkörperachse und zugehörigem Rippenköpfchen und -hals bestimmt. Beträgt in der Frühphase die Differenz der beiden Werte weniger als 20°, so bildet sich die Verkrümmung bei 80–90% der Patienten spontan zurück (HOPPER u. LOVELL 1977; CEBALLOS et al. 1980).
2. Die medialen Rippenenden projizieren sich in der antero-posterioren Aufnahme normalerweise in einem Abstand von 2–4 mm neben, bei progressiver Skoliose hingegen über die kraniale Wirbelkörperkante.

b) Juvenile Form

Die juvenile Form bildet sich nach dem 3. Lebensjahr bis zur Pubertät aus. Meistens wird sie mit ungefähr 6 Jahren festgestellt. Knaben und Mädchen sind gleichmäßig befallen. Die Befunde nehmen während des Wachstumsalters gewöhnlich zu. Ohne Behandlung ist eine schwere Deformierung zu erwarten.

c) Adoleszente Form

Die adoleszente Form entwickelt sich nach Auftreten der Pubertät. Knaben und Mädchen sind gleichmäßig befallen, wenn die Verkrümmung weniger als 10° ausmacht. Ist sie hingegen größer als 20°, überwiegt das weibliche Geschlecht. Unbehandelt nimmt diese Form während der Wachstumszeit zu, doch ist das Ausmaß der Verkrümmung von Fall zu Fall verschieden.

In den USA kommt die idiopathische Adoleszentenskoliose am häufigsten vor. In Europa hingegen werden infantile und juvenile Form ebenso häufig beobachtet wie die adoleszente Form (FIGUEIREDO u. JAMES 1981).

8. Pathologische Anatomie

a) Makrobefunde

Makroskopisch besteht meistens ein Flachrücken, im Gegensatz zur symptomatischen Skoliose, bei der häufig gleichzeitig eine Kyphose, also eine Kyphoskoliose, vorliegt. Ober- und unterhalb der „Primärkrümmung" schließt sich häufig eine ausgleichende „Sekundärkrümmung" an. Auf der konkaven Seite des Krümmungsbogens sind Wirbelkörper und Bandscheiben niedriger als auf der konvexen. Der Nucleus pulposus ist nach der konvexen Seite hin verschoben (Abb. 19).

b) Histologische Befunde

Histologisch ist in der Frühphase an Bandscheiben, Wirbelkörperabschlußplatten und Randleisten kein abnormer Befund feststellbar (SCHMORL u. JUNGHANNS 1968). ENNEKING und HARRINGTON (1969) konnten an operierten kaudalen Wirbelbogengelenkfortsätzen keine Veränderung der enchondralen Wachstumszone beobachten.

c) Histochemische Befunde

Histochemisch beobachteten PEDRINI et al. (1973), BUSHELL et al. (1979) und TAYLOR et al. (1981) bei operierten Fällen von idiopathischer juveniler und Adoleszentenskoliose im Nucleus pulposus und in den inneren Schichten des Anulus

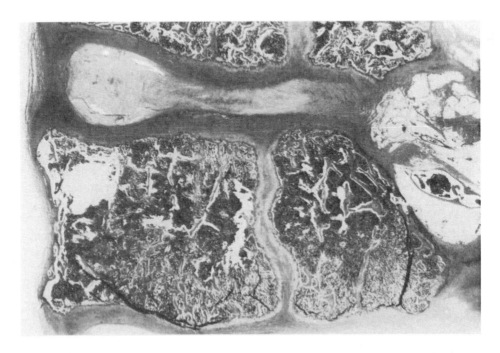

Abb. 19. Infantile idiopathische Skoliose. $T_{9/10}$. HE × 5, ♀ 7jährig. *Klinisch* 1jährig thorakale, linkskonvexe Skoliose festgestellt. Todesursache: Bronchopneumonie

fibrosus gegenüber nichtskoliotischen Sektionsfällen einen herabgesetzten Gehalt an Glykosaminoglykanen. Hingegen waren die Proteine vermehrt, vor allem am Krümmungsscheitel. In den äußeren Anuluslagen waren die Werte von Glykosaminoglykanen und Proteinen normal. TAYLOR et al. (1981) stellten zudem bei idiopathischer Adoleszentenskoliose auf der konkaven Seite ein geringeres Vorkommen von Kollagen fest als auf der konvexen; auf der konkaven Seite war das Cholesterin-6-Sulfat vermehrt. Bei symptomatischer Skoliose bestand eine ähnliche Glykosaminoglykan-Verteilung. Deshalb sind die histochemischen Abweichungen als Folge und nicht als Ursache der idiopathischen Skoliose aufzufassen (TAYLOR et al. 1981).

d) Ultrastrukturelle Muskelveränderungen

WEBB und GILLESPIE (1976) untersuchten Biopsien von paraspinalen Muskeln bei 12 Patienten mit idiopathischer und bei 7 Patienten mit kongenitaler Skoliose. Bei 2 Patienten mit idiopathischer Adoleszentenskoliose und bei je einem Patienten mit infantiler und kongenitaler, also nicht idiopathischer Skoliose waren innerhalb von Muskelfasern, zwischen den Myofibrillen, virusartige, kristallin strukturierte Partikel mit 17 nm Durchmesser nachweisbar. Es fand sich keine zelluläre Reaktion. Serologische Virustests waren negativ. Versuche der Virusisolierung aus den Biopsien mißlangen. Ob Zusammenhänge der Befunde mit der Skoliose bestehen, ist ungeklärt.

YAROM et al. (1982) untersuchten Biopsien des Musculus deltoideus von 15 Patienten mit idopathischer Adoleszentenskoliose, und zwar auf der konkaven und der konvexen Seite der Verkrümmung. Sie stellten eine Hypotrophie bis Atrophie von Muskelfasern fest, vor allem deutlich konkavseitig. Nach der Auffassung der Autoren könnten die Befunde einen Hinweis auf die Entstehung der idiopathischen Skoliose darstellen.

KHOSLA et al. (1980) untersuchten Biopsien des Musculus multifidus der konkaven und der konvexen Seite von 15 Patienten mit idiopathischer und von 4 Patienten mit nicht-idiopathischer Skoliose. Bei idiopathischer Skoliose fanden sie konkavseitig am Muskel-Sehnenübergang degenerative Veränderungen weniger Muskelfasern, Lücken des Sarkolemms, vermehrte Bindegewebszellen und Gefäße, Fettzellen und Leukozyteninfiltrate. Da die Befunde nur auf der konkaven Seite der Patienten mit idiopathischer Skoliose beobachtet wurden, könnten sie nach Ansicht der Autoren von pathogenetischer Bedeutung sein.

Low et al. (1983) untersuchten bei 14 Patienten mit idiopathischer Adoleszentenskoliose Biopsien des Musculus erector spinae auf Höhe des Krümmungsscheitels. Sie stellten feine Fetttropfen und Glykogenpartikel in Muskelfasern, ferner membranöse Einschlüsse in Myelinscheiden von Nerven fest. Nach Auffassung der Autoren könnten durch diese Veränderungen der Muskelstoffwechsel und das kontraktile System der Muskelfasern eine Beeinflussung erfahren.

e) Folgezustände

Die seitliche Verbiegung hat eine Höhenabnahme der WS zur Folge. In ausgeprägten Fällen kann der untere Rippenbogen den Beckenkamm berühren.

An den *Bandscheiben* treten die im Kapitel C beschriebenen Befunde der Chondrose, Osteochondrose und Spd in Erscheinung (SCHMORL u. JUNGHANNS 1968). Die Spd entsteht auf der Bogeninnenseite. Da die Osteophyten meistens erst im höheren Lebensalter auftreten, also nach langem Bestehen der Skoliose, handelt es sich um sekundäre Veränderungen (REINHARDT 1976). Sie neigen zur Verschmelzung. Nach erfolgter Versteifung werden sie allmählich abgebaut, die Oberfläche wird geglättet. Damit ist ein Endzustand erreicht. Bisweilen bilden sich anstelle von Osteophyten auf der Innenseite des Krümmungsscheitels die im Abschnitt „IV. Alterskyphose" beschriebenen Veränderungen aus (SCHMORL u. JUNGHANNS 1968).

Wirbelbogengelenke. ENNEKING und HARRINGTON (1969) untersuchten bei 171 Patienten mit idiopathischer Skoliose histologisch die operativ entfernten kaudalen Wirbelbogengelenkfortsätze beidseits des Krümmungsscheitels. Überraschend waren die degenerativen Knorpelveränderungen und eine subchondrale Knochensklerose auf der konvexen Seite beträchtlich ausgeprägter als auf der konkaven. TÄGER (1964) hingegen stellte auf der konvexen Seite eine Dickenzunahme des Gelenkknorpels fest, auf der konkaven regressive Veränderungen und bis auf den Knochen reichende Knorpelzerstörungen.

Auf der konkaven Seite entwickelt sich eine Ad; auf der konvexen tritt sie nicht in Erscheinung.

f) Thorakale Skoliose

Die thorakale Skoliose hat eine vom Ausmaß der Verkrümmung abhängige Verformung der Rippen mit Beeinflussung der Form und der Funktion von Lunge, Herz und Gefäßen zur Folge. Der Rippenbogen ist auf der konvexen Seite der WS-Verkrümmung nach dorsal ausgewölbt (dorsaler Rippenbuckel). Es gibt alle Übergangsformen von sanft vermehrter Rundung bis zum kammartigen Vorspringen der spitzwinklig abgebogenen Rippen. Der ventrale Rippenbuckel bildet sich stets auf der konkaven Seite der WS-Verkrümmung und tritt nicht so stark in Erscheinung wie der dorsale (LINDEMANN u. KUHLENDAHL 1953). Auf der konvexen Seite sind die Rippen abgeflacht und wie bei tiefer Inspiration gespreizt. Auf der konkaven Seite sind sie fächerförmig zusammengeschoben und exspiratorisch behindert (MEISTER 1980). – Das *Sternum* ist nur bei hochgradiger Skoliose verlagert (LINDEMANN u. KUHLENDAHL 1953). Bisweilen besteht eine laterale Verschiebung oder eine Schrägstellung der unteren Partie oder des ganzen Sternums. Bei schwerster Skoliose kann infolge Anhebens des Sternums das Bild der Kielbrust vorliegen. Dabei bestehen immer erhebliche Verlagerungen der Brustorgane.

9. Röntgenologisches Vorgehen

SCHMORL und JUNGHANNS (1968) fordern Ganzaufnahmen von WS und Becken. Die Aufnahmen werden in dorso-ventraler und lateraler Richtung vorgenommen (BRADFORD et al. 1982). Unerläßlich ist die Feststellung eines ev. Beckenschiefstandes. Das weitere Vorgehen wird nach den Ergebnissen dieser Untersuchungen bestimmt.

10. Klinische Befunde

Im Adoleszentenalter können Rückenschmerzen vorkommen (BRADFORD et al. 1982). Meistens treten jedoch die Beschwerden erst nach dem 30. Lebensjahr auf: Rückenschmerzen, zunehmende Verkrümmung und Versteifung mit körperlicher Behinderung, psychische Hemmung infolge Verunstaltung, bei thorakaler Skoliose kardiorespiratorische Insuffizienz und rezidivierende Pneumonie (SWANK 1979; WEINSTEIN et al. 1981; BRADFORD et al. 1982; STAGNARA 1982). Die Schmerzen sind unabhängig vom Ausmaß der Verkrümmung und setzen vor allem bei körperlicher Anstrengung ein. Die respiratorische Insuffizienz hingegen steht oft in direkter Beziehung zum Schweregrad der Verbiegung (BRADFORD et al. 1982). – Die lumbale Skoliose führt nicht zu Atemstörungen. Hingegen können Schmerzen auftreten, und zwar an der Stelle der Verbiegung und nicht lumbosakral (BRADFORD et al. 1982).

COLLIS und PONSETI (1969) stellten von 134 Patienten klinisch und röntgenologisch 20–36 Jahre nach der Erstuntersuchung in 72% eine WS-Verkrümmung von 50 bis mehr als 100° fest. 15% waren wegen Kurzatmigkeit behindert, 2% hatten deutliche Atemnot bei Anstrengung.

WEINSTEIN et al. (1981) wiederholten bei 161 Patienten mit idiopathischer Adoleszentenskoliose die Untersuchungen nach 31–51 Jahren. Die Lungenfunktion war nur beim Vorliegen einer thorakalen Verkrümmung von 100–120° signifikant eingeschränkt.

11. Mortalität

Todesursache infolge unbehandelter idiopathischer Skoliose ist meistens eine respiratorische Insuffizienz oder ein Rechtsversagen des Herzens, seltener eine Pneumonie. Die Rechtsinsuffizienz des Herzens ist refraktär gegenüber Digitalis und anderen Herzmitteln. Bei Auftreten des Herzversagens tritt der Tod gewöhnlich innerhalb $1/3$–3 Jahren ein (BRADFORD et al. 1982).

NILSONNE und LUNDGREN (1968) stellten in einer retrospektiven Studie von 117 erwachsenen Patienten mit ausschließlich schwerer idiopathischer Skoliose eine 2,2mal höhere Mortalität fest als bei der allgemeinen Bevölkerung. Das mittlere Todesalter war 46,6 Jahre. Todesursache war überwiegend eine kardiopulmonale Insuffizienz.

Im Untersuchungsgut von COLLIS und PONSETI (1969) waren 245 Patienten mit idiopathischer Skoliose während einer Beobachtungszeit von 20–36 Jahren 17 (7%) gestorben, gegenüber 5,4% der gleichaltrigen allgemeinen Bevölkerung. Anläßlich der letzten Untersuchung hatte die WS-Verkrümmung bei 12 der verstorbenen Patienten weniger als 56° betragen, bei 3 zwischen 56 und 81°, bei 2 waren es 103 bzw. 168°. In keinem Fall war die Todesursache das Versagen eines Cor pulmonale.

Im Untersuchungsgut von WEINSTEIN et al. (1981) waren nach einer Beobachtungszeit von 31–51 Jahren von 219 Patienten mit idiopathischer Adoleszentenskoliose 33 (15%) gestorben, gegenüber 17% der gleichaltrigen allgemeinen Bevölkerung. Von den 33 Verstorbenen hatten bei der letzten Untersuchung 19 eine WS-Verkrümmung von weniger als 60°, 9 von 60–100°, 5 von mehr als 100°. Nur in einem Fall, einem 54jährigen Patienten mit einer thorakalen WS-Verkrümmung von 142° war die Todesursache eine Rechtsinsuffizienz des Herzens bei Cor pulmonale.

Entscheidend für das Schicksal der Patienten ist das Ausmaß der Verkrümmung im jugendlichen Alter. Während der Wachstumszeit und vor allem bei den Wachstumsschüben soll der Zustand der WS verfolgt werden. Bis ins frühe

Erwachsenenalter ist die WS sorgfältig zu überwachen (SCOTT u. PIGOTT 1981). Eine WS-Korrektur muß vorgenommen werden, bevor es für die Verhütung einer kardiopulmonalen Insuffizienz zu spät ist (MEISTER 1980), d.h. womöglich im Kindesalter (BRADFORD et al. 1982).

VI. Skoliose infolge ungleicher Beinlänge

1. Begriffsbestimmung

Bei ungleicher Beinlänge kann nach einiger Zeit eine Verkrümmung der LWS nach lateral auftreten. REINHARDT (1976) faßt sie als Fehlhaltung auf. Bei der Fehlhaltung wird eine WS-Verkrümmung, die beim Stehen und Gehen sichtbar ist, im Sitzen und Liegen aufgehoben. BENGERT (1971), MORSCHER (1977), GILES und TAYLOR (1982) und NIETHARD (1982) beobachteten demgegenüber nach längere Zeit bestehendem Beinlängenunterschied eine strukturelle Torsionsskoliose der LWS, also eine fixierte Verkrümmung.

2. Häufigkeit

BENGERT (1971) fand unter 324 Patienten mit präsakralem LWS-Syndrom und Lendenskoliose bei 153 einen Beinlängenunterschied von 1 cm, bei 24 eine Differenz von $1^1/_2$–2 cm und bei 10 einen Unterschied von mehr als 2 cm.

3. Ursachen

BENGERT (1971), MORSCHER (1977) und PAPAIOANNOU et al. (1982) erwähnen folgende Ursachen: Kongenitale; vorzeitiger Verschluß oder Lösung einer Epiphysenfuge; Diaphysenfraktur von Femur und Tibia mit Beinverkürzung; kindliche Fraktur (durch die Frakturheilung bedingte Hyperämie stimuliert das Epiphysenwachstum); Osteomyelitis; Arthritis; Tumor; Röntgenbestrahlung von Femur- und Tibiaepiphysenfuge. JENNY und AUFDERMAUR (1950) stellten eine Skoliose bei Beinamputierten fest. Früher war häufigste Ursache die poliomyelitische Lähmung. Geringe, bis 2 cm messende Unterschiede ungeklärter Ursache werden als idiopathisch bezeichnet.

4. Pathogenese

Die ungleiche Beinlänge bewirkt einen Beckenschiefstand, nämlich eine Neigung des Beckens sowie eine ausgleichende Skoliose der LWS mit Konvexität zur Seite des kürzeren Beins (Abb. 20). Indes war nur in 75% der Beobachtungen von INGELMARK und LINDSTRÖM (1963) die Konvexität der Skoliose nach der

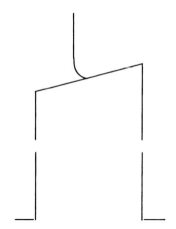

Abb. 20. Verkürzter rechter Oberschenkel. Senkung der rechten Beckenhälfte und rechtskonvexe Skoliose der LWS

gleichen Seite gerichtet, wenn eine Verkürzung des rechten Beines bestand, und in 87%, wenn das linke Bein kürzer war. BENGERT (1971) fand unter 160 Patienten 13 kontralaterale Skoliosen. Der Grund für dieses abweichende Verhalten von der Regel bei einer Anzahl von Patienten dieser Autoren ist ungeklärt.
– Eine Beinverlängerung wirkt sich gleich aus wie eine Verkürzung (JENNY u. AUFDERMAUR 1950; REINHARDT 1976). BENGERT (1971) und PAPAIOANNOU et al. (1982) setzen den kritischen Wert für das Entstehen einer Skoliose mit mindestens 1–2 cm fest. Ferner erfährt in der Regel die tiefer stehende Beckenschaufel eine Rotation nach ventral. Mitrotiert werden die Lendenwirbel, vor allem die des kaudalen Abschnittes. PAPAIOANNOU et al. (1982) fanden eine Rotation der Lendenwirbel von bis 17°, meistens von 6–10°. Bleibt der Beckenschiefstand bestehen, können strukturelle Wirbelveränderungen und eine Fixation der LWS-Verkrümmung einsetzen. Die Voraussetzungen für die Entwicklung einer strukturellen Skoliose sind damit erfüllt (MORSCHER 1977; PAPAIOANNOU 1982).

5. Morphologische Befunde

Die Lordose reicht in der Regel vom 1. Lenden- bis zum 1. Sakralwirbel, ausnahmsweise bis zum untersten Abschnitt der BWS (PAPAIOANNOU et al. 1982). Die BWS kann eine kompensatorische Biegung zur Gegenseite aufweisen. NIETHARD (1982) fand bei Kindern eine großbogige Skoliose der LWS, bei Erwachsenen dagegen eine kurzbogige lumbosakrale Verbiegung. Folgen der Skoliose sind eine Osteochondrose und eine ausgeprägte Spd sowie eine Wirbelbogengelenkarthrose der konkaven Verkrümmungsseite (JENNY u. AUFDERMAUR 1950; MORSCHER 1977).

6. Klinische Befunde

Lumbalgien bei ausgeprägtem Beckenschiefstand und entsprechender Skoliose beschreiben JENNY und AUFDERMAUR (1950). MORSCHER (1977) empfiehlt, eine seitliche WS-Verkrümmung als Ursache von Rückenschmerzen nicht zu überwerten. NIETHARD (1982) stellt fest, daß die klinischen Probleme mit dem Ausmaß und der Anamnesedauer der Beinverkürzung zunehmen.

Verdankung: Die Überlassung von Untersuchungsmaterial und weitere Unterstützung verdanke ich den Herren Prof. Dr. CHR. HEDINGER und Prof. Dr. J.R. RÜTTNER, Universitätsinstitut für Pathologie Zürich, den Herren Prof. Dr. J. LAISSUE, Dr. BÜRKI, PD Dr. J. GEBBERS und Prof. Dr. J.-P. MÜSY sowie Herrn Präparator J. BRUNNER, Pathologisches Institut Luzern.

Literatur

Alexander CJ (1977) Scheuermann's disease. Skeletal Radiol 1:209–221
Aufdermaur M (1964) Zur Pathogenese der Scheuermannschen Krankheit. Dtsch Med Wochenschr 89:73–76
Aufdermaur M (1976) Pathologische Anatomie und Pathogenese der Scheuermann-Kyphose. In: Junghanns H (Hrsg) Die Wirbelsäule in Forschung und Praxis, Bd 60. Hippokrates, Stuttgart, S 55–65
Aufdermaur M (1981) Juvenile Kyphosis (Scheuermann's disease) radiology, histology, and pathogenesis. Clin Orthop 154:166–174
Bengert O (1971) Über die Bedeutung der Beinlängendifferenz. Z Orthop 108:435–445
Berquet K-H (1966) Überlegungen zur Erblichkeit der idiopathischen Skoliose. Z Orthop 101:197–209
Berquet K-H (1972) Vorsorgeuntersuchungen, insbesondere Jugendarbeitsschutzgesetz. In: Junghanns H (Hrsg) Die Wirbelsäule in Forschung und Praxis, Bd 55. Hippokrates, Stuttgart, S 9–14
Bjerkreim I, Hassen I (1982) Progression in untreated idiopathic scoliosis after end of growth. Acta Orthop Scand 53:897–900
Bradford DS, Moe JH, Winter RB (1982) Scoliosis and Kyphosis. In: Rothman RH, Simeone FA (eds) The spine. Saunders, Philadelphia London Toronto Mexico City Rio de Janeiro Sydney Tokyo, pp 316–439
Brocher JEW, Willert H-G (1980) Differentialdiagnose der Wirbelsäulenerkrankungen, 6. Aufl. Thieme, Stuttgart, S 257–293
Bushell GR, Ghosh P, Taylor TKF, Sutherland JM (1979) The collagen of the intervertebral disc in adolescent idiopathic scoliosis. J Bone Joint Surg [Br] 61:501–508
Ceballos T, Ferrer-Torrelles M, Castillo F, Fernandez-Paredes E (1980) Prognosis in infantile idiopathic scoliosis. J Bone Joint Surg [Am] 62:863–875
Collis DK, Ponseti IV (1969) Long-term follow-up of patients with idiopathic scoliosis not treated surgically. J Bone Joint Surg [Am] 51:425–445
Debrunner AM (1982) Orthopädie. Die Störung des Bewegungsapparates in Klinik und Praxis. Huber, Bern Stuttgart Wien
Enneking WF, Harrington P (1969) Pathological changes in scoliosis. J Bone Joint Surg [Am] 51:165–184
Figueiredo UM, James JIP (1981) Juvenile idiopathic scoliosis. J Bone Joint Surg [Br] 63:61–66
Gekeler J (1981) Morbus Scheuermann. Dtsch Med Wochenschr 106:1585–1591
Giles LGF, Taylor JR (1982) Lumbar spine structural changes associated with leg length inequality. Spine 7:159–162

Goldberg C, Fogarty EE, Blake NS, Dowling F, Regan BF (1983) School scoliosis screening. Ir Med J 76:247–249
Harrington PR (1977) The etiology of idiopathic scoliosis. Clin Orthop 126:17–25
Henke G (1982) Rückenverkrümmungen bei Jugendlichen. Huber, Bern Stuttgart Wien
Henssge J (1980) Liegeschale und Korsett bei der Adoleszentenkyphose pathogenetisch begründete Behandlungsverfahren? In: Junghanns H (Hrsg) Die Wirbelsäule in Forschung und Praxis, Bd 89. Hippokrates, Stuttgart, S 75–76
Hopper WC, Lovell WW (1977) Progressive infantile idiopathic scoliosis. Clin Orthop 126:26–32
Ingelmark E, Lindström J (1963) Asymmetries of the lower extremities and pelvis and their relations to lumbar scoliosis. Acta Morphol Neerl Scand 5:221–234
Ippolito E, Ponseti IV (1981) Juvenile kyphosis. J Bone Joint Surg [Am] 63:175–182
Jani L (1976) Haltungsfehler – Scheuermann. Eine Überdiagnose und Übertherapie? Therapeutische Umschau 33:175–180
Jenny F, Aufdermaur M (1950) Über die Spondylosis deformans der Lendenwirbelsäule bei Beinamputierten. Z Unfallmed Berufskr 4:303–310
Junghanns H (1968) siehe Schmorl und Junghanns
Khosla S, Tredwell SJ, Day B, Shinn SL, Ovalle WK (1980) An ultrastructural study of multifidus muscle in progressive idiopathic scoliosis. J Neurol Sci 46:13–31
Lindemann K, Kuhlendahl H (1953) Die Erkrankungen der Wirbelsäule. Enke, Stuttgart
Low WD, Chew EC, Kung LS, Hsu LCS, Leong JCY (1983) Ultrastructures of nerve fibers and muscle spindles in adolescent idiopathic scoliosis. Clin Orthop 174:217–221
Matthiass HH (1980) Die Klinik der Osteochondrosis spinalis adolescentium (Morbus Scheuermann). In: Junghanns H (Hrsg) Die Wirbelsäule in Forschung und Praxis, Bd 89. Hippokrates, Stuttgart, S 15–26
Matzen PF, Schröter E (1982) Zur Progredienz idiopathischer Skoliosen im Erwachsenenalter. Z Alternsforsch 37:261–265
Mau H (1982) Die Ätiopathogenese der Skoliose. Enke, Stuttgart
Mehta MH (1972) The rib-vertebra angle in the early diagnosis between resolving and progressive infantile scoliosis. J Bone Joint Surg [Br] 54:230–243
Meister R (1980) Atemfunktion und Lungenkreislauf bei thorakaler Skoliose. Thieme, Stuttgart New York
Morscher E (1977) Etiology and pathophysiology of leg length discrepancies. In: Hungerford DS (ed) The injured knee. Springer, Berlin Heidelberg New York
Niethard FU (1982) Formveränderungen der Lendenwirbelsäule bei Beinlängendifferenz. Z Orthop 120:167–176
Nilsonne U, Lundgren K-D (1968) Long-term prognosis in idiopathic scoliosis. Acta orthop Scand 39:456–465
Papaioannou T, Stockes I, Kenwright I (1982) Scoliosis associated with limb-length inequality. J Bone Joint Surg 64 (Am):59–62
Pauwels F (1965) Gesammelte Abhandlungen zur funktionellen Anatomie des Bewegungsapparates. Springer, Berlin Heidelberg New York, S 424–479
Pedrini VA, Ponseti IV, Dohrman SC (1973) Glycosaminoglycans of intervertebral disc in idiopathic scoliosis. J Lab Clin Med 82:938–950
Pellicioni S, Sgobbi S (1969) Il dorso curvo osteocondrosico. Arch Putti Chir Organi Mov 24:212–232
Ponseti IV, Friedman H (1950) Prognosis in idiopathic scoliosis. J Bone Joint Surg [Am] 32:381–395
Reinhardt K (1976) Scheuermannsche Krankheit; Strukturelle Skoliosen; Haltungsskoliosen mit faßbarer Ursache, a) Infolge Beinverkürzung. In: Diethelm L, Heuck F, Olsson O, Ranniger K, Strnad F, Vieten H, Zuppinger A (Hrsg) Röntgendiagnostik der Wirbelsäule. Handbuch der medizinischen Radiologie, Bd VI/3. Springer, Berlin Heidelberg New York, S 112–135, 214–218, 246–276
Riseborough EJ, Wynne-Davies R (1973) A genetic survey of idiopathic scoliosis in Boston, Massachusetts. J Bone Joint Surg [Am] 55:974–982
Rompe G (1980) Skoliose – vermeidbare Krankheit? Dtsch Med Wochenschr 105:1401–1402

Schmorl G, Junghanns H (1968) Die gesunde und die kranke Wirbelsäule in Röntgenbild und Klinik. Thieme, Stuttgart

Scott MM, Piggott H (1981) A short-term follow-up of patients with mild scoliosis. J Bone Joint Surg [Br] 63:523–525

Sokoloff L (1969) The biology of degenerative joint disease. University of Chicago Press, Chicago, pp 31–44

Sørensen KH (1964) Scheuermann's juvenile kyphosis. Munksgaard, Copenhagen

Stagnara P (1982) Scolioses chez l'adulte. Chirurgie (Paris) 108:356–363

Swank SM (1979) The management of scoliosis in the adult. Orthop Clin North Am 10:891–904

Täger KH (1964) Die mikroskopischen Veränderungen an den Wirbelgelenken bei jugendlichen Skoliosen. Z Orthop 98:258–267

Taylor TKF, Ghosh P, Bushell GR (1981) The contribution of the intervertebral disk to the scoliotic deformity. Clin Orthop 156:79–90

Wagenhäuser FJ (1973) Das Problem der Haltung. Orthopäde 2:128–139

Wagenhäuser FJ (1983) Persönliche Mitteilung

Webb JN, Gillespie WJ (1976) Virus-like particles in paraspinal muscle in scoliosis. Br Med J 2:912–913

Weinstein SL, Zavala DC, Ponseti IV (1981) Idiopathic scoliosis. J Bone Joint Surg [Am] 63:702–712

Yarom R, Wolf E, Robin GC (1982) Deltoid pathology in idiopathic Scoliosis. Spine 7:463–470

E. Wirbelsäulenverletzungen

M. Aufdermaur

Mit 45 Abbildungen

I. Allgemeines

1. Häufigkeit

Die Häufigkeit der WS-Verletzungen wird von klinischen Autoren mit 0,5–6% aller Knochenfrakturen abgegeben (Stringa 1965; Junghanns 1968; Czornack u. Bernhard 1980).

Klinische Beschreibungen von WS-Verletzungen sind zahlreich, pathologisch-anatomische überaus spärlich.

Das *eigene Untersuchungsgut* umfaßt 246 Beobachtungen vom Neugeborenen bis zum 84jährigen Patienten. Alle Präparate wurden geröntgt und histologisch verarbeitet. Bei einem Teil der Fälle wurde die eine Hälfte der sagittal aufgesägten WS mazeriert. Bei 132 Patienten ist der Tod innerhalb der ersten 24 Stunden nach dem kritischen Unfall eingetreten, bei 26 Beobachtungen nach 2–7 Tagen, bei 21 Fällen nach 8–14 Tagen, bei 17 Beobachtungen nach 15 Tagen bis 8 Wochen, bei 13 nach 2–6 Monaten, bei 29 nach mehr als 6 Monaten bis 47 Jahren. 8 Fälle konnten für diese Zusammenstellungen nicht verwertet werden.

2. Geschlecht

In allen Mitteilungen wird eine Bevorzugung des männlichen Geschlechts festgestellt (Lob 1954; Stringa 1965; Junghanns 1968; Rüdy 1969; Albassir 1979). Von den über 20jährigen Patienten des eigenen Untersuchungsgutes sind 173 Männer (84%), 32 Frauen (16%), was ungefähr den Angaben des Schrifttums entspricht. Die Bevorzugung des männlichen Geschlechts wird allgemein auf die vermehrte berufliche und sportliche Exposition zurückgeführt.

Abkürzungen:				
	HWS	= Wirbelsäule	Spa	= Spondilitis ankylosans
	BWS	= Brustwirbelsäule	Spd	= Spondylosis deformans
	LWS	= Lendenwirbelsäule	WS	= Wirbelsäule

3. Lebensalter zur Zeit des kritischen Unfalles

Schwere WS-Verletzungen kommen von der Geburt bis ins Greisenalter vor. *Klinisch* findet LOB (1954) das 4. Lebensjahrzehnt am häufigsten betroffen. Die meisten Patienten von JUNGHANNS (1968) sind 20–50jährig. *Pathologisch-anatomisch* besteht hingegen im eigenen Beobachtungsgut eine Häufung im 6.–8. Lebensjahrzehnt (147 der 246 Fälle), wobei das 7. Dezennium mit 68 Patienten ganz besonders bevorzugt ist. Eine sichere Erklärung für diese Abweichung gibt es nicht. Sie dürfte aber, mindestens zum Teil, auf der Verschiedenartigkeit des jeweiligen Untersuchungsgutes beruhen.

4. Unfallhergang

ALBASSIR (1979) beschreibt *klinisch* 28 verkehr- und 55 sturzbedingte Verletzungen. *Autoptisch* überwiegen im Material von HOLZER u. KLOSS (1962), das 94 WS-Verletzungen umfaßt, die Verkehrsunfälle „bei weitem". Im eigenen

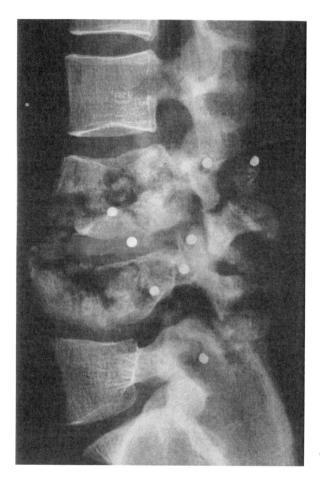

Abb. 1. Schrotschußverletzung. Seitliche Röntgenaufnahme der LWS. Wirbelkörper L_3 und L_4 sowie Processus spinosus L_5 zertrümmert. ♀ 25 Jahre

Untersuchungsgut handelt es sich mit einer Ausnahme, einer Wirbelzertrümmerung durch Bauchschuß (Abb. 1), stets entweder um einen Verkehrsunfall (Autokollision, Sturz mit Motor- oder Fahrrad, Angefahrenwerden als Fußgänger) oder um ein nichtverkehrsbedingtes Sturzereignis (Sturz vom Baum, von der Leiter, von einer Mauer, vom Dach, auf der Treppe, in der Wohnung, aus dem Fenster, über eine Böschung, in den Liftschacht, von der Heubühne, Absturz in den Bergen). Dabei hat in den letzten Jahrzehnten ein augenfälliger Wandel stattgefunden. Von 1948–1957 sind $^1/_3$ der WS-Verletzungen im Straßenverkehr, $^2/_3$ durch ein nicht-verkehrsbedingtes Sturzereignis entstanden. Von 1958–1977 sind die WS-Verletzungen in ungefähr gleichem Ausmaß sturz- und verkehrsunfallbedingt. Pro Jahr haben die WS-Verletzungen in diesem Zeitraum gegenüber 1948–1957 um das 4fache zugenommen, wobei die verkehrsbedingten Läsionen 6mal, die auf Sturzereignissen beruhenden 3mal häufiger sind als 1948–1957.

Zur Entstehung einer schweren WS-Verletzung (Fraktur, Bandscheibenriß) kann ohne krankhaften Vorzustand eine geringfügige Gewalteinwirkung genügen, wie Sturz auf den Rasen aus dem Stehen:

Eine 55jährige Frau stürzt aus dem Stehen auf weichen Rasen wegen unerwarteten Fußtrittes von hinten. Sie ist sofort tot. Die Sektion ergibt als Todesursache eine Hyperextensionsfraktur des Zahnes der Axis mit Quetschung der Medulla oblongata.

Beschrieben sind ferner WS-Verletzungen, meistens zwischen T_{4-8}, infolge Muskelzuges bei Tetanus, Elektroschock, Eklampsia puerperarum, Epilepsie (JUNGHANNS 1968).

5. Sportunfälle

WS-Verletzungen machen 6,4%–9% aller Sportverletzungen aus (HOLZER u. KLOSS 1962; ALBASSIR 1979; HITCHCOCK u. KARMI 1982). Sie sind am häufigsten bei Rugby, Schwimmen (Kopfsprung in seichtes Wasser) und Reiten (Sturz), viel weniger häufig bei Klettern, Turnen, Ringen und Judo, selten bei anderen Sportarten (HITCHCOCK u. KARMI 1982).

6. Bevorzugte Lokalisation

Die meisten *klinischen Autoren* finden den Brust-Lenden-Übergang am häufigsten verletzt (HOPF 1958; JUNGHANNS 1968; ALBASSIR 1979). LINDEMANN und KUHLENDAHL (1953) und KRÄMER (1978) stellen sowohl eine Bevorzugung des Brust-Lenden-Überganges als auch der unteren HWS fest. *Autoptisch* sind bei den eigenen Fällen HWS und BWS in je ungefähr 40%, die LWS in ca. 20% betroffen. Der Brust-Lenden-Übergang ist von T_{12}–L_1 in knapp 10%, von T_{10}–L_2 in 32% verletzt. Am seltensten ist der kraniale BWS-Abschnitt befallen, nämlich von T_{1-3} in 6%. Die Verletzungen von HWS und BWS sind zu gleichen Teilen verkehrsunfall- und sturzbedingt. In der LWS hingegen beruhen die Verletzungen doppelt so häufig auf Sturzereignissen wie auf Verkehrsunfällen.

Die Abweichungen der autoptischen gegenüber den klinischen Ergebnissen können nicht mit Sicherheit erklärt werden. Eine wesentliche Bedeutung dürfte indes der Verschiedenartigkeit des Untersuchungsgutes zukommen. Bei 100 eigenen Patienten ist der Tod eingetreten, bevor eine klinische Untersuchung stattfand. Solche Beobachtungen fehlen in den klinischen Aufstellungen, während bei einer Sektion leichte Verletzungen (Distorsionen, Quer- und Dornfortsatzfrakturen) bei Fehlen von klinischen Hinweisen seltener festgestellt werden als in einer Klinik.

7. Ein- und Mehrfachverletzungen

Klinisch findet HOPF (1958) Mehrfachverletzungen der WS bei 20% der Patienten, vorzugsweise der LWS, gefolgt von der BWS, am seltensten der HWS. *Autoptisch* stellen HOLZER und KLOSS (1962) Mehrfachverletzungen in 17% fest. Im eigenen Untersuchungsgut haben $^2/_3$ eine, $^1/_3$ zwischen 2 und 9 WS-Verletzungen, und zwar sowohl nach Sturz- als auch nach Verkehrsunfällen. An den Mehrfachverletzungen ist die BWS mit 42%, die HWS mit 38%, die LWS mit 20% beteiligt. Die Abweichungen dieser Ergebnisse dürften in wesentlichem Ausmaß auf dem verschiedenartigen Untersuchungsgut beruhen.

8. Verletzungsart

Verkehrsunfälle und Sturzereignisse, also indirekte Gewalteinwirkungen, haben geschlossene WS-Verletzungen zur Folge. Offene Verletzungen durch direkte Gewalteinwirkung (Stich, Schlag, Steck- oder Durchschuß) sind zahlenmäßig im Hintergrund (Abb. 1).

9. Begünstigende Faktoren

Eine *Chondrosis* oder *Osteochondrosis intervertebralis* (Kapitel D) kann durch eine geringfügige Gewalteinwirkung eine Verschlimmerung erfahren, indem ein vorbestehender Bandscheibenriß verlängert wird. Die gelenkförmig umgebildete Bandscheibe hat eine Traumaempfindlichkeit zur Folge. Ferner kann eine Blockwirbelbildung das Zustandekommen oder die Ausdehnung eines Bandscheibenrisses begünstigen, indem die funktionelle Belastung auf die noch bewegliche Bandscheibe abgewälzt wird (AUFDERMAUR 1960).

Eine *pathologische Wirbelfraktur* ist Folge einer unterschwelligen Gewalteinwirkung in einem krankhaft veränderten Knochen, nämlich bei Osteoporose, primären oder sekundären Knochengeschwülsten, geschwulstähnlichen Gebilden und Ostitis deformans Paget. Frakturen bei Spa siehe Kapitel B. Spondylitis.

II. Klassifikation

Die Klassifikation von WS-Verletzungen wird nach pathogenetischen (HOLDSWORTH 1970; BROCHER u. WILLERT 1980; KAZARIAN 1981) oder nach pathologisch-anatomischen Gesichtspunkten vorgenommen (LOB 1954; JUNGHANNS 1968).

1. Pathogenetische Klassifikation

Die pathogenetische Klassifikation berücksichtigt die Stabilität der WS. *Stabilität* bedeutet, daß die Frakturstelle keine falsche Beweglichkeit aufweist. In dem Fall besteht keine Verletzungsgefahr für das Rückenmark und die Nervenwurzeln. Bei *Unstabilität* kann jede Wirbelverschiebung, ausgelöst durch eine verhältnismäßig geringfügige Einwirkung, zu dauernder neurologischer Be-

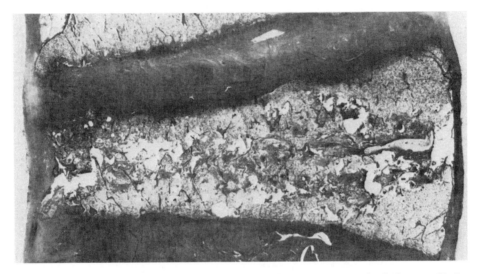

Abb. 2. Kompressionsfraktur infolge Sturzes vom Baum. Rippenserienfrakturen. Todeseintritt nach 1 Tag wegen abszedierender Bronchopneumonie. van Gieson ×2¹/₂, ♂ 74 Jahre

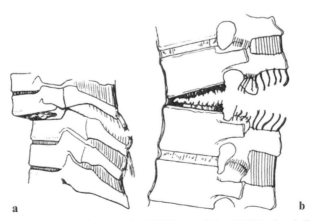

Abb. 3a, b. Diagramm einer Verletzung der HWS **a** und der LWS **b** durch Flexion kombiniert mit Rotation. Dorsaler Ligamentkomplex in beiden Fällen zerrissen, doch hat wegen der Lage der Gelenkfortsätze nur bei a eine Wirbelverschiebung stattgefunden. (Aus HOLDSWORTH 1970)

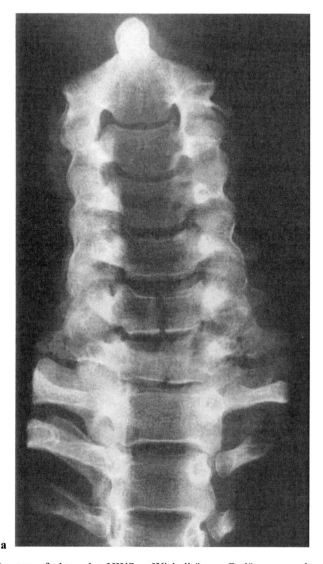

Abb. 4a, b. Berstungsfraktur der HWS. **a** Wirbelkörper C_6 längs gespalten, C_7 zertrümmert. **b** Frontaler Schnitt von C_6–T_1. van Gieson $\times 3^1/_2$, ♂ 29 Jahre. *Klinisch* Sturz vom Baum. Sofortiger Todeseintritt

einträchtigung führen (KAZARIAN 1981). Auch bei der Obduktion ist in jedem Fall abzuklären, ob die verletzte Stelle stabil oder unstabil ist. Die Wirbel werden durch Bandscheiben, Bandapparate und Wirbelbogengelenkkapseln zusammengehalten. HOLDSWORTH (1970) hat erstmals auf die Bedeutung der Ligamenta supra- und intraspinalia, flava und die Kapseln der Wirbelbogengelenke für die Stabilität der WS hingewiesen (MORSCHER 1980). Er bezeichnet diese Strukturen als *dorsalen Ligamentkomplex.*

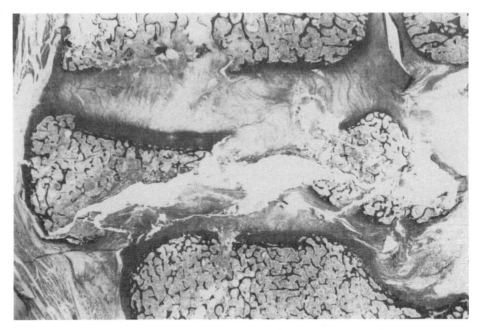

Abb. 4b

Die indirekte Gewalteinwirkung auf die WS kann zu fünf Folgezuständen führen.

a) Die *reine Flexion* kann eine Fraktur mit Stauchung von ventraler Kortikalis und Spongiosa des Wirbelkörpers zur Folge haben (Abb. 2). Der Wirbelkörper ist keilförmig, d.h. ventral niedriger als dorsal (*Kompressionsfraktur*). Der dorsale Ligamentkomplex ist intakt, die Stabilität erhalten.

b) Die *Flexion kombiniert mit Rotation* hat eine Zerreißung von Bandscheibe und Bandapparat, insbesondere auch des dorsalen Ligamentkomplexes zur Folge (Abb. 3). Die verletzte WS-Stelle ist unstabil. Im Halsabschnitt gleitet wegen der fast horizontalen Lage und der flachen Form der Wirbelbogengelenke der kraniale Wirbel nach ventral. In der LWS ist dieser Befund überaus selten, weil sich die Gelenkfortsätze nur bei maximaler Flexion voneinander abheben können ohne zu brechen. Häufiger sind ein oder beide Gelenkfortsätze frakturiert. In der BWS ist die Fraktur der Gelenkfortsätze bei Wirbelluxation die Regel.

c) Die *Hyperextension* wird vor allem in der HWS, selten in der LWS beobachtet. Sie führt zu einer Durchtrennung von Bandscheibe und vorderem Längsligament. Der dorsale Ligamentkomplex ist nicht betroffen. Die verletzte Stelle ist stabil.

d) Die *vertikale Kompressionsverletzung* wird nur in der HWS und der LWS festgestellt, die gestreckt verlaufen können, was bei leichter Flexion dieser WS-Abschnitte der Fall ist. Die Gewalteinwirkung auf den Scheitel oder das Gesäß kann dabei eine *Berstungsfraktur* mit Einbruch des Nucleus pulposus in das Wirbelmark auslösen (Abb. 4). Die Ligamente bleiben intakt, die Frakturstelle ist stabil.

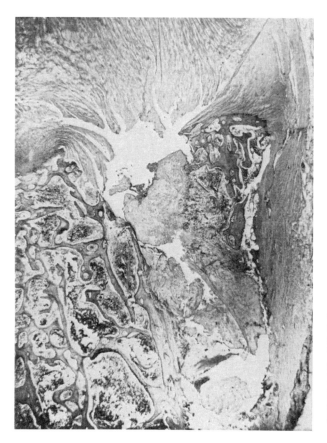

Abb. 5. Wirbelkörperkantenfraktur. Zwischen abgerissener dorsaler Kante und Wirbelkörper Anulus-fibrosus-Gewebe. HE ×10, ♂ 26 Jahre. *Klinisch* Absturz in den Bergen. Hirnverletzungen. *Nach 10 Tagen* Todeseintritt wegen Aspirationspneumonie

e) *Eine Abscherung* kann bei rechtwinkliger Gewalteinwirkung auf die WS-Achse zustande kommen. Die verletzte Stelle ist stabil oder unstabil.

2. Pathologisch-anatomische Klassifikation

LOB (1954) unterteilt die WS-Verletzungen „nach pathologisch-anatomischen Zustandsbildern". Nach heutiger Auffassung ist – auch pathologisch-anatomisch – die Stabilität des befallenen WS-Abschnittes von entscheidender Bedeutung. Die Verletzungen werden als stabil oder unstabil bezeichnet.

a) Stabile Verletzungen
Kontusionen und Distorsionen
Risse von Bandscheiben und Bändern ohne oder mit Wirbelfraktur
Kompressionsfraktur ohne oder mit Verletzung der Wirbelkörperabschlußplatte
Quer- und Dornfortsatzfraktur

b) Unstabile Verletzungen
Wirbelverschiebung infolge Zerreißung von Bandscheibe und Bändern, mit oder ohne Fraktur
Unstabile Kompressionsfraktur

III. Pathologische Anatomie

Es ist in jedem Fall zweckmäßig, das Sektionspräparat mit den klinischen Röntgenbildern und den Röntgenaufnahmen der bei der Obduktion herauspräparierten WS zu vergleichen. Unerläßlich ist die Prüfung der Stabilität.

Makroskopisch breitet sich bei jeder Wirbelfraktur ein Hämatom in der Wirbelspongiosa und im paravertebralen Gewebe aus (Abb. 6b, 11). Die *weiteren makroskopischen und histologischen Befunde* sind vom Schweregrad der Verletzung abhängig.

Bei einer Wirbelfraktur und bei einer unfallbedingten Bandscheibendurchtrennung sind nicht selten Bandscheibenrisse weiterer kranialer und kaudaler Bewegungssegmente nachweisbar.

1. Stabile Verletzungen

a) Distorsion

Nach *klinischen Mitteilungen* ist die isolierte Distorsion der WS ein häufiger Befund (LOB 1954; JUNGHANNS 1968; JUNGE u. PFEIFFER 1974; BOHLMAN et al. 1982). Statistische Angaben liegen nicht vor.

Pathologisch-anatomisch ergibt die systematische WS-Untersuchung kranial und kaudal einer Wirbelfraktur und einer unfallbedingten Bandscheibenzerreißung fast immer ein Ödem und Blutungen in Ligamenten, Wirbelbogengelenkkapseln, in Zwischenwirbelkanälen sowie in paravertebraler Muskulatur und Bindegewebe, manchmal auch makroskopisch feststellbare Risse des Bandapparates. Im eigenen Untersuchungsgut kommen diese Befunde kranial und kaudal einer solchen Verletzung an bis zu 8 Bewegungssegmenten vor. Sie sind aber auch bei der Autopsie von Schädelverletzungen mit tödlichem Ausgang ohne Wirbelfraktur oder Luxation in der HWS fast immer, bisweilen auch im oberen Abschnitt der BWS nachweisbar (LEICHSENRING 1964, eigene Beobachtungen). Es wird angenommen, daß den klinischen Beschwerden (schmerzhafte Bewegungseinschränkung) die Hämatome und Störungen des vegetativen Nervensystems zugrunde liegen (BOHLMAN et al. 1982).

b) Risse von Bandscheiben und Bändern ohne oder mit Wirbelfraktur

Ein Bandscheibenriß kommt in der HWS und der LWS sowohl ohne als auch mit Fraktur der angrenzenden Wirbelkörper vor. Ein Bandscheibenriß der BWS ist bei den eigenen Fällen stets mit einer Wirbelkörperfraktur in Verbindung. Bei Chondrosis und Osteochondrosis intervertebralis kann der vorbe-

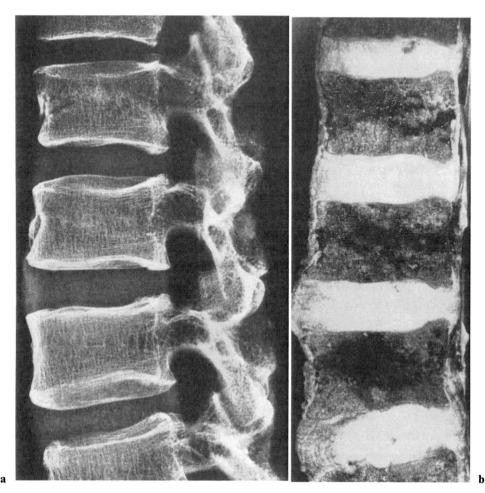

Abb. 6a–c. Stabile Kompressionsfraktur. **a** Seitliche Röntgenaufnahme von T_{12}–L_4. Ventrale Kortikalisfragmente von L_1 und L_2 in horizontaler und vertikaler Richtung gegeneinander verschoben. Spongiosafraktur L_1 im ventralen Viertel durch Aufhellungszone, dorsal durch Verdichtungsstreifen erkennbar. Bei L_2 angedeutete Spongiosaverdichtung. **b** Pathologisch-anatomisch besteht bei L_3 eine röntgenologisch nicht feststellbare Kompressionsfraktur des Wirbelkörpers. **c** Histologischer Schnitt L_1 mit ventralem Frakturspalt und dorsaler Verzahnung der Spongiosablättchen. van Gieson ×$4^1/_2$, ♂ 35 Jahre. *Klinisch* angefahren von Schienentraktor. *Nach 3 Tagen* Todeseintritt wegen schwerer Organverletzungen

stehende Bandscheibenriß durch eine Gewalteinwirkung eine Ausweitung erfahren (Kapitel C). Durch einen unfallbedingten Bandscheibenriß oder die Rißausweitung kann eine Protrusion oder ein Prolaps ausgelöst werden (EPSTEIN 1976). Bei der Beurteilung, welche Bedeutung dem Unfall am Zustandekommen des Befundes zuzusprechen ist, müssen genauer Hergang des Ereignisses und Vorzustand der Bandscheibe berücksichtigt werden. Die versicherungsrechtlichen Bestimmungen sind national verschieden (JUNGHANNS 1968).

Am *Bandapparat* kommen unfallbedingte Risse isoliert oder zusammen mit Bandscheibendurchtrennungen bzw. Wirbelfrakturen vor.

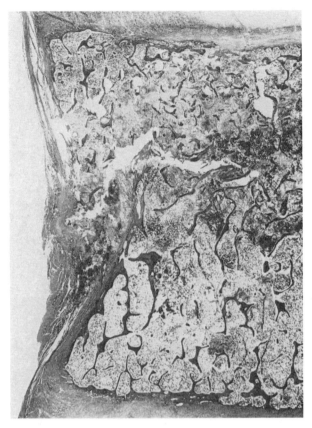

Abb. 6c

c) Wirbelkörperkantenfraktur

Die Wirbelkörperkantenfraktur kommt meistens zusammen mit anderen Wirbelfrakturen, selten isoliert vor (JUNGHANNS 1968). Die kollagenen Fasern des Anulus fibrosus gehen als Sharpeysche Fasern in die Knochenlamellen der Randleiste über. So kann bei äußerer Gewalteinwirkung ein Stück der Wirbelkörperkante abgerissen werden. Meistens ist die ventrale, seltener die dorsale, fast immer die kraniale Wirbelkörperpartie betroffen (Abb. 5). Das abgerissene Stück ist in der Regel größer als die Wirbelkörperrandleiste. Es überragt mehr oder weniger die Außenfläche des Wirbels. Der Spalt zwischen abgerissener Kante und Wirbelkörper ist stets mit Anulus fibrosus-Gewebe ausgefüllt.

d) Kompressionsfraktur ohne oder mit Verletzung der Wirbelkörperabschlußplatte

Die Kompressionsfraktur befindet sich vorwiegend im kranialen Wirbelkörperdrittel. Sie verläuft überwiegend horizontal, schräg oder bogenförmig (Abb. 6a, 7f). Knochenblättchen der Spongiosa und ventrale Kortikalis sind zusammengestaucht. Sehr oft ist der Wirbel keilförmig. – Bei Verletzung der

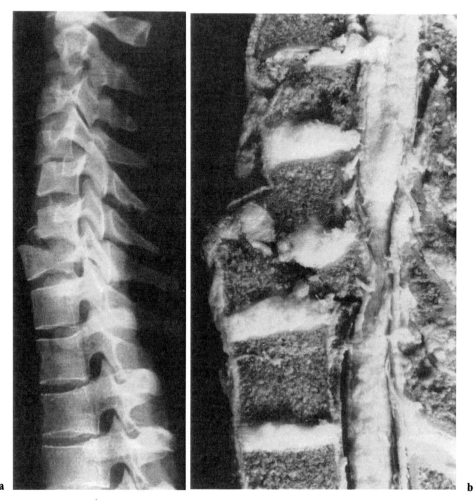

Abb. 7a–f. Unstabile und stabile Kompressionsfrakturen.
a Seitliche Röntgenaufnahme von C_1–T_4. Wirbel C_4 gegenüber C_5 nach ventral verschoben; Stauchung der ventralen kaudalen Wirbelkörperkante C_6; Deckplatte C_7 eingedrückt: Unstabile Verletzungen von $C_{4/5}$ und $C_{6/7}$. **b** Makropräparat von C_4–T_2. Ventrale kraniale Kante C_5 abgesprengt. Stauchung der ventralen kaudalen Kante C_6. Kompressionsfraktur mit Abquetschung und dorsaler Verschiebung eines Frakturfragmentes C_7; Wirbelkanal eingeengt, Rückenmark gequetscht

Wirbelkörperschlußplatte findet sich meistens ein Nucleus pulposus-Prolaps mit zusätzlicher Spongiosaschädigung und verzögerter Heilung.

e) Quer- und Dornfortsatzfraktur

Die isolierte Quer- und Dornfortsatzfraktur beruht auf einer plötzlich einsetzenden, starken Muskelkontraktion oder auf einer direkten Gewalteinwirkung, der isolierte Dornfortsatzbruch auch auf einer massiven Hyperflexion oder Hy-

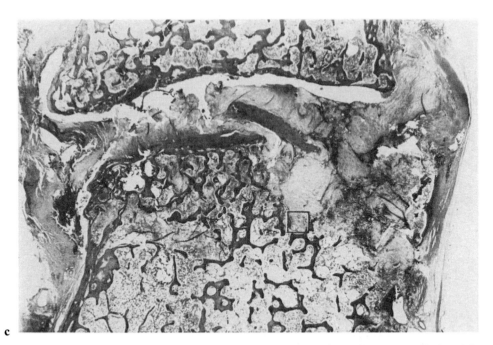

c

Abb. 7c. Bandscheibe $C_{4/5}$ zerrissen. Nucleus pulposus-Prolaps; ferner ventrale kraniale Kante C_5 abgesprengt. Markierte Stelle = Abb. 33

perextension (PANNIKE 1980). Überwiegend werden aber diese Frakturen zusammen mit Wirbelkörper-, Bogen- oder Gelenkfortsatzfrakturen beobachtet.

2. Unstabile Verletzungen

a) Wirbelverschiebung ohne oder mit Fraktur

Die Wirbelverschiebung ohne oder mit Fraktur wird vor allem in der HWS beobachtet (Abb. 3, Abschnitt IV.d „Spezielle Befunde einzelner WS-Abschnitte").

b) Unstabile Kompressionsfraktur

Bei der unstabilen Kompressionsfraktur können Knochenfragmente nach ventral, lateral oder dorsal abgequetscht sein. Diese überaus schwere Verletzung von Wirbel und Bandscheiben kommt vor allem in der HWS und am thorakolumbalen Übergang von T_{11} bis L_5 zur Beobachtung (Abb. 7a–d, 8).

Anhang

Traumatisches subdurales und epidurales Hämatom des Wirbelkanals

Das epidurale und subdurale Hämatom des Wirbelkanals bei Wirbelfraktur ist selten (BOHLMAN et al. 1982). PAREDES et al. (1981) fanden im Schrifttum

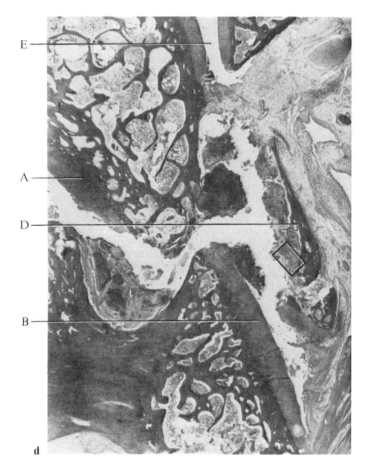

Abb. 7d Luxation des Wirbelbogengelenks $C_{4/5}$. *A* Gelenkfortsatz C_4 vor dem Gelenkfortsatz C_5 (*B*) „verhakt"; *D* Abgebrochenes Stück des Gelenkfortsatzes C_4; *E* Intaktes Wirbelbogengelenk $C_{3/4}$. HE $\times 4^1/_2$. Markierte Stelle = Abb. 42

nur 9 Beobachtungen von subduralem Hämatom, hauptsächlich in BWS und LWS und überwiegend bei Hämophilie oder Antikoagulation.

Eigene Beobachtung eines traumatischen epiduralen Hämatoms des Wirbelkanals. Ein 37jähriger Mann klagt nach Autokollision über Nackenschmerzen; im übrigen ist er beschwerdefrei. Einige Stunden später aufsteigende Lähmung und Paraästhesie. Nach 2 Tagen Tetraplegie. $2^1/_2$ Tage nach dem Unfall Todeseintritt an Atemlähmung. *Sektion:* Kompressionsfraktur von Wirbelkörper, Fraktur von Wirbelbogen und Dornfortsatz C_7. Epidurales Hämatom des Wirbelkanals von C_1 bis L_1. Kompression von Medulla oblongata und Rückenmark durch die bis 5 mm dicke Blutschicht.

Ein epidurales und subdurales Hämatom ist auch in Abb. 11 wiedergegeben, doch handelt es sich hier um einen Nebenbefund.

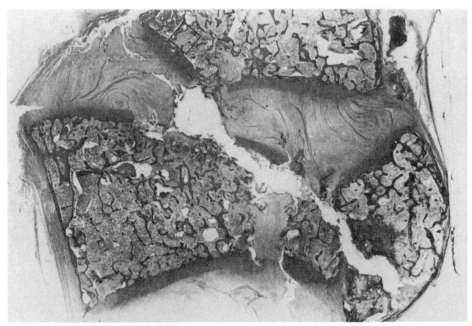

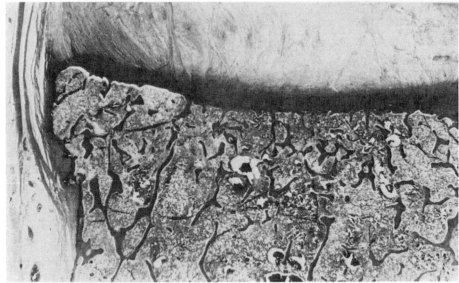

Abb. 7e Kompressionsfraktur mit Abquetschung von Frakturfragmenten und mit Nucleus pulposus-Prolaps durch die Grundplatte C_7. Grundplatte C_6 eingedrückt. HE ×$3^1/_2$. Markierte Stelle = Abb. 30. **f** In der Röntgenaufnahme nicht feststellbare stabile Kompressionsfraktur T_3. HE ×6, ♀ 24 Jahre. *Klinisch* Sturz in den Liftschacht aus 24 m. *Nach 10 Tagen* Todeseintritt wegen schwerer Organverletzungen

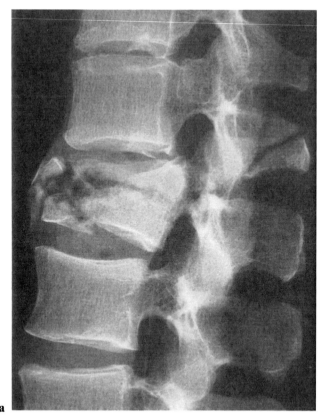

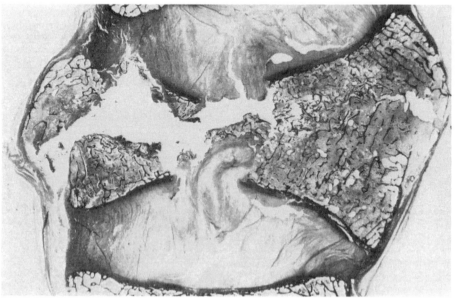

Abb. 8a–c. Unstabile Kompressionsfraktur. **a** Seitliche Röntgenaufnahme von T_{11}–L_3. Kompressionsfraktur L_1 mit Abquetschung von Frakturfragmenten nach ventral und dorsal und mit Einengung des Wirbelkanals. Fraktur des Processus spinosus L_1. **b** Wirbelkörper L_1 keilförmig, größtenteils nekrotisch, besonders auch abgesprengte Frakturfragmente und Spongiosa über dem Nucleus pulposus-Prolaps. van Gieson ×2

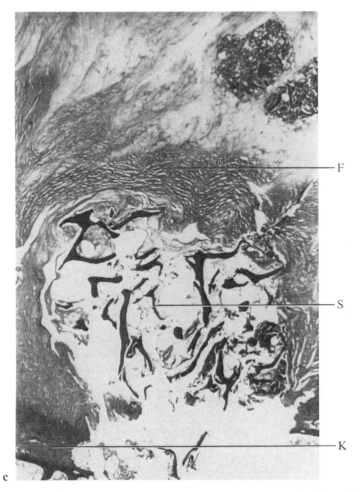

Abb. 8c Weitere Schnittstufe von Abb. **b**. Auf der dem Prolaps gegenüberliegenden Seite, durch die Deckplatte L_1 (*K*) in den Anulus fibrosus (*F*) Spongiosagewebe (*S*) eingepreßt. van Gieson ×11, ♂ 48 Jahre. *Klinisch* Sturz aus dem Fenster. *Nach 4 Tagen* tödliche Lungenembolie

Röntgen

Röntgenologisch unterscheiden BROCHER und WILLERT (1980) eine *frische WS-Verletzung* bis zu drei Monaten nach dem Unfall und eine *ältere WS-Verletzung*, die mindestens drei Monate bis Jahre alt ist. Die folgenden Ausführungen halten sich an die zeitlichen Angaben dieser Autoren.

Frische Wirbelkörperfraktur durch Hyperflexion. 1. Wirbelkörper keilförmig, ventral niedriger als dorsal. – 2. Deckplatte ventral und zentral entweder breitbasig eingedellt oder unscharf begrenzt oder nicht erkennbar. – 3. Stufe der ventralen Kortikalis. – 4. Knochenstruktur unterhalb der Deckplatte verdichtet, weil die abgebrochenen Spongiosaplatten zusammengeschoben sind.

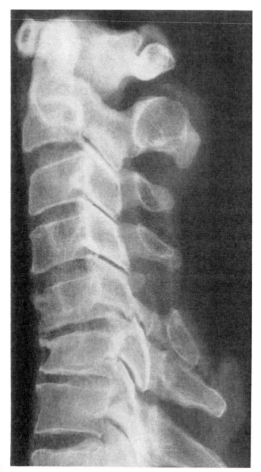

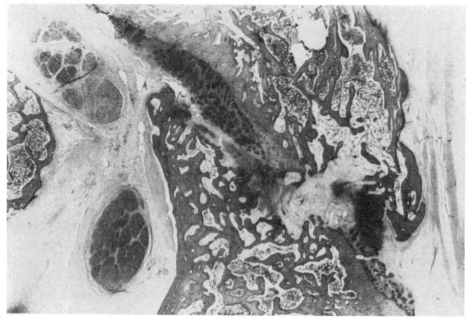

Abb. 9a, b. Unfallverursachte Spondylosis deformans nach Kompressionsfraktur mit Subluxation $C_{5/6}$. **a** Seitliche Röntgenaufnahme von C_1–T_1. C_5 gegenüber C_6 nach ventral verschoben. Wirbelkörper C_5 und C_6 keilförmig und mit Osteophyten. **b** Wirbelbogengelenk subluxiert, ferner bindegewebig, knorpelig und knöchern versteift. HE × 8, ♂ 68 Jahre. *Klinisch* nach Sturz vom Heuwagen schlaffe Lähmung der Beine und der linken Hand. Nach $7^{1}/_{2}$ Monaten Todeseintritt wegen Kachezie und Dekubitalgeschwüren

Im pathologisch-anatomischen Untersuchungsgut findet sich bisweilen anstelle der zusammengeschobenen Spongiosa ein schmaler oder klaffender Frakturspalt. In diesen Fällen gelangt die Spongiosafraktur röntgenologisch entweder nicht oder als Aufhellungszone zur Darstellung (Abb. 6a, L_1 ventral, Abb. 6c). Sie ist im klinischen Röntgenbild durch Überlagerung der Weichteile meistens verdeckt. Die Kortikalisstufe kann als einziges Frakturzeichen vorliegen. Weil auch dieses Merkmal bisweilen fehlt, werden Kompressionsfrakturen autoptisch häufiger festgestellt als röntgenologisch. Der Schweregrad der Verletzung stimmt röntgenologisch und autoptisch ebenfalls nicht immer überein (Abb. 7a und c: $C_{4/5}$).

Alte Wirbelkörperfraktur: 1. Die Keilform ist nicht ausgeglichen. – 2. Die Einbuchtung der Deckplatte ist deutlich ausgeprägt. – 3. Die Stufe der ventralen Kortikalis hat sich geglättet. 4. Die Verdichtungszone der Spongiosa ist verschwunden.

Der *frische Bandscheibenriß* ohne Wirbelkörperfraktur und ohne Wirbelverschiebung ist röntgenologisch nicht erfaßbar.

Alter Bandscheibenriß. Klagt der Patient nach drei Monaten noch über Schmerzen, ist eine Kontrolluntersuchung nötig. In der Zwischenzeit kann sich eine unfallbedingte Spd entwickelt haben (s. Abschnitt 3. Unfallverursachte Spd).

Konventionelle Röntgenmethoden und Computer-Tomographie

Kleine Abrisse an Wirbelkörpern, Gelenk- und Dornfortsätzen sind oft nur im konventionellen Röntgenbild erkennbar. Mit dem Computer-Tomogramm lassen sich hingegen Wirbelbogenfrakturen und Frakturhämatome besonders gut darstellen. Ferner sind mit dieser Methode Frakturfragmente erkennbar, die zum Wirbelkanal oder in einen Zwischenwirbelkanal verlagert sind (HEUCK 1982; POST et al. 1982; HOFER u. HILDELL 1983). Die Computer-Tomographie stellt deshalb eine Ergänzung, aber keinen Ersatz der konventionellen Methoden dar (Röntgenaufnahmen, ev. Tomographie).

3. Unfallverursachte Spondylosis deformans

Die unfallverursachte Spd ist stets umschrieben (Abb. 9a). Eine über die ganze WS ausgebreitete Spd darf nicht als unfallbedingt bezeichnet werden. Röntgenologisch sind die Osteophyten 4–8 Wochen nach der Gewalteinwirkung erkennbar (JUNGHANNS 1968). In den Aufnahmen nach dem Unfall dürfen sie nicht vorhanden sein. Durch ihre weitere Ausdehnung während Monaten bis zu 1–3 Jahren können sie den Zwischenwirbelraum überbrücken. – Eine vorbestandene Spd kann durch einen Unfall eine Verschlimmerung erfahren. Die Osteophyten müssen für diese Annahme röntgenologisch rasch an Größe zunehmen. Nach einiger Zeit, etwa nach 6–9 Monaten, mündet die Verschlimmerung in den schicksalsmäßigen Ablauf. Unter Einschluß einer Anpassungszeit ist sie nach 9 bis spätestens 12 Monaten als abgeschlossen zu betrachten (JUNGHANS 1968).

4. Wirbelsäulenverletzungen bei Jugendlichen und Kindern

a) Häufigkeit

Die Häufigkeit von Frakturen und Luxationen bei Kindern und Jugendlichen wird mit 1–4% aller WS-Verletzungen angegeben (GRANER u. ANSORG 1981).

b) Ursachen

Häufigste Ursache sind im klinischen Untersuchungsgut von GRANER und ANSORG (1981) bei 22 Kindern im Alter von 3–14 Jahren nicht-verkehrsbedingte Sturzereignisse, in demjenigen von HACHEN (1977–78) bei 18 Kindern von der Geburt bis zum Alter von 15 Jahren Verkehrsunfälle im Vordergrund, gefolgt von Sturzereignissen bei Sport und Spiel. Das eigene pathologisch-anatomische Untersuchungsgut umfaßt insgesamt 25 Frakturen von Neugeborenen bis zum Alter von 15 Jahren. Mit Ausnahme von 3 Entbindungsfällen sind alle Beobachtungen im motorisierten Straßenverkehr tödlich verunfallt.

c) Lokalisation

Klinisch fanden GRANER und ANSORG (1981) mittlere und untere BWS sowie die LWS ziemlich gleichmäßig, die HWS selten befallen. RUCKSTUHL et al. (1976) fanden bei 26 Kindern im Alter von 3–17 Jahren mit insgesamt 65 Frakturen die mittlere BWS, und ANDERSON und SCHUTT (1980) bei 154 bis 15jährigen

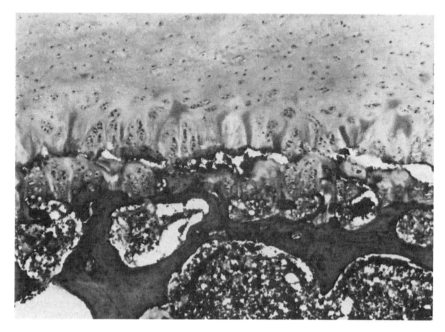

Abb. 10. Durchtrennte Wachstumszone der Deckplatte T_9. HE ×80, ♂ 4 Jahre. *Klinisch* von Auto angefahren. Sofortiger Todeseintritt wegen verschiedener Organverletzungen

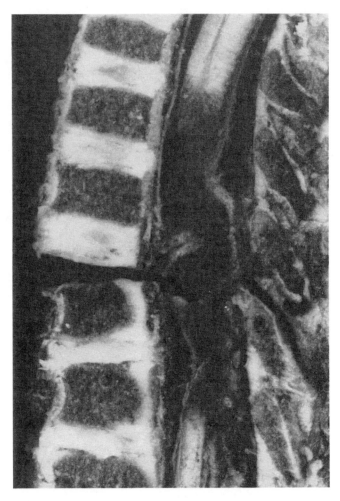

Abb. 11. Unstabile Wirbelverletzung: Breit klaffende Durchtrennung der Deckplatte T_3, blutige Zerreißungen von Rückenmark, Bändern und von Kapseln der Wirbelbogengelenke, epidurales und subdurales Hämatom. ♂ 2 Jahre. *Klinisch* von Auto weggeschleudert. Todeseintritt *nach 1 Tag*

Kindern die HWS, gefolgt von mittlerer und unterer BWS sowie LWS am häufigsten befallen. Im eigenen pathologisch-anatomischen Untersuchungsgut finden sich 14 Verletzungen der HWS, 8 der BWS und 3 der LWS. Die abweichenden Ergebnisse dürften wohl vor allem mit dem jeweils andersartigen Untersuchungsgut und den Untersuchungsmethoden in Zusammenhang stehen.

d) Art der Verletzung

Ungefähr 75% der Patienten haben eine stabile Wirbelkörper-Kompressionsfraktur, 25% eine unstabile Luxationsfraktur (GRANER u. ANSORG 1981; RUCKSTUHL et al. 1976). Berstungsfrakturen sind sehr selten (PENNEÇOT et al. 1982).

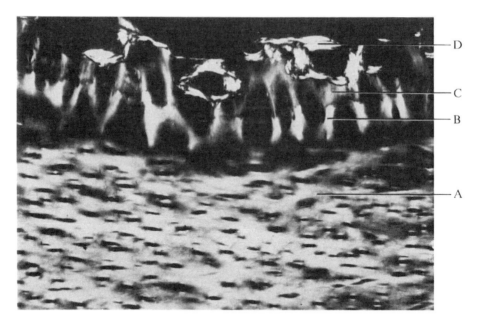

Abb. 12. Grundplatte im polarisierten Licht. *A* Ruhender Knorpel; *B* Säulenknorpel; *C* Präparatorische Verkalkungszone; *D* Knochenblättchen der Spongiosa. HE × 80, ♀ 2 Jahre

Pathologisch-anatomisch sind Luxationsfrakturen des Jugendlichen von besonderem Interesse.

e) Die Luxationsfraktur des Jugendlichen

Histologisch sind im eigenen Untersuchungsgut stets Säulenknorpelschicht und präparatorische Verkalkungszone von Grund- und Deckplatten der Wirbelkörper durchtrennt (Abb. 10). Nur in 3 Fällen ist über kurze Strecken spärlich Spongiosagewebe frakturiert. Nie findet sich ein Bandscheibenriß (Abb. 11).

Die Knorpelplatten bestehen aus Zellen, Grundsubstanz und kollagenen Fasern. Für die Festigkeit sind vor allem die kollagenen Fasern verantwortlich. Im ruhenden Knorpel haben sie die gleiche Anordnung wie beim hyalinen Knorpel der Diarthrosen, bei dem ihre Bedeutung für die mechanische Festigkeit allgemein anerkannt ist. In der Wachstumszone hingegen sind sie durch die Zellsäulen auseinandergedrängt, aufgelockert und vermindert (Abb. 12). Bei 17–19jährigen ist die Wachstumszone nur noch teilweise erhalten. Auch in diesen Fällen verlaufen Wirbelfrakturen vorzugsweise in der Wachstumszone (AUFDERMAUR 1974). Schließlich hat experimentell geringes seitliches Biegen von 4 mm dicken WS-Präparaten obduzierter nicht-verunfallter Jugendlicher in jedem Fall eine Durchtrennung der Wachstumszone zur Folge (Abb. 13, 14) (AUFDERMAUR 1981). Diese Ergebnisse sprechen für eine verminderte Widerstandsfähigkeit der Wachstumszone gegenüber mechanischen Einflüssen, was MORSCHER (1975) auch klinisch vermutet hat.

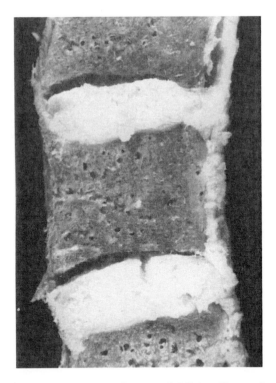

Abb. 13. Experimentelle Wirbelsäulenverletzung. Seitliches Biegen des 4 mm dicken Präparates eines 12jährig gestorbenen Knaben ergibt Durchtrennungen der Grundplatten C_2 und C_3. Längsbänder nicht verletzt

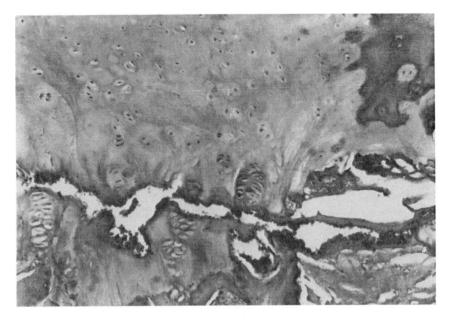

Abb. 14. Experimentell durchtrennte Wachstumszone der Deckplatte C_5, bei seitlichem Biegen des HWS-Präparates entstanden. HE ×125, ♂ 15 Jahre

f) Spätbefunde

Penneçot et al. (1982) stellten nach WS-Verletzung im Kindesalter zur Zeit der Pubertät in etwa 25% eine Kyphose fest. Ruckstuhl et al. (1976) fanden demgegenüber bei der Nachkontrolle ihrer Patienten kein Fehlwachstum, was sie auf das Ausbleiben einer Durchtrennung der Proliferationszone des jugendlichen Knorpels zurückführen. Am Knochenwachstum kommt aber auch dem Säulenknorpel eine Bedeutung zu. Weitere Kontrolluntersuchungen sind daher angezeigt.

g) Klinik

Die klinischen Beschwerden sind in vielen Fällen von Wirbelfrakturen Jugendlicher und Kindern sehr gering (Ruckstuhl et al. 1976; Hachen 1977–78, Penneçot et al. 1982).

IV. Spezielle Befunde einzelner Wirbelsäulenabschnitte

1. Halswirbelsäule

a) Luxation des Atlanto-okzipital-Gelenks

Die Zerreißung aller Ligamente zwischen os occipitale und Epistropheus führt gewöhnlich zu einer ventralen oder dorsalen Luxation des Kopfes gegenüber dem Atlas mit Durchtrennung des obersten Halsmarks und sofortigem Todeseintritt. Die Verletzung wird selten beobachtet (zwei eigene Beobachtungen nach Sturz über eine 10 m hohe Felswand bzw. nach Verkehrsunfall). Die Feststellung bei der Sektion bereitet bei sorgfältigem Präparieren keine Schwierigkeiten. Gabrielsen und Maxwell (1966) und Everts (1970) beschrieben Patienten, die überlebt haben.

b) Fraktur des Atlas

Eine Gewalteinwirkung in der WS-Achse kann eine Berstungsfraktur des Atlas zur Folge haben (Jefferson-Fraktur). Sie erfolgt durch Sturz auf den Kopf, Aufschlagen eines Gegenstandes auf den Schädel, Anschlagen des Kopfes am Autodach. Prallt der Schädel an einen nachgiebigen oder elastischen Gegenstand, kann eine Schädelfraktur ausbleiben, jedoch eine Atlasfraktur entstehen. In 85% der Fälle ist der Arcus posterior befallen, die schwächste Atlaspartie (Howorth u. Petrie 1964). Die Frakturstelle ist stabil. Röntgenologisch sind meistens Spezialaufnahmen nötig (Bohlman et al. 1982). Klinisch wird der Nakken wegen Schmerzen steif gehalten. Oft wird der Kopf vom Patienten mit den Händen abgestützt (Howorth u. Petrie 1964). Häufig sind Kopfschmerzen. Gewöhnlich fehlen neurologische Störungen (Lange 1967; Bohlman et al. 1982).

c) Fraktur der Axis (Epistropheus)

Die Häufigkeit der Axisfraktur ist unklar, weil viele Verunfallte mit unmittelbar tödlichem Ausgang nicht zur Autopsie gelangen. SOUTHWICK (1980) gibt die Mortalität der Patienten, die lebend in eine Notfallstation eingeliefert werden, mit 5–10% an.

Frakturtypen

Es werden drei Frakturtypen beobachtet: Densspitze kranial des Ligamentum transversum, Densbasis und Korpus (FISCHER u. SPANN 1967; HARRIS 1978; SOUTHWICK 1980; BOHLMAN et al. 1982). Am gefährlichsten ist die Densfraktur infolge Hyperextension. Die Frakturstelle ist stets unstabil, so daß eine Fragmentverschiebung mit Kompression oder Quetschung der Medulla oblongata und ein Atemstillstand mit sofortigem Todeseintritt möglich ist. In jedem Fall von ungeklärter Todesursache eines Verunfallten ist bei der Autopsie die HWS zu untersuchen. Sie wird mit dem Messer vom Hinterhaupt abgetrennt, herauspräpariert und mit der Säge zwischen T_1 und T_2 durchtrennt. Bei einiger Übung werden dazu knapp 4 min benötigt.

Das *eigene Untersuchungsgut* umfaßt 22 Densfrakturen mit sofortigem tödlichem Ausgang, davon 14 nach einem nicht verkehrsbedingten Sturz, 8 nach einem Verkehrsunfall. Bei 14 Beobachtungen ist die Densspitze, bei 4 die Densbasis abgebrochen; bei 3 Fällen verläuft die Fraktur durch das Korpus. Bei einem 5jährigen Knaben ist die Grundplatte der Axis frakturiert.

Pathogenese

Die Axisfraktur kommt durch Hyperflexion, Hyperextension oder Rotation zustande. Der Dens ist ventral am Arcus anterior des Atlas, dorsal am Ligamentum transversum abgestützt. Bei übermäßigem Bewegungsausschlag wird er gegen den Atlasbogen bzw. das Querband wie gegen ein Hypomochlion gepreßt (LANGE 1967). FIELDING et al. (1974) fanden experimentell an HWS-Präparaten verstorbener Menschen, daß das Ligamentum transversum eine große Festigkeit aufweist, wobei aber beträchtliche Unterschiede bestehen können.

Bei Hyperflexion kann das abgebrochene Densstück eine Verschiebung nach ventral (Abb. 15, 16), bei Hyperextension nach dorsal erfahren. Bei Rotation beruht eine ev. Densverschiebung auf einer gleichzeitigen Hyperflexion oder Hyperextension (BLOCKEY u. PURSER 1956; LANGE 1967; MICHAELS et al. 1969; KAZARIAN 1981).

Röntgen

Röntgenologisch sind laterale und transbukkale Aufnahmen nötig (BROCHER u. WILLERT 1980; SOUTHWICK 1980; BOHLMAN et al. 1982). HARRIS (1978) empfiehlt auch die Xeroradiographie. Voraussetzung für das Röntgen ist Übung in der technischen Ausführung und der Beurteilung der Röntgenbilder. Unsachgemäßes Vorgehen kann eine Fragmentverschiebung mit schweren neurologischen Dauerstörungen auslösen (FRIED 1974).

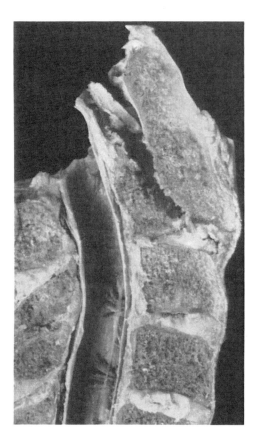

Abb. 15. Hyperflexionsfraktur von Dens und Korpus C_2 mit Fortsetzung als Bandscheibenriß $C_{2/3}$. ♂ 68 Jahre. *Klinisch* Sturz vom Baum. *Nach 12 Tagen* Todeseintritt wegen verschiedener weiterer Verletzungen

Klinik

Die klinischen Angaben stützen sich auf die Ausführungen von BLOCKEY und PURSER (1956), MOURGUES et al. (1972), BROCHER und WILLERT (1980) und SOUTHWICK (1980). Gewöhnlich bestehen Schmerzen von Nacken und Hinterkopf, Bewegungseinschränkung der HWS, spastische Nackenmuskulatur. An neurologischen Ausfällen können Parästhesien, Bewegungsstörungen der Extremitäten, Tetraplegie und Störungen des Reflexbildes vorkommen. Bei Fehlen einer Fragmentverschiebung sind Beschwerden und Befunde gewöhnlich gering, so daß die Fraktur übersehen werden kann (GERHART u. WHITE 1982).

Verlauf

Beim Kleinkind erfolgt im Falle einer Spaltung der Wachstumszone der Knorpelplatte zwischen Dens und Korpus (s. Ausführungen über das os odontoideum) in der Regel eine rasche knöcherne Konsolidierung. Bei Erwachsenen ist der Heilungsverlauf einer Korpusfraktur meistens ebenfalls günstig, während eine Densfraktur nicht selten zu einer Pseudarthrose führt (HARRIS 1978; BOHLMAN et al. 1982). Dabei besteht die Gefahr einer späteren Fragmentverschiebung mit neurologischen Störungen, insbesondere einer Paraplegie. Sie kann 2 Mo-

Fraktur der Axis (Epistropheus)

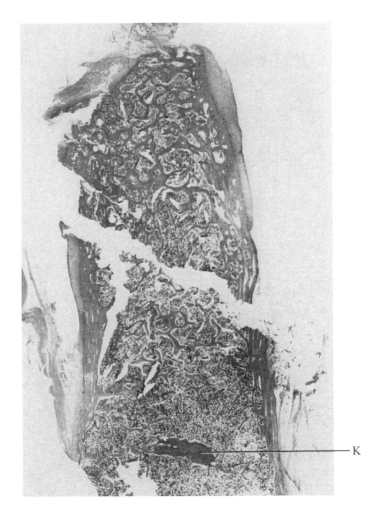

Abb. 16. Densfraktur durch Hyperflexion. An der Grenze von Dens und Korpus ein zentraler Knorpelrest (*K*), in Abb. 18 polarisationsoptisch wiedergegeben. HE ×4, ♂ 30 Jahre. *Klinisch* Sturz im Alkoholrausch. *Nach 6 Tagen* Todeseintritt wegen epiduralem Hämatom des Schädels

nate oder noch längere Zeit nach der Fraktur, meistens innerhalb eines Jahres auftreten („Spätparaplegie", BLOCKEY u. PURSER 1956). KLOSS (1966) beschreibt eine solche Verschiebung mit Tetraplegie 35 Jahre nach Densfraktur. In Abb. 17 ist eine knöchern konsolidierte Densfraktur wiedergegeben.

Os odontoideum

Beim Neugeborenen verläuft zwischen Dens und Korpus des Epistropheus eine hyaline Knorpelplatte, kranial und kaudal mit enchondraler Ossifikationszone. Ungefähr zwischen dem 6. und 7. Lebensjahr wird das Knorpelgewebe von der Peripherie und vom Wirbelmark aus durch Knochengewebe ersetzt.

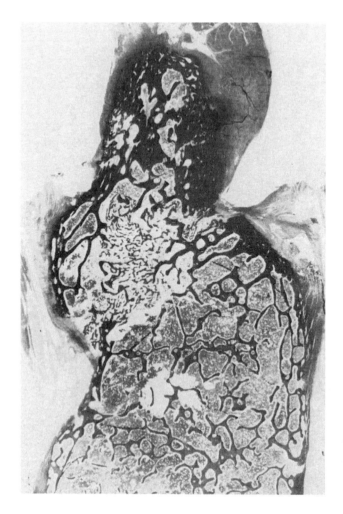

Abb. 17. Knöchern verheilte Densfraktur $6^1/_2$ Wochen nach Sturz im Auto über Straßenböschung. van Gieson ×$4^1/_2$, ♀ 44 Jahre. Todesursache: Lungenembolie

Nach dem 7. Lebensjahr ist die Knorpelplatte in der Regel entweder völlig verknöchert oder es bleibt – im eigenen Untersuchungsgut schätzungsweise in mindestens 50% – zentral ein kurzer, niedriger Knorpelrest bestehen (Abb. 16). Unterbleibt die Synostose völlig, wird der in dem Fall selbständige Dens als os odontoideum bezeichnet. Diese seltene Erscheinung wird als kongenitale Entwicklungsstörung aufgefaßt (MICHAELS et al. 1969; BAILEY 1974; JUNGE u. PFEIFFER 1974; EPSTEIN 1976). Hingegen führen FIELDING et al. (1980) den Befund in der Regel auf ein traumatisches Ereignis zurück.

Verschiedene Autoren fassen das os odontoideum als eine Stelle von geringer Widerstandsfähigkeit auf. Bereits Bagatellereignisse können eine Durchtrennung mit ernsten neurologischen Störungen auslösen (MICHAELS et al. 1969; METZ et al. 1980). BLOCKEY und PURSER (1956) stellen fest, daß beim Kleinkind die Densfraktur stets in einer Durchtrennung dieser Knorpelplatte besteht. Die im Abschnitt „Juvenile WS-Fraktur" dargestellten Ergebnisse sprechen dafür, daß

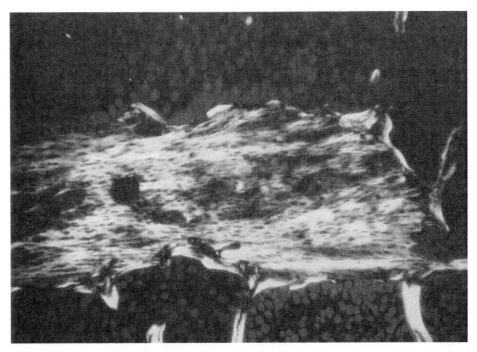

Abb. 18. Knorpelplatte C_2, zwischen Dens und Korpus, der Abb. 16 im polarisierten Licht. ×35

nur die Wachstumszone, nicht aber die reife Knorpelpartie eine verminderte Widerstandsfähigkeit aufweist. Bei Kindern im Alter von mehr als 7 Jahren zeigen Densfrakturen den gleichen Befund wie beim Erwachsenen (BLOCKEY u. PURSER 1956). Der hyaline Knorpelrest des Erwachsenen weist dieselbe Struktur auf wie die knorpeligen Abschlußplatten der Wirbelkörper. Polarisationsoptisch ist eine kompakte Anordnung der kollagenen Fasern festzustellen. Die kollagenen Fasern gehen spitzwinklig ineinander über; dadurch erscheinen sie eng miteinander verflochten (Abb. 18). Die Befunde sprechen gegen einen verminderten mechanischen Widerstand. In keinem Fall von C_2-Fraktur des Erwachsenen verläuft im eigenen Untersuchungsgut die Durchtrennung durch den Knorpelrest hindurch.

d) Wirbelverschiebung von C_3 bis T_1

Begriffsbestimmung

Die Begriffe Luxation (vollständige Verrenkung) und Subluxation (unvollständige Verrenkung) können sich auf die Wirbelbogengelenke und die Wirbelkörper beziehen. Eine *Luxation der Wirbelbogengelenke* liegt dann vor, wenn die dorsalen Gelenkkanten des luxierenden Wirbels vor den ventralen Gelenkkanten des nächstunteren Wirbels liegen (Abb. 7d). In der Regel sind sie gleichzeitig nach kaudal in den Zwischenwirbelkanal gerutscht, so daß eine „verhakte Verrenkung" vorliegt. Bei der *Subluxation* sind die Gelenkflächen unvollständig

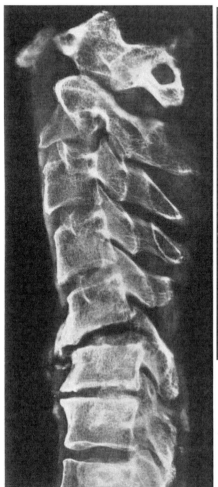
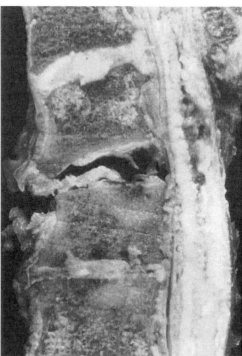

Abb. 19a, b. a Seitliche Röntgenaufnahme von C_1–T_1, **b** HWS von C_4–C_7. Bandscheibe $C_{5/6}$ gelenkartig umgebaut, Bandapparat durchtrennt. C_5 gegenüber C_6 nach ventral subluxiert. Bandscheibe $C_{6/7}$ bindegewebig und knöchern versteift. Osteochondrose und Spd von $C_{5/6}$ und $C_{6/7}$. Hämatomyelie. ♂ 53 Jahre. *Klinisch* 3 Sturzereignisse. Nach 1. Sturz geringe ventrale Subluxation von C_5 gegenüber C_6. 2 Monate später 2. Sturz: Erstmals Osteochondrose von $C_{5/6}$ und $C_{6/7}$. Nach 8 Monaten 3. Sturz; 3 Tage später tödliche Lungenembolie. Es ist anzunehmen, daß die HWS-Veränderungen infolge der 3 Sturzereignisse schubweise entstanden sind

gegeneinander verschoben. Der Zwischenwirbelkanal kann vergrößert sein (EPSTEIN 1976). Bei einer *Wirbelkörperluxation,* d.h., wenn Grund- und Deckplatten vollständig nebeneinander liegen, führen in der Regel eine Durchtrennung des Rückenmarks und weitere schwere Organverletzungen unmittelbar zum Tode.

Vorkommen

Überwiegend ist der kaudale Abschnitt der HWS betroffen. JUNGHANNS (1968) findet die Verletzungsart besonders häufig bei $C_{5/6}$.

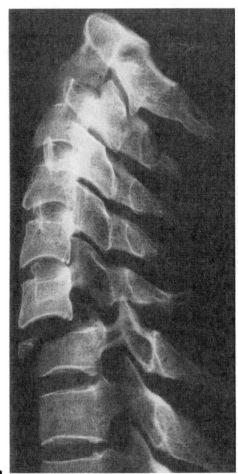
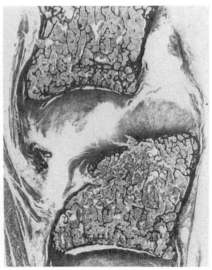

Abb. 20 a, b. „Tränentropfenfraktur" der HWS. **a** Seitliche Röntgenaufnahme von C_1-T_2. Wirbel C_6 gegenüber C_7 nach ventral subluxiert. Ventrale kraniale Kante C_7 abgerissen. **b** Bandscheibe und Bänder $C_{6/7}$ durchtrennt, im übrigen gleiche Befunde wie in Abb. **a**. van Gieson × $2^1/_2$. *Klinisch* nach Sturz in Waldschlucht sofort tot

Pathogenese

Die Wirbelverschiebung ist meistens Folge einer Hyperflexion. Erfolgt sie mit Luxation nur eines Wirbelbogengelenks, ist neben der Hyperflexion auch eine Rotation beteiligt (LOB 1954; HOWORTH u. PETRIE 1964). JUNGHANNS (1968) stellt die doppelseitige Gelenkverschiebung nur wenig häufiger fest als die einseitige. Der Stellung und Form der Wirbelbogengelenke wegen kann die Luxation ohne Wirbelfraktur auftreten. Der luxierende Wirbel gleitet nach ventral über den kaudal liegenden Wirbel (Abb. 3, 7a, 19a, 20). Voraussetzung ist in jedem Fall die Durchtrennung von Bandscheibe, Bandapparat und Wirbelbogengelenkkapsel.

Sektionsbefunde

Der verschobene Wirbel kann nach dem Unfall spontan zurückfedern. Bei der Obduktion ist in jedem Fall die verletzte WS-Partie unstabil. – Mit dem Ausmaß der Wirbelverschiebung nimmt die Gefahr der Rückenmarkschädigung durch den mitverschobenen Wirbelbogen zu. Sie kann in Ödem, Quetschung (Abb. 7b), Hämatomyelie (Abb. 19b) oder Durchtrennung bestehen (Abb. 11). Bei gleichzeitiger Wirbelbogenfraktur ist diese Gefahr geringer, weil die Verschiebung des Wirbelbogens ganz oder teilweise ausbleiben kann. Es besteht aber keine direkte Beziehung zwischen dem Ausmaß der Wirbelverschiebung und dem Schweregrad der Rückenmarkverletzung (GELEHRTER u. VITTALI 1960; JUNGHANNS 1968).

Röntgen

Die Wirbelverschiebung ist in der Regel in einer Seitenaufnahme klar dargestellt. Nur extrem selten sind Funktionsuntersuchungen nötig (BOHLMANN et al. 1982).

Klinik

Gefürchtet ist die irreparable Rückenmarkschädigung mit bleibender Querschnittslähmung. Ödembedingte Funktionsstörungen bilden sich zurück. Bei Unterbrechung der Leitungsbahnen kann eine Lähmung von Armen und Beinen mehr oder weniger ausgeprägt (Paraplegie) oder vollständig sein (Tetraplegie). Neben diesen motorischen Ausfällen bestehen Hypo- und Anästhesie. Deshalb können sich Druckgeschwüre sowie Lähmungen von Harnblase und Rektum einstellen. Diese neurologischen Befunde stimmen mit den pathologisch-anatomischen Ergebnissen nicht immer überein. Patienten von BOHLMAN et al. (1982) mit klinisch totalem Ausfall der Rückenmarkfunktion hatten autoptisch geringfügige Quetschungen und Blutungen. Bei einigen weiteren Patienten mit motorischem Rückenmarksyndrom ergab die histologische Rückenmarkuntersuchung keinen abnormen Befund. Ferner ist bei völliger Querschnittslähmung bisweilen eine nur geringe Wirbelverschiebung zu beobachten und umgekehrt kann bei völliger Luxation eine Störung der Rückenmarkfunktion fehlen (GELEHRTER u. VITTALI 1960). Diese Zusammenhänge sind noch ungeklärt.

Bei Zerreißung der dorsalen Ligamente wird im allgemeinen keine Weichteilschwellung beobachtet (BOHLMAN et al. 1982).

Anhang: Tränentropfen-(teardrop)Fraktur

HARRIS (1978), KAZARIAN (1981) und JOHNSON und CANNON (1982) stellen die Tränentropfen-(teardrop)Fraktur als eine der schwersten unstabilen HWS-Verletzungen dar. Eine massive Hyperflexion hat eine ventrale Wirbelverschiebung und einen Abriß der ventralen kranialen Kante des nächstkaudalen Wirbels zur Folge, der in den Wirbelkanal gepreßt wird (Abb. 20). Meistens besteht eine Halsmarkquetschung. SCHNEIDER und KAHN (1956) haben die Verletzung erstmals beschrieben und die abgesprengte Wirbelkörperkante röntgenologisch mit einem Wassertropfen (Träne) verglichen.

e) Hyperextensionsverletzung der Halswirbelsäule

Die Hyperextensionsverletzung der HWS bewirkt meistens keine Unstabilität (BURKE 1971).

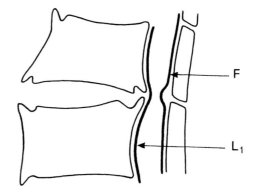

Abb. 21. Skizze der Rückenmarkeinschnürung durch Vorwölbung des Ligamentum flavum (*F*) infolge *Hyperextension*, begünstigt durch dorsale Spondylosis cervicalis. *L* = hinteres Längsband

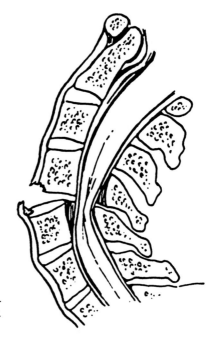

Abb. 22. Diagramm einer Hyperextensionsverletzung der HWS mit dorsaler Wirbelverschiebung. (Aus Forsyth 1964)

Hyperextension ohne Verletzung der Wirbelsäule

Die gewaltsame Hyperextension kann ohne oder ohne wesentliche Verletzung der HWS ein Ödem des Rückenmarks oder eine Hämatomyelie zur Folge haben. Taylor (1951) fand als Ursache *Einschnürungen des Rückenmarks durch wulstartige Vorwölbungen der Ligamenta flava* infolge der Hyperextension. Die meisten Patienten sind älter als 50jährig. Besteht auch eine Spondylosis cervicalis mit dorsalen Osteophyten, so ist das Halsmark dorsal und ventral wie von einer Kneifzange umfaßt (Abb. 21). Eine Rückenmarkschädigung ist meistens geringfügig (Gelehrter u. Vittali 1960; Howorth u. Petrie 1964; Junghanns 1968; Burke 1971). – Klinisch charakteristische Symptome sind vorübergehende Parese und schmerzhafte Parästhesien (Junghanns 1968).

Hyperextension mit Verletzung der Wirbelsäule

Eine massive Hyperextension kann einen *Riß von vorderem Längsband und Bandscheibe* mit Aufklappen der HWS nach dorsal auslösen, mit oder ohne Verschiebung des kranialen Wirbels nach dorsal (Abb. 22). Nicht selten bestehen gleichzeitig Frakturen von Dornfortsätzen und Wirbelbogen sowie ein Abriß der ventralen kaudalen Kante des verschobenen Wirbelkörpers. Das hintere Längsband bleibt meistens unverletzt (GELEHRTER u. VITTALI 1960; FORSYTH 1964). Das Rückenmark kann eine Quetschung oder Zerreißung erfahren. BURKE (1971) beobachtete eine Hämatomyelie bei Fehlen einer Wirbelverschiebung. Nach seiner Erfahrung sind vorbestandene Bandscheibenveränderungen für den Schweregrad der traumatischen Veränderungen von wesentlicher Bedeutung.

Selten entsteht bei Hyperextension der HWS eine schräg von ventral kranial nach dorsal kaudal verlaufende *Wirbelkörperfraktur* mit dorsaler Verschiebung des kranialen Fragmentes und mit Durchtrennung des Rückenmarks (BURKE 1971).

f) Die Schleuderverletzung der Halswirbelsäule

Begriffsbestimmung

Die Schleuderverletzung der HWS (whiplash injury, Peitschenschlagverletzung) kommt im motorisierten Straßenverkehr zustande. Bei einem Auffahrereignis erfährt im angefahrenen Wagen der an der Sitzlehne abgestützte Rumpf eine abrupte Beschleunigung. Bei fehlender oder ungenügender Kopfstütze werden Kopf und Hals wegen des Trägheitsprinzips unerwartet und plötzlich nach dorsal geschleudert (Hyperextension der HWS). Bei unvermitteltem Anhalten des Wagens, besonders bei Auffahren auf einen Vorderwagen, findet eine Schleuderung des Kopfes nach ventral statt, mit Hyperflexion der HWS.

Die meisten Autoren finden die Bezeichnung Schleuderverletzung nur dann gerechtfertigt, wenn ein solches Auffahrereignis von hinten stattgefunden hat (DE GRAVELLES u. KELLEY 1969; KUHLENDAHL 1970; ERDMANN 1973; BAILEY 1974; ARENS 1977; SCHLEGEL 1976; LA ROCCA 1978; DUNSKER 1981; MACNAB 1982). ERDMANN (1973), BAILEY (1974) und SCHLEGEL (1976) bezeichnen die Verletzung als eine besondere Form der Distorsion. Für ihre Entstehung müsse der Wageninsasse überrascht werden, wobei er mit einem Mindestmaß an muskulärer Grundspannung im Wagen sitze. Bei einer frontalen oder seitlichen Kollision entfalle das Überraschungsmoment und damit die entspannte, gelöste Position, was entscheidend sei für die besondere, meistens leichte Verletzungsform. Andere Autoren (WIESNER u. MUMENTHALER 1975; KRÄMER 1980; SATERNUS 1982a) fassen den Begriff viel weiter. Die Schleuderverletzung könne die Folge einer beliebig gerichteten, also auch von ventral oder lateral einsetzenden Beschleunigung oder Abbremsung des Rumpfes sein. Das Überraschungsmoment ist bei dieser Vorstellung unwichtig. WIESNER und MUMENTHALER (1975) finden bei Patienten nach Auffahrunfall und bei solchen nach Frontalkollision keinen Unterschied im klinischen Bild und im Ablauf. Die Unterscheidung der beiden Unfallmechanismen habe demnach wenig praktische Bedeutung.

DUNSKER (1981) und MACNAB (1982) hingegen messen der Impulsrichtung doch eine Bedeutung zu. Die Hyperextension wird erst nach Überschreiten des physiologischen Ausmaßes, nämlich durch das Berühren des Hinterkopfes am Rücken aufgehalten. Die Flexion der HWS nach vorn hingegen wird durch das Kinn, die Beugung nach lateral durch die Schultern abgefangen. Diese Biegungen halten sich in den physiologischen Grenzen. 5 Patienten von MACNAB (1982) beobachteten nach einem Auffahrunfall von hinten durch den Anprall an einem Vorderwagen eine massive Hyperflexion der HWS; die Patienten waren beschwerdefrei. Nach seitlicher Kollision klagten von 69 Patienten des gleichen Autors nur 7 über Nackenbeschwerden, davon 2 während mehr als 2 Monaten.

Ob der engeren oder der weiteren Begriffsfassung die größere Berechtigung zukommt, sollte durch weitere Erhebungen an großen Untersuchungsreihen abgeklärt werden. Beide Auffassungen haben immerhin ein entscheidendes Merkmal gemeinsam: Eine direkte Gewalteinwirkung auf Kopf und Hals wird ausgeschlossen. So sind zum Beispiel Patienten nach frontaler Kollision mit Anschlagen des Kopfes an Lenkrad, Armaturenbrett oder Windschutzscheibe keine Schleuderverletzten. EMMINGER (1966), HINZ (1970) und KOLTAI und VECSEI (1975) hingegen ordnen der Schleuderverletzung auch Fälle mit direkter Gewalteinwirkung zu, zum Beispiel Sturz mit Moped oder vom Pferd, angefahren als Fußgänger, Kopfsprung in seichtes Wasser. Tatsächlich handelt es sich bei den Beobachtungen dieser Autoren entweder um konventionelle oder um Mischunfälle (ERDMANN 1973). Eine so weitgehende Fassung bedeutet eine Verwässerung und damit eine Entwertung des Begriffes.

Häufigkeit

DE GRAVELLES und KELLEY (1969) beschreiben die Schleuderverletzung bei 14 986 von 59 364 Auffahrereignissen, das sind 25%. WIESENER und MUMENTHALER (1975) beobachteten im Zeitraum von 11 Jahren 75 Auffahrverletzte; davon waren 46 Wagenlenker, 25 Mitfahrer vorn und 4 Wageninsassen hinten. KUHLENDAHL (1970) beschreibt umgekehrt eine vorwiegende Gefährdung des Beifahrers auf dem Vordersitz, während der Wagenlenker seltener betroffen sei. Männer und Frauen sind ungefähr gleichmäßig befallen.

Auffahrmechanismus

Nach der Vorstellung von KUHLENDAHL (1970) wird bei einem Auffahrunfall durch die abrupte, einem Peitschenschlag (whiplash) ähnliche Schubkraft der „Rumpf gewissermaßen unter dem Kopf nach vorn gerissen". Dieser Vorgang hat nach der Auffassung von ERDMANN (1973) und SCHLEGEL (1976) eine Abscherwirkung. Sie umfasse ein einziges zervikales Bewegungssegment oberhalb des oberen Randes der Rückenlehne (ERDMANN 1973). Die Rückwärtsbeugung der HWS sei nur eine Begleiterscheinung. BAILEY (1974), KRÄMER (1980), DUNSKER (1981) und MACNAB (1982) fassen hingegen die Überstreckung als maßgeblich auf. Da bei einem Auffahrereignis eine wesentliche Hyperextension der HWS erwiesen ist, kann beim gegenwärtigen Stand in Anlehnung an die Vorstellungen von WIESNER und MUMENTHALER (1975) die Schleuderverletzung als Gewebsdurchtrennung einzelner WS-Abschnitte verstanden werden, die durch Abscherung und Überdehnung ausgelöst ist.

Das Zustandekommen der Schleuderverletzung kann durch eine vorbestehende Osteochondrose wesentlich begünstigt werden, besonders dann, wenn ein gelenkartiger Bandscheibenumbau vorliegt (Kapitel C).

Experimentelle Untersuchungsergebnisse

HINZ (1970) und LANGE (1972) befestigten menschliche Leichen auf dem Sitz eines Schlittens, der bis zu 50 km pro Stunde beschleunigt wurde. Eine Hochleistungskamera hielt die Bewegungsabläufe fest. Dadurch konnte der maximale Rückbeugewinkel der HWS, bezogen auf die Verbindungslinie Hüfte-Schulter, bestimmt werden.

Ergebnisse von HINZ: In vorgängig röntgenologisch intakten HWS konnten nie, auch nicht bei den für die Versuchsanlage höchsten Impulsgrößen, selbst minimale Verletzungen erzeugt werden. Es war möglich, intakte HWS jugendlicher Verstorbener bis 140° zu reklinieren ohne daß Schäden zustande kamen. Hingegen zeigten röntgenologisch auch nur mäßig vorgeschädigte HWS bei niedrigeren Impulsraten massive Gewebszerreißungen. Bei simulierten Auffahrereignissen war vor allem die ventrale Halspartie, bei einer Frontkollision die Nackenmuskulatur, meistens nur an der Stelle eines Bewegungssegmentes, verletzt. Bei Osteochondrose und Spondylose der HWS fand sich das am meisten vorgeschädigte Segment betroffen. Bei reiner Spd war die Belastbarkeit der HWS weniger eingeschränkt als bei Osteochondrosis intervertebralis. Durch die röntgenologische Voruntersuchung konnte die Segmenthöhe der wahrscheinlichen Verletzung vorausgesagt werden. – *Ergebnisse von* LANGE: 30 Millisekunden (msec) nach Stoßbeginn von hinten setzte schlagartig eine Rückwärtsbeugung der HWS ein. Nach 80 msec betrug der Winkel zwischen Kopf und Rücken 80°, nach 140 msec 0°. Nachfolgende Kopfbewegungen waren unbedeutend. Anschließend waren vorderes Längsband und Bandscheibe $C_{5/6}$ zerrrissen. Angaben über den röntgenologischen Vorzustand der HWS liegen nicht vor.

WICKSTROM et al. (1970) simulierten Auffahrunfälle mit 103 Primaten. Sie ergaben Blutungen in Halsmuskeln, unter vorderem und hinterem Längsband, in Hirn und Leptomenix, subdurales Hämatom, Frakturen von Wirbelkörpern und Wirbelbogengelenken. Große, schwergewichtige Primaten wiesen bereits bei geringerer Auffahrgeschwindigkeit Hirnverletzungen auf als leichtgewichtige.

Pathologisch-anatomische Befunde

Eine Beschreibung von pathologisch-anatomischen Befunden beim Menschen nach reiner Schleuderverletzung kann ich im Schrifttum nicht finden. Ergebnisse bei Primaten nach simulierten Auffahrunfällen bestätigen wohl, daß Verletzungen entstehen können. Hingegen ist es schwierig, daraus auf gleichartige Veränderungen beim Menschen zu schließen. Auch die Ergebnisse von simulierten Auffahrunfällen mit menschlichen Leichen sind nur mit Vorbehalt auf Lebende übertragbar. Zusammen mit klinischen und röntgenologischen Befunden (ERDMANN 1973; DUNSKER 1981; MACNAB 1982) sind aber doch folgende

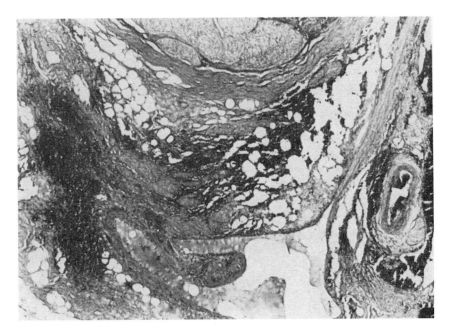

Abb. 23. Blutung im Zwischenwirbelkanal $C_{4/5}$ nach Auffahrunfall. HE ×30. ♂ 70 Jahre, wird beim Anhalten von einem folgenden Wagen mit 20 Kilometer angefahren: Schmerzen von Hinterkopf und Nacken, Kopfbewegungen schmerzhaft gehemmt. Am folgenden Tag Gefühl von Ameisenlaufen in Armen und Beinen. Oberflächliche neurologische Untersuchung ohne abnormen Befund. Am nächsten Tag plötzlicher Todeseintritt wegen Koronarthrombose. Makroskopisch und histologisch bestehen an Unfallfolgen ausschließlich Hämatome der Zwischenwirbelkanäle $C_{4/5}$

Halsverletzungen anzunehmen: Hämatome von Halsmuskulatur, Wirbelbogengelenken, Zwischenwirbelkanälen mit Umscheidung von Nervenwurzeln und Spinalganglien, Riß des vorderen Längsbandes und des ventralen Abschnittes des Anulus fibrosus, retropharyngeales Hämatom. Selten ist der Abriß einer Wirbelkörperkante und die Gelenkfortsatz-Aufsplitterung von Wirbelbogengelenken. OMMAYA und YARNELL (1969) beschreiben Hirnkontusionen und subdurale Hämatome. Als Rarität ist denkbar ein Wandriß mit Thrombose der Arteria vertebralis; bei den allermeisten dieser Beobachtungen des Schrifttums liegt allerdings keine echte Schleuderverletzung vor (HERRSCHAFT 1971; SCHMITT 1976).

Die Befunde der einzigen eigenen sicheren Beobachtungen einer Schleuderverletzung zeigt Abb. 23.

Röntgen

ERDMANN (1973) stellt im Röntgenbild bei 81 von 88 Auffahrunfällen (92,1%) keinen Verletzungsbefund fest. Knöcherne Verletzungen findet er bei 3 (3,4%), Merkmale für isolierte Weichgewebsverletzungen bei 4 (4,5%) Beobachtungen (z.B. Höhenabnahme des Zwischenwirbelraumes in Distraktionsaufnahmen). Ausgesprochen selten ist ein retropharyngeales Hämatom (DUNSKER 1981; MACNAB 1982).

Klinik

Ich folge den Ausführungen von DE GRAVELLES und KELLEY (1969), KUHLENDAHL (1970), WIESNER und MUMENTHALER (1975), DUNSKER (1981) und MACNAB (1982). Voraussetzung für die Diagnose Schleuderverletzung ist das Vorliegen eines Zervikalsyndroms (Kapitel C). Die Patienten klagen über Nacken- und Hinterkopfschmerzen, bei ausgeprägter Verletzung sofort nach dem Unfall, bei leichter innerhalb Tagen, nämlich nach Ausbildung der Hämatome. Bewegungen der HWS sind schmerzhaft gehemmt. Die Schmerzen können zwischen die Schulterblätter, zum Scheitel, in beide Schläfen und in die Ohrgegend ausstrahlen. Die verschiedenen Schmerzlokalisationen erlauben keine Rückschlüsse auf die Lokalisation der Verletzung. Gleichartige Beschwerden können durch Injektion von hypertonischer Kochsalzlösung in das Ligamentum supraspinale irgendwo zwischen C_1 und C_7 erzeugt werden. Der Nackenschmerz kann von irgend einem Zervikalsegment ausgehen. Er darf nicht etwa als Hinweis auf eine Verletzung der atlantoaxialen Region verwertet werden. – Der Nacken ist druckempfindlich.

Ein *medulläres Syndrom* (vorübergehende Tetraparese, Tetraplegie) ist die Rarität.

Weitere Befunde sind *schmerzhafte Schwellung der Halsmuskulatur*, verstärkt durch Seitwärtsbeugung des Halses, infolge der Hämatome. *Verschwommenes Sehen* ist von kurzer Dauer und ohne prognostische Bedeutung, ebenso *Ohrensausen*. Bei einem Teil der Patienten bestehen *Schwerhörigkeit, Taubheit, Gleichgewichtsstörungen, Brechreiz, Schwindelgefühl, Doppelsehen, Benommenheit.* Möglicherweise sind diese Symptome die Folge einer Sympathikusbeeinflussung. Eine *Dysphagie* beruht auf einem Larynxödem oder einem retropharyngealen Hämatom. Durch die Hyperextension wird der Mund abrupt geöffnet. Dadurch kann das *Kiefergelenk eine Distorsion* erleiden. Wird der Musculus masseter massiv angespannt und dann reflexartig kontrahiert, kann eine *Zahnzertrümmerung* stattfinden.

Verlauf

Der größere Teil der Patienten ist nach wenigen Wochen beschwerdefrei. Bei einem kleineren Teil wird ein chronischer Verlauf beobachtet. MACNAB (1982) kommt nach Überprüfung von 145 eigenen Patienten und des Schrifttums zum Schluß, daß 2 Jahre nach einem Schleuderunfall 12% noch deutliche Beschwerden aufweisen.

Begutachtung

Probleme der Begutachtung werden von verschiedenen deutschsprachigen Autoren besprochen (KUHLENDAHL 1970; ARENS 1977; KRÄMER 1980; ROMPE et al. 1980; SATERNUS 1982b). Wegen der abweichenden Auffassungen über die Pathogenese der Schleuderverletzung sind widersprüchliche Stellungnahmen unvermeidlich. Der Begriff Schleuderverletzung hat aber nur dann einen Sinn, wenn eine klare Abgrenzung gegenüber den konventionellen HWS-Verletzungen vorgenommen wird. In dem Fall sind die unmittelbar nach dem Unfall angefer-

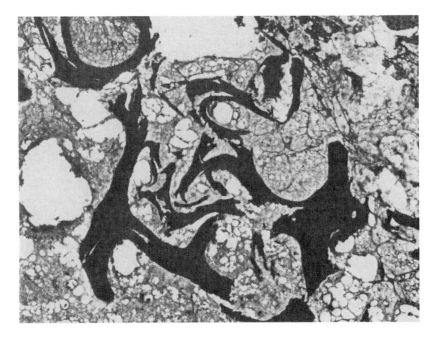

Abb. 24. Befund der Spongiosastauchung bei Kompressionsfraktur L_1. van Gieson × 30, ♂ 55 Jahre. *Klinisch* Sturz vom Kirschbaum. Rippenserienfrakturen. Nach 9 Tagen Todeseintritt wegen Pneumonie

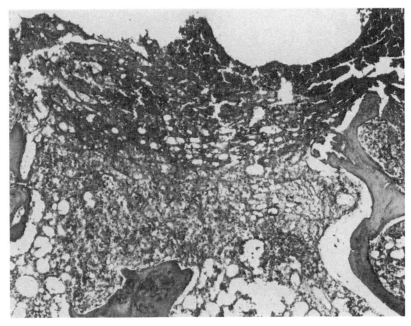

Abb. 25. Drei Tage nach Kompressionsfraktur besteht eine zusammenhängende, bandförmige Histiozytenschicht zwischen blutiger Marknekrose (oben) und erhaltener Spongiosa (unten). T_{10}. HE × 30, ♂ 66 Jahre. *Klinisch* als Radfahrer von Auto angefahren. Todesursache: Schwere Organverletzungen

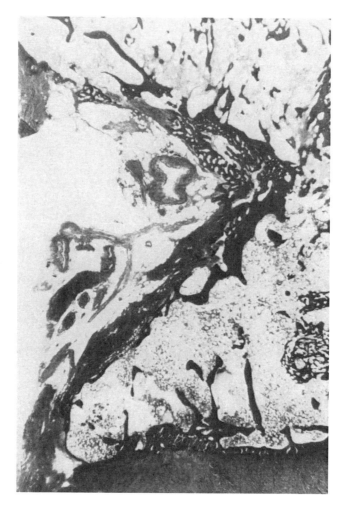

Abb. 26. Eingedrückte ventrale Kortikalis mit periostalem Kallus nach Kompressionsfraktur L_1 *4 Monate* vor Todeseintritt. van Gieson ×7, ♂ 77 Jahre. Todesursache: Akute Koronarinsuffizienz

tigten Röntgenbilder mit den Aufnahmen zur Zeit der Begutachtung zu vergleichen. HOHL (1974) untersuchte 146 Patienten 5 Jahre und länger nach Autounfällen mit Schleuder- und Mischverletzung ohne röntgenologisch vorbestandene degenerative Veränderungen. Die Kontrollen ergaben bei 39% der Patienten degenerative HWS-Befunde, 6mal mehr als die entsprechenden Altersgruppen ohne Unfall erwarten ließen.

2. Brust- und Lendenwirbelsäule

Verletzungen der BWS sind im allgemeinen weniger häufig und weniger schwer als jene der HWS und der LWS, was BOHLMAN et al. (1982) auf eine fixierende und die Rotation hemmende Wirkung des Brustkorbes und der Rip-

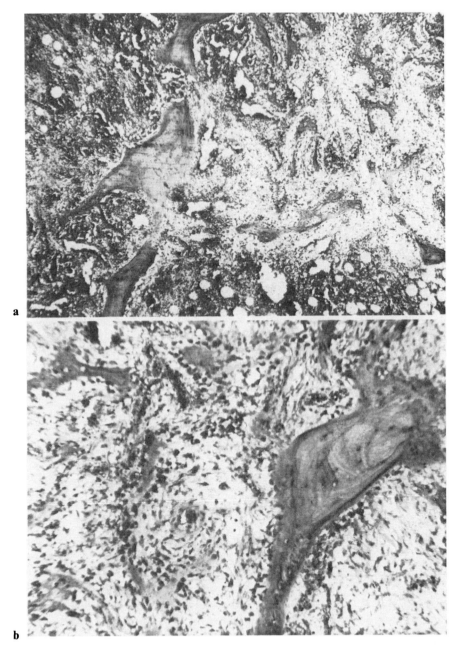

Abb. 27a. 12 Tage nach Kompressionsfraktur, Wirbelkörperspongiosa mit schmalen Faserknochenzügen in lockerem Bindegewebe mit spärlichen lamellären, vorbestandenen Knochenblättchen. L_1. HE × 42. **b** Ausschnitt aus a, × 120. Gleicher Fall wie Abb. 15

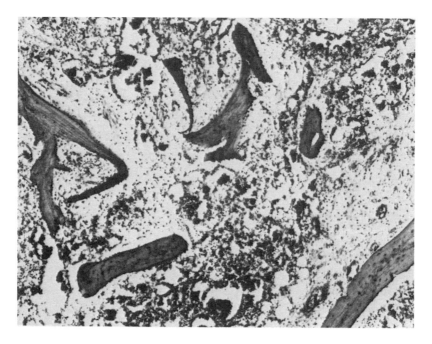

Abb. 28. Wirbelkörperspongiosa 10 Tage nach stabiler Kompressionsfraktur T_3. Histiozytenreiche, lockere Bindegewebszüge umgeben nekrotische, gebrochene, verbogene und aufgespaltene Knochenblättchen. Ausschnitt aus Abb. 7f. × 80

penwirbel-Ligamente zurückführen. Häufig sind hingegen Verletzungen des thorakolumbalen Überganges (von T_{12}–L_2). Von T_{12}–L_5 kommen alle Verletzungsformen zur Beobachtung, wie Wirbelkörperkantenabbruch, stabile und unstabile Kompressionsfraktur. Die unstabilen Verletzungen verursachen öfters neurologische Störungen und machen eine stabilisierende chirurgische Behandlung nötig (SUEZAWA 1981; BOHLMAN et al. 1982).

Anhang: Kümmell-Krankheit

Als Kümmell-Krankheit werden Fälle bezeichnet, bei denen Monate nach einem oft geringfügigen Trauma ein Wirbel mit Gibbusbildung zusammenbricht. Entzündliche Veränderungen oder ein Kallus sind nicht festzustellen (SCHMORL u. JUNGHANNS 1968; EPSTEIN 1976). Der Befund wird zwar den WS-Verletzungen zugeordnet (JAFFE 1972), doch ist die Ursache nicht geklärt. Das eigene Untersuchungsgut enthält keinen Fall.

V. Heilungsvorgänge

In der ersten Zeit nach der Verletzung zeigen Wirbel, Bandscheiben, Bänder und Wirbelbogengelenke vor allem die Zeichen der Gewebsschädigung (Alteration). Allmählich rücken die Befunde der Gewebsreaktion in den Vordergrund.

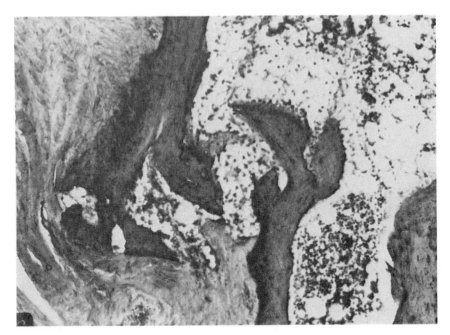

Abb. 29. Verschobene ventrale Kortikalisfragmente durch histiozytenreiches Bindegewebe mit Faserknochenstrang vereinigt, 10 Tage nach stabiler Kompressionsfraktur. Ausschnitt aus Abb. 7f. ×80

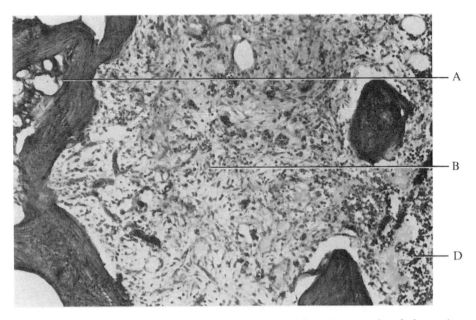

Abb. 30. Wirbelkörperspongiosa 10 Tage nach unstabiler Kompressionsfraktur. Ausschnitt aus Abb. 7e. *A* Nekrotische Spongiosa; *B* Histiozytenreiche Bindegewebsschicht; *D* Erhaltenes Knochenmark. HE ×80

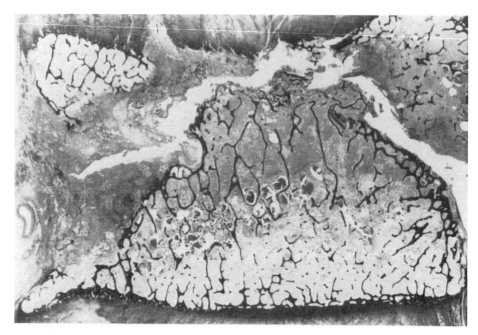

Abb. 31. Kompressionsfraktur mit Absprengung von Frakturfragmenten, *5 Wochen* nach Sturz vom Baum aus 7 m. Ganzer Wirbelkörper nekrotisch und besonders stark im Frakturbereich blutig. van Gieson ×3, ♂ 51 Jahre

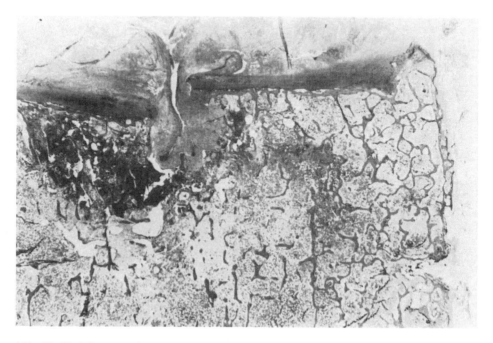

Abb. 32. Unfallverursachter Nucleus pulposus-Prolaps. Prolapsrand und Spongiosa blutig, letztere bis zum unteren Bildrand nekrotisch. Von der unterbrochenen Deckplatte und dem Prolaps aus Spongiosa in S-förmigem Verlauf, und rechts basal Kortikalis frakturiert. HE ×4, ♂ 62 Jahre. *Klinisch* Sturz mit Motorrad. Hirnverletzungen. *Nach 8 Tagen* Todeseintritt wegen Aspirationspneumonie

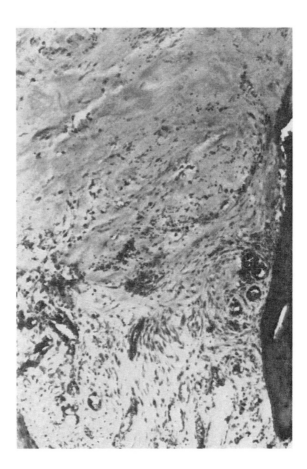

Abb. 33. Ausschnitt aus Abb. 7c. Randpartie des Nucleus pulposus-Prolapses 10 Tage nach dem Unfall mit Histiozyten und einzelnen Kapillaren infiltriert. × 80

Die reaktiven Vorgänge können bei der Wirbelfraktur, beim Riß von Bändern und Kapsel der Wirbelbogengelenke zur völligen Wiederherstellung (Restitution) führen, während bei einer Durchtrennung der gefäßlosen Bandscheibe bestenfalls eine Gewebsausbesserung (Reparation) möglich ist (SCHMORL u. JUNGHANNS 1968). Grundsätzlich gelangen die von LOB (1954), WEINMANN und SICHER (1955), AEGERTER und KIRKPATRICK (1963) und SCHMORL und JUNGHANNS (1968) beschriebenen Ausheilungsstadien zur Beobachtung. Da im Schrifttum systematische Untersuchungen von WS-Verletzungen beim Menschen fehlen, muß ich mich vor allem auf das eigene Untersuchungsgut stützen.

1. Alterative Befunde

Makroskopisch sind Wirbel, Bänder und Wirbelbogengelenke an der Verletzungsstelle blutig zertrümmert (Abb. 6b, 11). Auch die Ränder von unfallbedingten Bandscheibendurchtrennungen ab eines gewissen Ausmaßes sind regelmäßig mit Blut durchtränkt. Die Blutung kann vom Wirbelmark oder von der WS-Oberfläche aus erfolgt sein. – *Histologisch* ist das zerrissene Gewebsmaterial nekrotisch und blutig durchsetzt. Im *Wirbel* ist das erhaltene Mark hyperämisch.

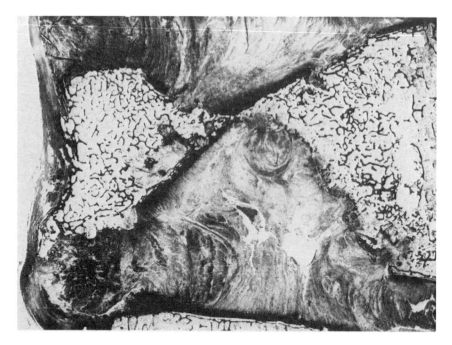

Abb. 34. Nucleus pulposus-Prolaps L_1, 2 Monate nach Kompressionsfraktur. Linke (ventrale) Prolapsseite durch kräftige, zusammenhängende, rechte (dorsale) durch unterbrochene, schmale Knochenspange begrenzt. Da keine nekrotische Prolapspartie besteht, ist in einem solchen Fall kein weiterer Gewebsabbau zu erwarten. Wirbelkörper keilförmig, mit eingedrückter Deckplatte. HE ×4, ♂ 66 Jahre. *Klinisch* Sturz über eine Böschung von 5–6 m. Todesursache: Aspirationspneumonie bei Enzephalomalazie

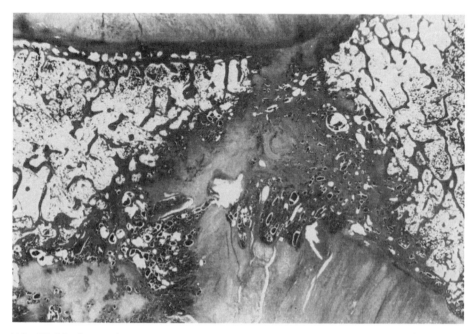

Abb. 35. Nucleus pulposus-Prolaps L_4, 4 Monate nach Kompressionsfraktur. Prolaps nekrotisch, mit den Zeichen des aktiven bindegewebigen Abbaues. HE ×4, ♂ 54 Jahre. *Klinisch* Sturz vom Baugerüst aus 4–6 m. Todesursache: Koronarthrombose

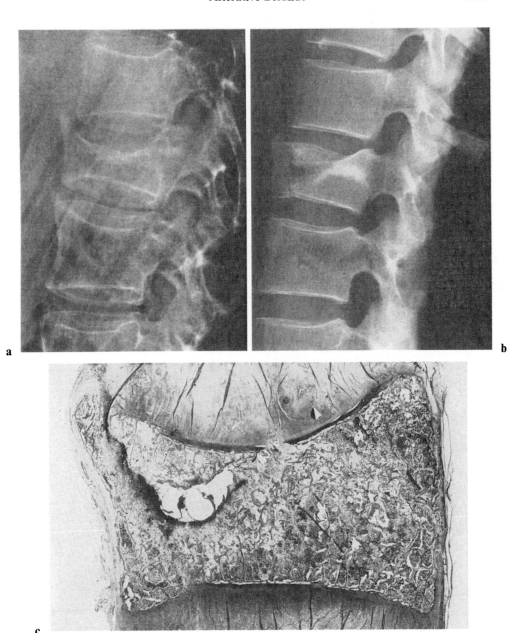

Abb. 36a. Seitliche Röntgenaufnahme von T_{12}–L_3. Kompressionsfraktur von L_1 mit erheblich eingedrückter Deckplatte. ♂ 61 Jahre. *Klinisch* Sturz im Auto über eine Straßenböschung. Die Fraktur L_1 wird im ventralen Durchhang aufgerichtet. Nach $5^1/_2$ Wochen Todeseintritt wegen Lungenembolie. **b** In der seitlichen Röntgenaufnahme des Sektionspräparates Einbuchtung der Deckplatte nicht ausgeglichen. Wirbelkörper L_1 mit ventraler Aufhellung und dorsaler bogenförmiger Verdichtungszone. **c** Wirbelkörper L_1. Ventral eine von einer Nekroseschicht ausgekleidete Lücke, dorsal bogenförmig verlaufender endostaler Kallus. HE $\times 2^1/_2$

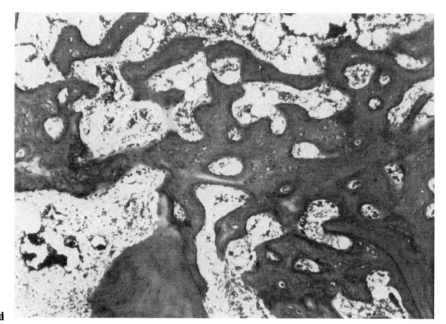

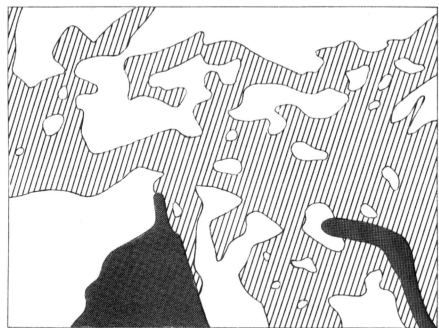

Abb. 36d Ausschnitt aus dorsaler Partie von Abb. c. ×60.
e Erklärende Skizze zu Abb. **d**. Ausgefüllt = lamellärer; schraffiert = Faserknochen

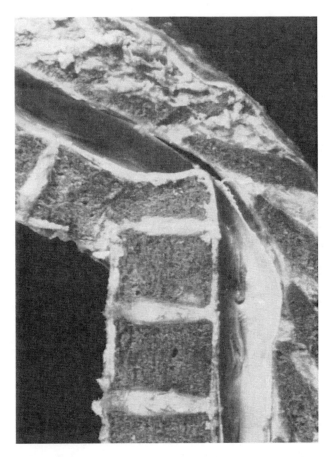

Abb. 37. Gibbus nach Kompressionsfraktur T$_5$ und Paraplegie *20 Jahre* vor Todeseintritt. Wirbelkanal eingeengt, Myomalazie. Todesursache: Pyelonephritische Schrumpfnieren

Kortikalis und Spongiosablättchen von Wirbelkörper und Fortsätzen sind zerbrochen. Einzelne Knochensplitter können nach 3 Tagen noch Zellkerne enthalten. Die Knochenfragmente im kernlosen Mark sind in verschiedene Richtungen verlagert und vor allem bei der Kompressionsfraktur zusammengeschoben. Zudem sind sie verbogen und, besonders im Scheitelpunkt der Verbiegungen, aufgespalten (Abb. 24). Nach 3–4 Tagen weisen die Riß- und Frakturränder einen fibrinoiden Belag auf. Dadurch unterscheiden sich in den *Bandscheiben* die unfallbedingten von den vorbestandenen Rissen. – In den *Bandscheiben und den Bändern* erfahren die kollagenen Fasern, erstmals nach 6 Tagen, eine fibrinoide Verquellung (AUFDERMAUR 1968).

2. Reaktive Befunde

Die reaktiven Vorgänge setzen unmittelbar nach der Verletzung ein. Zuerst besteht eine Vergrößerung, ab 2. Tag eine Vermehrung von Histiozyten am Rand von Nekrosen des Knochenmarks, von Bändern und von Kapseln der Wirbelbogengelenke.

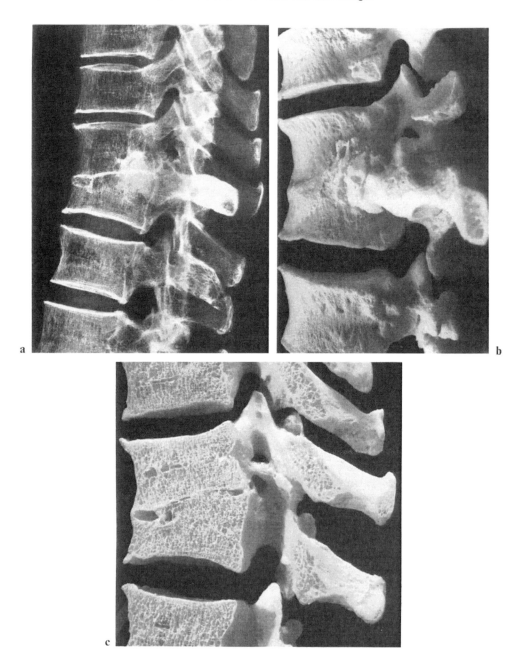

Abb. 38a–d. Bandscheibenverknöcherung nach Kompressionsfraktur. **a** Seitliche Röntgenaufnahme von T_8–L_1. Bandscheibe $T_{10/11}$ verknöchert. Wirbelkörper T_{11} keilförmig. Grundplatte von T_{10} erhalten, von T_{11} größtenteils zerstört. Spd von $T_{9/10}$ und $T_{11/12}$. **b** Mazerationspräparat T_{9-12} von außen. Bandscheibe $T_{10/11}$ und Kostovertebralgelenkkapsel verknöchert. **c** Gleiches Präparat von innen. Zwischenwirbelraum $T_{10/11}$ ventral und dorsal niedrig, zentral verknöchert. Ligamentum flavum teilweise verknöchert

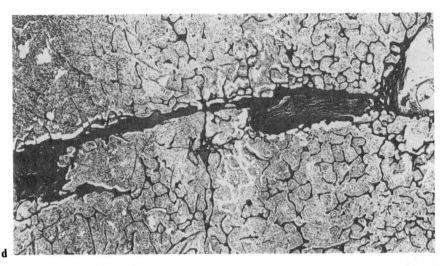

Abb. 38d. Bandscheibe $T_{10/11}$. Mittlere Partie verknöchert. HE × 3, ♂ 47 Jahre. *Klinisch* während 9 Jahren Mineur. Sturz aus 7–8 m über Schrägwand eines Steinbruches. Paraplegie. *Nach 16 Jahren* Todeseintritt wegen Rechtsinsuffizienz des Herzens bei Silikose der Lunge

Die Regulation im Ablauf der Konsolidierung geschieht vor allem unter dem Einfluß von lokalen Faktoren und nicht von allgemein wirkenden hormonalen Einflüssen (RAISZ u. KREAM 1983).

a) Wirbel

Im Knochenmark bilden die Histiozyten nach 3–4 Tagen eine zusammenhängende Gewebsschicht (Abb. 25). Vom 6. Tag an kommen in Buchten von nekrotischen Knochensplittern mehrkernige Osteoklasten vor. Erstmals zu diesem Zeitpunkt sind auch kollagene Fasern und Blutgefäße festzustellen. Ab 7. Tag können endostale und periostale osteoide und Faserknochenbalken beobachtet werden.

In der Regel wird reichlich endostaler, aber nur spärlich periostaler Faserknochen gebildet. Eine Ausnahme macht der kräftig abstützende Kallus bei Kompressionsfraktur mit eingedrückter Kortikalis (Abb. 26). Der Grund für die geringe oder sogar fehlende periostale Kallusbildung der übrigen Fälle ist ungeklärt. Ferner ist ungewiß, ob die Feststellungen auch für Kinder und Jugendliche zutreffen.

Die endostalen Faserknochenzüge sind unregelmäßig angeordnet und liegen teilweise vorbestandenen lamellären kernhaltigen und kernlosen Knochenfragmenten an. Daneben werden Beziehungen zwischen primärem Kallus und lamellären Knochenblättchen vermißt (Abb. 27). Befunde der enchondralen Ossifikation fehlen in der Regel vollständig.

In den folgenden Wochen wird der Faserknochen allmählich durch reifen lamellären Knochen ersetzt. Gleichzeitig wird der Knochen umgebaut. Dabei erfährt die Knochensubstanz eine erhebliche Reduktion. Die Umbauvorgänge können als funktionelle Anpassung aufgefaßt werden. Die stufenweise Entwick-

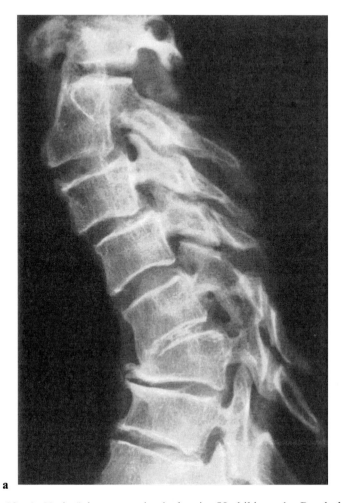

a

Abb. 39a, b. Verknöcherung und gelenkartige Umbildung der Bandscheibe.
a Seitliche Röntgenaufnahme von C_1–T_1. Wirbelkörper C_6 erheblich keilförmig deformiert, ventral mit C_5 verschmolzen, mit sekundärer Gibbusbildung. Osteochondrose und Spd bei $C_{6/7}$

lung erklärt die lange Frist von 2–4 Monaten für die Heilung von Wirbelfrakturen (LOB 1954; BOHLMAN et al. 1982).

Zeitlicher Heilungsverlauf in Abhängigkeit vom Schweregrad des Schadens

Die Ausheilungszeiten sind wesentlich vom Ausmaß des Anfangsschadens abhängig, was klinisch von prognostischer Bedeutung ist.

Stabile Kompressionsfraktur

Bei der stabilen Kompressionsfraktur, d.h. bei geringfügigem Schaden, können 10 Tage nach dem Unfall Kortikalis und Knochenblättchen der Spongiosa

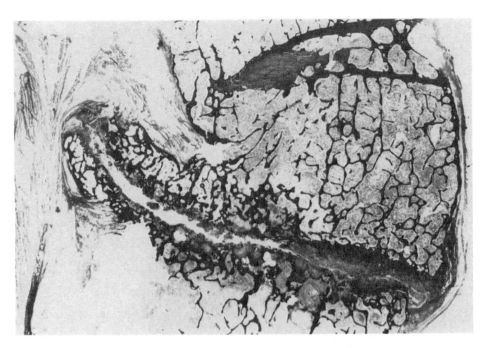

Abb. 39b. Histologisches Präparat von $C_{5/7}$. Bandscheibe $C_{5/6}$ dorsal und ventral verknöchert. Wirbelkörperabschlußplatten, ausgenommen ventral, erhalten. $C_{6/7}$ überragt $C_{5/6}$. Bandscheibe $C_{6/7}$ gelenkartig umgebaut, ventral mit klaffendem unregelmäßigem Spalt und mit Randsklerose. van Gieson $\times 3^{1}/_{2}$, ♂ 70 Jahre. *Klinisch* 40jährig Sturz vom Baum. Keine ärztliche, sondern chiropraktische Behandlung. Keine Arbeitsunfähigkeit. *30 Jahre später akute tödliche Koronarinsuffizienz*

durch histiozytäres Gewebe, lockeres Bindegewebe und Faserknochengewebe miteinander vereinigt sein. Die Konsolidierung ist also weit fortgeschritten (Abb. 28, 29).

Unstabile Kompressionsfraktur

Bei der unstabilen Kompressionsfraktur sind große Knochenabschnitte zertrümmert (Abb. 7a, 8a). Histiozytärer Wall, osteoklastärer Knochenabbau sowie bindegewebiger und Faserknochenkallus beschränken sich auf die Grenzzone zwischen erhaltener und geschädigter Knochenpartie (Abb. 30). Die Gegenäußerungen des Organismus am Rand der zerstörten Knochenabschnitte sind identisch denen der stabilen Kompressionsfraktur. Die Gewebsreaktion ist in beiden Fällen qualitativ und quantitativ gleichwertig. Der Organismus setzt zur Behebung des Gewebsschadens in jedem Fall die Mittel ein, die ihm zur Verfügung stehen. Das Ausmaß der primären Gewebsschädigung ist für Heilungsablauf und -dauer entscheidend (LOB 1954). Bei massiver Wirbelzertrümmerung kann der Heilungsvorgang viele Monate in Anspruch nehmen, wenn keine stabilisierende Operation vorgenommen wird (Abb. 31).

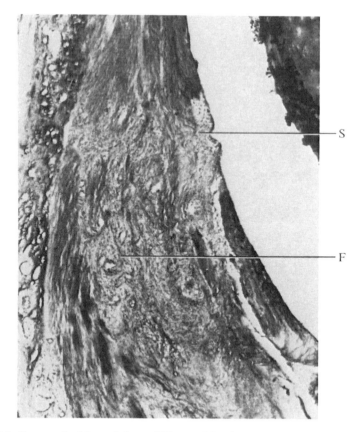

Abb. 40. Wirbelbogengelenkkapsel $L_{2/3}$. Riß von Membrana synovialis (*S*) und Membrana fibrosa (*F*) 12 Tage nach Sturz vom Baum. Rißränder durch kollagenes Bindegewebe vereinigt. van Gieson × 50. Gleicher Fall wie Abb. 15

Faktoren, die die Frakturheilung beeinflussen: Nucleus pulposus-Prolaps

Besteht ein Zusammenhang zwischen einer Wirbelfraktur und einem Bandscheibenriß, ist ein Nucleus pulposus-Prolaps mit zusätzlicher Schädigung des Wirbelkörpers möglich (Abb. 32). Ein kleiner Prolaps ist gewöhnlich in ganzer Ausdehnung, ein großer manchmal nur an der Grenze zur zertrümmerten Spongiosa nekrotisch. Wenige Tage nach dem Unfall ist das nekrotische Nucleus pulposus-Gewebe deutlich mit Histiozyten infiltriert (Abb. 33). Ein Prolaps von sehr geringer Ausdehnung ist in wenigen Tagen resorbiert (AUFDERMAUR 1968). Nicht geschädigtes Nucleus pulposus-Gewebe weist keine histiozytäre Infiltration auf, sondern wird von einer Knochenschale umgeben (unfallbedingter Knorpelknoten). Durch diese Vorgänge ist der Heilungsverlauf verzögert (Abb. 34). Histiozytäre Reaktion und knöcherne Abkapselung können nur dann einsetzen, wenn der Prolaps nicht vollständig von zerstörtem Knochengewebe

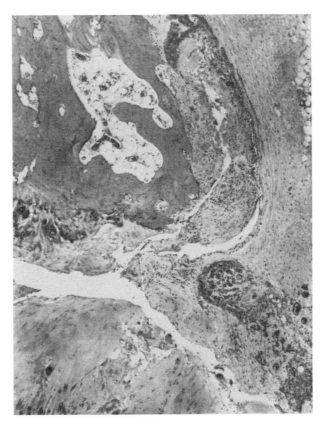

Abb. 41. Wirbelbogengelenk $T_{5/6}$ 8 Tage nach Kollison auf Motorrad mit Auto. Membrana synovialis mit diffus vermehrten Histiozyten durchsetzt und mit nekrotischen Knorpelpartikeln. Ein Knorpeldefekt am rechten Bildrand des kaudalen Gelenkfortsatzes enthält Histiozyten im Zusammenhang mit dem subchondralen Mark. Mehrere oberflächliche Knorpeldefekte und -risse ohne Zeichen von Gewebsreaktion. HE × 30. Todesursache: Hirnverletzungen

umgeben ist. Andernfalls werden die Heilungsvorgänge weiter verschleppt. Die Gewebsschädigung kann im Falle eines Prolapses ebenso ausgedehnt sein wie bei einer Wirbelzertrümmerung (vergl. Abb. 31 und 32). Bei ausgiebiger Knochenzerstörung infolge des Bandscheibeneinbruches kann der Heilungsvorgang Monate betragen (Abb. 34 und 35). Diese Fälle benötigen eine stabilisierende Operation (BOHLMAN et al. 1982).

Einbruch von Spongiosagewebe in die Bandscheibe

Bei der Fortsetzung einer Wirbelfraktur in einen Bandscheibenriß kann Spongiosagewebe in die Bandscheibe eingepreßt sein (Abb. 8 c). Der Befund kommt im eigenen Untersuchungsgut bei drei 48- bis 79jährigen Patienten vor, nämlich zweimal in der BWS, einmal in der LWS, stets bei unstabiler Kompressionsfraktur mit schwerer Wirbelkörperquetschung. Das Spongiosagewebe befindet sich jeweils im Anulus fibrosus medial der ventralen knöchernen Randleiste. Der Befund bedeutet eine Verzögerung der Reparation des Bandscheibenrisses.

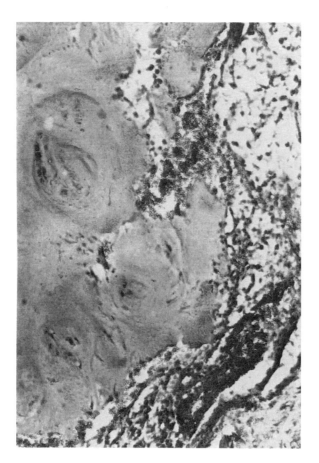

Abb. 42. Wirbelbogengelenk-Verletzung. Ausschnitt aus Abb. 7d. Nekrotisches Knorpelfragment des Wirbelbogengelenks $C_{4/5}$ *10 Tage* nach Sturz in Liftschacht von der Membrana synovialis aus mit Histiozyten infiltriert. HE ×125

Iatrogene Beeinflussung der Frakturheilung

Wird ein komprimierter Wirbel nach dem „Aufrichteverfahren" behandelt (JUNGHANNS 1968), so bildet sich in der Regel ventral eine nach mehreren Wochen noch bestehende massive Blutungshöhle. Der Eingriff hat eine Verzögerung der Konsolidierung um Wochen bis Monate zur Folge (Abb. 36). Der Patient soll möglichst sofort gehfähig gemacht werden. Bei Auftreten einer deutlichen Kyphose ist eine stabilisierende Operation angezeigt (MALCOLM et al. 1981; BOHLMAN 1982). Ein unfallverursachter Gibbus ist in Abb. 37 wiedergegeben.

b) Bandscheibe

Die Reparation eines unfallbedingten Risses kann zu einer Versteifung oder gelenkartigen Umbildung der Bandscheibe führen. Die Entwicklung geschieht gleichartig wie bei der nicht auf einem Unfallereignis beruhenden Osteochondrosis intervertebralis. Ich verweise auf Kapitel C IV. 1.d und beschränke mich auf eine Kurzfassung.

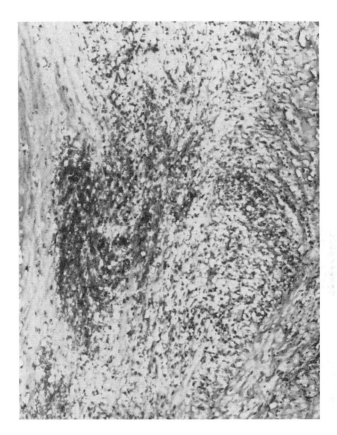

Abb. 43. Längsbandverletzung. Rißränder des vorderen Längsbandes über Kompressionsfraktur mit Abquetschung von ventralen Wirbelkörperfragmenten *6 Tage* nach Sturz aus dem Fenster (6 m) durch Histiozyten vereinigt. HE ×80, ♂ 23 Jahre. Todesursache: Lungenembolie

Bandscheibenversteifung

Vom peridiskalen Bindegewebe oder, bei Unterbrechung der knorpeligen Abschlußplatte vom Wirbelmark her, wird das geschädigte Bandscheibengewebe durch Bindegewebe ersetzt. Eine enchondrale und desmale Verknöcherung führt zur Synostose (Abb. 38 u. 39). Diese stabilisierende Ausheilungsart ist in der Mehrzahl der eigenen Beobachtungen festzustellen. Nicht selten ist dabei die Bandscheibe nicht vollständig verknöchert. In dem Fall sind bisweilen Jahre nach dem kritischen Unfall Befunde des Abbaues von geschädigtem Bandscheibengewebe und der Ossifikation zu beobachten. Meistens ist nicht zu entscheiden, ob die Befunde mit dem Unfallereignis in Zusammenhang stehen, ob sie auf eine spätere, nicht unfallbedingte Bandscheibenschädigung zurückgehen oder ob sie auf der Nichtbeanspruchung der versteiften Bandscheibe beruhen.

Gelenkartige Umbildung

Eine gelenkartige Umbildung, also die Ausheilung mit Unstabilität, kommt in allen WS-Abschnitten vor, vor allem in der HWS. Die Entwicklung kann schubweise erfolgen (Abb. 19). Die Beweglichkeit bleibt erhalten. Hingegen ist die Festigkeit vermindert. Die Traumaempfindlichkeit ist vermehrt.

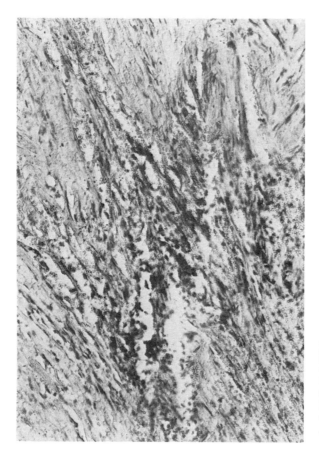

Abb. 44. Längsbandverletzung. Riß des vorderen Längsbandes $C_{4/5}$ *10 Tage* nach Sturz auf Holzboden aus $1^{1}/_{2}$ m. Rißränder durch histiozytenreiche Bindegewebszüge vereinigt. HE ×125, ♂ 35 Jahre. Todesursache: Lungenembolie

c) Wirbelbogengelenk

Ein auf die Gelenkkapsel begrenzter Riß ist gewöhnlich nach 10–14 Tagen durch lockeres Bindegewebe ausgebessert und zum Gelenkspalt durch Synovialisgewebe abgeschlossen (Abb. 40). Ein kleiner, bis auf das Knochemark reichender Knorpeldefekt enthält nach 8–10 Tagen lockeres Bindegewebe (Abb. 41). In beiden Fällen tritt eine völlige Restitution ein. Ein zertrümmerter Gelenkfortsatz jedoch kann nicht wiederhergestellt werden. Nach Tagen ist ein osteoklastärer Abbau der Knochenfragmente und eine histiozytäre Infiltration von nekrotischen Knorpelpartikeln festzustellen (Abb. 7d, 42). Es folgt eine bindegewebige, knorpelige und knöcherne Gelenkversteifung (Abb. 9b).

d) Bänder

Bei einem Bänderriß ist eine völlige Wiederherstellung möglich. 8–10 Tage nach einem Unfallereignis sind die Rißränder durch histiozytäre und lockere Bindegewebszüge vereinigt (Abb. 43, 44). Ein ausgedehnter Bandriß kann nach 5 Wochen weitgehend bindegewebig instandgesetzt sein oder, beim Ligamentum

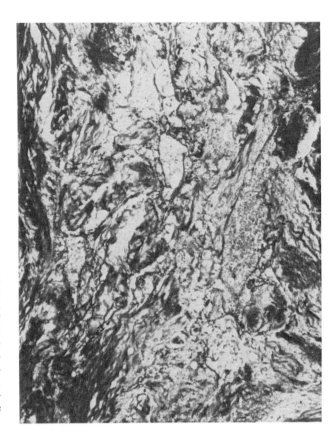

Abb. 45. Ligamentum flavum 5 Wochen nach Sturz vom Kirschbaum aus 7 m mit unstabiler Kompressionsfraktur und Zertrümmerung des Gelenkfortsatzes T_9. Rißränder durch Bindegewebszüge zusammengehalten. van Gieson × 50. Todesursache: Pseudolobäre Pneumonie

flavum, sich auf dem Weg der Vernarbung befinden (Abb. 45). BOHLMAN et al. (1982) haben bei völliger Durchtrennung des dorsalen Ligamentkomplexes keine Wiederherstellung festgestellt. Es wäre denkbar, daß bei diesen Beobachtungen keine Adaptation der Rißränder erfolgt ist.

Verdankungen. Zu Dank verpflichtet bin ich für die Überlassung von Untersuchungsmaterial, Beratung und weitere Unterstützung den Herren Prof. Dr. CHR. HEDINGER und Prof. Dr. J.R. RÜTTNER, Universitätsinstitut für Pathologie Zürich; Prof. Dr. A. SCHREIBER, orthopädische Universitätsklinik Balgrist Zürich; Prof. Dr. E. VÖGELI, Zentrales Strahleninstitut Luzern; Prof. Dr. J. LAISSUE, Dr. H. BÜRKI, PD Dr. J. GEBBERS, Prof. J.-P. MÜSY und Präparator J. BRUNNER, Pathologisches Institut Luzern.

Literatur

Aegerter E, Kirkpatrick JA (1963) Orthopedic diseases, 2nd edn. Saunders, Philadelphia London
Albassir A (1979) Fractures du rachis dorsal et lombaire sans troubles neurologiques. Acta Orthop Belg 45:509–520
Anderson JM, Schutt AH (1980) Spinal injury in children. Mayo Clin Proc 55:499–504

Arens W (1977) Erkrankungen und Schädigungsfolgen der Chirurgie und Orthopädie. In: Marx HH (Hrsg) Medizinische Begutachtung, 3. Aufl. Thieme, Stuttgart, S 569
Aufdermaur M (1960) Die Spondylosis cervicalis. In: Junghanns H (Hrsg) Die Wirbelsäule in Forschung und Praxis, Bd 17. Hippokrates, Stuttgart
Aufdermaur M (1968) Die Heilungsvorgänge nach Verletzungen von Knochen und Weichteilen der Wirbelsäule. In: Junghanns H (Hrsg) Die Wirbelsäule in Forschung und Praxis, Bd 40. Hippokrates, Stuttgart, S 148–157
Aufdermaur M (1974) Spinal injuries in juveniles. J Bone Joint Surg 56B:513–519
Aufdermaur M (1981) Halswirbelsäulenverletzungen bei Jugendlichen. Z Orthop 119:665–666
Bailey RW (1974) The cervical spine. Febiger, Philadelphia, pp 91–97
Blockey NJ, Purser DW (1956) Fractures of the odontoid process of the axis. J Bone Joint Surg 38B:794–817
Bohlman HH, Ducker TB, Lucas JT (1982) Spine and spinal cord injuries. In: Rothman RH, Simeone FA (eds) The spine, 2nd edn, vol II. Saunders, Philadelphia London Toronto Mexico City Rio de Janeiro Sydney Tokyo, pp 661–756
Brocher JEW, Willert H-G (1980) Differentialdiagnose der Wirbelsäulenerkrankungen. 6. Aufl. Thieme, Stuttgart
Burke DD (1971) Hyperextension injuries of the spine. J Bone Joint Surg 53B:3–12
Czornack F, Bernhard J (1980) Behandlungsergebnisse nach Wirbelkompressionsfrakturen der Brust- und Lendenwirbelsäule. Unfallheilkunde 83:119–122
Dunsker StB (1981) Hyperextension and hyperflexion injuries of the cervical spine. In: Dunsker StB (ed) Cervical spondylosis. Raven Press, New York, S 135–143
Emminger E (1966) Zur pathologischen Anatomie des Schleudertraumas der Halswirbelsäule. Arch Klin Chir 316:445–457
Epstein BS (1976) The spine. 4th ed. Lea & Febiger, Philadelphia
Erdmann H (1973) Schleuderverletzung der Halswirbelsäule. In: Junghanns H (Hrsg) Die Wirbelsäule in Forschung und Praxis, Bd 56. Hippokrates, Stuttgart
Evarts ChM (1970) Traumatic occipito-atlantal dislocation. J Bone Joint Surg 52:1653–1660
Fielding JW, Cochran GB, Lawsing JF, Hohl M (1974) Tears of the transverse ligament of the atlas. J Bone Joint Surg 56:1683–1691
Fielding JW, Hensinger RN, Hawkins RJ (1980) Os odontoideum. J Bone Joint Surg 62A:376–383
Fischer H, Spann W (1967) Pathologie des Trauma. Bergmann, München, S 108–115
Forsyth HF (1964) Extension injuries of the cervical spine. J Bone Joint Surg 46A:1792–1797
Fried LC (1974) Cervical spinal cord injury during skeletal traction. JAMA 229:181–183
Gabrielsen TO, Maxwell JA (1966) Traumatic atlanto-occipital dislocation. Am J Roentgenol 97:624–629
Gelehrter G, Vittali H-P (1960) Verletzungsformen der Halswirbelsäule mit Ausnahme der Kopfgelenke. Arch Orthop Unfallchir 52:287–310
Gerhart TN, White AA (1982) An impacted dens fracture in an elderly women. Clin Orthop 167:173–175
Graner G, Ansorg P (1981) Kindliche Wirbelsäulenverletzungen. Zentralbl Chir 106:588–594
Gravelles WD de, Kelley JH (1969) Injuries following rear-end automobile collisions. Thomas, Springfield/Ill
Hachen HJ (1977–78) Spinal cord injury in children and adolescents in the acute stage. Paraplegia 15:55–64
Harris JH (1978) Acute injuries of the spine. Semin Roentgenol 13:53–68
Herrschaft H (1971) Die Beteiligung der Arteria vertebralis bei der Schleuderverletzung der Halswirbelsäule. Arch Orthop Unfallchir 71:248–264
Heuck F (1982) Computer-Tomographie von Wirbelsäule und Extremitäten. Hefte Unfallheilkd 158:294–305
Hinz H (1970) Die Verletzung der Halswirbelsäule durch Schleuderung und durch Abknickung. In: Junghanns H (Hrsg) Die Wirbelsäule in Forschung und Praxis. Bd 47. Hippokrates, Stuttgart

Hitchcock ER, Karmi MZ (1982) Sports injuries to the central nervous system. J Coll Surg Edinb 27:46–49
Hofer B, Hildell J (1983) Computertomographie der Wirbelsäule. Schweiz Rundschau Med 72:590–596
Hohl M (1974) Soft-tissue injuries of the neck in automobile accidents. J Bone Joint Surg 56A:1675–1682
Holdsworth F (1970) Fractures, dislocations, and fracture-dislocations of the spine. J Bone Joint Surg 52A:1534–1551
Holzer FJ, Kloss K (1962) Tödliche Wirbelsäulenverletzungen. Wien Klin Wochenschr 74:125–129
Hopf A (1958) Die Verletzungen der Wirbelsäule. In: Hohmann G, Hackenbroch M, Lindemann K (Hrsg) Hdb der Orthopädie, Bd II. Thieme, Stuttgart, S 458–536
Howorth MB, Petrie JG (1964) Injuries of the spine. Williams & Wilkins Comp, Baltimore
Jaffe HL (1972) Metabolic, degenerative, and inflammatory diseases of bones and joints. Urban & Schwarzenberg, München Berlin Wien, p 621
Johnson JL, Cannon D (1982) Nonoperative treatment of the tear-drop fracture of the cervical spine. Clin Orthop 168:108–112
Junge H, Pfeiffer W (1974) Traumatische Wirbelveränderungen. In: Diethelm L, Heuck F, Olsson O, Ranniger K, Strnad F, Vieten H, Zuppinger A (Hrsg) Hdb der medizinischen Radiologie. Bd VI/1, Röntgendiagnostik der Wirbelsäule. Springer, Berlin Heidelberg New York, S 621–772
Junghanns H (1968) siehe Schmorl und Junghanns
Kazarian L (1981) Injuries to the human spinal column: Biomechanics and injury classification. Exerc Sport Sci Rev 9:297–352
Kloss K (1966) Spätbeschwerden 35 Jahre nach Fraktur des Dens epistrophei. Wien Med Wochenschr 116:1050–1052
Koltai V, Vecsei V (1975) Die Peitschenschlagverletzung der Halswirbelsäule Diagnostik-Therapie. Akta Traumatol 5:265–270
Krämer G (1980) Das zerviko-zephale Beschleunigungstrauma („Hws-Schleudertrauma") in der Begutachtung. Unter besonderer Berücksichtigung zentralnervöser und psychischer Störungen. Akta Neurol 7:211–230
Krämer J (1978) Bandscheibenbedingte Erkrankungen. Thieme, Stuttgart
Kuhlendahl H (1970) Schleudertrauma und Ueberstreckungsverletzung. In: Trostdorf E, Stender HSt (Hrsg) Wirbelsäule und Nervensystem. Thieme, Stuttgart, S 72–75
Lange M (1967) Lehrbuch der Orthopädie und Traumatologie, Bd 3. Traumatologie. Enke, Stuttgart
Lange W (1972) Das Schleudertrauma der Halswirbelsäule, Unfallheilk 110:8–15
La Rocca H (1978) Acceleration injuries of the neck. Clin Neurosurg 25:209–217
Leichsenring F (1964) Pathologisch-anatomische Befunde in der Halswirbelsäulenregion bei verstorbenen Patienten mit Schädeltrauma. Dtsch Med Wochenschr 89:1469–1475
Lindemann K, Kuhlendahl H (1953) Die Erkrankungen der Wirbelsäule. Enke, Stuttgart
Lob A (1954) Die Wirbelsäulenverletzungen und ihre Ausheilung, 2. Aufl. Thieme, Stuttgart
MacNab I (1982) Acceleration extension injuries of the cervical spine. In: Rothman RH, Simeone FA (eds) The spine, 2nd edn, vol II. Saunders, Philadelphia London Toronto Mexico City Rio de Janeiro Sydney Tokyo, pp 647–660
Malcolm BW, Bradford DS, Winter RB, Chou SN (1981) Post-traumatic kyphosis. J Bone Joint Surg 63A:891–899
Metz E-G, Knust P, Staudenmayer H (1980) Pathologische Hypermobilität im Kopfgelenkbereich – ein Fall von os odontoideum. Beitr Orthop Traumatol 27:414–420
Michaels L, Path MC, Prevost MJ, Crang DF (1969) Pathological changes in a case of os odontoideum (separate odontoid process). J Bone Joint Surg 51A:965–972
Morscher E (1975) Pubertät und Leistungssport. Schweiz Z Sportmed 23:7–17
Morscher E (1980) Klassifikation von Wirbelsäulenverletzungen. Orthopäde 9:2–6
Mourgues G, Fischer L, Comtet JJ, Schnepp J, Caltran M (1972) Fractures de l'apophyse odontoïde de l'axis. Acta Orthop Belg 38:137–146
Ommaya AK, Yarnell P (1969) Subdural haematoma after whiplash injury. Lancet 1969 II:237–239

Pannike A (1980) Brüche der Dorn- und Querfortsätze. Hefte Unfallheilkd 156:185–198
Paredes ESD, Kishore PRS, Ward JD (1981) Cervical spinal subdural hematoma. Surg Neurol 15:477–479
Pennecot GF, Cadoutaud F, Pouliquen JC (1982) Les traumatismes graves du rachis de l'enfant. Ann Pèdiatr (Paris) 29:311–317
Post MJD, Green BA, Quencer RM, Stokes NA, Callahan RA, Eismont FJ (1982) The value of computed tomography in spinal trauma. Spine 7:417–431
Raisz LG, Kream BE (1983) Regulation of bone formation. N Engl J Med 309:29–35
Rompe G, Möllhoff G, Pongratz O (1980) Die Begutachtung der verletzten Wirbelsäule. Orthopäde 9:84–92
Ruckstuhl J, Morscher E, Jani L (1976) Behandlung und Prognose von Wirbelfrakturen im Kindes- und Jugendalter. Chirurg 47:458–467
Rüdy K (1969) Zustandekommen und Folgeerscheinungen von Verletzungen der Wirbelsäule. Schweiz Med Wochenschr 99:1433–1438
Saternus K-S (1982a) Zur Mechanik des Schleudertraumas der Halswirbelsäule. Z Rechtsmed 88:1–11
Saternus K-S (1982b) Die Begutachtung des Schleudertraumas der Halswirbelsäule. Akta Traumatol 12:4–11
Schlegel KF (1976) Das frühe Beschwerdebild nach Schleuderverletzung der Halswirbelsäule. In: Junghanns H (Hrsg) Die Wirbelsäule in Forschung und Praxis, Bd 62. Hippokrates, Stuttgart, S 9–15
Schmitt HP (1976) Rupturen und Thrombosen der Arteria vertebralis nach gedeckten mechanischen Insulten. Schweiz Arch Neurol Neurochir Psychiatr 119:363–379
Schmorl G, Junghanns H (1968) Die gesunde und die kranke Wirbelsäule in Röntgenbild und Klinik. Thieme, Stuttgart
Schneider RC, Kahn EA (1956) Chronic neurological sequelae of acute trauma to the spine and spinal cord. J Bone Joint Surg 38A:985–997
Southwick WO (1980) Management of fractures of the dens (odontoid process). J Bone Joint Surg 62A:482–486
Stringa G (1965) Lesioni traumatiche della colonna cervicale (statistica e classificatione). Arch Putti Chir Organi Mov 20:53–77
Suezawa Y (1981) Zur Aetiologie der Spondylolisthesis. In: Junghanns H (Hrsg) Die Wirbelsäule in Forschung und Praxis, Bd 94. Hippokrates, Stuttgart
Taylor AR (1951) The mechanism of injury to the spinal cord in the neck without damage to the vertebral column. J Bone Joint Surg 33B:543–547
Weinmann JP, Sicher H (1955) Bone and bones. Mosby, St Louis
Wickstrom JK, Martinez JL, Rodriguez R, Haines DM (1970) Hyperextension and hyperflexion injuries to the head and neck of primates. In: Gurdjian ES, Thomas LM (eds) Neckage and backage. Thomas, Springfield Illinois, pp 108–117
Wiesner H, Mumenthaler M (1975) Schleuderverletzungen der Halswirbelsäule. Eine katamnestische Studie. Arch Orthop Unfallchir 81:13–36

4. Kapitel: Tumoren und tumorförmige Veränderungen des Weichgewebes

H.P. MEISTER*

Mit 106 Abbildungen und 4 Tabellen

A. Einleitung

I. Definition

Zu den Weichgewebstumoren gehören nach der WHO-Definition alle mesenchymalen Tumoren, die zwischen Skelettsystem und Haut gelegen sind, mit Ausnahme der Tumoren des lymphatischen bzw. retikuloendothelialen Systems und der des Stützgewebes spezieller Organe, z.B. der Viszera. Wegen der ähnlichen klinischen und histologisch differentialdiagnostischen Problematik werden die Tumoren des neuroektodermalen Gewebes des peripheren und autonomen Nervensystems mit eingeschlossen (WHO/ENZINGER 1969). Dabei gibt es weder a) nach „oben" zur Haut, noch b) in der „Tiefe" zum Skelett scharfe Grenzen, wie z.B. a) bei Tumoren der glatten Muskulatur und bei fibrösen Histiozytomen der Dermis oder b) bei aggressiven Fibromatosen des Periost und synovialen Sarkomen der Gelenkkapsel. Der Begriff Weichgewebs-„Tumor" wird weit gefaßt: Oft ist die Frage, ob es sich um eine Neoplasie oder um eine tumorförmige reaktive Zellproliferation handelt, ungeklärt (WHO/ENZINGER 1969). Mit dem Ausdruck „maligne" oder Sarkom werden alle Weichgewebstumoren belegt, die die Fähigkeit zur Metastasierung besitzen, wenn auch oft mit extremen Unterschieden in bezug auf 1. Metastasenhäufigkeit und 2. Dauer des metastasenfreien Intervalls (WHO/ENZINGER 1969; MEISTER 1981).

II. Klassifizierung

Die geschichtliche Entwicklung zeigt die Bedeutungsänderung des Begriffes Sarkom, der zur Zeit einer „makroskopischen" Tumorklassifizierung nur ausdrückte, daß hier ein fleischiger Tumor von derber Konsistenz vorlag (vergl. z.B. „cystosarcoma phylloides" der Mamma!), während zellreichere und palpatorisch weiche, maligne mesenchymale Tumoren genauso, wie die malignen, epithelialen Tumoren als Karzinom bezeichnet wurden (ROKITANSKY 1846; HAJDU 1979).

Mit Anwendung des Mikroskops wurden auch histologische Merkmale zur Klassifizierung einzelner Typen von Weichgewebstumoren herangezogen (MÜLLER 1938; LEBERT

---

* Der Wilhelm-Sander-Stiftung möchte ich besonders für die Unterstützung bei der Untersuchung der Weichgewebstumoren und bei Anfertigung der Illustrationen danken.

1845). Dabei kann man davon ausgehen, daß ursprünglich eine rein oder weitgehend deskriptive morphologische Klassifizierung angewandt worden war (ADAMI 1898). Dementsprechend unterschied man z. B. zwischen rund- oder spindelzelligen, klein- oder großzelligen, faserbildenden usw. Tumoren. Um die Jahrhundertwende findet man dann bei BORST (1902) in Deutschland und bei EWING (1922) in USA eine soweit wie möglich histogenetische Klassifizierung, d. h. die Tumoren wurden entsprechend ihrer Differenzierung benannt, die wiederum Rückschlüsse auf die histologische Abstammung zulassen, und bei Malignität mit dem Zusatz „Sarkom" versehen. Während EWING (1922) „Sarkom" als Sammelbegriff bei allen malignen mesenchymalen Tumoren, gleich welcher Histogenese angewandt hat, unterschied BORST (1902), z. B. beim Fettgewebe, a) Lipome (gutartig) und b) Liposarkome („Lipoma sarcomatosum"), beim Gefäßsystem bzw. bei endothelialen Neoplasien a) Hämangiome (gutartig), b) Hämangiosarkome („Angioma sarcomatosum") etc. Einer der häufigsten und schon frühzeitig histogenetisch klassifizierten Sarkome war dabei das Fibrosarkom (Virchow 1863; Billroth 1877), da man bei allen Tumoren mit kollagener Faserbildung die Fibroblasten als Mutterzellen annahm und erst später erkannte, daß viele mesenchymale Zellen die Fähigkeit zur Kollagenfaserbildung besitzen und „faserbildende Sarkome" grundverschiedene, morphologische Baumuster und unterschiedliches biologisches Verhalten aufweisen können. Bei zahlreichen Weichgewebstumoren findet sich neben den eigentlichen Tumorzellen mit speziellen Differenzierungsmerkmalen auch amorphe Zwischensubstanz und kollagene Faserbildung, so z. B. auch bei Tumoren der glatten und quergestreiften Muskulatur. Besonders ausgeprägt kann die Bildung nicht nur von Kollagen Typ III (=Retikulin), sondern auch von reifem Kollagen Typ I bei Fettgewebstumoren, synovialen Tumoren und fibrösen Histiozytomen sein.

Die fibrösen Histiozytome bestehen aus Histiozyten und fibroblastenähnlichen Zellen mit unterschiedlicher Ausbildung von Kollagen (WHO/ENZINGER 1969). Sie sind dementsprechend am ehesten vergleichbar mit dem regelrechten lockeren, bzw. areolären Bindegewebe, das ebenfalls in erster Linie Fibroblasten aufweist, daneben Histiozyten und unterschiedliche Mengen von undifferenzierten sowie z. T. noch multipotentiellen mesenchymalen Zellen, die im embryonalen, ähnlich strukturierten Bindegewebe sogar dominieren (MAXIMOV 1927; HAM 1950). Das lockere areoläre Bindegewebe findet sich überall als Füllgewebe, so daß es nicht überrascht, wenn Tumoren mit ähnlicher Zellzusammensetzung und Struktur, wie die fibrösen Histiozytome, häufig sind und überall vorkommen können. Dabei gibt es auch fließende Übergänge zum regelrechten Fettgewebe mit Zunahme von Fettzellen oder Zunahme von fibrillärer, kollagener Zwischensubstanz mit Übergang in faserdichtes, ungerichtetes oder gerichtetes Bindegewebe, wie es sich z. B. in Faszien, Aponeurosen und Sehnen findet. Dementsprechend sind z. B. auch Übergänge zu erwarten von malignen fibrösen Histiozytomen zu Liposarkomen einerseits und zu Fibrosarkomen andererseits. Im allgemeinen bezieht man sich bei der Klassifizierung der Weichgewebstumoren nicht auf morphologische Ähnlichkeiten oder Differenzierungen entsprechend einzelner Zellen, dafür wäre der Ausdruck „zytogenetische Klassifizierung" zutreffend, sondern auf die Ableitung von Gewebstypen (WHO/ENZINGER 1969). Schon BORST (1902) zeigte in seiner schematischen Darstellung der Klassifizierung der mesenchymalen Tumoren eine histogenetische Klassifizierung mit Vergleichen zwischen bestimmten Reifungsstufen des Mesenchyms und Abstammung einzelner Tumortypen von bestimmten Gewebsarten, z. B. Fettgewebe oder Muskelgewebe (Abb. 1a).

In der allgemeinen histologischen Klassifizierung aller Tumoren durch EWING (1922) war es nur ein kleiner Schritt zur Klassifizierung der Weichgewebstumoren nach STOUT (1953), in der in den einzelnen histogenetischen Tumorgruppen noch verschiedene Subtypen differenziert unterschieden wurde. Diese Differenzierung stellte die Grundlage dar, für die im AFIP-Faszikel der Weichgewebstumoren angewandte Klassifizierung (STOUT u. LATTES 1967) und schlußendlich auch für die histologische Typisierung der Weichgewebstumoren durch die WHO/ENZINGER (1969). Die Reproduzierbarkeit dieser WHO-Klassifizierung bewies sich bei ihrer Anwendung zur Revision von früher nach unter-

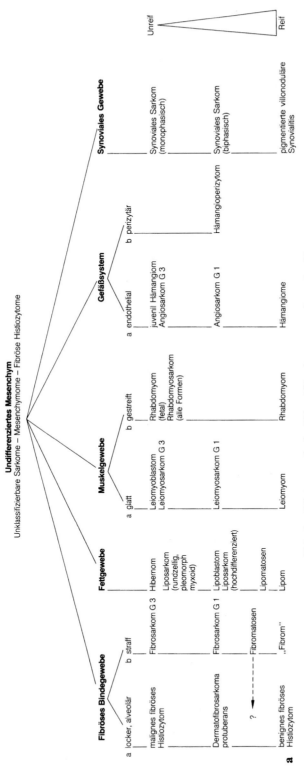

Abb. 1a. Histogenetische Klassifikation mesenchymaler Tumoren

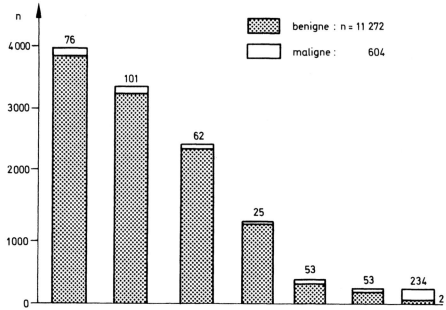

Abb. 1b. Häufigkeit der Weichgewebstumoren und der einzelnen Tumorformen. Tumoren und tumoröse Veränderungen des Weichgewebes machen ungefähr 2,8% des gesamten Eingangsmaterials aus. Unser Untersuchungsmaterial umfaßte insgesamt 11 898 Weichgewebstumoren (MEISTER et al. 1980). Insgesamt am häufigsten sind Fettgewebstumoren. Ausschließlich bei den malignen Tumoren überwiegen die des fibrösen Bindegewebes. Dabei handelt es sich jedoch nicht um Fibrosarkome, sondern um maligne fibröse Histiozytome!

schiedlichen Kriterien eingeteilten Weichgewebstumoren, wobei diese Revision durch unabhängige Gutachtergruppen vorgenommen wurde (MEISTER et al. 1980).

Hierbei muß betont werden, daß bei der Unterscheidung ähnlicher, z.B. kollagenfaserbildenden Tumoren unterschiedlicher Klassifizierung, nicht nur die Zellform, sondern besonders die Zellanordnung, d.h. das Baumuster der einzelnen mesenchymalen Tumoren eine große Rolle spielt. Aus den unterschiedlichen Mischungen von Zellformen, Zellagerungen, Faserproduktion, Grundsubstanz und unterschiedlichen Gefäßmustern ergibt sich die Vielfalt unterschiedlicher, mesenchymaler Tumorformen. Diese Vielfalt wird auch noch dadurch verstärkt, daß innerhalb eines Tumors deutliche regionale Unterschiede häufig sind und auch ein Nebeneinander verschiedener Tumorformen möglich ist. Daraus resultiert z.T. auch, daß nach manchen Zusammenstellungen bis zu 300 verschiedene Weichgewebstumoren unterschieden wurden, oft mit zusammengesetzten Begriffen, wie „Myxo-Fibro-Liposarkom" (HAJDU 1979). In Kontrast dazu stehen die Karzinome, bei denen grob vereinfacht nur zwei grundsätzlich verschiedene Typen, nämlich Plattenepithelkarzinome und Adenokarzinome existieren (MEISTER 1981). Die Zahl der unterschiedlichen Formen von Weichgewebstumoren wurde durch die jetzt allgemein angewandte WHO-Klassifizierung (WHO/ENZINGER 1969) auf ein vernünftiges Maß reduziert. Ferner gelingt durch umfangreichere diagnostische Aufarbeitung der einzelnen Tumoren heutzutage häufiger als früher eine histogenetische Zuordnung der Tumoren. Dabei spielen nicht nur aufwendigere Untersuchungsmethoden eine Rolle, wie feinstrukturelle Untersuchungen mit dem Elektronenmikroskop und histochemische, bzw. immun-

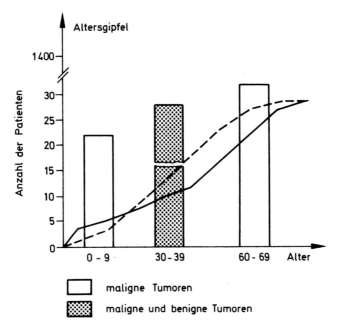

Abb. 1c. Altersverteilung der Weichgewebstumoren. 81% der benignen und 56% der malignen Weichgewebstumoren treten *vor dem 60. Lebensjahr* auf!

Die häufigsten Weichgewebssarkome:
im Alter von 0–9 Jahren: embryonales Rhabdomyosarkom
im Alter von 30–39 Jahren: synoviale Sarkome und
                             alveoläre Weichteilsarkome
im Alter über 40 Jahren: *alle anderen* Sarkome!

histochemische Methoden zur Erkennung von bestimmten Tumormarkern, die auf die Mutterzelle hinweisen, sondern auch eine bessere, allgemein pathologische Einsicht in die Zellform und Baumuster der Tumoren, die sich schon in den Routinefärbungen, z. B. mit Haematoxylin-Eosin erkennen lassen (MEISTER et al. 1980).

Nach der WHO-Klassifizierung der Weichgewebstumoren kann man (WHO/ENZINGER 1969) drei große Gruppen unterscheiden (Tabelle 1):

1. Gut- und bösartige Tumoren mit erkennbarer, offensichtlich eindeutiger Histogenese.

2. Eine Gruppe von Tumoren mit gut umrissenem morphologischem Befund und biologischem Verlauf, jedoch unbekannter bzw. unsicherer Histogenese.

Diese Tumoren werden auch heutzutage noch deskriptiv benannt, z. B. als „alveoläres Weichteilsarkom", „Klarzellsarkom der Sehnen und Aponeurosen", „Granularzelltumor" oder als „intramuskuläres Myxom". Dabei gelang trotz der erwähnten aufwendigeren Untersuchungsmethoden noch keine eindeutige histogenetische Zuordnung.

3. Verbleibt eine Gruppe von undifferenzierten mesenchymalen Tumoren, bei denen wegen des Fehlens von Differenzierungsmerkmalen nicht über die früher oft übliche, jedoch nicht erstrebenswerte, rein deskriptive Bezeichnung

Tabelle 1. Klassifizierung der Weichgewebstumoren

1. *Bekannte Histogenese*	
I. Fibröses Bindegewebe (B)	Fibrom – Fibromatose – Fibrosarkom/fibröses Histiozytom (benigne oder maligne)
II. Fettgewebe (C)	Lipom – Lipomatose Hibernom – Lipoblastom – Liposarkome
III. Muskelgewebe (D)	Leiomyom/Leiomyoblastom – Leiomyosarkom Rhabdomyom – Rhabdomyosarkom
IV. Gefäßsystem (E)	Angiom – Angiosarkom/ Kaposisarkom Hämangioperizytom
V. Synoviales Gewebe	Pigmentierte, villonoduläre Synovialitis Sehnenscheidenriesenzelltumor – synoviales Sarkom

VI. Knorpel- und knochen-
     bildende Tumoren des
     Weichgewebes (F)
	extraskeletales Chondrom – Chondrosarkom
	(myxoid oder mesenchymal)
	extraskeletales Osteom – Osteosarkom

2. *Unbekannte Histogenese* (H)	Granularzelltumor – (benigne oder maligne) alveoläres Weichteilsarkom Klarzellsarkom der Sehnen epitheloidzelliges Sarkom extraskeletales Ewing-Sarkom
3. *Nicht klassifizierbare Sarkome* (J)	rundzellige, spindelzellige oder polymorphzellige Sarkome, bei denen wegen des geringen Differenzierungsgrades keine eindeutige histogenetische Zuordnung durchgeführt werden kann.

(A–J): Bezeichnung der einzelnen Kapitel

wie „Rundzell-" oder „Spindelzellsarkome" hinausgegangen werden kann. Die letzte Gruppe macht in größeren Untersuchungsreihen mit nach neuesten Erkenntnissen revidiertem Material immerhin 10 bis 20% aller mesenchymalen Tumoren aus (WHO/ENZINGER 1969; MEISTER et al. 1980).

III. Grad- und Stadieneinteilung

Diese „Dreiteilung" der Klassifizierung kann auch als Hinweis darauf angesehen werden, daß diese Periode der Klassifizierung der Weichgewebstumoren noch nicht abgeschlossen ist, obwohl angeblich bereits die Periode ihrer Grad- und Stadieneinteilung angebrochen ist (RUSSEL et al. 1977; HAJDU 1979). Die Grad- und Stadieneinteilung ist besonders in der interdisziplinarischen, onkologischen Arbeit zu einem wichtigen Maßstab für das therapeutische Vorgehen geworden (RUSSELL et al. 1977). Bezüglich der bei Weichgewebstumoren noch in der Entwicklung begriffenen Charakterisierung der G/TNM Kategorien (UICC 1979) fällt dem Pathologen besonders die Aufgabe zu, das „G", d.h. die Gradeinteilung der histologischen Differenzierung von 1 bis 3 zu bestimmen sowie die Kategorie „T" 1 bis 3 (1 = Tumor mit einem maximalen Durchmesser unter 5 cm, 2 = Durchmesser über 5 cm und 3 = Infiltration der umgebenden Gefäß- und Nervenstrukturen unabhängig von der Tumorgröße). Die Kategorie „T" (d.h. Tumorgröße oder Verhalten zur Umgebung), besonders jedoch auch die histologische Gradeinteilung „G" spielen bei den Weichgewebstumoren eine besonders große Rolle in Hinblick auf die unterschiedliche Prognose und einer dementsprechend angepaßten Therapie. So schwankt z.B. die allgemeine Metastasenhäufigkeit innerhalb von fünf Jahren zwischen 10 und 90%, je nachdem, ob ein hochdifferenziertes Liposarkom G 1 oder ein gering differenziertes Fibrosarkom G 3 vorliegt (HAJDU 1979). Diese Gradeinteilung der Weichgewebstumoren macht jedoch eine genaue Klassifizierung mit Unterscheidung von Subtypen nicht überflüssig. Während bei Fibrosarkomen und Leiomyosarkomen, bei denen keine speziellen Subtypen bekannt sind, die Gradeinteilung von G 1 bis 3 als einziges Unterscheidungsmerkmal fungiert, so liegen bei anderen Tumoren, wie bei den Liposarkomen, durch spezielle Attribute gekennzeichnete Subtypen vor, die mit unterschiedlichen Prognosen auch verschiedenen Gradeinteilungen entsprechen. So handelt es sich z.B. beim myxoiden Liposarkom um einen geringgradigen malignen Tumor (G 1) und beim pleomorphen Liposarkom um einen hochgradigen malignen Tumor (G 3). In diesem Fall sind jedoch auch die entsprechenden histologischen Dignitätsmerkmale anwendbar, wie z.B. Fehlen von Mitosen und Atypien beim myxoiden Liposarkom und deutliche Atypien mit ausgeprägter mitotischer Aktivität beim pleomorphen Liposarkom. Bei anderen Tumorformen, wie bei den Rhabdomyosarkomen, sind jedoch diese Zellmerkmale bei der Gradeinteilung nicht verwertbar, da es sich hier bei allen drei Subtypen, d.h. bei embryonalen, alveolären und pleomorphen Formen um hochgradig maligne Tumoren handelt, gleich ob Zellatypien und mitotische Aktivität fehlen oder ausgeprägt vorhanden sind (SULSER 1978). Ein eindrucksvolles Beispiel eines hochgradig malignen, histologisch eher unschuldig ausschauenden mesenchymalen Tumors, ist das „extraskeletale Ewing-Sarkom" (ANGERVALL u. ENZINGER 1975). Es muß also für die Tumorbeurteilung nach einer Formel gesucht werden, durch die in die Gradeinteilung je nach unterschiedlichen Tumortypen, bzw. Subtyp des Tumors, die Erkenntnisse über das biologische Verhalten mit einfließen, da die einzelnen Kriterien, die bei der Gradeinteilung berücksichtigt werden, bzw. als prognostische Gradmesser benutzt werden, nicht bei jeder Tumorform die gleiche Wertigkeit besitzen (MEISTER 1981). Während z.B. bei einem Fibrosarkom oder einem pleomorphen Liposarkom die allgemein benutzten Kriterien, wie hohe Zelldichte, geringe Differenzierung, Zellatypie und mitotische Aktivität bei starker Ausprägung als Argument dafür dienen, den Tumor als G 3 mit hohem Malignitätsgrad einzustufen (HAJDU 1979), müssen andere Tumoren, wie extraskeletale Ewing-Sarkome und alle Subtypen von Rhabdomyosarkomen auch bei Fehlen dieser morphologischen Kriterien, wegen der bekannten schlechten Prognose automatisch als G 3 eingestuft werden.

Sowohl die Diagnose „Liposarkom" ohne Subklassifizierung, wie auch „Fibrosarkom" ohne Angabe der Gradeinteilung sind unzureichend für die optimale Planung des weiteren therapeutischen Vorgehens (MEISTER 1981). Aufgrund klinischer Kontrollbeobachtungen kann bei den mesenchymalen Tumoren zwischen Sarkomen mit geringem, mittlerem und hohem Malignitätsgrad unterschieden werden. Für die optimale Therapieplanung ist oft schon die wesentliche

Tabelle 2. Verschiedene Malignitätsgrade der Sarkome. (Alle hier nicht aufgeführten Tumoren weisen intermediären Malignitätsgrad [G 2] auf)

G 1. gering	G 3. hoch
Fibrosarkom Grad 1 (88%)	Fibrosarkom Grad 3 (17%)
myxoides malignes fibröses Histiozytom	pleomorphes malignes fibröses Histiozytom
hochdifferenziertes Liposarkom myxoides Leiposarkom (97%)	rundzelliges Liposarkom pleomorphes Liposarkom (42%)
Leiomyosarkom Grad 1	Leiomyosarkom Grad 3
	embryonales Rhabdomyosarkom alveoläres Rhabdomyosarkom pleomorphes Rhabdomyosarkom
synoviales Sarkom (bei sehr jungen oder sehr alten Patienten)	synoviales Sarkom (bei allen übrigen Patienten)
Angiosarkom Grad 1 („malignes Hämangioendotheliom")	Angiosarkom Grad 3
malignes Hämangioperizytom maligner Granularzelltumor alveoläres Weichteilsarkom	
extraskeletales myxoides Chondrosarkom	extraskeletales Ewing-Sarkom

(% = 5-Jahres-Überlebenszahl)

Die *Graduierung* der Sarkome (z.B. Fibrosarkom Grad 1-3) erfolgt in erster Linie aufgrund der Mitosehäufigkeit und der Zellatypien. Unabhängig von der auf dieser Weise durchgeführten histologischen Graduierung ist auch die genaue Bestimmung der histologischen *Subtypen* (z.B. bei den Liposarkomen) wegen der unterschiedlichen Prognose wichtig!

Unterscheidung ausreichend, ob es sich um einen geringgradig malignen Tumor handelt mit vorwiegend lokalem Rezidivrisiko und geringerem Metastasenrisiko, oder um einen hochgradig malignen Tumor mit hohem Metastasenrisiko (Tabelle 2). Der Ausdruck „semimaligne" findet in den meisten Klassifizierungen, so auch bei der WHO-Einteilung, keine Anwendung (WHO/ENZINGER 1969). Als „semimaligne" bezeichnete man mesenchymale Tumoren, die entweder überhaupt nur lokal aggressiv und destruktiv wuchsen, oder die selten und wenn, dann spät Metastasen aufwiesen (UEHLINGER 1976). Diese Tumoren können meistens dem „geringen Malignitätsgrad" zugeordnet werden.

IV. Häufigkeit der einzelnen Tumortypen

Aufschlußreich für die differential-diagnostisch zu erwartenden mesenchymalen Tumoren sind auch die Häufigkeitsverteilungen in größeren Untersuchungsreihen. Dabei finden sich bei gutartigen Tumoren erwartungsgemäß am häufigsten Lipome, danach Tumoren und tumorförmige (!) Veränderungen des Bindegewebes und an dritter Stelle Hämangiome.

Ausschließlich bei den malignen Tumoren liegen die fibrösen Tumoren an erster Stelle und zwar die malignen fibrösen Histiozytome, nicht die Fibrosarkome. An zweiter Stelle folgen die Liposarkome, danach die Angiosarkome, synoviale Sarkome und Leio- sowie Rhabdomyosarkome. Übrig bleibt eine zahlenmäßig kleinere Gruppe von Tumoren mit unbestimmter Histogenese, wie z. B. das alveoläre Weichteilsarkom und eine größere Gruppe der gering differenzierten und nicht näher klassifizierbaren Sarkome (FERRELL u. FRABLE 1972; GLÄSER 1974; MEISTER et al. 1980) (Abb. 1b).

V. Alters-, Geschlechtsverteilung und Lokalisation

Von Interesse in Zusammenhang mit differentialdiagnostischen Überlegungen bei mesenchymalen Tumoren sind auch allgemeine Kenntnisse über Alters-, Geschlechtsverteilung und Lokalisation der einzelnen Tumorformen.

Dabei zeigt sich, daß nicht, wie oft angenommen wird, Sarkome bevorzugt Kinder und Jugendliche betreffen. Nur das embryonale Rhabdomyosarkom hat seinen Altersgipfel in der Altersgruppe bis 20 und das synoviale Sarkom in der Altersgruppe bis 30 Jahre, die anderen Sarkome finden sich am häufigsten bei Patienten im Alter um 40 Jahre, bzw. in der Altersgruppe von 40 bis 60 Jahren (HAJDU 1979). Ähnliches gilt auch für die gutartigen Weichgewebstumoren, bei denen sich nur das Lipoblastom fast ausschließlich und die Hämangiome und Lymphangiome häufig in der Altersgruppe von 0 bis 20 Jahren finden (Tabelle 3). Insgesamt ist das männliche Geschlecht häufiger betroffen als das weibliche, das nur bei Lipomen, Angiomen, gutartigen und bösartigen Granularzelltumoren und beim alveolären Weichteilsarkom eine gewisse Bevorzugung aufweist (Abb. 1c). Die häufigste Lokalisation der meisten malignen Weichge-

Tabelle 3. Geschlechtsverteilung der Weichgewebstumoren. Alle nicht erwähnten Tumoren zeigen geschlechtsunabhängige Häufigkeit

a) *weibliches Geschlecht bevorzugt*	b) *männliches Geschlecht bevorzugt*
Lipome	Rhabdomyom
Angiome	Riesenzelltumor
Leiomyom	benignes und malignes fibröses
Neurinom	Histiozytom
Granularzelltumor	
alveoläres Weichteilsarkom	Fibrosarkom
malignes Schwannom	Liposarkom
	synoviales Sarkom
	Rhabdomyosarkome
	Kaposi-Sarkom
	Osteosarkom, extraskeletal
	Chondrosarkom, extraskeletal
	Ewing-Sarkom, extraskeletal

Tabelle 4. Vorzugslokalisation der Weichgewebstumoren. Im Gegensatz zu manchen Literaturangaben fand sich bei uns kein Überwiegen der malignen Weichgewebstumoren an den Extremitäten, sondern ein fast gleich häufiges Vorkommen an Stamm oder Extremitäten (MEISTER et al. 1980)

Kopf und Hals	*Stamm*
Rhabdomyom	Lipom
Lymphangiom	Hibernom
Granularzelltumor	Neurinom
Rhabdomyosarkom (embryonal)	Dermatofibrosarcoma protuberans
	Angiosarkom
Obere Extremität	*Retroperitoneum*
Lipom	Liposarkom
benignes fibröses Histiozytom	malignes fibröses Histiozytom
aggressive Fibromatose	
noduläre Fasziitis	
„Fibrom"	
Riesenzelltumor des Weichgewebes	
epitheloides Sarkom	
Oberschenkel	*Unterschenkel*
Myxom	Kaposisarkom
malignes fibröses Histiozytom	Klarzellsarkom der Sehnen
Fibrosarkom	
Liposarkom	
synoviales Sarkom	
Rhabdomyosarkom	
(pleomorph und alveolär)	
alveoläres Weichteilsarkom	
maligner Riesenzelltumor	
Hämangioperizytom	
Ewing-Sarkom, extraskeletal	
Chondrosarkom, extraskeletal	
Osteosarkom, extraskeletal	

webstumoren, unabhängig vom Typ, ist in der unteren Extremität, dabei in erster Linie der Oberschenkel. Ein bevorzugter Befall des Stamms liegt beim Hämangiosarkom vor. Bei den gutartigen Weichgewebstumoren sind jedoch häufiger die obere Extremität, Rumpf, Hals- und Kopfbereich, als die untere Extremität betroffen (FERRELL u. FRABLE 1972; HAJDU 1979) (Tabelle 4).

Von Bedeutung ist auch die Lagebeziehung des Tumors zur Körperoberfläche, d.h. zur Haut. Oberflächlich, z.T. in der Haut, finden sich praktisch nur Angiosarkome, einschließlich Kaposisarkomen und epitheloiden Sarkomen. Typisch für alle anderen Sarkome ist eine Lokalisation im tiefen subkutanen Fett, noch eher im Faszien- und Muskelgewebe. So sind z.B. auch Liposarkome selten im subkutanen Fettgewebe, in dem sich dagegen oft atypische Lipome finden. Die Liposarkome liegen meistens tief in der Muskulatur (EVANS 1979; ALLEN 1981). Bezeichnend ist auch die Beziehung zwischen der Oberflächenlokalisation und dem biologischen Verhalten bei Tumoren aus der Gruppe der fibrösen Histiozytome: Hier gibt es in der Haut das oft ausgeprägt atypische, bizarre, pseudomaligne Fibroxanthom (FRETZIN u. HELWIG 1973), dagegen finden sich maligne fibröse Histiozytome oft mit geringeren Atypien tiefer in der Muskulatur gelegen (WEISS u. ENZINGER 1978).

VI. Symptome

Das klinische Leitsymptom der Weichgewebstumoren ist fast immer der „Tumor", der häufig vom Patienten selbst zuerst bemerkt wird. Nur in einem kleineren Teil sind diese Tumoren auch schmerzhaft. Sie werden vom Patienten und vom Arzt häufig mit einem Trauma in Zusammenhang gebracht, oder sogar als direkte Traumafolge, z.B. als Hämatom oder Muskelriß, interpretiert. In den meisten Fällen wird die zutreffende Diagnose eines Weichgewebstumors aus den oben geschilderten Gründen leider erst Monate nach dem Initialsymptom gestellt (GLÄSER 1974). Dieser Zeitverlust ist umso tragischer, da die meisten Weichgewebstumoren bei bevorzugter Lokalisation an Extremitäten einer Totalexzision und histologischen Abklärung, besonders bei Früherfassung, ohne Schwierigkeiten zugängig sind. Der Zeitverlust gewinnt auch dadurch an Bedeutung, da sich die Prognose bei allen Sarkomen mit Zunahme der Tumorgröße verschlechtert (HAJDU 1979). Rasches Wachstum ist dagegen kein unbedingtes Zeichen der Malignität. Das beweisen Knoten der nodulären Fasziitis oder Hämangiome (MEISTER et al. 1978a), die in wenigen Tagen auftauchen können und nicht mit Malignität einhergehen. Im Gegensatz dazu stehen z.B. synoviale Sarkome oder auch extraskeletale Osteosarkome, die oft jahrelang vor ihrer Entdeckung vorhanden gewesen sind, oder auch über Jahre bei wiederholten Biopsien ohne umfassendere operative Maßnahmen keine wesentliche Progression zeigen (MACKENZIE 1966; HAJDU et al. 1977; MEISTER et al. 1981).

VII. Vor- oder Frühveränderungen („Präsarkome")

Der Erfolg einer operativen Behandlung ist unter anderem davon abhängig, einen möglichst „jungen", d.h. möglichst kleinen Tumor zu erfassen und ihn sicher im Gesunden zu entfernen (GLÄSER 1974; HAJDU 1979; GLÄSER 1980). Die Erfassung der Weichgewebstumoren im Frühstadium wäre dadurch erleichtert, daß die Ursachen der Tumorentstehung bekannt wären (MEISTER 1979). In diesem Fall könnte sogar noch die Frage der Tumorprophylaxe angegangen werden.

Im Gegensatz zu den epithelialen Tumoren, bei denen nicht nur mitotische Aktivität und Atypien, sondern auch Störungen in der Polarität der Zellagerung sowie beim Übergang von „Carcinoma in situ" in das frühinvasive Stadium der Durchbruch durch die Basalmembran und das Eindringen der Tumorzellen ins Stroma als histologische Kriterien faßbar sind, gibt es entsprechende morphologische Kriterien bei den mesenchymalen Tumoren, z.B. im Weichgewebe, nicht. Der Ausdruck „Sarcoma in situ" ist nicht üblich und der Begriff „Präsarkom" umstritten (MEISTER 1979). Noch am ehesten kann der Präsarkom-Begriff bei bekannten Ursachen von Sarkomen angewandt werden, meistens mit „initialen" reaktiven, granulationsgewebsähnlichen Veränderungen, die später zum Sarkom werden können. Das ist der Fall bei der Strahlenfibromatose, die in ein Fibrosarkom oder in ein malignes fibröses Histiozytom übergehen kann und auch bei Fremdkörpersarkomen. Auch hier findet sich entweder nach iatrogenem (z.B. Metallplatten bei Frakturbehandlung) oder bei traumatischem Eindringen von Fremdmaterial (= z. B. Steckschußverletzungen) ein Granulationsgewebe, das nach jahrelanger Dauer in ein Sarkom übergehen kann, wie es auch im Tierexperiment nachvollzogen werden konnte (OTT 1970; MEISTER 1979).

Ein fast lückenloser Übergang und im Spätstadium ein Nebeneinander von reaktiven unauffälligen, malignitätsverdächtigen und offensichtlich malignen Veränderungen lassen sich jedoch bei dem nach Mammaamputation mit chronischem Lymphödem auftretenden Lymphangiosarkom des Stewart-Treves-Syndroms nachweisen (STEWART u. TREVES 1948). Im allgemeinen ist jedoch bei der Interpretation von Atypien in einem überschießenden Granulationsgewebe Vorsicht am Platze, da z. B. auch Strahlenfibromatosen ausgeprägte Atypien aufweisen können und häufiger Veränderungen als „Strahlensarkome" gedeutet wurden, die nicht metastasierten und damit offensichtlich fehlinterpretiert worden waren (WHO/ENZINGER 1969). Genauso wie umgekehrt metastasenfähige, maligne Tumoren nicht unbedingt und wenn, dann nicht überall, die Befunde aufweisen müssen, die mit einem malignen Verlauf assoziiert werden, wie z. B. Atypien und Mitosen (MEISTER 1979).

VIII. Pseudosarkome

Die Bedeutung, die die genaue Kenntnis der einzelnen Krankheitsbilder in bezug auf ihren biologischen Verlauf und der daran angepaßten optimalen Therapie besitzt, zeigt sich besonders bei den Weichgewebstumoren. Hier gibt es einerseits Veränderungen mit unschuldigem Aspekt, jedoch lokal aggressivem und destruktivem Wachstum, die klinisch die größten Schwierigkeiten bereiten können, wie die aggressive Fibromatose (= „extraabdominelles Desmoid") (ENZINGER u. SHIRAKI 1967; KUNTZ et al. 1980) und andererseits unreife, stark proliferierende und schnell wachsende, auch klinisch sarkomverdächtige Veränderungen, wie die pseudosarkomatöse (KORNWALER et al. 1955; SOULE 1962), noduläre Fasziitis (ALLEN 1972; MEISTER et al. 1978a), die proliferative Myositis (KERN 1960; ENZINGER u. DULCEY 1967; GOKEL et al. 1975; MEISTER et al. 1978b) sowie atypische Lipome (EVANS 1979) und Leiomyome oder das „Ancient-Neurinom" (HARKIN u. REED 1969), letztere mit ausgeprägten Atypien, bzw. mit Polymorphie, jedoch benignem Verlauf. Eine andere Gruppe von Tumoren, wie die Hämangioperizytome können gutartig oder bösartig sein, wobei der maligne Verlauf nicht in allen Fällen aufgrund von Unreife und mitotischer Aktivität vorausgesehen werden kann. Bei Hämangioperizytomen ohne morphologisch suspekte Befunde können oft erst nach vielen Jahren eventuell noch auftretende Metastasierungen nie ausgeschlossen werden; insgesamt sind sie jedoch so selten, daß diese Tumoren als geringgradig oder manchmal auch als „potential" maligne bezeichnet werden (ENZINGER u. SMITH 1976).

In der folgenden Übersicht über die einzelnen Weichgewebstumoren und Subtypen wird die WHO-Klassifizierung (ENZINGER 1969) angewandt. Dabei soll die schon erwähnte Dreiteilung vorgenommen werden in 1. Tumoren mit sicherer Histogenese, 2. Tumoren mit unbekannter oder unbestimmter Histogenese und 3. Tumoren mit nicht bestimmbarer Histogenese.

B. Tumoren und tumorförmige Veränderungen des fibrösen Bindegewebes

I. Lockeres fibröses Gewebe

Das lockere („areoläre") fibröse Füllgewebe setzt sich in erster Linie zusammen aus Fibroblasten, in zweiter Linie aus Histiozyten (= „fibrohistiozytär") und daneben in unterschiedlichen Mengen aus wenn auch insgesamt wenigen nur partiell differenzierten „omnipotenten" Mesenchymzellen (HAM 1950). Letztere sind zahlreicher im embryonalen, lockeren Bindegewebe (BUCHER 1977).

Vergleichbar mit diesem Gewebe sind die fibrohistiozytären Tumoren. Dabei handelt es sich um gut- oder bösartige Tumoren aus Histiozyten und fibroblastenähnlichen Zellen mit unterschiedlicher Kollagenfaserbildung sowie unterschiedlich stark ausgeprägter mukoider Zwischensubstanz (WHO/ENZINGER 1969).

Der histiozytäre Charakter der Tumorzellen wurde in Gewebskulturen nachgewiesen (OZZELLO et al. 1963); heutzutage gelingt der Nachweis mit histiozytären Tumorzellmarkern wie Lysozym und Alpha-1-Antichymotrypsin auch im Paraffin-eingebetteten Gewebe. Dabei finden sich im allgemeinen in den zellärmeren, faserreichen, fibromähnlichen Tumoren weniger markierte Zellen. Zum Teil weisen jedoch auch die fibroblastenähnlichen Zellen eine positive Markierung auf. Morphologisch bietet sich ein Spektrum an, das von zellreichen, faserarmen und typischerweise auch pleomorphen, d.h. vorwiegend histiozytären Tumoren bis zu den zellärmeren, faserarmen, monomorphen, vorwiegend fibroblastären Tumoren reicht (VILANOVA u. FLINT 1974; MEISTER et al. 1978; MEISTER et al. 1980). Der grundsätzlich biphasische Bau aus Histiozyten und Fibroblasten konnte auch feinstrukturell bei gut- und bösartigen fibrösen Histiozytomen mit verschiedenen lichtmikroskopischen Aspekten nachgewiesen werden (HARRIS 1980).

1. Benigne Tumoren

a) Fibröses Histiozytom (der Haut und Subkutis) (Abb. 2, 3)

Synonyme: Dermatofibrom, subepidermale noduläre Fibrose, Fibroxanthom, „storiformes Neurofibrom".

Besonders gefäßreiche Varianten: „Sklerosierendes Hämangiom".

Definition: Proliferation aus phagozytierenden Histiozyten und kollagenbildenden, fibroblastenähnlichen Zellen mit unterschiedlichen Mengen von Kollagen und dünnwandigen Blutgefäßen (WHO/ENZINGER 1969).

Allgemeines: Die Diskussion über die Histogenese der fibrösen Histiozytome ist noch nicht abgeschlossen (OZZELLO et al. 1968; FU et al. 1975; AUBÖCK 1975; VILANOVA u. FLINT 1975; WEISS u. ENZINGER 1978; MEISTER et al. 1978; MEISTER et al. 1979; LAGACE et al. 1979). Es herrscht jedoch die Vorstellung vor, daß es sich um einen Tumor handelt mit einer engen Verflechtung von Histiozyten und fibroblastenähnlichen Zellen, entsprechend den omnipotenten, unreifen Mesenchym (LÄSER 1974) und/oder dem lockeren areolären Bindegewebe (MEISTER unveröffentlicht). In letzterer Zeit mehren sich jedoch wieder

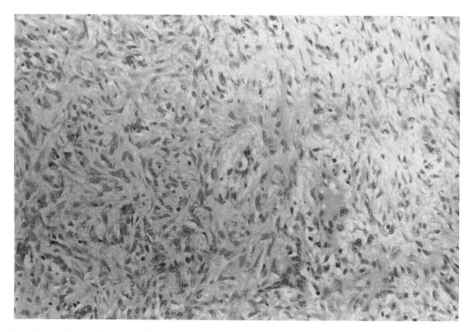

Abb. 2. Benignes fibröses Histiozytom: Zelldicht mit deutlich wirbeliger („storiformer") Anordnung von fibroblastenähnlichen Zellen ohne Atypie. HE × 250

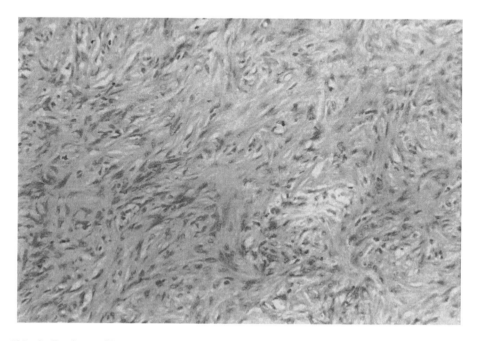

Abb. 3. Benignes fibröses Histiozytom: Gleicher Tumor wie oben mit einem Bereich, der stärkere Ausreifung mit Kollagenfasern zeigt, dabei gut erkennbar größere wirbelige („storiforme") Figuren mit zellarmem Zentrum. HE × 250

Berichte über einen möglichen neurogenen Ursprung dieser Veränderungen. Einzelne pigmentierte neurogene Zellen werden jedoch auch im regelrechten lockeren Bindegewebe als Bestandteil beschrieben. Auch die von BEDNAR (1957) beschriebenen „storiformen Neurofibrome" können den fibrösen Histiozytomen zugerechnet werden. Viele der früher als Fibrom bezeichneten Tumoren kann man ebenfalls den fibrösen Histiozytomen zuordnen, insbesondere natürlich das „Dermatofibrom".

Alters- und Geschlechtsverteilung: Der Altersgipfel liegt in der 4. und 5. Lebensdekade; dabei besteht ein leichtes Überwiegen des weiblichen Geschlechts (2:1). Jedoch auch Jugendliche und Kinder können erkranken.

Lokalisation: Untere Extremität, obere Extremität, Rumpf, mit geringen Häufigkeitsabweichungen je nach Strukturvariante des Tumors (MEISTER et al. 1978).

Makroskopisch: Es handelt sich meistens um unter 1 cm große unscharf begrenzte, weißliche, z.T. auch gelbliche (Xanthomzellen) oder rosa (gefäßreiche) Tumoren.

Mikroskopisch: Eine semiquantitative Auswertung zeigte am häufigsten den typischen Mischtyp mit gleichwertigen Anteilen von Histiozyten und fibroblastenähnlichen Zellen (MEISTER et al. 1978). Die fibroblastenähnlichen Zellen bilden vorwiegend unreifes Kollagen Typ III (=Retikulin) und zu unterschiedlichen Mengen auch reifes Kollagen Typ I (=fuchsinophile Fasern). Dabei besteht keine Bündelung sondern eine regellose oder gruppenförmige, wirbelige Anordnung, entsprechend dem sog. storiformen Muster. Diese storiformen Figuren können entweder klein und zellreich sein, mit vorwiegend Kollagen Typ III, oder zellarm, vorwiegend mit Kollagen Typ I (MEISTER et al. 1981). Während die fibroblastären Eigenschaften der proliferierten Zellen offensichtlich sind, ist es schwieriger, auch die histiozytären Eigenschaften zu erkennen: Zum Teil liegen entsprechend der Zellform typische Histiozyten vor mit rundlichem Kern und blaß-eosinrotem Zytoplasma. Bei gefäßreichen Varianten des fibrösen Histiozytoms finden sich häufiger Hämosiderinmakrophagen, bei subepidermaler Lokalisation auch Melanophagen. Die Mischform zeigt auch am deutlichsten ausgebildete typische storiforme Muster. Die Proliferation ist nach oben unscharf abgegrenzt von der Dermis und nach unten vom subkutanen Fettgewebe. Sie kann jedoch auch primär vom tieferen Weichgewebe ausgehen, ohne oder nur mit geringem sekundärem Befall der Dermis. In der Variante mit vorherrschend fibroblastenähnlichen Zellen findet sich meist weniger stark ausgeprägtes storiformes Muster, andererseits jedoch auch keine strenge Bündelung, sondern regellose Zell- und Faseranordnung mit wenigen eingestreuten Histiozyten. Die faserarme Variante zeigt dagegen häufiger Xanthom- oder Toutonzellen sowie Zellpleomorphie. Hier finden sich Übergänge zum juvenilen Xanthogranulom und zum atypischen Fibroxanthom (FRETZIN u. HELWIG 1973; TAXY u. BATTIFORA 1977).

Differentialdiagnose: Das Neurofibrom in der Haut kann besonders schwer abzugrenzen sein vom sog. storiformen Neurofibrom (BEDNAR 1957). Die noduläre Fasziitis kann storiforme, histiozytomähnliche Abschnitte aufweisen (MEI-

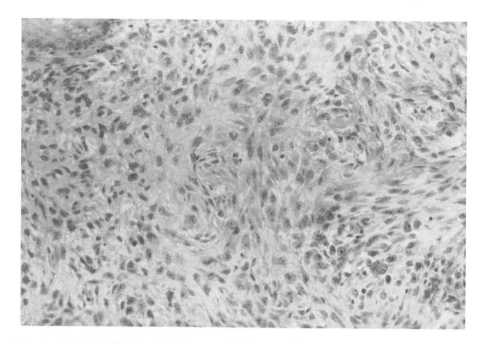

Abb. 4. Atypisches fibröses Histiozytom („bizarres Fibroxanthom"): Fibroblasten- und histiozytenähnliche Zellen mit mäßiger Atypie, einzelnen Mitosen und multiplen Kernen. Dabei deutliche wirbelige „storiforme" Zellanordnung. HE × 250

STER et al. 1978a). Entzündliche Reaktionen, z.B. Granulationsgewebe bei Resorption von Fremdmaterial, sehen einem fibrösen Histiozytom oft täuschend ähnlich.

Prognose: Die klassische Mischform mit deutlichem, storiformem Muster verläuft häufiger progressiv und rezidivierender, besonders dann, wenn das subkutane Fettgewebe mitbefallen ist. Diese Tumoren entsprechen denen, die als „progressive, rezidivierende Dermatofibrome" beschrieben wurden, wobei fließende Übergänge ins Dermatofibrosarcoma protuberans bestehen (MEISTER et al. 1978).

Therapie: Besonders bei zellreichen Tumoren mit Infiltration des subkutanen Fettgewebes ist eine sichere chirurgische Totalentfernung notwendig, um Rezidiven vorzubeugen.

b) *Atypisches Fibroxanthom* (Abb. 4)

Definition: Fibröses Histiozytom der Haut, jedoch mit ausgeprägter Zellpleomorphie und auch mit mitotischer Aktivität (WHO/ENZINGER 1969).

Allgemeines: Diese Variante wurde in der UV-exponierten Haut älterer Patienten beschrieben. Dabei ist oft nur die oberflächliche Lokalisation, d.h. Lokalisation in der Haut als Kriterium der Benignität zu bewerten, da dabei nicht nur ausgeprägte Zellpleomorphie mit bizarren, atypischen, oft mehrkernigen Zellen, sondern auch lebhaft mitotische Aktivität vorliegen können.

Alters- und Geschlechtsverteilung: Meist 7. Lebensdekade, kein Geschlechtsunterschied.

Lokalisation: Im UV-exponierten Bereich vor allem am Kopf und Hals.

Makroskopisch: Gelblich-weiß, eher umschrieben, typischerweise weniger als 3 cm groß.

Mikroskopisch: Mischung aus Histiozyten und fibroblastenähnlichen Zellen, wobei eine deutlich histiozytäre, zum Teil xanthomatöse Komponente vorherrscht, mit mehrkernigen, oft atypischen Fibroblasten oder histiozytenähnlichen Zellen.

Differentialdiagnose: Malignes fibröses Histiozytom vom pleomorphen Typ: Hierfür ist oft nur die tiefere Lage im Weichgewebe, z.B. in der Muskulatur, entscheidend. Beim atypischen Fibroxanthom sind auch andere charakteristische aktinische Hautveränderungen, wie elastische Degeneration der Dermis und Teleangiektasien erkennbar. Besonders bei den fibrösen Histiozytomen, jedoch auch bei anderen Weichgewebstumoren, spielt die Tiefenlokalisation bei der Entscheidung der Frage, ob es sich um eine pleomorphe, gutartige Form oder um ein Sarkom handelt, eine große Rolle, ähnlich wie auch bei der Unterscheidung zwischen atypischem Lipom und Liposarkom (KEMPSON u. MOGAVRAN 1964; KROE u. PITCOCK 1969; SOULE u. ENRIQUEZ 1972; FRETZIN u. HELWIG 1973; HUDSON u. WINKELMANN 1972; DAHL 1976; WEISS u. ENZINGER 1978; HAJDU 1979).

Prognose: Gutartig, Rezidive sind möglich, besonders bei unvollständiger Entfernung.

Therapie: Exzision im Gesunden, zur vollständigen diagnostischen Abklärung und zur Rezidivprophylaxe.

c) Juveniles Xanthogranulom (Abb. 5)

Synonym: Nävoxanthoendotheliom.

Definition: Proliferation von ovalen Histiozyten und Riesenzellen vom Toutontyp (WHO/ENZINGER 1969).

Allgemeines: Geht im Gegensatz zu anderen oft ähnlichen Histiozytenproliferationen (z.B. Xanthome) nicht mit einem erhöhten Serum-Lipid-Spiegel einher (WHO/ENZINGER 1969).

Alters- und Geschlechtsverteilung: Die Patienten sind im Durchschnitt 6 Monate alt, in 20% ist diese Veränderung angeboren. Keine Geschlechtsbevorzugung bekannt. – Nur selten bei Erwachsenen.

Lokalisation: Besonders Kopf, Hals und Stamm.

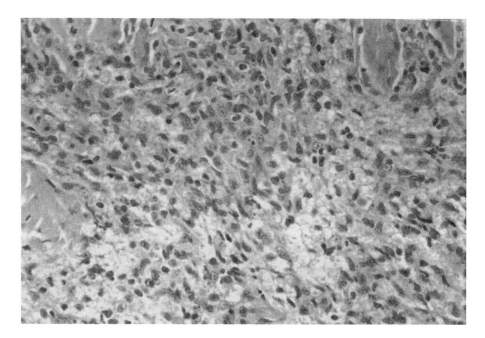

Abb. 5. Juveniles Xanthogranulom (= Naevoxanthoendotheliom): Zelldichte diffuse Proliferation der rund- und spindelkernigen Zellen zwischen noch erhaltenen Bindegewebslamellen. Nur zum Teil typische helle wabige „Xanthomzellen". HE × 250

Makroskopisch: Die bräunlichen Knoten in der Haut oder im tieferen Weichgewebe messen nur wenige Millimeter oder Zentimeter.

Mikroskopisch: Neben typischen rundlichen Zellen mit blasigen Kernen und mäßiger Eosinophilie, bzw. vakuolisiertem Zytoplasma finden sich auch mehrkernige Riesenzellen vom Toutontyp und daneben spindelige, fibroblastenähnliche Zellen, womit die histologische Verbindung zum fibrösen Histiozytom gegeben ist. Die Xanthomzellen sind lipidhaltig. Der Tumor ist insgesamt gefäßreich und kann auch mitosenreich sein. Bei oberflächlicher Lokalisation in der Haut besteht gelegentlich eine örtliche Eosinophilie. Die unscharfe Abgrenzung gibt den Eindruck des infiltrativen Wachstums (GRAHAM et al. 1972).

Differentialdiagnose: Malignes Histiozytom, Retikulumhistiozytom, eosinophiles Granulom. In manchen Formen können Eosinophile vorherrschen, besonders bei Erwachsenen (SENEAR u. CARO 1936).

Prognose: Gutartiger Tumor, oft selbstlimitierend, mit spontanen Regressionen.

Therapie: Exzision zur histologischen Verifizierung.

d) Xanthome

Definition: Lipidbeladene Histiozyten, gelegentlich Toutonzellen und Fibroblasten (WHO/ENZINGER 1969).

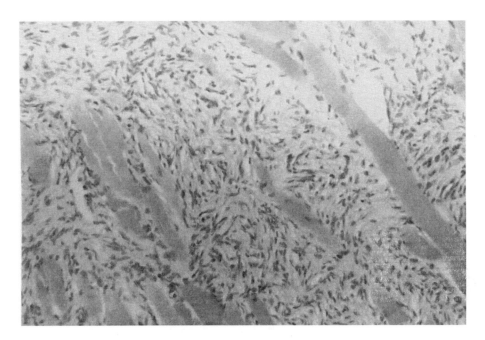

Abb. 6. Dermatofibrosarcoma protuberans: Rezidiv mit diffuser Infiltration der Skelettmuskulatur. Dabei nur geringe Atypie der spindelzelligen Proliferation mit wirbeligen „storiformen" Figuren. HE ×250

Allgemeines: Solitär oder multipel und dabei oft mit hohen Serum-Lipidwerten gekoppelt. Entspricht einer reaktiven Veränderung mit vorwiegend Histiozyten, die, da auch Fibroblasten vorliegen, der Gruppe der fibrohistiozytären Läsion zuzurechnen ist.

e) „Retroperitoneales Xanthogranulom – Oberling" (1935)

Eine Mischung von akuten und chronischen Entzündungszellen mit Xanthomzellen und unterschiedlichen Mengen von Bindegewebe (WHO/ENZINGER 1969). Infiltration der Umgebung. Abgrenzung gegenüber dem malignen Fibroxanthom bzw. malignen fibrösen Histiozytom vom entzündlichen Typ ist schwierig und fragwürdig.

2. Maligne Tumoren

a) Dermatofibrosarcoma protuberans (Abb. 6)

Synonyme: „Progressives, rezidivierendes Dermatofibrom", „Fibrosarkom der Haut" (DARIER u. FERRAND 1924).

Definition: Zellreicher Tumor aus Histiozyten und fibroblastenähnlichen Zellen (WHO/ENZINGER 1969).

Allgemeines: Nach manchen Klassifizierungen stellt das Dermatofibrosarcoma protuberans eine klinische Krankheitseinheit dar mit typischen vorgewölbten multinodulären Tumormassen und Infiltration der Dermis und des subkutanen Fettgewebes, wobei das histologische Substrat ein deutlich storiform gebautes, zellreiches, fibröses Histiozytom ist (HOFFMANN 1925; PACK u. TABAH 1951; BURKHARDT et al. 1966; PEAK et al. 1967).

Die WHO-Klassifizierung (ENZINGER 1969) führt das Dermatofibrosarcoma protuberans auch als histologische Krankheitseinheit, wobei auf die hohe Zelldichte der kleinen spindeligen Zellen und auf das storiforme Muster hingewiesen wird, mit Infiltration der Dermis und des subkutanen Fettgewebes (TAYLOR u. HELWIG 1962; VILANOVA u. FLINT 1974; AUBÖCK 1974; MEISTER et al. 1978).

Alters- und Geschlechtsverteilung: Höchstalter 39 Jahre, jedoch selten auch Kinder, die Männer überwiegen fast 2:1.

Lokalisation: Vor allem Rumpf, in abnehmender Häufigkeit: Abdomen, Brust, Rücken, Schulter und Inguinalgegend. Selten sind die unteren Extremitäten und die proximale obere Extremität betroffen.

Makroskopisch: Typischerweise liegen multinoduläre, grauweiße, derbe Tumoren der Haut vor, gelegentlich jedoch myxoide oder rötlich hämorrhagische Knoten, im allgemeinen nur wenige cm groß.

Mikroskopisch: Die Tumoren sind auffallend zellreich, jedoch nicht vor allem rundzellig oder xanthomatös, sondern spindelzellig mit ausgeprägtem storiformem Muster und Infiltration der Dermis und des subkutanen Fettgewebes oder auch der Muskulatur. Atypien fehlen, Mitosen kommen jedoch häufiger vor.

Differentialdiagnose: Unscharfe Abgrenzung vom fibrösen Histiozytom mit Übergangsformen zum Dermatofibrosarcoma protuberans. Das typische fibröse Histiozytom ist jedoch erstens nicht multinodulär und zweitens ohne oberflächliche Ulzeration. Früher wurden diese Veränderungen wahrscheinlich oft auch als „zellreiches Fibrom" beschrieben. In letzter Zeit wird neben dem histiozytären (OZZELLO u. HAMELS 1976), ein möglicher neurogener Ursprung diskutiert (HASHIMOTO et al. 1974; ALGUACIL-GARCIA et al. 1977).

Prognose: Häufig Lokalrezidive bei ungenügender Exzision nach einer Statistik in 53% (HAJDU 1979). Nur selten treten auch Lymphknotenmetastasen auf, nach HAJDU (1979) jedoch in 8%, wobei die Metastasen in Lymphknoten und Lunge mit rundlichen Tumorzellen eher histiozytär aussehen (PENNER 1951; FISHER u. HELLSTROM 1966; BRENNER et al. 1975).

Therapie: Totale lokale Exzision.

b) *Malignes fibröses Histiozytom* (Abb. 7–10)

Synonyme: Malignes Fibroxanthom, Fibroxanthosarkom.

Definition: Maligner Tumor aus z.T. pleomorphen, atypischen Histiozyten und fibroblastenähnlichen Zellen, herdförmig mit storiformem Muster (WHO/ ENZINGER 1969).

Allgemeines: Nach neueren Zusammenstellungen sind die malignen fibrösen Histiozytome die häufigsten malignen Weichgewebstumoren (WEISS u. ENZINGER

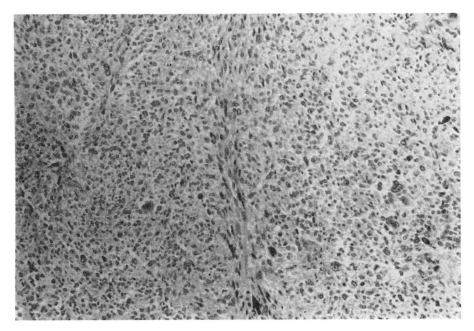

Abb. 7. Malignes fibröses Histiozytom: Nebeneinander atypische rundliche, z.T. mehrkernige histiozytenähnliche und längliche gebündelte fibroblastenähnliche Zellen. HE ×160

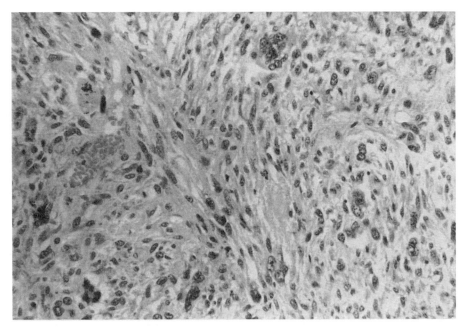

Abb. 8. Malignes fibröses Histiozytom: Durcheinander gemischte atypische spindelige fibroblastenähnliche und rundliche, z.T. mehrkernige histiozytenähnliche Zellen. Dabei nur angedeutetes storiformes Muster. HE ×250

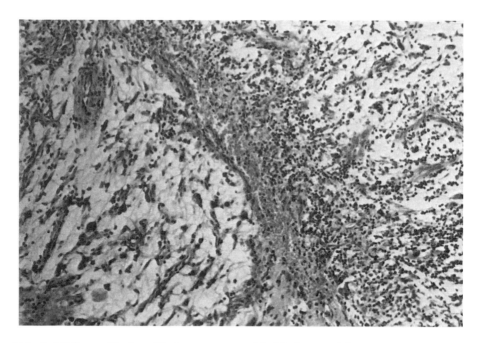

Abb. 9. Malignes fibröses Histiozytom, myxoide Variante: Zellarme Tumorabschnitte mit reichlich mukoider Zwischensubstanz, deutlichem Gefäßmuster und mehrkernigen Tumorriesenzellen (linke Bildhälfte); rechte Bildhälfte mit deutlicher „entzündlicher Komponente" des Tumors. HE × 160

1978; EKFORS u. RANTAKOKKO 1978; HAJDU 1979; MEISTER et al. 1978). Sie können entsprechend den fibrohistiozytären Veränderungen insgesamt als Tumoren des lockeren, areolären, z. T. noch nicht differenzierten Bindegewebes angesehen werden (GLÄSER 1974; MEISTER 1982). Ihrer Rolle als das „eigentliche primitive Sarkom", mit z. T. multipotentiellen Mesenchymzellen werden sie auch dadurch gerecht, daß Befunde entsprechend einem malignen fibrösen Histiozytom herdförmig bei vielen anderen mesenchymalen Tumoren vorkommen können, wie z. B. besonders natürlich beim Fibrosarkom, wobei die Abgrenzung gegenüber dem gering differenzierten, anaplastischen Fibrosarkom Grad III überhaupt fragwürdig ist (ANGERVALL et al. 1977), jedoch auch bei Liposarkomen (WEISS u. ENZINGER 1978), Leiomyosarkomen usw.

Alters- und Geschlechtsverteilung: Durchschnittsalter 58 Jahre, für Männer und Frauen gleich, kann jedoch auch bei Kindern vorkommen (KAUFFMAN u. STOUT 1965). Männer überwiegen 4:3.

Lokalisation: Rumpf und Extremitäten, in abnehmender Reihenfolge: Oberschenkel, Abdominalwand, Hals, Inguinalgegend, Oberarm, Kopf, Unterschenkel, Brustwand, meist tief im Weichgewebe, oft intramuskulär.

Makroskopisch: Bei der Erstdiagnose sind die Tumoren unscharf begrenzt, meist 2–8 cm groß, je nach Zellmischung weißlich, derb oder myxoid mit gelb-

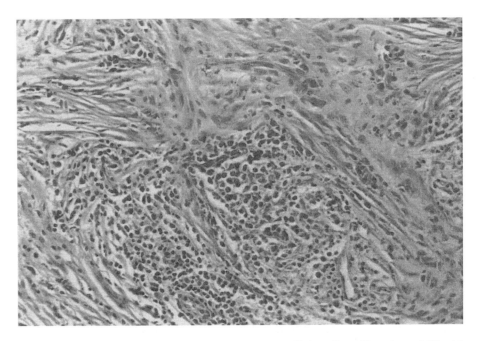

Abb. 10. Malignes fibröses Histiozytom vom entzündlichen Typ: Vorwiegend fibroblastäre Tumoranteile mit deutlicher Kollagenausreifung und storiformem Muster. Dabei z.T. dichtere lymphoplasmazelluläre Durchsetzung ohne Tumornekrosen. Hier keine Granulozyten erkennbar! HE ×250

lichen (=fetthaltigen, xanthomatösen) und rötlichen (=hämorrhagischen) Anteilen, sowie Nekrosen.

Mikroskopisch: Bei den fibrösen Histiozytomen insgesamt kann eine histologische Dreiteilung vorgenommen werden. Bei Annahme eines Ausgangspunktes von Histiozyten und fibroblastenähnlichen Zellen ergibt sich dabei ein Spektrum, das von vorwiegend histiozytären bis zu vorwiegend fibroblastären Tumoren reicht. Bei malignen fibrösen Histiozytomen findet sich am häufigsten der Typ mit Prädominanz der histiozytären Zellen, wobei Xanthomzellen oft mehrkernig und z.T. deutlich atypisch und bizarr ein eindrucksvolles Merkmal darstellen. An zweiter Stelle folgen die gemischten Formen mit einem Nebeneinander von histiozytären und fibroblastenähnlichen Zellen mit storiformem Muster und am seltensten sind meist wenig pleomorphe, jedoch deutlich storiforme, vorwiegend fibroblastäre Tumoren mit nur einzelnen eingestreuten xanthomatösen oder pleomorphen, atypischen Histiozyten (WEISS u. ENZINGER 1977, 1978; HAJDU 1979; MEISTER et al. 1980; STILLER u. KATENKAMP 1981). Auch hier sind die immunhistochemischen Marker für Histiozyten, wie Lysozym und Alpha-1-Antichymotrypsin, sowohl in den offensichtlich histiozytären, z.B. xanthomatösen Zellen, wie auch in den fibroblastenähnlichen, faserbildenden Zellen nachweisbar (MEISTER et al. 1980; MEISTER u. NATHRATH 1981). Auch feinstrukturell zeigt sich ein Zellgemisch mit undifferenzierten Zellen und Übergangsformen (MERKOW et al. 1971; FU et al. 1975; TAXY u. BATTIFORA 1977; LIMACHER et al. 1978; ALGUACIL-GARCIA et al. 1977), z.T. auch mit „Myofibroblasten" (CHURG u. KAHN 1977). Der Tumor kann zumindestens herdförmig sehr gefäßreich sein und hämangioperizytomähnliches Muster aufweisen (WEISS u. ENZINGER 1978). Zellarme myxoide Bereiche, die jedoch ebenfalls pleomorphe histiozytäre Tumorzellen enthalten, überwiegen bei der sog. myxoiden Variante (WEISS u. ENZINGER 1977). Herdförmig finden sich auch ohne Nekrosen Entzündungszellen, neutrophile und eosinophile Granulozyten sowie auch Lymphozyten und gelegentliche Plasmazellen zwischen den Tumorzellen. Bei diffuser entzündlicher Durchsetzung des gesamten Tumors spricht man vom entzündlichen Typ des malignen fibrösen Histiozytoms (KYRIAKOS u. KEMPSON 1976; MILLER et al. 1980).

Differentialdiagnose: Atypische pleomorphe, nicht maligne fibröse Histiozytome (oberflächlich in der Haut!), pleomorphe Sarkome, wie z.B. das pleomorphe Rhabdomyosarkom (Querstreifung!) und das Liposarkom (Fett auch in den atypischen Histiozyten nachweisbar!) sowie gering differenziertes Fibrosarkom Grad 3. Bei der myxoiden Variante: Andere myxoide Tumoren, besonders das myxoide Liposarkom. Beim entzündlichen Typ: Tumorförmiges reaktives Gewebe, bzw. Granulationsgewebe. Zum Teil hilft bei der Differentialdiagnose der Tumoren die Untersuchung mit den immunhistochemischen Markern, z.B. Lysozym und Alpha-1-Antichymotrypsin für die Histiozyten, im Verbund mit den Routinefärbungen (MEISTER u. NATHRATH 1981).

Prognose: Während hinsichtlich der Lokalrezidive bessere Ergebnisse bei Amputation als bei der Lokalexzision bestehen, liegen keine Unterschiede in bezug auf die Metastasenhäufigkeit vor. Die Metastasenhäufigkeit liegt zwischen 30% für das maligne fibröse Histiozytom insgesamt und 74% für die pleomorphen Formen. Der Tumor als Todesursache spielt in insgesamt 25% der Fälle eine Rolle, bei den pleomorphen Formen allein jedoch in 54%. Die myxoide Variante, bei denen mindestens $2/3$ des Tumors reichlich Zwischensubstanz aufweisen sollen, haben angeblich eine bessere Prognose mit einem niedrigeren Metastasenrisiko (WEISS u. ENZINGER 1977, 1978). Zu der Frage der schlechten Prognose beim entzündlichen Typ gibt es unterschiedliche Berichte (KYRIAKOS u. KEMPSON 1976; WEISS u. ENZINGER 1978). Bei einem Fall eines „entzündlichen malignen fibrösen Histiozytoms" wurde ein „leukämoides" Blutbild beschrieben, jedoch ohne Entwicklung einer Leukose als mögliches zusätzliches Todesrisiko (ROQUES et al. 1979). Nach einer Statistik von 200 malignen fibrösen Histiozytomen starben 32% aller Patienten innerhalb von zwei Jahren am Tumor, weitere 14% danach (O'BRIEN u. STOUT 1964; KEMPSON u. KYRIAKOS 1972; SOULE u. ENRIQUEZ 1972; WEISS u. ENZINGER 1978; HAJDU 1979). Das maligne fibröse Histiozytom gehört zu den mesenchymalen Tumoren, bei denen auch die Metastasierung in die regionalen Lymphknoten eine Rolle spielt (KEARNEY et al. 1980).

Therapie: Sichere Totalexzision mit histologisch abgesicherten tumorfreien Sicherheitsrandzonen. Sowohl adjuvante Chemo-, wie auch Radiotherapie werden empfohlen, genaue Daten über ihre Wirksamkeit liegen wohl dabei nicht vor. Lymphknotendissektion bei klinischem Metastasenverdacht ist anzuraten (SOULE et al. 1979).

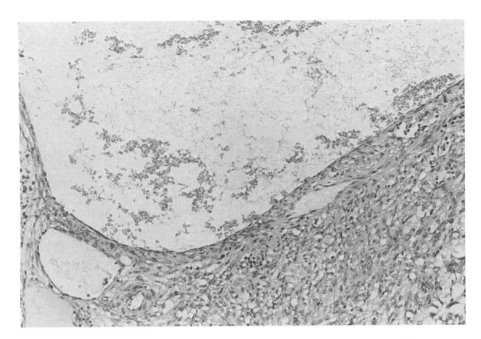

Abb. 11. Angiomatoides malignes fibröses Histiozytom: Vorwiegend spindelzelliger und mäßig zelldichter Tumoranteil ohne auffallende Atypien mit mehreren blutgefüllten, gut abgegrenzten Hohlräumen, die zum Teil eine flache Zellauskleidung aufzuweisen scheinen. HE × 160

c) Angiomatoides, malignes fibröses Histiozytom (Abb. 11, 12)

Definition: Tumor aus histiozytären Zellen ähnlich einem fibrösen Histiozytom mit zahlreichen, nicht eindeutig zellulär ausgekleideten, großen, blutgefüllten Hohlräumen (ENZINGER 1979).

Allgemeines: Während myxoide Bereiche allgemein bei malignen fibrösen Histiozytomen vorkommen können und bei der myxoiden Variante dominieren und zu einem gewissen Grad auch entzündliche Veränderungen fast immer vorhanden sind, handelt es sich beim angiomatoiden, malignen fibrösen Histiozytom klinisch um ein unterschiedliches Krankheitsbild.

Die Tumoren sind häufig mit einer hyperchromen mikrozytären Anämie und Fieber assoziiert. Die Allgemeinsymptome verschwinden nach der Tumorentfernung.

Feinstrukturell finden sich außer den üblicherweise bei malignen fibrösen Histiozytomen identifizierten Zellen auch Muskel- und Endothelzellen (LEU u. MAKEK 1982), was als Ausdruck einer Neoplasie multipotentieller mesenchymaler Zellen gedeutet werden kann, ähnlich wie z. B. auch beim teleangiektatischen Osteosarkom des Knochens.

Alters- und Geschlechtsverteilung: Das mittlere Alter ist 13 Jahre, 88% sind unter 30 Jahre alt. Männer sind häufiger befallen als Frauen.

Lokalisation: Tiefere Subkutis, Extremitäten (Oberschenkel), Kopf und Nacken.

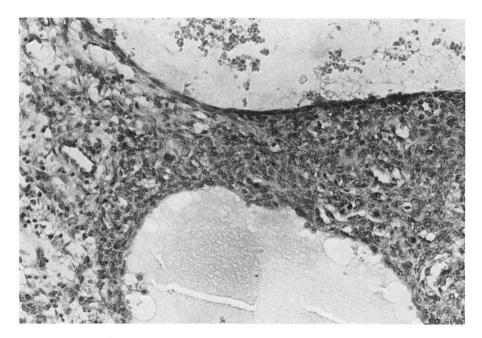

Abb. 12. Angiomatoides fibröses Histiozytom: Gleicher Tumor wie oben mit zelldichterem Abschnitt und mäßigen Atypien. Hier vorwiegend runde histiozytenähnliche Elemente. Keine eindeutige (endotheliale) Zellauskleidung der Hohlräume erkennbar. HE × 250

Makroskopisch: Brauner Tumor mit zystischer Schnittfläche, der häufig in der Tiefe der Subkutis gelegen ist.

Mikroskopisch: Solide Zellgruppen, blasse histiozytäre Zellen mit undeutlichem Zytoplasma, gefäßartige Spalten und ausgedehnte Blutungen, jedoch keine Endothelauskleidung, z.T. oft zystisch degeneriert; nur herdförmig storiformes Baumuster. Reichlich Hämosiderinablagerungen. Unterschiedliche Fibrose. Einzelne mehrkernige Riesenzellen, starke periphere entzündliche Reaktion, die oft an einen Lymphknotenrest bei einer Metastase erinnert.

Differentialdiagnose: Kaposi-Sarkom, Angiosarkom; z.T. Bilder, die mit Riesenzellen vom Osteoklastentyp und blutgefüllten Hohlräumen an die aneurysmatische Knochenzyste erinnern!

Prognose: In 4% Rezidive, seltener Metastasen. In einer Serie sind 12% der Patienten am Tumor gestorben (niedriger Malignitätsgrad!).

Therapie: Totalexzision.

d) Maligner Riesenzelltumor des Weichgewebes (Abb. 13)

Definition: Tumor aus fibrohistiozytären Zellen mit mehreren Riesenzellen vom Osteoklastentyp (WHO/ENZINGER 1969).

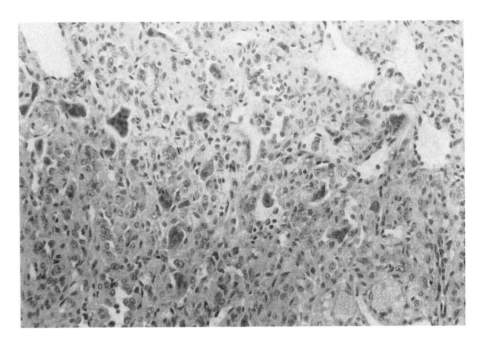

Abb. 13. Maligner Riesenzelltumor des Weichgewebes: Zelldichter Tumor, der zum Teil mit spindeligen und runden Zellen an ein malignes fibröses Histiozytom erinnert. Dabei jedoch zahlreiche mehrkernige Riesenzellen vom Osteoklastentyp ohne auffallende Atypie. Die Riesenzellen stehen häufig in Verbindung mit eng beieinanderliegenden kapillarähnlichen Lichtungen. HE × 250

Allgemeines: Hier handelt es sich offensichtlich um eine Variante des malignen fibrösen Histiozytoms mit Vorherrschen von mehrkernigen Riesenzellen vom Osteoklastentyp, die nur vereinzelt auch bei den übrigen malignen fibrösen Histiozytomen vorkommen können (SCHMAMAN et al. 1963; GUCCION u. ENZINGER 1972; SALM u. SISSONS 1972). Während in einer Serie morphologisch und biologisch die Ähnlichkeit zum pleomorphen malignen fibrösen Histiozytom besonders betont wird (GUCCION u. ENZINGER 1972), finden sich in einer anderen Reihe auch weniger atypische und gutartigere Riesenzelltumoren, ohne sarkomähnliche Anteile (SALM u. SISSONS 1972).

Alters- und Geschlechtsverteilung: Durchschnittlich 56 Jahre, 81% der Patienten sind zwischen 40–80 Jahre alt, die Spanne reicht von 9–87 Jahre; leichtes Überwiegen des männlichen Geschlechtes.

Lokalisation: Häufig tiefere Faszien, Oberschenkel/oberflächlicher Unterschenkel.

Makroskopisch: Die weißlich-beigen Tumoren scheinen gut abgegrenzt zu sein.

Mikroskopisch: Riesenzellen vom Typ der mehrkernigen Osteoklasten sind durchsetzt von unterschiedlichen Mengen fibroblastenähnlicher, faserbildender Zellen (ALGUACIL-GARCIA et al. 1978).

Prognose: Bei oberflächlichen Tumoren haben 6 von 12 Patienten fünf Jahre überlebt, bei tiefgelegenen nur 4 von 20 (GUCCION u. ENZINGER 1972; HAJDU 1979).

Therapie: In erster Linie chirurgisch. Sichere Totalexzision.

II. Dichtes fibröses Gewebe

Vergleichbar mit dem regelrechten dichten fibrösen Gewebe, „ungerichtet" in der Dermis und „gerichtet" in Faszien, Aponeurosen und Sehnen. Innerhalb dieser Gruppe von Bindegewebstumoren kann eine Vierteilung vorgenommen werden (WHO/ENZINGER 1969) in:
1. Fibrome
2. Fibromatosen
3. Fibromatosen bei Kindern und Jugendlichen
4. Fibrosarkome.

1. Fibrome

Die Fibrome (WHO/ENZINGER 1969), noch um die Jahrhundertwende einer der häufigsten zitierten gutartigen Weichgewebstumoren, werden heute dagegen in vielen Nomenklaturen überhaupt nicht mehr erwähnt (MACKENZIE 1970) bzw. infrage gestellt: „Fibroma a dangerous diagnosis!" (MACKENZIE 1964; STOUT 1953). Im Fibrombegriff wird eine Reihe von oft reaktiven Bindegewebsvermehrungen zusammengefaßt, die im folgenden bei fehlender klinisch-pathologischer Bedeutung vollständigkeitshalber kurz aufgeführt werden sollen:

a) Fibroma durum (Abb. 14)

Definition: Hier handelt es sich im allgemeinen um hyperplastisches, dichtes, reaktives Bindegewebe, z.B. unter der Mundschleimhaut („Reizfibrom") oder in der Haut als „fibröser kutaner Polyp" (WHO/ENZINGER 1969).

b) Fibroma molle

Definition: Das histologische Substrat dafür stellt entweder ein lockeres myxoides Bindegewebe dar, das auch sekundär oft degenerativ in einem Fibroma durum entstanden sein kann, oder eine Mischung von Fettgewebe und Bindegewebe, entsprechend einem Fibrolipom (s. Fettgewebstumoren) (WHO/ENZINGER 1969).

c) Dermatofibrom

Es erfüllt mit seiner Zusammensetzung aus Histiozyten (die oft mit Fett und Hämosiderin beladen sind) und fibroblastenähnlichen Zellen die Voraussetzung eines dermalen fibrösen Histiozytoms (s. fibröse Histiozytome) (WHO/ENZINGER 1969).

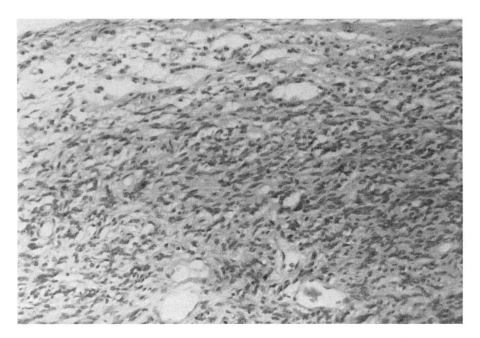

Abb. 14. Fibrom: Spindelzellige Proliferation mit unterschiedlicher Faserbildung ohne Atypie unter der Mundschleimhaut. Die linke Bildhälfte zellarm, vereinbar mit einem „Fibroma molle", die rechte Bildhälfte zelldicht und faserreicher, vereinbar mit einem „Fibroma durum". HE × 250

d) Elastofibroma dorsi (Abb. 15)

Definition: Tumorförmige Veränderungen, charakterisiert durch das Nebeneinander von Kollagenbündeln und homogenem lamellärem oder globulärem Material, das sich färberisch wie elastisches Gewebe verhält (WHO/ENZINGER 1969).

Allgemeines: Es wird angenommen, daß es sich um einen sowohl degenerativen wie auch reparativen tumorförmigen Prozeß handelt (JARVI u. SAXEN 1961; JARVI et al. 1969), wobei das „elastische Material" das Resultat einer gestörten Syntheseleistung durch die proliferierenden Zellen, Fibroblasten bzw. Myofibroblasten ist (RAMOS et al. 1978). Befunde, entsprechend einem Elastofibrom ohne vorherigen, klinisch manifesten Tumor konnten bei gezielter Suche im Autopsiematerial bei älteren Menschen häufiger gefunden werden (JARVI u. LAUSIMIES 1975).

Alters- und Geschlechtsverteilung: Meistens in der 5. und 6. Lebensdekade, dreimal häufiger bei Frauen.

Lokalisation: Die klassische Lokalisation in der Erstbeschreibung war die Scapularegion, z.T. bilateral (= „Elastofibroma dorsi") (JARVI u. SAXEN 1961; STEMMERMAN u. STOUT 1962). Inzwischen wurden die Veränderungen nicht nur im Ort der Erstbeschreibung in Finnland, sondern auch in anderen Ländern

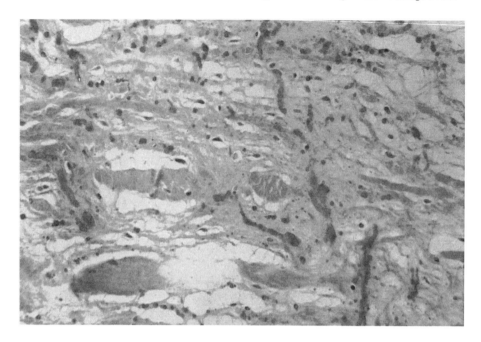

Abb. 15. Elastofibroma dorsi: Kollagenes Bindegewebe mit kleinen Gruppen von Fettzellen und dunklen länglichen und rundlichen Massen aus elastinpositivem Material. Elastinv. Gieson × 250

und anderen Körperregionen, z.B. im Lendenbereich, ebenfalls z.T. bilateral beschrieben (BARR 1966; WAISMAN u. SMITH 1968; MIRRA et al. 1974).

Makroskopisch: Unscharf begrenzt und nicht abgekapselt, z.T. lobuliert, weißlich und von mittlerer Konsistenz, in der Größenordnung von 5–10 cm, tief im subkutanen Fettgewebe gelegen.

Mikroskopisch: In einem Hintergrund von unauffälligerem lockerem Bindegewebe oder Fettgewebe zellarme breite kollagene Bänder mit einem in der HE-Färbung homogenen lamellären oder globulären leuchtend eosinophilen Material, das sich mit den Elastinfärbungen und auch mit PAS positiv anfärbt. Dabei ist keine auffallende entzündliche Komponente mit Lymphozyten oder Granulozyten erkennbar. Aufgrund ultrastruktureller Beobachtungen, bei denen dieses Material auch intrazellulär gefunden wurde, kann angenommen werden, daß es sich um eine Synthesestörung von Zwischensubstanz durch fibroblastenähnliche Zellen handelt, deren Ursache nicht bekannt ist (WINKELMANN u. SAMS 1969; AKHTAR u. MILLER 1977).

Differentialdiagnose: Narbenfibromatose, Keloidfibromatose, aggressive Fibromatose („Desmoid"), Pseudoxanthoma elasticum (KAPLAN u. HENJYOJI 1976).

Prognose: Gut.

Therapie: Exzision.

2. Fibromatosen

Nach der WHO-Klassifizierung (ENZINGER 1969) handelt es sich hier um eine Gruppe gutartiger fibroblastärer Proliferationen, die vom Narbengewebe unterschieden werden sollten (MACKENZIE 1972), obwohl sie damit im Zusammenhang stehen können. Zahlenmäßig machen sie den Großteil der fibrösen Tumoren bzw. tumorförmigen Veränderungen aus (MEISTER et al. 1980).

a) Narbenfibromatose (Abb. 16)

Definition: Entspricht einem überschießenden, progressiv proliferierenden Narbengewebe, das jedoch von der Kollagenstruktur her keinen wesentlichen Unterschied gegenüber selbst limitiert wachsendem Narbengewebe aufweist (WHO/ENZINGER 1969).

Makroskopisch: Unscharf begrenzte, knotige, weiße Gewebsverdichtung.

Mikroskopisch: Narbengewebe, das keine Hypertrophie (=„hypertrophe Narbe"), sondern eine Hyperplasie der Fibroblasten aufweist. Deswegen findet sich z.T. eine auffallend hohe Zelldichte, jedoch keine ungewöhnlich plumpen Kollagenlamellen wie beim Keloid (ASBOE-HENSON 1960; MOWLENS 1951; GLUCKSMANN 1951; BLACKBURN u. COSMAN 1966).

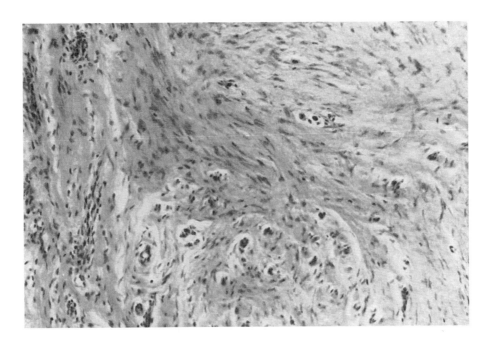

Abb. 16. Hyperplastische („hypertrophe") Narbe: Faserreiches fibröses Bindegewebe ohne Atypien, zum Teil noch gefäßreich mit einzelnen Entzündungszellen wie in einem älteren Granulationsgewebe. HE ×160

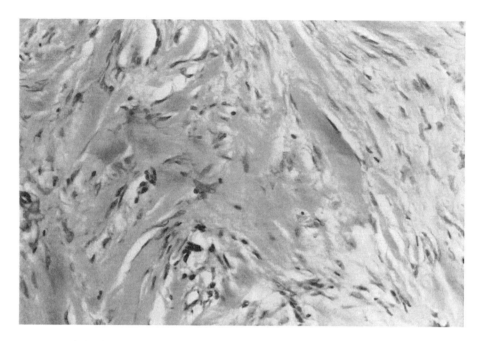

Abb. 17. Keloidfibromatose: Auffallend breite, hyaline Kollagenbänder in einem zum Teil zelldichten proliferierten Bindegewebe ohne Atypie. HE × 250

Differentialdiagnose: „Dermatofibrom", Keloidfibromatose.

Prognose: „Rezidivgefahr" besonders bei unvollständiger Entfernung.

Therapie: Exzision im Gesunden.

b) Keloidfibromatose (Abb. 17)

Definition: Auch hier handelt es sich um ein überschießendes Narbengewebe, das durch auffallend breite kollagene Bänder charakterisiert ist, die in der üblichen Narbe jedoch nicht vorkommen (WHO/ENZINGER 1969).

Allgemeines: Der klinische Unterschied zur Narbenfibromatose besteht in einem höheren Rezidivrisiko. Es sind Zusammenhänge bekannt zwischen Bildung einer Narbenfibromatose oder einer Keloidfibromatose und Art der Verletzung, Lokalisation der Verletzung oder Rasse des Patienten (GLUCKSMANN 1951; ASBOE-HENSON 1960; BLACKBURN u. COSMAN 1966). So finden sich z.B. Keloidfibromatosen im allgemeinen besonders häufig nach Brandwunden, bei Operationen im Weichgewebe am Thorax über dem Sternum und bei Negern. In Afrika wurde die Tendenz zu Keloidbildungen auch zu dekorativen und rituellen Zwecken genutzt (GARB u. STONE 1942). Möglicherweise steht die Keloidbildung mit einer längeren Verweildauer von jugendlichen Fibroblasten im Narbengewebe in Zusammenhang (MANCINI u. QUAIFE 1962).

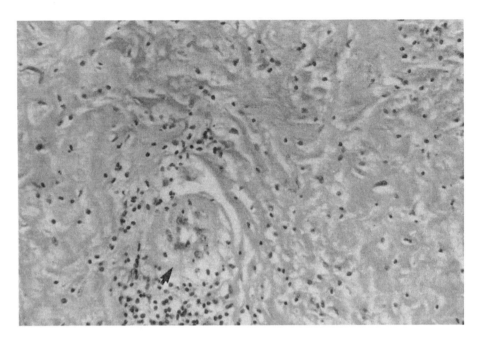

Abb. 18. Strahlenfibromatose: Verquollenes Narbengewebe mit einzelnen atypischen Bindegewebszellen. Kleine Arterie (*Pfeil*) mit typischer Schwellung der Endothelzellen und Wandverdickung. HE × 250

Alters- und Geschlechtsverteilung: In jedem Alter, jedoch am häufigsten bei Patienten zwischen 10 und 25 Jahren, wobei die Veränderungen oft Jahre brauchen, bis sie ihre Maximalgröße erreichen. Sie können auch multipel sein. Neben einer kongenitalen Prädisposition bestehen in einzelnen Fällen auch spontane kongenitale Keloide.

Differentialdiagnose: Übliche Narbenfibromatose, „Dermatofibrom", aggressive Fibromatose („Desmoid").

Prognose: Gutartig, jedoch Rezidivgefahr, vereinzelt Spontaninvolution (COSMAN et al. 1961).

Therapie: Die operative Totalentfernung ist erfolgversprechender als die Irradiation. Eine maligne Entartung ist fraglich (HORTON et al. 1953).

c) Strahlenfibromatose (Abb. 18)

Definition: Im allgemeinen kollagenreiches Granulations- bzw. Narbengewebe, das nach einer Strahlenexposition, besonders nach einer Strahlentherapie entsteht (WHO/ENZINGER 1969).

Allgemeines: Dabei fällt die Diskrepanz auf zwischen einerseits zellarmem kollagenreichem Gewebe und andererseits starker Proliferationskapazität. Die

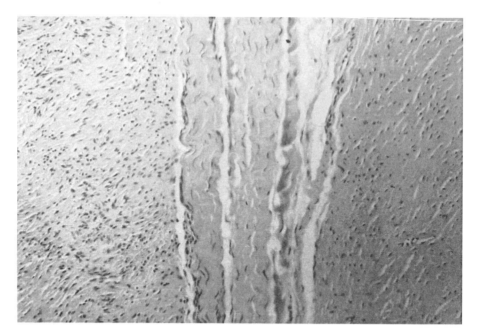

Abb. 19. Palmarfibromatose (Dupuytren): Zentral intakter Anteil der Aponeurose, Bilddrittel: Dichterer, deutlich faserhaltiger Knoten entsprechend der Involutionsphase, rechtes Bilddrittel mit zellärmerem faserreicherem Gewebe im Sinne der Residualphase. HE × 160

Veränderungen sind gutartig, jedoch oft aggressiv infiltrativ mit Rezidivneigung. Charakteristisch sind degenerative Zellatypien, die die Abgrenzung gegenüber dem echten, metastasenfähigen, strahleninduzierten Fibrosarkom schwierig machen. Typisch sind auch Veränderungen in der Intima, bzw. dem Endothel der eingeschlossenen Blutgefäße (PETTIT et al. 1954; RACHMANINOFF et al. 1961).

Alters- und Geschlechtsverteilung: Keine Bevorzugung von bestimmten Altersgruppen oder von einem Geschlecht bekannt.

Makroskopisch: Weiße, derbe, unscharf begrenzte Gewebsmasse.

Mikroskopisch: Plumpe Kollagenlamellen, dicht gelagert, dazwischen wenige, jedoch z.T. bizarre Zellkerne. Wandverdickte Arterien mit geschwollenen Endothelzellen.

Differentialdiagnose: Fibrosarkom, malignes fibröses Histiozytom, Leiomyosarkom.

Prognose: Gutartig mit fraglichen Entartungen zu Strahlensarkomen.

Therapie: Totalexzision, auch zur Erfassung möglicher kleiner Sarkomherde.

d) Palmarfibromatose (Abb. 19)

Definition: Eine multinoduläre Proliferation von Fibroblasten in der Palmaraponeurose, die zur Dupuytrenschen Kontraktur führt (WHO/ENZINGER 1969).

Allgemeines: Die Dupuytrensche Kontraktur wurde ursprünglich von F. PLATER in Basel 1614 beschrieben und nach ihrem späteren Beschreiber DUPUYTREN 1832 benannt. Die Erkrankung schränkt manuelle Tätigkeiten und damit häufig auch die Berufsausübung ein.

In jetzt besser bekannten Frühphasen findet sich klinisch nur eine knotige Verdickung (entsprechend einer Fibromatose). Erst später kommt es zur Kontraktur (CLAY 1944; CONWAY 1954). Wegen des multifokalen Befalls können bei unvollständiger Entfernung der Aponeurose meist innerhalb von zwei Jahren häufig Rezidive auftreten. In ca. 40% sind beide Hände befallen. Zusätzlich können dabei auch noch eine Plantarfibromatose (Morbus Ledderhose 1897) und eine Penisfibromatose (Morbus Peyronie 1743) oder Fingerpolster vorliegen (HUESTON 1963). Statistisch nachweisbare Assoziationen bestehen zwischen Palmarfibromatosen und mehreren Krankheiten, besonders Erkrankungen des Herz-Kreislaufsystems wie Arteriosklerose und arteriosklerotische Herzerkrankungen sowie Diabetes mellitus, Leberzirrhose und angeblich auch langdauernde bzw. wiederholte Mikrotraumen (z. B. berufliche Dauerexposition der Ligamente durch mechanische Belastungen (SKOOG 1948; MILESI 1970; POJER et al. 1972; MEISTER et al. 1978). Wegen der Funktionseinschränkung durch die Kontraktur ist die Palmarfibromatose die häufigste Fibromatoseform, die zur Operation und histologischen Untersuchung gelangt (LUCK 1959; MEISTER et al. 1978).

Alters- und Geschlechtsverteilung: Mittleres Lebensalter, Altersgipfel bei 40 bis 50 Jahren, fast ausschließlich Männer befallen.

Lokalisation: Palmaraponeurose.

Makroskopisch: Unscharf begrenzte, glasige, graue multiple Knoten im aponeurotischen Fasergewebe.

Mikroskopisch: 1. Proliferationsstadium, zellreich mit Fibroblasten bzw. Myofibroblasten und kaum erkennbarer Faserbildung. 2. Involutions- oder Kontraktionsstadium mit noch erkennbarer höherer Zelldichte als in der Umgebung, jedoch mit deutlicher Faserbildung. 3. Residualphase mit Knoten, die sich von der Umgebung bezüglich Zell- und Faserdichte nicht wesentlich unterscheiden und sogar eine geringere Zelldichte und höhere Faserdichte aufweisen können. Diese drei verschiedenen Phasen kommen nicht nur nacheinander, sondern bei typischerweise multifokalem Befall auch nebeneinander vor. Zum Teil reichen die Veränderungen bis in die oberflächliche Dermis.

Entzündliche Infiltrate sind nicht die Regel, und wenn vorhanden, im allgemeinen nur gering. Ein nicht selten zusätzlicher Befund ist eine eigenartige konzentrische Intimafibrose kleinerer Arterienäste ohne auffallende Fibroelastose.

Feinstrukturelle Untersuchungen lassen Zellen im Sinne von Myofibroblasten erkennen. Immunhistologisch läßt sich auch Actin in diesen Zellen nachweisen. Vereinzelt findet sich auch Hämosiderin in den Fibromatoseknoten (MEISTER et al. 1979). Eine eindeutige Gewebszerstörung als Voraussetzung für eine Palmarfibromatose ist jedoch nicht regelmäßig nachweisbar.

Entsprechend der einzelnen histologischen Phasen ist folgendes pathogenetisches Konzept vorstellbar:
1. Proliferationsphase, Wucherung von kontraktionsfähigen Myofibroblasten, die sich kontrahieren können.

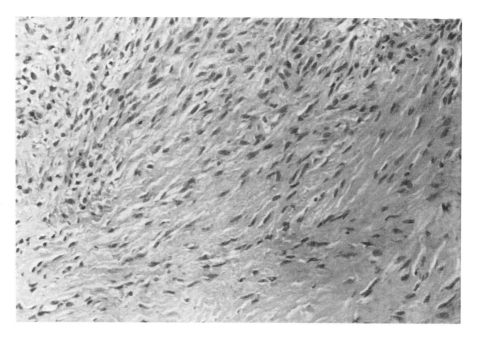

Abb. 20. Plantarfibromatose: Rechter unterer Bildanteil, Übergang in einen zell- und faserreichen Bezirk im Sinne der Involutionsphase. Linke obere Bildecke mit faserarmer Proliferation, entsprechend der Proliferationsphase

2. Fixierung im Kontraktionszustand durch Faserbildung.
3. Im Residualstadium ist die Fixierung weiter fixiert und irreversibel.

Differentialdiagnose: Von der entzündlichen Reaktion bis zum Fibrosarkom, Sehnenscheidenfibrom und juvenilem aponeurotischem Fibrom.

Prognose: Gutartig, aber „Rezidivneigung", d.h. Wiederauftreten der Kontraktionen nach Operationen.

Therapie: Resektion der Aponeurose.

e) Plantarfibromatose (Abb. 20)

Definition: Multifokale noduläre Proliferation von Fibroblasten bzw. Myofibroblasten in der Plantarsehne (WHO/ENZINGER 1969).

Allgemeines: Die Krankheit wurde von LEDDERHOSE (1897) auch histologisch charakterisiert und nach ihm benannt. Sie kann auch ohne Palmarbeteiligung vorliegen (PICKREN et al. 1951; ALLEN et al. 1955; AVILES et al. 1971; MEISTER et al. 1978).

Alters- und Geschlechtsverteilung: 40 bis 50 Jahre, stark überwiegend Männer.

Lokalisation: Plantaraponeurose, ein- oder beidseitig.

Makroskopisch: Auch hier noduläre Verdickungen in der Sehne. Kontrakturen sind hier seltener als bei dem oft gleichzeitig vorliegenden Befall der Palmaraponeurose.

Mikroskopisch sind die Veränderungen mit denen der Palmarfibromatose identisch.

Prognose: Gut, aber Rezidivneigung.

Therapie: Exzision.

f) Penisfibromatose (PEYRONIE 1743)

Definition: Proliferation und Myofibroblasten in den Corpora cavernosa des Penis (WHO/ENZINGER 1969).

Allgemeines: Auch in dieser von PEYRONIE (1743) beschriebenen Krankheit wird die Möglichkeit einer traumatischen Entstehung diskutiert. Zumindestens bei den Patienten mit zusätzlichem Befall der Palmar- und Plantaraponeurosen muß jedoch eher an eine allgemeine Erkrankung des Bindegewebes gedacht werden (HUESTON 1963).

Altersverteilung: Erwachsene mittleren Alters.

Makroskopisch: Unscharf begrenzte weißliche Fibrosierung des Penis mit Induration und herdförmigen Verkalkungen.

Mikroskopisch: Zum Teil initial eine deutliche perivaskuläre, chronische Entzündung erkennbar, später eine Proliferation von Myofibroblasten mit Fibrose, wobei als Besonderheit auch eine Zerstörung der glatten Muskulatur der Corpora cavernosa auffällt und herdförmige Verkalkungen bzw. metaplastische Knochenbildungen (SMITH 1966).

Differentialdiagnose: Fibrosarkom in der Proliferationsphase, Sehnenscheidenfibrom, chronisch unspezifische Entzündung.

Prognose: Gutartig, jedoch Behinderung der „Penisfunktionen"; spontane Rückbildungen sollen vorkommen können (WILLIAMS u. THOMAS 1970).

Therapie: Außer einer operativen Therapie wurde auch eine Strahlentherapie sowie örtliche Behandlung mit Steroiden mit unterschiedlichem und nur teilweisem Erfolg versucht.

g) Fingerknöchel-Polster („knuckle pads")

Myofibroblastenproliferation dorsal über den Fingerknöcheln („dorsale Fibromatose") mit gleichem histologischem Aufbau wie die Palmarfibromatose und z.T. auch zusammen mit der Palmarfibromatose auftretend (SKOOG 1948; HUESTON 1963; MEISTER et al. 1978).

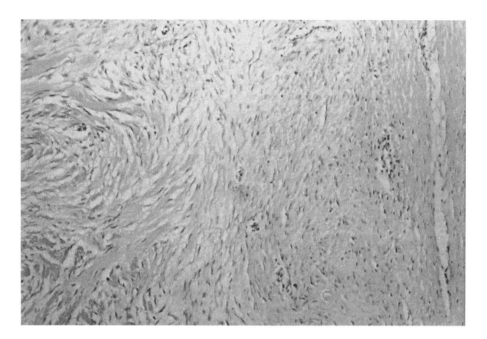

Abb. 21. Aggressive Fibromatose („Desmoid"): Rechter Rand mit erhaltenem Sehnengewebe, Übergang in eine spindelzellige Proliferation ohne Atypie. Am linken Bildrand breite hyaline Kollagenbänder wie beim Keloid. HE × 160

h) Ektopische noduläre Fibromatose vom Dupuytren-Typ

Definition: Veränderungen mit einem ähnlichen histologischen Aufbau wie die Palmarfibromatose beim M. Dupuytren wurden auch in anderen *Lokalisationen*, wie z.B. in den Armen, Beinen und am Rumpf beschrieben (HUESTON 1963; ALLEN 1972; ALLEN 1977).

Da „ektopische" Veränderungen zusammen mit einer Plantarfibromatose vom Dupuytren-Typ *nicht* beschrieben wurden (SKOOG 1948), ist es fraglich, ob es sich wirklich um den gleichen Krankheitsprozeß handelt, oder um eine z.B. reaktive Myofibroblastenproliferation im Rahmen eines Granulations- und Narbengewebes mit histologischer Ähnlichkeit zu den Befunden bei der Palmarfibromatose (ALLEN 1977).

i) Aggressive Fibromatose (Abb. 21, 22)

Synonyme: Desmoid, Desmoidfibrom, muskulo-aponeurotische Fibromatose.

Definition: Eine lokal aggressive, infiltrierende, tumorförmige Proliferation von Fibroblasten mit reichlich Kollagen (WHO/ENZINGER 1969).

Allgemeines: Der typische makroskopische Aspekt mit dem sehnenähnlichen weißen Gewebe führte zur Bezeichnung „desmoid" (=sehnenähnlich) (MÜLLER 1838). Zum Teil wurden diese Veränderungen besonders in extraabdominaler

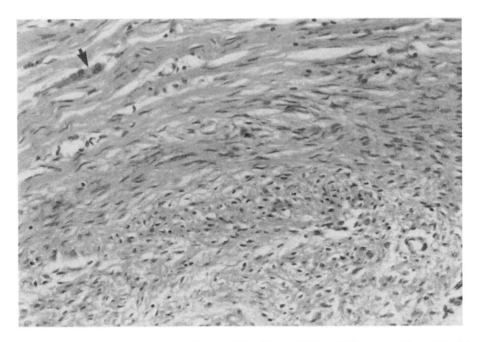

Abb. 22. Aggressive Fibromatose („Desmoid"): Oberer Bildrand längsgetroffenes Bündel aus proliferierten fibrozytenähnlichen Zellen ohne auffallende Atypie. Eingeschlossen eine „myogene Riesenzelle" (*Pfeil*) der infiltrierten Skelettmuskulatur. Untere Bildhälfte quergeschnittenes Faserbündel. Keine mitotische Aktivität oder entzündliche Infiltration erkennbar. HE × 250

Lokalisation früher einfach auch als Fibrome bezeichnet. Die Gefahr war dabei die Unterschätzung der Probleme, die wegen des lokal infiltrativen aggressiven Wachstums zu erwarten sind. Da die Tumoren nicht maligne sind, werden sie oft nur teilweise, d.h. unter Schonung anderer Strukturen, exzidiert. Daraus entsteht eine Rezidivrate, die höher sein kann als bei manchen Sarkomen (MUSGROVE u. MCDONALD 1948; ENZINGER u. SHIRAKI 1967). Differierende Angaben über die Häufigkeit der aggressiven Fibromatose ergeben sich daraus, daß in manchen Untersuchungsreihen die aggressiven Fibromatosen als hochdifferenzierte Fibrosarkome bezeichnet, bzw. mit hochdifferenzierten Fibrosarkomen in einer Gruppe zusammengefaßt wurden (HAJDU 1979). Die histologische Unterscheidung zwischen einer aggressiven Fibromatose mit hoher lokaler Rezidivrate und einem, wenn auch nur gering und spät metastasenfähigen hochdifferenzierten Fibrosarkom kann schwierig bis unmöglich sein. Eine entscheidende Rolle bei der Differentialdiagnose spielt dabei die Anwesenheit von Kernteilungsfiguren. Schon bei einzelnen Mitosen in Veränderung mit dem histologischen Bild wie bei einer aggressiven Fibromatose gilt es nach weiteren Kernteilungsfiguren zu suchen und in Grenzfällen darauf hinzuweisen, daß es sich möglicherweise schon um ein hochdifferenziertes Fibrosarkom handelt (ENZINGER 1980).

Bei multiplen „Desmoid"-Tumoren außerhalb des Gardner-Syndroms (GARDNER 1962) mit familiärem (ZAYID u. DIHMIS 1969) oder nicht familiärem

Auftreten (BARBER et al. 1973) handelt es sich offensichtlich um ausgesprochene Raritäten.

Alters- und Geschlechtsverteilung: Vorwiegend 3. und 4. Lebensdekade. Insgesamt keine Geschlechtsunterschiede, beim klassischen abdominalen Desmoid (DAHL et al. 1963; BRASFIELD u. DASGUPTA 1969; DASGUPTA et al. 1969) jedoch vorwiegend Frauen post partum befallen.

Lokalisation: Die Originalbeschreibungen befassen sich mit dem klassischen abdominalen Desmoid. 1948 wurden auch extraabdominale Desmoide beschrieben (MUSGROVE u. MCDONALD 1948; ENZINGER u. SHIRAKI 1967; KUNTZ et al. 1980).

Klassischer Ausgangspunkt ist die Muskelaponeurose mit Infiltration der Muskulatur. Neben der klassischen abdominalen Form („abdominales Desmoid") findet sich das sog. extraabdominale Desmoid vor allem im Schultergürtel, Oberschenkel und in den Nates.

Makroskopisch: Unscharf abgegrenztes, derbes, weißes, durchflochtenes Bindegewebe mit randständig noch erkennbarer, eingeschlossener Skelettmuskulatur.

Mikroskopisch: Zellarme bis mäßig zellreiche Fibroblastenproliferation. Vorwiegend kleine chromatindichte, lange, spitz auslaufende Kerne, nur gelegentlich etwas größere längliche Kerne mit kleinen Nukleolen. Reichlich Kollagen, z.T. breite Kollagenbänder ähnlich wie beim Keloid und atrophische Muskelzellen im Randbereich der Infiltration. Nur geringe regionale Unterschiede hinsichtlich Zell- und Faserdichte, z.T. regressive Veränderungen mit Auflockerung, praktisch keine Mitosen, nur geringe bis mäßige Gefäßdichte. Feinstrukturell: Typische Fibroblasten und „Myofibroblasten" (GOELLNER u. SOULE 1980).

Differentialdiagnose: Fibrosarkom und nicht aggressives Narbengewebe.

Prognose: Hohe Rezidivneigung, in einigen Fällen Todesursache, z.B. durch Gefäßinfiltration (SOULE u. SCANLON 1962; MASSON u. SOULE 1966; COLE u. GUISS 1969).

Therapie: Sichere totale chirurgische Tumorentfernung (HUNT et al. 1960), adjuvante Behandlungsmöglichkeiten: Hormone, Zytostatika, Röntgenstrahlen (mit Tumordosen!) (MEISTER et al. 1973; WADDELL 1975; KUNTZ et al. 1980). Auch Fälle einer offensichtlich „sarkomatösen Entartung" nach Irradiation eines „Desmoid", jedoch *ohne* Metastasierung wurden berichtet (SOULE u. SCANLON 1962; MACKENZIE 1970).

j) Noduläre Fasziitis (pseudosarkomatöse Fibromatose) (Abb. 23, 24)

Synonyme: Pseudosarkomatöse, infiltrative, proliferative, subkutane Fasziitis, pseudosarkomatöse Fibromatose.

Definition: Reaktive Fibroblastenproliferation, klassischerweise von der Faszie des subkutanen Fettgewebes ausgehend, gelegentlich Übergreifen auf die Skelettmuskulatur, seltener auch auf die Dermis (WHO/ENZINGER 1969).

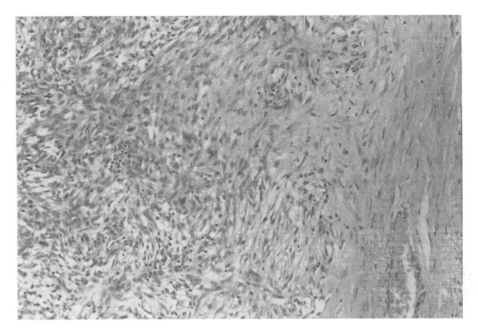

Abb. 23. Noduläre Fasziitis: Von der Faszie (rechter Bildrand) ausgehende dichte Spindelzellproliferation mit nur geringer Faserbildung. Einzelne Entzündungszellen und stellenweise auffallende Zellatypien mit Mitosen, entsprechend einer pseudosarkomatösen Veränderung. HE × 160

Allgemeines: Die noduläre Fasziitis wird in der WHO-Klassifizierung (ENZINGER 1969) den Fibromatosen zugerechnet, was nicht in allen Zusammenstellungen (MACKENZIE 1970; PRECHTEL u. MEISTER 1970) der Fall ist. Die Zuordnung zu den Fibromatosen ist einerseits berechtigt, da es sich um eine tumorförmige Fibroblastenproliferation handelt. Andererseits ist sie deswegen vielleicht strittig, weil eines der wichtigen Kriterien im biologischen Verhalten nicht aller, jedoch mancher Fibromatosen fehlt: Es handelt sich bei der nodulären Fasziitis nicht um eine aggressive und progressive sondern um eine selbst limitierte Zellwucherung, die z.T. auch bei partieller, diagnostischer, operativer Entfernung zum Stillstand bzw. zur Rückbildung kommt (HUTTER et al. 1962; MEISTER et al. 1978).

Vor der Erstbeschreibung durch KONWALER et al. (1955) soll die noduläre Fasziitis im Memorial-Hospital N.Y. schon bekannt gewesen und als gutartige Veränderung eingestuft worden sein, trotz reger mitotischer Aktivität, Atypien und Unreife des Gewebes (STOUT 1961; PRICE et al. 1961; SOULE 1962; HUTTER et al. 1962; BÜCKMANN 1966; KLEINSTIVER u. RODRIGUEZ 1968; ALLEN 1972; DAHL et al. 1972). Revision des Untersuchungsgutes vor Kenntnis der nodulären Fasziitis zeigt, daß diese Veränderungen damals zu ungefähr gleichen Teilen entweder als gutartig eingestuft wurden (z.B. Fibrom, Myxom oder Neurofibrom) oder als bösartig (Fibrosarkom, Fibromyxosarkom, Liposarkom) (MEISTER et al. 1980).

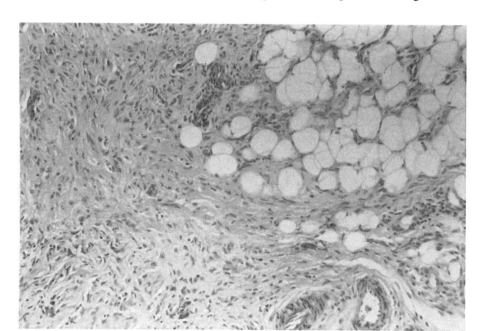

Abb. 24. Noduläre Fasziitis: Faserreicherer Bezirk der gleichen Veränderung wie in Abb. 23 mit stärkerer Faserausreifung und herdförmiger Entzündung besonders am Übergang zum infiltrierten subkutanen Fettgewebe. HE × 160

Alters- und Geschlechtsverteilung: Bevorzugt sind die 4. und 5. Dekade, Altersspanne umfaßt 2 bis 75 Jahre; keine wesentliche Geschlechtsbevorzugung kommt beim Vergleich der verschiedenen Statistiken zum Vorschein.

Lokalisation: Klassischerweise subkutan am Unterarm, jedoch auch am Oberarm und an den unteren Extremitäten sowie im Kopf-Halsbereich, Rumpf und auch stellenweise in den Viscera, z.B. im Larynx.

Makroskopisch: Typisch sind unscharf begrenzte, wenige zentimetergroße, weißliche, z.T. gelblich bräunlich gefleckte Knoten mit spindelförmigen Ausläufern.

Mikroskopisch: Im Gegensatz zum narbengewebsähnlichen Aspekt der aggressiven Fibromatose liegt hier eine zell- und gefäßreiche sowie unterschiedlich faserdichte, z.T. faserarme Proliferation vor, die eher einem Granulationsgewebe ähnelt. Außerdem bestehen starke regionale Unterschiede: Faserreiche Abschnitte wechseln mit zellarmen myxoiden Bereichen, gefäßreiche mit gefäßarmen Bezirken ab. Herdförmige Blutungen und gefäßähnliche, Erythrozytengefüllte Spalten sind typisch, besonders im Randbereich entzündliche Reaktionen mit Granulozyten und Lymphozyten. Die topographische Beziehung der Zellproliferation zum Fasziengewebe ist auch histologisch meist deutlich erkennbar und der typische Befund der randständig aufgespreizten und z.T. zerstörten Faszie ist ein wichtiges diagnostisches Merkmal. Dabei wird das subkutane Fettgewebe oder auch das tiefer gelegene Muskelgewebe von der Zellprolifera-

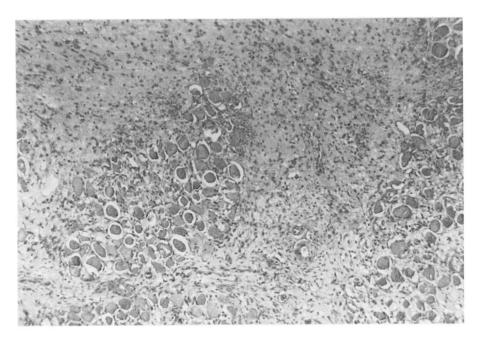

Abb. 25. Proliferative Myositis: Lockere Spindelzellproliferation „schachbrettartig" zwischen noch erhaltenen Bündeln der Skelettmuskulatur. HE × 63

tion durchsetzt (MEISTER et al. 1978b). Stellenweise ist die Zell- und Faserproliferation wirbelig entsprechend dem storiformen Muster beim fibrösen Histiozytom, z.T. finden sich auch Riesenzellen vom Osteoklastentyp und stellenweise zytoplasmareichere ein- und mehrkernige, basophile, primitive mesenchymale Zellen. Bei Dominanz letzterer spricht man auch von der proliferativen Fasziitis (STILLER u. KATENKAMP 1975; MEISTER et al. 1978a). Daneben sind auch Myofibroblasten, wie z.B. im Granulationsgewebe nachweisbar (WIRMAN 1976).

Differentialdiagnose: „Fibrom", Fibrosarkome, gut- und bösartige fibröse Histiozytome, spindelzellige und myxoide Lipome bzw. Liposarkome, Neurofibrome und neurogene Sarkome sowie auch banales Granulationsgewebe und Myxome.

Prognose: Gut, auch bei Teilentfernung nur geringes Rezidivrisiko, keine maligne Entartung.

Therapie: Exzision, vor allem zum histologischen Sarkomausschluß.

k) Proliferative Myositis (Abb. 25, 26)

Definition: Intramuskuläre, tumorförmige Fibroblastenproliferation (KERN 1960; WHO/ENZINGER 1969).

Allgemeines: Die Veränderungen wurden vor ihrer Erstbeschreibung (KERN 1960) wegen der basophilen „ganglienzellähnlichen" Zellen häufig entweder als

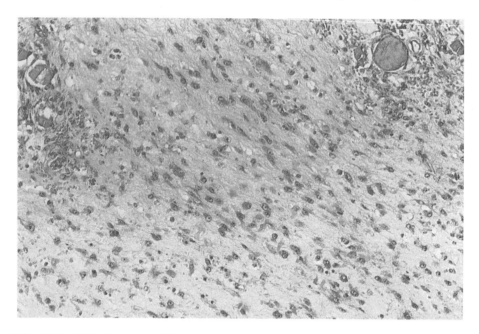

Abb. 26. Proliferative Myositis. Charakteristische basophile längliche Zellen mit zum Teil exzentrischen blasigen Kernen, sogenannte ganglionzellähnliche unreife Fibroblasten, zum Teil mit Atypien und mehrkernigen Formen. HE × 250

Ganglio-Neuroblastom interpretiert, oder die proliferierten Zellen wurden als Rhabdomyoblasten eingestuft und der Tumor, zudem bei Lokalisation im Muskel, als Rhabdomyom oder Rhabdomyosarkom diagnostiziert. Feinstrukturelle Untersuchungen zeigen, daß es sich hier um primitive mesenchymale Zellen handelt, Vorstufen von Fibroblasten, bzw. z.T. auch um Myofibroblasten (GOKEL et al. 1975). In Untersuchungsreihen konnte gezeigt werden, daß häufig Übergangsformen zwischen der intramuskulären pseudosarkomatösen Proliferation (= proliferative Myositis) und der klassischen subkutanen, pseudosarkomatösen Wucherung bei der nodulären Fasziitis bestehen, so daß angenommen werden kann, daß es sich hier um eine Variante der nodulären Fasziitis handelt (BÜCKMANN 1966; WHO/ENZINGER 1969; MACKENZIE 1970; MEISTER et al. 1978a+b, 1979). Charakteristisch und wichtig für die Differentialdiagnose ist der makroskopische und mikroskopische Aspekt mit einer netzartigen Zellproliferation zwischen erhaltenen Muskelbündeln mit einem sog. Schachbrettmuster, ohne daß ein in sich geschlossener, knotiger Tumor gebildet wird.

Alters- und Geschlechtsverteilung: Bei einem Altersgipfel in der 6. Lebensdekade sind häufiger Frauen als Männer befallen.

Lokalisation: Typischerweise Oberschenkelmuskulatur.

Makroskopisch: Muskulatur „schachbrettartig" von einem weißen derben Gewebsnetz durchzogen.

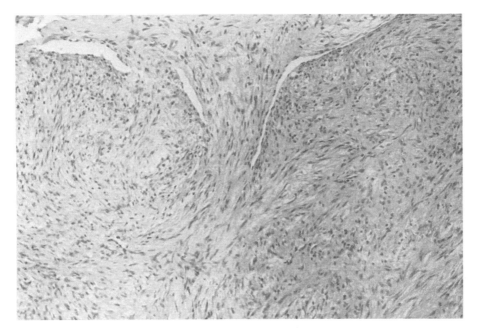

Abb. 27. Intravaskuläre Fasziitis: Noduläre intravaskuläre Spindelzellproliferation mit unterschiedlich stark ausgeprägter Faserbildung und einzelnen gefäßähnlichen spaltförmigen Lichtungen. Gefäßwandrest am oberen Bildrand. HE × 160

Mikroskopisch: Im Vordergrund ein- und mehrkernige basophile, primitive mesenchymale Zellen, die Fibroblasten und Myofibroblasten entsprechen. Es handelt sich hier jedoch nicht um Rhabdomyoblasten. Entsprechende Zellen kommen auch bei pseudosarkomatösen Proliferationen im subkutanen Fettgewebe als sog. proliferative Variante der nodulären Fasziitis vor (STILLER u. KATENKAMP 1975). Die Zellproliferation liegt vor allem zwischen Muskelbündeln, nur z.T. auch innerhalb der Bündel.

Differentialdiagnose: Fibrosarkom, Rhabdomyosarkom, Ganglioneuroblastom.

Prognose: Gutartig.

Therapie: Exzision, in erster Linie zur histologischen Verifizierung der Diagnose und zum Sarkomausschluß.

l) Noduläre intravaskuläre Fasziitis (Abb. 27)

Definition: Eine myxoide fibroblastäre, tumorähnliche Proliferation, offensichtlich in Gefäßen (ENZINGER im Druck).

Allgemeines: Rasches Wachstum und deswegen klinisch Sarkomverdacht.

Alters- und Geschlechtsverteilung: Meist sind 20- bis 45jährige Patienten befallen. Geschlechtsunterschiede sind nicht bekannt.

Lokalisation: Obere Extremitäten (46%), Stamm, Kopf und Nacken (40%), 90% von der oberflächlichen Faszie, 10% von der tiefen Faszie ausgehend.

Makroskopisch: Es handelt sich um schnell wachsende, meist nur 1–2 cm große, weiche oder derbere Knoten am Sehnengewebe, grauweiß und unscharf begrenzt.

Mikroskopisch: Mehrere Knoten mit dazwischen gelegenen Gefäßspalten oder Zellproliferation in Gefäßlichtungen. Die Zellproliferation ist nach außen durch die Gefäßwandmuskulatur scharf begrenzt. Die Zellen zeigen unregelmäßige Durchflechtung und angedeutete Pallisadenstellung sowie lockere Bündelung. Mitosen sind häufig, jedoch nicht atypisch. Einzelne Lymphozyten und Plasmazellen kommen vor, sowie herdförmig mukoide Veränderungen; nur wenig Kollagen und herdförmig Nekrosen. Gelegentlich einzelne Riesenzellen vom Osteoklastentyp.

Differentialdiagnose: (Malignes) fibröses Histiozytom, Myxom, Fibromatose, Fibrosarkom, Angiosarkom, intravaskuläres Leiomyosarkom.

Prognose: Gut.

Therapie: Exzision, auch zum histologischen Sarkomausschluß.

m) Intramuskuläres Myxom (Abb. 28)

Definition: Lockere Proliferation von unauffälligen, rund- oder spindelförmigen Zellen, unscharf begrenzt vom Muskel, und in reichlich mukoider Grundsubstanz (WHO/ENZINGER 1969).

Allgemeines: Das intramuskuläre Myxom ist eines der wenigen Krankheitsbilder, bei dem der Myxombegriff auch in der WHO-Klassifizierung (ENZINGER 1969) noch aufrecht erhalten wird. Auch hier sind Übergänge zur nodulären Fasziitis zu sehen, wodurch die Vermutung belegt wird, daß es sich um eine besonders mukoidreiche, intramuskuläre Variante der nodulären Fasziitis handelt (MACKENZIE 1970; MEISTER et al. 1978a). Ähnliche Myxome sind jedoch auch in der Subkutis, in Faszien und Sehnenscheiden beschrieben worden (IRELAND et al. 1973). Sie können multipel sein und zusammen mit der fibrösen Dysplasie vorliegen (WIRTH et al. 1971).

Alters- und Geschlechtsverteilung: Gipfel 4. Dekade, keine Geschlechtsunterschiede.

Lokalisation: Großer Muskel der Schulter und des Oberschenkels.

Makroskopisch: Mehr oder weniger gut umschriebener, gallertähnlicher intramuskulärer Bezirk.

Mikroskopisch: Nur wenige spindel- bis sternförmige Zellen und reichlich mukoide Grundsubstanz, vorwiegend Hyaluronsäure. Lockeres Silberfasernetz und wenig Gefäße, periphere Ausläufer mit mukoidem Material zwischen erhaltenen Muskelzellen. Keine auffallende Atypie.

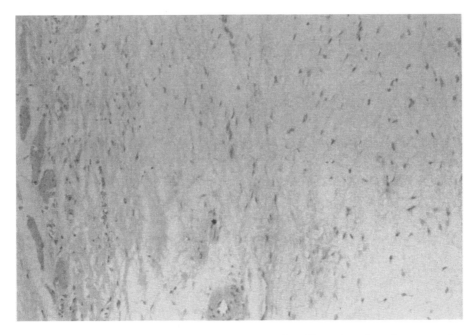

Abb. 28. Intramuskuläres Myxom: Zellarmes spindelzelliges Gewebe mit nur wenigen Gefäßen und reichlich mukoider Zwischensubstanz. Keine Zellatypien. An der Peripherie (linker Bildrand) unscharf abgegrenzte Skelettmuskulatur. HE ×160

Differentialdiagnose: Myxoides, malignes, fibröses Histiozytom, Liposarkom oder Rhabdomyosarkom, Ganglion.

Prognose: Gut.

Therapie: Exzision.

3. Fibromatosen bei Kindern und Jugendlichen

Bei diesen Gruppen und Veränderungen ist zu beachten, daß sie zwar typischerweise, jedoch z.T. ausschließlich bei Kindern und Jugendlichen vorkommen. Teilweise sind sie angeboren. Sie werden austauschbar mit den Adjektiven kongenital, infantil oder juvenil belegt.

a) Kongenitale Fibromatose vom Fibrosarkom-Typ (Abb. 29)

Synonyme: Kongenitales Fibrosarkom, kongenitale aggressive Fibromatose, juvenile Fibromatose, Desmoid-Typ (BALSAVER et al. 1967).

Definition: Tumorförmige aggressive Fibroblastenproliferation (ALLEN 1977).

Allgemeines: Trotz des fibrosarkomähnlichen histologischen Aspekts mit hoher Zelldichte und Unreife verhalten sich diese Veränderungen bei Neugeborenen bzw. Kindern nicht wie Sarkome, sondern wie eine aggressive Fibromatose.

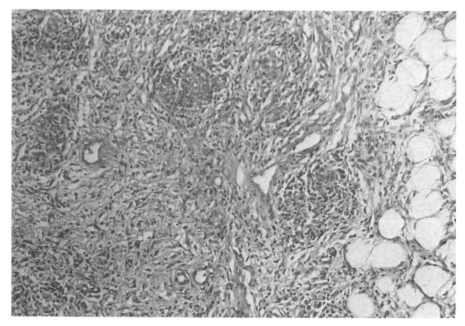

Abb. 29. Juvenile Fibromatose vom Fibrosarkomtyp. Diffuse Proliferation von rund- und spindelkernigen Zellen ohne auffallende Atypie. Unterschiedliche Faserausreifung und „Knospen" aus dichtgelagerten zytoplasmareicheren unreifen Zellen. HE × 160

Das histologische Bild entspricht jedoch nicht dem der typischen adulten, aggressiven Fibromatose, die reichlich Kollagen bildet. Metastasen kommen in der Regel nicht vor, die Rezidivhäufigkeit ist jedoch bei ungenügender Entfernung dieser kindlichen Tumoren sehr hoch (KAUFFMAN u. STOUT 1965; STOUT 1962; ENZINGER 1965; BALSAVER et al. 1967; SOULE u. MACKENZIE 1968; MACKENZIE 1970; ALLEN 1977; CHUNG u. ENZINGER 1976; GONZALES-CRUSSI 1970; HAYS et al. 1970; DAHL et al. 1963).

Alters- und Geschlechtsverteilung: Erstdiagnose schon bei der Geburt oder in den ersten drei Lebensmonaten, dabei häufiger männliche Patienten befallen.

Lokalisation: Kopf, Unterarm, M. latissimus dorsi, Ober- und Unterschenkel, Fuß.

Makroskopisch: Unscharf begrenzte, derbe, grauweiße Tumormassen im Muskel.

Mikroskopisch: Der Tumor kann sehr zellreich sein, mit geringer Faserbildung, vergleichbar mit der Fibrosarkomvariante, die als medulläres Fibrosarkom bezeichnet wurde. Pleomorphie und Nekrosen sind häufig. Die Nekrosen sind z.T. von Zellen in Pallisadenstellung umgeben. Stellenweise finden sich auch rundkernige Tumorzellen. Nur herdförmig können auch reifere Bezirke vorliegen, ähnlich einem hochdifferenzierten Fibrosarkom oder einer aggressiven Fibromatose. Typisch sind in undifferenzierten, ungeordneten Tumorbereichen herdförmige oft angedeutet konzentrisch gelagerte Spindelzellproliferationen.

Da in wenigen Fällen doch Metastasen beobachtet werden konnten, stellte sich die Frage, ob es möglicherweise zwei verschiedene Krankheitseinheiten gibt: Nämlich eine kongenitale, fibrosarkomähnliche Fibromatose und ein infantiles Fibrosarkom, oder ob alle Fälle als Fibrosarkom eingestuft werden sollten, bei dem jedoch im Kontrast zum unreifen, zelldichten histologischen Bild die Prognose viel besser ist, als bei entsprechenden Tumoren im Erwachsenenalter (CHUNG u. ENZINGER 1976).

Differentialdiagnose: Fibrosarkom, malignes fibröses Histiozytom, Angiosarkom, synoviales Sarkom, Leiomyosarkom, embryonales (Rhabdomyo-)Sarkom, Neurofibrom oder neurogenes Sarkom, noduläre, pseudosarkomatöse Fasziitis.

Prognose: Hohes Rezidivrisiko, besonders bei unvollständiger Exzision.

Therapie: Initial nicht die Ablatio, sondern die Blockexzision des Tumors im Gesunden. Falls dabei kein Erfolg auftritt, sollte vor der Amputation noch ein Versuch mit Chemo- oder Radiotherapie durchgeführt werden (ALLEN 1977).

b) Kongenitale generalisierte Fibromatose

Synonyme: Kongenitale, multizentrische oder multiple Fibromatose; multiple, kongenitale mesenchymale Tumoren, infantile Myofibromatose.

Definition: Multifokale, tumorförmige Proliferation von Fibroblasten und Myofibroblasten, die nicht nur das Weichgewebe, sondern auch das Skelettsystem und die Viscera befallen können (STOUT 1954; ALLEN 1977).

Allgemeines: Kann familiär gehäuft auftreten. Wenn nicht die Viscera betroffen sind und z.B. eine Obstruktion des Intestinaltraktes oder der Bronchien vorliegt, sowie eine Störung der Herzaktion, besteht keine Lebensgefahr. Die operative Behandlung hat die Behebung von mechanischen Schwierigkeiten zum Ziel. Bei diffusem, auch viszeralem Befall sterben die Kinder meist kurz nach der Geburt. Bei Überleben besteht die Hoffnung, daß mit zunehmendem Alter Spontanregressionen eintreten (STOUT 1954; SHNITKA et al. 1958; BARTLETT et al. 1961; TENG et al. 1963; KAUFFMAN u. STOUT 1965; DAUDET et al. 1969; HEIPLE et al. 1972; ALLEN 1979; CHUNG u. ENZINGER 1981).

Alters- und Geschlechtsverteilung: Neugeborene bis 18 Monate, häufiger männlich als weiblich.

Lokalisation: Haut, Weichgewebe, Skelett und Viscera, geringe Prädeliktion der Weichgewebstumoren für Stamm, Schultergürtel und Oberschenkel.

Makroskopisch: Multiple weiße Knoten bis zu 3 cm groß, unscharf begrenzt.

Mikroskopisch: Unterschiedliche Zelldichte sowie unterschiedliche Faserausdifferenzierung und Zellagerung, wobei z.T. die fibroblastenähnlichen Zellen in die Muskulatur von zahlreichen Gefäßen einblenden. Damit entsteht stellenweise das Bild eines gefäßreichen glatten Muskeltumors oder bei unreifen perivaskulären Zellen auch Ähnlichkeiten zu einem Hämangioperizytom („vaskuläres Leiomyom des Neugeborenen", „kongenitales Hämangioperizytom", „in-

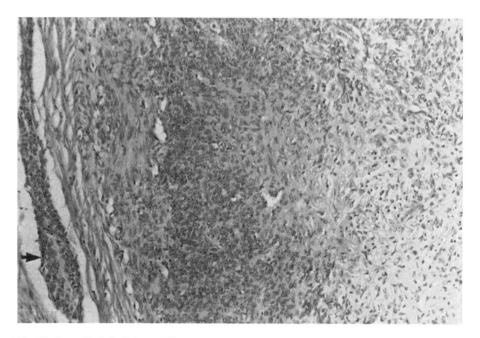

Abb. 30. Juvenile lokalisierte Fibromatose: Unreife mesenchymale Zellen mit rundlichen oder länglichen Kernen ohne auffallende Atypie. Zum Teil perizytomähnliche perivaskuläre Zellanordnung. Unterschiedliche faserdichte, peripher offensichtlich intravaskuläre Zellproliferation *(Pfeil)*. HE × 160

fantile Myofibromatose") (CHUNG u. ENZINGER 1981). Neben dickwandigen muskulären Gefäßen finden sich auch dünnere kavernöse Endothelräume mit invaginierten, zellreichen, mitotisch aktiven, papillären Tumorzapfen. Nekrosen, Hyalinisierung und Kalzifizierung sind häufig. Zonenphänomen mit zentralen undifferenzierten hämangioperizytomähnlichen Anteilen.

Differentialdiagnose: Aggressive Fibromatose, Fibrosarkom, Hämangioperizytom, Leiomyom oder Leiomyosarkom.

Prognose: Gut, wenn nicht Viscera, z.B. das Herz, befallen sind. Spontanregressionen werden beschrieben (CHUNG u. ENZINGER 1981).

Therapie: Lokalexzision.

c) *Kongenitale lokalisierte Fibromatose* (Abb. 30)

Synonym: Kongenitales Hämangioperizytom.

Definition: Ähnlich pathologisch-anatomisches Bild wie unter I/19. Hier jedoch nur lokale Tumoren, die oft als „kongenitale Leiomyome" oder „Hämangioperizytome" sowie als „lokale Fibromatose" beschrieben wurden, je nachdem, welche Zellart oder welches Gewebsmuster im Vordergrund steht (ALLEN

1977; KINDBLOM et al. 1977; ENZINGER u. SMITH 1979). Offensichtlich gibt es Übergänge zur generalisierten Form, da bei den Kindern mit der lokalisierten Form häufig einzelne, jedoch mehrere Knoten an verschiedenen Regionen beobachtet werden können (ALLEN 1979). In letzter Zeit wurde der Name „Myofibromatosen" für diese kongenitalen oder frühkindlichen Tumoren vorgeschlagen, der offensichtlich der Morphologie bzw. Histogenese eher gerecht wird (CHUNG u. ENZINGER 1981).

Alters- und Geschlechtsverteilung, Makroskopie und Mikroskopie sowie Differentialdiagnose wie bei der kongenitalen generalisierten Fibromatose (s. unter I/28).

Prognose: Gut, wenn die Krankheit solitär bleibt.

Therapie: Exzision.

d) Diffuse infantile Fibromatose

Definition: Lockere infiltrative Fibroblastenproliferation (ENZINGER 1965; ALLEN 1977).

Allgemeines: Es bestehen neben histologischen auch biologische Ähnlichkeiten zu den Fällen mit Fibromatosis colli (Torticollis), jedoch liegt aggressives Wachstum vor, das über die anatomische Einheit des Musculus sternocleidomastoideus hinausreicht, und z.B. zur Strangulation führt. Dieses unterschiedliche biologische Verhalten stellt in der Auffassung mancher Autoren eine Berechtigung dar, die Veränderung als eigene Krankheitseinheit abzugrenzen.

Alters- und Geschlechtsverteilung: Meist unter einem Jahr, keine Geschlechtsunterschiede.

Lokalisation: Obere Extremität, Hals und Kopf.

Makroskopisch: Diffuse Durchsetzung von Fett- und Muskelgewebe durch derberes, weißliches Gewebe.

Mikroskopisch: Herdförmige, unreife Fibroblasten, Proliferation mit Durchsetzung des angrenzenden Muskel- und Fettgewebes.

Differentialdiagnose: Hämangioperizytom, zellreiches Hämangiom, Leiomyom oder Leiomyosarkom, Fibrosarkom, noduläre Fasziitis.

Prognose: Bei unvollständiger Entfernung „Rezidive"!

Therapie: Exzision in toto.

e) Fibromatosis colli „Torticollis" (Abb. 31)

Definition: Nicht umschriebene Fibroblastenproliferation mit Infiltration des m. sternocleidomastoideus (WHO/ENZINGER 1969).

Allgemeines: Mehr als die Hälfte der Kinder war als Steiß- oder Zangengeburt entbunden worden. Nach manchen Untersuchungsreihen, häufiger rechts

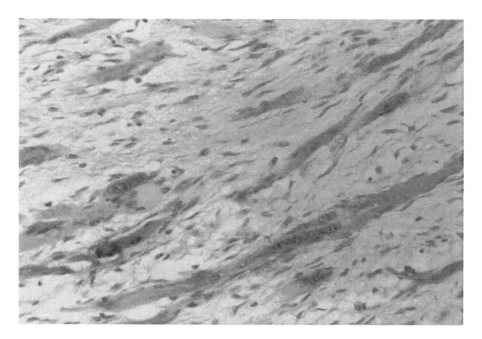

Abb. 31. Fibromatosis colli: Lockere Spindelzellproliferation ohne Atypie mit hier nur mäßiger Faserausreifung zwischen degenerativ und reaktiv veränderten Skelettmuskelzellen. HE × 250

als links lokalisiert. Hämosiderinablagerungen als Hinweis auf vorausgegangene Blutungen und Trauma sowie intramuskuläre Hämatome lassen sich dabei selten nachweisen. Selten sind Strangulationen bei Infiltration von Larynx und Trachea beschrieben (ENZINGER 1965; STOUT u. LATTES 1967; MCDONALD 1969), was jedoch eher für das Krankheitsbild der diffusen infantilen Fibromatose spricht (s. I/30) (ENZINGER 1965).

Makroskopisch: Induration und diffuse weiße Durchsetzung des m. sternocleidomastoideus.

Mikroskopisch: Mäßig zelldichte Proliferation und Fibroblasten, bzw. Myofibroblasten mit mäßiger Kollagenbildung. Dazwischen stehengebliebene, z.T. atrophische, z.T. regenerierende Skelettmuskelzellen. Keine scharfe periphere Abgrenzung und Aspekt des infiltrativen Wachstums.

Alters- und Geschlechtsverteilung: Bei Neugeborenen oder Kleinkindern (das mittlere Alter bei der Diagnose war 3 Wochen), Knaben überwogen.

Differentialdiagnose: Noduläre Fasziitis, Neurofibrom, Fibrosarkom; „diffuse infantile Fibromatose".

Prognose: Im allgemeinen partielle, spontane Rückbildung im Laufe der Zeit, in ca. 50% vollständige Rückbildung.

Therapie: Exzision fakultativ, außer bei extremem Schiefhals und zur histologischen Bestätigung der Diagnose.

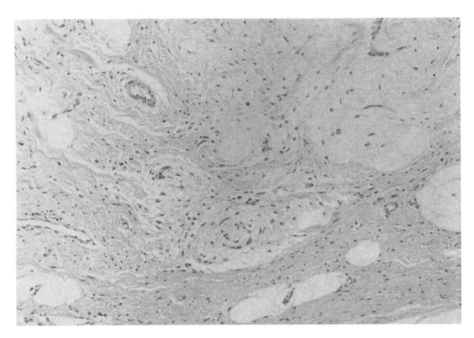

Abb. 32. Juveniles fibromatöses Hamartom: 1. Dichtes Bindegewebe mit reifem Kollagen, 2. Knospen aus faserarmem Gewebe mit z.T. konzentrisch gelagerten spindeligen unreifen Mesenchymzellen und 3. Fettzellen. HE × 250

f) Fibröses Hamartom des Kindes (Abb. 32)

Definition: Subepidermaler, gemischter, z.T. fibromatöser Tumor des Kindes, wahrscheinlich handelt es sich dabei um ein Hamartom (WHO/ENZINGER 1969).

Allgemeines: 1956 von REYE beschrieben, wurden die Veränderungen z.T. als Fibromatose, z.T. als Hamartom aufgefaßt (s. auch Bezeichnung „fibröses Hamartom des Kindes"). Die Veränderungen können multipel sein.

Alters- und Geschlechtsverteilung: Die Patienten sind typischerweise jünger als ein Jahr und häufiger männlich.

Lokalisation: Unterarm, Axilla und Nates.

Makroskopisch: Unscharf begrenzte Konsistenzvermehrungen zwischen Epidermis und oberflächlicher Faszie bei Neugeborenen oder Kleinkindern. Im allgemeinen wenige mm bis cm groß, vereinzelt jedoch bis zu 10 cm im Durchmesser! Die Fettgewebsanteile sind makroskopisch meist nicht erkennbar.

Mikroskopisch: Typische Mixtur von 1. gut begrenzten Balken aus reifem dichtem, fibrösem Gewebe, 2. Gruppen oder Wirbel aus locker angeordneten, stern- oder spindelförmigen Zellen, entsprechend unreifem Bindegewebe und 3. reifem Fettgewebe (REYE 1956; ENZINGER 1965; ROBBINS et al. 1970; ALLEN 1977).

Differentialdiagnose: Fibrolipom, Spindelzell-Lipom, noduläre Fasziitis, Endnetzneurofibrom.

Prognose: Ausgezeichnet, jedoch Rezidivgefahren wegen unscharfer Abgrenzung und ungenügender Exzision. Fragliche Spontanregression.

Therapie: Exzision im Gesunden.

g) Rezidivierende digitale fibröse Tumoren des Kindes

Synonyme: Infantile dermale Fibromatose; infantiles digitales Fibrom, juveniles Dermatofibrom.

Definition: Rezidivierende Fibroblastenproliferation in der Dermis der Zehen und Finger mit Ausnahme des Daumens und der großen Zehe (ENZINGER 1965).

Allgemeines: Bei diesen nicht familiären, jedoch multifokalen, frühkindlichen Fibromatosen wird wegen auffallender Zelleinschlüsse eine infektiöse Genese diskutiert (REYE 1965; ENZINGER 1965; BEAN 1969; MACKENZIE 1970; ALLEN 1972).

Alters- und Geschlechtsverteilung: Bis zum 3. Lebensjahr ohne Geschlechtsunterschied.

Lokalisation: Seitlich und dorsal über den Interkarpalgelenken gelegen; einseitiger Befall, aber mehrere Finger und Zehen betroffen.

Makroskopisch: Nur wenige mm große, homogene, weiße, nicht abgekapselte, intradermale Knötchen. Oberflächlich kann die Haut vereinzelt ulzeriert sein, in der Tiefe kann das Periost beteiligt sein.

Mikroskopisch: Mäßig zellreich mit Fibroblasten und Kollagenfasern, die senkrecht zur epidermalen Oberfläche in der Dermis liegen und die Hautanhangsgebilde umfassen. Gelegentlich Mitosen. Geringe Hyperchromasie. Typisch sind intrazelluläre Einschlüsse 4 bis 10 µ, die im Zytoplasma neben dem Kern liegen und oft von einem klaren Halo umgeben werden (REYE 1965).

Differentialdiagnose: Fingerpolster, Sehnenscheidenfibrom.

Prognose: Lokalrezidive sind die Regel. Es sind jedoch auch Spontanregressionen beschrieben worden.

Therapie: Der Sinn der operativen Behandlung ist es vorwiegend einer Funktionseinschränkung vorzubeugen (ALLEN 1977).

h) Juveniles aponeurotisches Fibrom (Abb. 33)

Synonyme: Juveniles, kalzifizierendes Fibrom; Knorpel-Analogon der Fibromatose.

Definition: Fibroblastenproliferation mit unregelmäßigen Herden, die Verkalkungen oder Knorpelsubstanz erkennen lassen (WHO/ENZINGER 1969).

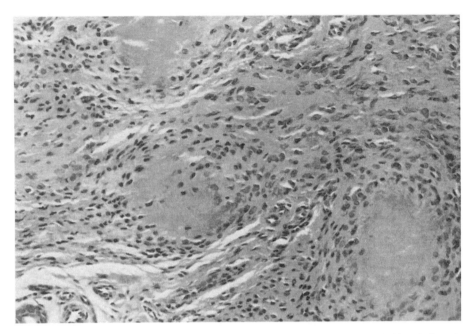

Abb. 33. Juveniles aponeurotisches Fibrom: In der Aponeurose eine rund- bis ovalkernige Proliferation ohne Atypie. Die Zellen liegen z.T. wie im primitiven Knorpel in Lakunen. Unscharf abgegrenzte zellfreie Herde aus z.T. mineralisierter dunkler Knorpel-Grundsubstanz, die einen granulomähnlichen Aspekt aufweisen. HE × 250

Allgemeines: Die pathologisch-anatomisch von KEASBEY (1953) definierte Veränderung wurde als Knorpelanologon der Fibromatose bezeichnet (LICHTENSTEIN u. GOLDMAN 1964; GOLDMAN 1970). Die Knorpeldifferenzierung ist jedoch unterschiedlich, z.T. stärker ausgeprägt bei Erwachsenen (ALLEN u. ENZINGER 1970). Es wird für möglich gehalten, daß die Veränderungen zu echten Weichgewebschondromen ausreifen können. Manche Patienten zeigen andererseits vorwiegend eine Fibroblastenproliferation, z.T. ähnlich einer Palmarfibromatose. Kontrakturen, wie beim M. Dupuytren sind dabei nicht bekannt. Rezidive sind nicht selten. Auf der anderen Seite besteht bei totaler Entfernung die Gefahr einer Funktionseinschränkung.

Alters- und Geschlechtsverteilung: Meist Patienten der 1. und 2. Lebensdekade betroffen, gelegentlich auch ältere. Geschlechtsunterschiede sind nicht bekannt.

Lokalisation: Typischerweise Hand und Fuß, nur selten anderswo.

Makroskopisch: Unscharf begrenzte Knoten mit Verkalkungen und Infiltration des Fett- und Muskelgewebes, das der Sehne anliegt.

Mikroskopisch: Die Zellproliferation zeigt unterschiedliche Zelldichten und z.T. faserarme Bereiche sowie zellarme Abschnitte mit herdförmigen Verkalkungen oder mit Knorpelsubstanz. Hier liegen die Zellen deutlich erkennbar in

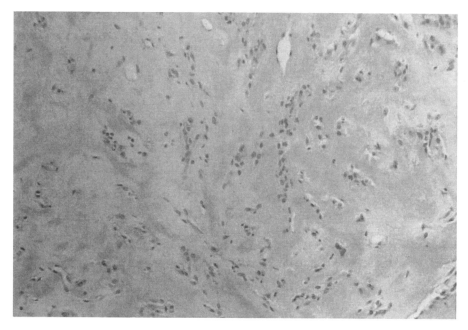

Abb. 34. Fibromatosis juvenilis hyalinica multiplex: Reichlich homogene bis leicht granulierte hyaline Zwischensubstanz, zum Teil trabekulär mit dazwischen gelegenen fibroblastenähnlichen Zellen ohne Atypie. HE × 160

Lakunen. Im Randabschnitt dieser knorpeligen und verkalkten Bereiche finden sich Zellkonzentrationen. Die verkalkten Herde können Nekrosen mit Verkalkung vortäuschen. Die Knorpeldifferenzierung ist qualitativ und quantitativ unterschiedlich stark ausgeprägt, offensichtlich bestehen Übergänge in das Chondrom des Weichgewebes.

Differentialdiagnose: Palmarfibromatose, synoviale Chondromatose, sowie granulomatöse z.B. rheumatoide Entzündung.

Prognose: Gutartig, vollständige Tumorentfernung ist auch bei Rezidiven nicht notwendig.

Therapie: Exzision, um örtliche Funktionseinschränkungen zu beheben und zur histologischen Sicherung der Diagnose (ALLEN 1977).

i) Fibromatosis hyalinica multiplex juvenilis (Abb. 34)

Synonyme: „Pinocchio-Syndrom" oder „Zwerg-Nase-Syndrom".

Definition: Oft multinoduläre Fibroblastenproliferation mit reichlich hyalinem Bindegewebe (DRESCHER et al. 1967; ENJOJI et al. 1968; WOYKE et al. 1970; LIN u. SVOBODA 1971).

Allgemeines: Zunehmend kosmetisches Problem bei zunehmender Deformation vor allem der Nase und des ganzen Gesichtes, wobei keine Therapie mehr möglich ist.

Alters- und Geschlechtsverteilung: Vorwiegend 4- bis 5jährige Patienten betroffen, die Altersspanne reicht jedoch von 1 bis 21 Jahren, Geschlechtsunterschiede sind unbekannt.

Lokalisation: Kopf (wie Turbantumor), Gesicht, Stamm und Finger; „Gingivahypertrophie", ähnlich wie bei der Gingivafibromatose kann vorhanden sein.

Makroskopisch: Multiple bis 5 cm große Knoten subkutan und in der tieferen Muskulatur gelegen mit flachen Plaques der Haut und allgemeiner Entstellung der Kinder („Pinocchio-Syndrom").

Mikroskopisch: Fibroblastenähnliche Zellen mit rundem bis ovalem Kern, feingranuliertem Chromatin und nur wenigen unauffälligen Nucleoli. Gelegentlich chondrozytenähnliche Zellen in Reihen. Dazwischen Trabekel aus hyalinem Material, die reichlich Retikulin enthalten. Zum Teil entsteht der Eindruck der Kapillarproliferation mit dichter Basalmembran, wobei jedoch offensichtlich keine Endothelzellen, sondern Fibroblasten der Zellproliferation entlang der hyalinen Bänder aufgereiht sind. Das hier liegende Material ist amorph, eosinophil, schwach positiv mit PAS und Alcianblau. Hyaluronsäure und Chondroidinsulfate konnten in diesem Material nachgewiesen werden.

Bei dieser Veränderung wird eine allgemeine, lokal jedoch akzentuierte Kollagenbildungsstörung angenommen werden (WOYKE et al. 1970; REMBERGER et al. 1982).

Differentialdiagnose: Neurofibromatose, kongenitale Fibromatose, Mukopolysaccharidosen, Amyloidose.

Prognose: Rezidivneigung nach „Tumorentfernung".

Therapie: Die einzige therapeutische Möglichkeit besteht in einer rechtzeitigen Exzision der Tumoren, sei es aus kosmetischen oder funktionellen mechanischen Gründen.

j) Aggressive Fibromatose im Rahmen des Gardner-Syndroms mit intestinaler Polypose, Osteomen und kutanen Epithelialzysten

Definition: Vorwiegend bei Erwachsenen mediastinale, mesenteriale und retroperitoneale Fibromatosen, die z.T. stärker entzündlich oder postentzündlich aussehen als die des Weichgewebes (GARDNER u. RICHARDS 1953; GARDNER 1962).

Der Vollständigkeit halber sollen hier noch Fibromatosen zu erwähnen sein, die nicht den Weichgewebstumoren zuzurechnen sind, wie a) die intraabdominale z.B. mesenteriale Fibromatose (YANNOPOULOS u. STOUT 1963) – die z.T. im Rahmen des Gardner-Syndroms vorkommt, b) die hereditäre Gingivafibromatose (HENNEFER u. KAY 1967) – die z.T. mit geistiger und körperlicher Retardierung sowie Epilepsie vergesellschaftet sein soll und c) das juvenile, nasopharyngeale Angiofibrom (STERNBERG 1954) mit ausschließlichem Befall junger Männer, aggressivem Wachstum, das mit zunehmendem Alter spontan zum Stillstand kommen kann, und typischen, in ihrer Bedeutung noch nicht geklärten granulären Zytoplasmaeinschlüssen im elektronenmikroskopischen Bild (SVOBODA u. KIRCHNER 1966).

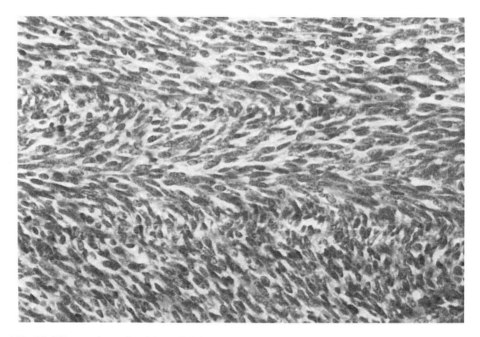

Abb. 35. Fibrosarkom Grad 2: Zelldichter Tumor mit zum Teil spitz auslaufenden spindelkernigen atypischen Zellen und mehreren Mitosen. Nur geringe Faserbildung, jedoch typische langgestreckte Zellbündelung mit charakteristischem Fischgrätmuster. HE × 250

4. Fibrosarkom (Abb. 35, 36)

Synonyme: Fibromyosarkom, „Spindelzelliges, faserbildendes Sarkom".

Definition: Fibroblastenproliferation mit Retikulin- oder Kollagenproduktion, ohne Zeichen anderer Differenzierungsrichtungen (STOUT 1948; WHO/Enzinger 1969).

Allgemeines: Bei hochdifferenzierten Fibrosarkomen bestehen Ähnlichkeiten zum „Desmoid" bzw. zum ausgerichteten, dichten Fasergewebe, wie es in Sehnen und Aponeurosen zu finden ist (STILLER u. KATENKAMP 1975; HAJDU 1979). Das Fibrosarkom war geschichtlich nicht nur die früheste sondern auch eine der am häufigsten diagnostizierten Sarkomformen (VIRCHOW 1863; BILLROTH 1877; STOUT 1948; HELLER u. SIEBER 1950; IVINS et al. 1950; PACK u. ARIEL 1952). Schwierigkeiten entstehen u.a. bei der Abgrenzung des hochdifferenzierten Fibrosarkoms von der aggressiven Fibromatose (HAJDU 1979) und bei der Abgrenzung des gering differenzierten Grad 3-Fibrosarkoms, z.B. vom pleomorphen malignen fibrösen Histiozytom (ANGERVALL et al. 1977). Während beim Fibrosarkom Grad 1 eher die Erkennung der Malignität Schwierigkeiten macht, jedoch die histogenetische Abkunft offensichtlich ist, so ist beim Fibrosarkom Grad 3 ohne Schwierigkeiten das Sarkom zu diagnostizieren, jedoch ist die histogenetische Zuordnung schwierig. Eines der wichtigsten Kriterien

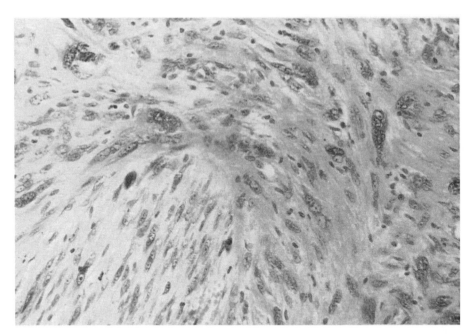

Abb. 36. Fibrosarkom Grad 3: Ausgeprägte Zellatypien mit zum Teil anaplastischen mehrkernigen Riesenzellen, jedoch gut erkennbare Kollagenbildung, gelegentlich mit paralleler Ausrichtung und Bündelung. Strahleninduziertes Sarkom! HE × 250

der Abgrenzung gegenüber der aggressiven Fibromatose ist das Vorliegen von Mitosen beim Fibrosarkom (ENZINGER 1980). Nur diejenigen Sarkome sollten als Fibrosarkome bezeichnet werden, bei denen durchwegs Produktionen von Kollagen I (= Retikulin) oder Kollagen III (= fuchsinophile Fasern) erkennbar ist und keine weiteren Differenzierungsrichtungen sowie keine weiteren Baumuster vorliegen (STOUT u. LATTES 1967; WHO/ENZINGER 1969). Bei Anwendung dieser Kriterien kann ein Großteil der früher als Fibrosarkom diagnostizierten Tumoren anderen Kategorien von Sarkomen zugeordnet werden, die ebenfalls zumindest z.T. eine Kollagenfaserbildung aufweisen können, wie synoviale Sarkome, Leiomyosarkome, Angiosarkome oder der zahlenmäßig großen Gruppe der malignen fibrösen Histiozytome (MEISTER et al. 1980). Bei den malignen fibrösen Histiozytomen gibt es, wie erwähnt, Schwierigkeiten in der histologischen Abgrenzung vom gering differenzierten pleomorphen Fibrosarkom (ANGERVALL et al. 1978). Bei Anwendung dieser strengen Kriterien wird das Fibrosarkom von einem der häufigsten zu einem der seltensten Sarkome (MEISTER et al. 1980). Damit im Zusammenhang steht vielleicht auch die Tatsache, daß feinstrukturelle Berichte oder Belege von Fibrosarkomen nur sehr selten zu finden sind (HARRIS 1981).

Alters- und Geschlechtsverteilung: Am häufigsten ist die 6. Lebensdekade betroffen, geringes Überwiegen der Männer.

Lokalisation: In der Reihenfolge der abnehmenden Häufigkeit: Oberschenkel, Oberarm, Unterarm, Gesäß und Unterschenkel.

Makroskopisch: Bis zu mehrere cm große weißliche Tumorknoten, z.T. infiltrativ, z.T. knotig expansiv wachsend, vor allem im tiefen Weichgewebe, oft in der Muskulatur.

Mikroskopisch: Das Spektrum reicht von mäßig zelldichten Tumoren mit reichlich reifem Kollagen und deutlicher Bündelung, bzw. Fischgrätmuster ohne auffallende Kernatypie und ohne auffallende mitotische Aktivität bis zu ungeordneten, zellreichen, kollagenarmen und oft pleomorphen Tumoren. Im Gegensatz zur aggressiven Fibromatose ist beim Fibrosarkom z.T. auch histologisch ein knotiges, expansives Wachstum neben der Infiltration der Umgebung zu erkennen.

Prognose: Unterschiedliche Angaben existieren in bezug auf die Prognose des Fibrosarkoms. Diese Unterschiede werden z.T. dadurch erklärt, daß entsprechend dem morphologischen Differenzierungsgrad auch verschiedene Prognosen (STOUT 1948; IVINS et al. 1950) bestehen (V.D. WERF-MESSING u. UNNIK 1965; CASTRO et al. 1973; PRITCHARD et al. 1974; RUSSEL et al. 1977; HAJDU 1979).

Entsprechend verschiedener Untersuchungsserien schwanken die Fünf-Jahres-Überlebensziffern beim Fibrosarkom von 88% für den Grad 1-Tumor bis zu nur 17% für den Grad 3- und 4-Tumor nach Angaben verschiedener Autoren (HAJDU 1969). Auch in einer neuen Zusammenstellung einer Arbeitsgruppe, die sich mit den Fibrosarkomen beschäftigte, liegen Unterschiede von 73% Fünf-Jahre-Überlebenschance für den Grad 1-Tumor bis 30% für den Grad 3-Tumor vor (RUSSEL et al. 1977).

Das Fibrosarkom war der erste Weichgewebstumor, bei dem in Analogie zu der morphologischen Gradeinteilung bei Karzinomen nach BRODERS (GESCHICKTER und LEWIS 1935; HARGRAVE 1937; BRODERS et al. 1939) ebenfalls eine Gradeinteilung bei mesenchymalen Tumoren angewandt wurde. Diese Gradeinteilung ist nicht nur wichtig für die Abschätzung der unterschiedlichen Prognosen sondern auch für das Verständnis des weiten morphologischen Spektrums dieses Tumors. Das Fibrosarkom spielt historisch auch deswegen eine Rolle, da die meisten z.B. durch Irradiation oder Fremdkörperreaktion induzierten Sarkome, da kollagenfaserbildend, als Fibrosarkome bezeichnet worden sind.

Differentialdiagnose: Aggressive Fibromatosen, vorwiegend oder morphologisch spindelzelliges, synoviales Sarkom, fibrosiertes Leiomyo- oder Liposarkom, malignes fibröses Histiozytom, gering osteoidbildendes Osteosarkom.

Therapie: Exzision im Gesunden, bei gering differenzierten Tumoren (G 3) fakultativ adjuvante Strahlen- oder Chemotherapie.

C. Tumoren und tumorförmige Veränderungen des Fettgewebes

I. Benigne Tumoren

1. Einfaches subkutanes Lipom (Abb. 37)

Synonyme: Einfaches oder subkutanes Lipom.

Definition: Tumor vorwiegend aus reifen Fettzellen, die sich histologisch von nicht-tumorösen Fettzellen nicht unterscheiden lassen (WHO/ENZINGER 1969).

Allgemeines: Der häufigste gutartige Weichgewebstumor (GLÄSER 1974; HAJDU 1979; MEISTER et al. 1980) mit einzelnen oder mehreren, schmerzlosen Tumormassen, die typischerweise langsam wachsen und oft monate- bis jahrelang vorgelegen haben. Dabei kann es entweder nach einer gewissen Zeit zum Wachstumsstillstand kommen, oder es entstehen riesige, oft pendulöse, hautüberzogene Tumoren (MARTIN 1928; DUGGAN 1944; LEFFERT 1972).

Alters- und Geschlechtsverteilung: Selten in der zweiten, am häufigsten in der fünften und sechsten Lebensdekade zur Zeit der Operation (ALLEN 1982). Frauen sind häufiger als Männer befallen; nach einer Zusammenstellung sind 73,1% Frauen (ADAIR et al. 1932).

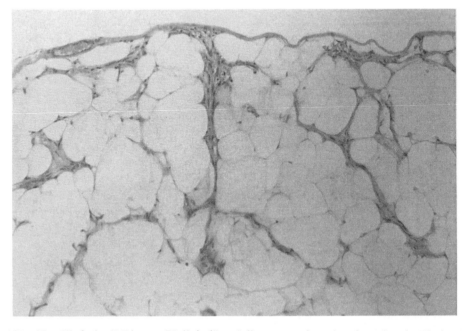

Abb. 37. „Einfaches" Lipom. Unilokuläre Adipozyten ohne Atypie, schmale Bindegewebssepten und periphere Begrenzung durch kapselähnliches Bindegewebe. HE × 160

Lokalisation: Rumpf, Hals und Kopf sowie zentrale Anteile der Extremitäten, nur selten Unterarm und Hand oder Unterschenkel und Fuß (ALLEN 1981).

Makroskopisch: Deutlich erkennbares, weiches gelbliches Fettgewebe. Nur zum Teil auch eine dünne membranöse Kapsel. Die häufigste Tumorgröße beträgt zwischen 3 und 5 cm.

Mikroskopisch: Reife, unilokuläre Fettgewebszellen (Adipozyten). Zum Teil ist eine histologische Abgrenzung durch eine schmale bindegewebige Kapsel gegenüber dem regelrechten Fettgewebe möglich. Gelegentlich finden sich sekundäre Veränderungen wie myxoide Auflockerung, zwickelförmige Fibrose und einzelne Entzündungszellen, die auch bei regelrechtem Fettgewebe vorkommen können.

Multiple „einfache Lipome" sind selten (ALLEN 1981).

Differentialdiagnose: Unterscheidung gegenüber einer Lipomatose oder vermehrtem Fettgewebe bei Adipositas ist oft nur klinisch möglich.

Prognose: Gutartig, sehr selten rezidivierend.

Therapie: Exzision, vor allen Dingen aus kosmetischen Gründen. Eine echte Entartung ist fraglich (KINDBLOM et al. 1982; SAMPSON et al. 1960), eher handelt es sich hier um primäre Liposarkome mit hochdifferenzierten, unschuldig aussehenden Anteilen, wobei primär die Diagnose eines Sarkoms nicht gestellt worden war.

Varianten vom einfachen subkutanen Lipom: Fibrolipom und Myxolipom

Lipome können neben den reifen Adipozyten in unterschiedlichen Anteilen auch reifes, zellarmes Bindegewebe und/oder lockeres, myxoides Mesenchym aufweisen. Dabei ist es schwierig zu entscheiden, ob es sich um echte Mischformen handelt oder um sekundäre degenerative Veränderungen. Letzteres ist besonders gut vorstellbar bei polypösen kutanen Fibrolipomen, bei denen Durchblutungsstörungen auftreten können. Diese „Hautanhängsel" zeigen auch klinisch und makroskopisch die stärksten Argumente dafür, daß es sich in erster Linie um Fettgewebstumoren handelt. Zum Teil bestehen auch Übergänge zum Spindelzell-Lipom, das sowohl reifes Bindegewebe als auch unreife myxoide Anteile aufweist, oder zum Angiolipom, das in den Bindegewebszwickeln zahlreiche Gefäße einschließt (HAJDU 1979; ALLEN 1981).

2. Intramuskuläres Lipom (Abb. 38)

Synonyme: Intramuskuläres oder infiltrierendes Lipom des Muskels.

Definition: Proliferation von reifem Fettgewebe, ohne Atypien aber mit Infiltration der Muskulatur (WHO/ENZINGER 1969).

Allgemeines: Seltenerer Tumor als die subkutanen Lipome. Dabei könnte es sich um primär subkutane Fettgewebstumoren handeln, die bei Übergreifen auf die Muskulatur ein diffuses infiltratives Muster aufweisen (ALLEN 1981).

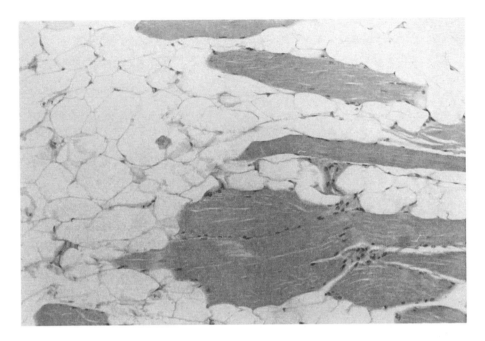

Abb. 38. Intramuskuläres Lipom: Adipozyten ohne Atypie zwischen unveränderten Skelettmuskelzellen ohne Begrenzung. Eindruck des infiltrativen Wachstums. HE × 160

Auch intraneurale Lipome, besonders des N. medianus, sind beschrieben (WU et al. 1974).

Alters- und Geschlechtsverteilung: Am häufigsten in der fünften bis siebten Lebensdekade, Männer dreimal häufiger als Frauen befallen (DIONNE u. SEEMAYER 1974; KINDBLOM et al. 1974).

Lokalisation: 50% in der Oberschenkelmuskulatur, 20% im Schultergürtel und 20% in der Thoraxwand.

Makroskopisch: Es handelt sich im Gegensatz zum histologischen Befund oft um gut begrenzt erscheinende, lobuläre gelbe Fettgewebstumoren, durchschnittlich 8 cm, nur selten bis 27 cm groß, oft oval mit der Längsachse parallel zur Muskulatur.

Mikroskopisch: Reife Fettzellen mit dazwischengelegenen Muskelzellen, einzeln oder in Bündeln. Die Muskelzellen sind z. T. regelrecht, z. T. gering verkleinert, stellenweise weisen sie auch geringe Proliferation der sarkolemmalen Zellen auf. Schmale Bindegewebssepten sind fakultativ. Keine Nerven im Tumor erkennbar und keine Zellatypien. Lipoblasten fehlen typischerweise!

Differentialdiagnose: Multiple Lipome oder Lipomatose; Fettvakatwucherung bei Muskelatrophie und Muskeldystrophie; wegen des infiltrativen Wachstums auch hochdifferenzierte Liposarkome (ENZINGER 1977).

Prognose: Gutartig, hohe Rezidivquote bei ungenügender Exzision, nach DIONNE u. SEEMAYER (1974) bis in 62,5%!

Therapie: Exzision im Gesunden.

3. Subkutanes Angiolipom (Abb. 39)

Synonyme: Hämolipom, „Angiofibrom", teleangiektatisches Lipom, „Lipoma dolorosa", multiple, familiäre Lipome.

Definition: Proliferation von reifen Fettzellen, ähnlich wie beim einfachen subkutanen Lipom, jedoch mit kapillarreichen Bindegewebszwickeln (WHO/ ENZINGER 1969).

Allgemeines: Nach dem einfachen, subkutanen Lipom der häufigste gutartige Fettgewebstumor und insgesamt ein häufiger gutartiger Weichgewebstumor (LIN u. LIN 1974; ALLEN 1981). Die subkutanen Angiolipome stellen eine vom einfachen subkutanen Lipom unterschiedliche Krankheitseinheit dar. Sie zeichnen sich im allgemeinen durch kleinere und vorgewölbte, meist multiple und gewöhnlich schmerzhafte Knoten aus (HAJDU 1979). Der Altersgipfel ist früher, und Männer sind häufiger als Frauen befallen. Neben der Lokalisation in der Bauchwand ist besonders der Befall der Unterarme typisch.

Alters- und Geschlechtsverteilung: Altersgipfel in der zweiten Lebensdekade, typischerweise nach der Pubertät, jedoch in Einzelfällen schon in der ersten Lebensdekade, vor allem bei Männern.

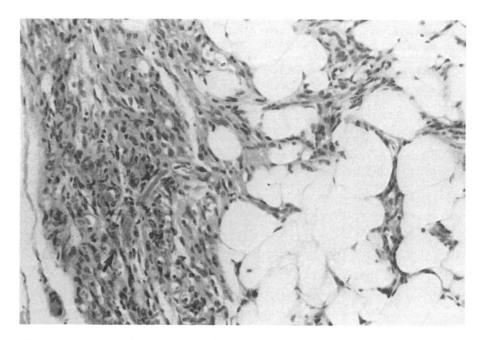

Abb. 39. Angiolipom: Zwischen unilokulären Adipozyten, zell- und faserreichere Bereiche mit zahlreichen Kapillaren, die z.T. Fibrinthromben enthalten. HE ×250

Lokalisation: Am häufigsten Unterarm, die übrigen Extremitäten, der Rumpf, Kopf, Hände und Füße sind kaum befallen.

Makroskopisch: Gut abgegrenzte Knoten, im Durchschnitt 2 cm groß, selten größer als 4 cm, im Unterschied zum Lipom nicht nur lobuliert gelblich, sondern z. T. rötlich wegen der Blutgefäße, z. T. bläulich mit gefäßreichem Bindegewebszwickel.

Mikroskopisch: Adipozyten mit zahlreichen, unterschiedlich langen Bindegewebszwickeln, die die Fettlobuli nicht vollständig unterteilen und zahlreiche, gleichmäßig große Kapillaren, z.T. stark blutgefüllt und teleangiektatisch sowie häufig thrombotisch verschlossen. Einzelne perivaskuläre Entzündungszellen. Innerhalb der einzelnen Tumoren und von Tumor zu Tumor bzw. auch von Patient zu Patient bestehen starke Unterschiede in bezug auf die Gefäßdichte, die entweder nur angedeutet oder dominant ist, und sich oft deutlich auf die Tumorperipherie konzentriert.

Differentialdiagnose: Einfache Lipome, wenn gefäßarme bzw. fettreiche Tumoranteile untersucht werden. Fibrolipome, wegen der Bindegewebszwickel auch Myelolipome und Spindelzell-Lipome, wobei meist myxoide Bereiche und unreife spindelzellige Anteile vorliegen. Der Befund kann auch als kapilläres Hämangiom im Fettgewebe fehlinterpretiert werden!

Bei der Adipositas dolorosa (oder Lipoma dolorosa) handelt es sich um eine diffuse Fettproliferation ohne genau beschriebenen histologischen Befund, oft mit pluriglandulären, endokrinen und psychischen Störungen.

Prognose: Gutartig mit hohem Rezidivrisiko (HOWARD u. HELWIG 1960; BELCHER et al. 1974).

Therapie: Exzision.

4. Subkutanes Spindelzell-Lipom (Abb. 40)

Definition: Tumor, der neben reifen Fettzellen zu unterschiedlichen Anteilen unreife, mesenchymale Spindelzellen aufweist (ENZINGER u. HARVEY 1975; ANGERVALL et al. 1976).

Allgemeines: Hier handelt es sich um einen nicht sehr häufig erkannten benignen Fettgewebstumor, der jedoch bei besserer Kenntnis möglicherweise auch häufiger diagnostiziert werden wird. Typisch ist der langsam wachsende subkutane Tumorknoten am Hals oder Rücken bei mittelaltrigen Männern, der meist jahrelang vor der Operation bekannt war (ALLEN 1981).

Alters- und Geschlechtsverteilung: Vor allem fünfte bis sechste Lebensdekade, in über 90% bei Männern.

Lokalisation: Über 90% am Hals, Schulter und Rücken. Nur selten Lokalisation an den Extremitäten.

Makroskopisch: Meist gut umschrieben wirkende Knoten, typischerweise ca. 1 cm im Druchmesser und meist unter 4 cm groß.

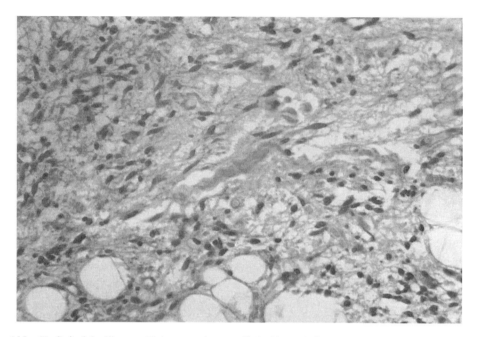

Abb. 40. Spindelzellipom: Neben wenigen unilokulären Adipozyten, unreife dichte spindelzellige Bereiche mit mukoider Grundsubstanz und einzelnen plumperen Kollagenlamellen. HE × 250

Auf der Schnittfläche gelbliches Fettgewebe erkennbar, jedoch mit myxoiden grauen oder gefäßreichen rosa Bezirken.

Mikroskopisch: Zellgemisch aus 1. reifen unilokulären Adipozyten, 2. unscharf davon abgegrenzten und in unterschiedlichen Proportionen vorliegenden unreifen Spindelzellen, meist ohne, z.T. mit geringen Zellatypien, 3. einzelnen oft gewellten und breiten Kollagenbändern, 4. myxoidem Material und 5. herdförmig vermehrten Blutgefäßen, z.T. teleangiektatisch erweitert und mit perivaskulärer Zellanordnung, ähnlich wie bei einem Hämangioperizytom. Zum Teil sind die Tumoren lobulär gebaut und peripher gut abgrenzbar. Gelegentlich findet sich jedoch auch unscharfe Abgrenzung und „Infiltration" der Muskulatur. Einzelne Entzündungszellen. Mitosen sind extrem selten. Zum Teil werden Zellatypien beschrieben. Andererseits entsprechen die Tumoren mit deutlichen Zellatypien dem pleomorphen Lipom (HAJDU 1979; ALLEN 1981). Extrem große Schwankungen bestehen in bezug auf die Tumoranteile aus Adipozyten oder Spindelzellen. Manche Tumoren sehen vorwiegend wie ein einfaches Lipom aus, andere wie ein primitiver fibröser Weichgewebstumor mit kaum erkennbaren Fettanteilen.

Differentialdiagnose: Das Spektrum reicht je nach Variationsbreite vom einfachen Lipom zum fibrösen oder myxoiden Lipom, oder zu spindelzelligen Tumoren, wie z.B. fibröses Histiozytom, noduläre Fasziitis oder Neurofibrom. Besonders schwierig ist die Unterscheidung von der nodulären Fasziitis: Bei unscharfer Abgrenzung der Spindelzell-Lipome entsteht der Eindruck einer spindelzelligen Infiltration des präexistenten Fettgewebes. Besonders wichtig ist die Abgrenzung gegenüber Sarkomen, besonders vom myxoiden Liposarkomen (MEISTER 1977).

Prognose: Geringe Rezidivneigung, besonders bei unscharf umschriebenen und unvollständig entfernten Exemplaren.

Therapie: Totalentfernung.

5. Subkutanes pleomorphes Lipom (Abb. 41)

Synonyme: Atypisches Fibrolipom, atypisches pleomorphes Spindelzell-Lipom, „Ancient Lipom".

Definition: Gutartiger Fettgewebstumor mit auffallend atypischen ein- oder mehrkernigen Zellen (ENZINGER 1977).

Allgemeines: Es bestehen Übergänge zu Spindelzell-Lipomen oder Fibrolipomen (ANGERVALL et al. 1976; ALLEN 1981; KINDBLOM et al. 1982).

Alters- und Geschlechtsverteilung: Bevorzugt sind die sechste und siebte Lebensdekade. Kinder oder junge Erwachsene sind nicht befallen.

Lokalisation: Vorwiegend Hals und Schulter, gelegentlich jedoch auch in den Extremitäten gelegen.

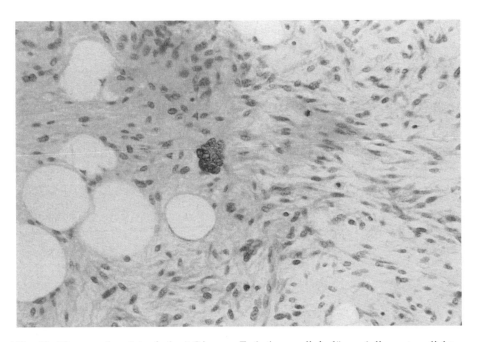

Abb. 41. Pleomorphes (atypisches) Lipom: Zwischen unilokulären Adipozyten dichtere spindelzellige Bereiche mit einzelnen mehrkernigen atypischen Zellen vom „Floret"-Typ, besonders im faserdichteren Bereich. HE × 250

Makroskopisch: Gut umschriebene Tumorknoten, im allgemeinen um 5 cm groß, mit gelblichem Fettgewebe und schleimigen oder fibrösen grauen Anteilen.

Mikroskopisch: Die ersten drei Kriterien sind die Voraussetzung für die Diagnose eines pleomorphen Lipoms:
1. Ausgeprägt atypische einkernige, längliche Zellen,
2. mehrkernige Zellen mit einer kranzförmigen Kernanordnung (=„Floret-Zellen") und
3. unilokuläre Adipozyten.

Dazu kommen von Tumor zu Tumor unterschiedliche Anteile vor, entweder von unreifen Spindelzellen wie beim Spindelzell-Lipom, oder gelegentlich sollen sich auch multivakuoläre Lipoblasten und braune Fettzellen finden. Typisch ist die Assoziation von mehrkernigen „Floretzellen" mit fibrösen Septen (ENZINGER 1977; EVANS et al. 1979).

Differentialdiagnose: Liposarkom (SHMOOKLER u. ENZINGER 1981).

Prognose: Gutartig, selten Rezidive.

Therapie: Totalexzision.

6. Chondrolipome und Osteolipome (Abb. 42)

Definition: In subkutanen Lipomen kann schon makroskopisch erkennbar eine herdförmige Knorpel- oder Knochenmetaplasie vorliegen. Daneben können diese Tumoren auch myxoide und fibröse Anteile aufweisen.

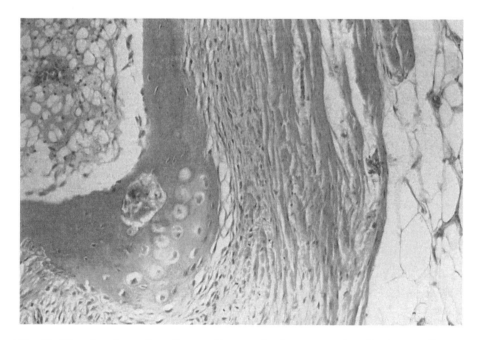

Abb. 42. Chondro- bzw. Osteolipom: Lipom mit einem zentralen Herd aus zellarmem Bindegewebe mit Knorpel- und Knochenanteilen ohne Atypie. HE ×160

Allgemeines: Diese Lipomvarianten werden oft als „benigne Mesenchymome" des Weichgewebes oder als Hamartome bezeichnet (ALLEN 1981).

Differentialdiagnose: Pseudosarkomatöser Tumor mit Ossifizierung oder primäres Osteosarkom des Weichgewebes.

Prognose: Gut.

Therapie: Exzision.

7. Myelolipom

Synonyme: Umschriebenes heterotopes Knochenmark, umschriebene extramedulläre Hämatopoese.

Definition: Extramedulläres Fettgewebe mit Herden von hämatopoetischen Zellen (WHO/ENZINGER 1969).

Allgemeines: Am häufigsten finden sich die Myelolipome in der Nebenniere, in ca. 50% als Zufallsbefund bei der Autopsie. Sehr selten sind Myelolipome präsakral im Beckenbereich oder mediastinal (WHO/ENZINGER 1969; ALLEN 1981). Dabei handelt es sich nicht um Patienten mit einer ektopischen Hämatopoese. Die Tumoren sind meist nur 1–2 cm groß, besonders, wenn es sich um Zufallsbefunde handelt. Größere Myelolipome, vor allem der Nebenniere, werden oft auch während des Lebens symptomatisch und operativ entfernt.

Makroskopisch: Gut abgegrenzte, lobulierte Fettgewebstumoren, die das atrophische Nebennierengewebe typischerweise vollständig umgeben.

Mikroskopisch: Reife Fettzellen mit unterschiedlich großen Herden, die entweder typische Hämatopoese zeigen mit segmentkernigen Granulozyten und Megakaryozyten. Zum Teil finden sich auch in Lipomen außerhalb der drei genannten Stellen präsakral, Nebenniere oder Mediastinalbereich, herdförmig nacktkernige Rundzellen, die wie Lymphozyten aussehen und auch als solche bezeichnet wurden. Dabei soll es sich jedoch nach manchen Berichten entsprechend ASD-Reaktion ebenfalls um unreife myeloische Zellen handeln (ALLEN 1981). Im allgemeinen sind 70% des Tumors Fettzellen!

Differentialdiagnose: Lipome mit Entzündung und zellulärer Reaktion oder Fettgewebe bzw. Lipome mit einer Infiltration durch ein malignes Lymphom. Lymphknoten mit Verfettung (z. B. in der Axilla).

Prognose: Gutartig, kann jedoch mit anderen Krankheiten, z. B. endokrinen Störungen assoziiert sein.

Therapie: Exzision.

8. Hibernom (Abb. 43)

Synonyme: Lipome des braunen Fettgewebes, braunes Lipom, Granularzell-Lipom.

Definition: Tumoren, die vorwiegend aus den granulierten Zellen des menschlichen braunen Fettes bestehen (WHO/ENZINGER 1969).

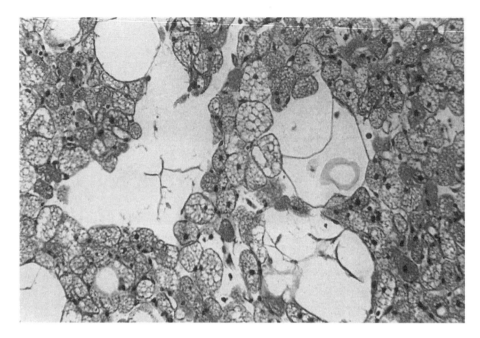

Abb. 43. Hibernom. Charakteristische multivakuoläre Lipoblasten, die z.T. feinkörnig braunes lipochromes Pigment enthalten. In der Abbildung nicht eindeutig erkennbar. Unscharfe Abgrenzung der Tumorzellen von den umgebenden regelrechten Adipozyten. HE × 250

Allgemeines: Es handelt sich um einen sehr seltenen und im allgemeinen langsam wachsenden, schmerzfreien Tumor (ALLEN 1981). Die Beziehung der Hibernome und der regelrechten braunen menschlichen Fettzellen zur Überwinterungsdrüse der Winterschläfer wird diskutiert, ist jedoch nicht gesichert (SEEMAYER et al. 1975).

Alters- und Geschlechtsverteilung: Sie sind am häufigsten in der vierten Lebensdekade, können jedoch auch bei Kleinkindern vorkommen. Kein Geschlechtsunterschied ist bekannt (LEVINE 1972).

Lokalisation: Klassischerweise am Rücken zwischen den Schulterblättern, außerdem auch Axilla, Hals, Oberschenkel, Nates, selten interthorakal. Meist liegt der Tumor subkutan, z.T. jedoch auch intramuskulär (MESARA u. BATSAKIS 1967).

Makroskopisch: Gut abgekapselte, weiche Tumoren, z.T. gelblich wie typisches Fettgewebe, daneben jedoch auch bräunlich, meist bis 15 cm groß.

Mikroskopisch: Eine lobuläre Unterteilung ist typisch, dabei jedoch keine breiteren Bindegewebssepten. In unterschiedlichen Proportionen findet sich ein Spektrum von Zellen, angefangen von 1. mittelgroßen Zellen mit eosinrotem, gekörntem Zytoplasma ohne Vakuolen, 2. den typischen, größeren, ebenfalls eosinrot gekörnten Zellen, die jedoch zahlreiche, kleine Lipidvakuolen aufweisen und 3. wiederum größeren Zellen mit multiplen, größeren Lipidvakuolen entsprechend Lipoblasten sowie 4. schlußendlich auch unilokuläre, reife Adipozyten. In den unreifen Zellen liegt zu unterschiedlichen Anteilen braunes lipochromes Pigment vor, z.T. ist auch doppelbrechendes Material nachweisbar, möglicherweise Cholesterin (ALLEN 1981). Typischerweise sind die Tumoren gefäßreich. Zellatypien und Mitosen fehlen im allgemeinen.

Differentialdiagnose: Granularzelltumor, sebazöses Adenom, undifferenziertes schleimbildendes Karzinom, Lipoblastom, Liposarkom und lokale herdförmige Makrophagenreaktionen, z.B. bei Fettgewebsnekrosen.

Prognose: Im allgemeinen gutartig, nur einzelne mitotisch aktive und metastasierende maligne Hibernome sind beschrieben (ENTERLINE et al. 1979; HAJDU 1979; TEPLITZ et al. 1980).

Therapie: Exzision.

9. Lipoblastom bzw. benigne Lipoblastomaose (Abb. 44, 45)

Synonyme: Embryonales Lipom, fetales Lipom.

Definition: Unreifer und z.T. myxoider Fettgewebstumor als „Tumor des fetalen Fettgewebes unterschiedlich vom Hibernom" bezeichnet (VELLIOS et al. 1958).

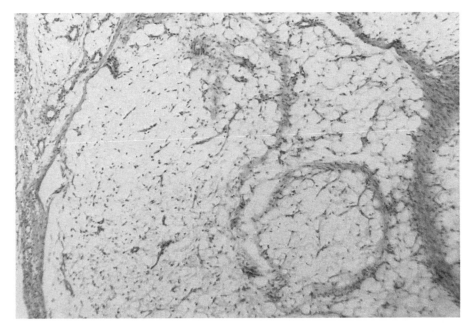

Abb. 44. Lipoblastom: Deutlich lobulär gebautes zellarmes, myxoides Gewebe mit ausgeprägtem Gefäßsystem. Vereinzelt sind vakuolisierte Fettzellen erkennbar. Keine Atypien. HE × 250

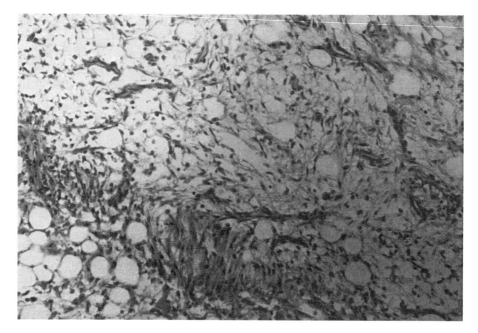

Abb. 45. Lipoblastom: Neben unilokulären Adipozyten und undifferenzierten Spindelzellen (z.T. möglicherweise „Prälipoblasten"), auch multivakuoläre Lipoblasten. Keine Atypien. HE × 250

Allgemeines: Hierbei handelt es sich um einen unreifen Fettgewebstumor der Kinder, der nicht zu verwechseln ist mit dem braunen Fettgewebstumor, d.h. dem Hibernom beim Erwachsenen. Von VELLIOS et al. (1958) und CHUNG und ENZINGER (1973) genau beschrieben mit 1. einer oberflächlichen, solitären, abgekapselten Variante („Lipoblastom") und 2. einer tieferen diffus wachsenden („Lipoblastomose"). Ein seltener Tumor, dessen Kenntnis jedoch wichtig ist, da er histologisch oft kaum vom myxoiden Liposarkom abzugrenzen ist, das seinerseits bis jetzt noch nie sicher bei einem Kleinkind beobachtet wurde (BOLEN u. THORNING 1980).

Alters- und Geschlechtsverteilung: Die Hälfte der Patienten ist weniger als neun Jahre alt, nur selten sind Patienten über zwei Jahre alt. Eine Ausnahme ist ein Fall eines sieben Jahre alten Kindes (CHUNG u. ENZINGER 1973). Sowohl das Lipoblastom als auch die Lipoblastomose sind also typische Tumoren der Kleinkinder. Zu zwei Drittel waren Knaben betroffen.

Lokalisation: Am häufigsten proximale Extremitäten. In einer Serie waren alle Tumoren solitär; drei Viertel entsprachen abgekapselten subkutanen Lipoblastomen und ein Viertel nicht abgekapselten tief gelegenen Lipoblastomatosen. Es handelt sich dabei um schmerzhafte, langsam an Größe zunehmende Weichgewebstumoren.

Makroskopisch: Meist um 5 cm große Tumoren, nur selten kleiner als 2 cm oder größer als 10 cm, mit einer gelblichen, z.T. weißen Schnittfläche, die oft myxoide oder zystische Herde erkennen läßt.

Mikroskopisch: In der Übersichtsvergrößerung deutlicher lobulärer Bau(!) wie im regelrechten Fettgewebe. Im übrigen findet sich ähnlich dem myxoiden Liposarkom beim Erwachsenen ein plexiformes Kapillarmuster. Dazwischen liegen undifferenzierte, sternförmige Zellen (entsprechend „Prälipoblasten"), multilokuläre Lipoblasten und unilokuläre, siegelringförmige Adipozyten. Unterschiedliche Mengen von Hyaluronidase-sensitivem myxoidem Material enthalten gelegentlich metaplastischen Knorpel, selten Lymphozyten, Plasmazellen und extramedulläre Hämatopoese. Atypien sind nicht selten, mitotische Aktivität fehlt jedoch. Ausgeprägtes Kapillarsystem mit oft typischerweise perivaskulärer Zellanordnung. Auch Lipoblastome und Lipoblastomosen können in unterschiedlichen, meist geringen Mengen reifes Bindegewebe neben myxoiden Anteilen aufweisen. „Hibernom-Zellen" (Lipoblasten) können vereinzelt vorliegen, beim Hibernom dominieren sie jedoch!

Differentialdiagnose: Schwierig ist die Abgrenzung vom myxoiden Liposarkom. Eines der wichtigsten Kriterien für das Lipoblastom ist das Kindesalter des Patienten und der deutliche lobuläre Bau, besonders bei der subkutanen Form, und in der Regel das Fehlen von mukoider, zystischer Degeneration, wie sie beim myxoiden Liposarkom vorliegen kann.

Prognose: Gutartig, im allgemeinen und besonders bei der subkutanen Form, kaum Rezidive. Rezidivgefahr besonders bei der tiefen diffusen Form.

Therapie: Exzision.

10. Lipomatose (Abb. 46)

Definition: Vermehrung von vorwiegend reifen Fettzellen, entweder in Form multipler Lipome oder einer diffusen Adipozyten-Proliferation (WHO/ENZINGER 1969).

Allgemeines: Der Begriff der Lipomatose kann bei einer Vielzahl von verschiedenen Krankheitsbildern mit multinodulärer oder diffuser Vermehrung von Fettzellen angewandt werden (ALLEN 1981). Dabei sind nicht nur das Weichgewebe, sondern auch das Skelettsystem und die Viscera betroffen. Für die Pathologie des Weichgewebes wichtig ist a) die kongenitale diffuse Lipomatose, die im ersten Lebensjahr auftritt mit Fettgewebsdurchsetzung des Weichgewebes und der Knochen ganzer Extremitäten; b) die lipomatöse Makrodystrophie mit Riesenwuchs der Hände, Füße oder einzelner Finger bei Kindern oder Jugendlichen (RANAWAZ et al. 1968) und c) die symmetrische Lipomatose des Madelungschen Fetthalses bei Erwachsenen, typischerweise bei ca. 50 Jahre alten männlichen „alkoholischen" Patienten! (STOUT u. LATTES 1967; KODISH et al. 1974; SCHULER et al. 1976).

Makroskopisch: Fettgewebe, typischerweise mit gut erkennbaren Bindegewebssepten.

Mikroskopisch: Reifes Fettgewebe, ähnlich wie im regelrechten subkutanen Fettgewebe oder in einfachen Lipomen, dabei jedoch häufig auffallende Septen aus dichtem oder lockerem myxoidem Bindegewebe.

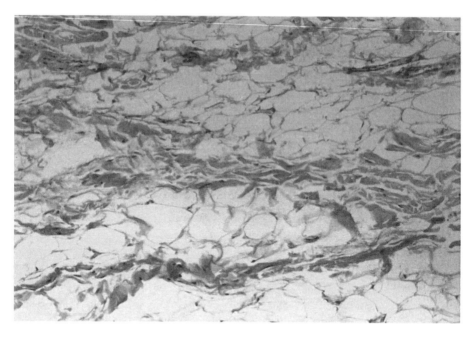

Abb. 46. Lipomatose: Adipozyten ohne Atypien, keine unreifen Fettzellen, unscharfe Abgrenzung von ortsständigem dichtem Bindegewebe und Eindruck des infiltrativen Wachstums. HE × 160

Differentialdiagnose: Einfache Fettsucht, dabei jedoch keine symmetrische Verteilung, einfache Lipome und hochdifferenzierte Liposarkome.

Prognose: Wegen der mühevollen operativen Entfernung und der Assoziation mit einem anhaltenden Alkoholismus, besonders beim Madelungschen Fetthals, häufig Rezidive!

Therapie: Oft nur palliative Exzision möglich.

11. Lipoma arborescens

Definition: Subsynoviale, villonoduläre Fettgewebsproliferation (ALLEN 1981).

Allgemeines: Bewegungseinschränkung im Kniegelenk, sekundäre Arthrose fakultativ (STOUT u. LATTES 1967).

Alters- und Geschlechtsverteilung: 20–60 Jahre, kein Geschlechtsunterschied.

Lokalisation: Kniegelenk, besonders suprapatellär, auch bilaterales Vorkommen.

Makroskopisch: Gelbe bis zu 3 cm große, villonoduläre Tumormassen.

Mikroskopisch: Subsynoviale Knoten aus reifen Fettzellen, mäßige Zahl von Kapillaren und schmale fibröse Septen.

Differentialdiagnose: Sekundäre Fettwucherung nach Osteoarthritis.

Prognose: Gutartig, kann sekundär zur Arthrose führen.

Therapie: Exzision.

II. Maligne Tumoren

1. Liposarkome

Definition: Maligner infiltrativer Tumor aus atypischen Lipoblasten in unterschiedlichen Differenzierungsstadien (WHO/ENZINGER 1969).

Allgemeines: Ende des 19. Jahrhunderts wurden die ersten malignen Fettgewebstumoren beschrieben, die z.T. als „Myxosarkome" entsprechend dem myxoiden Liposarkom, z.T. als „Lipoma sarcomatosum" (BORST 1902) bezeichnet wurden. In den auffallend wenigen ultrastrukturellen Untersuchungen wurde auch die Zellzusammensetzung und die Fettgewebsabstammung der Liposarkome belegt (KINDBLOM u. SAVE-SODERBERGH 1979). Während die Geschichte des Fibrosarkoms, die Geschichte der Sarkomgraduierung schlechthin ist, ist die des Liposarkoms die Geschichte der Entwicklung der Subklassifizierung von Sarkomen. Wegen des unterschiedlichen biologischen Verhaltens und der unterschiedlichen morphologischen Aspekte faßte man schon kurz nach seiner Erkennung eine weitere Unterteilung des Liposarkoms in Subtypen ins Auge. Die Liposarkome sind bei den Weichgewebstumoren insgesamt nicht sehr häufig. Nach den meisten Statistiken liegen sie jedoch bei den malignen Weichgewebstumoren an zweiter Stelle nach den malignen fibrösen Histiozytomen (GLÄSER 1974; MEISTER et al. 1980). Die auch heutzutage am häufigsten angewandte Subklassifizierung der Liposarkome geht zurück auf ENTERLINE et al. (1960) und ENZINGER und WINSLOW (1962). Vier Unterformen des Liposarkoms werden dabei unterschieden:
a) das hochdifferenzierte lipomähnliche Liposarkom,
b) das myxoide Liposarkom – beide vor allem mit Rezidivrisiko bei niedrigem Malignitätsgrad,
c) das Rundzell-Liposarkom und
d) das pleomorphzellige Liposarkom – beide von hohem Malignitätsgrad mit höherem Metastasenrisiko.
e) Außerdem gibt es noch gemischte Liposarkome, die regionale Unterschiede mit den histologischen Befunden von 2–4 unterschiedlichen Subtypen aufweisen. Während maligne Entartung ursprünglich benigner Weichgewebstumoren im allgemeinen, oder Lipome im Speziellen nicht sicher bewiesen sind, so konnten doch Fälle beobachtet werden, bei denen z.B. ähnlich wie bei den malignen Lymphomen ein früher geringgradig maligner Tumor in eine höhere Malignitätsstufe vorrückte (EVANS 1979). Die Mischformen der Lipo-

sarkome mit Befunden entsprechend einem geringgradig malignen hochdifferenzierten Liposarkom oder myxoiden Liposarkom und herdförmigen Veränderungen entsprechend einem hochgradig malignen rundzelligen oder pleomorphen Liposarkom werden auch in diesem Sinne als herdförmig dedifferenzierte Liposarkome gedeutet (KINDBLOM et al. 1975; ALLEN 1981). Nach verschiedenen Untersuchungsreihen und auch in der eigenen Erfahrung finden sich am häufigsten myxoide Liposarkome, danach hochdifferenzierte Liposarkome, pleomorphe Liposarkome und am seltensten rundzellige oder gemischte Liposarkome (ENZINGER u. WINSLOW 1962; EVANS 1979; ALLEN 1981). Dabei wird die Malignität der „hochdifferenzierten Liposarkome" z.T. jedoch angezweifelt (EVANS et al. 1979).

Allgemeines: Besonders die hochdifferenzierten Liposarkome können große Anteile aufweisen, die keine Zeichen der Malignität erkennen lassen und z.T. als Lipom anzusprechen wären. Dieses Phänomen ist jedoch kein Beweis dafür, daß präexistente Lipome herdförmig liposarkomatös entarten.

Alters- und Geschlechtsverteilung: Alle Liposarkomtypen kommen praktisch nie in der ersten Lebensdekade und im übrigen nur selten bei Kindern vor (KAUFFMAN u. STOUT 1959; ALLEN 1981). Der Altersgipfel liegt in der sechsten und siebten Dekade mit Ausnahme des myxoiden Liposarkoms, das den Altersgipfel in der vierten Lebensdekade aufweist. Geringes Überwiegen des männlichen Geschlechts.

Lokalisation: Rumpf und Extremitäten, jedoch kaum an Händen und Füßen. Typischerweise nicht primär im subkutanen Fettgewebe sondern im tieferen Weichgewebe, oft intramuskulär (HAJDU 1979; ALLEN 1981). Klinisch handelt es sich um einen raumfordernden Prozeß, gelegentlich mit Schmerzen bei Lokalisation in den Extremitäten und manchmal mit Allgemeinsymptomen wie Fieber, Leukozytose und Anämie.

Prognose: Abhängig vom histologischen Typ, wobei zellreiche Liposarkomanteile auch immer mit einem hohen Metastasenrisiko einhergehen und z.B. die Metastasen beim geringgradig malignen, zellarmen myxoiden Liposarkom in ungefähr einem Drittel der Fälle nach einem durchschnittlichen Intervall von sechs Jahren auftreten, beim zellreichen pleomorphen Sarkom dagegen in drei Viertel bei einem mittleren Intervall von einem Jahr (ENZINGER u. WINSLOW 1962; EVANS 1979; ALLEN 1981).

Therapie: Chirurgisch mit fakultativer Nachbestrahlung.

a) Hochdifferenziertes Liposarkom (Abb. 47)

Synonyme: Lipomähnliches Liposarkom Grad 1, Liposarkom, sklerosierendes Liposarkom, „atypisches oder pleomorphes Lipom(!)".

Definition: Reife Adipozyten, selten mit Atypien (= „lipomähnliches Liposarkom", sehr selten!). Häufiger zusätzlich auch noch Fibrosierung mit lockerem Bindegewebe (= „sklerosierendes Liposarkom") (ENZINGER u. WINSLOW 1962).

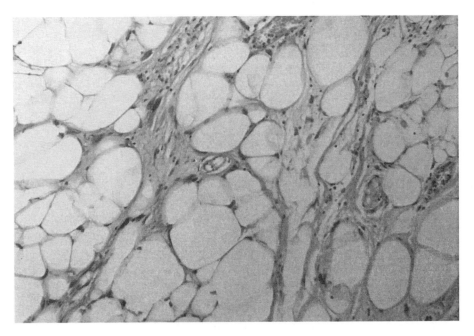

Abb. 47. Hochdifferenziertes Liposarkom: Atypische Zellkerne in den faserhaltigen Anteilen, wie auch in den vakuolisierten Fettzellen. Unterschiedlich stark ausgeprägte Fibrosierung. HE × 250

Allgemeines: Zweithäufigstes Liposarkom, wobei besonders bei Tumoren, die im subkutanen Fettgewebe gelegen sind, jedoch auch bei tiefer im Weichgewebe gelegenen Tumoren an den Extremitäten wegen des relativ guten Verlaufes mit geringem Metastasenrisiko bezweifelt wird, ob es sich wirklich um Liposarkome handelt oder um pleomorphe Lipome (EVANS et al. 1979). Dementsprechend schwanken auch Angaben über ihre Häufigkeit. EVANS et al. (1979) möchten nur für die prognostisch ungünstigen retroperitonealen Tumoren dieser Form den Begriff des hochdifferenzierten Liposarkoms beibehalten. Es sind jedoch in ca. 10% auch metastasierende, hochdifferenzierte Liposarkome beschrieben, nicht nur bei retroperitonealer Lokalisation, sondern auch an den Extremitäten (ALLEN 1981).

Alters- und Geschlechtsverteilung: Altersgipfel in der siebten Lebensdekade, häufiger sind Männer als Frauen betroffen.

Lokalisation: Retroperitoneum paratestikulär, Oberschenkel, Axilla, Hals, Rumpf, Unterschenkel (mit abnehmender Häufigkeit).

Makroskopisch: Gelbliches Fettgewebe mit derben, weißlichen, fibrösen oder gelatinösen Anteilen. Die retroperitonealen, hochdifferenzierten Liposarkome werden meist erst spät erkannt und sind dementsprechend häufig groß, über 15 cm im Durchmesser. In anderen Lokalisationen messen die Tumoren im allgemeinen weniger als 5 cm im Durchmesser.

Mikroskopisch: Reifes Fettgewebe, neben unilokulären, jedoch auch multilokulären Lipoblasten und in den meisten Fällen Unterteilung durch Septen aus mäßig zellreichem oder zellarmem Bindegewebe, oft mit myxoidem Material. Dabei liegen atypische, fibroblastenähnliche Zellen auch im Bindegewebsanteil. Kein auffallender Gefäßreichtum. Keine auffallende mitotische Aktivität. Stellenweise metaplastischer Knochen, z.T. mit osteoklastenähnlichen Riesenzellen und herdförmigen Ansammlungen von Lymphozyten, Plasmazellen und Makrophagen und besonders in Rezidiven im Sinne einer „Dedifferenzierung" auch Befunde wie bei einem Fibrosarkom oder einem malignen fibrösen Histiozytom (EVANS 1979; ALLEN 1981).

Differentialdiagnose: Degeneratives und reaktives Fettgewebe, z.B. bei nicht mehr frischen Fettgewebsnekrosen; pleomorphe Lipome, bzw. Fibrolipome, besonders auch intramuskuläre Lipome mit Zellatypien sowie auch manche Lipoblastome, bzw. Lipoblastomatosen. Liposarkome sind bei Kindern, besonders bei Kleinkindern, äußerst selten (KAUFFMAN u. STOUT 1959)!

Prognose: Nach angestrebter vollständiger chirurgischer Entfernung in 67% Rezidive und in 10% Metastasen (KINDBLOM et al. 1975), Fünf-Jahres-Überlebensrate 85 bis 100%, Zehn-Jahres-Überlebensrate 38 bis 74% (ENZINGER u. WINSLOW 1962; KINDBLOM et al. 1975).

Therapie: Totale chirurgische Entfernung, nach Rezidiven auch Amputation, besonders, wenn in den Rezidiven Zeichen der Dedifferenzierung mit zellreicheren rundzelligen oder pleomorphen Abschnitten sowie fibrosarkomähnliche Anteile vorliegen, wie sie bei metastasierten hochdifferenzierten Liposarkomen obligatorisch zu sein scheinen.

b) Myxoides Liposarkom (Abb. 48, 49)

Synonyme: Embryonales Liposarkom, „Grad 1-Liposarkom".

Definition: Myxoider zellarmer Tumor mit oft nur wenigen erkennbaren Lipoblasten (ENZINGER u. WINSLOW 1962).

Allgemeines: Die häufigste Liposarkomform (HAJDU 1979; EVANS 1979).

Alters- und Geschlechtsverteilung: Der Altersgipfel liegt in der vierten Lebensdekade, fast alle Patienten sind zwischen 20 und 60 Jahre alt, dabei geringes Überwiegen der Männer.

Lokalisation: Fast immer im tiefen Weichgewebe, am häufigsten an der unteren Extremität, meist im Oberschenkel, jedoch auch im Sprunggelenksbereich, im Knie und in der Wade. Die zweithäufigste Lokalisation ist das Retroperitoneum, danach der Rumpf, vor allem das Gesäß, selten der Hals und der Oberarm.

Makroskopisch: Die Tumoren sind typischerweise um 10 cm groß, deutlich schleimig muzinös, lobuliert und z.T. leicht ausschälbar. Von der Schnittfläche kann schleimige Flüssigkeit abtropfen, die schleimige zystische Degeneration kann auch makroskopisch auffallen.

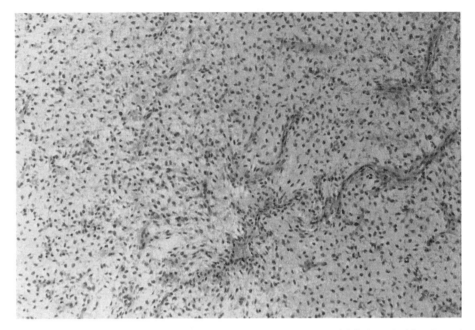

Abb. 48. Myxoides Liposarkom: Mäßig zelldichter Tumor mit reichlich mukoider Grundsubstanz und charakteristischem, ausgeprägtem verzweigtem Gefäßmuster. Hier vorwiegend undifferenzierte rund- bis spindelzellige Kerne. HE × 160

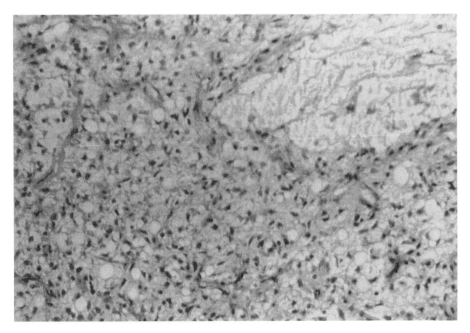

Abb. 49. Myxoides Liposarkom: Tumor mit stärkerer Ausreifung und gut erkennbaren uni- oder multilokulären Fettzellen. Herdförmig stärkere myxoide Veränderungen mit zystischer Degeneration. HE × 250

Mikroskopisch: Im Gegensatz zum klinischen Eindruck besteht keine scharfe Abgrenzung, außerhalb der Haupttumormasse finden sich Ausläufer, die die Umgebung infiltrieren. Die Tumoren sind mäßig zellreich bis zellarm. Die vorherrschende Zelle ist nicht vakuolisiert, mit ovalem oder sternförmigem Kern, gering hyperchromatisch, ohne auffallende Atypie und mit unscharf begrenztem Zytoplasma. Nur vereinzelt ist in diesen Zellen in der Fettfärbung feinkörniges sudanophiles Material nachweisbar. Daneben liegen auch in unterschiedlicher Zahl vakuolisierte Zellen entsprechend Lipoblasten vor. Ausgeprägte Atypien, multinukleäre Lipoblasten und auch Mitosen sind selten. Typisch ist das ausgeprägte plexiforme Kapillarmuster. Die myxoide Substanz besteht vorwiegend aus sauren Mucopolysacchariden, basophil mit Hämatoxylin-Eosin und Alcianblau positiv mit Auflösung nach Behandlung mit Hyaluronidase. Das myxoide Material liegt z.T. gleichmäßig zwischen den Zellen verteilt und sammelt sich in kleinen Zysten an mit peripherer Zellkonzentration und Schleimpfützen.

Differentialdiagnose: Intramuskuläre Myxome, Myxolipome und myxoide Spindelzell-Lipome, sowie vor allem die myxoide Variante des malignen fibrösen Histiozytoms, die in manchen Fällen kaum vom myxoiden Liposarkom abzugrenzen ist (WEISS u. ENZINGER 1977). Außerdem können auch bei myxoiden Liposarkomen herdförmig Veränderungen im Sinne eines nicht myxoiden fibrösen Histiozytoms vorkommen. Auffallend beim myxoiden malignen fibrösen Histiozytom sind die mehrkernigen Zellen, Mitosen und stellenweise das storiforme Muster sowie das eosinophile Zytoplasma der Zellen. Das Gefäßmuster kann auch beim myxoiden malignen fibrösen Histiozytom prominent sein, es zeigt jedoch nicht einen verzweigten Bau sondern ein kurvilineares Muster z.T. mit hämangioperizytomähnlichen Abschnitten. Vakuolisierte, lipoblastenähnliche Zellen können ebenfalls vorliegen, jedoch keine echten Lipoblasten (EVANS 1979).

Prognose: Sie hängt von der Tumorgröße und auch von der Lokalisation ab und ist am schlechtesten bei den retroperitonealen Tumoren. Nach einer Untersuchungsreihe betrugen die Lokalrezidive 53%, die Fünf-Jahres-Überlebensrate lag bei 77%, die Zehn-Jahres-Überlebensrate bei 45%. Die Metastasenrate war etwas höher als beim hochdifferenzierten Liposarkom. Wichtig ist die Lokalisation, wie die Unterschiede der Fünf-Jahres-Überlebensrate des myxoiden Liposarkoms zeigen: Mit nur 39% bei retroperitonealen, jedoch 71% bei Tumoren der unteren Extremität (ENZINGER u. WINSLOW 1962).

Therapie: Lokalexzision mit Nachbestrahlung.

c) *Rundzell-Liposarkom* (Abb. 50)

Synonyme: „Nicht-myxoides Liposarkom", „adenoides" Liposarkom.

Definition: Rundkernige Zellen ohne auffallende Atypie, gelegentlich mit einzelnen oder mehreren Vakuolen (ENZINGER u. WINSLOW 1962).

Allgemeines: Reine Rundzellen-Liposarkome sind sehr selten, häufiger finden sich Rundzell-Liposarkomherde bei Dedifferenzierung von myxoiden oder hochdifferenzierten Liposarkomen (KINDBLOM et al. 1975; EVANS 1979).

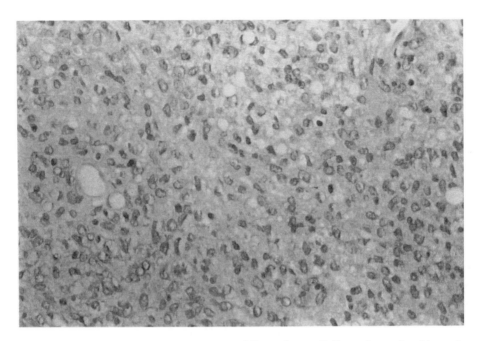

Abb. 50. Rundzell-Liposarkom: Neben undifferenzierten Zellen mit runden bis ovalen Kernen, z.T. auch neoplastische Fettzellen mit vakuolisiertem Zytoplasma. Keine ausgeprägte Pleomorphie. HE × 250

Alters- und Geschlechtsverteilung: Der Altersgipfel liegt in der sechsten Dekade, keine wesentlichen Geschlechtsunterschiede sind bekannt.

Lokalisation: Am häufigsten Oberschenkel, gefolgt vom Retroperitoneum, Hals und Unterarm. Typischerweise liegen diese Tumoren tief im Weichgewebe. Sichere Fälle von primär oberflächlichen, subkutanen Tumoren sind nicht bekannt.

Makroskopisch: Im allgemeinen klinisch anscheinend gut abgegrenzt, lobuliert, z.T. gelblich fettig, z.T. derb, weiß bis rosa, mit Blutungen, Nekrosen und Zysten.

Mikroskopisch: Zellreich mit runden, hyperchromatischen Kernen. Keine auffallende Atypie und keine bizarren multinukleären Tumorzellen. Einzelne monovakuoläre „Siegelringzellen". Selten auch multilokuläre Zellen. Das Zytoplasma ist im übrigen eher eosinophil, mit unscharfen Zellgrenzen. Gelegentlich auch fibrosarkomähnliche und myxoide („adenoide") Bereiche. Dabei auch deutlich plexiformes Kapillarmuster und stellenweise muzinöse Zwischensubstanz mit kleinen muzinösen Pfützen (ALLEN 1981).

Differentialdiagnose: Meistens deutlich erkennbarer maligner Tumor, wobei verschiedene „Rundzellsarkome" zur Wahl stehen (z.B. auch maligne Lymphome wie „Siegelringlymphome") oder maligne Histiozytosen und undifferenzierte Karzinome.

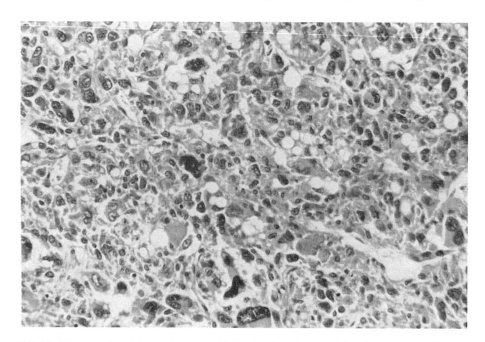

Abb. 51. Pleomorphes Liposarkom: Auffallende Zellpleomorphie mit anaplastischen, oft mehrkernigen Tumorriesenzellen. Häufig vakuolisiertes Zytoplasma entsprechend neoplastischen Fettzellen. HE × 250

Prognose: Rezidivrate bei 85–86%, die Fünf-Jahre-Überlebensrate 18–23% (ENZINGER u. WINSLOW 1962; KINDBLOM et al. 1975). 50% starben innerhalb eines Jahres nach der ersten Diagnose.

Therapie: Chirurgie, adjuvante Strahlentherapie sowie Chemotherapie.

d) Pleomorphes Liposarkom (Abb. 51)

Synonym: „Nicht-myxoides Liposarkom".

Definition: Tumor aus ein- und mehrkernigen vakuolisierten Lipoblasten (ENZINGER u. WINSLOW 1962).

Allgemeines: Dritthäufigste Liposarkome, wobei die Häufigkeit von den angewandten Kriterien abhängt. Typisch sind bei diesen Tumoren atypische oft auch multinukleäre Lipoblasten (ALLEN 1981).

Alters- und Geschlechtsverteilung: Der Altersgipfel liegt in der siebten Lebensdekade, fast alle Patienten sind zwischen 40 und 70 Jahre alt. Kein wesentlicher Geschlechtsunterschied ist bekannt.

Lokalisation: Am häufigsten das tiefe Weichgewebe des Oberschenkels, danach Rumpf, Retroperitoneum und vereinzelt auch subkutanes Gewebe.

Makroskopisch: Fleischige, gelblich bis graurosa lobulierte Tumoren mit Blutungen und Nekrosen.

Mikroskopisch: Zellreiche pleomorphzellige Sarkome mit ausgeprägter Hyperchromasie, die dominierende Zelle entspricht mit multiplen Vakuolen Lipoblasten, oft mit leuchtend eosinrotem (ziegelrotem) Zytoplasma, oval oder auch länglich fibroblastenähnlich. In der Fettfärbung lassen sich große Fetttropfen im Zytoplasma der Zelle nachweisen. Stellenweise können auch Anteile vorliegen, die morphologisch einem malignen fibrösen Histiozytom entsprechen. Die Abgrenzung ist deswegen besonders schwierig, da auch in histiozytären Tumorzellen kleine Fetttropfen nachweisbar sind und umgekehrt in Liposarkomen bei Nekrosen und Blutungen reaktive Histiozyten vorliegen können (WEISS u. ENZINGER 1977, 1978; ALLEN 1981).

Differentialdiagnose: Malignes fibröses Histiozytom und andere pleomorphe Sarkome, z.B. pleomorphe Rhabdomyosarkome mit Vakuolen, die degeneratives Fett oder Glykogen enthalten. Selten auch fetthaltige Karzinome, z.B. gering differenzierte Nierenkarzionome.

Prognose: Schlecht, Lokalrezidive in 73–74%. Fünf-Jahres-Überlebensrate 0–21%, Zehn-Jahres-Überlebensrate 5% (ENZINGER u. WINSLOW 1962; KINDBLOM et al. 1975).

Therapie: Operation, zusätzlich Strahlen- sowie Chemotherapie.

e) Gemischte Liposarkome (Abb. 52)

Definition: Kombination der oben genannten Liposarkomformen „typischerweise hochdifferenzierte oder myxoide Liposarkome mit rund- oder pleomorphzelligen Anteilen" (KINDBLOM et al. 1975; EVANS 1979; ALLEN 1981).

Allgemeines: Nimmt man eine Dedifferenzierung von vorbestandenen geringgradig malignen Liposarkomen an, so wird man erwartungsgemäß myxoide oder hochdifferenzierte Liposarkome finden können mit Herden, die einem rundzelligen oder pleomorphen Sarkom entsprechen (ALLEN 1981).

Alters- und Geschlechtsverteilung: Der Altersgipfel liegt in der fünften Dekade, häufiger sind Männer als Frauen erkrankt.

Lokalisation: Oberschenkel, Retroperitoneum und tiefes Weichgewebe des Sprunggelenkes.

Makroskopisch: Zwischen 5 und 29 cm große, multilobuläre Tumoren, gelblich, weißlich, z.T. myxoid und rötlich mit einer Vielfalt von Farben und Konsistenzunterschieden, oft auch zystisch.

Mikroskopisch: Zellreiche, rundzellige oder pleomorphzellige Herde in einem myxoiden oder gut differenzierten bzw. kombinierten geringgradig malignen Liposarkom. Zum Teil auch hämangioperizytomähnliche, fibrosarkomähnliche und besonders fibrohistiozytomähnliche Anteile. Knochen- und Knorpelmetaplasien können vorkommen.

Prognose: Sie soll besser sein als beim rein rund- oder pleomorphzelligen Liposarkom. So fand sich in der Serie von KINDBLOM et al. (1975) für das

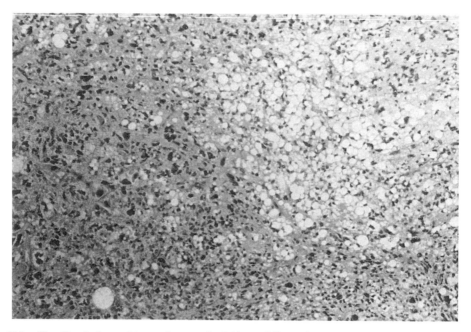

Abb. 52. Gemischtes Liposarkom mit höher differenzierten, stellenweise myxoiden Tumoranteilen (rechte obere Bildhälfte) und ausgeprägter Pleomorphie, vereinbar mit „Entdifferenzierung" (linke untere Bildhälfte). HE × 160

hochdifferenzierte Liposarkom mit pleomorphen rundzelligen Anteilen eine Rezidivrate von 74%, eine Fünf-Jahres-Überlebensrate von 38% und eine Zehn-Jahres-Überlebensrate von 33% für das myxoide Liposarkom mit pleomorphen rundzelligen Anteilen eine Rezidivrate von nur 57%, jedoch auch eine Fünf-Jahres- und Zehn-Jahres-Überlebenszeit von nur 30%.

D. Tumoren des Muskelgewebes

I. Glatte Muskulatur

1. Benigne Tumoren

a) Leiomyom (Abb. 53, 54)

Synonym: Myofibrom.

Definition: Gutartiger Tumor glatter Muskelzellen mit nicht gestreiften intrazytoplastischen Myofibrillen (WHO/ENZINGER 1969).

Allgemeines: Die Leiomyome des Weichgewebes können von der glatten Muskulatur der Gefäßwände ausgehen (AUFRECHT 1868; PERL 1871; BARTKOWIAK 1936; KEVORKIAN u. CENTO 1973), was z.B. im subkutanen Fettgewebe,

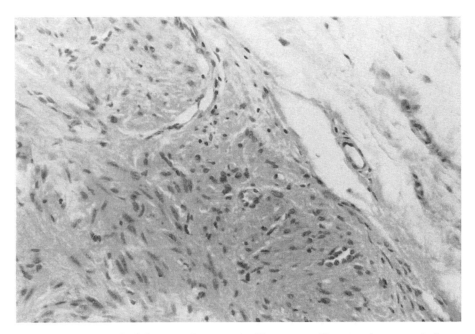

Abb. 53. Leiomyom: Peripher gut abgegrenzter Knoten aus längs- und quergeschnittenen Faserbündeln mit integrierten Gefäßen. Charakteristische längliche, stumpfe Kerne ohne Atypien oder mitotische Aktivität. HE ×250

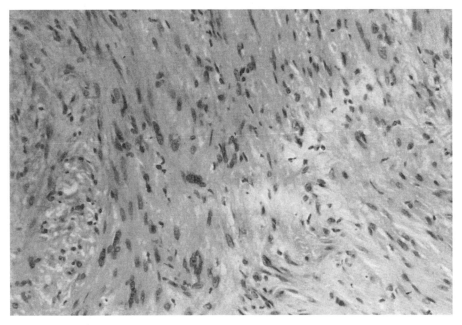

Abb. 54. „Atypisches" Leiomyom: Längs- und quergeschnittene Faserbündel mit deutlichen Kernatypien, die bei mangelnder mitotischer Aktivität und herdförmiger Fibrosierung einer regressiven Veränderung entsprechen. HE ×250

z. T. auch in der Dermis der Fall sein kann. Besonders bei den oberflächlichen und multinodulären Leiomyomen in der Dermis wird die Pilarmuskulatur als Ausgangspunkt angesehen, bei Lokalisation im Skrotum der m. dartos (STOUT 1937; KLOEPFER et al. 1958; DUHIG u. AYER 1959). Einer der ersten histologisch beschriebenen Fälle eines multinodulären Leiomyom stammt von VIRCHOW (1854). Multiple Leiomyomknoten sind typischerweise nicht gleichmäßig über dem Körper verstreut sondern herdförmig konzentriert. Bei oberflächlichen Myomen sind Schmerzattacken typisch.

Alters- und Geschlechtsverteilung: Vorwiegend sind mittelaltrige Frauen befallen, jedoch auch Kinder können erkranken (YANNOPOULOS u. STOUT 1962; BOTHING u. SOULE 1965).

Lokalisation: Am häufigsten Unterschenkel.

Makroskopisch: Oft multiple, scharf abgegrenzte, derbe, weiße faszikulierte Knoten mit erkennbarem Gefäßreichtum, die meist nur wenige cm groß sind. Bei größeren Tumoren finden sich häufiger Nekrosen.

Mikroskopisch: Durchflochtene Bündel aus länglichen Zellen mit stumpfem Kern und in der von Gieson-Färbung, Fuchsin-negativem Zytoplasma. Die Zellen sind eingescheidet durch Silberfasern (Kollagen III), z.T. auch durch fuchsinophiles Kollagen I. Typisches durchflochtenes Muster mit längs- und quergeschnittenen Bündeln. In den quergeschnittenen Bündeln Zellen mit rundem Kern und perinukleärem Hof, sowie integrierte Endothelräume bzw. Gefäßwände. Insgesamt sind diese Tumoren eher gefäßreich. Mitosen können vereinzelt vorhanden sein. Zellatypien sind streckenweise ausgeprägt, ähnlich den degenerativen Zellveränderungen beim pleomorphen bzw. atypischen Lipom (KINDBLOM et al. 1982) oder „Ancient-Neurinom" (HARKIN u. REED 1969). Die bindegewebigen Anteile sind von Tumor zu Tumor und regional unterschiedlich. Sie können stellenweise dominieren, wobei z.T. zellarmes oft hyalines Material vorliegt (=„Myofibrom"). Vgl. entsprechende Situation im Uterus.

Differentialdiagnose: Neurinom, „Fibrom", fibröses Histiozytom.

Prognose: Gut, aber intravaskuläres Wachstum („intravaskuläres Leiomyom") (STEINER 1939; HARPER u. SCULLY 1961; SCHARFENBERG u. GEARY 1974), hämatogene Verschleppung („metastasierendes Leiomyom") (STEINER 1939; HARPER u. SCULLY 1961), oder lokale Dissemination („disseminierte, peritoneale Leiomyomatose") (ATERMANN et al. 1977; GOLDBERG et al. 1977; NOGALES 1978) sind beschrieben. Dabei ist zumindest in einigen Fällen nicht auszuschließen, daß es sich auch um hochdifferenzierte Leiomyosarkome mit Gefäßeinbrüchen und Metastasen handeln könnte (SPIRO u. KOSS 1965; SPIRO u. MCPEAK 1966; HAJDU 1979).

Die Dignitätsbestimmung ist bei den glatten Muskeltumoren schwierig, da 1. die histologischen Dignitätskriterien bei den Tumoren der glatten Muskulatur im allgemeinen nicht zuverlässig sind, 2. auch Unterschiede in der Wertigkeit der einzelnen, zur Diskussion gestellten Kriterien je nach Tumorenlokalisation bestehen und 3. wie bei den übrigen mesenchymalen Tumoren die morphologischen Malignitätskriterien nicht in allen Tumorbereichen erkennbar sein müs-

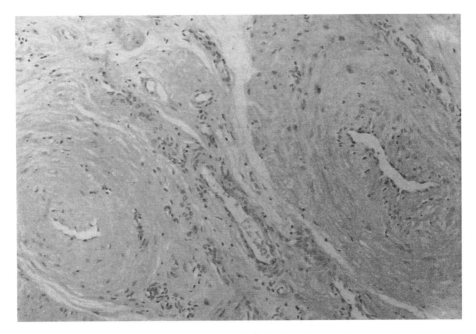

Abb. 55. Angiomyom: Dickwandige, venenähnliche Strukturen, integriert in solide glatte Muskelbündel. Keine Atypie. HE × 160

sen (MEISTER 1979). Auch eine hohe Zelldichte, wie beim „zellreichen Myom", ist kein Beweis für Malignität (FERENCZY et al. 1971).

Therapie: Totalentfernung, schon zur vollständigen histologischen Abklärung des Tumors, um evtl. vorhandene „sarkomatöse" Bereiche auszuschließen.

b) Angiomyom (Abb. 55)

Synonym: Vaskuläres Leiomyom.

Definition: Knotige Spindelzellproliferation mit integrierten dickwandigen oft gewundenen Gefäßen (WHO/ENZINGER 1969).

Allgemeines: Diese Tumoren wurden früher z.T. den Hämangiomen zugerechnet. Es bestehen fließende Übergänge einerseits zum Leiomyom, das an sich in der Regel eine deutliche Gefäßversorgung besitzt, andererseits zu Hämangiomen mit muskulären Gefäßen (= „venösen Hämangiomen") (DUHIG u. AYER 1959).

Alters- und Geschlechtsverteilung: Überwiegen von Kindern und vom weiblichen Geschlecht.

Lokalisation: Typischerweise am Hand- und Fußgelenk.

Makroskopisch: Weißlich bis rosa, scharf begrenzte Knoten.

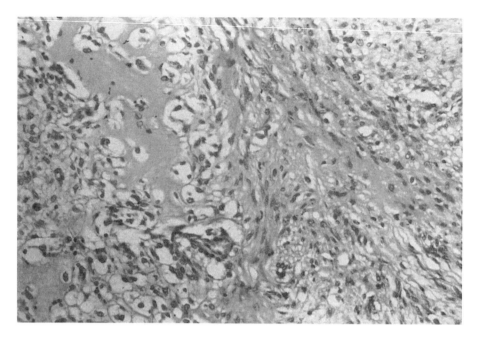

Abb. 56. Leiomyoblastom: Neben Anteilen mit spindelzelligen, z.T. gebündelten glatten Muskelzellen, auffallend zytoplasmareiche, helle, z.T. epitheloide, bizarre Leiomyoblasten mit mäßiger Zellatypie und einzelnen mehrkernigen Zellen (in der linken Bildhälfte). HE × 250

Mikroskopisch: Ein Konvolut aus Endothelräumen mit muskelstarker Wand, wobei die zirkulär angeordneten Spindelzellen der Gefäßwand tangential in solide Tumoranteile mit typisch durchflochtenem Muster übergehen. Auch bei diesen Tumoren können ausgeprägte, wahrscheinlich degenerative Zellatypien vorliegen!

Differentialdiagnose: Beim vaskulären Leiomyom: Glomangiome, die eine ausgeprägte glatte Muskelkomponente (=myomatöser Typ) aufweisen und Hämangioperizytome, die stellenweise ebenfalls spindelzellig gebaut sein können, wogegen glatte Muskeltumoren auch rundzellige Anteile (wie z.B. beim Leiomyoblastom) aufweisen, sowie venöse Hämangiome mit ausgeprägtem Muskelanteil (LIN u. SVOBODA 1971). Die Tumoren sind in der Regel schmerzhaft und häufig multipel.

Prognose: Wie beim einfachen Leiomyom keine eigentlichen Lokalrezidive, jedoch gelegentlich nach der operativen Entfernung in der Umgebung neu aufschießende Leiomyomknoten.

Therapie: Exzision.

c) *Epitheloides Leiomyom* (Abb. 56)

Synonyme: Bizarres Leiomyom, Leiomyoblastom.

Definition: Glatter Muskeltumor aus unreifen rundlichen oder polygonalen Zellen mit azidophilem oder klarem Zytoplasma (WHO/ENZINGER 1969).

Allgemeines: Wurde ursprünglich im Gastrointestinaltrakt (STOUT 1962) beschrieben, kann jedoch auch im Weichgewebe vorkommen (LAVIN et al. 1972). Häufig Übergänge in typisch spindelzellige Anteile des Tumors. Umgekehrt findet man öfters epitheloide Anteile bei Leiomyomen und eher noch bei Leiomyosarkomen (HAJDU et al. 1972; APPELMAN u. HELWIG 1976; ENZINGER et al. 1976).

Alters- und Geschlechtsverteilung: Altersgipfel liegt zwischen 50 und 70 Jahren, Männer überwiegen mit 2,5:1.

Lokalisation: Am häufigsten in der Magenwand, jedoch auch im Mesenterium und Omentum sowie im Uterus und manchmal im Weichgewebe.

Makroskopisch: Knotiger, weißer Tumor von mittlerer bis weicher Konsistenz, meistens wenige cm groß.

Mikroskopisch: Runde bis polygonale Zellen, herdförmiger Übergang in spindelzellige und z.T. gebündelte Anteile. Das Zytoplasma ist entweder stark eosinophil oder vakuolisiert bis „klar". Bei den „klaren" Zellen handelt es sich wahrscheinlich um degenerative Veränderungen, die PAS- und fettnegativ sind. Einzelne mehrkernige Riesenzellen können vorkommen. Mäßige Atypie und vor allem in den Übergängen zu den spindelzelligen Anteilen auch einzelne Mitosen. Ausgeprägtes, plexiformes Kapillarnetz. Häufig Blutungen. Zum Teil regressive Veränderungen mit myxoider Auflockerung und Fibrose.

Differentialdiagnose: Andere hellzellige und/oder epitheloidzellige Sarkome (z.B. Klarzellsarkome oder epitheloide Sarkome) und hellzellige Karzinome bzw. Karzinoide.

Prognose: Die Grenze zwischen gut- und bösartig ist unscharf. Auf die Dauer besteht bei diesen Tumoren eher ein allgemeines Malignitätsrisiko (=„potentiell maligne" Tumoren). Faktoren, die die Dignität beeinflussen: a) Tumorgröße und b) Mitosenzahl. Bei Tumorgröße unter 6 cm in 20%, bei Tumorgröße von mehr als 6 cm in 70% Metastasen, mit 10 cm Durchmesser 75% Metastasen! Auch ohne Mitosen schon in 2% Metastasen, bei mehr als 10 Mitosen pro 50 Gesichtsfeldern bei starken Vergrößerungen sollen immer Metastasen auftreten, wenn auch oft erst nach jahrelangem Intervall (ENZINGER et al. 1976; ENZINGER 1980).

Die epitheloiden Leiomyome müssen im allgemeinen als potentiell maligne angesehen werden. Bei großen, mitosenreichen Tumoren kann man von vornherein von epitheloiden Leiomyosarkomen sprechen.

Therapie: Totale Exzision.

2. Maligne Tumoren

a) *Leiomyosarkom* (Abb. 57)

Definition: Tumor aus spindelzellzigen glatten Muskelzellen, die Atypie aufweisen können. Das wichtigste Kriterium ist jedoch eine deutliche mitotische Aktivität. Dabei findet sich eine unterschiedliche Ausdifferenzierung von Myofibrillen (WHO/ENZINGER 1969).

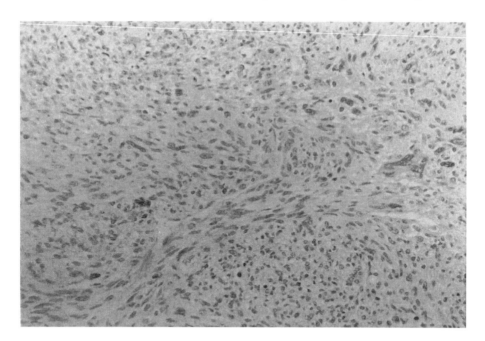

Abb. 57. Leiomyosarkom, entsprechend Differenzierungsgrad 2: deutlich erkennbare Zellatypien und mitotische Aktivität, dabei vorwiegend typische stumpfe längliche Kerne und längs- bzw. quergetroffene Faserbündel. HE × 160

Allgemeines: Es handelt sich um seltene Tumoren des Weichgewebes. Als Ausgangspunkt wird die glatte Muskulatur der Pilarmuskulatur oder der Gefäßwände angenommen, z.T. sind auch erkennbare topographische Beziehungen zu Gefäßwänden, vor allem zu Venen vorhanden, wie z.B. beim retroperitonealen Leiomyosarkom mit Ursprung von der Vena cava oder von spermatischen Blutgefäßen (STOUT u. HILL 1958; PHELAN et al. 1962; DAHL u. ANGERVALL 1974; BAILEY et al. 1976; BREWSTER et al. 1976; DAVIS et al. 1976; SEO et al. 1980; WILE et al. 1981). Die histologischen Kriterien der Malignität sind nicht exakt definiert, außerdem von Tumor zu Tumor und innerhalb eines Tumors von einem zum anderen Bereich wechselnd. Erfahrungsgemäß sollten alle Tumoren der glatten Muskulatur, die nur irgendeine mitotische Aktivität aufweisen und über 2,5 cm Durchmesser groß sind, als maligne betrachtet werden (STOUT u. HILL 1958; HAJDU 1979).

Alters- und Geschlechtsverteilung: Der Altersgipfel liegt in der sechsten Dekade, die meisten Patienten sind zwischen 40 und 70 Jahre alt. Insgesamt sind häufiger Frauen erkrankt, insbesondere bei retroperitonealen Tumoren. Kinder sind seltener betroffen (YANNOPOULOS u. STOUT 1962; BOTHING u. SOULE 1965).

Lokalisation: In abnehmender Häufigkeit: Retroperitoneum, einschließlich Vena cava und ileo-femorale Blutgefäße, peripheres Weichgewebe (obere Extremität, Ober- und Unterschenkel, Rumpf). Dabei findet sich meist eine tiefe intramuskuläre Lage der Leiomyosarkome des Weichgewebes, weniger häufig subkutane oder dermale Tumoren. Bei Lokalisation in Bauchdecke, Oberschenkel, Gesäß und Rücken überwiegen die Männer.

Makroskopisch: Retroperitoneal eher über, im Weichgewebe eher unter 5 cm große, knotige, weißliche oder rosa Tumoren von unterschiedlicher Konsistenz mit herdförmigen Erweichungen, Blutungen und zystischer Degeneration.

Mikroskopisch: Wie auch bei Fibrosarkomen gibt es keine Subtypen. Wegen der unterschiedlichen Prognose ist jedoch eine Gradeinteilung von 1–3 angebracht. Beim Grad 1-Leiomyosarkom besteht oft der einzige Unterschied zum gutartigen Tumor, dem Leiomyom, in der mitotischen Aktivität. Die Mitosen schwanken zwischen 2 bis 40 pro 10 Blickfelder bei starker Vergrößerung, wobei zahlreiche atypische Mitosen vorliegen (WHILE et al. 1981). Diese Zeichen der Malignität müssen dabei nicht überall im Tumor zu finden sein. Wie beim Liposarkom können auch beim Leiomyosarkom über weite Strecken die Hinweise auf Malignität fehlen. Beim Grad 2-Leiomyosarkom sind ähnlich wie bei den Leiomyomen längs- und quergeschnittene Bündel mit stumpfen Zellen und unterschiedlich viel myxoider oder fibröser intrazellulärer Matrix erkennbar. Zum Teil Pallisadenstellung der Kerne. Das Zytoplasma der Zellen ist deutlich eosinophil, meist mit erkennbarer Längsstreifung, gelegentlich vakuolisiert und auf dem Querschnitt mit perinukleärem Halo. Im allgemeinen enthält der Tumor nur mäßig viele Gefäße und nur selten gefäßreiche hämangioperizytomähnliche Bereiche. Besonders gefäßreiche Exemplare von Leiomyosarkomen wurden auch als malignes Gegenstück zum Angiomyom beschrieben (VARELA-DURAN et al. 1979). Regressive Veränderungen sind entweder zystische Erweichungen oder Fibrose bzw. Hyalinisierung. Mit abnehmender Differenzierung und höherem Malignitätsgrad (entsprechend dem Leiomyosarkom Grad 3) nimmt die Zellatypie zu, mit mehrkernigen Tumorriesenzellen und Verlust der Bündelung und Gefäßbeziehung. Dabei findet sich zunehmende Ähnlichkeit zum Rhabdomyosarkom.

Differentialdiagnose: Rhabdomyosarkom: Zum Teil Schwierigkeiten in der Abgrenzung gegenüber dem pleomorphen Rhabdomyosarkom. Umgekehrt können sich auch beim Rhabdomyosarkom neben Bereichen mit dafür typischem Aufbau auch leiomyosarkomähnliche Abschnitte finden! Fällt die Entscheidung Leiomyosarkom oder Rhabdomyosarkom schwer, kann der weniger festgelegte Begriff „Myosarkom" angewendet werden. Wertvoll bei der Differentialdiagnose zwischen Tumoren der glatten und gestreiften Muskulatur und anderen spindelzelligen Tumoren sind feinstrukturelle Untersuchungsmethoden (HARRIS 1981; KONRAD et al. 1981) sowie immunhistochemische Untersuchungen (PERTSCHUK 1975), besonders mit Antisera auf intermediäre Filamente, wie z.B. Desmin (EVANS et al. 1982).

Weitere Differentialdiagnosen: Malignes Schwannom, Fibrosarkom und malignes fibröses Histiozytom; besonders auch gegenüber dem geringer differenzierten Leiomyosarkom Grad 2 und 3.

Prognose: 80% der Patienten sterben innerhalb von sechs Jahren nach Diagnosestellung. Besonders häufig sind Metastasen bei retroperitonealen Tumoren, wahrscheinlich in Zusammenhang mit den dabei häufig großen Tumoren. Die Prognose ist in erster Linie von der Tumorgröße abhängig, in zweiter Linie von der Mitosenfrequenz (HAJDU 1979; WILE et al. 1980).

Therapie: In erster Linie operative Entfernung, außerdem Bestrahlung und Chemotherapie.

II. Gestreifte Muskulatur

1. Benigne Tumoren

a) Rhabdomyome

Definition: Gutartige Tumoren aus quergestreiften Muskelzellen mit unterschiedlichem Differenzierungsgrad (WHO/ENZINGER 1969).

Allgemeines: Die Pathogenese der extrakardialen Rhabdomyome ist noch nicht sicher geklärt. Neben einer Neoplasie werden sowohl eine Fehlentwicklung wie auch eine Ausreifungsstörung diskutiert (DI SANT' AGNESE u. KNOWLESS 1980; KONRAD et al. 1981). Es können drei Subtypen unterschieden werden (KONRAD et al. 1981, 1982). 1967 wurde der fetale Typ vom adulten Rhabdomyom abgegrenzt (STOUT u. LATTES), wobei angenommen wird, daß es sich hier vielleicht nicht um zwei verschiedene Tumortypen handelt sondern um unterschiedliche Reifungsgrade des gleichen Tumors (WALTER u. GUERBAONI 1976). 1969 wurde auch noch eine dritte Form des benignen Rhabdomyoms, nämlich das Rhabdomyom des weiblichen Genitaltraktes unterschieden (CEREMSAK 1969). Der Granularzelltumor („Granularzellmyoblastom") wird von WHO/ENZINGER (1969) als Tumor unbestimmter Histogenese aufgeführt und nicht der Gruppe der Tumoren der gestreiften Muskulatur zugerechnet (CORNOG u. GONATAS 1967; BATTIFORA et al. 1969).

α) Adultes Rhabdomyom (Abb. 58)

Definition: Tumor aus reif wirkenden, z.T. quergestreiften Muskelzellen (STOUT u. LATTES 1967).

Allgemeines: Hier handelt es sich um den am längsten und besten bekannten Typ eines gutartigen, gestreiften Muskeltumors mit der großen Ähnlichkeit der Tumorzellen zu regelrechten gestreiften Muskelzellen (KONRAD et al. 1981, 1982). Feinstrukturell finden sich Myofilamente und Z-Band-Material (CZERNOBILSKY et al. 1968; GOLD u. BOSSEN 1976; MILLER et al. 1978).

Lokalisation: Typischerweise Kopf und Hals. Selten auch viszerale Rhabdomyome, z.B. im Mediastinum oder Magen.

Makroskopisch: Knotiger, gut abgegrenzter, oft abgekapselt erscheinender bräunlicher Tumor.

Mikroskopisch: Häufig findet sich eine periphere Abgrenzung durch eine schmale Bindegewebskapsel. Der Tumor ist aus einheitlich großen, runden oder

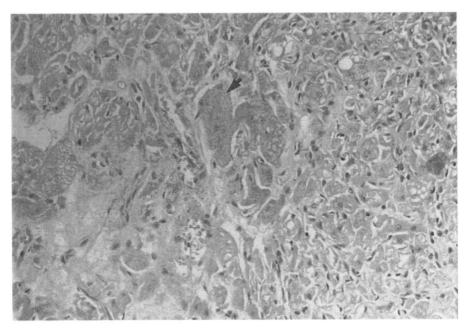

Abb. 58. Adultes Rhabdomyom: Unterschiedlich große, z.T. mehrkernige Muskelzellen mit reichlich eosinrot fein granulierten Zytoplasma, das z.T. Querstreifung erkennen läßt (*Pfeil*). Keine Zellatypien oder Mitosen. HE × 160

polygonalen Zellen mit eosinophilem Zytoplasma zusammengesetzt, in dem zahlreiche glykogenenthaltene Zytoplasmavakuolen, sowie stäbchenförmige Einschlüsse nachweisbar sind. Regional unterschiedlich und von Typ zu Typ verschieden herrschen längliche Zellen vor, oft balkenförmig oder spitz auslaufend mit eosinrotem gekörntem Zytoplasma, häufiger mit Längsstreifung und seltener mit Querstreifung oder rundliche Zellen mit einem zentralen Kern und reichlich peripheren Vakuolen sowie dazwischen gelegenen spinnenfußähnlichen, eosinroten Zytoplasmaanteilen („Spinnenzellen"). Wenig bindegewebiges Stroma ergibt nur eine angedeutete lobuläre Unterteilung.

Differentialdiagnose: Regelrechte oder degenerativ oder reaktiv veränderte Muskulatur. Granularzelltumor (früher häufig gebrauchtes Synonym: „Granularzellmyoblastom").

Prognose: Vereinzelt gibt es multiple adulte Rhabdomyome und Rezidive, offensichtlich bei multifokal wachsenden Tumoren.

Therapie: Vollständige Exzision zur Vorbeugung von Rezidiven und zur histologischen Verifizierung der Diagnose.

β) Fetales Rhabdomyom (Abb. 59, 60)

Definition: Unreife kleinere Muskelzellen, nur vereinzelt mit Querstreifung (STOUT u. LATTES 1967).

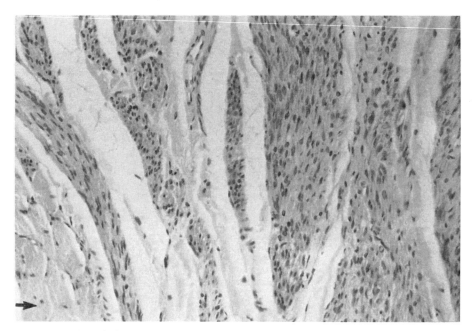

Abb. 59. Fetales Rhabdomyom: Neben Gruppen aus erhaltenen regelrechten Muskelzellen (*Pfeil*), auffallend schmälere Faserbündel mit zentralen, länglichen Kernen ohne Atypie. HE × 160

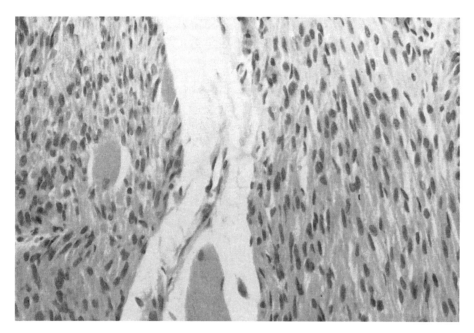

Abb. 60. Fetales Rhabdomyom: Dicht gelagerte unreife Skelettmuskelzellen mit z.T. angedeuteter Querstreifung und einzelnen auffallend größeren, stehen gebliebenen, regelrechten Muskelzellen. Keine Atypien oder Mitosen erkennbar. HE × 250

Allgemeines: Dieser Tumor ist seltener als das adulte Rhabdomyom und wurde auch erst später beschrieben (DEHNER et al. 1972; DAHL et al. 1976).

Alters- und Geschlechtsverteilung: Das Durchschnittsalter beträgt 15 Jahre, jedoch häufiges Vorkommen in den ersten beiden Lebensjahren. Die Altersspanne reicht fast von kongenital bis 72 Jahre. Das männliche Geschlecht ist öfter als das weibliche befallen.

Lokalisation: Ebenfalls am häufigsten Kopf und Hals, seltener an Thorax, Abdominalwand, Axilla und Oberschenkel.

Makroskopisch: Unscharf begrenzter grauer bis bräunlicher Tumor.

Mikroskopisch: Unscharf von der Umgebung abgegrenzter Tumor, der eine deutliche lobuläre Unterteilung durch Bindegewebssepten zeigt. Die Zellen sind kleiner als bei dem adulten Typ, schmal und länglich. Dabei findet sich nur stellenweise und häufig kaum erkennbar eine Querstreifung. Auch zwischen den länglichen und eosinroten Zellen liegen blassere Bindegewebszellen. Es sind weder Glykogenvakuolen, noch Stäbchenkörper aufzufinden. Mehrkernige Zellen und Mitosen sind selten. Die Ausreifung nimmt zur Tumorperipherie hin zu, dabei findet sich jedoch keine periphere Zellkonzentration, wie bei der Cambiumschicht des botryoiden Typ des Rhabdomyosarkom (KONRAD et al. 1981/1982).

Differentialdiagnose: Wegen der Unreife der Zellen bestehen Schwierigkeiten in der Abgrenzung von einem Rhabdomyosarkom, besonders vom embryonalen Rhabdomyosarkom. Die gebündelten schmalen Muskeltumorzellen können neben regelrechten Muskelzellen auch an eine nervale bündelförmige Muskelatrophie erinnern.

Prognose: Gutartig, nur ein eigener Fall mit Rezidiv.

Therapie: Vollständige Exzision.

γ) Rhabdomyom des weiblichen Genitaltraktes

Definition: Ebenfalls unreife, schmale, gestreifte Muskelzellen.

Allgemeines: Seltenster Typ, der sich nur im Bereich der Vagina, Labien und auch der Portio bildet (CEREMSAK 1969).

Alters- und Geschlechtsverteilung: Das Durchschnittsalter liegt bei 36 Jahren, im allgemeinen sind erwachsene Frauen erkrankt. Die Altersspanne reicht jedoch von 18 bis 50 Jahre.

Lokalisation: Labien, Vagina und Uterus.

Makroskopisch: Grau-bräunliche, unscharf begrenzte, derbe Tumoren.

Mikroskopisch: Die Tumorzellen ähneln denen vom fetalen Rhabdomyom. Dazwischen gibt es reichlich z.T. lockeres, myxoides Stroma. Im Gegensatz zum fetalen Typ ist die Querstreifung besser und häufiger erkennbar. Zytoplasmavakuolen und stäbchenförmige Einschlüsse fehlen jedoch, wie auch mitotische Aktivität und Zellatypien.

Differentialdiagnose: Besonders wichtig ist die Abgrenzung gegenüber dem embryonalen Rhabdomyosarkom bzw. dem „Sarcoma botryoides" — das gleichmäßig gekörnte Zytoplasma kann Querstreifung der runden Zellen mit einer auch nach Diastasevorbehandlung positiven PAS-Reaktion im Gegensatz zum Rhabdomyosarkom aufweisen (GOLD u. BOSSEN 1976; KONRAD et al. 1981, 1982).

Prognose: Gut.

Therapie: Exzision, vor allem auch zur histologischen Verifizierung der Diagnose und Abgrenzung vom „Sarcoma botryoides".

2. Maligne Tumoren

a) Rhabdomyosarkome

Definition: Hochgradig maligner Tumor aus Rhabdomyoblasten in unterschiedlichen Differenzierungsstadien (WHO/ENZINGER 1969).

Allgemeines: Zuerst wurden Einzelfälle offensichtlich von myxoiden oder embryonalen Rhabdomyosarkomen um die Jahrhundertwende beschrieben (PFANNENSTIEL 1892; TARGET 1892; BERARD 1894), dann „maligne Rhabdomyome" der Viscera oder des Weichgewebes (MILLER u. GURD 1910; BURGESS 1914; WOLBACH 1928). In einer ersten Untersuchungsreihe der Rhabdomyosarkome des Weichgewebes von STOUT (1946) findet sich jedoch keine Subklassifizierung in verschiedene Typen.

Wegen unterschiedlicher Zellformen und unterschiedlichem Baumuster werden später drei Subtypen unterschieden (HORN u. ENTERLINE 1958): a) Embryonale Rhabdomyosarkome, einschließlich des botryoiden Typs, b) alveoläre Rhabdomyosarkome und c) pleomorphe Rhabdomyosarkome sowie d) Mischformen (WHO/ENZINGER 1969). Zahlenmäßig am häufigsten bei den insgesamt nicht sehr häufigen Tumoren sind die embryonalen Rhabdomyosarkome einschließlich des botryoiden Typs beim Kind bzw. Kleinkind (PACK u. EBERHART 1952; SOULE et al. 1969; STOUT u. LATTES 1967; SUTOW et al. 1970; GLÄSER 1974; SULSER 1978). Seltener sind die alveolären Rhabdomyosarkome beim Jugendlichen und am seltensten – nach einer kritischen Analyse – die pleomorphen Rhabdomyosarkome, da es sich hier häufig um Tumoren handelt, die eigentlich als pleomorphe maligne fibröse Histiozytome eingestuft werden müßten (HAJDU 1979). Bei Kindern und Jugendlichen ist das embryonale und alveoläre Rhabdomyosarkom jedoch der häufigste Weichteiltumor und der dritthäufigste maligne „solide Tumor" überhaupt, nach dem Neuroblastom und Nephroblastom (ENZINGER u. SHIRAKI 1969; SOULE et al. 1966; PLÜSS et al. 1976; MEISTER 1978).

α) *Embryonales Rhabdomyosarkom* (Abb. 61, 62)

Definition: Maligner Tumor, z.T. aus unreifen, mesenchymalen Zellen, nur stellenweise mit erkennbaren Charakteristika der gestreiften Muskulatur. Reich-

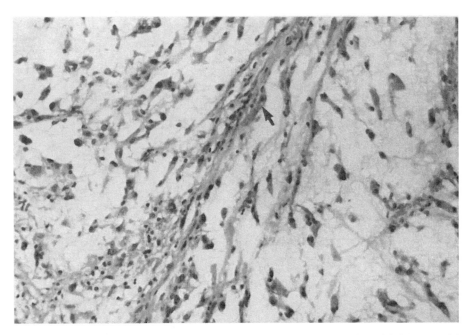

Abb. 61. Embryonales Rhabdomyosarkom: Zellarmer Tumor mit reichlich myxoider Grundsubstanz. Deutliche Atypie der z.T. mehrkernigen kaulquappenförmigen Zellen mit gekörntem eosinrotem Zytoplasma. Angedeutete Längs- oder Querstreifung (*Pfeil*).
HE × 250

lich myxoide Zwischensubstanz. Beim botryoiden Typ typische polypoide, makroskopisch „traubenförmige" Wachstumsform (WHO/ENZINGER 1969).

Allgemeines: Embryonale Rhabdomyosarkome bei Kleinkindern wurden bereits am Ende des 19. Jahrhunderts beschrieben, vorwiegend jedoch nicht als Weichgewebstumoren sondern als urogenitale Tumoren (PFANNENSTIEL 1892). Dabei wurde schon früher darauf hingewiesen, daß es oft schwierig ist, auch die Weichgewebsveränderungen als gestreifte Muskeltumoren zu erkennen, da erst nach längerem Suchen Tumorzellen gefunden werden können (BURGESS 1914), die Differenzierungsmerkmale von gestreiften Muskelzellen erkennen lassen. In neuerer Zeit wurde von STOBBE u. DARGEON (1950) und HORN und ENTERLINE (1958) auf das Rhabdomyosarkom und seine embryonale Form hingewiesen. Das größte Kollektiv dieser Tumoren (423 Fälle!) wurde durch die Rhabdomyosarkomstudiengruppe zusammengetragen (MAURER et al. 1977). Tumoren mit entsprechendem histologischem Bau und biologischem Verhalten ohne nachweisbare Differenzierung gestreifter Muskelzellen werden z.T. auch einfach nur als „embryonale Sarkome" oder „undifferenzierte, mesenchymale Tumoren" bezeichnet (MOSTOFI u. PRICE 1973; MIERAN u. FAVARA 1980). Der Ausdruck „juvenile" Rhabdomyosarkome für die alveolären und embryonalen Typen ist nicht immer angebracht, da diese Tumoren auch bei Erwachsenen vorkommen können (STOUT u. LATTES 1967).

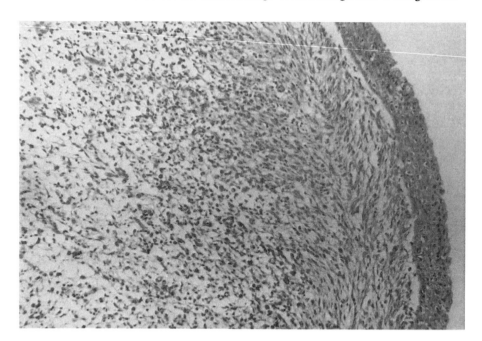

Abb. 62. Embryonales Rhabdomyosarkom, botryoider Typ: Polypös vorgewölbtes mehrkerniges Epithel, darunter eine zelldichte, undifferenzierte, spindelzellige „Kambiumschicht". In der Tiefe Auflockerung mit myxoider Grundsubstanz und zytoplasmareicheren, z.T. kaulquappenähnlichen Tumorzellen. HE × 160

Alters- und Geschlechtsverteilung: Bei den kindlichen Tumoren liegt das mittlere Alter bei fünf Jahren. Die Altersverteilung hängt jedoch auch von der Lokalisation der Tumoren ab. So existiert in einer Zusammenstellung ein Altersgipfel im ersten Lebensalter für Weichgewebstumoren im Kopf- und Halsbereich, sowie urogenitale Tumoren und ein zweiter Altersgipfel im Alter zwischen 14 und 17 Jahren für paratestikuläre Tumoren. Weichgewebstumoren von Kopf, Hals, Extremitäten und Rumpf können zu jeder Zeit in der Kindheit beobachtet werden. Das Durchschnittsalter der ausschließlich bei Erwachsenen vorliegenden embryonalen Rhabdomyosarkome beträgt 31 Jahre.

Das männliche Geschlecht überwiegt im Kindes- und Erwachsenenalter fast 2:1.

Lokalisation: Vor allem Hals und Kopf, in abnehmender Reihenfolge und besonders bei Erwachsenen untere Extremität, Rumpf und obere Extremität.

Makroskopisch: Es handelt sich um anscheinend gut umschriebene, oft mehrere cm große, multinoduläre bis leicht bräunliche Tumoren von mäßiger Konsistenz mit gelatinösen Bereichen. Der botryoide Typ zeigt polypoides und traubenähnliches Wachstum, wobei die typischerweise gelatinösen Tumoren von Haut und Schleimhaut überzogen sind.

Mikroskopisch: Die Hauptzelle ist bipolar mit kleinem, häufig mit exzentrischem Kern und wenig eosinophilem Zytoplasma, z.T. granulär PAS-positiv.

Höher differenzierte Zellen sind spindel- und balkenförmig, oft mit Längs-, gelegentlich mit Querstreifung. Zweikernige Zellen sind nicht selten, mehrkernige Zellen dagegen schon. Neben länglichen Zellen kommen auch rundkernige Zellen vor mit größerem blasigem Kern und deutlichen Nukleolen sowie eosinrot gekörntem oder blassem Zytoplasma. Diese Zellen können dominieren. Die Tumoren sind im allgemeinen gefäßreich, ohne daß ein besonderes Gefäßmuster vorliegt. Dabei zeigen sich häufig perivaskuläre Tumorzellkonzentrationen und gelegentlich auch perivaskuläre Bindegewebsbänder.

Der botryoide Typ zeigt eine polypoide Struktur mit Epithelüberzug und subepithelialer Zellverdichtung (sog. Cambiumschicht). Dabei ist bei Mädchen häufiger die Vagina befallen (DANIEL et al. 1959; GAD u. EUSEBI 1975), bei Knaben die Harnblase oder der paratestikuläre Bereich (RAMEY et al. 1978). Botryoide Rhabdomyosarkome kommen jedoch auch im Naso-Oro-Pharynx-Bereich, in der Orbita (PORTENFIELD u. ZIMMERMANN 1962) sowie vereinzelt im Choledochusbereich vor (HAJDU 1979; DAVIS et al. 1969). Diese extramuskulären Lokalisationen dienen als Beispiel dafür, daß die Rhabdomyosarkome nicht an normalerweise vorhandene gestreifte Muskulatur gebunden sind (WILLIS 1962; SULSER 1978). Außerdem können in nicht-myogenen Neoplasien, wie z. B. bei neurogenen Sarkomen, rhabdomyoblastäre Differenzierungen im Sinne des „Triton"-Tumors vorkommen (WOODRUFF et al. 1973).

Differentialdiagnose: Fetales Rhabdomyom, sowie Rhabdomyom des Genitaltraktes, myxoides Liposarkom, Myxome, Neurofibrom und bei Prädominanz von Rundzellen und nur wenig myxoider Substanz auch maligne Lymphome, Neuroblastome und undifferenzierter Wilm's Tumor.

Prognose: Ursprünglich sehr schlecht, jedoch in letzter Zeit wesentlich verbessert durch die Kombinationstherapie (JAFFE et al. 1973). Lokalisation und Stadium der Krankheit sind wichtige Faktoren für die Prognose. Nach optimaler kombinierter Therapie, besonders bei Polychemotherapie, überleben nach manchen Untersuchungsreihen bis zu 50% der Patienten fünf Jahre (GHAVINI et al. 1975; MAURER et al. 1977; HAJDU 1979). Für ein Sarkom finden sich dabei relativ häufig regionale Lymphknotenmetastasen (LAWRENCE et al. 1975).

Therapie: Operation, Strahlen- und Polychemotherapie, Exstirpation der regionalen Lymphknoten.

β) Alveoläres Rhabdomyosarkom (Abb. 63–65)

Definition: Maligner Tumor mit alveolär gelagerten unreifen Rhabdomyoblasten, oft uncharakteristische „Rundzellen" (RIOPELLE u. THERIAULT 1956; ENTERLINE u. HORN 1958).

Allgemeines: Der Tumor hat seinen Altersgipfel später als die embryonalen Rhabdomyosarkome. Das Baumuster wurde ebenfalls mit einem späteren Entwicklungszustand der Skelettmuskelanlage verglichen (PATTON u. HORN 1962). Die Rhabdomyosarkome gehen offensichtlich nicht aus der Muskelanlage (d.h. aus den Myotomen) hervor sondern sonst irgendwo aus dem noch nicht differenzierten Mesenchym. Der Tumor entspricht wahrscheinlich auch dem in den

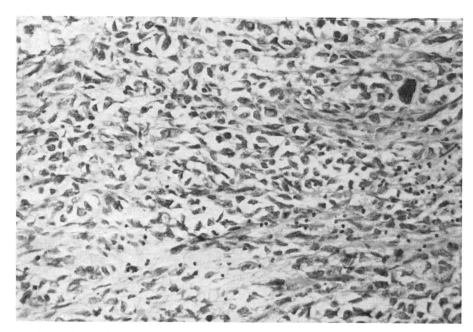

Abb. 63. Embryonales Rhabdomyosarkom mit z.T. alveolärem Bau. Bei mäßiger Atypie vorwiegend spindelzellige, nur einzelne mehrkernige Tumorriesenzellen. Tendenz der Tumorzellen zu alveolären Gruppierungen. HE × 250

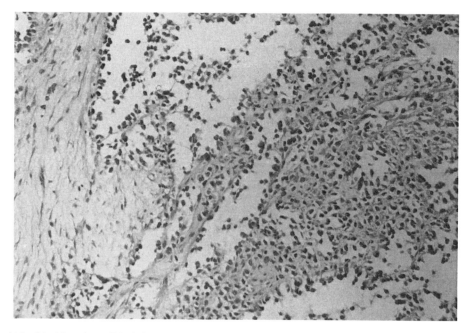

Abb. 64. Alveoläres Rhabdomyosarkom: Atypische Zellen mit rundlichen bis länglichen hyperchromatischen Kernen und deutlicher alveolärer Zellagerung. Dazwischen zellarmes, lockeres Bindegewebe. HE × 250

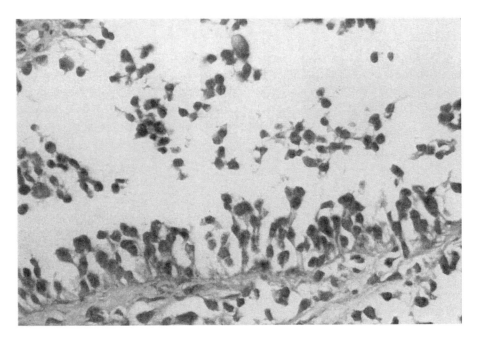

Abb. 65. Alveoläres Rhabdomyosarkom: Atypische Zellen, deutlich erkennbare schwanzförmige Zytoplasmafortsätze, bzw. kaulquappenähnliche Zellen, die auf der Alveolarwand stehen. Zentral Auflösung der Zellen und Ausbildung von „Lichtungen". HE × 400

30er Jahren von HERZOG beschriebenen „Retikulumzellsarkom des Muskels". Außerdem wies MONTPELLIER (1929) auf „alveoläre Sarkome" aus Muskelzellen hin. Wiederentdeckt wurde der Tumor 1956 von RIOPELLE und THERIAULT.

Alters- und Geschlechtsverteilung: Der Altersgipfel liegt zwischen 15 und 20 Jahren. Diese Form kommt bei über 30jährigen selten vor, häufig sind die Patienten jedoch unter 10 Jahre alt. Das männliche Geschlecht überwiegt.

Lokalisation: Besonders Extremitäten, nach manchen Angaben bevorzugt Unterarm und Hand, nach anderen untere Extremitäten.

Makroskopisch: Neben tief im Weichgewebe gelegenen bis zu mehreren cm großen, mehr oder weniger gut abgegrenzten, graurosa bis gelblichen, meist derben Knoten finden sich gelegentlich jedoch auch weichere und schwammartige Tumoren.

Mikroskopisch: Zelldichter, vorwiegend rundzelliger Tumor mit nestartiger Lagerung, der von Septen aus unterschiedlich faserdichtem Bindegewebe unterteilt wird. Die Tumorzellen sind z. T. entlang der Bindegewebssepten aufgereiht und epithelähnlich angeordnet. Oft liegt dabei eine Abschilferung ins Zentrum vor, mit Ausbildung von Lichtungen („tubuläres Muster"). Neben undifferenzierten Rundzellen können gelegentlich auch kaulquappenähnliche Rhabdomyoblasten und mehrkernige Riesenzellen vorhanden sein. Jedoch nur in ca. 30% ist eine typische Querstreifung nachweisbar. Das Zytoplasma zeigt eine eosinrote

Granulierung (PAS-positiv). Gefäße sind zahlreich und zeigen manchmal eine perivaskuläre Fibrose.

Differentialdiagnose: Extraskeletales Ewing-Sarkom (ebenfalls PAS-positiv!), undifferenzierte, kleinzellige Karzinome, Neuroblastome, malignes Lymphom und gering differenziertes synoviales Sarkom (letztere drei PAS-negativ!).

Von der Rhabdomyosarkomstudiengruppe (MAURER et al. 1977) wurde ein Teil der aufgrund der Zellform nicht zuzuordnenden rundzelligen Sarkome, nur wegen des typischen Baumusters mit alveolären Rhabdomyosarkomen für vereinbar gehalten. Auch die feinstrukturelle Untersuchung ist bei der Abklärung nicht immer zuverlässig, da nicht alle Tumorzellen entsprechende muskeltypische feinstrukturelle Merkmale aufweisen und wenn ja, dann meist auch lichtmikroskopisch myogene Merkmale erkennen lassen (CHURG u. RINGUS 1978; MORALES et al. 1972; MIERAN u. FAVARA 1980). Hilfreicher bei der Identifizierung von myogenen Muskelzellen ist die immunhistochemische Identifizierung der Tumorzellen durch Myoglobin oder Desmin, das auch in gering differenzierten Tumormuskelzellen nachweisbar ist (SARNAT et al. 1979).

Prognose: Schlecht, da häufig frühzeitig schon Lymphknotenmetastasen vorliegen.

Therapie: Zusätzlich zur chirurgischen Behandlung jetzt auch erfolgversprechende Ergebnisse mit selektiver Polychemotherapie, besonders bei kindlichen Patienten.

γ) *Pleomorphes Rhabdomyosarkom* (Abb. 66, 67)

Definition: Tumor aus vorwiegend zytoplasmareichen und meist mehrkernigen Tumorzellen (HORN u. ENTERLINE 1958).

Allgemeines: Die reinen pleomorphen Rhabdomyosarkome sind selten. Sie finden sich bei Erwachsenen. Viele der früher als pleomorphes Rhabdomyosarkom eingestuften Tumoren sind möglicherweise pleomorphe maligne fibröse Histiozytome. Sie können groß werden, erreichen jedoch im allgemeinen nicht die Größe von Liposarkomen bei allgemein schmerzlosem Wachstum (SULSER 1978; HAJDU 1979). Der pleomorphe Rhabdomyosarkomtyp wird zunehmend seltener diagnostiziert, da das oft als typisch geltende „ziegelrot granulierte Zytoplasma" der pleomorphen Tumorzellen auch bei pleomorphen Liposarkomen und malignen fibrösen Histiozytomen zu finden ist (HAJDU 1979).

Alters- und Geschlechtsverteilung: Der Altersgipfel liegt in der fünften Lebensdekade, Frauen und Männer sind gleich oft betroffen.

Lokalisation: Oberschenkel, Schulter, Arm, Thorax, Bein. Oft machen sich diese Tumoren nur durch Form oder Funktionsveränderung des Muskels bemerkbar.

Makroskopisch: Je nach Zell- und Stromaanteilen zeigt der Tumor unterschiedliche Konsistenz und Farbe, graubraun oder rötlich (wenn gefäßreich) mit möglichen Nekrosen. Makroskopisch wirken sie gut abgegrenzt.

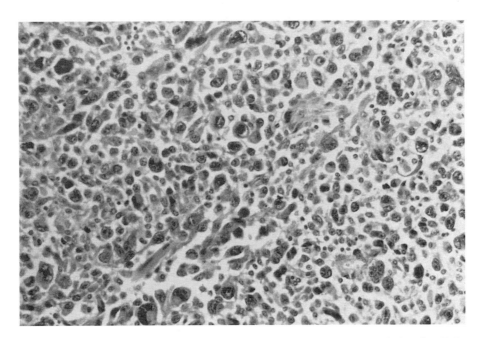

Abb. 66. Pleomorphes Rhabdomyosarkom: Deutlich atypische z.T. mehrkernige Zellen mit runden oder länglichen Kernen, Kaulquappenformen oder länglichen eosinroten Zellen; z.T. mit angedeuteter Querstreifung. HE ×250

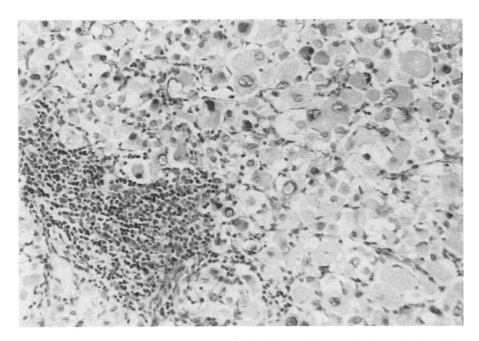

Abb. 67. Pleomorphes Rhabdomyosarkom („Rhabdomyoblastäres Sarkom"). Ausschließlich große rundkernige Zellen mit deutlicher Atypie. Zytoplasma eosinrot oder hell, wobei ein spinnenfußähnliches Muster des eosinroten Materials besteht („Spinnenzellen"). Herdförmig Lymphozyten, es handelt sich um eine Lymphknotenmetastase. HE ×250

Mikroskopisch: Die unscharf abgegrenzten Tumoren liegen im tiefen Bindegewebe und zeigen Beziehung zur Faszie. Die Zellen sind entweder runde oder längliche bzw. tennisschlägerförmige, gering differenzierte Rhabdomyoblasten. Zellen mit gekörntem oder vakuolisiertem Zytoplasma vom „Spinnentyp" mit strahlenförmigen Zytoplasmaausläufern und großem blasigem Kern können stellenweise überwiegen. Nicht nur rund angeschnittene, sondern ausschließlich runde Zellen entsprechend Rhabdomyoblasten können dominieren, wie das beim sog. malignen Rhabdomyoblastom von HAJDU (1979) der Fall ist. In den „Tumorrhabdomyozyten" finden sich häufig Längsstreifen und seltener Querstreifen, die beweisend für den Muskelursprung des Tumors sind. Die Längs- und Querstreifung ist im allgemeinen deutlicher in der Bindegewebsfärbung zu sehen (z.B. Masson-Trichrom) und stellt sich besonders mit der PTAH-Färbung dar (WHO/ENZINGER 1969). Das eosinrote gekörnte Zytoplasma, vor allem der mehrkernigen Tumorriesenzellen, ist schwach PAS-positiv. Herdförmig kann der Tumor bindegewebig oder myxoid aussehen, z.T. mit typischem Muster eines fibrösen Histiozytoms. Im allgemeinen liegt zwischen den z.T. parallel ausgerichteten Tumorzellen nur wenig lockeres Faserstroma. Mitosen sind gewöhnlich vorhanden, jedoch nicht zahlreich (SULSER 1978; HAJDU 1979).

Differentialdiagnose: Pleomorphes malignes fibröses Histiozytom, pleomorphes Liposarkom, pleomorphes Fibrosarkom, pleomorphes Leiomyosarkom. Bei der differentialdiagnostischen Abgrenzung der pleomorphen Rhabdomyosarkome von anderen pleomorphen Sarkomen können noch eher als bei den embryonalen und alveolären Rhabdomyosarkomformen immunhistochemische und feinstrukturelle Untersuchungen hilfreich sein (SULSER 1978; SARNAT et al. 1979).

Prognose: Die Mortalität beträgt fast 80% innerhalb der ersten zwei Jahre nach Diagnose, wobei die meisten Patienten schon innerhalb des ersten Jahres nach der Operation Metastasen aufweisen. Rezidive sind jedoch relativ selten! (SULSER 1978; HAJDU 1979).

Therapie: Vor allem chirurgische Tumorentfernung, adjuvante Strahlen- und Chemotherapie.

E. Tumoren und tumorförmige Veränderungen des Gefäßsystems

I. Blutgefäße

1. Benigne Tumoren

a) Hämangiome (Abb. 68–70)

Hierbei handelt es sich um gutartige hamartomähnliche Fehlbildungen von Blutgefäßen verschiedener Formen. Sie treten in der Mehrzahl bei Kindern auf (KONJETZNY 1912; GESCHICKTER u. KEASBEY 1935; WATSON u. MCCARTHY 1940;

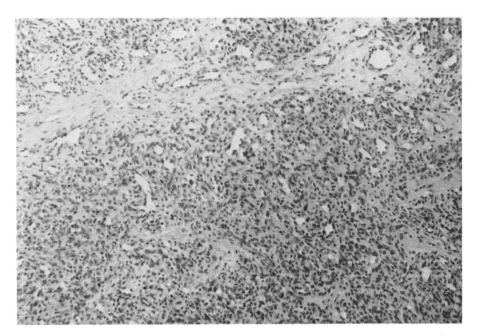

Abb. 68. Zellreiches juveniles Hämangiom („benignes Hämangioendotheliom") mit Übergang in ein kapilläres Hämangiom: Neben soliden, gering atypischen spindelzelligen Anteilen an mehreren Stellen kapilläre Ausdifferenzierung erkennbar. HE × 160

LAMPE u. LATOURETTE 1959). Es bestehen fließende Übergänge zwischen den Unterformen: a) „benignes Hämangioendotheliom"; b) kapilläres Hämangiom; c) kavernöses Hämangiom; d) venöses Hämangiom; wobei auch eine mögliche Entwicklung im Laufe der Zeit von a) zu d) im Sinne einer „Ausreifung" vorstellbar ist. Dafür sprechen auch zahlreiche Mischformen! (STOUT 1943; PACK u. MILLER 1950; LANDING u. FARBER 1956; HAJDU 1979).

α) „Benignes Hämangioendotheliom"

Synonyme: Kongenitales oder infantiles Hämangiom, hypertrophes Hämangiom.

Definition: Vorwiegend solide Endothelproliferation, stellenweise kapilläre Ausdifferenzierung erkennbar (WHO/ENZINGER 1969).

Alters- und Geschlechtsverteilung: Kleinkinder bzw. Neugeborene beiderlei Geschlechts, häufiger Mädchen.

Lokalisation: Kopf und Hals, auch tief gelegen, z.B. in der Glandula parotis (McFARLAND 1930; CAMPBELL 1956).

Makroskopisch: Meist nur wenige mm große, bläulich rötliche Tumoren, die unscharf abgegrenzt sind, bei Lokalisation in der Haut mit einer feinhöckrigen Vorwölbung.

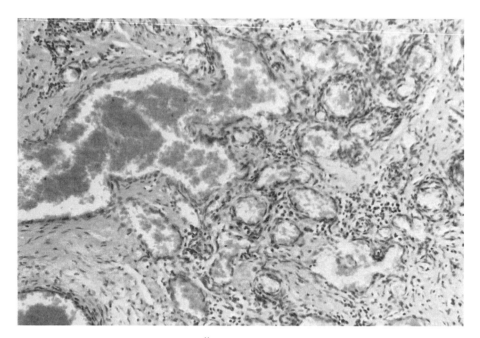

Abb. 69. Kapilläres Hämangiom mit Übergang in die kavernöse Form des Hämangioms: Neben kleinen kapillären Erythrozyten-gefüllten Lichtungen, auch größere Endothelräume ohne auffallende Muskelanteile. Keine soliden Endothelanteile und keine Atypien. HE × 160

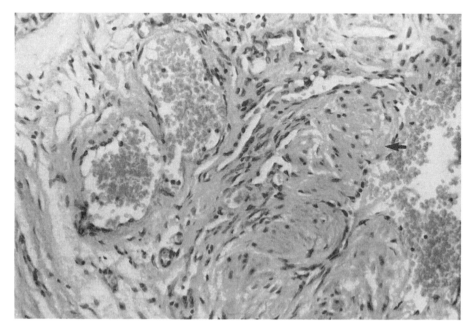

Abb. 70. Venöses Hämangiom: Größere Endothelräume mit unterschiedlich stark ausgeprägter, z.T. muskelstarker Wand (*Pfeil*), ähnlich einer Vene. HE × 160

Mikroskopisch: Eine solide Spindelzellproliferation beherrscht das Bild. Die Kerne sind z. T. blasig mit kleinen Nukleolen. Nur stellenweise ist eine kapilläre Ausdifferenzierung mit Lichtung erkennbar, die Erythrozyten enthält. In der Versilberung sind meist deutlichere faserfreie solide Kapillarsprossen darstellbar. Zahlreiche Mitosen können vorkommen.

Differentialdiagnose: Malignes Hämangioendotheliom (= Angiosarkom); Übergänge ins kapilläre Hämangiom mit unscharfer Abgrenzung.

Prognose: Spontaner Wachstumsstillstand, tritt häufig schon im ersten Jahr ein. Rückbildungen können jedoch noch bis ins zehnte Lebensjahr erfolgen (STOUT 1943; TAXY u. GRAY 1979).

Therapie: Exzision, histologische Verifizierung.

β) Kapilläres Hämangiom

Synonym: „Juveniles" Hämangiom.

Definition: Proliferation von Endothelzellen, vorwiegend mit kapillären Strukturen, die einreihig Auskleidung aufweisen (WHO/ENZINGER 1969).

Allgemeines: Nach dem Lipom die häufigste tumorförmige Veränderung des Weichgewebes, meist mit Einbeziehung der Haut und am ehesten als Fehlbildung (Hamartie) zu deuten. Oft schnelles Wachstum bis zur Erreichung der Maximalgröße, was im allgemeinen im sechsten Lebensmonat der Fall ist (STOUT 1944; PACK u. MILLER 1950; MODLIN 1955).

Alters- und Geschlechtsverteilung: Die meisten kapillären Hämangiome werden im ersten Lebensalter erkannt und noch vor Abschluß des zweiten Lebensalters behandelt. Mädchen sind doppelt so häufig betroffen wie Knaben.

Lokalisation: Subkutanes Fettgewebe und Haut, in abnehmender Reihenfolge sind dabei betroffen: Kopf, Rumpf, Extremitäten und Hals. Häufig multiple Tumoren, am häufigsten zwei bis drei Herde, in Einzelfällen jedoch hunderte. Mit Zunahme der Zahl der Hämangiome nimmt auch das Risiko zu, daß das tiefe Weichgewebe und die Viscera ebenfalls Hämangiome aufweisen (GESCHICKTER u. KEASBEY 1935).

Makroskopisch: Bei Befall der Haut bläulich-rötliche Vorwölbungen.

Mikroskopisch: Eine Gefäßdifferenzierung von Kapillargröße mit typischerweise einreihiger Endothelauskleidung herrscht vor. Zwischen den Kapillaren finden sich, wenn auch nur wenige, solide Zellgruppen, die Perizyten entsprechen. Bei multilobulärem Aufbau sind die einzelnen Lobuli unscharf begrenzt, wobei der Eindruck eines infiltrativen Wachstums im Fettgewebe der Subkutis und im Bindegewebe der Dermis entsteht. Auch in den miteingeschlossenen Nerven können Kapillarproliferationen vorliegen. Die Hämangiome können thrombosieren, fibrosieren und schrumpfen.

Prognose: Bis zum zehnten Lebensjahr ist spontane Rückbildung möglich. Bei unmittelbarer subepithelialer Lage kann eine Hyperkeratose vorliegen (sog.

keratinöse Hämangiomvariante) (WHO/TEN-SELDAN u. HELWIG 1974), nicht zu verwechseln mit dem „Angiokeratoma-Fabry".

Therapie: Bei Persistenz chirurgische Entfernung, Vereisung, Sklerosierung durch Injektionen und Radiotherapie.

γ) Kavernöses Hämangiom

Definition: Große kavernöse Bluthohlräume mit einreihiger Endothelauskleidung (WHO/ENZINGER 1969).

Allgemeines: Bei Anschluß an die Zirkulation können die Tumoren sehr groß werden und auch im Weichgewebe und in der Haut, im Gegensatz zum kapillären Hämangiom, nicht flächig, sondern knotig, d.h. eigentlich tumorförmig wachsen (HAJDU 1979). Es können multiple Angiome vorliegen, z.B. mit Beteiligung von Haut und Weichgewebe und Viscera (PACK u. MILLER 1950). Möglicherweise entstehen die kavernösen Hämangiome mit der Zeit bei stärkerer Blutfülle aus kleinen ursprünglich kapillären Veränderungen. Besonders beim kavernösen Hämangiom sind zwei Komplikationen bekannt:
1. wegen der starken Blutfülle und hämodynamischer Effekte, ähnlich wie bei einem arteriovenösen Shunt, eine Linksherzbelastung und
2. bei intraangiomatöser Gerinnung eine Verbrauchskoagulopathie (Kasabach-Merrit oder Hämangiom-Thrombozytopenie-Syndrom, 1940). Diese allgemeinen Komplikationen treten besonders bei solitären größeren viszeralen kavernösen, aber auch kapillären Hämangiomen bei Kindern auf (STUBER 1956; ATKINS et al. 1963; SHIM 1968).

Alters- und Geschlechtsverteilung: Die kavernösen Hämangiome erscheinen eher später als benigne Hämangioendotheliome und kapilläre Hämangiome (WAISMAN 1968). Das weibliche Geschlecht ist bevorzugt.

Lokalisation: Vor allem Kopf und Rumpf.

Makroskopisch: Blaurote zystische oder schwammige, blutgefüllte, unscharf begrenzte Tumoren.

Mikroskopisch: Große zystische Hohlräume zeigen eine flache, einreihige Endothelauskleidung, dazwischen lockeres, z.T. myxoides Bindegewebe, das sich auch bei Lage im subkutanen Fettgewebe findet.

Prognose: Möglichkeit der Thrombosierung, Organisation und Fibrosierung mit Schrumpfung.

Therapie: Exzision, Verödung durch Injektion oder Röntgenbestrahlung.

δ) Venöses Hämangiom

Definition: Tumor aus venenähnlichen Gefäßen (WHO/ENZINGER 1969).

Alters- und Geschlechtsverteilung: Typischerweise sind weibliche Erwachsene befallen.

Lokalisation: Tumoren häufig tief, z. B. in oder unter der Muskulatur gelegen (FULTON u. SOSMAN 1942).

Makroskopisch: Schwammartiger bis zystischer blutiger Tumor.

Mikroskopisch: Im Gegensatz zum kavernösen Hämangiom finden sich hier nicht nur Bluträume mit flacher Endothelauskleidung sondern mit einer unterschiedlich stark ausgeprägten Wand aus glatter Muskulatur, ähnlich der Venenwand. Bei stark entwickelter muskulärer Komponente bestehen Übergangsformen zum Angiomyom oder zum vaskulären Leiomyom.

Prognose: Gutartig.

Therapie: Exzision, besonders bei tief gelegenen Tumoren, oder Verödung.

ε) Razemöses Hämangiom

Synonyme: Zirsoides Hämangiom, arteriovenöses Hämangiom, Rankenangiom.

Definition: Tumorförmige Vermehrung von arteriellen und venösen Gefäßen. Bei dieser tumorförmigen Veränderung ist der Charakter einer Fehlbildung offensichtlich (WHO/ENZINGER 1969).

Alters- und Geschlechtsverteilung: Am häufigsten junge Erwachsene; keine Geschlechtsbevorzugung bekannt.

Lokalisation: Am häufigsten Weichgewebe des Kopfes, auch der Extremitäten.

Makroskopisch: Blutreiche, dunkelrote, schwammige Knoten.

Mikroskopisch: Ein Konvolut aus venen- und arterienähnlichen Gefäßen, wobei z. T. ähnlich arteriovenöse Fisteln, d.h. Übergänge von Gefäßwandstrukturen einer Arterie in solche einer Vene auffallen. Je nach Tumor können Arterien oder venenähnliche Gefäße vorherrschen, dabei sind in der Regel keine kapillären oder kavernösen Hämangiomanteile nachweisbar. Thrombosierungen und Ausbildung von Phlebolithen. Razemöse Hämangiome können auch in der Viscera vorkommen und als arteriovenöse Fisteln den allgemeinen Kreislauf belasten.

Differentialdiagnose: Posttraumatische arteriovenöse Fisteln.

Prognose: Gut.

Therapie: Exzision.

b) Intramuskuläres Hämangiom (Abb. 71)

Definition: Intramuskuläre Proliferation von Gefäßen unterschiedlicher Differenzierung mit diffuser Durchsetzung der Skelettmuskulatur (WHO/ENZINGER 1969).

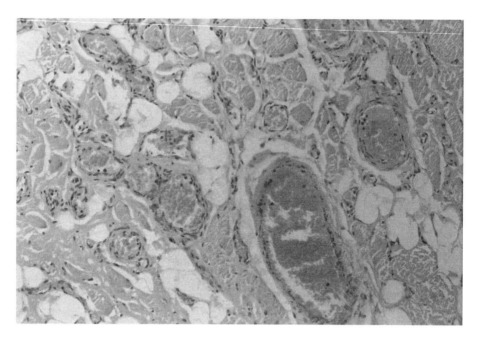

Abb. 71. Intramuskuläres Hämangiom: Zwischen noch erhaltenen Skelettmuskelzellen zahlreiche Gefäße unterschiedlichen Kalibers und reife Fettzellen. Unscharfe Abgrenzung und Eindruck des infiltrativen Wachstums. HE × 160

Allgemeines: Hamartieähnliche Fehlbildung, bei der neben verschiedenen Gefäßarten Fettgewebe vorhanden ist oder sogar dominieren kann (MAILER 1935; STONE u. VINCENTE 1951; SCOTT 1957; BENDECK u. LICHTENBERG 1957; WADDELL 1967; ALLEN u. ENZINGER 1972).

Symptome: Muskelschmerzen, Behinderung der Muskelfunktion und auch tumorförmige Auftreibung des Muskels. Radiologisch häufig Phlebolithen und z.T. in Knochennähe periostale Reaktion.

Alters- und Geschlechtsverteilung: Junge Erwachsene, Frauen.

Lokalisation: Am häufigsten Oberschenkelmuskel, Wadenmuskel mit Bizeps und Trizeps, sowie Latissimus dorsi.

Makroskopisch: Unscharf begrenztes, gelbliches Fettgewebe bis graue und rötliche Tumoren im Muskel oder in Sehnen.

Mikroskopisch: Neben vorwiegend kapillären Anteilen finden sich auch kavernöse, venöse Hämangiombereiche und unterschiedliche Mengen von Fett- und Bindegewebe. Das Fettgewebe kann dominieren, so daß die Abgrenzung gegenüber dem infiltrierenden intramuskulären Lipom schwierig ist. Neben venenähnlichen finden sich auch zahlreiche dickwandige, arterienähnliche, proliferierte Blutgefäße, die jedoch den regelrechten Wandaufbau von Arterien vermissen lassen. Neben Thrombosen und Phlebolithen herdförmig auch entzündliche

Veränderungen. Besonders häufig sind dabei Kapillarproliferationen, auch in Gefäßwänden und Nerven, sowie intrakapilläre Endothelzellproliferationen (JENKINS u. DELANEY 1932), ohne daß damit Malignität einhergeht.

Differentialdiagnose: Intramuskuläres infiltrierendes Lipom.

Prognose: Bei unscharfer Abgrenzung Gefahr der unvollständigen Entfernung und somit Rezidivneigung.

Therapie: Kann ohne totale Exzision schwierig sein, da bei unscharfer Abgrenzung oft Reste zurückbelassen werden und Rezidive entstehen. Optimal wäre es, die gesamte anatomische Einheit des Muskels zu entfernen, was jedoch je nach Lokalisation wegen der Funktionseinbuße nicht durchführbar ist. Verbesserungen wurden auch bei Teilresektion erzielt und bei Ligatur der zuleitenden Gefäße (Angiogramm).

c) Systematische Hämangiomatosen

Unter diesem Begriff werden multiple, disseminierte, z.T. konfluierte oder diffuse, hämangiomatöse Veränderungen verstanden, wie sie u.a. beim Morbus Osler, bei der Sturge-Webber-Krankheit, beim Mafucci-Syndrom, beim Bourneville-Syndrom und bei der Hippel-Lindau-Krankheit auftreten können (LANDING u. FARBER 1956; EVANS 1966; WHO/ENZINGER 1969).

Makroskopisch und *mikroskopisch:* Multiple Teleangiektasien und angiomartige Wucherungen der Haut, Schleimhäute und Viszera (z.B. bei der hereditären Teleangiektasie Morbus Osler).

Differentialdiagnose: Einfache Angiome und Teleangiektasien.

Prognose: In erster Linie abhängig von der Grundkrankheit und ihrer therapeutischen „Angehbarkeit". Gefahr der inneren Blutung.

Therapie: Von Exzision bis zur Vereisung oder Ligatur der nutritiven Arterie.

d) Hämangiomatose mit oder ohne kongenitalen arteriovenösen Fisteln

Dabei handelt es sich um regionale hämangiomähnliche Veränderungen, oft auch mit Fett- und Bindegewebsvermehrung sowie Vergrößerung der Knochen mit resultierendem Riesenwuchs, z.B. beim Klippel-Trenaunay- (1900) oder beim F.P. Weber-Syndrom (1918) (WHO/ENZINGER 1969; VOLLMAR 1974; KONRAD u. MEISTER 1981). Beim „Gorham-Syndrom" kommt es infolge einer Hämangiomatose der Knochen zur „massiven Osteolyse" (GORHAM u. STOUT 1954).

Prognose: Lokale Zirkulationsstörungen mit Ödem und späten Nekrosen. Kreislaufbelastung und Herzversagen.

Therapie: Ausschaltung der arteriovenösen Anastomosen durch Skelettierung oder Embolisierung durch Kunststoffkugeln. Bei unkontrollierbaren Nekrosen oder Herzversagen kann eine Amputation notwendig werden (KONRAD u. MEISTER 1981).

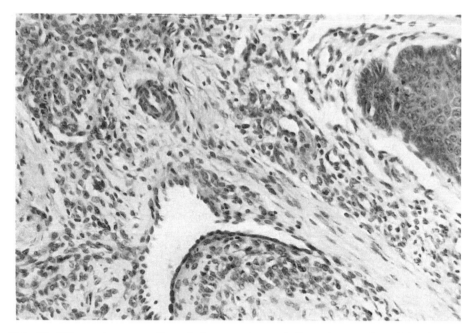

Abb. 72. Hämangiom von Granulationsgewebstyp („Granuloma teleangiektaticum"): Unter der Epidermis zelldichte solide Herde mit Fibroblasten und Entzündungszellen, ähnlich einem unspezifischen Granulationsgewebe. Dazwischen zahlreiche z.T. ektatische Endothelräume. HE × 250

e) „Hämangiom" vom Granulationsgewebstyp (Abb. 72)

Synonyme: Granuloma pyogenicum und Granuloma teleangiectaticum.

Definition: Mikroskopischer Aspekt eines gefäßreichen Granulationsgewebes mit Teleangiektasien (WHO/ENZINGER 1969).

Allgemeines: Erhabene pilzförmige Veränderungen, typischerweise mit Exulzeration der Haut, nur z.T. in anamnestischem Zusammenhang mit einem Trauma oder einer Operation.

Alters- und Geschlechtsverteilung: Nur bei Erwachsenen und nicht im Kindesalter.

Makroskopisch: Oft pilzförmige Veränderungen, typischerweise mit Ulzeration.

Mikroskopisch: Stroma vom Granulationsgewebstyp mit zahlreichen mobilen Entzündungszellen und Blutungen sowie eng beieinanderliegenden oft ektatischen Kapillaren.

Differentialdiagnose: Echtes kapilläres Hämangiom mit sekundärer entzündlicher Reaktion, z.B. bei Exulzeration oder Traumatisierung.

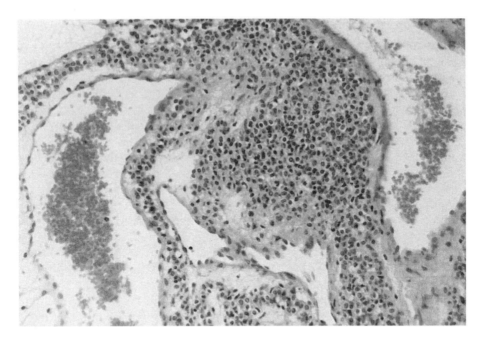

Abb. 73. Glomangiom („Glomustumor"): Große blutgefüllte Endothelräume umgeben von z.T. nestförmig gelagerten vorwiegend rundkernigen Zellen ohne Atypien. HE × 250

Prognose: Gefahr der Exulzeration und Infektion.

Therapie: Exzision, auch zur histologischen Verifizierung der Diagnose.

f) Glomustumor (Abb. 73)

Synonyme: Glomangiom, Angioneuromyom.

Definition: Tumorförmige Veränderung des neuromyoarteriellen Glomus (WHO/ENZINGER 1969).

Allgemeines: Schmerzhafte subunguale Tumoren wurden schon Ende des 19. Jahrhunderts beschrieben und später von MASSON (1919) als arteriovenöse Anastomose aufgefaßt und Glomustumor getauft. In 5 bis 10% der Fälle sind multiple Tumoren beschrieben (TANNOVSKI u. HASHIMOTO 1969; GOODMAN u. ABELE 1971).

Alters- und Geschlechtsverteilung: Der Altersgipfel liegt zwischen 20 und 40 Jahren, gelegentlich jedoch auch bei Kindern, dabei ist keine Geschlechtsbevorzugung bekannt (KOHOUT u. STOUT 1961).

Lokalisation: Typischerweise an Hand und Fuß, besonders subungual, im allgemeinen vorwiegend an den Extremitäten, selten am Rumpf oder in den Viscera (GUPTA et al. 1965; GOODMAN u. ABELE 1971).

Makroskopisch: Meist nur wenige mm bis maximal 1 cm große Knoten.

Mikroskopisch: Arteriovenöse Anastomosen von kleinem bis mittlerem Kaliber, die Zellen umgeben von Herden aus gleichmäßig großen azidophilen, epitheloiden, runden Zellen (=Glomuszellen), z.T. Übergang in spindelige Zellen und in glatte Muskelbündel. Außerdem finden sich z.T. auch Nerven im Stroma (= „neuromyoarterieller Glomus"). Bei Überwiegen von glatten Muskelzellen sind Übergangsformen in das Angiomyom vorstellbar. Außer betont muskulären Subtypen gibt es noch betont angiomatöse oder nervale Formen (EVANS 1966). Feinstrukturell zeigen die Glomuszellen Charakteristika von Perizyten, z.T. mit kontraktilen Elementen und Übergang in glatte Muskelzellen. Deswegen werden von manchen Autoren diese Tumoren den Hämangioperizytomen zugeordnet (MURRAY u. STOUT 1942).

Nach neueren feinstrukturellen Untersuchungen weisen die perivaskulären Glomuszellen eher Merkmale von glatten Muskelzellen als von Perizyten auf (MURAD et al. 1968; VENKATACHALAM u. GREALLEY 1969). Dadurch wird jedoch nicht ausgeschlossen, daß verwandtschaftliche Beziehungen zwischen Glomuszellen und Perizyten bestehen (HAJDU 1979).

Der Gebrauch des Begriffes „Glomangiom" schützt vor Verwechslungen mit einem anderen „Glomus-Tumor", nämlich den z.B. vom Glomus caroticum ausgehenden Chemodektomen oder nicht chromaffinen Paragangliomen (WHO/ENZINGER 1969).

Prognose: Gut, keine Rezidivneigung.

Therapie: Exzision, schon zur Schmerzbehandlung.

2. Potentiell maligne Tumoren

a) Hämangioperizytom (Abb. 74, 75)

Definition: Gefäßreicher Tumor mit Proliferation von runden bis spindeligen Zimmermannschen Perizyten (WHO/ENZINGER 1969).

Allgemeines: Wurde von STOUT und MURRAY (1942) und (1949) von STOUT als eigenständiger Gefäßtumor beschrieben. Diese Tumoren müssen abgegrenzt werden 1. von den kapillären Hämangiomen, da nicht die Endothelzellen, sondern die perivaskulären Zellen proliferiert sind und 2. von den Glomangiomen, da der „organoide Aufbau" fehlt. Auf die auch feinstrukturellen Abgrenzungsschwierigkeiten zwischen Perizyten und glatten Muskelzellen wurde schon hingewiesen (HAJDU 1979). Echte Hämangioperizytome sind wahrscheinlich seltener als in letzter Zeit angenommen, da hämangioperizytomähnliche Anteile bei manchen anderen Weichgewebstumoren vorkommen können. Andererseits handelt es sich bei den Perizyten als Stammzellen der Hämangioperizytome um multipotentielle Zellen, die offenbar zu Bindegewebs-, Fett-, Muskel- oder Endothelzellen ausdifferenzieren können und deswegen gut vorstellbarerweise auch bei verschiedenen Tumoren nachweisbar sind (MURAD et al. 1968; KUHN u. ROSAI 1969; BOMMER et al. 1976; EIMOTO 1977; WALDO et al. 1977; Angervall et al. 1978).

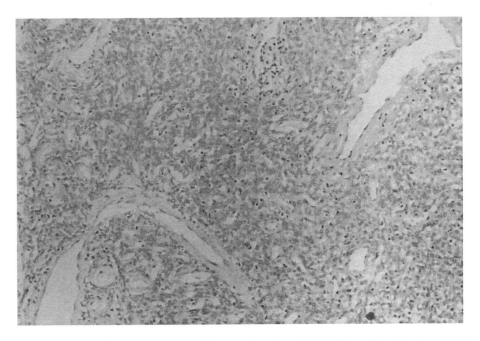

Abb. 74. Hämangioperizytom: Zellreiches rund- oder spindelzelliges Gewebe mit zahlreichen unterschiedlich großen Blutgefäßen. Auffallende perivaskuläre Zellagerung, oft mit zellreichen perivaskulären Manschetten. HE ×160

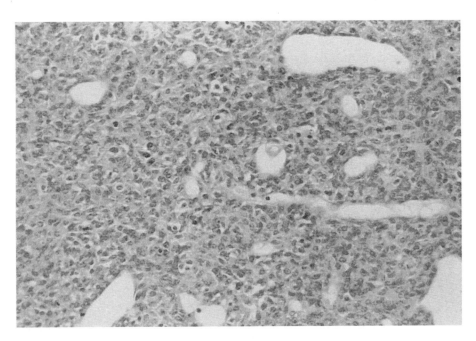

Abb. 75. Hämangioperizytom: Hier weniger und vorwiegend kleinere Gefäße in einem zelldichten Gewebe. Die Zellen zeigen ovale Kerne mit Atypien und Mitosen, als Hinweis auf Malignität. HE ×250

Alters- und Geschlechtsverteilung: Das mittlere Alter liegt bei 45 Jahren, während jedoch das Spektrum von 5 bis 80 Jahren reicht.

Lokalisation: 50% Retroperitoneum, Beckenbereich, untere Extremität, vor allem Oberschenkel.

Makroskopisch: Unscharf begrenzte, typischerweise grauweiße und gelb bis rosa gefleckte Tumoren von weicher Konsistenz.

Mikroskopisch: Oft finden sich im gleichen Tumor oder von Tumor zu Tumor verschieden, kleine, mittelgroße oder große Endothelräume mit normaler Endothelauskleidung, umgeben von Zellen mit runden bis ovalen Kernen und unscharf abgegrenztem Zytoplasma. Dichtes retikuläres Fasernetz verankert die Zellen an die Gefäße. Dabei läßt sich bei dem anastomosierten Endothelkanalsystem keine weitere Untergliederung der perivaskulären Zellen erkennen. Bei vorherrschend kapillarähnlichen Gefäßen, statt einem endothelialen Sinussystem, fällt jedoch eine perivaskuläre gitterförmige Faseranordnung mit radiären Strahlen auf. Zwischen den typischerweise retikulären Fasern kann sekundär eine stärkere Fibrosierung auftreten. Es kann auch zur myxoiden Degeneration kommen. Typischerweise in der Umgebung des Tumors Gefäße mit arteriovenösen Anastomosen und z.T. varikösen Venen. Die Tumorzellen sind gelegentlich PAS-positiv. Mitosen können selten oder auch ausgeprägt sein.

Prognose: In vielen Klassifizierungen wird das „benigne" Hämangioperizytom getrennt vom „malignen" Hämangioperizytom aufgeführt, ohne daß dabei spezielle morphologische Kriterien zur Unterscheidung erwähnt werden (STOUT 1947, 1949, 1953).

Diese Unterteilung „benigne" oder „maligne" geschieht oft retrospektiv aufgrund des Verlaufs, d.h. aufgrund einer Metastasierung. Während bei morphologisch unauffälligen Hämangioperizytomen eine spätere Metastasierung nie ganz ausgeschlossen werden kann, besteht bei mitotischer Aktivität von vorneherein ein höheres Metastasenrisiko. Bei weniger als vier Mitosen pro zehn Gesichtsfelder kommen nur in ca. 5% Metastasen vor und die Überlebensrate beträgt 75%. Dagegen setzen Tumoren mit mehr als vier Mitosen fast regelmäßig Metastasen (ENZINGER 1980). Maligne Hämangioperizytome sollen häufiger auch geringe Differenzierung aufweisen, was sich besonders in einer weniger stark ausgeprägten Zuordnung der Zellproliferation zum Gefäßsystem zeigt, wobei auch ein geringer entwickeltes Silberfasernetz zu finden ist. Insgesamt müssen die Hämangioperizytome als potentiell maligne Tumoren aufgefaßt werden, die bei ungenügender Exzision fast regelmäßig Rezidive setzen und nach manchen Angaben, insgesamt in ca. 50%, wenn auch oft erst nach mehreren Jahren, metastasieren (O'BRIEN u. BRASFIELD 1965; GERNER et al. 1974; MCMASTER et al. 1975; ENZINGER u. SMITH 1976; HAJDU 1979).

Differentialdiagnose: Hämangioperizytomähnliche Anteile, d.h. gefäßreiche Sarkombereiche mit perivaskulärer Zellanordnung finden sich bei einigen mesenchymalen Tumoren, so vor allem beim fibrösen Histiozytom, beim synovialen Sarkom, beim gefäßreichen Leiomyom, beim Mesotheliom und besonders auch beim mesenchymalen Chondrosarkom, das außerhalb der Abschnitte mit den charakteristischen Knorpelinseln dem Hämangioperizytom täuschend ähnlich sieht. Während kurz nach seiner Erstbeschreibung das Hämangioperizytom zuerst häufiger diagnostiziert wurde, nimmt jetzt die Zahl dieser Diagnose wieder ab, da durch umfassendere histologische Aufarbeitung der Tumoren öfters erkannt wird, daß es sich oft nur um hämangioperizytomähnliche Anteile anderer Sarkome handelt (ENZINGER u. SMITH 1976; ENZINGER 1980).

Prognose: Fast obligatorisch Rezidive bei ungenügender chirurgischer Entfernung. Im allgemeinen in 50% Metastasierung.

Therapie: Resektion sicher im Gesunden, mit zusätzlich hochdosierter Strahlentherapie. Palliative Bestrahlung bei nicht resezierbaren Tumoren (BREDT u. SERPICK 1969).

3. Maligne Tumoren

a) Malignes Hämangioendotheliom (Abb. 76–79)

Synonyme: Angiosarkom, Hämangiosarkom, Hämangioendotheliosarkom, „angioplastisches Sarkom", „malignes metastasierendes Angiom".

Definition: Neoplastische Endothelproliferation mit unterschiedlicher Ausdifferenzierung von Gefäßen (WHO/ENZINGER 1969).

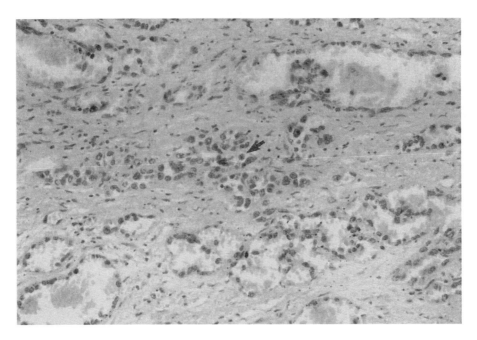

Abb. 76. Malignes Hämangioendotheliom („Angiosarkom"), hochdifferenzierter Tumor Grad 1: Gut erkennbare Zellatypien, z.T. mit einreihiger Auskleidung der blutgefüllten Hohlräume, stellenweise mehrreihiges Endothel, bzw. solide Endothelgruppen (*Pfeil*). HE × 160

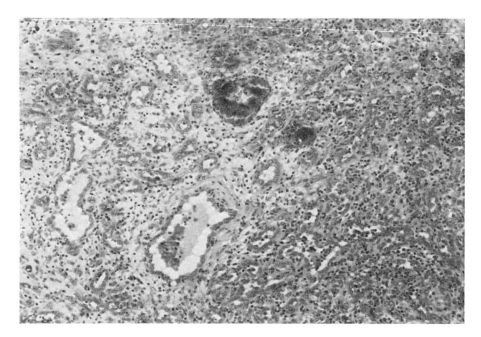

Abb. 77. Malignes Hämangioendotheliom („Angiosarkom"), mittlerer Differenzierungsgrad 2: z.T. gut ausdifferenzierte Gefäßlichtungen mit auffallend hoher oder mehrreihiger Endothelauskleidung. In der rechten Bildhälfte Übergang in solide Zellproliferationen. HE × 160

Allgemeines: Im Gegensatz zu den gutartigen Gefäßtumoren, den Hämangiomen, handelt es sich hier um sehr seltene Tumoren. STOUT (1943) revidierte einen Fall eines „metastasierenden Hämangiom" und nannte es nachher „Hämangioendotheliom". Er gab die klassische, histologische Beschreibung dieses Tumors. KINKADE (1949) wies auf den hohen Malignitätsgrad dieser Tumoren hin mit regionalen Lymphknotenmetastasen in 45%! Von ihm wurde dabei der Name „Angiosarkom" benutzt.

Alters- und Geschlechtsverteilung: Mittleres Alter 44 Jahre, meist überwiegen dabei die Männer.

Lokalisation: Am häufigsten Kopf, in abnehmender Reihenfolge Oberschenkel, Arm und Brust. Das „Angiosarkom der Mamma" bei jungen Frauen scheint klinisch eine besondere Krankheitsform darzustellen (PATRICK et al. 1957; STEINGASZNER et al. 1965).

Makroskopisch: Die Befunde zeigen oft mehrere, große, graue oder auch hämorrhagische und zystische Tumoren, oberflächlich z.T. in der Haut oder tief im Weichgewebe gelegen.

Mikroskopisch: Es findet sich ein großes Spektrum verschiedener Differenzierungsgrade. Beim Grad 1-Angiosarkom ähneln die Befunde einem kapillären Hämangiom, jedoch z.T. mit stärkerer intravaskulärer Zellproliferation und mehrreihiger Endothelauskleidung oder soliden Endothelanteilen, ähnlich wie beim benignen Hämangioendotheliom des Kleinkindes (jedoch hier beim Er-

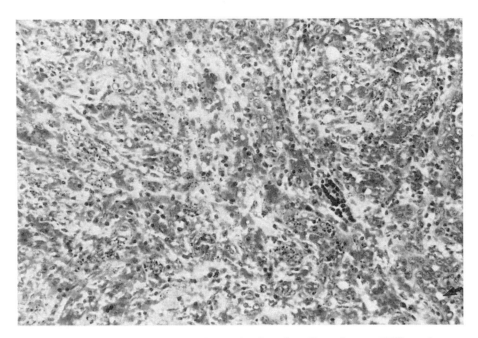

Abb. 78. Malignes Hämangioendotheliom („Angiosarkom"), geringerer Differenzierungsgrad 3: Vorwiegend solide Zellagerungen, nur angedeutete schlitzförmige Lichtungen. Die Zellen zytoplasmareich, z. T. epithelähnlich mit reichlich dunklen, körnigen Hämosiderinablagerungen. HE ×250

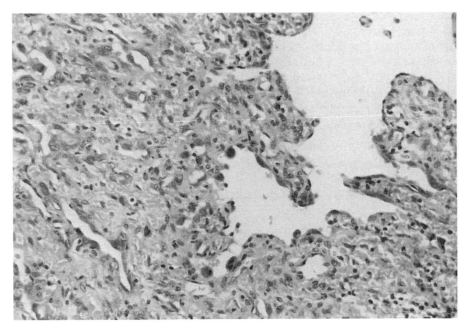

Abb. 79. Malignes Hämangioendotheliom („Angiosarkom"), Differenzierungsgrad 2: Durchwegs gut erkennbare Gefäßlichtungen. Papillärer Bau der Wand einer größeren Lichtung. HE ×250

wachsenen!). Beim gering differenzierten Hämangiosarkom Grad 3 dagegen überwiegen solide Zellgruppen oder Zellketten, z.T. mit deutlich atypischen Endothelzellen und gelegentlich mit mehrkernigen Riesenzellen. Nur stellenweise sind schlitzförmige Lichtungen zu erkennen, die Erythrozyten enthalten. Gelegentlich findet sich in den Tumorzellen auch Hämosiderin. In der Versilberung kommt oft nur angedeutet ein alveoläres Zellmuster zum Vorschein. Herdförmig ist auch eine stärkere Fibrosierung möglich, mit Bildern, die an ein gering differenziertes Fibrosarkom erinnern. Die gering differenzierten Hämangiosarkome weisen oft epitheloide Abschnitte auf, dabei ist die Abgrenzung zwischen Hämangioendotheliom und Hämangioperizytom bei soliden, z.T. perivaskulären Zellproliferationen schwierig. Häufig findet sich im gleichen Tumor ein Spektrum, das von gut ausdifferenzierten kapillären, zu undifferenzierten soliden Anteilen reicht. Angiosarkome wurden auch jahrelang nach Strahlenexposition im vorher unveränderten Gewebe oder in bestrahlten Hämangiomen beobachtet. Eine spontane sarkomatöse Entartung der Hämangiome ist dagegen nicht bekannt (HAJDU 1979; HODGINSON et al. 1979).

Differentialdiagnose: Beim hochdifferenzierten Angiosarkom: Hämangiome, besonders mit reaktiver Zellproliferation nach Traumatisierung. Beim undifferenzierten soliden Hämangiosarkom: Epitheloides Sarkom, (metastatische) Karzinome, synoviale Sarkome und Mesotheliome.

Prognose: Abhängig vom Tumorgrad. Grad 1-Tumoren zeigen geringes Metastasenrisiko und vor allem örtlich lokales, destruktives Wachstum (vgl. sog. Hämangioendotheliom des Knochens in der WHO-Typisierung der Knochentumoren entsprechend dem Hämangiosarkom Grad 1). Im Gegensatz dazu weist auch im Knochen das Hämangiosarkom mit geringerem Differenzierungsgrad und soliden Anteilen ein hohes Metastasenrisiko auf, wobei außer Lymphknoten- und Lungenmetastasen häufig auch nach wenigen Monaten Haut- und Weichgewebsmetastasen auftreten. Außerdem sind die Tumoren oft schon primär bzw. bei der Erstdiagnose multifokal gewesen. Insgesamt beträgt die Rezidivrate 36%, die Metastasenhäufigkeit 81%, und die Todesrate innerhalb fünf Jahren 79%. Die durchschnittliche Überlebenszeit beim Hämangiosarkom ist drei Jahre, die Mortalität liegt bei 85%.

Prognose: Nicht nur der histologische Differenzierungsgrad, sondern die Tumorgröße (weniger als 5 cm im Durchmesser) spielen eine wichtige prognostische Rolle (CARO u. STUBENRAUCH 1945; REED et al. 1966; FARR et al. 1970; NAGASHIMA et al. 1975; ROSAI et al. 1976; HAJDU 1979; MADDOX u. EVANS 1981).

Therapie der Wahl: Die Operation; Strahlen- oder Chemotherapie allein sollen keine sicheren Erfolge zeigen. Oft wird jedoch eine postoperative Strahlentherapie empfohlen (HODGINSON et al. 1979).

b) „Idiopathisches hämorrhagisches Sarkom" (Kaposi) (Abb. 80, 81)

Synonyme: Kaposi-Sarkom, Sarcoma cutaneum teleangiectaticum multiplex.

Definition: „Potentiell" maligner Tumor mit Spindelzellen, Gefäßspalten und Hämosiderinpigment (WHO/ENZINGER 1969).

Maligne Tumoren 1357

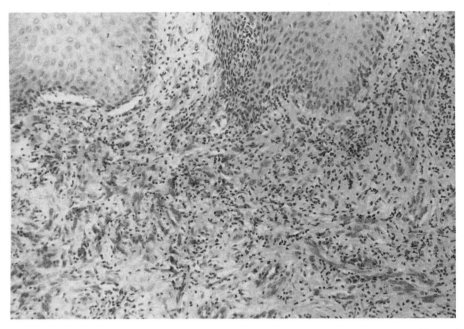

Abb. 80. „Idiopathisches, hämorrhagisches Sarkom" (Kaposi): Unter der Epidermis kleine Gruppen proliferierter, atypischer Spindelzellen. Herdförmig deutliche Entzündung und Befunde wie bei einem unspezifischen Granulationsgewebe. HE ×160

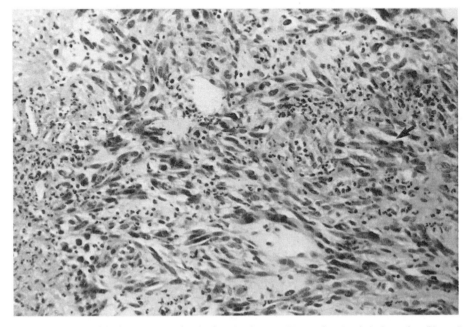

Abb. 81. „Idiopathisches, hämorrhagisches Sarkom" (Kaposi): Auch bei starker Vergrößerung nur angedeutete Lichtungen erkennbar (*Pfeil*). Wenig Hämosiderinpigment, jedoch zahlreiche Entzündungszellen zwischen den Tumorzellen. HE ×250

Allgemeines: Wurde ursprünglich von KAPOSI (1872) als „multiples idiopathisches, pigmentieres Sarkom der Haut" beschrieben, später von ihm selbst als „multiples idiopathisches, hämorrhagisches Sarkom" bezeichnet, besonders um es von anderen pigmentierten Hautveränderungen, z.B. dem Melanom, abzugrenzen. Die Veränderung ist weltweit bekannt. Es existiert jedoch eine endemische afrikanische Variante, die sich dadurch auszeichnet, daß 1. häufig Kinder erkranken und 2. die Viscera und Lymphknoten mitbefallen sind. Die typischen, ursprünglich beschriebenen Hautveränderungen können nicht nur bei der generalisierten, sondern bei der umschriebenen Form fehlen (DORFFEL 1932; TEDESCHI et al. 1947; SIEGEL et al. 1969).

Auffallend beim Kaposisarkom ist die Assoziation mit einem zweiten malignen Neoplasma, jedoch nicht nur mit malignen Lymphomen, vor allem dem Morbus Hodgkin, sondern auch mit verschiedenen Karzinomen (COLE u. CRUMP 1920; LANE u. GREENWOOD 1933; MAZZAFERRI u. PENN 1968). In einer Serie von 63 Patienten (O'BRIEN u. BRASFIELD 1965) stellte der Zweittumor mit 29% Mortalität eine größere Lebensbedrohung dar als das Kaposisarkom selbst mit nur 17% Mortalität. Aufsehen erregten auch Berichte über gehäuftes Auftreten von Kaposisarkomen nach Nierentransplantationen (HARDY et al. 1976), nach immunsuppressiver Therapie (KLEPP et al. 1978), und bei Homosexuellen. Während die Histogenese des Kaposisarkoms in der WHO-Klassifizierung (ENZINGER 1969) noch als unbestimmt aufgeführt wurde, konnten später in einem beträchtlichen Teil der Tumorzellen feinstrukturelle Merkmale von Endothelzellen nachgewiesen werden (GOKEL et al. 1976; RAMOS et al. 1976). Trotzdem wurde die Histogenese des Kaposisarkoms auch später noch diskutiert (TAYLOR et al. 1977).

Alters- und Geschlechtsverteilung: Durchschnittlich sechste Lebensdekade, starke Prädominanz der Männer. Assoziiert mit Immunschwächen bei jüngeren (männlichen) Patienten.

Lokalisation: Haut, besonders der unteren Extremität, vor allem der Unterschenkel. Bei Patienten mit Immunschwächen: überall.

Makroskopisch: Kleine bräunliche Gewebsknoten infolge Hämosiderinablagerungen.

Mikroskopisch: In der Frühphase finden sich granulationsgewebsähnliche Veränderungen mit extravasierten Erythrozyten und Hämosiderin in den proliferierenden Zellen bis zum typischen Vollbild mit sarkomatösen Spindelzellen, die Anaplasie aufweisen können und ebenfalls häufig Hämosiderin enthalten. Dazwischen liegen unscharf begrenzte Spalträume mit Erythrozyten und gelegentlich auch Gefäßlichtungen wie beim Angiosarkom. Feinstrukturell erweisen sich die proliferierten Zellen mit Weibel-Palade-Granula als Endothelzellen (GOKEL et al. 1976).

Differentialdiagnose: Angiosarkom, in der Frühphase fibröses Histiozytom und noduläre Fasziitis. Die Abgrenzung gegenüber einem Angiosarkom kann besonders beim gering differenzierten Hämangiosarkom der Haut schwierig sein (HODGINSON et al. 1979; MADDOX u. EVANS 1981). Ähnlichkeiten zum Granuloma teleangiectaticum wegen angiomatoider und entzündlicher Veränderungen bei beiden Krankheiten.

Prognose: Langsam wachsend. Selten Metastasen, bei multiplen Knoten in der gleichen Region besteht hier die Frage der Multizentrizität. Durchschnittliche Überlebensrate acht Jahre, Mortalität ca. 17%, also weitaus geringer als beim Angiosarkom mit Überlebenszeiten von 2 bis 20 Jahren (MCCARTHY u. PACK 1950; BLUEFARB 1957; O'BRIEN u. BRASFIELD 1976).

Therapie: Strahlentherapie und Chemotherapie, z. B. Aktinomycin-D.

4. Pseudosarkomatöse Veränderungen

a) Papilläre endotheliale Hyperplasie (Abb. 82, 83)

Synonyme: Intravaskuläre Endothelproliferation, proliferierende Angioendotheliomatose.

Definition: Papilläre intravaskuläre oder intraangiomatöse Zellproliferation (zuerst von EWING (1922) und MASSON (1923) beschrieben).

Allgemeines: Hier handelt es sich um eine gutartige, offensichtlich reaktive, sekundäre Endothelproliferation, z. B. in den varikösen Venen oder in Angiomen nach Thrombosierung. Jedoch auch eine primäre Endothelproliferation mit sekundärer Thrombosierung wird in der Literatur diskutiert (SAYLER u. SAYLER 1975; KUO et al. 1976; KREUTNER et al. 1978). Auch die Frage, ob es sich primär oder sekundär um einen intravaskulären Prozeß handelt, ist noch nicht eindeutig geklärt (DABSKA 1969; CLEARKIN u. ENZINGER 1976; KUO et al. 1976; ENZINGER

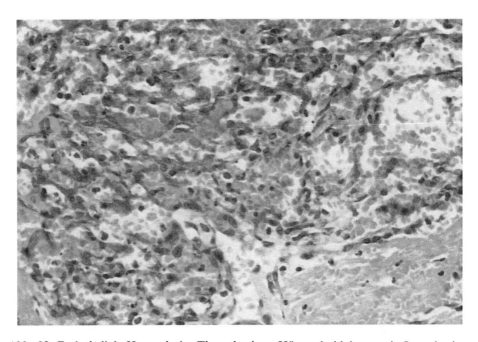

Abb. 82. Endotheliale Hyperplasie: Thrombosierte Hämorrhoidalvene mit Organisation und deutlicher, jedoch nur angedeutet papillärer Endothelproliferation mit geringen Atypien. HE × 250

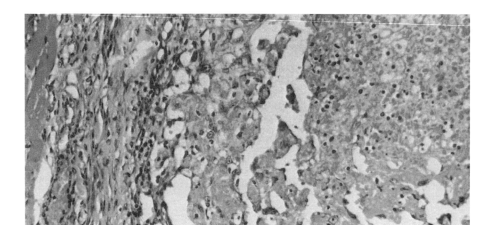

Abb. 83. Papilläre endotheliale Hyperplasie: Deutliche papilläre Struktur mit z.T. größeren Lichtungen und mäßig atypischer Endothelzellproliferation. Reste der Gefäßwand linke Bildseite. HE × 250

1980). Da dabei z.T. Gefäßwandzerstörung erkennbar ist, ist die Abgrenzung gegenüber einem malignen Tumor, z.B. einem Hämangiosarkom schwierig. Außerdem gibt es noch bei Kindern ein malignes, endovaskuläres, papilläres Hämangioendotheliom mit „glomerusähnlichen" Strukturen, das ähnlich aussehen kann (DABSKA 1969).

Alters- und Geschlechtsverteilung: Eher Erwachsene als Kinder. Keine Geschlechtsunterschiede.

Lokalisation: Besonders im Hals-Kopfbereich, in den Gefäßen bzw. in Hämangiomen, fraglichen Hämatomen, außerdem häufig in Hämorrhoiden.

Makroskopisch: Typisch sind unscharf begrenzte Tumoren von braunroter Farbe.

Mikroskopisch: Es finden sich z.T. noch Gefäße, die teilweise von einem normalen Endothel ausgekleidet sind, mit Übergang in einen partiell organisierten Thrombus und proliferiertes Endothel mit kapillären Strukturen. Dabei stellenweise auch Kernatypien und Zerstörung der Gefäßwand bzw. anscheinend infiltratives Wachstum des Angioms und solide Endothelanteile. In manchen Fällen auffallend viele Mitosen und Zellatypien.

Differentialdiagnose: Angiosarkom, das jedoch seltener eine intravaskuläre Proliferation zeigt, z.T. jedoch papillär gebaut sein kann(!); intravaskuläres piogenes Granulom, „Kimura-Erkrankung".

Prognose: Gutartig, manchmal jedoch nicht eindeutig von Angiosarkomen abgrenzbar (HAJDU 1979).

Therapie: Exzision, schon zur histologischen Abklärung.

b) Angiolymphoide Hyperplasie mit Eosinophilie

Synonyme: „Kimura" (1948)-Erkrankung.

Definition: Zum Teil follikuläre, lymphozytäre Proliferation mit Eosinophilen und Kapillarsprossung der Haut (KAWADA et al. 1965).

Allgemeines: Erst in letzter Zeit bekannt gewordenes Krankheitsbild mit typischerweise am Kopf auftretenden, multiplen Gewebsknoten (MEHREGAN u. SHAPIRO 1971; REED u. TERAZAKIS 1972; CASTRO u. WINKELMAN 1974). Dabei handelt es sich um eine primäre Endothel- bzw. Kapillarproliferation mit sekundärer, nachfolgender, lymphozytärer Proliferation (HAJDU 1979).

Makroskopisch: Weißlich, unscharf begrenzte, flache Hautknoten.

Mikroskopisch: Deutliche, z.T. follikuläre Lymphozytenproliferation mit unterschiedlicher Beteiligung von Eosinophilen und z.T. unreifen sprossenden Kapillaren, die gelegentlich mehrreihiges Endothel zeigen.

Differentialdiagnose: Kaposi- oder Angiosarkom, Pseudo- oder atypisches Granuloma pyogenicum und granulierende Entzündungen; malignes Lymphom.

Prognose: Gutartig.

Therapie: Lokale Exzision, auch zur histologischen Abklärung.

II. Lymphgefäße

1. Benigne Tumoren

a) Lymphangiom (Abb. 84)

Definition: Tumor aus Lymphgefäßen unterschiedlicher Größe. In den Gefäßwänden einzelne oder in kleinen Aggregaten liegende Lymphozyten (WHO/ENZINGER 1969).

Allgemeines: Drei Formen werden unterschieden: a) Die kapilläre, b) die kavernöse und c) die zystische Form. Letztere ist die bestbekannte, sie wird auch „zystisches Hygrom" benannt. Typischerweise findet es sich am Hals, beim Kleinkind mit großen zystischen Tumoren. Mehrere kleine Zysten können zu großen konfluieren (NELSON u. GABBE 1976).

Alters- und Geschlechtsverteilung: Häufig Kleinkinder oder Kinder; kann angeboren sein.

Lokalisation: Hals, Mediastinum, Retroperitoneum (CUNNINGHAM u. WINNINGHAM 1972).

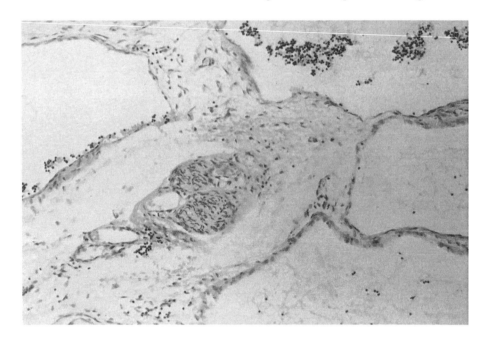

Abb. 84. Zystisches Lymphangiom („Hygrom"): Lockeres Bindegewebe mit einzelnen Lymphozyten und größeren Hohlräumen mit flacher Endothelauskleidung. In den Lichtungen homogenes blaß eosinrotes Material entsprechend Lymphe und einzelne Lymphozyten. HE × 160

Makroskopisch: Weißliche, weiche, schwammige, z.T. zystische bis zu 5 cm große Tumoren.

Mikroskopisch: Endothelproliferation, die schwierig von Hämangiomen abzugrenzen ist. Ein wichtiges Argument für einen Lymphgefäßtumor sind Lymphozytenaggregate in der Wand der Endothelräume und Lymphozyten in den Lichtungen neben homogener eosinroter Lymphe. Bei der zystischen Form des Lymphangioms ist das allgemeine Baumuster charakteristisch für einen Tumor der Lymphgefäße. Bei den äußerst seltenen, eindeutig diagnostizierten, kapillären Formen ist die Abgrenzung gegenüber kapillären Hämangiomen jedoch sehr schwierig. Bei manchen Tumoren fällt klinisch und auch morphologisch auf, daß es sich wahrscheinlich um Mischformen, also um „Lymphhämangiome" handelt. Wie bei den Hämangiomen, so finden sich auch bei den Lymphangiomen kapillar-kavernös-zystische Mischformen.

Prognose: Gutartig.

Therapie: Wenn möglich Exzision, sonst Strahlentherapie oder Sklerosierung.

b) *Systemische Lymphangiomatose* (WHO/ENZINGER 1969)

Ähnlich der Hämangiomatose findet sich hier ein diffuser regionaler Befall durch Lymphangiome. Auch dabei bestehen wahrscheinlich Mischformen, also „Lymphhämangiomatosen!"

Altersverteilung: Kinder.

Prognose: Gut, klinische Problematik, jedoch abhängig von der Ausdehnung der Veränderung.

Therapie: Exzision.

c) Lymphangiomyom

Synonyme: „Lymphangioperizytom", Lymphangiomyomatose.

Definition: Proliferation der Endothelzellen und der glatten Muskulatur des Lymphgefäßsystems (WHO/ENZINGER 1969).

Allgemeines: Seltene, erworbene oder kongenitale Veränderungen, die typischerweise im Ductus thoracicus liegen und mit einem Chylothorax verbunden sind. Die Veränderungen wurden ursprünglich wegen der stellenweise vorhandenen hohen Zelldichte und der Ähnlichkeit zum Hämangioperizytom als Lymphangioperizytom bezeichnet. Bei Auftreten multipler Veränderungen wird auch der Begriff der Lymphangiomatose angewandt (ENTERLINE u. ROBERTS 1955; LAIPPLY u. SHERRICK 1958; CORNOG u. ENTERLINE 1966; BUSH et al. 1966; JOLIAT et al. 1973; WOLFF 1973; GRAY et al. 1975; VASQUEZ et al. 1976; CORRING et al. 1976). Die in der Literatur beschriebene Beziehung zwischen Lymphangiomatose und tuberöser Hirnsklerose ist umstritten (FELDMAN et al. 1978; KREISMAN et al. 1978).

Alters- und Geschlechtsverteilung: Zweite bis vierte Dekade, fast ausschließlich Frauen.

Lokalisation: Ductus thoracicus, auch Viscera, z.B. Lunge.

Makroskopisch: Weißliche, z.T. zystische Tumoren.

Mikroskopisch: Auffallend verzweigte Endothelräume, ähnlich wie bei manchen Hämangioperizytomen mit perivaskulärer Proliferation unreifer Muskelzellen und Lymphozytenherden.

Prognose: Unterschiedlich, z.T. spontaner Wachstumsstillstand, z.T. Progression. Kommt auch in Assoziation mit tuberöser Sklerose vor.

Therapie: Lokale Tumorexzision.

2. Maligne Tumoren

a) Malignes Lymphangioendotheliom (Steward-Treves) (Abb. 85)

Synonym: Lymphangiosarkom.

Definition: Endothelproliferation von unterschiedlich ausgeprägten Lymphbahnen, ausschließlich nach chronischem Lymphödem (WHO/ENZINGER 1969).

Allgemeines: Der Begriff „Lymphangiosarkom" ist für die Angiosarkome reserviert, die im Rahmen des Stewart-Treves-Syndrom (1948) bei chronischem Lymphödem z.B. nach radikaler Mastektomie und Bestrahlung beim Brustkar-

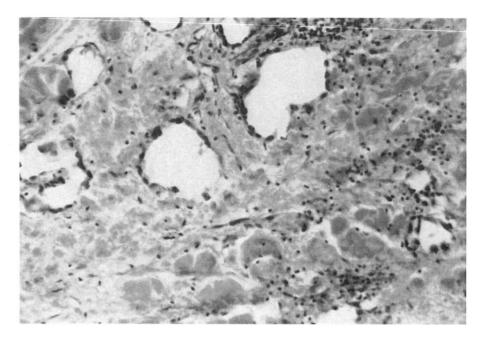

Abb. 85. „Lymphangiosarkom" (Stewart-Treves): Bindegewebe mit chronischem fibrosiertem Lymphödem und z.T. ektatischen Lymphbahnen mit atypischen herdförmig proliferierten Endothelzellen entsprechend einem beginnenden Angiosarkom. HE × 250

zinom (TREVES 1957; HERMAN 1965; EBY et al. 1967; WOODWARD et al. 1972) beschrieben wurden. Danach folgten Beschreibungen ähnlicher Tumoren auch in chronisch lymphangiomatösen Extremitäten ohne Tumor (MAROTELL 1951; DANESE et al. 1967; MERRICK 1971), z.B. beim familiären, kongenitalen Lymphödem (NONNE 1891; Milroy-Krankheit 1892) der unteren Extremitäten.

Nachdem ursprünglich auch angenommen worden war, daß es sich dabei vielleicht nicht um endotheliale Tumoren sondern um Karzinome (SALM 1963) handelt, besteht jetzt Übereinstimmung darüber, daß hier ein Angiosarkom vorliegt. Dabei fällt zwar das chronische Lymphödem auf. Die Entscheidung aufgrund der morphologischen Kriterien, ob es sich eigentlich um ein Hämangiosarkom oder um ein Lymphangiosarkom handelt, ist jedoch sehr schwierig (MCCONNELL u. HASLAM 1959). Auch die feinstrukturellen Untersuchungsbefunde lassen keine eindeutige Unterscheidung zu. Nach Konvention werden die *Angiosarkome im chronischen Lymphödem* allgemein als „Lymphangiosarkom" bezeichnet.

Das Postmastektomie-Lymphangiosarkom ist einer der wenigen mesenchymalen Tumoren, bei denen 1. sowohl eine Ursache und Pathogenese bekannt ist, als auch 2. präsarkomatöse Veränderungen vorliegen mit sämtlichen Übergängen vom unauffälligen Angiom z.T. mit Atypien und Proliferation bis ins hochdifferenzierte kapilläre Grad 1- und ins gering differenzierte solide Grad 3- Angio- bzw. Lymphangiosarkom (MEISTER 1978). Klinisch findet sich demnach auch im Endstadium eine Mischung von Lymphödem mit unauffälligen, angiomatösen sowie malignitätsverdächtigen und oft nicht mehr erkennbar angiomatösen Anteilen.

Alters- und Geschlechtsverteilung: Erwachsene, beim Postmastektomie-Lymphangiosarkom natürlich Frauen.

Lokalisation: Chronisch lymphödematöse Extremitäten, entweder nach Tumorbestrahlung, angeborenen Fehlbildungen oder aus anderen Gründen (z. B. bei Parasitenbefall (Filariasis) mit „Elefantiasis").

Makroskopisch: Am Anfang blaurote Papeln, später multiple Tumorknoten.

Mikroskopisch: Neben chronischem Ödem mit Fibrose und Lymphangiektasie kapilläre bis kavernöse Angiomanteile ohne auffallende Endothelproliferation. Daneben auch stärkere Endothelproliferation, stellenweise mit mehrschichtiger Auskleidung und Atypien, wie bei einem Angiosarkom Grad 1. In den makroskopisch erkennbaren Tumorknoten auch anaplastische solide Endothelproliferation, jedoch in der Versilberung noch erkennbare alveoläre Lagerungen auch beim Angiosarkom Grad 3. Dabei finden sich in den Hohlräumen sowie im Interstitium z.T. Erythrozyten, was jedoch allein noch kein Beweis für eine Hämangiosarkom-Komponente ist.

Differentialdiagnose: Angiosarkom und Kaposisarkom, sowie metastatische Adenokarzinome.

Prognose: Die Behandlungserfolge sind gering. 50% der Patienten sollen innerhalb der ersten 19 Monate sterben. In ca. 5% eine Überlebenschance von fünf Jahren nach Diagnosestellung (HERMANN 1965; WOODWARD et al. 1972).

Therapie: Amputation wegen disseminierter, multipler Sarkomherde.

F. Knorpel- oder knochenbildende Tumoren des Weichgewebes

I. Benigne Tumoren

1. Chondrome des Weichgewebes

Definition: Gutartige, knorpelbildende Tumoren ohne Zeichen anderer Differenzierungsrichtungen und ohne Verbindungen zum Skelett (WHO/ENZINGER 1969).

Allgemeines: Mehrere Serien dieser insgesamt seltenen Weichgewebstumoren wurden beschrieben (MURPHY u. WILSON 1938; DAHLIN u. SALVADOR 1974; CHUNG u. ENZINGER 1978; HAJDU 1979). Die Veränderungen sind von Knorpelmetaplasien z.B. im Narbengewebe oft schwierig abzugrenzen. Manche Tumoren sind zellreich und weisen wenig Knorpelsubstanz auf, zeigen jedoch mehrere mehrkernige Riesenzellen im Sinne eines „extraskeletalen Chondroblastoms". Andere Varianten sind extraskeletale myxoide Chondrome oder Osteochondrome. Schwierigkeiten kann auch die Abgrenzung von Knorpelproliferationen bereiten, die in Zusammenhang mit einer synovialen Chondromatose stehen (VILLACIN et al. 1979).

Alters- und Geschlechtsverteilung: Das mittlere Alter liegt bei 35,5 Jahren, der Altersbereich reicht in einer Serie von 9 bis 78 Jahren, dabei ein leichtes Überwiegen des männlichen Geschlechtes mit 60 zu 40%.

Lokalisation: Häufiger sind die oberen als die unteren Extremitäten befallen, besonders die Finger (hier ist an Zusammenhänge mit einer synovialen Chondromatose zu denken).

Makroskopisch: Lobulierte, derbe, weiße knorpelige Tumoren, meist kleiner als 3 cm im Durchmesser.

Mikroskopisch: Zum Teil gute Ausdifferenzierung von hyalinem Knorpelgewebe, daneben auch myxoide Bereiche und herdförmige Übergänge zum myxoiden Chondrosarkom, sowie zellreiche Formen mit Riesenzellen und damit Befunde ähnlich wie beim Chondroblastom. Dabei finden sich meist geringe Atypien, die jedoch nicht Ausdruck eines malignen Verhaltens sein müssen.

Differentialdiagnose: Extraskeletale Anteile von primär intraskeletalen Chondromen, hochdifferenzierte extraskeletale Chondrosarkome, chondromatöse Anteile von „gemischten Mesenchymomen", synoviale Chondromatosen, Knorpelmetaplasie bei entzündlichen Veränderungen oder alle möglichen anderen gutartigen und bösartigen, gemischten, mesenchymalen Tumoren.

Prognose: Kein Anhalt für Malignität. In einer Serie jedoch, wahrscheinlich bei unvollständiger Entfernung, in zehn von sechsundfünfzig Patienten Rezidive. Selten sollen maligne Entartungen vorkommen (GOLDMAN u. LICHTENSTEIN 1964; MULLINS et al. 1965). Schwieriger ist jedoch wie auch beim skeletalen Chondrom die Abgrenzung zwischen sekundär malignen Chondromen und Entartungen von vorneherein malignen, jedoch hochdifferenzierten Chondrosarkomen (MEISTER 1978).

Therapie: Exzision.

2. Osteome des Weichgewebes

Definition: Hier handelt es sich um gutartige knochenbildende Tumoren im Weichgewebe, ohne Anhalt anderer Differenzierungsrichtungen und ohne erkennbare Beziehung zum Skelett (WHO/ENZINGER 1969).

Allgemeines: Echte Osteome des Weichgewebes wurden nur ganz selten beschrieben (KRETSCHMER 1938; DIETRICH 1940; KAUTZ 1945; CATALDO et al. 1967). In der WHO-Klassifizierung (ENZINGER 1969) wird darauf hingewiesen, daß diese Veränderungen schwer oder kaum abzugrenzen sind von metaplastischen Knochenbildungen in anderen mesenchymalen Tumoren oder nach Entzündungen.

Alters- und Geschlechtsverteilung: Meist erkranken 20–30jährige Patienten, nach den meisten Angaben ohne Geschlechtsbevorzugung. Nach anderen Berichten liegt nur für bestimmte Lokalisationen eine Bevorzugung von Frauen vor. Am häufigsten sind sie in der Haut beschrieben (DIETRICH 1940), sie können aber auch sonstwo im tieferen Weichgewebe vorkommen.

Makroskopisch: Wenige mm bis cm große, knotige, kalkharte, von Bindegewebe umgebene Gewebsknoten.

Mikroskopisch: Dichter, reifer, lamellärer Knochen, der im allgemeinen wenig Osteoid und randständig einen schmalen Bindegewebsraum aufweist.

Differentialdiagnose: Metaplastische Knochenbildung in tumorösem und nicht-tumorösem Gewebe, z.B. Knochenmetaplasie in Hämatomen, Lipomen oder im „reaktiven" Bindegewebe. Schwierigkeiten ergeben sich bei der differentialdiagnostischen Abgrenzung von gemischten Tumoren, d.h. Hamartomen mit Fett- und Knochendifferenzierung.

Prognose: Gut, keine sarkomatöse Entartung bekannt.

Therapie: Exzision.

3. Tumorförmige Veränderungen mit Knochenbildung

a) Myositis ossificans localisata (Abb. 86, 87)

Synonym: Heterotope Knochenbildung.

Definition: Tumorförmige, reaktive Veränderung mit Bindegewebs- und Knochenbildung (WHO/ENZINGER 1969).

Allgemeines: Zum Teil entzündliche Symptome mit lokaler Induration und Erwärmung, sowie leichte Schmerzen. Diese Veränderungen wurden oft mit Traumata, besonders mit einem lang dauernden, wiederholten Minitrauma in Zusammenhang gebracht (SPJUT et al. 1971). In 50% aller paraplegischen Patienten findet sich eine Myositis ossificans (BECKER et al. 1977).

Alters- und Geschlechtsverteilung: Meist sind junge Erwachsene oder Jugendliche erkrankt, häufiger Frauen als Männer.

Lokalisation: Meist sind die Arme (in 80%), selten die Oberschenkel befallen.

Makroskopisch: Intramuskuläre Tumoren, die bis zu 15 cm groß werden und zuerst unscharf begrenzt, später mit zunehmender Größe gute periphere Abgrenzung zeigen.

Mikroskopisch: Typisches Zonenphänomen (ACKERMAN 1958) mit 1. einer unreifen Osteoblastenproliferation im Zentrum, 2. zentrifugal einer mittleren Zone mit unreifem Osteoid und 3. einer peripheren Zone mit Ausreifung des Knochens mit Mineralisation, z.T. auch Knorpelanteilen, wobei oft eine kortikalisähnliche Schale gebildet wird. Atypien und Mitosen kommen vor.

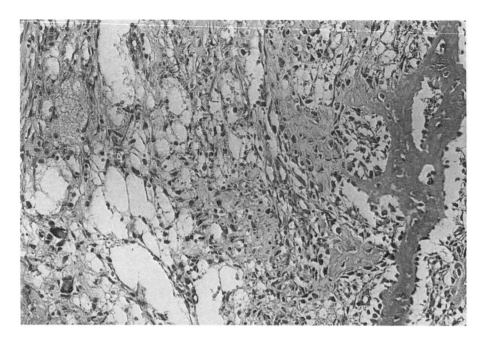

Abb. 86. „Myositis ossificans" (Heterotope Ossifizierung): Typisches Zonenphänomen (1–3) mit zentralem, unreifen, z.T. myxoiden Spindelzellenbereich (1), Intermediärzone mit Osteoblasten und wenig Osteoid (2), sowie peripherer Demarkation durch z.T. mineralisierte Knochenbälkchen (3) HE × 160

Differentialdiagnose: Extraskeletales Osteosarkom; das Zonenphänomen fehlt oder nach manchen Berichten gibt es angeblich ein umgekehrtes Zonenphänomen mit zentripedaler Ausreifung. Von dieser „lokalisierten" Krankheit muß die familiäre, oft schon kongenitale, progressive Myositis ossificans (= Münchmeyersche Krankheit) abgegrenzt werden, die systematisierten Befall zeigt und in jungen Jahren Todesursache sein kann.

Prognose: Gut, nur selten sollen Osteosarkome auf dem Boden der Myositis ossificans entstehen (COLEY 1913; SHIPLEY 1940; FINE u. STOUT 1956; JÄRVI et al. 1968). Dabei ist auch die Fehldeutung von extraskeletalen Osteosarkomen als Myositis ossificans mit in Betracht zu ziehen.

Therapie: Lokalexzision, dabei wurde bei unvollständiger Exzision in den zurückgelassenen Resten z.T. eine Spontanregression beobachtet.

b) Pseudosarkomatöse Weichgewebsveränderungen mit Knochenbildung (Abb. 88)

Definition: Eine tumorförmige reaktive Osteoblastenproliferation, ähnlich der nodulären Fasziitis oder proliferativen Myositis mit unterschiedlich stark ausgeprägten und regellos verteilten Knochenbildungen (DAHL u. ANGERVALL 1977; MEISTER et al. 1978).

Allgemeines: Diese Veränderungen sollten von der „Myositis ossificans" abgegrenzt werden, da sie sowohl klinisch als auch morphologisch Unterschiede

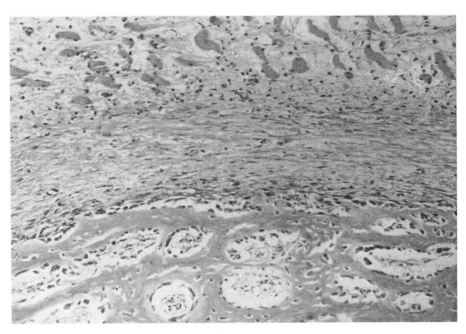

Abb. 87. „Myositis ossificans" (Heterotrope Ossifizierung): Periphere mineralisierte Knochenschale mit unscharf begrenztem bindegewebigem Bereich am Übergang zur Skelettmuskulatur. HE ×160

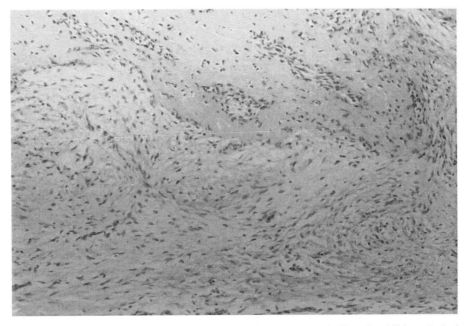

Abb. 88. „Pseudosarkomatöse Weichgewebsveränderungen mit Knochenbildung"; Lockeres Fasergewebe, ähnlich einer Fasciitis nodularis mit unregelmäßigen massiven Osteoidablagerungen ohne Zonenphänomen (oberes Bilddrittel). HE ×160

aufweisen. Entzündliche Symptome fehlen. Morphologisch unterscheiden sie sich durch die unregelmäßige und unregelmäßig verteilte Osteoid- bzw. Knochenbildung.

Alters- und Geschlechtsverteilung: Meist handelt es sich um Patienten der dritten bis fünften Lebensdekade, keine wesentlichen Geschlechtsunterschiede sind bekannt.

Lokalisation: Obere Extremität, Stamm, untere Extremität.

Makroskopisch: Unscharf begrenzte, derbe, weiße Tumoren im subkutanen Fett oder in der Muskulatur mit herdförmiger Verkalkung.

Mikroskopisch: Fibroblastenproliferation mit unterschiedlicher Zell- und Faserdichte entsprechend der nodulären Fasziitis oder proliferativen Myositis sowie mit unterschiedlich stark ausgeprägter Osteoidbildung oder Verkalkungen. Dabei können z.T. dichte Knochenanteile mit einem trabekulären Muster im Fettgewebe oder zwischen der Skelettmuskulatur vorliegen. Die Veränderungen können als Knochenmetaplasie bei einer nodulären Fasziitis oder proliferativen Myositis aufgefaßt werden.

Differentialdiagnose: Die Abgrenzung ist wegen des fehlenden Zonenphänomens gegenüber dem extraskeletalen Osteosarkom noch schwieriger als bei der lokalisierten „Myositis ossificans".

Prognose: Gut.

Therapie: Exzision, schon zur histologischen Abklärung.

c) Pseudomaligner Knochentumor des extraskeletalen Weichgewebes

Definition: Tumorförmige, meist faserreiche Bindegewebsproliferation mit herdförmiger, oft unreifer Knochenbildung (FINE u. STOUT 1956).

Allgemeines: Bei pseudomalignen Knochentumoren des extraskeletalen Weichgewebes wird weniger ein Trauma als eine Infektion als Ursache diskutiert. Die Tumoren wachsen oft sehr schnell.

Alters- und Geschlechtsverteilung: Ältere Patienten (fünfte und sechste Lebensdekade) und Frauen sind häufiger erkrankt.

Lokalisation: Muskulatur und subkutanes Fettgewebe, typischerweise in der oberen Extremität.

Makroskopisch: Derber Bindegewebstumor mit unterschiedlicher Knochenbildung.

Mikroskopisch: Das periphere Bindegewebe ist oft stark ausgeprägt mit zentralen Anteilen, die eine Knochenbildung oder Osteoidablagerungen erkennen lassen. Zum Teil findet sich ein umgekehrtes Zonenphänomen mit zentralem Knochenkern, dabei nur selten geringe Atypien und geringe mitotische Aktivität.

Differentialdiagnose: Myositis ossificans: Zonenphänomen mit peripherer Ausreifung. Pseudosarkomatöse Veränderungen mit Knochenbildung: Atypien und auffallende Mitosen. Extraskeletales Osteosarkom: Kann ebenfalls umgekehrtes Zonenphänomen aufweisen, zeigt jedoch höhere Zelldichte, Zellatypien, Mitosen und atypisches Osteoid.

Prognose: Nach der Exzision nur selten Rezidive.

Therapie: Sichere Totalexzision.

II. Maligne Tumoren

1. Mesenchymales Chondrosarkom des Weichgewebes (Abb. 89, 90)

Definition: Primär knorpeliger Weichgewebstumor, vorwiegend aus undifferenzierten, mesenchymalen Zellen mit unterschiedlicher, herdförmiger Knorpelbildung (WHO/SCHAJOWICZ, ACKERMAN, SISSON 1972).

Allgemeines: Diese Variante des Chondrosarkoms ist selbst im Skelettsystem selten (LICHTENSTEIN u. BERNSTEIN 1959). Die primär im Weichgewebe gelegenen extraskeletalen Chondrosarkome (WIRTH u. SHIMKIN 1943; WILSON 1944; SCHAFFER 1952; STOUT u. VERNER 1953; NEZELOF et al. 1964; GOLDMAN u.

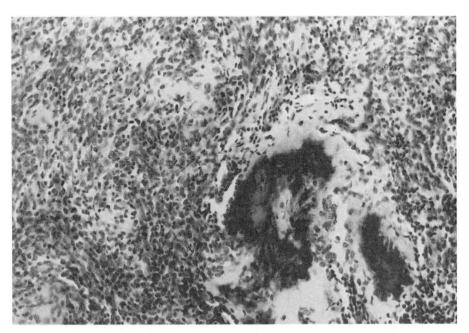

Abb. 89. Extraskeletales mesenchymales Chondrosarkom: Zelldichte undifferenzierte mesenchymale Tumoranteile mit herdförmiger Knorpeldifferenzierung. Dunkle Knorpelsubstanz, entsprechend einer herdförmigen Mineralisation. HE × 160

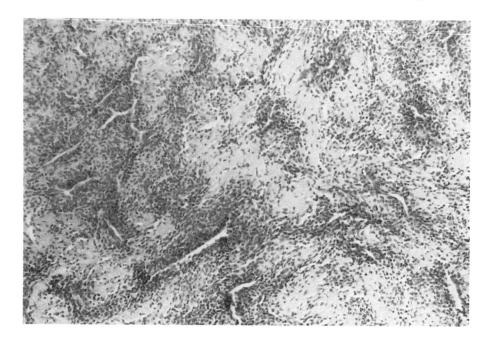

Abb. 90. Extraskeletales mesenchymales Chondrosarkom: Tumorbereich ohne eindeutige Knorpeldifferenzierung, z.T. jedoch zellärmere, hellere Felder, möglicherweise beginnende Knorpeldifferenzierung. Auffallender Gefäßreichtum und hämangioperizytomähnliche perivaskuläre Zellagerung! HE × 160

LICHTENSTEIN 1964; ANGERVALL et al. 1973) zeigen häufig besondere morphologische Bilder wie das mesenchymale Chondrosarkom und das myxoide Chondrosarkom (DAHLIN u. HENDERSON 1962; DOWLING 1964; GOLDMAN 1967; SALVADOR et al. 1971; ENZINGER u. SHIRAKI 1972; ZIMMERMAN 1972; GUCCION et al. 1973).

Alters- und Geschlechtsverteilung: Vor allem sind Patienten der zweiten und dritten Lebensdekade erkrankt, Männer und Frauen gleich häufig.

Lokalisation: Typischerweise Extremitäten, häufig untere, aber auch die oberen, selten am Rumpf.

Makroskopisch: Relativ gut abgrenzbare, markige, bis derbe, weiße Tumorknoten.

Mikroskopisch: Zellreiche, undifferenzierte Anteile mit unreifen „präkartilaginären" Zellen, gefäßreich und hämangioperizytomähnlich. Die undifferenzierten, zelldichten Tumoranteile entsprechen nach feinstrukturellen Untersuchungen einem „präkartilaginären Mesenchym" (STEINER et al. 1973; FU u. KAY 1974; MANDELANAKIS 1974).

In den undifferenzierten, zahlreichen Abschnitten liegen unterschiedlich stark ausgeprägt, unscharf abgegrenzte, hyaline Knorpelinseln, z.T. mit Mineralisation oder sogar Verknöcherung vor. Auffallende Zellatypien und Mitosen fehlen.

Differentialdiagnose: Vor allem Hämangioperizytome in Bereichen, die kein Knorpelgewebe erkennen lassen. Das Hämangioperizytom soll im allgemeinen typischerweise größere verzweigte Endothelräume aufweisen und auch eine dichtere Beziehung der perivaskulären, proliferierten Zellen zum perivaskulären Fasernetz zeigen (ENZINGER 1980).

Prognose: Nach den meisten Berichten geringgradig maligne und selten bzw. spät metastasierend, besser als bei entsprechenden mesenchymalen Chondrosarkomen des Skelettsystems. Nach manchen Angaben tritt in bis zu 38% der Tod an Metastasen ein.

Therapie: Lokale Totalexzision, wenn notwendig Amputation.

2. Extraskeletales myxoides Chondrosarkom (Abb. 91, 92)

Synonym: Chordoides Sarkom.

Definition: Lobulär gebauter Tumor mit reichlich myxoider Grundsubstanz und epithelähnlich gelagerten eosinroten Zellen (WHO/ENZINGER 1969).

Allgemeines: Oft verkannter, seltener und geringgradig maligner Weichgewebstumor mit charakteristischem histologischem Bild (ENZINGER u. SHIRAKI 1972). Die histologischen Fehldeutungen umfassen ein Spektrum, das von myxoiden Liposarkomen bis zu myxoiden Karzinomen reicht. Schwierig ist nach

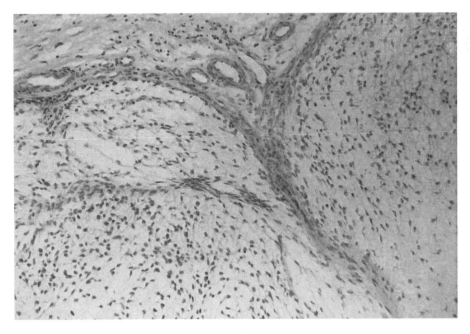

Abb. 91. Extraskeletales myxoides Chondrosarkom: Lobulär unterteilter, mäßig zelldichter myxoider Tumor. Undifferenzierte mesenchymale Zellen ohne auffallende Atypie, z.T. in Gruppen oder mit kettenförmiger Anordnung. HE × 160

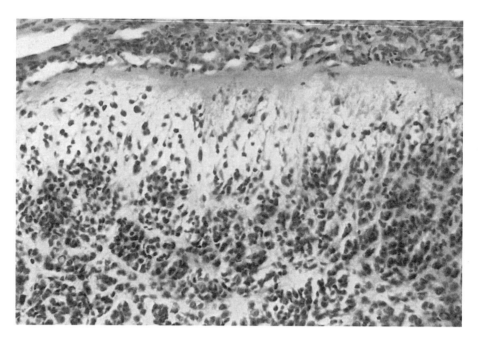

Abb. 92. Extraskeletales myxoides Chondrosarkom (gleicher Tumor, wie oben): Zelldichterer Bereich in der Läppchenperipherie mit zytoplasmareicheren Zellen in kleinen Gruppen. Dabei sind die Zellen ähnlich wie in „Lakunen" von der Grundsubstanz umgeben. Mäßige Zellatypie. HE ×250

den Literaturdarstellungen manchmal die Abgrenzung zwischen dem myxoiden (=chordoiden) Chondrosarkom und dem Parachordom (s. VI) (HAJDU 1979).

Alters- und Geschlechtsverteilung: Die Patienten sind im Durchschnitt etwa 50 Jahre alt, das Spektrum reicht von 13 bis 89 Jahren, Männer überwiegen 2:1.

Lokalisation: Vor allem die unteren Extremitäten (Oberschenkel und Knie), seltener die oberen Extremitäten.
Meist tief im Muskel, seltener subkutan.

Makroskopisch: Knotiger, gelatinöser bis zystischer Tumor.

Mikroskopisch: Deutlicher lobulärer Bau mit reichlich mukoider Grundsubstanz sowie Ketten und „glomerulus-ähnliche" Anordnung von oft deutlich eosinroten und manchmal epithelähnlichen Zellen. Daneben finden sich auch undifferenzierte, sternförmige, mesenchymale Zellen. Auffallende Atypien fehlen. Selten kommt es auch zu herdförmigen Ausreifungen von hyalinem Knorpel. Der knorpelige Charakter der proliferierten Zellen wurde feinstrukturell belegt (CHUNG u. ENZINGER 1978). Außerdem zeigt die mukoide Grundsubstanz die für sulfatierte Mukopolysaccharide vom Knorpelgewebe typische Hyaluronidaseresistenz im Gegensatz zur Hyaluronidasesensitivität, z.B. bei myxoiden Liposarkomen.

Differentialdiagnose: Andere myxoide Sarkome, z. B. Liposarkome. Parachordom, echtes Chordom, myxoide bzw. verschleimte, gering differenzierte Karzinome sowie das myxoide Chondrom, das rein histologisch von seinem malignen Gegenstück kaum abzugrenzen ist (LICHTENSTEIN u. GOLDMAN 1964; CHUNG u. ENZINGER 1978; MACKENZIE 1981).

Prognose: Vier von einunddreißig Patienten sterben an Metastasen, jedoch können auch Patienten mit Metastasen längere Zeit am Leben bleiben!

Therapie: Totalexzision.

3. Parachordom (Abb. 93)

Definition: Ausgeprägt myxoider Tumor mit chordomähnlichen Rundzellen (DABSKA 1977).

Allgemeines: Von den Sehnenscheiden bzw. der Synovialis ausgehende Tumoren mit typischer Lokalisation an Stamm (Lenden) und Extremitäten (ENZINGER 1980).

Alters- und Geschlechtsverteilung: Bevorzugt erkranken zwölf bis zweiundsechzig Jahre alte Patienten, dabei ein leichtes Überwiegen des männlichen Geschlechtes.

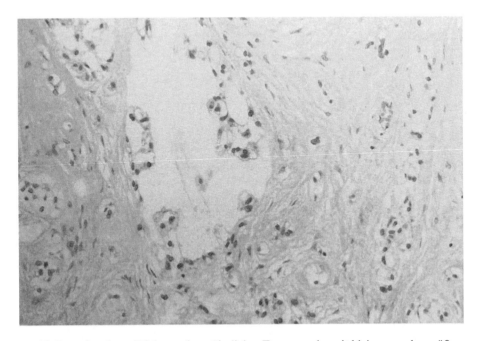

Abb. 93. Parachordom: Dichtes sehnenähnliches Fasergewebe mit kleineren oder größeren Gruppen aus hellen z. T. vakuolisierten Zellen, ähnlich den Chordomzellen. Dabei einzelne mehrkernige Riesenzellen, jedoch keine auffallende Atypie. Gelegentlich drüsenähnliche Zellenanordnung und z. T. myxoide Zwischensubstanz. HE ×160

Lokalisation: An Stamm (paravertebral) und Extremitäten, entlang von Sehnen.

Makroskopisch: Umschriebene grauweiße Tumoren, gelatinös, mit erkennbarer Beziehung zu Sehnen.

Mikroskopisch: Kleine zytoplasmaarme, runde oder ovale, eosinophile Zellen mit prominenten Nukleolen und Nukleoli, die streng in Gruppen und Knötchen gelagert sind. Die reichlich vorhandenen Mukopolysaccharide färben sich mit PAS und Alcianblau schwach an. Die mukoide Grundsubstanz ist hyaluronidaseempfindlich, im Gegensatz zur Hyaluronidaseresistenz beim myxoiden oder „chordoiden" Chondrosarkom, das im übrigen histologisch sehr ähnlich aussieht! Bei stellenweise starker Fibrosierung ist nur vereinzelt hyaline Knorpelbildung erkennbar.

Differentialdiagnose: 1. Myxoides Chondrosarkom, 2. pleomorphes Adenom bzw. Mischtumor der Haut mit epithelialen Anteilen, 3. Chordom (das jedoch typischerweise am Os sacrum oder sphenookzipital lokalisiert ist). Alle drei Tumoren können ausgeprägt myxoid sein, die Grundsubstanz ist jedoch bei allen drei hyaluronidaseresistent.

Prognose: Der Tumor wächst sehr langsam, lokal infiltrierend und ist nur geringgradig maligne, mit einem ca. 30%igen Risiko zu metastasieren und den Tod zu verursachen.

Therapie: Die möglichst initiale sichere Totalexzision ist entscheidend für die Prognose.

4. Extraskeletales Osteosarkom (Abb. 94, 95)

Definition: Seltener mesenchymaler Tumor mit Osteoid- oder Knochenbildung, ohne andere Differenzierung (WHO/ENZINGER 1969).

Allgemeines: Sehr seltener Tumor, der oft sehr langsam an Größe zunimmt und monatelang vorbestanden hat sowie häufig erst ein Jahr nach Erkennung zur Operation gelangt. Die Überlebensrate der extraskeletalen Osteosarkome soll, trotz allgemein weniger ausgeprägter Atypien schlechter sein, als bei seinem intraskeletalen Gegenstück (BINKLEY u. STEWART 1940; WILSON 1941; DAHLIN 1978). Ätiologisch wird ein möglicher Zusammenhang mit Traumata (FINE u. STOUT 1956) und intramuskulären Injektionen (LEE et al. 1977), Strahlenexposition (AUERBACH et al. 1951; BOYER u. NAVIN 1965) und Thorotrastanwendung (HASSON et al. 1975) diskutiert und selten mit jahrelang vorbestandener Myositis ossificans (PACK u. BRAUN 1942; JARVI et al. 1968) oder Sklerodermie mit Verkalkung (DAHLIN et al. 1981).

Alters- und Geschlechtsverteilung: Die Patienten sind durchschnittlich dreiundfünfzig Jahre alt, der Altersgipfel liegt in der sechsten Lebensdekade, das Spektrum reicht von neun bis achtzig Jahren, dabei leichtes Überwiegen des männlichen Geschlechtes. Der Altersgipfel entspricht demnach nur z.T. dem

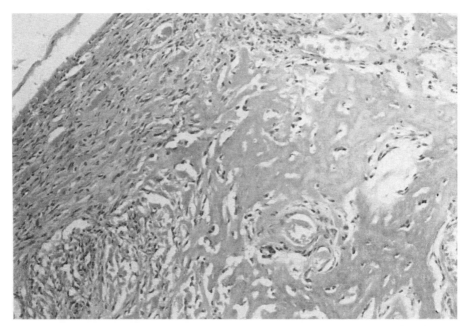

Abb. 94. Extraskeletales Osteosarkom: Tumorperipherie aus dichtem Bindegewebe, daneben massive Osteoidbildung. In diesem Abschnitt keine auffallende Atypie. HE ×160

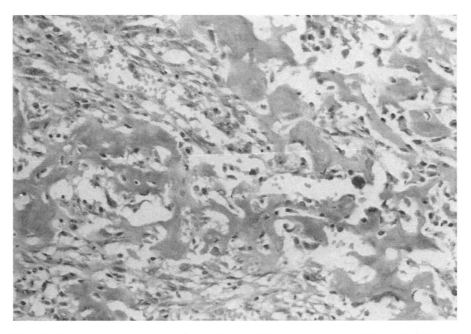

Abb. 95. Extraskeletales Osteosarkom (gleicher Tumor wie oben): Unregelmäßig, z.T. trabekuläres Osteoid mit Atypien und Mitosen in den dazwischengelegenen Spindelzellen und in osteoblastären Zellen. Einzelne osteklastenähnliche Riesenzellen. In diesem Tumorabschnitt entsprechen die Befunde einem typischen Osteosarkom. HE ×250

in manchen Untersuchungsreihen erwähnten zweiten Altersgipfel des intraossären Osteosarkoms.

Lokalisation: Die untere Extremität ist in 69% betroffen.

Makroskopisch: Bis zu 15 cm groß, oft auch mit bloßem Auge erkennbare Schichtung mit peripherem, dichtem Bindegewebe und zentraler, unterschiedlich stark ausgeprägter Verknöcherung.

Mikroskopisch: Häufig findet sich besonders peripher dichtes Bindegewebe, z.T. hyalinisiert und ohne auffallende Atypien. Daneben ist das Knochen- und Knorpelgewebe unterschiedlich stark ausgeprägt, auch mit unterschiedlich starker Atypie und mitotischer Aktivität, wobei oft nur kleine Abschnitte den typischen Befund eines Osteosarkoms erkennen lassen. Ein umgekehrtes Zonenphänomen mit zentripedaler Ausreifung des Knochens wird beschrieben, ist jedoch nicht immer reproduzierbar. Häufiger liegen jedoch in der Peripherie Tumoranteile ohne Osteoid und ohne Knochenbildung vor.

Differentialdiagnose: Myositis ossificans (Zonenphänomen), pseudosarkomatöse, proliferative Veränderung des Weichgewebes mit Verknöcherung und pseudomaligner Knochentumor des Weichgewebes. Auch die Abgrenzung gegenüber einem parossären Osteosarkom, das dem Knochen aufsitzt, ist wichtig. Die radiologische Untersuchung erlaubt aufgrund zonaler Gliederung und unterschiedlicher Strahlendichte in den meisten Fällen von extraskeletalen Osteosarkomen eine differentialdiagnostische Abgrenzung (SPJUT et al. 1971; MEISTER et al. 1981).

Prognose: Die allgemeine Rezidivrate liegt bei 42% bis 100% (FINE u. STOUT 1956; DAS GUPTA et al. 1968; ALLEN u. SOULE 1971; WURLITZER et al. 1972). Die Fünf-Jahres-Überlebensrate liegt bei 16%, wobei die schlechte Prognose im Kontrast zum oft wenig atypischen und wenig proliferativ aktiven histologischen Bild steht.

Therapie: Breite Lokalexzision; wenn nicht durchführbar kann auch eine Amputation (RAO et al. 1978) oder eine adjuvante Chemotherapie erwogen werden (HAJDU 1979).

G. Tumoren und tumorförmige Veränderungen des multipotentiellen Mesenchyms mit mehreren Differenzierungsrichtungen

Synonym: Gut- oder bösartige Mesenchymome.

Definition: Gut- oder bösartige Tumoren, die außer einer Kollagenbildung mindestens zwei andere eindeutige Differenzierungsrichtungen erkennen lassen, wie z.B. gestreifte Muskulatur und Knochen (STOUT 1948; WHO/ENZINGER 1969).

Allgemeines: Mit der Zeit hat ein Begriffswandel stattgefunden, da früher nicht Tumoren mit mindestens zwei unterschiedlichen Differenzierungsmerkmalen, außer Kollagenbildung, als Mesenchymome bezeichnet wurden, sondern undifferenzierte Tumoren aus omnipotenten mesenchymalen Zellen *ohne* eine eigentliche Differenzierungsrichtung. Diesem nicht mehr angewandten Mesenchymombegriff käme vielleicht das maligne fibröse Histiozytom als Tumor der omnipotenten mesenchymalen Histiozyten, bzw. des multipotenten primitiven Bindegewebes am nächsten – besonders in seiner myxoiden Variante. Da bei mesenchymalen Tumoren häufiger verschiedene Ausdifferenzierungen vorliegen können, wird als Gegenvorschlag zum Mesenchymombegriff neuerdings auch wieder dafür plädiert, diese Tumoren nach der höchstdifferenzierten oder quantitativ vorherrschenden Komponente zu benennen, oder die verschiedenen Komponenten auch terminologisch zum Ausdruck zu bringen, wie z.B. „Fibroleiomyosarkom" (MEISTER u. WESTENFELDER 1974; HAJDU 1979). Eher empfehlenswert scheint die Benennung ausschließlich nach dem differenzierten Gewebsanteil zu sein. So können z.B. Tumoren mit abschnittsweise vorhandenen Merkmalen einer malignen fibrösen Histiozytose aufgrund anderer Merkmale häufig als Liposarkom, Leiomyosarkom oder synoviales Sarkom eingestuft werden.

1. Benignes Mesenchymom

Synonym: Mesenchymales Hamartom.

Alle möglichen Kombinationen können dabei existieren, sie sind besonders häufig und typisch bei Kindern und Jugendlichen im Weichgewebe der Thoraxwand und werden hier oft auch als „mesenchymale Hamartome" bezeichnet (LE BER u. STOUT 1962). Bei Tumoren, die aus Fett-, Bindegewebe und Knorpel bestehen, ist die Abgrenzung gegenüber Lipomen bzw. fibrösen Lipomen mit Knorpelmetaplasie schwierig.

Prognose: Gut.

Therapie: Exzision, schon zur histologischen Diagnosestellung.

2. Malignes Mesenchymom

Dabei handelt es sich um Sarkome, die neben Bindegewebe gestreifte Muskulatur, Knochen- oder Knorpel-Differenzierung erkennen lassen (schwierige Abgrenzung gegenüber Osteosarkomen mit fibrösem Anteil und Knochenmetaplasie) (STOUT 1948; MEISTER u. WESTENFELDER 1974). Ähnlich gemischte Tumorbilder existieren auch beim „malignen Mesenchymom des Knochens" und beim „malignen Mesenchymom der Nervenscheide"! (HARKIN u. REED 1974; SCHAJOWICZ 1981).

H. Tumoren des Weichgewebes mit umstrittener oder unbestimmter Herkunft

I. Benigne Tumoren

1. Granularzelltumor (Abb. 96)

Synonym: Granularzell-„Myoblastom", Granularzell-Schwannom oder Neurom.

Definition: Ein gutartiger Tumor aus typischen, zytoplasmareichen, gekörnten, azidophilen Zellen unbestimmter Histogenese (WHO/ENZINGER 1969).

Allgemeines: Wegen seines typischen Zellbildes war der Tumor schon früh bekannt. Nach der ersten Beschreibung Anfang des 19. Jahrhunderts (VIRCHOW 1854) wurde er anfangs des 20. Jahrhunderts entweder als Rhabdomyom oder Myoblastom bezeichnet (ABRIKOSSOFF 1926) aufgrund der Ähnlichkeit der Zellen zu Myoblasten und auch wegen der Lagebeziehung zur Skelett-Muskulatur. Später wurde der mögliche Ursprung der Granularzellen von Nerven bzw. Nervenscheiden diskutiert (FEYRTER 1935) und der Tumor deswegen nicht als Granularzellmyoblastom sondern als Granularzellschwannom bezeichnet. Außerdem wurde auch der histiozytäre Ursprung dieser Tumoren erwogen (FUST u.

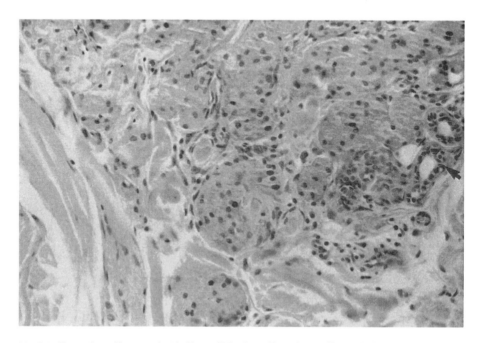

Abb. 96. Granularzelltumor („Abrikosoff"): Rundkernige Zellen mit deutlich gekörntem Zytoplasma ohne Atypie, einzeln oder in kleinen Gruppen, unscharf abgegrenzt vom Bindegewebe, das Hautanhangsdrüsen enthält (*Pfeil*). Dadurch entsteht der Eindruck des infiltrierten Wachstums. HE × 250

CUSTER 1949; PEARSE 1950; FISHER u. WECHSLER 1962; MAGORI u. SZEGVARI 1973), wegen der morphologischen Ähnlichkeit zu Zellen bei Speicherkrankheiten (z. B. Morbus Gaucher oder Niemann-Pick) (LEROUX u. DELARUE 1939; AZZOPARDI 1956). Auch durch moderne Untersuchungsmethoden, wie Elektronenmikroskopie und Histochemie, konnte keine eindeutige Klärung des Problems der Histogenese erfolgen. Die meisten Indizien sprechen für die Verwandtschaft zu Schwann-Zellen. Möglicherweise handelt es sich um einen Tumor verschiedener, primitiver, mesenchymaler Zellen, wie z. B. perineurale Zellen, Schwann-Zellen, Histiozyten oder Muskelzellen, die morphologisch ähnliche Bilder aufweisen können (HAISKEN u. LANGER 1962; CHRIST u. OZZELLO 1971; SEBEL u. MARQUEZ 1974). Gegen eine tumorförmige Reaktion und für eine Neoplasie sprechen einzelne, maligne, metastasierende Fälle (ACKERMAN u. PHELPS 1946; ROSS et al. 1952; GAMBOA 1955; SVEJAD u. HORN 1958; CADOTTE 1974; USUI et al. 1977). Bei der Beurteilung maligner metastasierender Granularzelltumoren muß berücksichtigt werden, daß bei 15% aller benigner Granularzelltumoren multifokales Auftreten beschrieben wird (KLEMPERER 1934; MEREDITH et al. 1958; MOSCOVIC u. AZAR 1967; WEITZNER u. OLSEN 1968; STRONG et al. 1970) und damit die Frage Metastasen oder multipler Primärtumor oft offen bleibt.

Lokalisation: Typischerweise subkutan oder submukös, am häufigsten im Kopf- und Halsbereich, 50% in der Zunge.

Im Weichgewebe: Am häufigsten Thoraxwand(!), Rücken, Arm, Finger, Oberschenkel, Hals, Lippe. Außerdem kommen diese Tumoren auch in der Viscera vor.

Makroskopisch: 0,5 bis 2 cm groß, derb, nicht eingekapselte Tumoren.

Mikroskopisch: Zellen mit eosinrot gekörntem, gleichmäßig schwach PAS-positivem Zytoplasma. Die Zellen sind rundlich, gelegentlich länglich und zeigen reichlich Zytoplasma. Bei den Granula handelt es sich feinstrukturell um Phagolysosomen oder Hydrolasen. Die Zytoplasmamembran ist unscharf. Die Kerne sind gleichmäßig groß und exzentrisch im Zytoplasma. Die Zellen bilden epithelähnliche Verbände oder Nester, häufig nicht nur makroskopisch, sondern auch mikroskopisch, unscharf begrenzt zwischen dem umgebenden Bindegewebe. Daraus resultiert das Bild des infiltrierenden Tumors mit multifokalen, engen Beziehungen zu Nerven und Gefäßen, ohne daß malignes Verhalten vorliegt. Typischerweise fehlen Mitosen. Selbst die wenigen echt malignen Granularzelltumoren (=„maligne nicht organoide Granularzelltumoren") (RAVICH et al. 1945; ROSS et al. 1952) sind auch bei Vorliegen von deutlicher Zellpolymorphie mitosearm (MACKENZIE 1967; STRONG et al. 1970; AL-SARRAF et al. 1971; USUI et al. 1977).

Differentialdiagnose: Alveoläres Weichteilsarkom (=„maligner organoider Granularzelltumor", STOUT u. LATTES 1967), Paragangliom, echtes benignes Rhabdomyom oder Rhabdomyosarkom.

Prognose: Im allgemeinen gutartiger Verlauf, nur in seltenen Fällen maligne. Kriterien, die für Malignität sprechen, sind besonders große Tumoren, mehr als 15 cm im Durchmesser, mit schnellem Wachstum und hoher Rezidivneigung sowie Gefäßinvasion. Auch maligne Formen können sowohl mitosearm sein und kaum Zellatypien aufweisen!

Therapie: Exzision.

II. Maligne Tumoren

1. Alveoläres Weichteilsarkom (Abb. 97, 98)

Synonym: „Maligner organoider Granularzelltumor".

Definition: Maligner Tumor unbekannter Histogenese mit typischen zytoplasmareichen Zellen in „organoiden" Zellgruppen (WHO/ENZINGER 1969).

Allgemeines: Offensichtlich schon früher beschrieben (KLEMPERER 1934; HORN u. STOUT 1943); jedoch genau definiert und als alveoläres Weichteilsarkom bezeichnet wurde der Tumor von CHISTOPHERSON et al. 1952. Die Histogenese ist noch unbestimmt (FISHER 1956; FASSBENDER 1960; MARSHALL u. HORN 1961; SHIPKEY et al. 1964; LIEBERMAN et al. 1966). Von STOUT u. LATTES (1967) wurden diese Tumoren als alveoläre oder organoide Form des malignen Granularzelltumors aufgefaßt. Wegen der Ähnlichkeit in Zellform und Anordnung

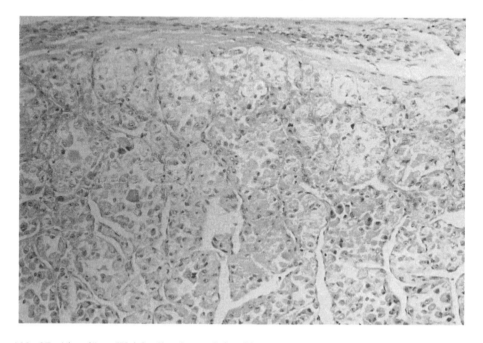

Abb. 97. Alveoläres Weichteilsarkom: Scharf begrenzte Tumorperipherie zytoplasmareiche Zellen, eosinrot oder hell. Deutliche Kernatypien und Mitosen. Typische alveoläre „organoide" Zellagerung mit zahlreichen Endothelsinus und wenig Bindegewebsstroma. HE × 160

wurde an einen Ursprung von den Paraganglien gedacht. Ultrastrukturell verdichtete sich in letzter Zeit doch wiederum der Verdacht, daß es sich um Muskeltumoren handelt (FISHER u. REIDBORD 1971). Entsprechende Zellen mit typischen PAS-positiven kristallinen Einschlüssen wie in alveolären Weichteilsarkomen sind im regelrechten Gewebe nicht bekannt!

Alters- und Geschlechtsverteilung: Patienten der dritten und vierten Lebensdekade sind bevorzugt befallen, Frauen überwiegen 2:1.

Lokalisation: Meist tief in der Muskulatur, am häufigsten in den Extremitäten, dabei meistens im Oberschenkel, jedoch auch in der Bauchwand oder im Retroperitoneum.

Makroskopisch: Typischerweise sind die markigen, grauweißen Tumormassen bis zu 10 cm groß und gut abgegrenzt bzw. z.T. auch gut abgekapselt. Stellenweise kann jedoch auch schon bei der Operation Infiltration der Umgebung erkennbar sein.

Mikroskopisch: Typische Gruppenbildung aus Zellnestern mit dazwischen gelegenen Endothelräumen und schmale, septale Unterteilungen. Die Zellen zeigen helles bis eosinrot-gekörntes Zytoplasma. Die Kerne liegen exzentrisch mit einem oder mehreren Nukleolen. Nur geringe Kernatypien. Mitosen sind vor-

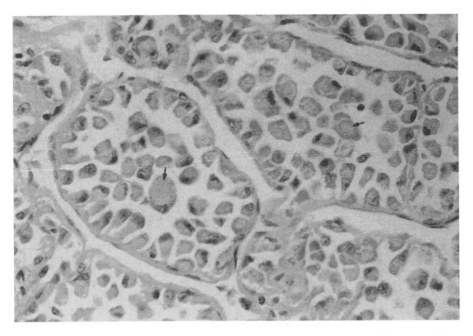

Abb. 98. Alveoläres Weichteilsarkom. Scharf begrenzte epithelähnlich gelagerte Zellgruppen, meist reichlich Zytoplasma und gut erkennbare umschriebene, eosinrote Zytoplasmakondensationen, entsprechend der für diesen Tumor typischen, feinstrukturell kristalloiden Einschlüssen (→). HE ×250

handen, jedoch nie in großer Zahl. Typisch sind PAS-positive, kristalloide Einschlüsse.

Differentialdiagnose: Wie Granularzelltumor.

Prognose: Langsam wachsende Tumoren, die häufig vor der Metastasierung Lokalrezidive zeigen. 59% der Patienten überlebten fünf Jahre, und 47% waren im zehnten Jahr nach der Diagnose noch am Leben, jedoch oft mit Metastasen. Die übrigen Patienten waren noch später als zehn Jahre nach der Initialdiagnose am Leben (LIEBERMAN et al. 1966).

Therapie: Initial nicht die Amputation sondern die Blockexzision.

2. Klarzellsarkom der Sehnen und Aponeurosen (Abb. 99)

Definition: Tumor aus Gruppen oder kurzen Bündeln heller Zellen mit großen Kernen und Nukleolen (WHO/ENZINGER 1969).

Allgemeines: Der Name „Klarzellsarkom" wurde von ENZINGER (1965) eingeführt. Davon sind mit aller Wahrscheinlichkeit ähnliche Tumoren in Serien über synoviale Sarkome als solide hellzellige Varianten miteingeschlossen. Nachdem jedoch in manchen Untersuchungsreihen in ca. 60% der Klarzellsarkome Melanin nachgewiesen werden konnte (HOFFMAN u. CARTER 1973; MACKENZIE 1974; BERMAN et al. 1975) stellte sich die Frage, ob es sich hier ausschließlich

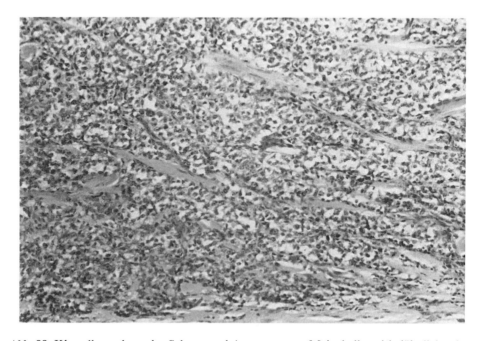

Abb. 99. Klarzellensarkom der Sehnen und Aponeurosen: Meist helle epithelähnlich gelagerte Zellen mit angedeuteter alveolärer Unterteilung durch Bindegewebe und Reste des ortsständigen Sehnenbindegewebes. HE × 160

um neuroektodermale Tumoren handelt oder ob hier ein Sammelbegriff vorliegt von Tumoren unterschiedlicher Histogenese, jedoch mit ähnlichem Aspekt entweder 1. neuroektodermal entsprechend einem malignen Melanom des Weichgewebes oder 2. synovial im Sinne eines hellzelligen, z.B. epitheloiden synovialen Sarkoms.

Alters- und Geschlechtsverteilung: Bevorzugt sind Patienten in der zweiten bis vierten Lebensdekade, die Altersspanne reicht jedoch von drei bis achtzig Jahren.

Lokalisation: Vorwiegend an der unteren (76%) und oberen (21%) Extremität. Typische Lokalisationen: Sprunggelenk, Achillessehne(!), Hand und auch Knie in der Reihenfolge der abnehmenden Häufigkeit.

Makroskopisch: Gelblicher, auf der Schnittfläche lobulierter, wenige cm großer Tumor.

Mikroskopisch: Charakteristisch ist die nestähnliche Anordnung heller, epithelähnlicher Zellen mit unscharfen Zellgrenzen und angedeutet lobulärem Muster, dabei kann ein Übergang in kurze Bündel von Spindelzellen erkennbar sein, ähnlich wie beim biphasischen, soliden, synovialen Sarkom. Die Kerne sind vesikulär mit prominentem Nukleolus, gelegentlich Riesenzellen, ähnlich Toutonzellen, mit in halbkreisförmig angeordneten Kernen. Manche Tumoren zeigen jedoch auch eher eosinrotgranulierte Zellen! Reichlich Kollagen führt zur Septierung mit alveolärem Muster.

Differentialdiagnose: Hellzelliges Karzinom, z.B. Metastasen bei Nieren- oder Schilddrüsenkarzinomen. Epitheloide Leiomyosarkome, Paragangliome, alveoläres Weichteilsarkom. Hellzellige synoviale Sarkome und hellzellige maligne Melanome, wobei es von der (histogenetischen) Definition des Klarzellsarkoms abhängt, ob es sich hier überhaupt um eine Differentialdiagnose handelt oder nur um die Diagnose eines Klarzellsarkoms als Variante eines synovialen Sarkoms.

Prognose: Häufig rezidivierend, metastasierend, 30% Überlebensrate, zwei Drittel Metastasen oder Rezidive.

Therapie: Totalexzision.

3. Epitheloides Sarkom (Abb. 100, 101)

Definition: Sarkom aus epithelähnlich gelagerten, mesenchymalen Zellen mit klinisch und pathologisch-anatomisch, z.T. karzinom-, z.T. granulomähnlichem Bild (ENZINGER 1970).

Allgemeines: Erst in letzter Zeit beschriebener Tumortyp, der mit multiplen Hautknoten, epitheloiden Zellen und Nekrosen, z.T. mit einem Granuloma anulare oder auch mit einem metastatischen Plattenepithelkarzinom verwechselt wurde (ENZINGER 1970; SANTIAGO et al. 1972; SEEMAYER et al. 1972; HAJDU et al. 1977; PRAT et al. 1978). Manche ultrastrukturelle und immunhistochemische Untersuchungen weisen auf einen möglichen, synovialen Ursprung der Epi-

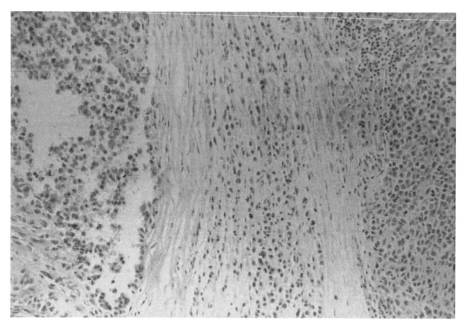

Abb. 100. Epitheloides Sarkom: Runde und längliche atypische Zellen, z.T. in größeren und soliden Gruppen oder in kleinen Nestern, bzw. Zellsträngen. Dabei Einblenden der epitheloiden Zellen in das umgebende Stroma. HE × 160

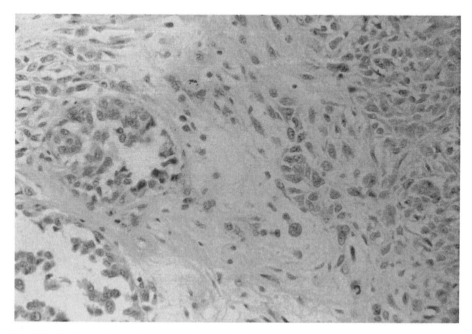

Abb. 101. Epitheloides Sarkom: Atypische, epithelähnlich gelagerte oder spindelige Zellen. Meist reichlich Zytoplasma und z.T. exzentrische Kerne. Dabei angedeutete adenoide Zellagerungen oder schmale Spalträume zwischen den Zellen

theloidzell-Sarkome hin (GABBIANI et al. 1972; FRABLE et al. 1973; PATCHEFSKY et al. 1977). Andere Untersuchungen zeigten fibrozytäre Eigenschaften (FISHER u. HORVAT 1972) oder auch histiozytäre Eigenschaften (SOULE u. ENRIQUEZ 1972). Eventuell gleichzeitig vorhandene synoviale, fibrozytäre und histiozytäre Merkmale in einem Tumor allein wären jedoch nicht unvereinbar mit einem Tumor der synovialen Zellen, die entsprechend den regelrechten Synovialiszellen diese Eigenschaften in sich vereinen können.

Alters- und Geschlechtsverteilung: Vor allem erkranken Patienten der zweiten und dritten Lebensdekade, nur vereinzelt bis 50jährige.

Lokalisation: Die typische Lokalisation ist an der oberen Extremität, besonders am Unterarm, der Hand und Finger, seltener am Unterschenkel. Die Ausbildung bzw. Ausbreitung der Tumorknoten entlang der Sehnen und oberflächlichen Faszie ist bei der Operation erkennbar. Seltener ist die Lokalisation in der Subkutis. Später finden sich jedoch häufiger in der Dermis multiple Knoten mit Ulzerationen.

Makroskopisch: Derbe, unregelmäßige, weiße Knoten in der Haut oder entlang von Sehnen.

Mikroskopisch: Zwischen kollagenen Bändern gruppieren sich Reihen und Nester azidophiler, solider bis kettenförmiger, z.T. „adenoid" gelagerter Zellen. Bei multinodulärem Aufbau bewirken stellenweise vorhandene, zentrale Nekrosen ein granulomähnliches Bild. Die Tumordegeneration führt zu Fibrose bzw. Hyalinisierung. Im Gegensatz zu echten Epithelverbänden finden sich Retikulinfasern auch zwischen den einzelnen Tumorzellen. Besonders peripher wird oft ein angiomähnlicher Aufbau mit Spalträumen vorgefunden. Die Tumorbereiche sind unscharf begrenzt.

Differentialdiagnose: Histologisch epitheloidzellige Granulome (z.B. Granuloma anulare); im übrigen Metastasen eines gering differenzierten Karzinoms, bei Ulzeration auch Verwechslungsmöglichkeit mit einem ulzerierten Plattenepithelkarzinom der Haut. Synoviales Sarkom. Angiosarkom und bei „ziegelrotem Zytoplasma" auch Rhabdomyosarkom sowie bei kettenförmiger Zellagerung mit Spalträumen Angiosarkom.

Prognose: Langsames Wachstum mit Lokalrezidiven, oft Jahre später Metastasierungen in Lymphknoten und Lungen. Ca. 12 Monate vergehen durchschnittlich bis zum Lokalrezidiv, 24 Monate bis zu regionalen Lymphknotenmetastasen, 36 Monate bis zu hämatogenen Fernmetastasen. Die Fünf-Jahres-Überlebensrate ist 72%. Über längere Zeitabschnitte bleiben jedoch nur 17% der Patienten ohne Rezidiv und ohne Metastasen am Leben.

Therapie: Totale Lokalexzision, wegen großer lokaler Rezidivgefahr auch postoperative Strahlentherapie.

4. Extraskeletales „Ewing-Sarkom" (Abb. 102, 103)

Definition: Undifferenziertes Rundzellsarkom mit licht- und feinstruktureller Ähnlichkeit zum skeletalen Ewing-Sarkom (ANGERVALL u. ENZINGER 1975).

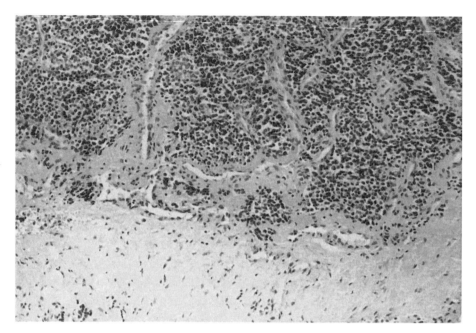

Abb. 102. Extraskeletales „Ewing-Sarkom": Zelldichter rundkerniger Tumor mit peripherer lobulärer Unterteilung durch Bindegewebssepten. HE × 160

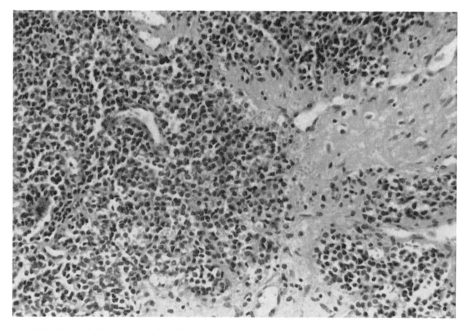

Abb. 103. Extraskeletales „Ewing-Sarkom": Insgesamt nur wenige atypische rundkernige Zellen, z.T. mit kleineren chromatindichten oder mit größeren und blasigen helleren Kernen und unscharf begrenzten Zytoplasma. Keine auffallende Atypie oder mitotische Aktivität. Perivaskuläre Zellagerung. HE × 250

Allgemeines: Bei großen extraskeletalen Tumormassen und mit histologischen Befunden entsprechend Ewing-Sarkom und dabei kaum erkennbarem Skelettbefall, wurde früher schon zumindestens an die Möglichkeit eines extraskeletalen Ewing-Sarkoms gedacht (GESCHICKTER u. COPELAND 1936; POTOZKY u. FRIED 1939). Auch ein Teil der früher deskriptiv als undifferenzierte „Rundzellsarkome" bezeichneten Tumoren kann mit aller Wahrscheinlichkeit den extraskeletalen Ewing-Sarkomen zugerechnet werden, falls es sich nicht um maligne Lymphome handelte (BORST 1902; PHEMISTER 1932). 1975 wurden von ANGERVALL und ENZINGER und von einer Studiengruppe für Rhabdomyosarkome (MAURER et al. 1977a) die extraskeletalen Ewing-Sarkome histologisch revidiert und gegenüber dem undifferenzierten, oft alveolären Rhabdomyosarkom abgegrenzt. Die Histogenese ist noch nicht eindeutig geklärt: Die primitiven mesenchymalen Zellen des Knochentumors wurden von Ewing ursprünglich als „Endotheliom-Zellen" aufgefaßt und bezeichnet (EWING 1921). Neuere feinstrukturelle Untersuchungen unterstreichen nicht nur die Ähnlichkeit zwischen extra- und intraskeletalen Ewing-Sarkomen (MEISTER u. GOKEL 1978), sondern lassen gelegentlich auch eine Tendenz zu einer endothelialen Differenzierung erkennen, wie sie z.T. auch lichtmikroskopisch als angiomatöse Transformation des skeletalen Ewing-Sarkoms offenbar wird (LLOMBART-BOSCH et al. 1977).

Alters- und Geschlechtsverteilung: Patienten der mittleren Altersgruppe, besonders die dritte Lebensdekade, sind vor allem betroffen. Die Erkrankten sind also älter als beim skeletalen Ewing-Sarkom. Männer sollen häufiger befallen sein.

Lokalisation: Meist zentral am Rumpf, besonders paravertebral, Brustkorb und Retroperitoneum, sowie untere Extremitäten.

Makroskopisch: Tief im Muskel bis ans Periost reichende, lobulierte, multinoduläre Tumoren, weich, grauweiß mit gelblich-beiger Schnittfläche; Nekrosen und Blutungen sind häufig.

Mikroskopisch: Kleinzelliger Tumor mit monotonem Zellbild, jedoch sind oft zwei verschiedene Zellformen erkennbar, 1. mit helleren, blasseren Kernen und reichlich Zytoplasma, 2. mit dunkleren Kernen und weniger Zytoplasma.
Die Zellgrenzen sind unscharf, auffallende Atypien fehlen und Mitosen sind selten. Zum Teil zeigt sich Degeneration der Zellen mit hyperchromatischem Kern. Bei Gefäßproliferation liegt auch eine deutliche perivaskuläre Zellanordnung vor besonders in den nekrotischen Bereichen. In der Übersichtsvergrößerung zeigt sich ein angedeutet lobulärer Bau, jedoch finden sich insgesamt wenig Retikulinfasern zwischen den einzelnen Tumorlobuli und noch weniger Fasern zwischen den einzelnen Tumorzellen. Besonders im nicht-formalin- und paraffinvorbereiteten Gewebe ist eine positive PAS-Färbung mit diastasesensitivem, feintropfigem Glykogen in den Tumorzellen charakteristisch.

Differentialdiagnose: Alveoläres Rhabdomyosarkom (solider Typ) in Lokalisation und klinischer Symptomatik ähnlich; die Zellkerne sind dabei jedoch dunkler. Neuroblastom und Neuroepitheliom: rosettenförmige Faserknäuel, Zellen meist PAS-negativ und vor allem Neuropil vorhanden! Gering differenziertes, rundzelliges Synovialsarkom, das in der Versilberung oft Spuren eines biphasischen Baumusters erkennen läßt. Maligne Lymphome und Leukosen: Granulozytäre Sarkome können oft initial als lokale Weichgewebstumoren imponieren (ASD-Chloracetatesterasereaktion positiv!). Dabei sind beim granulozytären Sarkom häufig jüngere Patienten, bzw. Kinder erkrankt, beim histiozytären Sarkom (bzw. bei der sarkomatösen Form der malignen Histiozytose) dagegen Erwachsene. Für die Differentialdiagnose der histiozytären Neoplasien nützliche, spezielle Untersuchungsmethoden: Lysozym, α_1-Antitrypsin und α_1-Antichymotrypsin. – Bei älteren Patienten spielt die differentialdiagnostische Erwägung von kleinzelligen Karzinomen, z.B. Metastasen von Karzinomen des Bronchus, eine größere Rolle!

Prognose: Schlecht, wegen früher Generalisation des neoplastischen Prozesses.

Therapie: Exzision großer Tumormassen, lokale oder Ganzkörperbestrahlung neuerdings jedoch eher Chemotherapie.

J. Unklassifizierte bzw. unklassifizierbare Weichgewebstumoren

Definition: Alle primären Weichgewebstumoren, die den vorher genannten Tumorkategorien nicht zugeordnet werden können (WHO/ENZINGER 1969).

Allgemeines: Nach den Angaben von ENZINGER (1969) fallen vielleicht 10 bis 15% aller maligner Weichgewebstumoren und eine erwartungsgemäß kleinere Zahl der benignen Weichgewebstumoren in diese Kategorie. Falls die Möglichkeit besteht, den gesamten exzidierten Tumor histologisch und auch immunhistochemisch, sowie, wenn notwendig, feinstrukturell durch eine größere Anzahl von Schnitten zu untersuchen, soll sich die Zahl der nicht-klassifizierbaren malignen Weichgewebstumoren auf 5% reduzieren (HAJDU 1979). Unter ungünstigen Voraussetzungen, wie bei Revision von zurückliegendem Untersuchungsgut, wobei oft nur ein Schnittpräparat und eine (z.B. Hämatoxilin-Eosin)-Färbung von einem 10 cm oder größeren Tumor zur Verfügung stehen, kann sich die Zahl der nicht klassifizierbaren malignen Weichgewebstumoren auf 20% erhöhen (MEISTER et al. 1980).

Nach Empfehlungen der WHO-Klassifizierung (ENZINGER 1969) sollen Begriffe wie „Spindelzellsarkom" oder „Rundzellsarkom" vermieden werden. Der Alternativvorschlag besteht darin, den Tumor als unklassifizierbar zu bezeichnen mit nachfolgender Angabe der wahrscheinlichen oder möglichen Differentialdiagnosen. In der Praxis läßt sich dabei jedoch bei den differentialdiagnostischen Überlegungen eine Assoziation der histogenetisch nicht klassifizierbaren Tumoren mit deskriptiven Begriffen kaum vermeiden. Auch neuere Arbeiten gehen z.B. auf die Differentialdiagnose der Spindelzelltumoren durch die feinstrukturelle Beurteilung ein (HARRIS 1981). Außerdem wurde in letzter Zeit auch die Gruppe der myxoiden Tumoren des Weichgewebes wieder stärker beachtet

(ALLEN 1980; MACKENZIE 1981). Auch bei der Zuordnung primär nicht klassifizierbarer Weichgewebstumoren, die durch quantitative und qualitative Verbesserungen der Untersuchung schlußendlich doch zugeordnet werden können, ergibt sich fast zwanglos ein Rückfall in eine zumindestens theoretisch vorhandene, rein deskriptive Unterteilung, wie z. B. 1. „Rundzelltumoren", 2. Spindelzelltumoren", 3. „polymorphzellige Tumoren", 4. „myxoide Tumoren", 5. „epitheloide Sarkome", 6. „faserbildende Tumoren".

Die *Differentialdiagnose* umfaßt bei:
1. den Rundzelltumoren außer dem extraskeletalen Ewing-Sarkom und möglicherweise einem gering differenzierten, alveolären Rhabdomyosarkom oder synovialen Sarkom die malignen Lymphome, malignen Histiozytosen und granulozytären Sarkome, sowie Neuroblastome.
2. Spindelzelltumoren: Hier reicht das Spektrum von Fibromatosen, Fibrosarkomen, fibrösen Histiozytomen (einschließlich dem Dermatofibrosarcoma protuberans), synovialen Tumoren, Tumoren der glatten und gestreiften Muskulatur, Spindelzell-Lipomen und Neurinomen bis zu spindelzelligen Karzinoiden oder Karzinomen.
3. Polymorphzellige Tumoren: Umfassen vorwiegend die Differentialdiagnose von polymorphzelligen Formen der Rhabdomyosarkome, Liposarkome und malignen fibrösen Histiozytome sowie auch z. B. Nieren- und Schilddrüsenkarzinome mit sarkomähnlichem Bau und anaplastischen, mehrkernigen Tumorriesenzellen.
4. Eine besonders große Gruppe betrifft die Differentialdiagnose bei den myxoiden Tumoren des Weichgewebes, wobei unter anderem a) bei gutartigen Tumoren zu unterscheiden sind Myxome, sog. myxoide Tumoren der Nervenscheide, myxoide Chondrome, myxoide Lipome, Lipoblastome, noduläre Fasziitis, Neurofibrome und Neurinome, b) bei den malignen Formen myxoide Liposarkome, Rhabdomyosarkome, extraskeletale Chondrosarkome und maligne fibröse Histiozytome sowie chordoide Sarkome, neurogene Sarkome und schlußendlich auch Weichgewebsmetastasen von schleimbildenden, gering differenzierten Karzinomen.
5. Epitheloide Sarkome: Mit einem differentialdiagnostischen Spektrum, das vom synovialen Sarkom über das epitheloide leiomyoblastäre Sarkom bis zum Angiosarkom, Klarzellsarkom zum eigentlichen epitheloiden Sarkom und natürlich auch zum Mesotheliom oder zum Karzinom, besonders in Fällen mit deutlicher Stromareaktion, reicht.
6. Faserbildende Sarkome: Hier kommen in erster Linie die Tumoren des Bindegewebes wie Fibrome, Fibromatosen, Sarkome, gutartige und maligne fibröse Histiozytome, sowie synoviale Sarkome und auch Muskeltumoren und neurogene Tumoren in Frage.

Praktisch bei allen Sarkomformen muß auch ein malignes Melanom in die differentialdiagnostischen Überlegungen mit eingeschlossen werden.

Eine der wichtigsten Voraussetzungen bei der genauen Klassifizierung der Tumoren, bzw. ihrer Differentialdiagnose ist die Berücksichtigung des makroskopischen Aspekts des Tumors und Entnahme von mehreren Gewebsblöcken für histologische Schnittpräparate aus allen Bereichen, die Farb- oder Konsistenzunterschiede aufweisen, sowie auch aus den Randbereichen mit möglicherweise erkennbaren Beziehungen zu Gewebsstrukturen, wie Sehnen, Nerven oder Gefäßen.

Bei den Spezialfärbungen geben die Bindegewebsfärbungen Aufschluß über die Art der gebildeten Fasern, die Versilberung verdeutlicht besonders auch die Beziehung zwischen Fasern und proliferierten Zellen, in der Eisenfärbung kann untersucht werden, ob die Tumorzellen Hämosiderin enthalten, wie z.B. bei histiozytärer, endothelialer oder synovialer Abstammung. Die myxoide Zwischensubstanz erlaubt oft nicht nur durch Anfärbbarkeit mit PAS (neutrale Mukopolysaccharide) und Alcianblau (saure Mukopolysaccharide), sondern auch durch ihre Sensibilität gegenüber Hyaluronidase eine Differenzierung zwischen z.B. myxoiden Muskel- und Fettgewebstumoren sowie myxoiden Knorpeltumoren. Bei letzteren ist die myxoide Zwischensubstanz resistent gegenüber einer Hyaluronidasebehandlung. Bei den Rundzelltumoren sind u.a. Ewing-Sarkome typischerweise PAS-positiv.

Granulozytäre Sarkome können durch die ASD-Chlorazetat-Esterase-Reaktion belegt werden. Für die Differentiale der malignen Lymphome ist besonders die Giemsa- und PAS-Färbung wichtig, für die malignen Histiozytosen die immunhistochemischen Reaktionen mit Lysozym, α_1-Antitrypsin und α_1-Antichymotrypsin. Auch faserbildende histiozytäre Tumoren, d.h. fibröse Histiozytome können mit den letztgenannten Untersuchungsmethoden in einem Teil der Fälle belegt werden. Wichtig dabei ist, daß diese genannten Untersuchungsmethoden auch am routinemäßig formolfixierten, paraffingeblockten Material noch durchführbar sind und somit altes Untersuchungsgut für eine spätere differentialdiagnostische Revision noch brauchbar ist. In letzter Zeit wird auch die Möglichkeit untersucht, das eingeblockte Material von Muskeltumoren durch Nachweis von Myosin, Akzin oder Myoglobin sowie von endothelialen Tumoren mit dem Faktor VIII-Antigen zu belegen.

Sehr aktuell ist auch der Nachweis von besonderen Zytoskelettanteilen in bestimmten Tumorzellen. So dient das Präkeratin z.B. als epitheliales Merkmal, das in mehreren Karzinomen positiv ist, bei differentialdiagnostischer Abgrenzung gegenüber epitheloiden karzinomähnlichen Sarkomen, die hierbei jedoch ebenfalls epitheliale Merkmale aufweisen können. Dagegen gilt das Vimentin als mesenchymales Zytoskelettmerkmal im allgemeinen und das Desmin als Zytoskelettmerkmal für alle Muskeltumoren.

Groß ist auch die Zahl der feinstrukturellen Merkmale zur Tumor- bzw. Tumorzellklassifizierung, die besonders bei der Zuordnung von sonst nicht erkennbaren, glatten und gestreiften Muskeltumoren von Vorteil sein kann (GHADIALLY 1980; KONRAD et al. 1982).

Im Gegensatz zu spontan beim Menschen auftretenden Weichgewebstumoren zeigen z.B. durch ionisierte Strahlen beim Menschen induzierte Tumoren oder experimentell in Versuchstieren ausgelöste Tumoren häufiger nichtklassifizierbare, primitive Sarkome, die, wenn überhaupt, am ehesten Merkmale entsprechend malignen fibrösen Histiozytomen erkennen lassen.

K. Verschiedene tumorähnliche Veränderungen

1. Ganglion (Abb. 104)

Definition: Myxoide Veränderungen mit Zystenbildung in der Sehnenscheide, Gelenkkapsel oder Meniskus; ähnliche Veränderungen können auch intraossär vorliegen.

Allgemeines: Fälschlicherweise häufig als „Überbein" bezeichnete prall elastische, knotige Tumoren, klassischerweise auf dem Handrücken, selten am Fuß oder im Bereich des Kniegelenkspaltes. Wegen der Multiplizität der myxoiden Bindegewebsdegeneration ist der Erfolg der operativen Behandlung von vorneherein in Frage gestellt.

Alter: Jugendliche oder Erwachsene.

Geschlechtsbevorzugung: Nichts bekannt.

Lokalisation: Vorwiegend Hand- bzw. Handrücken, seltener Fuß und sonstwo an den Extremitäten.

Makroskopisch: Myxoide Auflockerung mit Ausbildung schleimgefüllter Zysten im dichten Bindegewebe der Sehnenscheide oder Gelenkkapsel.

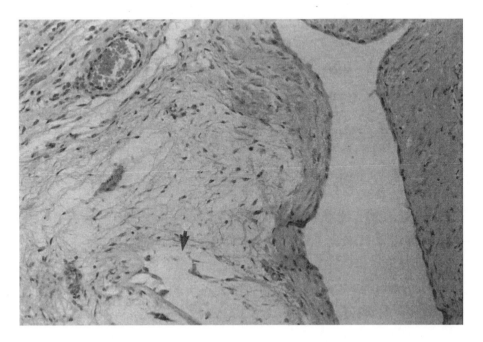

Abb. 104. Sehnenscheidengangliom: Lichtung mit Sehnenscheide. Unscharf begrenzte myxoide Auflockerung, die stellenweise in eine zystische Degeneration übergeht, entsprechend der beginnenden Ganglionbildung (*Pfeil*). HE × 160

Mikroskopisch: Multiple Herde, die häufig unterschiedlich fortgeschrittene Stadien aufweisen mit myxoider Auflockerung bis zur Ausbildung von später scharf begrenzten Zysten. Dabei scheint zumindestens teilweise auch eine flache Zellauskleidung der Zysten vorhanden zu sein. Hierbei handelt es sich um Kompression des umgebenden Bindegewebes bei expansiven Zysten, die zunehmend Schleim einlagern. Z.T. ist neben dem Ganglion auch noch die Lichtung der Sehnenscheide oder Synovialis mit regelrechter Zellauskleidung auffindbar.

Differentialdiagnose: Echte synoviale Zysten (z.B. Baker-Zyste des Kniegelenks) sowie bei myxoider Auflockerung mit noch nicht vollständig ausgebildeter Zyste myxoide Tumoren wie Myxome bzw. myxoide Chondrome, Lipome oder myxoide Chondrosarkome, Liposarkome bzw. maligne fibröse Histiozytome.

Prognose: Wegen der Multiplizität der myxoiden Veränderung des Bindegewebes bei noch nicht bekannter, möglicherweise allgemeiner Bindegewebskrankheit ist es sehr schwer vorstellbar, daß mit Exzision einer einzigen Zyste die Krankheit geheilt ist. Häufig Rezidive!

Therapie: Exzision oder Zertrümmerung der größeren Zysten mit Hammerschlag auf ein aufgelegtes Geldstück(?!).

2. Polyvinyl-Pyrrolidon-Granulom (Abb. 105, 106)

Definition: Phagozytose und tumorförmige reaktive Histiozytenproliferation.

Allgemeines: Polyvinyl-Pyrrolidon (=PVP) findet sich in mehreren Arzneimitteln als Trägersubstanz. Nachdem eine allgemeine Speicherung dieser Substanz im retikulo-endothelialen System (z.B. Leber, Milz, Lymphknoten und Knochenmark) bereits länger bekannt ist, wurde man in letzter Zeit auch auf tumorförmige Reaktionen im Bereich von meist über Jahre durchgeführten intramuskulären Injektionen aufmerksam. Besonders häufig finden sich diese tumorförmigen Veränderungen bei langdauernden Injektionsbehandlungen von Muskelschmerzen oder „rheumatischen Beschwerden" im weitesten Sinn, wobei die Medikamente häufig Polyvinyl-Pyrrolidon oder Polyvidon-Kollidon enthalten, ohne daß diese Tatsache allgemein bekannt ist. Allgemeine viszerale Veränderungen wurden vor allem bei Infusionen mit Plasmaexpandern (Periston!) beschrieben (ALTMEIER et al. 1954; CABANNE et al. 1966; CAULET 1968; SOUMERAI 1968; RESKE-NIELSEN et al. 1976; WESSEL et al. 1971).

Altersverteilung: Eher Erwachsene.

Geschlechtsunterschiede: Keine.

Lokalisation: Solitär in der Kutis und Subkutis an den klassischen intramuskulären Injektionsstellen, d.h. Glutaeus, Oberschenkel und vielleicht auch Oberarm.

Makroskopisch: Bis zu 10 cm große, weißgrau bis bräunliche, unscharf begrenzte, tumorförmige Knoten, oft mit glänzender Schnittfläche und mäßig fester Konsistenz.

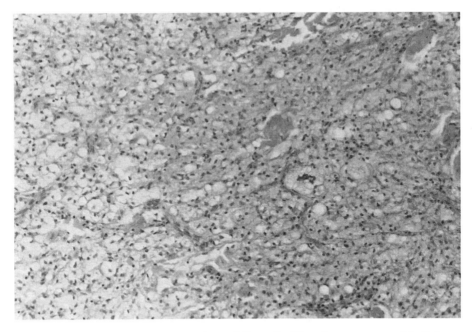

Abb. 105. Polyvinylpyrrolidon-Granulom: Diffuse Proliferation von unterschiedlich großen, z. T. mehrkernigen vakuolisierten schaumigen Zellen. Dazwischen einzelne, ortsständige Bindegewebslamellen und Eindruck des infiltrativen Wachstums. HE × 160

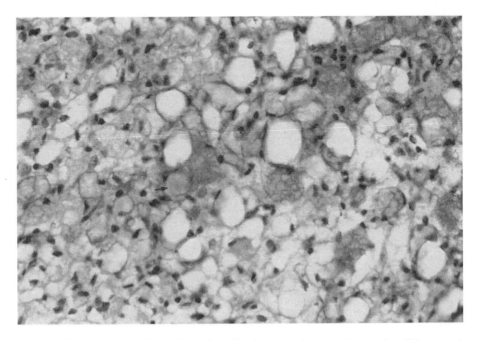

Abb. 106. Polyvinylpyrrolidon-Granulom. In den zytoplasmareichen vakuolisierten oder schaumigen Histiozyten, z. T. homogene, blasse graue Einschlüsse, die für diese Veränderungen typisch sind (in der HE-Färbung bläulich!). HE × 250

Mikroskopisch: Diffuse Infiltration des ortsständigen Fett- und Bindegewebes durch dichtgelagerte schaumige oder wabige polygonale Zellen ohne auffallende Atypie. Mehrkernige Riesenzellen. Öfters blaugraue, homogene rundliche Zytoplasmaeinschlüsse, die für diese Reaktion typisch sind. Bei allgemein dichter Zellagerung gelegentlich auch myxoide Auflockerung und einzelne Lymphozyten und Plasmazellen. Bei generalisiertem Befall ähnliche Proliferationen und Einlagerungen in den Makrophagen des retikuloendothelialen Systems einzelner Organe.

Differentialdiagnose: Granularzelltumor mit ähnlichen, gekörnten, zytoplasmareichen Zellen oder myxoides Sarkom, wie z.B. myxoide Liposarkome oder Chondrosarkome, sowie maligne fibröse Histiozytome.

Prognose: Lokal unproblematisch; bei viszeralem Befall sind noch keine Einzelheiten über Funktionsbeeinträchtigungen bekannt.

Therapie: Tumorexzision schon zur histologischen Verifizierung des PVP-Granuloms und zum Ausschluß eines malignen Tumors.

Literatur

Abrikossoff AL (1926) Über Myome. Ausgehend von der quergestreiften willkürlichen Muskulatur. Virchows Arch [Pathol Anat] 260:215

Ackerman LV (1958) Extra-osseous localized non-neoplastic bone and cartilage formation (so-called myositis ossificans). J Bone Jt Surg 40A:279

Ackerman LV, Phleps CR (1946) Malignant granular cell myoblastoma of the gluteal region. Surgery 20:511

Adair FE, Pack GT, Farrior JH (1932) Lipomas. Am J Cancer 16:1104

Adami JG (1898) Pathological notes. Lovell, Montreal

Akhtar M, Miller RM (1977) Ultrastructure of elastofibroma. Cancer 40:728

Alguacil-Garcia A, Unni KK, Goellner JR (1977) Malignant giant cell tumor of soft parts. An ultrastructural study of four cases. Cancer 20:244

Alguacil-Garcia A, Unni KK, Goellner JR (1978) Histogenesis of dermatofibrosarcoma protuberans. Am J Clin Pathol 69:427

Allan CJ, Soule EH (1971) Osteogenic sarcoma of the somatic soft tissues – a clinicopathologic study of 26 cases und review of the literature. Cancer 27:1121

Allen PW (1972) Nodular faciitis. Pathology 4:9

Allen PW (1972) Recurring digital fibrous tumors of childhood. Pathology 4:215

Allen PW (1977) The fibromatoses. Am J Surg 1:255, 306

Allen P (1980) Myxoid tumors of soft tissue. In pathology annual, part 1. Appleton, New York

Allen P (1981) Tumors and proliferations of adipose tissue. Masson, New York

Allen PW, Enzinger FM (1970) Juvenile aponeurotic fibroma. Cancer 20:857

Allen RA, Woolner LB, Ghormley RK (1955) Soft tissue tumours of the sole with special reference to plantar fibromatosis. J Bone Joint Surg [Am] 37A:14

Al-Sarraf M, Loud AV, Vaitkevicius VK (1971) Malignant granular cell tumor. Histochemical and electron microscopic study. Arch Pathol 91:550

Altemeier WA, Schiff L, Gall AE, Giuseffi J, Freiman D, Mindrum G, Braunstein H (1954) Physiological and pathological effects of long-term polyvinylpyrrolidone retention. Arch Surg 69:309

Angervall L, Enzinger FM (1975) Extraskeletal neoplasm resembling Ewing's sarcoma. Cancer 36:240

Angervall L, Enerback L, Knutson H (1973) Chondrosarcoma of soft tissue origin. Cancer 32:507
Angervall L, Dahl I, Kindblom L, Save-Söderbergh J (1976) Spindle cell lipoma. Acta Pathol Microbiol Scand [A] 84:477
Angervall L, Kindblom L, Merck C (1977) Myxofibrosarkoma. Acta Pathol Microbiol Scand [A] 85:127
Angervall L, Kindblom L-G, Nielsen JM, Stener B, Svendsen P (1978) Hemangiopericytoma. A clinicopathologic angiographic and microangiographic study. Cancer 42:2412
Appelmann HD, Helwig EB (1976) Gastric epithelioid leiomyoma and leiomyosarcoma (leiomyoblastoma). Cancer 38:708
Asboe-Henson G (1960) Hypertophic scars and keloid. Dermatologica 120:178
Aterman K, Fraser GM, Lea RH (1977) Disseminated peritoneal leiomyomatosis. Virchows Arch [Pathol Anat] 374:13
Atkins H, Wolff J, Sitary A (1963) Giant hemangioma in infancy with secondary thrombocytopenic purpura. Am J Roentgenol 89:1062
Auböck L (1975) Zur Ultrastruktur fibröser und histiozytärer Hauttumoren. Virchows Arch [Pathol Anat] 368:253
Auerbach O, Friedman M, Weiss L, Amory HI (1951) Extraskeletal osteogenic sarcoma arising in irradiated tissue. Cancer 4:1095
Aufrecht E (1868) Ein Myom der Vena saphena. Virchows Arch [Pathol Anat] 44:133
Aviles E, Arlen M, Miller T (1971) Plantar fibromatosis. Surgery 69:117
Azzopardi JG (1956) Histogenesis of granular cell myoblastoma. J Pathol Bacteriol 71:85
Bailey RV, Stribling J, Weitzner S, Hardy JD (1976) Leiomyosarcoma of the inferior vena cava. Report of a case and review of the literature. Ann Surg 184:169
Balsaver AM, Butler JJ, Martin RG (1967) Congenital fibrosarcoma. Cancer 20:1607
Barber HM, Galasko CSB, Woods CG (1973) Multicentric extraabdominal desmoid tumours. Report of 2 cases. J Bone Joint Surg [Br] 55:858
Barr JR (1966) Elastofibroma. Am J Clin Pathol 45:679
Bartkowiak Z (1936) Ein Fall von Sarcoma leiomyoblasticum der Haut. Zentralbl Allg Pathol 65:179
Bartlett RC, Otis RD, Laakso AO (1961) Multiple congenital neoplasms of soft tissues. Report of 4 cases in 1 family. Cancer 14:913
Battifora HA, Eisenstein R, Schild JA (1969) Rhabdomyoma of larynx. Ultrastructural study and comparison with granular cell tumors (myoblastomas). Cancer 23:183
Bean SF (1969) Infantile digital fibroma. Arch Dermatol 100:124
Becker MH, Genieser NB, Goldman A (1977) Tumor-like lesions. Myositis ossificans. In: Ranninger K (ed) Bone tumors. (Röntgendiagnostik der Skeletterkrankungen, Teil 6) Springer, Berlin Heidelberg New York, S 512
Bednar B (1957) Storiform neurofibromas of skin, pigmented and nonpigmented. Cancer 10:368
Belcher R, Czarnetzki B, Carney J, Gardner E (1974) Multiple (subcutaneous) Lipomas. Arch Dermatol 110:583
Bendeck TE, Lichtenberg F (1957) Cavernous hemangioma of striated muscle. Ann Surg 196:1011
Berard M (1894) Tumeur embryonnaire du muscle strié. Lyon Med 77:52
Berman RM, Noe J, Kempson RL (1975) Clear cell sarcoma with melanin pigment. Cancer 36:977
Bernstein KE, Lattes R (1982) Nodular (pseudosarcomatous) fasciitis, a nonrecurrent lesion: Clinicopathologic study of 134 cases. Cancer 49:1668
Bhagavan BS, Dorfman HD (1982) The significance of bone and cartilage formation in malignant fibrous histiocytoma of soft tissue. Cancer 49:480
Billroth T (1877–1878) Lectures on surgical pathology and therapeutics. Sydenham Society, London
Binkley JS, Stewart FW (1940) Morphogenesis of extraskeletal osteogenic sarcoma and pseudo-osteosarcoma. Arch Pathol 29:42

Blackburn W, Cosman B (1966) Histologic basis for keloid and hypertrophic scars. Arch Pathol 82:65
Bluefarb S (1957) Kaposi's Sarcoma. Springfield/Ill, Thomas
Bommer G, Altenähr E, Kuhnau J Jr, Kloppel G (1976) Ultrastructure of hemangiopericytoma associated with paraneoplastic hypoglycemia. Z Krebsforsch 85:231
Borst M (1902) Die Lehre von den Geschwülsten mit einem mikroskopischen Atlas. Bergmann, Wiesbaden
Bothing AJ, Soule EH (1965) Smooth muscle tumors in children. Cancer 18:711
Boyer CW Jr, Navin JJ (1965) Extraskeletal osteogenic sarcoma: A late complication of radiation therapy. Cancer 18:628
Brasfield RD, Das Gupta TK (1969) Desmoid tumors of the anterior abdominal wall. Surgery 65:241
Bredt AB, Serpick AA (1969) Metastatic hemangiopericytoma treated with vincristine and Actinomycin D. Cancer 24:266
Brenner W, Shoefler K, Chlabra H, Postel A (1975) Dermatofibrosarcoma protuberans metastatic to a regional lymph node – report of a case and review. Cancer 36:1897
Brewster DC, Athanasoulis CA, Darling C (1976) Leiomyosarcoma of the inferior vena cava. Arch Surg 111:1081
Broders AC, Hargrave R, Meyerding HW (1939) Pathological features of soft tissue fibrosarcoma, with special reference to the grading of its malignancy. Surg Gynecol Obstet 69:267
Bückmann F (1966) Tumorähnliche bindegewebige Proliferation in Subcutis und Muskulatur (noduläre Fasciitis). Zentralbl Allg Pathol 109:451
Bures JC, Barnes L, Mercer D (1981) A comparative study of smooth muscle tumors utilizing light and electron microscopy, immunocytochemical staining and enzymatic assay. Cancer 48:2420
Burgess AM (1914) Malignant rhabdomyoma with multiple metastases. J Med Res 29:447
Burkhardt BR, Soule EH, Winkelmann RK, Ivins JC (1966) Dermatofibrosarcoma protuberans. A study of 56 cases. Am J Surg 111:638
Bush JK, McLean RL, Sicker HO (1969) Diffuse lung disease due to lymphangiomyoma. Am J Med 46:645
Cabanne F, Chapuis JL, Duperrat B, Putelat R (1966) L'infiltration cutanée par la polyvinylpyrrolidone. Ann Anat Pathol (Paris) 11:385
Campbell J (1956) Congenital capillary hemangiomas of the parotid gland. N Engl J Med 254:56
Caro MR, Stubenrauch CH (1945) Hemangioendothelioma of the skin. Arch Dermatol Syphil 51:295
Castro EB, Hajdu SI, Fortner JG (1973) Surgical therapy of fibrosarcoma of extremities. Arch Surg 107:284
Cataldo E, Shklar G, Meyer I (1967) Osteoma of the tongue. Arch Otolaryngol 85:98
Caulet T, Adnet J-J, Hopfner C (1968) Thésaurismose d'origine médicamenteuse à propos de cinq observations. Etude histochimique et ultrastructurale. Thérapie 23:1049
Ceremsak RJ (1969) Benign rhabdomyoma of the vagina. Am J Clin Pathol 52:604
Christ ML, Ozzello L (1971) Myogenous origin of a granular cell tumor of the urinary bladder. Am J Clin Pathol 56:736
Christopherson WM, Foote FW, Stewart FW (1952) Alveolar soft part sarcomas; structurally characteristic tumors of uncertain histogenesis. Cancer 5:100
Chung A, Ringus J (1978) Ultrastructural observations on the histogenesis of alveolar rhabdomyosarcoma. Cancer 41:1355
Chung EB, Enzinger FM (1973) Benign lipoblastomatosis: An analysis of 35 cases. Cancer 32:482
Chung ER, Enzinger FM (1976) Infantile fibrosarcoma. Cancer 38:729
Chung ER, Enzinger FM (1978) Chondroma of soft parts. Cancer 41:1414
Chung ER, Enzinger FM (1981) Infantile Myofibromatosis. Cancer 48:1807
Churg AM, Kahn LB (1977) Myofibroblasts and related cells in malignant fibrous and fibrohistiocytic tumors. Hum Pathol 8:205
Clay RC (1944) Dupuytren's contracture: Fibroma of the palmar fascia. Ann Surg 120:224

Clearkin K, Enzinger F (1976) Intravascular papillary endothelial hyperplasia. Arch Pathol Lab Med 100:441
Cole HN, Crump ES (1920) Report of two cases of idiopathic hemorrhagic sarcoma (Kaposi), the first complicated with lymphatic leukemia. Arch Dermatol Syphil 11:283
Cole NM, Guiss LW (1969) Extraabdominal desmoid tumors. Arch Surg 98:530
Coley WB (1913) Myositis ossificans traumatic. A report of three cases. Ann Surg 57:305
Conway H (1954) Dupuytren's contracture. Am J Surg 87:101
Cornog JL, Enterline HT (1966) Lymphangiomyoma, a benign lesion of chyliferous lymphatics synonymous with lymphangiopericytoma. Cancer 19:1909
Cornog JL, Gonatas NK (1967) Ultrastructure of rhabdomyoma. J Ultrastruct Res 20:433
Corring B, Liebow AA, Friedman PJ (1975) Pulmonary lymphangiomyomatosis. Am J Pathol 79:348
Cosman B, Crikelair GF, Ju DMC, Gaulin JC, Lattes R (1961) Surgical treatment of keloids. Plast Reconstr Surg 27:335
Cozzutto C, Bronzini E, Bandelloni R, Guarino M, Bernardi B de (1981) Malignant monomorphic histiocytoma in children. Cancer 48:2112
Cunningham JJ, Winningham DC (1972) Retroperitoneal cystic lymphangioma presenting as an unusual pelvic mass. J Urol 108:717
Czernobilsky B, Cornog JL, Enterline HT (1968) Rhabdomyoma. Am J Clin Pathol 49:782
Dabska M (1969) Malignant endovascular papillary angioendothelioma of the skin in childhood. Clinicopathologic study of six cases. Cancer 24:503
Dabska M (1977) Parachordoma. Cancer 40:1586
Dahl I (1976) Atypical fibroxanthoma of the skin. Acta Pathol Microbiol Scand 84:183
Dahl I, Angervall L (1974) Cutaneous and subcutaneous Leiomyosarcoma. Pathol Eur 9:307
Dahl J, Angervall L (1977) Pseudosarcomatous proliferative lesions of soft tissue with or without bone formation. Acta Pathol Microbiol Scand [A] 85:577
Dahl I, Jonsson N, Lundh G (1963) Desmoid tumours. A series of 33 cases. Acta Chir Scand 126:305
Dahl I, Angervall L, Magnusson S, Stener B (1972) Classical and cystic nodular fasciitis. Pathol Eur 7:211
Dahl I, Save-Söderbergh J, Angervall L (1973) Fibrosarcoma in early infancy. Pathol Eur 8:193
Dahl I, Angervall L, Säve-Söderbergh J (1976) Foetal rhabdomyoma. Case report of a patient with two tumours. Acta Pathol Microbiol Scand [A]84:107
Dahlin DC (1978) Bone tumors. Thomas, Springfield/Ill
Dahlin DC, Henderson ED (1962) Mesenchymal chondrosarcoma. Cancer 15:410
Dahlin DC, Salvador AH (1974) Cartilaginous tumor of the soft tissues of the hands and feet. Mayo Clin Proc 49:725
Danese CA, Grishman E, Oh C, Dreiling DA (1967) Malignant vascular tumors of the lymphedematous extremity. Ann Surg 166:245
Daniel WW, Koss LG, Brunschwig A (1959) Sarcoma botryoides of the vagina. Cancer. 12:74
Darier J, Ferrand M (1924) Dermatofibromes progressifs et recidivants ou fibrosarcomes de la peau. Ann Dermatol Syphiligr (Paris) 5:545
Das Gupta TK, Hajdu SL, Foote FW (1968) Extraosseous osteogenic sarcoma. Ann Surg 168:1011
Das Gupta TK, Brasfield RD, O'Hara J (1969) Extraabdominal desmoids: a clinicopathological study. Ann Surg 170:109
Daudet M, Chappuis JP, Salle B, Rosenberg D, Mamelle JC (1969) Fibromatose congenital multiple. Ann Chir Inf Paris 10:273
Davis GL, Kissane JM, Ishak KG (1969) Embryonal rhabdomyosarcoma (sarcoma botryoides) of the biliary tree. Report of 5 cases and review of the literature. Cancer 24:333
Davis GL, Bergmann M, O'Kane H (1976) Leiomyosarcoma of the superior vena cava. J Thorac Cardiovasc Surg 72:408

Dehner LP, Enzinger FM, Font RL (1972) Fetal rhabdomyoma. Cancer 30:160
DeSchryver-Kecskemeti K, Kraus FT, Engleman W, Lacy PE (1982) Alveolar soft-part sarcoma – A malignant angioreninoma. Histochemical, immunocytochemical and electron-microscopic study of four cases. Am J Surg Pathol 6:5
Dietrich C (1940) Osteomatosis cutis. Arch Dermatol Syphil 41:562
Dione GP, Seemayer TA (1974) Infiltrating lipomas and angiolipomas revisited. Cancer 33:732
Dito WR, Batsakis JG (1962) Rhabdomyosarcoma of the head and neck: an appraisal of the biological behavior in 170 cases. Arch Surg 84:582
Di Sant'Agnese PA, Knowles DM (1980) Extracardiac rhabdomyoma: a clinicopathologic study and review of the literature. Cancer 46:780
Dorffel J (1932) Histogenesis of multiple idiopathic hemorrhagic sarcoma of Kaposi. Arch Dermatol Syphil 26:608
Dowling EA (1964) Mesenchymal chondrosarcoma. J Bone Joint Surg [Am] 46:747
Drescher E, Woyke S, Markiewicz C, Tegi S (1967) Juvenile fibromatosis in siblings (fibromatosis hyalinica multiplex juvenilis). J Pediatr Surg 2:427
Duggan N (1944) Unusually large lipoma (24 prunds) 7 ounces). Br J Surg 32:324
Duhig JT, Ayer JP (1959) Vascular leiomyoma: a study of 61 cases. Arch Pathol 68:424
Dupuytren G (1832) Leçons orales de clinique chirurgicale faites a le Hotel-Dieu de Paris, vol 1, chap 1
Eby CS, Brennan MJ, Fine G (1967) Lymphangiosarcoma. A lethal complication of chronic lymphedema. Arch Surg 94:223
Eimoto T (1977) Ultrastructure of an infantile hemangiopericytoma. Cancer 40:2161
Enjoji M, Kato N, Kamikozuru K, Arima E (1968) Juvenile fibromatosis of the scalp in siblings. Acta Med Univ Kagoshima [Suppl] 10:145
Enterline HT, Horn RC (1958) Alveolar rhabdomyosarcoma. Distinctive tumor type. Am J Clin Pathol 29:356
Enterline HT, Roberts B (1955) Lymphangiopericytoma. Cancer 8:582
Enterline HT, Culbertson JD, Rochlin DB, Brady LW (1960) Liposarcoma. A clinical and pathological study of 53 cases. Cancer 13:932
Enterline H, Lowry L, Richman A (1979) Does malignant hibernoma exist? Am J Surg Pathol 3:265
Enzinger FM (1965) Intramuscular myxoma. Am J Clin Pathol 43:104
Enzinger FM (1965) Fibrous hamartoma of infancy. Cancer 18:241
Enzinger FM (1965) Clear-cell sarcoma of tendons and aponeuroses. An analysis of 21 cases. Cancer 18:1163
Enzinger FM (1965) Fibrous tumors of infancy. In tumors of bone and soft tissue. Year Book Medical Publishers, Chicago, p 375
Enzinger FM (1969) Histological typing of soft tissue tumors. WHO, Geneva
Enzinger FM (1970) Epitheloid sarcoma. A sarcoma simulating a granuloma or a carcinoma. Cancer 26:1029
Enzinger FM (1977) Benign lipomatous tumors simulating a sarcoma. In management of primary bone and soft tissue tumors. Year Book Medical Publishers, Chicago
Enzinger FM (1979) Angiomatoid malignant fibrous histiocytoma. Cancer 44:2147
Enzinger F (1980) Seminar über die Tumoren des Weichgewebes. Wien
Enzinger FM, Dulcey F (1967) Proliferative myositis. Report of thirty-three cases. Cancer 20:2213
Enzinger FM, Harvey DA (1975) Spindle cell lipoma. Cancer 36:1852
Enzinger FM, Shiraki M (1967) Musculo-aponeurotic fibromatosis of the shoulder girdle (extra-abdominal desmoid). Analysis of thirty cases followed up for ten or more years. Cancer 20:1131
Enzinger FM, Shiraki M (1969) Alveolar rhabdomyosarcoma. An analysis of 110 cases. Cancer 24:18
Enzinger FM, Shiraki M (1972) Extraskeletal myxoid chondrosarcoma. Hum Pathol 3:421
Enzinger F, Smith BH (1976) Hemangiopericytoma. An analysis of 106 cases. Hum Pathol 7:61

Enzinger FM, Winslow DJ (1962) Liposarcoma: A study of 103 cases. Virchows Arch [Pathol Anat] 335:367
Enzinger FM, Appelman HD, Helwig EB (1976) Gastric epithelioid leiomyoma and leiomyosarcoma (leiomyoblastoma). Cancer 38:708
Evans D, Campert I, Jacobs M (1982) Intermediate filaments in smooth muscle tumours. Vortrag: Pathol Society of Great Britain and Ireland 144th Meeting
Evans H (1979) Liposarcoma. Am J Surg Pathol 3:507
Evans HL, Soule EH, Winkelmann RK (1979) Atypical lipoma, atypical intramuscular lipoma and well-differentiated retroperitoneal liposarcoma. A reappraisal of 30 cases formerly classified as welldifferentiated liposarcoma. Cancer 43:574
Evans R (1966) Histological appearances of tumours. Livingstone, Edinburg London
Ewing J (1922) Neoplastic diseases, 2nd ed. Saunders, Philadelphia
Farr HW, Carandang CM, Huvos AG (1970) Malignant vascular tumors of the head and neck. Am J Surg 120:501
Fassbender HC (1960) Das alveoläre Myoblastensarkom der Skelettmuskulatur. Oncologia 13:184
Feldman PS, Shneidman D, Kaplan C (1978) Ultrastructure of infantile hemangioendothelioma of the liver. Cancer 42:521
Ferenczy A, Richart RM, Okagaki TA (1971) A comparative ultrastructural study of leiomyosarcoma, cellular myoma and leiomyoma of the uterus. Cancer 28:1004
Ferrell H, Frable W (1972) Soft part sarcomas revisited. Cancer 30:475
Feyrter F (1935) Über eine eigenartige Geschwulstform des Nervengewebes im menschlichen Verdauungsschlauch. Virch Arch (Pathol Anat) 295:480
Fine G, Stout AP (1956) Osteogenic sarcoma of the extraskeletal soft tissues. Cancer 9:1027
Fisher ER (1956) Histochemical observations on an alveolar soft part sarcoma with reference to histogenesis. Am J Pathol 32:721
Fisher ER, Hellstrom HR (1966) Dermatofibrosarcoma with metastases simulating Hodgkin's disease and reticulum cell sarcoma. Cancer 19:1166
Fisher ER, Horvat B (1972) The fibrocytic derivation of the so-called epithelioid sarcoma. Cancer 30:1074
Fisher ER, Reidbord H (1971) Electron microscopic evidence suggesting myogenous derivation of so-called alveolar soft-part sarcoma. Cancer 24:150
Fisher ER, Wechsler H (1962) Granular cell myoblastoma misnomer; electron microscopic and histochemical evidence concerning its Schwann cell derivation and nature (granular cell schwannoma). Cancer 15:936
Fowler MR, Alba JM, Byrd CR, Williams RB (1982) Extraadrenal myelolipomas compared with extramedullary hematopoietic tumors. A case of presacral myelolipoma. Am J Surg Pathol 6:363
Frable WJ, Kay S, Lawrence W, Schatzki PF (1973) Epithelioid sarcoma: An electron microscopic study. Arch Pathol 95:8
Fretzin DF, Helwig EB (1973) Atypical fibroxanthoma of the skin – A clinicopathologic study of 144 cases. Cancer 31:1541
Fu YS, Kay S (1974) A comparative ultrastructural study of mesenchymal chondrosarcoma and myxoid chondrosarcoma. Cancer 33:1531
Fu YS, Gabbiani G, Kaye GI, Lattes R (1975) Malignant soft tissue tumors of probable histiocytic origin (malignant fibrous histiocytomas): general considerations and electron microscopic and tissue culture studies. Cancer 35:176
Fulton M, Sosman M (1942) Venous angiomas of skeletal muscle. JAMA 119:319
Fust JA, Custer RP (1949) On the neurogenesis of socalled granular cell myoblastoma. Am J Clin Pathol 19:522
Gabbiani G, Majno G (1972) Dupuytren's contracture: fibroblast contraction? An ultrastructural study. Am J Pathol 66:131
Gad A, Eusebi V (1975) Rhabdomyosarcoma of the vagina. J Pathol 115:179
Gamboa LG (1955) Malignant granular cell myoblastoma. Arch Pathol 60:663
Garb J, Stone M (1942) Keloids: review of literature and report of 80 cases. Am J Surg 58:315

Gardner EJ, Richards RC (1953) Multiple cutaneous and subcutaneous lesions occurring simultaneously with hereditary polyposis and osteomatosis. Am J Hum Genet 5: 139
Gerner RE, Moore GE, Pichren JW (1974) Hemangiopericytoma. Ann Surg 179:128
Geschickter CF, Copeland MM (1936) Tumors of bone. New York American Journal of Cancer
Geschickter CF, Keasbey LE (1935) Tumors of blood vessels. Am J Cancer 25:568
Geschickter CF, Lewis D (1935) Tumors of connective tissue. Am J Cancer 25:630
Ghadially F (1980) Diagnostic electron microscopy of tumours. Butterworth, London
Ghavimi F, Exelby PR, D'Amgio GJ, Cham W, Lieberman PH, Tan C, Murphy L (1975) Multidisciplinary treatment of embryonal rhabdomyosarcoma in children. Cancer 35:677
Gläser A (1974) Mesenchymale Weichteilgeschwülste. Fischer, Stuttgart
Glucksmann A (1951) Local factors in histogenesis of hypertrophic scars. Br J Plast Surg 4:88
Goellner J, Soule E (1980) Desmoid tumors. Hum Pathol 11:43
Gokel JM, Meister P, Hübner G (1975) Proliferative myositis. A case report with fine structural analysis. Virchows Arch [Pathol Anat] 367:345
Gokel JM, Kürzl R, Hübner G (1976) Fine structure and origin of Kaposi's sarcoma. Pathol Eur 11:45
Gold JH, Bossen EH (1976) Benign vaginal rhabdomyoma. A light and electron microscopic study. Cancer 37:2283
Goldberg MS, Hurt WG, Frable WJ (1977) Leiomyomatosis peritonealis disseminata: Report of a case, review of the literature. Obstet Gynecol 49:46
Goldman RL (1967) Mesenchymal chondrosarcoma – A rare malignant chondroid tumor usually arising in bone-case in soft tissue. Cancer 20:1494
Goldman RL (1970) The cartilage analogue of fibromatosis (aponeurotic fibroma). Further observations based on seven new cases. Cancer 26:1325
Goldman RL, Lichtenstein L (1964) Synovial chondrosarcoma. Cancer 17:1233
Gonzales-Crussi F (1970) Ultrastructure of congenital fibrosarcoma. Cancer 26:1289
Goodman TF, Abele DC (1971) Multiple glomus tumors. Arch Dermatol 103:11
Gorham LW, Stout AP (1954) Hemangiomatosis and its relation to massive osteolysis. Trans Assoc Am Physicians 67:302
Graham J, Johnson W, Helwig E (1972) Dermat Pathology. Harper and Row, Hagerstown Md
Gray SR, Carrington CB, Cornog JL (1975) Ureteral involvement and chyluria in lymphangiomatosis. Cancer 35:490
Gross R, Goeringer C (1939) Cystic hygroma of the neck. Surg Gynecol Obstet 69:48
Guccion JG, Enzinger FM (1972) Malignant giant cell tumor of soft part. Cancer 29:1518
Guccion JG, Font RL, Enzinger FM, Zimmerman LE (1973) Extraskeletal mesenchymal chondrosarcoma. Arch Pathol 95:336
Gupta RK, Gilbert EF, English RS (1965) Multiple painful glomus tumors of the skin. Arch Dermatol 92:670
Haisken W, Langer E (1962) Die submikroskopische Struktur des sog. Granularzellmyoblastom. Frankf Z Pathol 71:600
Hajdu S (1979) Pathology of soft tissue tumors. Lea & Febiger, Philadelphia
Hajdu S, Erlandson RA, Paglia MA (1972) Light and electron microscopic studies of a gastric leiomyoblastoma. Arch Pathol 93:36
Hajdu SI, Shiu MH, Fortner JG (1977) Tendosynovial sarcoma. A clinicopathologic study of 136 cases. Cancer 39:1201
Ham W (1950) Histology. Lippincott, Philadelphia
Hansen O v (1981) Zur Kenntnis des epitheloiden Sarkoms. Pathologe 2:220
Hardy MA, Goldfarb P, Levine S, Dattner A, Muggia FM, Levitt S, Weinstein E (1976) De novo Kaposi's sarcoma in renal transplantation. Cancer 38:144
Hargrave R (1937) Fibrosarcoma of the soft tissues of the extremities. Tex State J Med 32:815

Harkin J, Reed R (1960) Tumors of the peripheral nervous system. In atlas of tumor pathology, 2nd series. DCAFIP, Washington
Harper RS, Scully RE (1961) Intravenous leiomyomatosis of the uterus. Obstet Gynecol 18:519
Harris M (1980) The ultrastructure of benign and malignant fibrous histiocytomas. Histopathology 4:29
Harris M (1981) Differential diagnosis of spindle cell tumours by electron microscopy. Histopathology 5:81
Hashimoto K, Brownstein M, Jacobiec F (1974) Dermatofibrosarcoma. Arch Dermatol 110:874
Hasson J, Hartman KS, Milikow E, Mittelman JA (1975) The thorotrast-induced extraskeletal osteosarcoma of the cervical region. Report of a case. Cancer 36:1827
Hays DM, Mirabal VQ, Karlan MS, Patel HR, Landing BH (1970) Fibrosarcoma in infants + children. J Pediatr Surg 5:176
Hays DM, Soule EH, Lawrence W Jr, Gehan E, Maurer H, Donaldson M, Raney B, Tefft M (1982) Extremity lesions in the Intergroup Rhabdomyosarcoma Study (IRS-I): A preliminary report. Cancer 48:1
Heiple K, Peerin E, Aikawa M (1972) Congenital generalised fibromatosis. A case limited to osseous lesions. J Bone Joint Surg [A] 54:663
Heller EL, Sieber WK (1950) Fibrosarcoma – a clinical and pathological study of sixty cases. Surgery 27:539
Henefer EP, Kay LA (1967) Congenital idiopathic gingival fibromatosis in the deciduous dentition. Oral Surg 24:65
Hermann JB (1965) Lymphosarcoma of chronically edematous extremity. Surg Gynecol Obstet 121:1107
Hodginson D, Soule E, Wood J (1979) Cutaneous angiosarcoma of the head und neck. Cancer 44:1106
Hoffman GJ, Carter D (1973) Clear cell sarcoma of tendons and aponeuroses with melanin. Arch Pathol 95:22
Hoffmann E (1925) Über das knollentreibende Fibrosarkom. Derm Z 43:1
Horn RC, Stout AP (1943) Granular cell myoblastoma. Surg Gynecol Obstet 76:315
Horn RC, Enterline HT (1958) Rhabdomyosarcoma: a clinicopathological study and classification of 39 cases. Cancer 11:181
Horton CE, Crawford J, Oakey RS (1953) Malignant change in keloids. Plast Reconstr Surg 12:86
Howard WR, Helwig EB (1960) Angiolipoma. Arch Dermatol 82:924
Hudson AW, Winkelmann RK (1973) Atypical fibroxanthoma of the skin. Cancer 31:1541
Hueston JT (1963) Dupuytren's contracture. Livingstone, Edinburgh London
Hunt T, Morgan A, Ackerman L (1960) Principles in the management of extraabdominal desmoids. Cancer 13:825
Hutter RVP, Foote FW, Stewart FW (1962) Fasciitis. Cancer 15:992
Ireland D, Soule E, Irvins I (1973) Myxoma of somatic soft tissues. Mayo Clin Proc 48:401
Ivins JC, Dockerty MB, Ghormley RK (1950) Fibrosarcoma of the soft tissue of the extremities. Surgery 28:495
Iwasaki H, Kikuchi M, Takii M, Enjoji M (1982) Benign and malignant fibrous histiocytomas of the soft tissues. Functional characterization of the cultured cells. Cancer 50:520
Jaffe M, Filler R, Farber S, Traggis D, Vawter G, Tefft M, Murray J (1973) Rhabdomyosarcoma in children. Improved outlook with multidisciplinary approach. Am J Surg 125:482
Jarvi O, Lansimies P (1975) Subclinical elastofibromas in the scapular region in an autopsy series. Acta Pathol Microbiol Scand [A] 83:87
Jarvi O, Saxen E (1961) Elastofibroma dorsi. Acta Pathol Microbiol Scand 51:[Suppl] 83
Jarvi O, Saxen AE, Hospu-Havu VK, Wartiovaara JJ, Varisalo VT (1969) Elastofibroma: degenerative pseudotumour. Cancer 23:42

Järvi OH, Kvist HTA, Vainio PV (1968) Extraskeletal retroperitoneal osteosarcoma probably arising from myositis ossificans. Acta Pathol Microbiol Scand 74:11

Jenkins JP, Delaney PA (1932) Benign angiomatous tumors of skeletal muscle. Surg Gynecol Obstet 55:464

Joliat G, Stalder H, Kapanci Y (1973) Lymphangiomyomatosis: a clinico-anatomical entity. Cancer 31:455

Jones A (1953) Irradiation Sarcoma. Br J Radiol 26:273

Kaplan EN, Henjyoji EY (1976) Pseudoxanthoma elasticum. Plast Reconstr Surg 58:595

Kaposi M (1872) Idiopathisches multiples Pigmentsarkom der Haut. Arch Dermatol Syph 4:265

Kastendiek H, Bocker W, Hasselmann H (1976) Zur Ultrastruktur und formalen Genese embryonaler Rhabdomyosarkome. Z Krebsforsch 86:55

Kauffman SL, Stout AP (1959) Lipoblastic tumors of children. Cancer 12:912

Kauffman SL, Stout AP (1961) Histiocytic tumors (fibrous xanthoma and histiocytoma) in children. Cancer 14:469

Kauffman SL, Stout AP (1965) Congenital mesenchymal tumors. Cancer 18:460

Kautz FG (1945) Capsular osteoma of the knee joint, report of four cases. Radiology 45:162

Kawada AK, Takahashi H, Anzai T (1965) Eosinophilic folliculosis of the skin (Kimura's disease). Jpn J Dermatol 76:61

Kearney M, Soule E, Ivins JS (1980) Malignant fibrous histiocytoma. Cancer 45:167

Keasbey LE (1953) Juvenile aponeurotic fibroma (calcifying fibroma). A distinctive tumor arising in the palms and soles of young children. Cancer 6:338

Kempson RL, Kyriakos M (1972) Fibroxanthosarcoma of the soft tissues: A type of malignant fibrous histiocytoma. Cancer 29:961

Kempson RL, McGavran MH (1964) Atypical fibroxanthomas of the skin. Cancer 17:1463

Kern W (1960) Proliferative myositis; a pseudosarcomatous reaction to injury. Arch Pathol 69:209

Kevorkian J, Cento DP (1973) Leiomyosarcoma of large arteries and veins. Surgery 73:390

Kindblom LG, Save-Söderbergh J (1979) The ultrastructure of liposarcoma. A study of 10 cases. Acta Pathol Microbiol Scand [A] 87:109

Kindblom LG, Spicer SS (1982) Elastofibroma. A correlated light and electron microscopic study. Virch Arch [Pathol Anat] 396:127

Kindblom LG, Angervall L, Stener B, Wickbom I (1974) Intermuscular and intramuscular lipomas and hibernomas: A clinical, roentgenologic, histologic and prognostic study of 46 cases. Cancer 33:754

Kindblom LG, Angervall L, Svendsen P (1975) Liposarcoma. A clinicopathologic, radiographic and prognostic study. Acta Pathol Microbiol Scand [Suppl] 253:1

Kindblom L, Termén G, Säve-Söderberg I, Angervall L (1977) Congenital solitary fibromatosis of soft tissues, a variant of congenital generalized fibromatosis. Acta Pathol Microbiol Scand [A] 85:640

Kindblom L, Angervall L, Fassina A (1982) Atypical lipoma. Acta Pathol Microbiol Scand [A] 90:27

King JW, Spjut HJ, Feehner RE, Vanderpool DW (1967) Synovial chondrosarcoma of the knee joint. J Bone Joint Surg [Am] 49:1389

Kinkade JM (1949) Angiosarcoma: A review of the literature. Ann Otol Rhinol 58:159

Kleinstiver BJ, Rodriguez HA (1968) Nodular fasciitis. A study of forty-five cases and review of the literature. J Bone Joint [Am] Surg 50:1204

Klemperer P (1934) Myoblastoma of striated muscle. Am J Cancer 20:324

Klepp O, Dahl O, Stenwig JT (1978) Association of Kaposi's sarcoma and prior immunosuppressive therapy. A 5-years material of Kaposi's sarcoma in Norway. Cancer 42:2626

Kloepfer HW, Krafchuk J, Derbes V, Burks J (1958) Hereditary multiple leiomyoma of the skin. Am J Hum Genet 10:48

Kodish M, Alsever R, Block M (1974) Benign symmetric lipomatosis. Metabolism 23:937
Kohout E, Stout AP (1961) The glomus tumor in children. Cancer 14:555
Konjetzny GE (1912) Zur Pathologie der Angiome. Muench Med Wochenschr 59:241
Konrad E, Meister P (1981) FP Weber-Syndrom. Pathologe 2:103
Konrad E, Meister P, Hübner G (1981) Typisierung des extracardialen Rhabdomyoms. Pathologe 3:45
Konrad E, Meister P, Hübner G (1982) Extracardiac rhabdomyoma. Cancer 49:898
Konwaler BE, Keasbey L, Kaplan L (1955) Subcutaneous pseudosarcomatous fibromatosis (fasciitis). J Clin Pathol 25:241
Kreisman H, Robitaille Y, Dionne GP, Palayew MJ (1978) Lymphangiomyomatosis syndrome with hyperparathyroidism. Cancer 42:364
Kretschmer HL (1938) Retroperitoneal pararenal osteoma. Surg Gynecol Obstet 67:108
Kreutner A, Smith RM, Frank A, Trefny FA (1978) Intravascular papillary endothelial hyperplasia. Cancer 42:2304
Kroe DJ, Pitcock JA (1969) Atypical fibroxanthoma of the skin. Am J Clin Pathol 51:487
Kuhn C, Rosai J (1969) Tumors arising from pericytes-ultrastructure and organ culture of a case. Arch Pathol 88:653
Kuntz R, Kuntz B, Bary S v, Meister P (1980) Aggressive Fibromatose. Zentralbl Chir 105:172
Kuo T, Sayers P, Rosai J (1976) Masson's "vegetant intravascular hemangioendothelioma": A lesion often mistaken for an angiosarcoma. Cancer 38:1227
Kyriakos M, Kempson RL (1976) Inflammatory fibrous histiocytoma. An aggressive and lethal lesion. Cancer 37:1584
Lagace R, Delage C, Seemayer TA (1979) Myxoid variant of malignant fibrous histiocytoma. Ultrastructural observations. Cancer 43:526
Laipply TC, Sherrick JC (1958) Intrathoracic angiomyomatous hyperplasia associated with chronic chylothorax. Lab Invest 7:378
Lampe L, Latourette HB (1959) The management of cavernous hemangiomas in infants. Pediatr Clin North Am 6:511
Landing BH, Farber S (1956) Tumors of the cardiovascular system. Atlas Tumor Pathol (Washington) 3:7
Lane CG, Greenwood AM (1933) Lymphoblastoma (Mycosis Fungoides) and hemorrhagic sarcoma of Kaposi in the same person. Arch Dermatol Syphil 27:643
Largier R, Cox J (1975) Pseudomalignant myositis ossificans. Hum Pathol 6:653
Lavin P, Hajdu S, Foote FW (1972) Gastric and extragastric leiomyoblastomas. Cancer 29:305
Lawrence W, Hays DM, Moon TE (1977) Lymphatic metastasis with childhood rhabdomyosarcoma. Cancer 39:556
LeBer MS, Stout AP (1962) Benign mesenchymomas in children. Cancer 15:598
Lebert H (1845) Physologie pathologique. Bailliere, Paris
Ledderhose G (1897) Zur Pathologie der Aponeurose des Fusses und der Hand. Arch Klin Chir 55:694
Lee JH, Griffiths WJ, Bottomley RH (1977) Extraosseous osteogenic sarcoma following an intramuscular injection. Cancer 40:3097
Leffert R (1972) Lipomas of the upper extremity. J Bone Joint Surg [A] 54:1262
Len H, Makek M (1982) Angiomastoid malignant fibrous histiocytoma. Virchows Arch [Pathol Anat] 395:99
Leroux R, Delarue J (1939) Sur trois cas de tumeurs a cellules granuleuses de la cavite buccale. Bull Assoc Franc Cancer 28:427
Levine G (1972) Hibernoma. Hum Pathol 3:351
Lichtenstein L (1955) Tumours of the synovial joints, bursae and tendon sheaths. Cancer 8:816
Lichtenstein L, Bernstein D (1959) Unusual benign and malignant chondroid tumors of bone. Cancer 12:1142
Lichtenstein L, Goldman RL (1964) The cartilage analogue of fibromatosis. A reinterpretation of the condition called "juvenile aponeurotic fibroma". Cancer 17:810

Lichtenstein L, Goldman RL (1964) Cartilage tumors in soft tissues, particularly in the hand and foot. Cancer 17:1203
Lieberman P, Foote FW, Stewart FW, Berg JW (1966) Alveolar soft-part sarcoma. JAMA 198:1047
Liebner EJ (1976) Embryonal rhabdomyosarcoma of head and neck in children. Cancer 37:2777
Limacher J, Delage C, Lagacé R (1978) Malignant fibrous histiocytoma. Am J Surg Pathol 2:274
Lin JJ, Lin F (1974) Two entities in angiolipoma. A study of 459 cases of lipoma with review of the literature on infiltrating angiolipoma. Cancer 34:720
Lin JL, Svoboda DJ (1971) Multiple congenital mesenchymal tumors. Multiple vascular leiomyomas in several organs of a newborn. Cancer 28:1046
Llombart-Bosch A, Peydro-Olaya A, Pellin A (1982) Ultrastructure of vascular neoplasms. A transmission and scanning electron microscopical study based upon 42 cases. Pathol Res Pract 174:1
Luck JV (1959) Dupuytren's contracture. J Bone Joint Surg [A] 41:635
MacDonald D (1969) Sternomastoid tumour and muscular torticollis. J Bone Joint Surg [Br] 51:432
Mackenzie DH (1964) Fibroma: A dangerous diagnosis. Br J Surg 51:607
Mackenzie D (1966) Synovial sarcoma. Cancer 19:169
Mackenzie DH (1967) Malignant granular cell myoblastoma. J Clin Pathol 20:739
Mackenzie DH (1970) The differential diagnosis of fibroblastic disorders. Blackwell Scientific Publications, Oxford Edinburgh, p 90
Mackenzie DH (1972) The fibromatoses: A clinico pathologic concept. Br Med J 4:777
Mackenzie DH (1974) Clear cell sarcoma of tendon and aponeuroses with melanin production. J Pathol 114:231
Mackenzie D (1981) The myxoid tumors of somatic soft tissues. Am J Surg Pathol 5:443
Maddox J, Evans H (1981) Angiosarcoma of skin and soft tissue. Cancer 48:1907
Magori A, Szegvari M (1973) Rezidivierender und metastasierender Abrikossoff-Tumor der Vulva. Zentralbl Allg Pathol 117:265
Mailer R (1957) Traumatic hemangiomatous tumours of skeletal muscle. Br J Surg 44:496
Mancini R, Quaife J (1962) Histogenesis of experimentally produced keloid. J Invest Dermatol 38:143
Mandelanakis N (1974) Le chondrosarcome mesenchymateux: l'anatomie microscopique et ultra-microscopique (Mesenchymal chondrosarcoma: histological and ultrastructural study). Anat Pathol 19:175
Marshall RB, Horn RC (1961) Non-chromaffin paraganglioma. Cancer 14:779
Martin HS (1928) Massive lipoma of the subcutaneous tissue of the back. JAMA 90:2013
Martorell F (1951) Tumorigenic lymphedema. Angiology 2:386
Masson JK, Soule EH (1965) Embryonal rhabdomyosarcoma of the head and neck. Am J Surg 110:585
Masson JK, Soule E (1966) Desmoid tumors of the head and neck. Am J Surg 112:615
Masson P (1923) Hemangioendotheliome vegetant intravasculaire. Bull Soc Anat 93:517
Maurer HM, Moon T, Donaldson M, Fernandez C, Gehan EA, Hammond D, Hays DM, Lawrence W, Newton W, Razab A, Ramey B, Soule EH (1977) The intergroup rhabdomyosarcoma study. Cancer 40:2015
Maximow A (1927) Bindegewebe und blutbildendes Gewebe. In: Möllendorf (Hrsg) Handbuch mikroskopischer Anatomie des Menschen, vol 2. Springer, Berlin
Mazzaferri EL, Penn GM (1968) Kaposi's sarcoma associated with multiple myeloma. Arch Intern Med 122:521
McCarthy WD, Pack GT (1950) Malignant blood vessel tumor. A report of 56 cases of angiosarcoma and Kaposi's sarcoma. Surg Gynecol Obstet 91:445
McConnell EM, Haslam P (1959) Angiosarcoma in postmastectomy lymphedema: A report of five cases und review of the literature. Br J Surg 46:322
McEvedy B (1962) Simple ganglion. Br J Surg 49:585

McFarland J (1930) A congenital capillary angioma of the parotid gland. Arch Pathol 9:820
McMaster MJ, Soule EH, Ivins JC (1975) Hemangiopericytoma. A clinicopathologic study and long-term follow-up of 60 patients. Cancer 36:2232
McPeak CJ, Druz T, Nicastri AD (1967) Dermatofibrosarcoma protuberans, an analysis of 86 cases – five with metastasis. Ann Surg 166:803
Meister P (1977) Spindle cell lipoma. Beitr Pathol 161:376
Meister P (1978) Zur Pathologie der embryonalen Tumoren. Verhandlungen der deutschen Krebsgesellschaft. Fischer, Stuttgart
Meister P (1979) Problematik der „Präsarkome". Verhandlung der Deutschen Gesellschaft für Pathologie, 63. Tagung. Fischer, Stuttgart, S 141
Meister P (1981) Weichgewebstumoren: Pathologie. Langenbecks Arch Chir 335:129
Meister P, Gokel M (1978) Extraskeletal Ewing's Sarcoma. Virchow Arch [Pathol Anat] 378:173
Meister P, Nathrath W (1981) Immunhistochemical marking of malignant fibrous histiocytoma and malignant histiocytosis. Haematology and Blood Transfusion 27:217
Meister P, Westenfelder S (1974) Mesenchymom. Med Welt 25:707
Meister P, Walcher K, Grabiger A (1973) Desmoidfibrom (=aggressive Fibromatose) Muench Med Wochenschr 45:2025
Meister P, Bückmann F, Konrad E (1978a) Nodular fasciitis. Pathol Res Pract 162:133
Meister P, Bückmann F, Konrad E (1978b) Extent and level of fascial involvement in 100 cases with nodular fasciitis. Virchows Arch (Pathol Anat) 380:177
Meister P, Konrad E, Krauss F (1978) Fibrous Histiocytoma. Pathol Res Pract 162:361
Meister P, Gokel M, Remberger K (1979) Palmar fibromatosis „Dupuytren's Contracture". Pathol Res Pract 164:402
Meister P, Konrad E, Bückmann F (1979) Nodular fasciitis and proliferative myositis as variants of one disease entity. Invest Cell Pathol 2:277
Meister P, Konrad E, Nathrath W, Eder M (1980) Malignant fibrous Histiocytoma. Pathol Res Pract 168:193
Meister P, Wünsch EA, Konrad E (1980) Weichgewebstumoren. Revision des Untersuchungsgutes, histogenetische Klassifizierung und Differentialdiagnose. Der Pathologe 2:19
Meister P, Konrad E, Höhne R (1981) Incidence and histological structure of the storiform pattern in benign and malignant fibrous histiocytomas. Virchows Arch [Pathol Anat] 393:93
Meister P, Konrad E, Stotz S (1981) Extraskeletal Osteosarcoma. Arch Orthop Traumat Surg 98:311
Meredith JM, Kay S, Bosher LH (1958) Case of granular cell myoblastoma (organoid type) involving arm, lung and brain, with twenty-years survival. J Thorac Surg 35:80
Merkow LP, Frich JC, Slifkin M, Kyreages CG, Pardo M (1971) Ultrastructure of a fibroxanthosarcoma malignant fibroxanthoma. Cancer 28:372
Merrick TA, Erlandson RA, Hajdu SI (1971) Lymphangiosarcoma of a congenitally lymphedematous arm. Arch Pathol 91:365
Mesara BW, Batsakis JG (1967) Hibernoma of the neck. Arch Otolaryngol 85:95
Mierau G, Favara B (1980) Rhabdomyosarcoma in children. Cancer 46:2035
Miller CJ, Gurd FB (1910) Malignant rhabdomyoma of the vagina in children. Surg Obstet Gynecol 11:391
Miller R, Kreutner A, Kurtz S (1971) Malignant inflammatory histiocytoma. Cancer 45:372
Miller R, Kurtz SM, Powers JM (1978) Mediastinal rhabdomyoma. Cancer 42:1983
Millesi H (1970) Die Stellung der Dupuytren'schen Kontraktur in der Pathologie. Handchirurgie, Sonderheft 1:15
Mirra J, Straub L, Jarvi O (1974) Elastofibroma of the deltoid. Cancer 33:234
Montpellier J (1929) Les rhabdomyomes. Caracteres generaux et varietes anatomoclinique. Bull Assoc Franc Cancer 18:538
Morales A, Fine G, Horn R (1972) Rhabdomyosarcoma, an ultrastructural appraisal. In: Sommers S (ed) Pathology Annual, Appleton-Century-Crefts. 7:81

Moscovic EA, Azar HA (1967) Multiple granular cell tumors (Myoblastomas). Cancer 20:2032
Mostofi K, Price E (1973) Tumors of male genital organs. In Atlas of Tumor Pathology Washington, DCAFIP
Mowlens R (1951) Hypertrophic scars. Br J Plast Surg 4:113
Müller J (1838) Über den feinern Bau und die Formen der krankhaften Geschwülste. Reimer, Berlin
Mullins F, Berard C, Eisenberg SH (1965) Chondrosarcoma following synovial chondromatosis. Cancer 18:1180
Murad TM, Haam E von, Murray MSN (1968) Ultrastructure of a hemangiopericytoma and a glomus tumor. Cancer 22:1239
Murray MR, Stout AP (1942) The glomus tumor. Investigation of its distribution and behavior, and the identity of its "epithelioid" cell. Am J Pathol 18:183
Musgrove JE (1948) Extra-abdominal desmoid tumors. Their differential diagnosis and treatment. Arch Pathol 45:513
Nagashima C, Takahama M, Nakayama Y, Asano T (1975) Giant occipital hemangioendothelioma with thrombocytopenia, anemia and hypofibrinogenemia. Case report. J Neurosurg 43:74
Neiman RS, Barcos M, Berard C, Bonner H, Mann R, Rydell RE, Bennett JM (1981) Granulocytic sarcoma: A clinicopathologic study of 61 biopsied cases. Cancer 48:1426
Nelson LM, Gabbe SG (1976) Massive hemangiomas and lymphangiomas causing dystocia. Am J Obstet Gynecol 126:1044
Nezelof C, Mazabraud A, Meary R (1965) Le chondrosarcome mesenchymateux; a propos d'un cas de localization paraarchidienne. (Mesenchymal chondrosarcoma; on a case of paravertebral localization). Arch Anat Pathol 13:26
Nogales FF, Matilla A, Carrascal E (1978) Leiomyomatosis peritonealis disseminata. An ultrastructure study. Am J Clin Pathol 69:452
Oberling C (1935) Retroperitoneal xanthogranuloma. Am J Cancer 23:477
O'Brien B, Brasfield RD (1965) Hemangiopericytoma. Cancer 18:249
O'Brien PH, Brasfield RD (1966) Kaposi's sarcoma. Cancer 19:1497
O'Brien JE, Stout AP (1964) Malignant fibrous xanthomas. Cancer 17:1445
Ott G (1970) Fremdkörpersarkome. Springer, Berlin
Ozzello L, Hamels J (1976) The histiocytic nature of dermatofibrosarcoma protuberans. Tissue culture and electron microscopic study. Am J Clin Pathol 65:136
Ozzello L, Stout AP, Murray MR (1963) Cultural characteristics of malignant histiocytoma and fibrous xanthoma. Cancer 16:331
Pack GT, Ariel IM (1952) Fibrosarcoma of the soft somatic tissue. Surgery 31:443
Pack GT, Braund RR (1942) The development of sarcoma in myositis ossificans. JAMA 119:776
Pack GT, Eberhart WF (1952) Rhabdomyosarcoma of skeletal muscle. Report of 100 cases. Surgery 32:1023
Pack G, Miller T (1950) Hemangiomas: classification, diagnosis and treatment. Angiology 1:405
Pack GT, Tabah EJ (1951) Dermatofibrosarcoma protuberans. Arch Surg 62:391
Pasyk KA, Grabb WC, Cherry GW (1982) Cellular haemangioma. Light and electron microscopic studies of two cases. Virchows Arch [Pathol Anat] 396:103
Patchefsky AS, Soriano R, Kostianovsky M (1977) Epithelioid sarcoma. Ultrastructural similarity to nodular synovitis. Cancer 39:143
Patrick R, Jarvie J, Miln D (1957) Hemangioblastoma of the breast. Br J Surg 45:188
Patton RB, Horn RC (1962) Rhabdomyosarcoma: clinical and pathological features and comparison with human fetal and embryonal skeletal muscle. Surgery 52:572
Pearse AGE (1950) The histogenesis of granular cell myoblastoma (? granular-cell perineurial fibroblastoma). J Pathol Bacteriol 62:351
Penner DW (1951) Metastasizing dermatofibrosarcoma protuberans; case report. Cancer 4:1083
Perl L (1871) Ein Fall von Sarkom der Vena cava inferior. Virchows Arch [Pathol Anat] 53:378

Pertschuk LP (1975) Immunofluorescence of soft tissue tumors with antismooth-muscle and anti-skeletal muscle antibodies. Am J Clin Pathol 63:332
Pettit U, Chamness J, Ackerman L (1954) Fibromatosis and fibrosarcoma following irradiation therapy. Cancer 7:149
Peyronie F (1743) Sur quelques obstacles qui s'opposent a l'ejaculation naturelle de la semence. Memoires Acad Roy Chir Paris 1:425
Pfannenstiel J (1892) Das traubige Sarcom de cervix uteri. Virchows Arch [Pathol Anat] 127:305
Phelan J, Sherer W, Mesa C (1962) Malignant smooth muscle tumor (Leiomyosarcomas) of soft-tissue origin. N Engl J Med 266:1027
Phemister DB (1931) Undifferentiated round-cell sarcoma. Ann Surg 93:125
Pickren JW, Smith AG, Stevenson TW, Stout AP (1951) Fibromatosis of the plantar fascia. Cancer 4:846
Plüss H, Sartorius J, Wagner H, Wyss M (1976) Aktuelle Probleme bei soliden Tumoren im Kindesalter. Schweiz Med Wochenschr 98:634
Portenfield JF, Zimmerman LE (1962) Rhabdomyosarcoma of the orbit. Virchows Arch [Pathol Anat] 335:329
Potozky H, Fried JR (1939) Ewing's tumor simulating sarcoma of soft-tissue origin. A clinical pathological and radiotherapeutic study of four cases. Am J Cancer 36:1
Prat L, Woodruff JM, Marcove RC (1978) Epithelioid sarcoma. Cancer 41:1472
Prechtel K, Meister P (1970) Fibromatosen. Muench Med Wochenschr 43:1972
Price E, Silliphant WM, Shuman R (1961) Nodular fasciitis. A clinicopathologic analysis of 65 cases. Am J Clin Pathol 35:122
Pritchard DJ, Soule E, Taylor WF, Ivins JC (1974) Fibrosarcoma: clinicopathologic and statistical study of 199 tumors of soft tissues of extremities and trunk. Cancer 33:888
Projer J, Radivojevic M, Williams TF (1972) Dupuytren's disease. Its association with abnormal liver function in alcoholism and epilepsy. Arch Intern Med 129:561
Rachmaninoff H, McDonald J, Cook J (1961) Sarcoma-like tumours of the skin following irradiation. Am J Clin Pathol 36:427
Rama C, Gillespie W, Narconis R (1978) Elastofibroma. Arch Pathol Lab Med 102:538
Ramey RB, Hays DM, Lawrence W, Soule EH, Tefft M, Donaldson MH (1978) Paratesticular rhabdomyosarcoma in childhood. Cancer 42:729
Ramos CV, Taylor HB, Hernandez BA, Tucker EF (1976) Primary Kaposi's sarcoma of lymph nodes. Am J Clin Pathol 66:948
Rao U, Cheng A, Didolkar MS (1978) Extraosseous osteogenic sarcoma. Cancer 41:1488
Rasmussen J, Jensen H, Henschel A (1982) Elastofibroma dorsi. Pathologe 3:104
Ravich A, Stout AP, Ravich RA (1945) Malignant granular cell myoblastoma involving the urinary bladder. Ann Surg 121:361
Reed RJ, Terazakis N (1972) Subcutaneous angioblastic lymphoid hyperplasia with eosinophilia (Kimura's disease). Cancer 29:489
Reed RJ, Palameque FE, Hairston MA, Kremetz ET (1966) Lymphangiosarcoma of the scalp. Arch Dermatol 94:396
Remberger K, Kunze D, Krieg Th, Hübner G (1982) Fibromatosis hyalinica multiplex juvenilis, eine mesenchymale Dysplasie. Verh Dtsch Ges Pathol 66 Tg
Reske-Nielsen E, Bojsen-Møller M, Vetner M, Hansen JC (1976) Polyvinylpyrrolidone storage disease; light microscopical, ultrastructural and chemical verification. Acta Pathol Microbiol Scand [A] 84:397
Reye RDK (1956) A consideration of certain subdermal „Fibromatous Tumours" of infancy. J Pathol Bact 72:149
Reye RDK (1965) Recurring digital fibrous tumours of childhood. Arch Pathol 80:228
Riopelle JI, Theriault JP (1956) Sur une forme meconnue de sarcome des parties molles: le rhabdomyosarcoma alveolaire. Ann Anat Pathol (Paris) 1:88
Robbins LB, Hoffman S, Kahn S (1970) Fibrous hamartoma of infancy. Case Report. Plast Reconstr Surg 46:197
Rokitansky C (1842–1846) Handbuch der pathologischen Anatomie. Braumuller & Seidel, Wien

Roques AW, Horton LW, Leslie J, Buxton-Thomas MS (1979) Inflammatory fibrous histiocytoma in the left upper abdomen with a leukemoid blood picture. Cancer 43:1800

Rosai J, Sumner HW, Kostianovsky M, Perez-Mesa C (1976) Angiosarcoma of the skin. A clinicopathologic and fine structural study. Hum Pathol 7:83

Ross RC, Miller TR, Foote FW (1952) Malignant granular cell myoblastoma. Cancer 5:112

Russell W, Cohen J, Enzinger F, Hajdu SI, Heise H, Martin RG, Meissner W, Miller WT, Schmitz RL, Suit D (1977) A clinical and pathological staging system for soft tissue sarcomas. Cancer 40:1562

Salm R (1963) The nature of the so-called postmastectomy lymphangiosarcoma. J Pathol Bacteriol 85:445

Salm R, Sissons RA (1972) Giant-cell tumors of soft tissue. J Pathol 107:27

Salvador AH, Beabout JW, Dahlin DC (1971) Mesenchymal chondrosarcoma – Observations on 30 new cases. Cancer 28:605

Sampson C, Saunders E, Green W, Lanrey J (1960) Liposarcoma developing in a lipoma. Arch Pathol 69:506

Santiago H, Feinerman LK, Lattes R (1972) Epithelioid sarcoma. A clinical and pathological study of nine cases. Hum Pathol 3:133

Sarnat H, Mello DE de, Siddiqui SY (1979) Diagnostic value of histochemistry in embryonal rhabdomyosarcoma. Am J Surg Pathol 3:177

Schaffer LW (1952) Extraskeletal osteochondrosarcoma. Am J Surg 18:739

Schajowicz F, Ackerman L, Sisson H (1972) Histological typing of bone tumors. WHO, Geneva

Scharfenberg JC, Geary WL (1974) Intravenous leiomyomatosis. Obstet Gynecol 43:909

Schmaman A, Penn I, Sorour V (1963) Giant-cell tumors of the soft tissues. S Afr Med J 37:819

Schuler F, Graham J, Horton C (1976) Benign symmetrical lipomatosis. (Madelung's disease). Plast Reconstr Surg 57:662

Scott J (1957) Haemangiomata in skeletal muscle. Br J Surg 44:496

Seemayer T, Dionne PG, Tabah EJ (1972) Epithelioid sarcoma. Can J Surg 17:1

Seemayer T, Knaack J, Wang N, Ahmed M (1975) On the ultrastructure of hibernoma. Cancer 36:1785

Senear FE, Caro MR (1936) Nevoxanthoendothelioma or juvenile xanthoma. Arch Dermatol Syph 34:195

Seo S, Warner T, Glanz M (1980) Retroperitoneal leiomyosarcoma. Histopathology 4:53

Shipkey FH, Lieberman PH, Foote FW, Stewart FW (1964) Ultrastructure of alveolar soft part sarcoma. Cancer 17:821

Shipley AM (1940) Ossifying hematoma and allied conditions. Arch Surg 41:516

Shmookler B, Enzinger F (1981) Pleomorphic Lipoma: A benign tumor simulating liposarcoma. Cancer 47:126

Shnitka TK, Asp DM, Horner RH (1958) Congenital generalized fibromatosis. Cancer 11:627

Siegel JH, Janis R, Alper JC, Schutte H, Robbins L, Blaufox MD (1969) Disseminated visceral Kaposi's sarcoma. JAMA 207:143

Skoog T (1948) Dupuytren's contraction. With special reference to aetiology and improved surgical treatment. Its occurence in epileptics. Note on knuckle pads. Acta Chir Scand [Suppl 139] 96:1, 190

Smith BH (1966) Peyronie's disease. Am J Clin Pathol 45:670

Snover DC, Sumner HW, Dehner LP (1982) Variability of histologic pattern in recurrent soft tissue sarcomas originally diagnosed as liposarcoma. Cancer 49:1005

Sobel HJ, Marquet E (1974) Granular cells and granular cell lesions. In: Sommers SC (ed) Pathology annual. Appleton-Century-Crofts, New York

Sordillo PP, Chapman R, Hajdu SI, Magill GB, Golbey RB (1981) Lymphangiosarcoma. Cancer 48:1674

Soule E (1962) Proliferative (nodular) fasciitis. Arch Pathol 73:437

Soule EH, Enriquez P (1972) Atypical fibrous histiocytoma-malignant fibrous histiocytoma, malignant histiocytoma and epithelioid sarcoma: A comparative study of sixty-five tumors. Cancer 30:128

Soule EH, Scanlon PW (1962) Fibrosarcoma arising in an extraabdominal desmoid tumor. Report of a case. Mayo Clin Proc 37:443

Soule EH, Mahour GH, Mills SD, Lynn HB (1968) Soft tissue sarcoma of infants and children: A clinicopathologic study of 135 cases. Mayo Clin Proc 43:313

Soule EH, Geitz M, Henderson ED (1969) Embryonal rhabdomyosarcoma of the limbs and limb girdles. Cancer 23:1336

Soumerai S (1978) Pseudotumors of the arm following injections of procaine polyvinylpyrrolidone. J Med Soc NJ 75:407

Spiro RH, Koss LG (1965) Myosarcoma of the uterus. Cancer 18:571

Spiro RH, McPeak CJ (1966) On the so-called metastasizing leiomyoma. Cancer 19:544

Spjut HJ, Dorfman HD, Fechner RE, Ackerman LV (1971) Tumors of bone and cartilage. In: Atlas of Tumor Pathology, vol 5. AFIP, Sect Series Washington

Steiner GC, Mira JM, Bullough PG (1973) Mesenchymal chondrosarcoma. A study of the ultrastructure. Cancer 32:926

Steiner P (1939) Metastasizing fibroleiomyoma of the uterus. Am J Pathol 15:89

Steingaszner L, Enzinger F, Taylor H (1965) Hemangiosarcoma of breast. Cancer 18:352

Stemmerman G, Stout A (1962) Elastofibroma dorsi. Am J Clin Pathol 37:499

Sternberg SS (1954) Pathology of juvenile nasopharyngeal angiofibroma – a lesion of adolescent males. Cancer 7:15

Stiller D, Katenkamp D (1975) Cellular features in desmoid fibromatosis and well differentiated fibrosarcomas. An electron microscopic study. Virchows Arch [Pathol Anat] 369:155

Stiller D, Katenkamp D (1975) The subcutaneous fascial analogue of myositis proliferans. Electron microscopic examination of two cases and comparison with myositis ossificans localisata. Virchows Arch [Pathol Anat] 368:361

Stiller D, Katenkamp D (1981) Zur Strukturvariabilität maligner fibröser Histiozytome der Weichteile. Zbl Allg Path Pathol Anat 125:369

Stobbe GD, Dargeon HW (1950) Embryonal rhabdomyosarcoma of the head and neck in children and adolescents. Cancer 3:826

Stone MM, Vincente AS (1951) Hemangioma intra-articular de la rodilla localizado en el menisco semilunar. Bol Liga Cancer 26:27

Stout AP (1937) Solitary cutaneous and subcutaneous leiomyoma. Am J Cancer 29:435

Stout AP (1943) Hemangioendothelioma: a tumor of blood vessels featuring vascular endothelial cells. Ann Surg 118:445

Stout AP (1946) Rhabdomyosarcoma of the skeletal muscles. Ann Surg 123:447

Stout AP (1948) Mesenchymoma, the mixed tumor of mesenchymal derivatives. Ann Surg 127:278

Stout AP (1948) Fibrosarcoma, the malignant tumor of fibroblasts. Cancer 1:30

Stout AP (1962) Fibrosarcoma in infants and children. Cancer 15:1029

Stout AP (1962) Bizarre smooth muscle tumors of the stomach. Cancer 15:400

Stout AP, Hill WT (1958) Leiomyosarcoma of superficial soft tissues. Cancer 11:844

Stout AP, Murray MR (1942) Hemangiopericytoma: A vascular tumor featuring Zimmermann's pericytes. Ann Surg 116:26 (1942)

Stout AP, Lattes R (1967) Tumors of the soft tissue. In Atlas of Tumor Pathology, 2nd series. Washington/DC Armed Forces Institute of Pathology

Stout P (1944) Tumors of blood vessels. Texas J Med 40:362

Stuber H (1956) Syndrome of hemangioma, thrombopenic purpura and anemia in infancy. Helv Paediatr Acta 11:194

Sulser H (1978) Das Rhabdomyosarkom. Virchows Arch [Pathol Anat] 379:35

Sutow WW, Sullivan MP, Ried HL, Taylor HG, Griffith KM (1970) Prognosis in childhood rhabdomyosarcoma. Cancer 25:1348

Svoboda DJ, Kirchner F (1966) Ultrastructure of nasopharyngeal angiofibromas. Cancer 19:1949

Tannovski WM, Hashimoto K (1969) Multiple glomus tumors. An ultrastructural study. J Invest Dermatol 52:470
Targett JH (1892) Congenital myxosarcoma of the neck containing striped muscle cells. Trans Pathol Soc London 43:157
Taxy JB, Battifora H (1977) Malignant fibrous histiocytomas. An electron microscopic study. Cancer 40:254
Taxy JB, Gray SR (1979) Cellular angiomas of infancy. An ultrastructural study of two cases. Cancer 43:2322
Taylor HH, Helwig EB (1962) Dermatofibrosarcoma protuberans. Cancer 15:717
Taylor JF, Iversen OH, Bjerknes R (1977) Growth kinetics of Kaposi's sarcoma. Br J Cancer 35:470
Tedeschi CG, Folsom HF, Carnicelli TJ (1947) Visceral Kaposi's disease. Arch Pathol 43:335
Teng P, Warden MJ, Cohn WL (1963) Congenital generalised fibromatosis (renal and skeletal) with complete spontaneous regression. J Pediatr 62:748
Ten Seldam R, Helwig E (1974) Histological-typing of skin tumours. WHO, Geneva
Teplitz C, Farrugia R, Glücksman A (1980) Malignant hibernoma does exist. Lab Invest 42:58
Treves N (1957) An evaluation of the etiological factors of lymphedema following radical mastectomy. An analysis of 1007 cases. Cancer 10:444
Uehlinger E (1976) Primary malignancy Secondary malignant and semimalignant of bone tumors. In: Grundmann E (ed) Malignant bone tumors. Springer, Berlin
UICC: (1979) TNM Klassifizierung der malignen Tumoren. 3. Aufl. Springer, Berlin
Usui M, Ishii S, Yamawaki S, Sasaki T, Minami A, Hizawa K (1977) Malignant granular cell tumor of the radial nerve. Cancer 39:1547
Van der Werf-Messing B, Unnik JAM van (1965) Fibrosarcoma of the soft tissues – A clinicopathologic study. Cancer 18:1113
Varela-Duran J, Enzinger FM (1982) Calcifying synovial sarcoma. Cancer 50:345
Varela-Duran J, Oliva H, Rosai J (1979) Vascular leiomyosarcoma the malignant counterpart of vascular leiomyoma. Cancer 44:1684
Vazquez JJ, Fernandez-Cuervo L, Fidalgo B (1976) Lymphangiomyomatosis. Cancer 37:2321
Vellios F, Baez J, Shumacker HB (1958) Lipoblastomatosis: A tumor of fetal fat different from hibernoma. Am J Pathol 34:1149
Venkatachalam MA, Greally JG (1969) Fine structure of glomus tumor: similarity of glomus cells to smooth muscle. Cancer 23:1176
Vilanova J, Flint A (1974) The morphological variations of fibrous histiocytomas. J Cut Pathol 1:155
Virchow R (1854) Über cavernöse (erectile) Geschwülste und Teleangiektasien. Arch Pathol Anat Physiol 6:553
Virchow R (1854) Über Makroglossie und pathologische Neubildung quergestreifter Muskelfasern. Arch Pathol Anat Physiol 7:126
Virchow R (1863) Die krankhaften Geschwülste, Hirschwald, Berlin
Vollmar J (1974) Zur Geschichte und Terminologie der Syndrome nach F Weber und Klippel-Trénannay. VASA 3:231
Waddell GF (1967) A haemangioma involving tendons. J Bone Joint Surg [Br] 49:138
Waddell W (1975) Treatment of intra-abdominal and abdominal wall desmoid tumours with drugs that effect the metabolism of cycling 3,5 adenosine monophosphate. Ann Surg 139:335
Waisman M (1968) Common hemangioma: to treat or not to treat. Postgrad Med 43:183
Waisman J, Smith DW (1968) Fine structure of an elastofibroma. Cancer 22:671
Waldo ED, Vuletin JC, Kaye GI (1977) The ultrastructure of vascular tumors: Additional observations and a review of the literature. In: Sommers SC, Rosen PP (eds) Pathology annual, part 2. Appleton-Century-Crofts, New York
Walter P, Guerbaoui M (1967) Rhabdomyome foetal. Etude histologique et ultrastructurale d'une nouvelle observation. Virchows Arch [Pathol Anat] 371:59

Watson WL, McCarthy WD (1940) Blood and lymph vessel tumors: a report of 1056 cases. Surg Gynecol Obstet 71:569
Weiss SW, Enzinger FM (1977) Myxoid variant of malignant fibrous histiocytoma. Cancer 39:1672
Weiss SW, Enzinger FM (1978) Malignant fibrous histiocytoma. Cancer 41:2250
Weiss SW, Enzinger FM (1982) Epithelioid hemangioendothelioma. A vascular tumor often mistaken for a carcinoma. Cancer 50:970
Weitzner S, Olsen JF (1968) Granular cell myoblastoma of the bronchus. Am Rev Respir Dis 97:923
Wessel W, Schoog M, Winkler E (1971) Polyvinylpyrrolidone, its diagnostic, therapeutic and technical application and consequences thereof. Arzneimforsch Drug Res 21:1468
Wile A, Evans H, Romsdahl M (1981) Leiomyosarcoma of soft tissue. Cancer 48:1022
Williams JL, Thomas GG (1970) The natural history of Peyronie's disease. J Urol 103:75
Willis R (1962) Pathology of tumours in children. Oliver and Boyd, Edinburgh London
Wilson H (1941) Extraskeletal ossifying tumors. Ann Surg 113:95
Winkelmann RK, Sams WM (1969) Elastofibroma: report of a case with special histochemical and electron-microscopic studies. Cancer 23:406
Wirman JA (1976) Nodular fasciitis, a lesion of myofibroblasts. An ultrastructural study. Cancer 38:2378
Wirth JE, Shimkin MB (1943) Chondrosarcoma of the nasopharynx simulating juvenile angiofibroma. Arch Pathol 36:83
Wirth W, Leavitt D, Enzinger FM (1971) Multiple intramuscular myxomas. Cancer 27:1167
Wolbach SB (1928) A malignant rhabdomyoma of skeletal muscle. Arch Pathol 5:775
Wolff M (1973) Lymphangiomyoma-Clinicopathologic study and ultrastructural confirmation of its histogenesis. Cancer 31:988
Woodruff J, Chernik N, Smith M, Millett W, Foote F Jr (1973) Periphera nerve tumors with rhabdomyosarcomatous differentiation. Cancer 32:426
Woodward AH, Ivins JC, Soule EH (1972) Lymphangiosarcoma arising in chronic lymphedematous extremities. Cancer 30:652
Woyke S, Domagala W, Olszewski W (1970) Ultrastructure of a fibromatosis hyalinica multiplex juvenilis. Cancer 26:1157
Wu K, Jordan F, Eckert C (1974) Lipoma, a cause of paralysis of deep radial (posterior interosseous) nerve. Surgery 75:790
Wünsch PH, Kirchner T (1981) Polyvinylpyrrolidon-Granulom – Eine differentialdiagnostisch bedeutsame Weichgewebsläsion? Verh Dtsch Ges Pathol 65:526
Wurlitzer F, Ayala A, Romsdahl M (1972) Extraosseous osteogenic sarcoma. Arch Surg 105:691
Yannopoulos K, Stout AP (1962) Smooth muscle tumors in children. Cancer 15:958
Yannopoulos K, Stout AP (1963) Primary solid tumors of the mesentery. Cancer 16:914
Zayid I, Dihmis C (1969) Familial multicentric fibromatosis-desmoids. A report of three cases in a Jordanian family. Cancer 24:786
Zimmerman LE (1972) Extraskeletal mesenchymal chondrosarcoma. Arch Pathol 95:336

5. Kapitel: Punktionsdiagnostik und Gelenkzytologie

P. STIEHL

Mit 36 Abbildungen und 11 Tabellen

A. Einleitung und Historisches

Zahlreiche entzündliche und degenerative Gelenkerkrankungen, Gelenkfehlbelastungen, posttraumatische Zustände, Stoffwechselstörungen, Zustände nach operativen Eingriffen an Gelenken und gelenknahe Tumoren sind mit Gelenkergüssen verbunden, d.h., die orthologische Synoviamenge z.B. in Kniegelenken von maximal 4 ml kann teilweise beträchtlich überschritten werden und Flüssigkeitsmengen bis mehrere 100 ml erreichen. Alle Gelenkaffektionen, die zu einer unterschiedlich starken Beeinträchtigung auch der Synovialis führen, können neben einer Vermehrung der Flüssigkeitsmenge auch die proteinchemische und zytologische Zusammensetzung der Synovia in der Weise verändern, daß Gelenkergußbefunde heute für folgende Gebiete diagnostisch nutzbar zu machen sind:

1. In jedem Falle für eine Gruppendiagnose zur Unterscheidung
   - nichtentzündlicher Gelenkerkrankungen oder anderer nichtentzündlicher Gelenkergüsse,
   - nichtbakteriell-entzündlicher Gelenkerkrankungen und
   - bakteriell-entzündlicher Gelenkerkrankungen,
2. für die Aktivitätsdiagnose entzündlicher Gelenkerkrankungen,
3. für die Beurteilung eines medikamentösen oder operativen lokalen Therapieerfolges oder -mißerfolges (OTTO et al. 1970; HÄNTZSCHEL et al. 1975; CHLUD u. PAPIS 1979; OTTO et al. 1979).
4. für eine eingeengte Gruppendiagnose beim Vorliegen sog. krankheitscharakteristischer morphologischer Einzelmerkmale oder charakteristischer Konstellationen zytologischer Einzelkomponenten,
5. für definitive Einzeldiagnosen beim Vorliegen sog. krankheitsspezifischer morphologischer Einzelmerkmale.

Dabei ist bemerkenswert, daß die überwiegende Mehrzahl der entzündlichen, granulozytenhaltigen Gelenkergüsse nichtbakteriell-entzündlichen Ursprungs ist.

Morphologische Gelenkergußuntersuchungen wurden bereits seit der Jahrhundertwende durchgeführt (HAMMAR 1894; LABOR u. BALOGH 1919; KEY 1928; FORKNER 1930; McEVAN 1935; COLLINS 1936; COGGESHALL et al. 1940; ROPES et al. 1940 u.a.). Bis Anfang der 60er Jahre hatten die erhobenen Befunde aber einen überwiegend deskriptiven Charakter. Sie konnten nur in bescheidenem Maße primär diagnostisch nutzbar gemacht werden, da lediglich die Zellzahl

Tabelle 1. Krankheitsspezifische (×) und krankheitscharakteristische morphologische Einzelmerkmale in Gelenkergüssen

A. *Zellphagozyten bzw. Zellteil-Phagozyten*
   1. Reiter-Zelle (PEKIN et al. 1967)
   2. LE-Zelle (ROPES und BAUER 1953)
   3. Sjögren-Zelle (im peripheren Blut: BÄUMER 1965,
      in der Synovialflüssigkeit: HÜTTL et al. 1976)

B. *Erreger-Phagozyten*
(×) 1. Bakterien-Phagozyten und bakterioskopischer Erregernachweis
      (bei septischen Arthritiden)
(×) 2. Lepra-Zelle (LOUIE et al. 1973)
   3. Zellen mit Virus-Inklusionen (COSTE et al. 1964)

C. *Kristalle und Kristall-Phagozyten*
(×) 1. Gichtzelle (MCCARTY u. HOLLANDER 1961)
(×) 2. Pseudogichtzelle (MCCARTY 1966)
   3. Freie Kristalle:
(×)   a) Mononatrium-Urat (MCCARTY u. HOLLANDER 1961, SEEGMILLER et al. 1962)
(×)   b) Kalzium-Pyrophosphat-Dihydrat (MCCARTY et al. 1962; ŽITŇAN u. ŠITAJ 1963)
(×)   c) Hydroxylapatit (DIEPPE et al. 1976)
      d) Cholesterol (ZUCKNER et al. 1964)
      e) Xanthin (BERMAN u. SOLOMON 1975)
      f) Oxalat (SCHUMACHER 1966)
      g) Zystin (ŠTĚPÁN et al. 1976)
      h) Kortikosteroid-Kristalle (Therapiefolge nach intraartikulären Injektionen (s. auch MÖLLMANN et al. 1974)

D. *Pigment-Phagozyten*
   1. Zellen mit ochronotischem Pigment (HÜTTL et al. 1966)
   2. Zellen mit Hämosiderin (bei villonodulärer Synovialitis, Hämophilie und zurückliegenden Traumata) (NAIB 1973)

E. *Immunglobulin-, Immunkomplex- bzw. Rheumafaktoren-Pinozytose*
   1. R.A. cells (HOLLANDER et al. 1963, 1965) bzw. Rhagozyten (DELBARRE et al. 1964)

F. *Erythrozyten* (ROPES u. BAUER 1953)

G. (×) *Tumorzellen*

---

und die Zellen des Differentialzellbildes als diagnostische Kriterien zur Verfügung standen. Als zusammenfassendes Werk der diagnostischen Möglichkeiten an Gelenkergüssen dieser Zeit gilt die Monografie von ROPES und BAUER (1953), obwohl zytologische Befunde hier nicht im Vordergrund stehen. Im wesentlichen wurden entzündliche, nichtentzündliche und posttraumatische Gelenkergüsse unterschieden. Arbeiten von VOJTÍŠEK (1962 und 1964) zum Differentialzellbild in Gelenkergüssen bei der Rheumatoid-Arthritis, pathogenetisch als bedeutungsvoll angesehene morphologische Befunde an Einzelzellen in Form sog. RA-Zellen (HOLLANDER 1963; HOLLANDER et al. 1965) bzw. Rhagozyten (DELBARRE et al. 1964) und andere morphologische Befunde seit Beginn der 60er Jahre, z. B. verschiedene Kristalle und unterschiedliche, überwiegend morphologische

Einzelzellveränderungen nach Phagozytose bzw. Pinozytose (Tabelle 1) führten dazu, daß sich die diagnostischen Möglichkeiten in den folgenden Jahren wesentlich differenzierter gestalteten und erweiterten. Der eigene Beitrag zur Verbesserung der Gelenkpunktatdiagnostik besteht vor allem in der Aktivitätsdiagnostik entzündlicher Gelenkerkrankungen (STIEHL et al. 1971, 1976, 1982a, b) bzw. in der diagnostischen Bewertung postoperativer Gelenkergüsse nach Synovialektomien (STIEHL u. NEUMANN 1974).

Neuere Übersichtsarbeiten und Monographien, die die Befunde der letzten 20 Jahre berücksichtigen, liegen vor von COHEN (1967), HÜTTL (1970/1971), BENEKE und MOHR (1973, 1976), STIEHL et al. (1976), HUTH und KLEIN (1977), THUMB et al. (1979), VOJTÍŠEK und ŠUSTA (1979), STIEHL (1982a), KJELDSBERG und KNIGHT (1982) und REVELL (1982).

Die folgenden Ausführungen betreffen vor allem zytologische Befunde an großen Gelenken (im eigenen Material unter mehr als 2000 Gelenkpunktaten 96% aus Kniegelenken). Über vergleichende Befunde an kleinen Gelenken liegen keine ausreichenden eigenen Erfahrungen vor. Auch in der Literatur sind Befunde an kleinen Gelenken kaum anzutreffen.

B. Methoden der Punktatbearbeitung

Die Bearbeitung der Gelenkpunktate kann in einem zytologisch-klinischen Labor oder in einem Pathologischen Institut mit zytologischem Arbeitsplatz erfolgen. Da das Punktat möglichst rasch nach Entnahme bearbeitet werden soll, der raschen Bearbeitung aber nicht selten eine erhebliche transportbedingte Verzögerung zum Untersuchungslabor entgegensteht, erfolgt die Darstellung des Bearbeitungsganges (Abb. 1) getrennt nach Untersuchungsmöglichkeiten im Labor der gelenkpunktierenden Einrichtung bzw. in einem Dienstleistungslabor (s. auch KLEIN 1979).

I. Zellzählung

Sofort nach Punktatgewinnung Aufziehen des Punktats mit Hilfe einer Leukozytenpipette bis zur Marke 0,5, anschließend Verdünnung 1:20 durch Auffüllen der Leukozytenpipette bis zur Marke 11 mit Marcanoscher Flüssigkeit (GANGL et al. 1969):

Formol   4,0 g
NaCl   2,0 g
Natr. citr.   4,0 g
Aqua dest. ad 0,2 l

Die Zellzählung erfolgt in einer Neubauer-Zählkammer. Verspätet durchgeführte Zellzahlbestimmungen führen zur Verfälschung der Ergebnisse, die infolge Zellsedimentation vielfach wesentlich zu niedrig ausfallen. Formol führt zur Fixation auch von Erythrozyten. Diese müssen bei der Zellzählung aufgrund ihrer Morphologie (glatte Ränder, unstrukturiertes, glattes Zytoplasma) unbe-

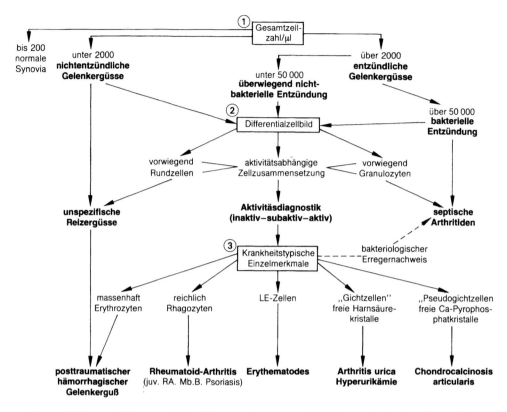

Abb. 1. Differentialdiagnostischer Untersuchungsgang bei der zytologischen Beurteilung von Gelenkerguß-Punktaten. (Aus STIEHL et al. 1976)

rücksichtigt bleiben, da vor allem die Zellzahl kernhaltiger Zellen interessiert. Andere Verdünnungsflüssigkeiten führen zu Zellagglomerationen, zur Muzinausfällung und sind für eine Zellzählung ungeeignet. Die Anzahl aller kernhaltiger Zellen kann bei Gelenkergüssen zwischen 0,1 bis mehr als $100 \cdot 10^9$ Zellen/l (= weniger als 100 bis mehr als 100000 kernhaltige Zellen/μl) liegen, bei orthologischer Synovia immer weniger als $0,2 \cdot 10^9$ kernhaltige Zellen/l (= 200 Zellen/μl).

Da die verzögerte Zellzahlbestimmung fehlerhafte Ergebnisse bringt, sollte diese unmittelbar nach der Gelenkpunktion in der klinischen Einrichtung erfolgen. Die Zellzahlwerte sollten dem Endbeurteiler bekannt sein. Werden bei der Einsendung keine Zellzahlwerte übermittelt, kann eine verbale Einschätzung der Zell-Verteilungsdichte am Objektträger-Zellausstrich in verschiedenen Gruppen erfolgen, die für die Routinediagnostik ausreichend ist: extrem gering – geringgradig – mittelgradig – erheblich – hochgradig – extrem hochgradig.

Die verbale Bewertung „extrem gering" (evtl. auch „gering") entspricht nach Korrelationsuntersuchungen mit simultan erhobenen, exakten Zellzahlwerten dabei Gelenkergüssen der Gruppe I (nichtentzündlich), „extrem hochgradig" dabei überwiegend der Gruppe III (bakteriell-septisch), (s. auch Abschnitt C.I.).

II. Anfärbung der Zellausstriche

Der zellhaltige Gelenkerguß wird ohne Zusatz gerinnungshemmender Mittel oder ggf. von pulverisierter Hylase entweder direkt oder nach Zentrifugation auf einen sauberen Objektträger wie Blutausstrich ausgestrichen. Insgesamt sollten für verschiedene Färbungen wenigstens 5 Objektträger bestrichen werden.

Diagnostisch notwendig sind folgende Färbungen: Pappenheim oder Giemsa, PAS und HE als „Sicherheitsfärbung".

Da die Zellen im Vergleich zu denen des peripheren Blutes in einem unterschiedlichen Alterungs- bzw. Katabolisierungszustand vorliegen, kann wegen des möglichen unterschiedlichen Zell-Schädigungsgrades die Pappenheim- bzw. Giemsa-Färbung infolge einer unzureichenden Metachromasie schwierig sein. Durch Veränderungen der Färbezeiten und Farbstoffkonzentrationen müssen deshalb laboreigene Vorschriften ermittelt werden. Als 4. Ausstrich sollte ein Leerausstrich für Spezialfärbungen (z. B. zum Eisen-Nachweis) in Reserve gehalten werden.

Können Gelenkergüsse nicht in der punktierenden Einrichtung untersucht werden, empfiehlt sich ein Versand ungefärbter, luftgetrockneter Zellausstrichpräparate des Nativmaterials, um Zelldegenerationsvorgängen beim Versand des Originalpunktates vorzubeugen.

III. Nativpräparate für Phasenkontrast- und Polarisationsmikroskopie

Zum Nachweis von Kristallen und/oder zum Nachweis von Rhagozyten – wenn er nicht generell am PAS-gefärbten Zellausstrich erfolgen soll – sind Nativpräparate erforderlich: 1 Tropfen der Synovia werden auf einen Objektträger gebracht und mit einem Deckglas bedeckt.

Am frischen Nativpräparat werden sog. Rhagozyten und Zellen mit phagozytierten Kristallen (Granulozyten, Makrophagen) als sog. Gicht- bzw. Pseudogichtzellen phasenkontrastmikroskopisch diagnostiziert und durch Bestimmung ihres Anteils an allen kernhaltigen Zellen durch Auszählen quantifiziert.

Freie Kristalle können auch am angetrockneten Direktpräparat (1 Tropfen nativer Synovialflüssigkeit ohne Zusätze auf *sauberen* Objektträger bringen und mit sauberem Deckgläschen eindecken) nachgewiesen werden. Insbesondere handelt es sich dabei um die Differentialdiagnose von Mononatriumurat-(MNU-)Kristallen und Kalziumpyrophosphatdihydrat-(CPPD-)Kristallen (s. Abschnitt C.III.1. u. 2.a).

IV. Bakteriologische Untersuchungen

Bakteriologische Untersuchungen (s. auch KOLLER 1979) sollten erst nach Kenntnis der Zellzahl im Gelenkerguß veranlaßt werden, da bakteriologisch positive Befunde vor allem bei Punktaten mit Zellzahlen von mehr als $50 \cdot 10^9$

Zellen/l (=mehr als 50000/µl) zu erwarten sind. Oberhalb $100 \cdot 10^9$ Zellen/l (=100000/µl) ist eine bakterielle Genese des entzündlichen Gelenkergusses wahrscheinlich. Differentialdiagnostisch bedeutsam ist der Zellzahlbereich von $50 \cdot 10^9$ bis $100 \cdot 10^9$ Zellen/l (=50000 bis 100000 Zellen/µl), da hier im zytologischen Befund Interferenzen zwischen bakteriell-entzündlichen und nichtbakteriell-entzündlichen Gelenkergüssen vorliegen. Bei der Mehrzahl der Gelenkergüsse, z.B. bei Rheumatoid-Arthritis, handelt es sich aber um solche mit einem Zellgehalt von weniger als $50 \cdot 10^9$ Zellen/l (=50000/µl) mit zum Teil ausgesprochen bakteriziden Eigenschaften. Bakteriologische Untersuchungen werden damit überflüssig.

V. Zusammenfassender Untersuchungsgang

Zusammenfassend sind für die technische Bearbeitung damit folgende Arbeitsgänge wesentlich.

1. Untersuchungsgang im klinischen Labor

Zellzahlbestimmung sofort nach Punktion oder Vorbereitung der Zellzählung durch Aufziehen der Synovialflüssigkeit in eine Leukozytenpipette.

Anfertigen von 5 Synovia-Direktausstrichen und Färben nach Pappenheim oder Giemsa-Färbung, mit HE und PAS für Differentialzellbild bzw. Rhagozytennachweis.

Anfertigung eines Nativpräparates für Phasenkontrast- und Polarisationsmikroskopie zum Rhagozytennachweis, Nachweis sog. Gicht- und Pseudogichtzellen und von freien Kristallen.

Asservierung einer Portion des Gelenkergusses unter sterilen Bedingungen für möglicherweise erforderliche bakteriologische Untersuchungen nach Kenntnis der Zellzahl.

2. Untersuchungen im Dienstleistungslabor

Verzögerte Gelenkpunktatuntersuchungen können zu erheblichen Fehlbewertungen durch folgende Faktoren führen:

Fehlerhafte Zellzahlwerte durch Sedimentation der Zellen und verminderten Zellgehalt im Überstand.

Degenerative Zellveränderungen mit allen daraus entstehenden Konsequenzen für die Zelldifferenzierung und die vor allem phasenkontrastmikroskopische Bewertung der Rhagozyten.

Bildung von Fibrinflocken mit Einschluß eines großen Anteils der primär in Suspension vorliegenden Zellen, so daß die Durchführung der Zellzählung im Überstand zu geringe Zellzahlwerte ergibt. Für das Differentialzellbild sind weitgehend nur die in der Fibrinflocke eingeschlossenen Zellen repräsentativ.

Damit ergeben sich in diesen Fällen Veränderungen im Bearbeitungsmodus gegenüber Untersuchungen im klinischen Labor:

Möglichst Zellzahl von der punktierenden Einrichtung übermitteln lassen, sonst verbale Einschätzung des Zellgehaltes am Objektträger-Zellausstrich durchführen.

Anfertigung von 5 Synovia-Direktausstrichen und Färbung nach Pappenheim oder mit Giemsa, PAS und HE.

Anfertigung eines Nativpräparates für Phasenkontrast- und Polarisationsmikroskopie.

Paraffineinbettung bei Fibrinflockenbildung, Anfertigung von Schnittpräparaten und Färbungen wie oben.

Asservation einer Portion des Gelenkergusses unter sterilen Bedingungen für möglicherweise erforderliche bakteriologische Zusatzuntersuchungen nach Kenntnis der Zellzahl. (Wenn diese vom Einsender getrennt veranlaßt wurde, sollte dem Endbeurteiler das Ergebnis bekannt sein.)

C. Allgemeine Grundlagen für die Bewertung morphologischer Gelenkergußbefunde

I. Zellzahl

Bereits das Ergebnis der Zellzahlbestimmung gestattet eine Klassifizierung der Punktate in drei diagnostische Gruppen (s. auch HOLLANDER et al. 1961; JOHANSEN u. SYLVEST 1961; DÜRRIGL u. ZERGOLLERN 1972; BENEKE u. MOHR 1973, 1976), (Normalwerte: bis $0,2 \cdot 10^9$ Zellen/l = bis 200 Zellen/µl Synovia).

Gruppe I: Bis $2 \cdot 10^9$ Zellen/l (= 2000 Zellen/µl):
Nichtentzündliche Gelenkergüsse (unspezifische Reizergüsse).

Gruppe II: 2 bis $50 \cdot 10^9$ Zellen/l (= 2000–50000 Zellen/µl):
Entzündliche Gelenkergüsse überwiegend nichtbakterieller Genese.

Gruppe III: Mehr als $50 \cdot 10^9$ bzw. $80 \cdot 10^9$ Zellen/l (= 50000 bzw. 80000/µl):
Überwiegend bakteriell-septische Gelenkergüsse.

Innerhalb dieser Gruppen haben Gelenkergüsse einzelner Gelenkerkrankungen charakteristische Zellzahl-Mittelwerte (s. Abb. 2).

II. Differentialzellbild

Im Gelenkerguß sind die in der Spalte „Synovia" der Abb. 4 dargestellten Zellen zu erwarten. VOJTÍŠEK und ŠUSTA (1979) führten eine z. T. sehr weitgehende Differenzierung der Zellen aus dem Blut und der Zellen lokaler Herkunft durch, die aber einer modernen Nomenklatur und Erkenntnissen über die Zytogenese nicht mehr immer entspricht. Als für die Routinediagnostik bedeutsam hat sich die Differenzierung von vier Zellgruppen erwiesen (Abb. 5):

Neutrophile Granulozyten (Abb. 5 und 32).
Lymphozyten (Abb. 33 und 36).
Großzellige Formen (Monozyten/Makrophagen bzw. A-Synoviozyten, B-Synoviozyten; Abb. 5–9).
Zellsonderformen (Mehrkernige Riesenzellen, Retikulumzellen, Fibroblasten, Schaumzellen; Abb. 10–13).

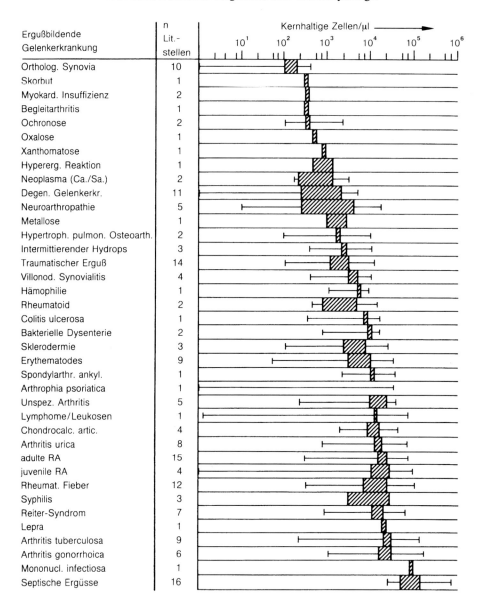

Abb. 2. Variationsbreite der Mittelwertangaben (dunkle Säulen) und der maximalen Variationsbreite (Begrenzungslinien) der Literaturangaben zum Zellgehalt (ohne eigene Werte) bei Gelenkergüssen unterschiedlicher Ätiologie. Ordnung der Erkrankungen nach zunehmender durchschnittlicher Zellzahl

Zelldegenerationsformen (nur höhere Degenerationsgrade in Form von Zellschatten, Zellen mit Kernpyknosen, Karyorhexis; Abb. 5, Abb. 36b).

In den oben beschriebenen drei diagnostischen Gruppen verhält sich das Differentialzellbild wie folgt:

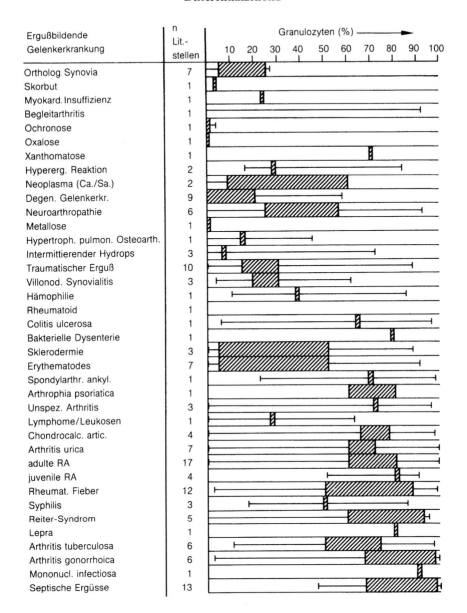

Abb. 3. Variationsbreite der Mittelwertangaben und der maximalen Streubreite der Einzelwerte aus Literaturangaben zum Granulozytengehalt im Differentialzellbild von Gelenkergüssen. (Unveränderte Reihenfolge der Abb. 2)

Gruppe I: Überwiegend Lymphozyten und großzellige Formen.
Gruppe II: Wechselndes Zellbild (aktivitätsabhängig) mit niedrigem bis sehr hohem relativem und absolutem Granulozytengehalt.
Gruppe III: Überwiegend Granulozyten.

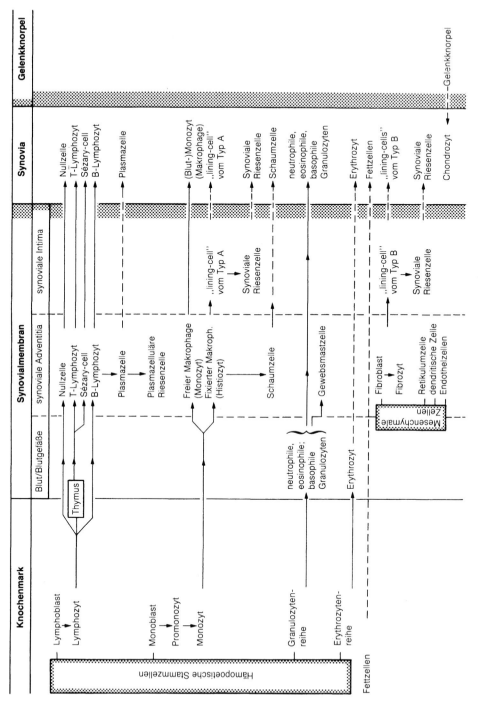

Abb. 4. Zytogenese der Einzelzellen in Gelenkergüssen. → = aktive Zellmigration in die Synovia, ---→ = passive Exfoliation von Zellen in die Synovia

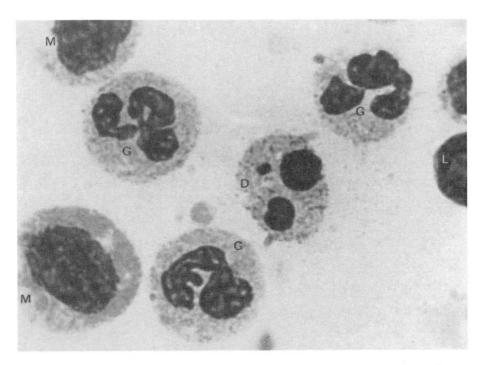

Abb. 5. Wesentliche Zellpopulationen für das Differentialzellbild: *G* neutrophiler Granulozyt; *L* Lymphozyt; *M* monozytäre (großzellige) Formen; *D* Zell-Degenerationsformen. Orig.-Vergr. 567fach, Abb.-Vergr. ×2140

Die diagnostischen Gruppen I (nichtentzündliche Gelenkergüsse) und III (überwiegend bakteriell-septische Gelenkergüsse) sind zytologisch mit der Zellzahl und dem Differentialzellbild damit eindeutig charakterisiert.

Die Befunde der *Gruppe I* sind weitgehend identisch mit den zytologischen Merkmalen polyätiologischer unspezifischer Reizergüsse:
– Zellzahlen bis $2 \cdot 10^9$ Zellen/l ($=2000/\mu l$).
– Granulozyten nur bis ca. 0,05 ($=5\%$).
– Gelenkergußmenge in Kniegelenken: Mehr als 0,004 bis ca. 0,2 l ($=4$–200 ml).

Die Befunde der *Gruppe III* sind charakteristisch für überwiegend bakteriell-septische Gelenkergüsse:
– Zellzahlen mehr als 50 bzw. $80 \cdot 10^9$ Zellen/l ($=50000$ bzw. $80000/\mu l$).
– Überwiegen von Granulozyten im Differentialzellbild (mehr als $0,80 = 80\%$).
– Diagnostische Sicherung der bakteriellen Ätiologie durch bakteriologische Zusatzuntersuchungen.

In der diagnostischen Gruppe II finden sich:
– Zellzahlen zwischen 2–50 bzw. $80 \cdot 10^9$ Zellen/l ($=2000$ bis 50 bzw. 80000 Zellen/μl).

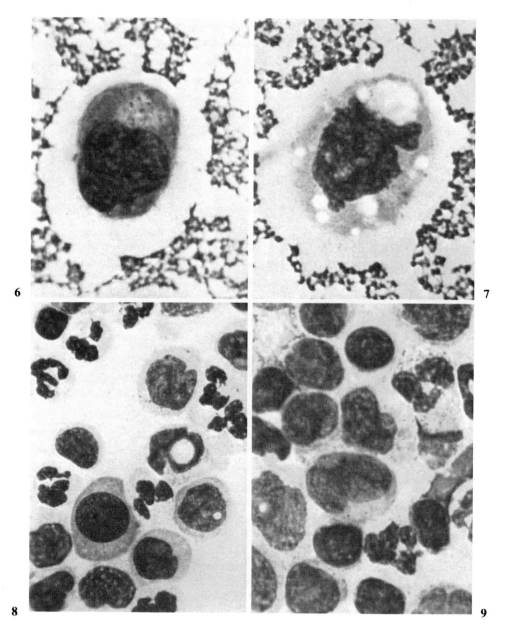

Abb. 6–9. Monozytäre (großzellige) Formen = überwiegend Synoviozyten ("lining cells"). Daneben Granulozyten und Lymphozyten (Abb. 8 u. 9). In der Nomenklatur von VOJTÍŠEK und ŠUSTA: Histiomonozyten. ×2650, ×2650, ×1220 u. ×1680

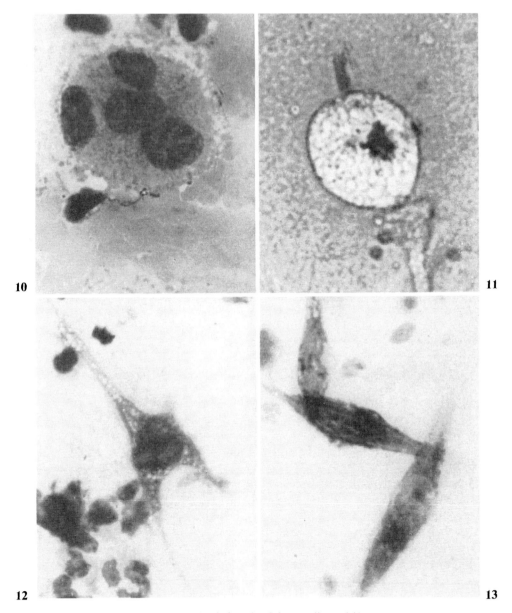

Abb. 10. Mehrkernige Riesenzelle. ×940

Abb. 11. Sog. Schaumzelle. ×970

Abb. 12, 13. Multipolare und bipolare Fibroblasten bei erheblicher erosiver Synovialitis. ×1135 bzw. ×1110

- Ein aktivitätsabhängig wechselndes Zellbild mit Granulozyten zwischen 0,0 bis etwa 0,95 (=0–95%) im Differentialzellbild (Durchschnittswerte für einzelne Gelenkerkrankungen s. Abb. 3).

Das wechselnde Zellbild ist Grundlage für eine zytologische Aktivitätsklassifikation von Gelenkerkrankungen (s. Abschnitt D.).

Da aus Zellzahl und Granulozytengehalt bzw. Differentialzellbild allein eine nosologische Zuordnung eines Gelenkergusses zu einer definitiven Gelenkerkrankung nicht erfolgen kann, ist für diese Gruppe die Bestimmung weiterer Zusatzmerkmale erforderlich (Tabelle 1):
- krankheitsspezifische morphologische Einzelmerkmale,
- krankheitscharakteristische morphologische Einzelmerkmale.

Diese Einzelmerkmale sind funktionelle Zellveränderungen, die durch die Grundkrankheit ausgelöst oder beeinflußt werden und überwiegend Pinozytose- bzw. Phagozytosezustände der Zellen des Gelenkergusses darstellen, oder die zu phagozytierenden Materialien liegen in freier Form in Gelenkergüssen vor (Kristalle).

Daneben ergibt eine charakteristische Konstellation von Zellzahl, Granulozyten und Rhagozyten differentialdiagnostische Möglichkeiten vor allem bei der Abgrenzung rheumatischer Gelenkergüsse von denen bei unspezifischen bzw. sog. Begleitsynovialitiden. Diese besitzen keine krankheitscharakteristischen oder krankheitsspezifischen Zusatzmerkmale (Abschnitt E.III.5 u. 6).

III. Krankheitsspezifische morphologische Einzelmerkmale

1. Gichtzelle und Mononatriumurat-(MNU-)Kristalle

Bei einer Arthritis urica oder einer Synoviahyperurikose im Rahmen anderer Gelenkerkrankungen (z. B. Rheumatoid-Arthritis) fallen MNU-Kristalle in freier Form aus, und sie können dann phasenkontrast-, besser aber polarisationsoptisch nachgewiesen werden (HÜTTL 1979). MNU-Kristalle sind 0,5 bis mehr als 10 µm (SEEGMILLER et al. 1962) lang. Es handelt sich überwiegend um nadelförmige Kristalle mit spitz auslaufenden oder abgerundeten Enden (Abb. 15). Polarisationsoptisch sind die Kristalle negativ doppeltbrechend, d.h., bei Verwendung einer Rot-I-Kompensatorplatte erscheinen MNU-Kristalle parallel zur Kompensatorachse gelb und senkrecht zu ihr blau (McCARTY u. HOLLANDER 1961). MNU fällt oberhalb eines Sättigungsgrades von mehr als 6,4 mg/100 ml in kristalliner Form aus. Zwischen dem Nachweis von Kristallen, der Höhe des Granulozytenanteils am Differentialzellbild und der Höhe des MNU-Serumspiegels besteht aber kein direkter Zusammenhang (STIEHL 1982a).

Als Kontrollen für das Vorliegen von freien Kristallen können nachstehende zwei Methoden Verwendung finden:
1. Ein Tropfen Urikase löst Uratkristalle im Nativtropfen auf einem Objektträger (CATTO 1973).
2. Eine 1:10 in NaCl-Lösung verdünnte gereinigte Urikaselösung (pH 7,8–8,1, maximale Aktivität 0,75 E/ml) wird zu 5 Teilen Synovialflüssigkeit gegeben. Die Inkubation des Urikase-Synoviagemisches erfolgt bei 45 °C für 4 Std im Wärmebad (McCARTY u. HOLLANDER 1961).

Gichtzelle und Mononatriumurat-(MNU-)Kristalle

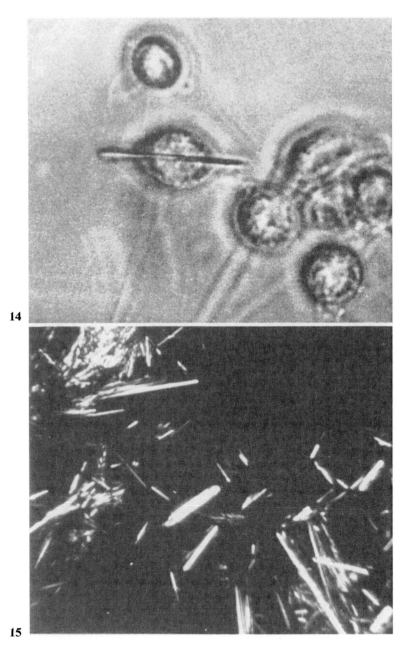

Abb. 14. Sog. Gichtzelle: Von einem Granulozyten phagozytiertes Mononatriumurat-(MNU-)Kristall. Phasenkontrastmikroskopisch. ×1050

Abb. 15. Freie Mononatriumurat-(MNU-)Kristalle in einem Gelenkerguß bei Arthritis urica. Polarisationsmikroskopisch. ×1710

Als sog. Gichtzellen können Granulozyten und Makrophagen bezeichnet werden, die eins oder mehrere MNU-Kristalle phagozytiert haben, und die die phagozytierenden Zellen teilweise spießförmig durchsetzen (Abb. 14). Gichtzellen werden phasenkontrastmikroskopisch nachgewiesen. Nach ZÖLLNER (1968) kommt nur diesen Zellen eine Beweiskraft für eine Arthritis urica zu. Nach eigenen Erfahrungen genügt aber der eindeutige extrazelluläre Nachweis negativ doppeltbrechender MNU-Kristalle für die Diagnose einer Arthritis urica. Elektronenmikroskopische Untersuchungen konnten Mikrokristalle unterschiedlicher Größe in fast jeder Zelle des Gelenkergusses nachweisen (SCHUMACHER u. PHELPS 1971).

Zu beachten ist beim Verdacht auf eine Arthritis urica, daß in einem geringen Prozentsatz bei initialen Gelenkergußpunktionen zunächst noch keine freien Kristalle nachweisbar sein müssen, sondern daß erst Wiederholungspunktionen zu einem eindeutigen Kristallnachweis führen können (SCHUMACHER u. PHELPS 1971; ROMANOFF et al. 1978). Eine Synoviahyperurikose im Rahmen einer Gicht muß nicht in jedem Falle zu entzündlichen Gelenkergüssen führen. Nach MCCARTY und HOLLANDER 1961 bzw. SEEGMILLER et al. (1962) treten auch asymptomatische, zellarme, d.h. weitgehend granulozytenfreie aber kristallhaltige Gelenkergüsse auf.

2. Kalziumphosphathaltige Kristalle

Kalziumphosphathaltige Kristalle können in drei Formen zu verschiedenen Kristallarthropathien führen. Nach DIEPPE et al. (1976) treten sie auf bei der Chondrocalcinosis articularis in Form des
– Dikalzium-Pyro-Phosphat-Dihydrat ($Ca_2P_2O_7 \cdot 2\,H_2O$; CPPD), außerdem als
– Kalzium-Hydroxylapatit ($Ca_5OH[PO_4]_3 \cdot H_2O$) und
– Kalzium-Ortho-Phosphat-Dihydrat ($CaHPO_4 \cdot 2\,H_2O$; COPD).

Eine eindeutige Unterscheidung gelingt vor allem durch einen unterschiedlichen, mit Hilfe der energiedispersen Röntgen-Mikroanalyse gewonnenen Ca/P-Index, der bei
CPPD bei 0,78,
bei Kalzium-Hydroxylapatit bei 0,44 und bei
COPD bei 0,72 liegt.

Nach ALI (1977) ist für die unterschiedliche Kalksalzablagerung im Gelenk eine unterschiedliche Aktivität alkalischer Phosphatase verantwortlich. So soll bei einem Mangel vor allem Pyrophosphat, bei höheren Enzymkonzentrationen Apatit gebildet werden.

a) *Pseudogichtzelle und Kalzium-Pyrophosphat-Dihydrat-(CPPD-)Kristalle*

Kalzium-Pyro-Phosphat-Dihydrat-Kristalle finden sich in Synovialflüssigkeiten in Nadel-, Kurzstäbchen- und Rhombenform, kristallographisch in vorwiegend mono- bzw. triklinischer Form (MCCARTY 1966; BROWN u. GREGORY 1976; MANDEL 1976; FLADERER u. KLEIN 1979; HÜTTL 1979).

Die Kristalle sind häufig kleiner als 0,5 μm (MOSKOWITZ et al. 1971) und können in der Länge 20 μm erreichen (HÜTTL 1970; MOSKOWITZ et al. 1971).

Im Gegensatz zu MNU-Kristallen sind CPPD-Kristalle polarisationsoptisch positiv doppeltbrechende Kristalle im kompensierten Licht (Abb. 17). Die Kristalle erscheinen parallel zur Kompensatorachse blau und senkrecht zu ihr gelb (McCarty u. Hollander 1961). Anders als MNU-Kristalle sind CPPD-Kristalle wenig wasserlöslich. Sie können damit im Gegensatz zu MNU-Kristallen auch bereits im gefärbten Ausstrichpräparat ohne Zuhilfenahme von Spezialverfahren (Phasenkontrast-, Polarisationsmikroskopie) diagnostiziert werden (Abb. 16).

Sog. Pseudogichtzellen haben einen bis zahlreiche Kristalle phagozytiert, und sie können mit Kristallen vollgestopft sein. Pseudogichtzellen sind auch im gefärbten Ausstrichpräparat nachweisbar (Abb. 16).

Der Nachweis von CPPD-Kristallen nimmt bei der Diagnostik der Chondrokalzinose eine zentrale Stellung ein, die sich aus der folgenden Wertigkeitsskala ergibt (Nach McCarty 1966):
1. *Mögliche Diagnose* einer Chondrocalcinosis articularis: Allein aus dem klinischen Bild.
2. *Wahrscheinliche Diagnose:* Polarisationsoptischer Kristallnachweis *oder* Röntgenbild mit Nachweis typischer Verkalkungen.
3. *Definitive Diagnose:* Kristallnachweis aus der Synovialflüssigkeit *und* Nachweis typischer Verkalkungen im Röntgenbild bzw. durch Röntgen-Mikroanalyse.

Genant (1976) verzichtet auf die 1. Gruppe (mögliche Diagnose). Die röntgenologische Diagnose sei in jedem Falle nur eine Wahrscheinlichkeitsdiagnose, da asymptomatische Chondrokalzinosen mit anderen Typen einer Arthritis verwechselt werden könnten.

b) Kalzium-Hydroxyl-Apatit

Nach Dieppe et al. (1976) beträgt die Kristallgröße 0,5–10 µm im Durchmesser. Apatit besteht kristallographisch aus hexagonalen Dipyramiden (nach Kleber 1974), die sich zu amorphen, polarisationsoptisch nicht doppeltbrechendem Material zusammenlagern können. Im Gelenkerguß findet sich Apatit in Form freier Kalkschollen unterschiedlicher Größe (Abb. 18).

c) Kalzium-Orthophosphat-Dihydrat (COPD)

Über diese Form der Ablagerung eines Kalksalzes im Gelenk besteht noch wenig Klarheit.

3. Weitere Kristalle

a) Oxalatkristalle

Oxalatkristalle können intra- und extrazellulär in Synovialflüssigkeiten nachgewiesen werden. Sie finden sich im Rahmen einer Oxalose oder wenn Oxalate als Antikoagulantien verwendet wurden (Schumacher 1966; Abb. 21). Huth und Klein (1977) messen Gelenkpunktatuntersuchungen im Rahmen einer Oxalose aber nur eine geringe Bedeutung bei.

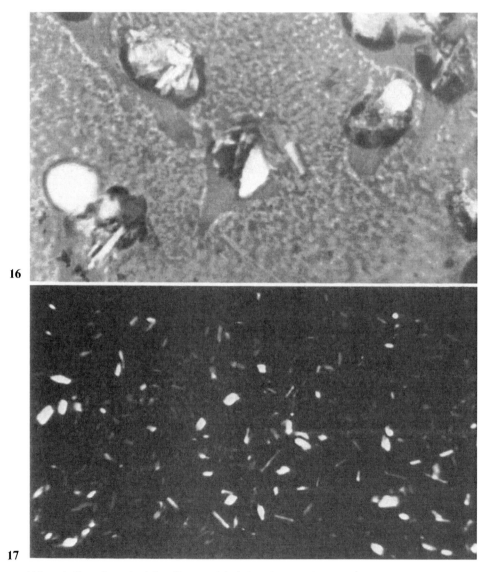

Abb. 16. Sog. Pseudogichtzellen: Zahlreiche phagozytierte Kalziumpyrophosphatdihydrat-(CPPD-)Kristalle in Granulozyten und Makrophagen. HE ×1630

Abb. 17. Freie Kalziumpyrophosphatdihydrat-(CPPD-)Kristalle in der Fibrinflocke eines Gelenkergusses bei Chondrocalcinosis articularis. Nativpräparat. Polarisationsmikroskopisch. ×1320

b) Cholesterolkristalle

Sie finden sich in Synovialflüssigkeiten in typischer, tafelförmiger Form, teilweise auch mit der sog. ausgebrochenen Ecke (Abb. 19). In der Größe schwanken die Kristalle zwischen 15–30 µm. Gelegentlich finden sie sich in Ge-

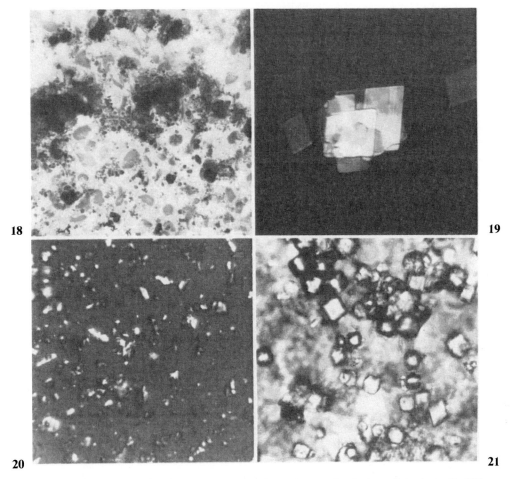

Abb. 18. Zahlreiche Apatit-Kalkschollen in einem hämorrhagischen Gelenkerguß. HE ×385

Abb. 19. Cholesterolkristalle. Gelenkerguß bei Rheumatoid-Arthritis. Nativpräparat. Polarisationsmikroskopisch. ×750

Abb. 20. Prednisolon-Kristallsuspension. Nativpräparat. Polarisationsmikroskopisch. ×750

Abb. 21. Oxalatkristalle. Gelenkerguß. Pappenheim. ×750

lenkergüssen bei Rheumatoidarthritis. Sie fallen aber offenbar in Synovialflüssigkeiten nur bei sehr hohen Cholesterolwerten aus, die teilweise eine Zehnerpotenz höher liegen als Gesamtcholesterolwerte bei anderen Rheumatoidarthritis-Patienten und bis zu 2 Zehnerpotenzen höher als Normal-Cholesterolwerte in orthologischer Synovia (COHEN 1967). Eine wesentliche diagnostische Bedeutung kommt diesem Befund offenbar nicht zu, obwohl LUISSIER et al. (1972) eine Cholesterolkristall-induzierte Synovialitis für möglich halten.

JESSAR (1966) diskutiert eine Beziehung zwischen Kristallnachweis und Chronizität der rheumatischen Entzündung. NEWCOMB und COHEN (1965) halten ihren Nachweis für die Folge lokaler Blutungen und/oder der lokalen Synthese von Lipiden im Synovialisgewebe.

c) Kortikosteroid-Kristalle

Nach Untersuchungen von MÖLLMANN et al. (1974) können Kortikosteroidkristalle, die aus therapeutischen Gründen intraartikulär appliziert wurden, noch 8–14 Tage nach der Injektion frei in der Synovialflüssigkeit nachgewiesen werden. Polarisationsoptisch handelt es sich um polymorphe, unterschiedlich große, doppeltbrechende Kristalle ohne polarisationsoptisch nachweisbare Vorzugsrichtung (Abb. 20).

4. Bakterien

a) Bakterioskopischer Erregernachweis

Bei septischen Gelenkergüssen lassen sich im gefärbten Synoviaausstrich Erreger auch bakterioskopisch nachweisen (Abb. 22). Eine Erreger-Differenzierung sollte aber kulturell-bakteriologisch erfolgen. Bestimmte Erreger-Phagozytosen führen im Einzelfall zu besonderen Zellveränderungen (Abschnitt C.III.4b)).

b) Sog. Leprazelle

In Analogie zu den bereits von VIRCHOW (nach BABES 1901) beschriebenen Leprazellen beschrieben LOUIE et al. (1973) im Gelenkerguß eines Patienten mit Erythema nodosum leprosum sog. Lepra-Zellen. Diese entsprechen Makrophagen bzw. Histiozyten mit großen, klaren Vakuolen und einer großen Anzahl degenerierter Leprabakterien (Abb. 23). Mit Hilfe der Ziehl-Neelsen-Färbung konnten diese intrazytoplasmatisch in Makrophagen, aber auch in Granulozyten und in freier Form in der Synovialflüssigkeit nachgewiesen werden.

5. Tumorzellen

Gelenkergüsse bei primären und sekundären gelenkintegrierenden Neoplasien sind sehr selten. Dem Nachweis von Tumorzellen kommt aber eine spezifisch-diagnostische Bedeutung zu. Im eigenen Material fanden sich einmal eine Chondromatose, die aus dem Gelenkerguß diagnostiziert werden konnte und die sich in der simultan untersuchten Synovialmembran bestätigte. Einmal konnten ein Synovialom-Verdacht und einmal bei einem bekannten Myxom intraartikuläre Tumorzellen diagnostiziert werden (s. auch Abb. 24).

Hinweise auf Gelenkergüsse bei primären und sekundären Gelenktumoren finden sich u.a. bei ROPES und BAUER (1953), MEISELS und BEREBICHEZ (1961), NAIB (1973) und BRODERICK et al. (1976).

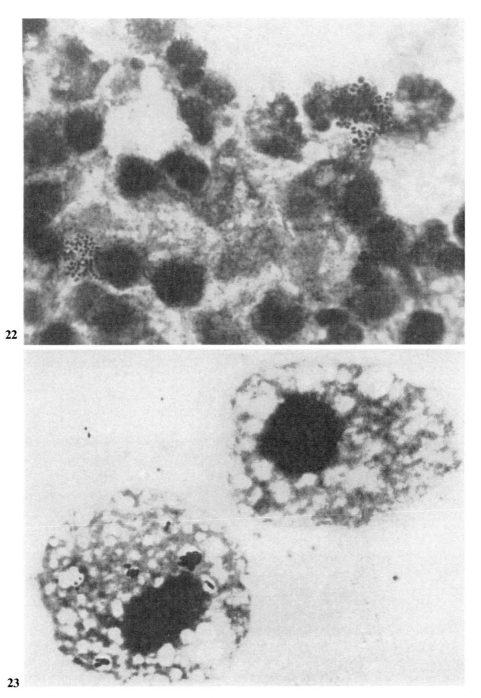

Abb. 22. Septischer Gelenkerguß. Zahlreiche Bakterienkolonien (kulturell: Staph. aureus) und ausgedehnte toxische Zellschädigung. ×945

Abb. 23. Sog. Lepra-Zelle. Bakterien-Phagozyten mit zahlreichen honigwabenförmigen Vakuolen. (Aus LOUIE et al. 1973)

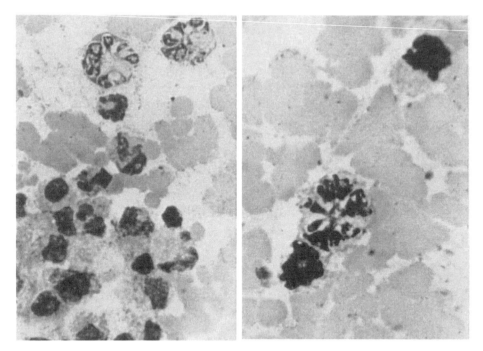

Abb. 24. Atypische Synoviozyten-Mitosen neben dysplastischen Synoviozyten. Hämorrhagischer Gelenkerguß bei 8 Wochen altem Säugling. Ätiologisch unklar (Synovialom?). Pappenheim × 945

IV. Krankheitscharakteristische morphologische Einzelmerkmale

Als krankheitscharakteristische morphologische Einzelmerkmale möchten wir solche bezeichnen, die zwar keine Diagnose einer definitiven Gelenkerkrankung erlauben, die aber über die Aussagemöglichkeiten des Differentialzellbildes und der Zellzahl hinaus eine eingeengtere Gruppendiagnose ermöglichen. Dem Kliniker können so Möglichkeiten eröffnet werden, weitere diagnostische Verfahren gezielt einzusetzen.

1. Erythrozyten

In der orthologischen Synovia und bei den meisten Gelenkergüssen tritt keine diagnostisch bedeutungsvolle Anzahl von Erythrozyten auf bzw. Erythrozyten übersteigen bei entzündlichen Gelenkergüssen in der Anzahl nicht oder nur unwesentlich ein Verhältnis von etwa 1:1 zwischen Erythrozyten und kernhaltigen Zellen.

Eine auf der Grundlage der Messungen von ROPES und BAUER (1953) zusammengestellte Rangfolge absoluter Erythrozytenzahlen im µl Gelenkerguß erlaubt einen Einblick in die Wertigkeit eines Erythrozytenbefundes bei verschiedenen

Tabelle 2. Nach Erythrozytenzahlen geordnete Erkrankungen mit erythrozytenhaltigen Gelenkergüssen (Werte nach ROPES u. BAUER 1953)

Rangfolge	Gelenkerkrankung	Erythrozytenzahlen/µl (gerundete Werte)	in 10^9 Zellen/l
1.	Arthritis bei Hämophilie	2 500 000 (1 300 000–4 500 000)	2 500
2.	Traumatische Arthritis mit Blutung	1 200 000 (20 000–6 500 000)	1 200
3.	Hämorrhagische villonoduläre Synovialitis	680 000 (28 000–2 700 000)	680
4.	Neuroarthropathie	90 000 (500–2 000 000)	90
5.	Rheumatisches Fieber	65 000 (0–750 000)	65
6.	Gichtarthritis	55 000 (0–600 000)	55
7.	Sarkom und Karzinom	47 000 (15 000–70 000)	47
8.	Erythematodes	38 000 (0–340 000)	38
9.	Infektiöse Arthritis mit positiver Kultur	34 000 (0–150 000)	34
10.	Tuberkulose-Arthritis	20 000 (50–230 000)	20

Erkrankungen (Tabelle 2). Da die höchsten Werte beim sog. Blutergelenk gemessen wurden, dieses aber anamnestisch leicht zu erschließen ist, engt sich die Diagnose bei zahlreich nachweisbaren Erythrozyten vor allem auf zwei Gruppendiagnosen ein:
1. Hämorrhagische, posttraumatische Reizergüsse (Abb. 34) und
2. Gelenkergüsse bei Kristallarthropathien.

2. Sog. Reiter- oder Pekin-Zellen

1967 wurden durch PEKIN et al. in Gelenkergüssen Makrophagen beschrieben, die einen oder mehrere Granulozyten phagozytiert hatten (Abb. 25). Diese Zellen wurden in der Folgezeit als „Pekin-" (LUISSIER 1972) bzw. „Reiter-Zellen" (HUTH u. KLEIN 1977) bezeichnet. Damit erhielt dieser funktionell-morphologische Zellbefund auch den Wert eines krankheitsspezifischen Befundes. TAKASUGI und HOLLINGSWORTH (1967), BENEKE und MOHR (1973) und eigene Befunde (STIEHL u. ROHRSCHNEIDER 1982) konnten aber nachweisen, daß dieser Zellbefund nicht nur beim Reiter-Syndrom nachweisbar ist. Eigene Untersuchungen an 214 Gelenkergüssen (Abb. 26) ergaben, daß sich bei 15% aller Gelenkgußpunktate Zellen mit Zellphagozyten nachweisen lassen, die aber nicht nur beim Reiter-Syndrom (40% der Fälle), sondern auch bei anderen entzündlichen Gelenkerkrankungen vorliegen können. Auffällig häufig finden sich Zellphagozyten bei der juvenilen Rheumatoid-Arthritis (33,3%), während sie bei Spondylarthritis ankylosans, Rheumatoid-Arthritis und Arthritis urica zwischen 9 und 13% auftraten. Besonders häufig ist der Befund in aktiven Entzündungsphasen und bei erstmalig aufgetretenen entzündlichen Gelenkergüssen (Übersicht bei STIEHL u. ROHRSCHNEIDER 1982).

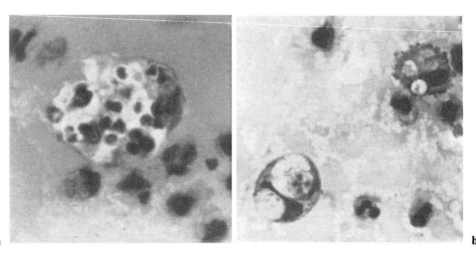

Abb. 25a, b. Sog. Reiter-Zellen: Zellphagozyten (Makrophagen) mit zahlreichen **a**, zwei oder mehr **b** phagozytierten Granulozyten bzw. Heterophagievakuolen in Makrophagen. ×540 bzw. ×750

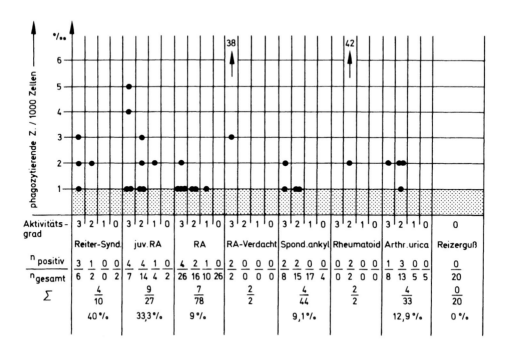

Abb. 26. Zellphagozyten (sog. Reiter-Zellen) in Gelenkergüssen verschiedener Gelenkerkrankungen. Anzahl phagozytierender Zellen/1000 Zellen in Gelenkergüssen bei Reiter-Syndrom und anderen Gelenkerkrankungen in Abhängigkeit vom zytologischen Aktivitätsgrad. (Aus STIEHL u. ROHRSCHNEIDER 1982)

3. Lupus-Erythematodes-(LE-)Zelle

Als typische LE-Zellen werden Granulozyten mit einem großen, singulären, homogenen Einschlußkörper verstanden, der sich färberisch wie Kernmaterial verhält und sich bei der panoptischen Färbung nach Pappenheim homogen rötlich-violett anfärbt. Der Nachweis typischer LE-Zellen sollte zunächst an einen Erythematodes denken lassen. Da im Rahmen der „overlapping syndroms" aber auch andere Gelenkerkrankungen zur Bildung von LE-Zellen führen können, reihen wir diesen Befund unter die krankheitscharakteristischen Merkmale ein. ROPES und BAUER (1953) fand sie in 2 von 21 Gelenkergüssen beim Erythematodes in einer Häufigkeit von 2–3% aller Zellen. ŠTEPÁN und VOJTÍŠEK (1976) fanden LE-Zellen und ihre Vorstadien (freie Kernmassen, Pseudorosettenphänomene) im Gelenkerguß von zwei Erythematodes-Patienten in einer Häufigkeit von 0,6 bzw. 2,0%. Zahlreiche pyknotische Kerne schließen nach BÄUMER (1970) das Vorhandensein antinukleärer Faktoren und damit die Diagnose eines Erythematodes aus.

4. Sog. Sjögren-(Pseudo-LE-)Zelle

1965 und 1966 beschrieb BÄUMER im peripheren Blut monozytoide Zellen und Granulozyten, die intrazytoplasmatisch nachweisbare kleinere und größere Einschlüsse hatten (Abb. 27). Bei panchromatischer Anfärbung nach Pappen-

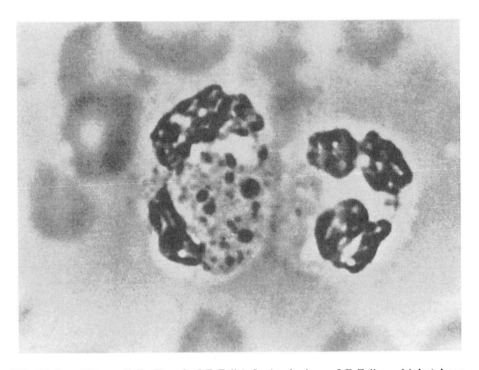

Abb. 27. Sog. Sjögren-Zelle (Pseudo-LE-Zelle). In Analogie zur LE-Zelle multiple (phagozytierte?) Nukleoproteidanteile in segmentkernigen, neutrophilen Granulozyten. (Aus BÄUMER 1965)

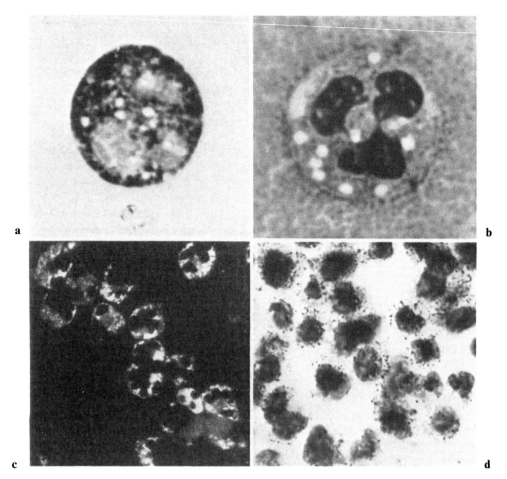

Abb. 28a–d. Rhagozyten („RA-Zellen") in Gelenkergüssen bei Rheumatoid-Arthritis. **a** PAS-negative und PAS-positive intrazelluläre Globuli. × 3060. **b** globuläre, vakuolenförmige Einschlüsse in einem segmentkernigen Granulozyten. × 3060. **c** Feingranuläre bis globuläre intrazytoplasmatische C_3-(β_{1C}-)positive Einschlüsse in Rhagozyten. Immunfluoreszenzmikroskopisch. × 640. **d** Zahlreiche PAS-positive Einschlüsse in Rhagozyten. Pseudoseptischer Gelenkerguß bei Rheumatoid-Arthritis. PAS × 640

heim färbten sich diese Einschlüsse rötlich, teilweise aber auch mehr basophil. In der Feulgenfärbung verhalten sie sich wie Kernmaterial. In segmentkernigen Granulozyten sind diese Einschlüsse häufig kleiner als bei Monozytoiden.

Die Merkmale entsprechen der von MARMONT (1959) beschriebenen Pseudo-LE-Zelle. BÄUMER (1965, 1966) benutzt diesen Zelltyp synonym mit der von ihm inaugurierten Sjögren-Zelle, da er sie vor allem beim Sjögren-Syndrom nachweisen konnte. BÄUMER hält die Sjögren-Zelle für das immunzytologische Äquivalent antinukleärer Faktoren bei systemischen Arthropathien. Den Sjögren-Zellen äquivalente Zellen kommen auch beim Erythematodes vor. HÜTTL et al. (1976) fand Sjögren-Zellen auch in Gelenkergüssen.

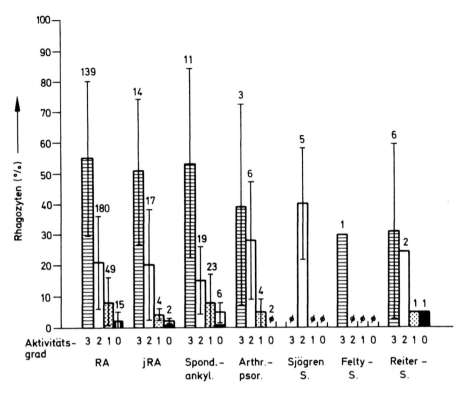

Abb. 29. Rhagozytenanteil (Bestimmung mit PAS-Methode) in Gelenkergüssen bei rheumatischen Gelenkerkrankungen in Abhängigkeit vom zytologisch bestimmten Aktivitätsgrad (A_0–A_3). Angaben: $\bar{x} \pm s$. (Aus STIEHL 1977)

5. Rhagozyten bzw. RA-(Rheumatoid-Arthritis-)Zellen

Die 1963 bzw. 1965 von HOLLANDER et al., ASTORGA und BOLLET (1965) und DELBARRE et al. (1964) beschriebenen Rheumatoid-Arthritis-Zellen („RA cells") bzw. Rhagozyten ($\H{η}$ ῥάξ, ῥαγός = Beere, Weintraube) sind morphologisch Granulozyten und Monozyten bzw. Makrophagen mit weintraubenförmigen vakuoligen Einschlüssen (Abb. 28). Der Begriff „Rhagozyt" (DELBARRE et al. (1964) ist der nomenklatorisch bessere (DELBARRE u. MACH 1979), da er nur einen morphologisch-deskriptiven Begriff ohne die diagnostisch einengende Bedeutung der „RA-Zellen" (HOLLANDER 1963; HOLLANDER et al. 1965) beinhaltet. Die intrazytoplasmatischen Einschlüsse sind in der Mehrzahl Immunglobuline bzw. Immunkomplexe (IgA, IgG, IgM, IgM-IgG-C und andere), die sich als solche auch immunhistochemisch nachweisen lassen (Abb. 28c). Daneben sind in den Einschlüssen auch zahlreiche andere Substanzen einschließlich von Lipiden nachweisbar (Übersicht bei STIEHL 1977). Rhagozyten werden phasenkontrast-mikroskopisch (DELBARRE et al. 1964; HOLLANDER et al. 1965) oder mit Hilfe der PAS-Methode (STIEHL) dargestellt (Abb. 28a und d). Obwohl RA-Zellen von ihren Erstbeschreibern als spezifisches zytologisches Einzelmerkmal

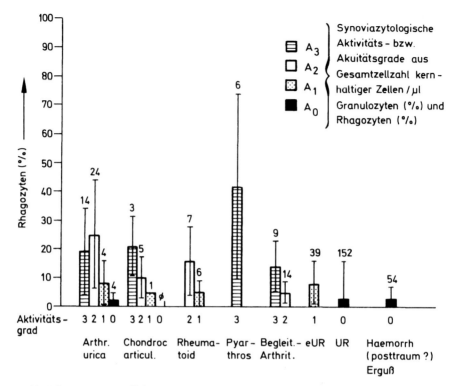

Abb. 30. Rhagozytenanteil in Gelenkergüssen bei pararheumatischen und nichtrheumatischen Gelenkerkrankungen in Abhängigkeit vom zytologischen Aktivitätsgrad. (Angaben: x̄ ± s. Abkürzungen: *eUR* = entzündlich überlagerter unspezifischer Reizerguß. *UR* = Unspezifischer Reizerguß). (Aus STIEHL 1977)

mit großer diagnostischer und pathogenetischer Bedeutung für die Rheumatoid-Arthritis angesehen wurden, stellte sich bald heraus, daß RA-Zellen bzw. Rhagozyten auch bei vielen anderen Gelenkerkrankungen mit Gelenkergüssen vorkommen (Abb. 29 und 30). In höchsten Prozentanteilen sind sie aber bei rheumatischen Gelenkergüssen anzutreffen (Rheumatoid-Arthritis, juvenile Rheumatoid-Arthritis, Spondylarthritis ankylosans, Arthropathia psoriatica; Abb. 29), so daß bei einem Nachweis von mehr als 25% in aktiven und subaktiven Entzündungsphasen der als Rhagozyten umgewandelten Zellen des Differentialzellbildes eine chronisch-rheumatische Erkrankung vermutet werden kann. Da im eigenen Material bei chronisch-rheumatischen Gelenkergüssen ein Verhältnis zwischen RA: juv.RA: Spondylarthritis ankylosans: Arthropathia psoriatica von 10:1:1:0,3 besteht, ist primär bei erhöhtem Rhagozytengehalt zunächst an eine Rheumatoid-Arthritis zu denken. Obwohl in der Literatur Hinweise darauf bestehen, daß zwischen Höhe des Rhagozytenwertes und Höhe des serologischen Rheumafaktorentiters eine direkte Abhängigkeit besteht (MICLOUSIC et al. 1968; QUEROL et al. 1971), besteht dieser Zusammenhang nach eigenen Untersuchungen nicht (STIEHL 1977). Eine RA-Diagnose kann auch beim Nachweis eines hohen Rhagozytengehaltes in jedem Falle nur eine Diagnose mit einem unterschiedlich hohen Wahrscheinlichkeitsgrad sein.

6. Pigmenthaltige Zellen

a) Hämosiderophagen

Ihr Vorkommen wird vor allem mit der villonodulären Synovialitis in Verbindung gebracht (BRODERICK et al. 1976). Hämosiderinhaltige Zellen treten aber auch bei rezidivierenden (posttraumatischen) Blutungen oder im Rahmen einer Hämophilie auf. Das intrazelluläre Hämosiderin-Eisen läßt sich mit üblichen histochemischen Eisenreaktionen nachweisen. Der Nachweis von Synovia-Siderophagen spricht nach BENEKE und MOHR (1976) dafür, daß eine intraartikuläre Blutung wenigstens 5 Tage zurückliegt.

b) Zellen mit ochronotischem Pigment

Das als spezifisches Zeichen zu wertende ochronotische Pigment in histiomonozytären Zellen und Chondrozyten, die auch in Gelenkergüssen nachweisbar sind (HÜTTL et al. 1966; HÜTTL 1970), wird nur als krankheitscharakteristisches Merkmal aufgeführt, da die primäre Diagnose einer Ochronose am Einzelpunktat für wenig wahrscheinlich gehalten werden kann.

D. Zytologische Aktivitätsbeurteilung

I. Klassifikationsschemata

Das wechselnde Zellbild bei nichtbakteriell-entzündlichen Gelenkergüssen (Gruppe II) führt mit zunehmender Entzündungsaktivität zu einem aktivitätsabhängigen Anstieg vorwiegend der Anzahl kernhaltiger Zellen und der Granulozyten, bei chronisch-entzündlichen rheumatischen Gelenkerkrankungen auch der Rhagozyten in einem Zellzahlbereich von ca. 2 bis 50 bzw. $80 \cdot 10^9$ Zellen/l ($=2000$–50 bzw. 80000 Zellen/µl) und der Granulozyten bzw. Rhagozyten zwischen 0 bis nahe 1,0 ($=0$–100%) (Abb. 31). Empirisch läßt sich damit aus diesem Verhalten ein Aktivitäts-Klassifikationsschema mit 4 Aktivitätsstufen und einer sog. Nullaktivität formulieren (Tabelle 3).

Durch Korrelation der Aktivitäts-Einzelparameter (kernhaltige Zellen, Granulozyten, Rhagozyten) ermöglicht die folgende Summenaktivitäts-Punkteformel eine kontinuierliche Aktivitätserfassung, die sich insbesondere für Korrelationsuntersuchungen eignet (nach SI-Schreibweise: Anteil der einzelnen Zellpopulationen = >0, <1 an der Gesamtzellpopulation = 1,0) bzw. Anzahl der kernhaltigen Zellen in 10^9 Zellen/l), (Tabelle 4).

Die Aktivitäts-Klassifikationsschemata sind vor allem bei rheumatischen Gelenkergüssen, sinngemäß aber auch bei allen anderen entzündlichen Gelenkergüssen anwendbar. Verschiebungen der Konstellation zytologischer Einzelparameter mit zunehmender Entzündungsaktivität gewinnen zusätzlich eine differentialdiagnostische Bedeutung für Gelenkergüsse bei unspezifischen (Begleit-)Arthritiden, für entzündlich überlagerte Reizergüsse und für rheumatische Gelenkergüsse im sog. pseudoseptischen Aktivitätsbereich (Abschnitte E.III.5 und

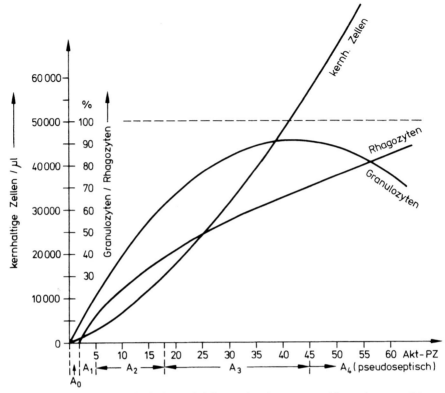

Abb. 31. Beziehungen zytologischer Aktivitäts-Einzelparameter (Granulozyten, Rhagozyten, Zellzahl) zur Summenaktivitäts-Punktezahl bei steigender Entzündungsaktivität (quasilineare Regressionsanalyse: $\hat{y} = b_0 + b_1 x + b_2 x^2$; $n = 294$ Punktate bei Rheumatrid-Arthritis)

Tabelle 3. Orientierungswerte für die zytologische Aktivitätsbeurteilung an Gelenkergüssen

Diagnosen-gruppe	Aktivitätsgrad	Aktivitäts-Einzelmerkmale		
		Kernhaltige Zellen (in 10^9/l)	Granulozyten (0–1)	Rhagozyten (0–1)
Gruppe I	A_0 (keine Aktivität)	<2	$<0,05$	$<0,05$
Gruppe II	A_1 (minimal aktiv)	1,9– 3,8	0,01–0,10	0,01–0,10
	A_2 (subaktiv; Abb. 33)	3,6–19,8	0,11–0,60	0,11–0,40
	A_3 (aktiv; Abb. 32)	8,0–50,0	$>0,60$	$>0,40$
Gruppe III	A_4 (pseudoseptisch bzw. septisch)	$>50,0$	$>0,85$	$>0,70$

Tabelle 4. Summenaktivitäts-Punkteformel aus zytologischen Aktivitäts-Einzelparametern (in SI-Schreibweise: Anteil der einzelnen Zellpopulationen, $=>0$ bzw. <1, an der Gesamtzellpopulation, $=1,0$. Anzahl der kernhaltigen Zellen in $10^9/l$)

$$\frac{\text{Kernhaltige Zellen (in } 10^9/l)}{20} + (\text{Granulozyten} \cdot 10) + (\text{Rhagozyten} \cdot 10) = \text{Summenaktivitäts-Punktezahl}$$

bzw. in bisheriger Schreibweise
(STIEHL 1982b)

$$\frac{\text{Kernhaltige Zellen}/\mu l}{2\,000} + \frac{\text{Granuloz. (\%)}}{10} + \frac{\text{Rhagoz. (\%)}}{10} = \text{Summenaktivitäts-Punktezahl}$$

Bewertung

Summenaktivitäts-Punkte	Zytologischer Aktivitätsgrad	
<1,5	A 0	(keine Aktivität = unspezifischer Reizerguß) (Abb. 35)
>1,5– 5,0	A 1	(minimale Aktivität)
>5 –18	A 2	(subaktive Phase) (Abb. 33)
>18 –45	A 3	(aktive Phase) (Abb. 32)
>45	A 4	bis ca. 55 Punkte: Hochaktive Phase bei chron. entzündl. rheumatischen Gelenkerkrankungen (pseudoseptischer Aktivitätsbereich)
	–	Verdacht auf septische Gelenkerkrankungen (Bakteriologie)

6.). Zytologische Korrelationsuntersuchungen an doppelseitigen, simultan gewonnenen Kniegelenkergüssen, histologisch-zytologische Korrelationsuntersuchungen an Knie-Synovialektomiepräparaten und simultanen Kniegelenksergüssen bei Rheumatoid-Arthritis (STIEHL 1982a, b) und zytologische Korrelationsuntersuchungen mit klinischen Parametern bzw. zahlreichen Synovia-Proteiden ergaben, daß die zytologische Aktivitätsaussage nicht nur als Aktivitätsdiagnose für ein einzelnes Gelenk gilt, sie kann – wenigstens gemessen an den Gelenkergüssen großer Gelenke – auch für die Diagnose der klinischen Krankheitsaktivität bedeutsam sein (STIEHL 1982a). Der Aktivitätsaussage des Zytomorphologen kommt damit eine große Bedeutung für eine einfache, billige, schnelle und relativ zuverlässige Aktivitätsbestimmung zu.

II. Krankheitsabhängige Aktivitätsbefunde

Bei entzündlichen Gelenkerkrankungen können prinzipiell alle Aktivitätsphasen auftreten. Jedoch treten bei bestimmten Gelenkerkrankungen bevorzugte Aktivitätsstadien auf, so daß bei Mittelung eine Rangfolge von Gelenkerkrankungen mit bevorzugt niedrigen Aktivitäten bis zu bevorzugt hohen Aktivitäten besteht: „Orthologische Synovia – Unspezifische Reizergüsse – entzündlich überlagerte unspezifische Reizergüsse – Rheumatoide – Spondylarthritis ankylosans – unspezifische (Begleit-)Synovialitis – Arthritis psoriatica – Arthritis urica – Rheumatoid-Arthritis – juvenile Rheumatoid-Arthritis – Septische Gelenkergüsse".

Dieses bevorzugte Aktivitätsverhalten bei einzelnen Gelenkerkrankungen hat teilweise dazu geführt, für einzelne Krankheitsbilder differentialdiagnostisch bedeutsame Zytogramme zu beschreiben (z. B. für die Spondylarthritis ankylosans durch OPPERMANN u. KUTSCHER 1969). Diese Angaben können aber zu Fehlbeurteilungen führen, da bei Spondylarthritis ankylosans neben bevorzugt niedrigen Aktivitätsgraden auch hochaktive Gelenkergüsse vorkommen, die von der Rheumatoid-Arthritis nicht zu unterscheiden sind (Einzelangaben s. Abschnitt E.).

III. Geschlechtsvariable Aktivitätsbefunde bei verschiedenen Gelenkerkrankungen

Die Aktivitätsverteilung entzündlicher Gelenkergüsse bei ausgewählten Gelenkerkrankungen korreliert nicht zwangsläufig mit der Geschlechtsverteilung der Gelenkerkrankungen, d.h., bei bevorzugter Erkrankungsbereitschaft von Männern, z. B. bei der Spondylarthritis ankylosans, treten nicht zwangsläufig die meisten Gelenkergüsse mit *aktiven* Entzündungsphasen bei Männern auf. In dem gewählten Beispiel besteht ein Erkrankungsverhältnis ♂:♀ von ca. 0,80:0,20. Ein ähnliches Verhältnis liegt bei der Spondylarthritis ankylosans mit peripherer Gelenkbeteiligung auch beim Auftreten von Kniegelenksergüssen vor: ♂:♀ = 0,84:0,16. Dabei variiert das Verhältnis aber innerhalb einzelner Aktivitätsphasen in der Weise, als bei Frauen vorwiegend aktive Gelenkergüsse, bei Männern dagegen häufiger niedriger aktive und ausschließlich bei Männern inaktive Gelenkergüsse auftreten (Tabelle 5). Bei anderen rheumatischen Gelenkergüssen, bei Arthritis urica und bei unspezifischen Reizergüssen liegen im eigenen Material folgende Verhältnisse vor (Tabelle 5):

Tabelle 5. Geschlechtsverteilung bei ausgewählten Gelenkerkrankungen mit Gelenkergüssen

Krankheit	Geschlechtsverhältnis der Erkrankung (nach SCHOEN et al. 1970) ♂ ♀	Geschlechtsverhältnis der Gelenkergüsse (eigenes Material) ♂ ♀	n
Rheumatoid-Arthritis	0,28:0,72	0,45:0,55	274
Juvenile Rheumatoid-Arthritis	0,15:0,85	0,45:0,55	49
Spondylarthritis ankylosans	0,80:0,20	0,84:0,16	25
Arthritis urica	0,96:0,04	0,78:0,22	66
	Gonarthrosen:		
Unspezifische Reizergüsse	0,17:0,83	0,57:0,43	209
Hämorrhagische (posttraumatische) Reizergüsse	? ?	0,63:0,37	48
			671

Aktivitätsbezogen ergibt sich dagegen beim eigenen, ausgewählten Material bei Kniegelenksergüssen folgende Punktatverteilung auf das männliche bzw. weibliche Geschlecht (Tabelle 6):

Tabelle 6. Geschlechtsbezogene Aktivitätsverteilung von Gelenkergüssen ausgewählter Gelenkerkrankungen

Krankheit	A 3 ♂ ♀	A 2 ♂ ♀	A 1 ♂ ♀	A 0 ♂ ♀	n ♂	♀
Rheumatoid-Arthritis	0,53:0,47	0,43:0,57	0,37:0,63	0,10:0,90	124	150
Juvenile Rheumatoid-Arthritis	0,50:0,50	0,43:0,57	0,33:0,67	–	22	27
Spondylarthritis ankylosans	0,60:0,40	0,87:0,13	0,89:0,11	1,0 :0,0	21	4
Arthritis urica	1,0 :0,0	0,86:0,14	0,82:0,18	0,33:0,67	55	11
Unspezifische Reizergüsse	–	–	–	0,57:0,43	119	90
Hämorrhagische (posttraumatische) Reizergüsse	–	–	–	0,63:0,37	30	18
					371	300

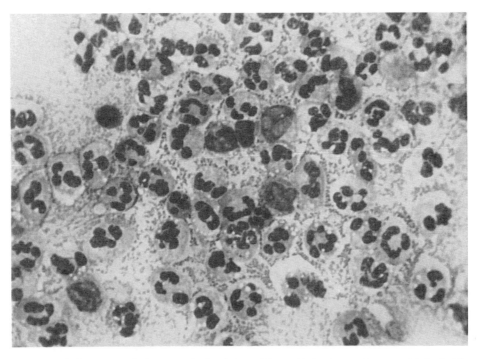

Abb. 32. Gelenkerguß bei zytologisch aktiver Phase (A_3) einer Rheumatoid-Arthritis. Pappenheim. ×1125

E. Grundsätze für die Praxis der Zytodiagnostik an Gelenkpunktaten

Im folgenden führen wir einige praktisch bedeutungsvolle Grundsätze auf, die geeignet erscheinen, aus einem Gelenkergußbefund teilweise auch ohne Kenntnis klinischer Angaben eine diagnostische Aussage zu treffen. Dabei vermeiden wir bewußt eine Befundsammlung zytologischer Einzelbefunde bei zahlreichen Gelenkerkrankungen. Diese könnte nur für eine Überprüfung der erhaltenen Befunde bei einer klinisch definitiv angegebenen Diagnose nützlich sein. Dazu sei auf Übersichts-Monographien verwiesen (ROPES u. BAUER 1953; HUTH u. KLEIN 1977). Verwiesen sei auch auf unsere Literaturzusammenstellung der Abbildungen 2 und 3, in denen Leitbefunde (Zellzahl-Durchschnittswerte und -Schwankungsbereiche, Granulozyten-Durchschnitts- und -Schwankungsbereiche) für zahlreiche Gelenkerkrankungen zusammengestellt sind.

I. Zytologie der orthologischen Synovia

Die folgenden Werte sind Durchschnittswerte und Grenzwertbereiche der Synovia von 90 makroskopisch und histologisch weitgehend gesunden Kniegelenken Verstorbener im Alternsgang (je 10 Synovialflüssigkeiten aus Kniegelenken je Dezennium (Tabelle 7):

Tabelle 7. Zytologische Befunde der orthologischen Synovia (Durchschnittswerte und Grenzbereiche)

Synoviamenge	$0,83 \cdot 10^{-4}\,l \pm 0,14 \cdot 10^{-4}\,l$ $(0,1–4 \cdot 10^{-4}\,l)$	$= 0,83\,ml \pm 0,14\,ml$ $(0,1–4\,ml)$
Kernhaltige Zellen	$0,03 \pm 0,003 \cdot 10^9/l$ $(0,011–0,2)$	$= 31 \pm 3/\mu l$ $(11–200/\mu l)$
Differentialzellbild:		
Granulozyten	$0,01 \pm 0,002$ $(0,0–0,07)$	$= 1,0 \pm 0,2\%$
Lymphozyten	$0,27 \pm 0,017$ $(0,08–0,54)$	$= 27,0 \pm 1,7\%$
Großzellige Formen (Monozyten, Synoviozyten)	$0,72 \pm 0,018$ $(0,42–0,93)$	$= 72,0 \pm 1,8\%$

Wesentliche Unterschiede bestehen im Alternsgang bei den einzelnen Parametern nicht.

II. Nichtentzündliche Gelenkergüsse (diagnostische Gruppe I)

1. Unspezifische Reizergüsse (Abb. 35)

Zytologisch eindeutig zu diagnostizieren:
1. Granulozytenzahlen weniger als 0,05 ($= 5\%$).
2. Zellzahlen weniger als $2 \cdot 10^9/l$ ($= 2000/\mu l$).
3. Rhagozytengehalt praktisch gleich Null (weniger als 0,05 ($= 5\%$)).

Polyätiologische Entstehung. Häufigste definierte Ursachen im eigenen Material:
1. Aktivitätsgrad bzw. Akuitätsgrad A 0 bei verschiedenen chronisch entzündlichen Gelenkerkrankungen: 0,21 ($= 21\%$).
2. Postoperative Gelenkergüsse nach gelenkeröffnenden Operationen 0,14 ($= 14\%$).
3. Posttraumatische Gelenkergüsse (außer Operationen: $0,09 = 9\%$).
4. Degenerative Gelenkerkrankungen 0,08 ($= 8\%$).

Außer Aktivitätsgrad A 0 bei bekannten chronischen entzündlichen Gelenkerkrankungen mit vorausgegangenen Gelenkergüssen graduierter Entzündungsaktivitäten keine Differentialdiagnose.

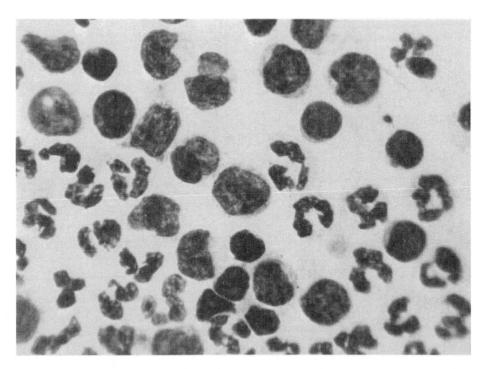

Abb. 33. Gelenkerguß bei subaktiver Phase (A_2) einer Rheumatoid-Arthritis. Relative Zunahme von Lymphozyten und monozytären Zellen (Synoviozyten) bei relativer und absoluter Abnahme von Granulozyten. Pappenheim $\times 1195$

Tabelle 8. Gelenkergußklassifikation unter Berücksichtigung zytodiagnostischer Möglichkeiten

Gruppe I	*Nichtentzündliche Gelenkergüsse* 1. Unspezifische Reizergüsse 2. Hämorrhagische (posttraumatische?) Reizergüsse

Gruppe II	*Entzündliche, überwiegend nichtinfektiöse Gelenkergüsse*
	1. Gelenkergüsse mit krankheitsspezifischen Zusatzmerkmalen
	  1.1. Kristallarthropathien
	    1.1.1. Arthritis urica
	    1.1.2. Chondrocalcinosis articularis
	    1.1.3. „Apatite deposition disease"
	  1.2. Primäre und sekundäre Gelenktumoren
	  (1.3. Erythematodes)
	2. Gelenkergüsse mit krankheitscharakteristischen Zusatzmerkmalen
	  2.1. Chronisch-entzündliche, rheumatische Krankheiten (Rheumatoid-Arthritis, juvenile Rheumatoid-Arthritis, Spondylarthritis ankylosans, Arthropathia psoriatica u.a.)
	  2.2. Gelenkergüsse beim Reiter-Syndrom (aber auch juvenile Rheumatoid-Arthritis möglich)
	  2.3. Entzündlich überlagerte hämorrhagische (posttraumatische?) unspezifische Reizergüsse (s. auch Gruppe I.2.)
	3. Gelenkergüsse ohne Zusatzmerkmale aber mit charakteristischer Zellzahl/Granulozyten/Rhagozyten-Konstellation
	  3.1. Entzündlich überlagerte Reizergüsse bei minimalen (polyätiologischen) Begleitarthritiden
	  3.2. Gelenkergüsse bei unspezifischen Begleitarthritiden
	  3.3. Gelenkergüsse bei Rheumatoiden (Anamnese!)

Gruppe III	*Entzündliche, infektiös-septische Gelenkergüsse*
	(einschließlich Gelenkempyeme)
	  1.1. Unspezifische, bakteriell-entzündliche Gelenkergüsse
	  1.2. Bakteriell-entzündliche Gelenkergüsse mit intrazellulärem Erregernachweis (Tuberkulose) oder intrazellulärem Erregernachweis und zytologisch charakteristischen Einzelzellveränderungen (Lepra)

Beim zusätzlichen Nachweis überwiegend kernloser Knorpelschollen ursächlich Arthrosis deformans wahrscheinlich.

Unspezifische Reizergüsse entsprechen immer einem zytologischen Aktivitätsgrad A 0. Übersteigen unter Beibehaltung der übrigen Kriterien die Granulozytenwerte 0,10 (10%) des Differentialzellbildes: *Entzündlich überlagerter unspezifischer Reizerguß*.

Anteil am Gesamtmaterial: 0,13 (= 13%).

Im eigenen Material nur in 37% klinisch gestellte Verdachtsdiagnose.

2. Hämorrhagische (posttraumatische?) unspezifische Reizergüsse

Zellbild der kernhaltigen Zellen gleicht weitgehend dem unspezifischer Reizergüsse. Zusätzliches Leitmerkmal sind zahlreiche Erythrozyten, teilweise in verschiedenen Abbaustufen bis zum Nachweis von Hämosiderinschollen und von Siderophagen (Abb. 34).

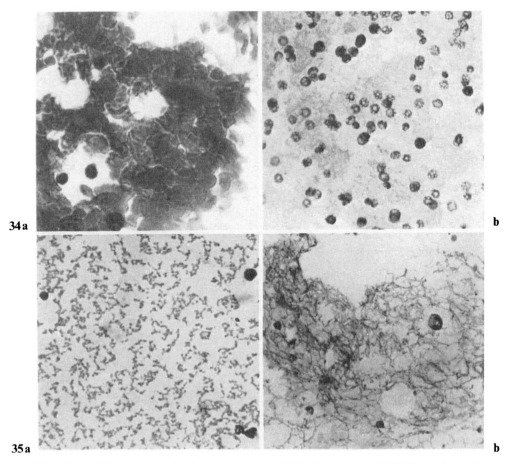

Abb. 34a, b. Hämorrhagische (posttraumatische?) Gelenkergüsse. Zellbild der kernhaltigen Zellen wie bei unspezifischen Reizergüssen. Zahlreiche Erythrozyten. HE × 750

Abb. 35a, b. Unspezifischer Reizerguß: Sehr zellarme Gelenkergüsse mit Überwiegen der Lymphozyten und Zelldegenerationsformen (**a**). Ähnliches Zellbild in histologisch aufgearbeiteter Fibrinflocke (**b**)

Durch intraartikuläre Blutung können im Differentialzellbild geringgradig erhöhte Granulozytenwerte (unmittelbare Blutbestandteile) nachweisbar sein und sind in diesem Falle kein Hinweis auf eine entzündliche Reaktion. (Entzündliche Synovialis-Reaktion aber möglich → *entzündlich überlagerte hämorrhagische (posttraumatische) unspezifische Reizergüsse.*)

Häufigste Ursachen im eigenen Material:
1. Zustände nach definierten Traumata (0,22 = 22%).
2. Angabe eines nicht definierten Traumas (0,06 = 6%).
3. Zustände nach operativen Gelenkeingriffen (0,15 = 15%).

Damit sind insgesamt 43% auf ein Trauma zurückzuführen, so daß bei klinisch unklaren Angaben in jedem Falle nach einem vorausgegangenen Trauma gefahndet werden sollte.

Differentialdiagnostisch kommen nur ein unspezifischer Reizerguß mit Blutung in die Gelenkflüssigkeit unmittelbar unter der Gelenkpunktion in Frage. Da dies aber im Vergleich mit Gelenkergußbefunden bei anderen Gelenkerkrankungen sehr selten auftritt, kann diese Möglichkeit bei der Diagnosestellung weitgehend vernachlässigt werden.

Bei diesen Gelenkergüssen besonders sorgfältig nach Harnsäurekristallen fahnden, da bei Arthritis urica erhöhte Fallzahl mit vermehrt nachweisbaren Erythrozyten registriert werden kann.

Differentialdiagnostisch zu beachten:
1. sog. Blutergelenk bei Hämophilie (Anamnese!),
2. villonoduläre Synovialitis.

Anteil am eigenen Gesamtmaterial: 0,04 (=4%) aller Gelenkergüsse.
Im eigenen Material nur in 17% entsprechende klinische Verdachtsdiagnose.
Aktivitätsverteilung: A 0:0,89 (=89%) A 1:0,11 (=11%).

III. Nichtinfektiös-entzündliche Gelenkergüsse (diagnostische Gruppe II)

1. Kristallarthropathien (Arthritis urica, Chondrocalcinosis articularis)
(Abb. 14 bis 17)

Differentialzellbild und Zellzahl im Aktivitätsbereich A 3 bis A 0 wie bei Rheumatoid-Arthritis (RA). Rhagozytengehalt niedriger als in aktiven Phasen bei RA, in mittleren und niedrigen Aktivitätsphasen aber kaum Unterschiede (s. Abb. 29 u. 30). Höchste Rhagozytenwerte aller nichtrheumatischen Gelenkergüsse. Krankheitsspezifisches Zusatzmerkmal: Für Arthritis urica: Mononatriumuratkristalle (polarisationsoptisch negativ doppeltbrechende, nadelförmige Kristalle), für Chondrocalcinosis articularis: Kalziumpyrophosphatdihydrat-Kristalle (polarisationsoptisch rhomboide bis überwiegend kurzstäbchenförmige, positiv doppeltbrechende Kristalle). Beide Kristallformen sind extra- und intrazellulär nachweisbar.

Beim Nachweis von Kristallen auch bei geringer (A 1) oder sog. Nullaktivität (A 0) in jedem Falle Verdacht auf Arthritis urica bzw. Chondrocalcinosis articularis.

Kristallnachweis und Höhe des klinisch angegebenen Harnsäurespiegels im Serum haben keine eindeutigen Beziehungen zum Differentialzellbild bzw. zum Zellgehalt und damit zu einer bestimmten entzündlichen Aktivitätsphase, so daß hoher Harnsäurespiegel bzw. hoher Kristallgehalt nicht zwangsläufig mit hohem Entzündungsgrad korreliert (STIEHL 1982a). Sehr hohe Harnsäurewerte z.B. auch bei zytologischem Befund eines unspezifischen Reizergusses mit Kristallnachweis möglich.

Gegenüber anderen Gelenkerkrankungen (außer hämorrhagischen Reizergüssen) vermehrt Erythrozyten nachweisbar.

Differentialdiagnostisch: Rheumatoid-Arthritis mit Hyperurikämie möglich bei klinisch gesicherter Rheumatoid-Arthritis.

Cave: Verwechslung mit Kristallverunreinigungen durch ungereinigte Objektträger.

Anteil am eigenen Gesamtmaterial: Arthritis urica: 5%, Chondrocalcinosis articularis: 0,6%.

Aktivitätsverteilung: Arthritis urica: A 3: 23%, A 2: 47%, Chondrocalcinosis articularis: A 3: 30%, A 2: 50%, A 1: 20%.

Übereinstimmungsgrad mit klinischer Vordiagnostik: Arthritis urica: 33% Übereinstimmung zwischen klinischer Vordiagnostik und Gelenkergußbefund. Unterschiedlich starke Wertigkeit der zytologischen Erstdiagnose bei einzelnen Aktivitätsphasen (klinisch keine oder andere Vordiagnose): A 3: 50%, A 2: 60%, A 1: 30%, A 0: 67%.

Bei Chondrocalcinosis articularis im eigenen Material ($n=10$) in keinem Falle primäre klinische, sondern primär Gelenkerguß-Diagnose.

2. Rheumatoid-Arthritis (Abb. 8, 9, 28, 31–33)

Eine Diagnose kann in *jedem* Falle nur als Wahrscheinlichkeitsdiagnose gestellt werden, da auch ein sehr hoher Rhagozytengehalt nicht nur für eine Rheumatoid-Arthritis (RA) spricht.

Eine Diagnose „Rheumatoid-Arthritis sicher" wäre nur möglich beim intrazellulären Rheumafaktoren-(RF-)Nachweis. Dieser ist aber aufwendig und ökonomisch nicht vertretbar, da ein serologischer RF-Nachweis einfacher und sicherer ist. Höherer Wahrscheinlichkeitsgrad beim immunfluoreszenzoptischen intrazellulären IgM- und C3-(β_{1C}-)Nachweis.

Eine Wahrscheinlichkeitsdiagnose kann auch beim Fehlen klinischer Angaben, bei einem klinisch geäußerten RA-Verdacht oder bei der Angabe eines rezidivierenden chronischen Gelenkergusses gestellt werden, wenn folgende Bedingungen erfüllt sind:
1. Rhagozytenwerte höher als 0,25 ($=25\%$).
2. Granulozytenwerte höher als 0,50 ($=50\%$).
3. Zellzahlwerte zwischen 10 und $50 \cdot 10^9$/l ($=10000$ und $50000/\mu$l).

Insgesamt entsprechen diese Werte weitgehend unseren zytologischen Aktivitätsphasen A 2 und A 3.

Eine Diagnose „RA möglich" ist auch in mittleren Aktivitätsphasen (A 2) zu stellen, wenn hohe Rhagozytenwerte (mehr als 25%) vorliegen. Liegen Rhagozytenwerte von weniger als 25% vor, sollte eine Rheumatoid-Arthritis als zytologische Primärdiagnose nur differentialdiagnostisch erwogen werden.

Aktivitätsphasen A 1 und A 0 erlauben ohne klinischen Hinweis auf eine RA in keinem Falle eine primäre Verdachtsdiagnose. Eine RA kann auch in diesem Falle nur differentialdiagnostisch erwogen werden mit entsprechendem Hinweis auf die vorliegende niedrige zytologische Aktivitätsphase.

Bei klinisch eindeutig gestellter RA-Diagnose ist das Punktat bei regelrechter technischer Bearbeitung in jedem Falle für die Aktivitätsdiagnose verwertbar.

Der zytologische Befund repräsentiert die örtliche aktuelle Entzündungsaktivität und stimmt in einem hohen Prozentsatz auch mit der klinischen Verdachtsdiagnose überein (im eigenen Material in 58%).

Niedrige Rhagozytenwerte bei hohen Granulozytenwerten (Rhagozyten-Granulozyten-Schere) bei klinisch eindeutiger Rheumatoid-Arthritis können Ausdruck eines Therapieeffektes (z.B. Kortikoide als Phagozytosehemmer) sein. Sie sprechen nicht in jedem Falle gegen eine Rheumatoid-Arthritis.

Die oben angegebenen Grundsätze für die Rheumatoid-Arthritis-Diagnose gelten in gleichem Maße auch für alle anderen chronisch-entzündlichen rheumatischen Krankheiten (Spondylarthritis ankylosans, juvenile Rheumatoid-Arthritis, Arthropathia psoriatica, chronisch-rheumatische Sonderformen), da zytologisch zwischen diesen Krankheiten innerhalb der einzelnen Aktivitätsphasen keine differentialdiagnostisch verwertbaren Unterschiede bestehen. Nach strengen Kriterien dürfte deshalb bei entsprechenden Befunden ohne klinisch geäußerten RA-Verdacht nur der zytologische „Verdacht einer chronisch-entzündlichen rheumatischen Erkrankung" geäußert werden. Da aber 85% aller rheumatischen Gelenkergüsse des eigenen Materials (außer Gelenkergüssen nach Synovialektomien aber einschließlich der juvenilen Rheumatoid-Arthritis) bzw. 33,7% des Gesamtmaterials Gelenkergüsse bei Rheumatoid-Arthritis (einschließlich juveniler Rheumatoid-Arthritis) sind, ist eine primäre RA-Verdachtsdiagnose begründet.

Im eigenen Material finden sich am häufigsten Gelenkergüsse der Aktivitätsphasen A 3 (33,5%) und A 2 (48,5%).

Differentialdiagnostisch ergeben sich folgende Möglichkeiten:
1. Bei großer Rhagozyten-Granulozyten-Schere: Unspezifische Arthritis bzw. Synovialitis (hoher Aktivitätsgrad).
2. Bei niedrigen Aktivitätsgraden: Unspezifische Synovialitis bzw. Begleitsynovialitis oder entzündlich überlagerter Reizerguß als Ausdruck einer nur herdförmigen (Begleit-)Synovialitis.
3. Bei mittleren und niedrigen Aktivitätsphasen: Rheumatoid (sollte aber nur bei klinisch angegebener extraartikulärer entzündlicher Begleit- oder Vorkrankheit diagnostiziert werden).
4. Gelenkergüsse im pseudoseptischen Aktivitätsbereich können durch bakteriologische Zusatzuntersuchungen des Punktats von septischen Gelenkergüssen sicher abgegrenzt werden.
5. Bakterielle Verunreinigungen in Gelenkergüssen (z.B. zu langer Transport) sprechen eher gegen eine RA.

3. Andere chronisch-entzündliche rheumatische Krankheiten (Juvenile Rheumatoid-Arthritis, Spondylarthritis ankylosans, Arthropathia psoriatica)

Die Gelenkergüsse der übrigen chronisch-entzündlichen rheumatischen Gelenkerkrankungen unterscheiden sich überwiegend nur durch eine unterschiedliche Aktivitätsverteilung voneinander (s. auch Abschnitt E.III.2.). Das proportionale Verhältnis zwischen Zellzahl:Granulozyten:Rhagozytenwerten (s. Abb. 31) bleibt in den einzelnen Aktivitätsstufen dagegen wie bei der Rheumatoid-Arthritis weitgehend erhalten. Für die drei genannten chronisch-entzündlichen Gelenkerkrankungen ergibt sich vergleichsweise zur Rheumatoid-Arthritis das folgende Aktivitäts-Verteilungsmuster (Tabelle 9):

Tabelle 9. Aktivitätsverteilungsmuster chronisch-entzündlicher rheumatischer Gelenkerkrankungen

	A 3	A 2	A 1	A 0
Juvenile Rheumatoid-Arthritis	0,375	0,482	0,107	0,036
Rheumatoid-Arthritis	0,335	0,485	0,114	0,066
Arthropathia psoriatica	0,353	0,294	0,235	0,118
Spondylarthritis ankylosans	0,180	0,328	0,398	0,098

4. Rheumatoide

Keine für diese Gelenkergußgruppe charakteristischen Einzelmerkmale nachweisbar. Klinische Angaben „erst seit kurzer Zeit bestehender Gelenkerguß", wenige oder keine Rezidivergüsse.

Eindeutige diagnostische Bewertung nur möglich bei klinischer Angabe einer extraartikulären gleichzeitigen oder unmittelbar vorangegangenen entzündlichen Erkrankung und beim zytologischen Ausschluß anderer Gelenkerguß-Ursachen.

Zytologisch sind Gelenkergüsse überwiegend durch mittlere bis geringgradige Aktivitätsgrade charakterisiert mit teilweise vermehrtem Vorkommen aktivierter Lymphozyten bzw. Monozyten (über 10%).

In einigen Fällen deutliche Rhagozyten/Granulozyten-Schere zugunsten der Rhagozyten (z.B. 35% Rhagozyten, 11% Granulozyten).

Differentialdiagnostisch Rheumatoid-Arthritis mittlerer Aktivität oder geringer Aktivität möglich, ebenso entzündlich überlagerte Reizergüsse (Begleitarthritis bzw. -synovialitis) oder unspezifische Arthritiden bei mittleren Aktivitätsphasen. Beim Fehlen klinischer Angaben die Diagnose „Rheumatoid" nie ohne Differentialdiagnose stellen.

Aktivitätsverteilung im eigenen Material: A 2: 44%, A 1: 47%.

Anteil am eigenen Gesamtmaterial 1,6%.

5. Unspezifische (Begleit-) Synovialitis bzw. Arthritis

Diagnose möglichst nur als Differentialdiagnose verwenden bei klinisch fehlenden oder unvollständigen Angaben einer definierten Gelenkerkrankung.

Zellzahlbereich deutlich höher als $2 \cdot 10^9$ Zellen/l ($=2000/\mu$l) bis weniger als $50 \cdot 10^9$ Zellen/l ($=50000/\mu$l). Granulozyten zwischen 0,20 und 0,80. Große Granulozyten/Rhagozyten-Schere (niedriger Rhagozytenwert). Keine übrigen krankheitsspezifischen bzw. -charakteristischen Einzelmerkmale (z.B. Kristalle). Damit ist diese Gruppe deutlich gegenüber septischen Gelenkergüssen (Zellzahlen höher als $50 \cdot 10^9$ bzw. $100 \cdot 10^9$ Zellen/l ($=50000$ bzw. $100000/\mu$l), Granulozyten (mehr als 0,80) und gegenüber entzündlich überlagerten unspezifischen Reizergüssen (Zellzahlen um $2 \cdot 10^9$ Zellen/l ($=2000/\mu$l); Granulozyten bis ca. 0,50) abgesetzt.

Im Vordergrund des eigenen Materials stehen als ergußbildende Grundkrankheiten degenerative Gelenkerkrankungen (28%) und Zustände nach operativen Gelenkeingriffen (33%).

Diese Gelenkergüsse sind in der Regel steril.

Differentialdiagnostisch kann eine RA oder eine andere chronisch entzündliche rheumatische Gelenkerkrankung mittlerer Aktivität oder ein Gelenkerguß bei Rheumatoid erwogen werden.

Aktivitätsverteilung im eigenen Material: A 3: 26%, A 2: 74%.

Anteil im eigenen Gesamtmaterial: 3% aller Gelenkergüsse.

6. Entzündlich überlagerte, unspezifische Reizergüsse

Zytologische Charakteristika:
1. Zellzahlen im Schwankungsbereich derjenigen unspezifischer Reizergüsse oder geringgradig erhöht (bis ca. $3 \cdot 10^9$ Zellen/l = 3000/µl).
2. Übersteigen des Schwankungsbereiches unspezifischer Reizergüsse durch Granulozyten (mehr als 0,05 bis ca. 0,50 möglich).
3. Niedriger Rhagozytengehalt.

Befunde sind zu deuten als herdförmige unspezifische Begleitsynovialitis im Rahmen einer definierten Erkrankung im Gelenkinnenraum.

Häufigste Ursachen bzw. klinische Angaben im eigenen Material:
1. Degenerative bzw. traumatisch induzierte Gelenkerkrankungen (22%).
2. Chronisch-rezidivierende Gelenkergüsse (22%).
3. Verdacht auf Rheumatoid-Arthritis (16%).
4. Zustände nach operativen Eingriffen (11%).
5. Posttraumatische Gelenkergüsse (9%).

Differentialdiagnose:
1. Rheumatoid-Arthritis in der Aktivitätsphase A 1.
2. Rheumatoid bei extraartikulärem entzündlichem Prozeß.

Anteil am eigenen Gesamtmaterial: 4%.

Aktivitätsaussage entspricht minimaler entzündlicher Aktivität (A 1).

IV. Infektiös-entzündliche Gelenkergüsse (diagnostische Gruppe III)

1. Pyarthros bzw. septische Arthritiden (Abb. 22)

Zytologisch charakterisiert:
1. Zellzahlen über $50 \cdot 10^9$ bzw. weit mehr als $100 \cdot 10^9$ Zellen/l (= 50000 bzw. über 100000/µl).
2. Granulozyten in der Mehrzahl der Fälle über 0,80.
3. Rhagozyten können gegenüber Befunden bei Rheumatoid-Arthritis vermindert sein, entscheidender Unterschied ist aber Zellzahl.
4. Bakteriologischer und/oder bakterioskopischer Erregernachweis (im allgemeinen erst nach Kenntnis der Zellzahl erforderlich).

Bakteriologisch sterile Gelenkergüsse sprechen für hochaktive Phase einer chronisch-entzündlichen rheumatischen Erkrankung im sog. pseudoseptischen Aktivitätsbereich (Abschnitt D.I.), in der Regel bei Rheumatoid-Arthritis oder juveniler Rheumatoid-Arthritis. Zellzahlen übersteigen dann aber nicht $80 \cdot 10^9$ Zellen/l ($= 80000/\mu$l).

Ursachen sind metastatisch-entzündliche oder auf den Gelenkinnenraum übergreifende gelenknahe Entzündungen (Osteomyelitis etc.) oder postoperative Gelenkinfektionen bzw. Zustände nach intraartikulären Injektionen.

In abklingenden Entzündungsphasen kann ein septischer Gelenkerguß auch die Kriterien eines Gelenkergusses bei unspezifischen Begleitsynovialitiden bzw. Arthritiden erfüllen.

Anteil am eigenen Gesamtmaterial: 0,7%.

Aktivitätsverhalten: 91% A 4, andere Fälle in rückläufigen Aktivitätsphasen.

Klinisch am eigenen Material in ca. 50% vordiagnostiziert.

V. Gelenkergüsse nach gelenkeröffnenden Operationen

Diese Gelenkergüsse sind in zwei Gruppen zu unterteilen:
1. Gelenkergüsse nach therapeutischen Synovialektomien und
2. Gelenkergüsse nach anderen gelenkeröffnenden Operationen (z.B. Meniskektomien, Entfernung freier Gelenkkörper etc.).

In der *ersten Gruppe* handelt es sich um postoperativ aufgetretene, potentiell entzündliche Gelenkergüsse, da die Indikation der Operation ein entzündlicher Gelenkprozeß war und entzündliche Rezidive möglich sind (STIEHL 1971; BENEKE u. MOHR 1973, 1976; STIEHL u. NEUMANN 1974; TILLMANN 1976). Im zweiten Fall handelt es sich um überwiegende Operationsindikationen vorwiegend primär nicht entzündlicher Natur, so daß erwartungsgemäß auch nach diesen Operationen aufgetretene Gelenkergüsse überwiegend nichtentzündliche Gelenkergüsse sind. Bei Gelenkergüssen nach Synovialektomien unterscheiden wir fünf diagnostische Formen (STIEHL u. NEUMANN 1974), deren Charakter und deren Bewertung sich bei Verlaufsbeobachtungen in Abhängigkeit vom Abstand der Ergußentstehung vom Operationstermin ändern kann (Tabelle 10).

Tabelle 10. Differenzierung postoperativer Gelenkergüsse nach therapeutischen Synovialektomien

Ergußform	bis 3 Monate post operat.	3–6 Mon. post operat.	später als 6 Mon. post. op.
Unspezifischer Reizerguß	+	+	+ +
Reparative Gelenkergüsse (Abb. 36)	+	∅	∅
Postop. Gelenkinfektion	+	∅	∅
Rheumat. Restentzündung	+ ⟶	+ + ⟶	+ + +
Rheumat. Rezidiv im Synovialis-Regenerat	∅ ⟶	– + ⟶	+ + +

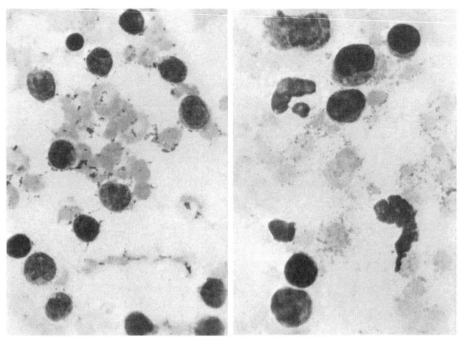

Abb. 36a, b. Gelenkergüsse in der reparativen Phase bei Zustand nach Synovialektomie wegen Rheumatoid-Arthritis vor 3 **a** bzw. 5 Wochen **b**: Hämorrhagischer Gelenkerguß mit Überwiegen der Lymphozyten. Pappenheim × 1125

Differentialdiagnostisch lassen sich die folgenden Richtlinien aufstellen (Tabelle 11).

Tabelle 11. Differenzierung postoperativer Gelenkergüsse

	Ergüsse während der Synovialis-Regeneration	Unspezifische Reizergüsse	Ergüsse bei Synovialitis in Synovialisresten	Ergüsse bei Rezidiv im Synovialisregenerat
Granulozyten	∅	∅	bis mittlerer Gehalt	aktivitätsabhängig, bis sehr hoch
Lymphozyten	+++	+++	+−+++	+−+++
Monozyten	+	(+)	(+)−+	+
Zell-degenerations-formen				
Rhagozyten	∅	∅	+−++	+−++
Kernhaltige Zellen/l	$<8\cdot10^9/l$ ($=<8000/\mu l$)	$<2\cdot10^9/l$ ($=<2000/\mu l$)	$<15\cdot10^9/l$ ($=<15000/\mu l$)	$1-40\cdot10^9/l$ ($=1000-40000/\mu l$)
Erythrozyten	+++	∅	(+)	(+)
Ergußbildung nach Synovialektomie	bis 3 Monate	wenige Wochen postop. bis Jahre	bis 6 Monate	ab 6 Monate

Bei 30 Gelenkergüssen der *zweiten Gruppe* waren allein in 73% Meniskektomien vorausgegangen, 63% der nichtrheumatisch-postoperativen Gelenkergüsse entsprachen dabei unspezifischen Reizergüssen im Gegensatz zu postoperativen Gelenkergüssen nach Synovialektomien, bei denen 77% aller Ergüsse entzündlich bedingte Gelenkergüsse waren. Die entzündlichen Gelenkergüsse nach Arthrotomien nichtrheumatischer Gelenkerkrankungen (insgesamt 37% der Gelenkergüsse) entsprachen überwiegend einer Begleitsynovialitis geringer bis mittlerer Aktivität. Nur 2 Gelenkergüsse von 30 der Gesamtgruppe ergaben definierte Diagnosen (Arthritis urica, Verdacht einer Rheumatoid-Arthritis).

F. Schlußbetrachtung

Die Kombination der Einzelbefunde ergibt unter optimalen Bedingungen die oben aufgeführten Bewertungsmöglichkeiten. Als ausgewählte Beispiele seien die folgenden Befunde aufgeführt:

Beispiel 1:
Klinisch: Rheumatoid-Arthritis.
Makroskopisch: 25 ml leicht trüber, gelblicher Gelenkerguß.
Zytologisch: Erheblicher Zellgehalt: $18 \cdot 10^9$ kernhaltige Zellen/l ($=18000/\mu l$).
Differentialzellbild:

Granulozyten	0,78
Monozyten/Synoviozyten	0,11
Lymphozyten	0,06
Zell-Degenerationsformen	0,05

Rhagozyten 0,53. Keine Kristalle. Einzelne Erythrozyten.
Bewertung:
Aktivitätsphase: Aktivitäts-Punktezahl $22,1 = A_3$ (aktiv).
Diagnose: Gelenkerguß bei chronisch-entzündlicher, rheumatischer Gelenkerkrankung in aktiver Entzündungsphase. Rheumatoid-Arthritis wahrscheinlich.

Beispiel 2:
Klinisch: Arthrosis deformans.
Makroskopisch: 60 ml klare, blaßgelbe Flüssigkeit.
Zytologisch: Sehr geringer Zellgehalt: $0,6 \cdot 10^9$ kernhaltige Zellen/l ($=600/\mu l$).
Differentialzellbild:

Granulozyten	0,02
Monozyten/Synoviozyten	0,12
Lymphozyten	0,77
Zell-Degenerationsformen	0,09

Rhagozyten 0,01. Keine Kristalle. Keine Erythrozyten.
Bewertung:
Aktivitätsphase: Aktivitätspunktezahl $0,6 = A_0$ (keine Aktivität).
Diagnose: Unspezifischer Reizerguß. Kein entzündlicher Erguß.

Literatur

Ali SY (1977) Matrix vesicles and apatite nodules in arthritic cartilage. In: Willoughby DJ (ed) Perspectives in inflammation. MTP-Press, Lancaster, pp 211–223

Astorga G, Bollet AJ (1965) Diagnostic specifity and possible pathogenetic significance in synovial leukocytes. Arthritis Rheum 8:511–523

Bäumer A (1965) Immunzytologische Phänomene bei verschiedenen rheumatischen Krankheiten. Z Rheumaforsch 24:326–332

Bäumer A (1966) LE-Zellen und Sjögren-Zellen bei Arthropathien mit und ohne begleitendes Sjögren-Syndrom. Z Rheumaforsch 25:330–335

Bäumer A (1970) persönl Mitt. an Dürrigl und Zergollern (1972)

Beneke G, Mohr W (1973) Zytologie der Gelenkflüssigkeit. Verh Dtsch Ges Pathol 57:108–117

Beneke G, Mohr W (1976) Zellreaktionen in der Gelenkflüssigkeit. Verh Dtsch Ges Rheumatol 35:112–125

Berman L, Solomon L (1975) Xanthine gout. Crystal deposition in skeletal muscle in a case of xanthinuria. Rhumatologie (Paris) 253–256

Broderick PA, Corvese N, Pierik MG, Pick RF, Mariorenzi AL (1976) Exfoliative cytology interpretation of synovial fluid in joint disease. J Bone Joint Surg [Am] 58:396–399

Brown WE, Gregory TM (1976) Calcium pyrophosphate crystal chemistry. Arthritis Rheum 19:446–462

Catto M (1973) Pathology of gout. Scott Med J 18:232–238

Chlud K, Papis B (1979) Synovialflüssigkeitsbefunde unter lokaler zytostatischer Therapie. In: Thumb N, Kellner G, Klein G, Zeidler H (Hrsg) Synovialflüssigkeit und synoviales Milieu. Thieme, Stuttgart, S 158–161

Coggeshall HC, Warren ChF, Bauer W (1940) The cytology of normal human synovial fluid. Anat Rec 77:129–144

Cohen AS (1967) Synovial fluid. In: Cohen AS (ed) Laboratory diagnostic procedures in the rheumatic diseases. Little and Brown, Boston, pp 2–50

Collins DH (1936) The pathology of synovial effusions. J Pathol Bact 42:113–140

Coste F, Delbarre F, Amor G (1964) Inclusions de type viral dans l'uretre de certains rhumatisants. Inclusions dans de liquide synovial? Acad Natl Med 499–503

Delbarre F, Mach PS (1979) Ragozytose in der Synovialflüssigkeit. In: Thumb N, Kellner G, Klein G, Zeidler H (Hrsg) Synovialflüssigkeit und synoviales Milieu. Thieme, Stuttgart, S 22–32

Delbarre F, Kahan A, Amor B, Krassinine G (1964) Le ragocyte synovial: son intérêt pour le diagnostic des maladies rhumatismales. Presse Med 72:2129–2131

Dieppe PA, Huskisson E, Crocker P, Willoughby DJ (1976) Apatite deposition disease: A new arthropathy. Lancet I: 266–269

Dürrigl Th, Zergollern V (1972) Praktische Bedeutung der Untersuchung der Synovialflüssigkeit. Dtsch Med Wochenschr 97:477–481

Fladerer H, Klein G (1979) Zur Zytologie der Chondrokalzinose. In: Thumb N, Kellner G, Klein G, Zeidler H (Hrsg) Synovialflüssigkeit und synoviales Milieu. Thieme, Stuttgart, S 151–153

Forkner CE (1930) The synovial fluid in health and disease with special reference to arthritis. J Lab Clin Med 15:1187–1214

Gangl A, Horak W, Richter H, Thumb N, Weidinger P (1969) Die Synovialflüssigkeit bei verschiedenen rheumatischen Erkrankungen. Wien Z Inn Med 50:282–290

Genant HK (1976) Roentgenographic aspects of calcium pyrophosphate dihydrate crystal deposition disease (Pseudogout). Arthritis Rheum 19:307–328

Hammar JA (1894) Über den feineren Bau der Gelenke. III. Die Gelenksynovia. Arch Mikr Anat 43:813–885

Häntzschel H, Neumann HW (1978) Das synoviale System und seine diagnostische Bedeutung bei Rheumatoid-Arthritis und anderen Gelenkerkrankungen. Wiss Z Karl-Marx-Univ Leipzig, Math-naturwiss Reihe 27:323–432

Häntzschel H, Reinelt D, Otto W (1975) Praktische Erfahrungen mit der intraartikulären Behandlung chronisch rheumatischer Erkrankungen. Z Ges Inn Med 30:698–701

Hollander JL (1963) 3. Panamerikanischer Kongreß für Rheumatologie in Chile. Zit nach Astorga G, Bollet AJ (1964) Diagnostic specifity and possible pathogenetic significance of inclusion-body-cells in synovial fluid. Arthritis Rheum 7:288

Hollander JL, Jessar RA, McCarty DJ (1961) Synovioanalysis: An aid in arthritis diagnosis. Bull Rheum Dis 12:263–264

Hollander JL, McCarty DJ, Astorga G, Castro-Murillo E (1965) Studies on the pathogenesis of joint inflammation, I. The "R.A. cell" and a working hypothesis. Ann Intern Med 62:271–280

Huth F, Klein W (1977) Punktionsdiagnostik von Gelenken. Enke, Stuttgart

Hüttl S (1970/1971) Synovia effusion. A nosographic and diagnostic study. Acta rheum balneol pistin. Part I and II (Number 5 and 6)

Hüttl S (1979) Morphologische Gelenkergußbefunde bei Kristallarthropathien. In: Thumb N, Kellner G, Klein G, Zeidler H (Hrsg) Synovialflüssigkeit und synoviales Milieu. Thieme, Stuttgart, S 144–153

Hüttl S, Marcovič O, Sitaj S (1966) Der Gelenkerguß bei der ochronotischen Arthropathie. Z Rheumaforsch 25:169–181

Hüttl S, Hüttlova O, Hanic F, Ivan J (1976) Morphologische Gelenkergußbefunde bei Kristallarthropathien und Kollagenosen. 6th Congress of European Federation of Cytology Societies. Abstracts, Weimar, S 367–368

Jessar RA (1966) The synovial fluid. In: Hollander JL (ed) Arthritis and allied conditions. A textbook of rheumatology. 7th edn. Lea and Febinger, Philadelphia, pp 70–84

Johansen EP, Sylvest O (1961) Synovial fluid changes in "degenerative joint disease", rheumatoid arthritis and "traumatic arthritis". Acta Rheum Scand 7:240–248

Key JA (1928) Cytology of the synovial fluid of normal joints. Anat Rec 39:193–211

Kjeldsberg CR, Knight, JA (1982) Synovial fluid. In: Body fluids. Laboratory examination of cerebrospinal, synovial, and serous fluids: A textbook atlas. Ed Prod Div Amer Soc Clin Path Chicago, pp 48–60

Kleber W (1974) Einführung in die Kristallographie, 12. Aufl. Verlag Technik, Berlin, S 75

Klein G (1979) Untersuchungsgang und Methoden der Synoviaanalyse für die Praxis. In: Thumb N, Kellner G, Klein G, Zeidler H (Hrsg) Synovialflüssigkeit und synoviales Milieu. Thieme, Stuttgart, S 33–41

Koller W (1979) Methodik des Erregernachweises in der Synovialflüssigkeit. In: Thumb N, Kellner G, Klein G, Zeidler H (Hrsg) Synovialflüssigkeit und synoviales Milieu. Thieme, Stuttgart, S 120–124

Labor M, Balogh EV (1919) Zytologische und serologische Untersuchungen der Synovia, im besonderen bei akuten Gelenkentzündungen. Wien Klin Wochenschr 32:535–537

Louie JS, Koranski JR, Cohen AH (1973) Lepra cells in synovial fluid of a patient with erythema nodosum leprosum. N Engl J Med 289:1410–1411

Luissier A (1972) La synoviaanalyse: Atout diagnostique incontestable. L'Union Méd Canada 101:48–52

Luissier A, De Médicis R, Brochu N-A, Myhal D (1972) Les microcristaux et leur implication cytopathogénique dans les arthrites. L'Union Méd Canada 101:2672–2677

Malinin ThI, Pekin ThJ Jr, Zvaifler NJ (1967) Cytology of synovial fluid in rheumatoid arthritis. Am J Clin Pathol 47:203–208

Mandel NS (1976) The structural basis of crystal-induced membranolysis. Arthritis Rheum 19:439–445

Marmont A (1959) Immunopathology. 1st Intern Symposion, Basel New York, p 479

McCarty DJ (1966) Pseudogout – articular chondrocalcinosis. Calcium pyrophosphate deposition disease. In: Hollander JL (ed) Arthritis and allied conditions. Lea and Febinger, Philadelphia, pp 947–964

McCarty DJ, Hollander JL (1961) Identification of urate crystals in gouty synovial fluid. Ann Intern Med 54:452–460

McCarty DJ, Kohn NN, Faires JS (1962) The significance of calcium pyrophosphate crystals in the synovial fluid of arthritic patients: "The pseudogout syndroms". I. The identification of crystals. Ann Intern Med 56:711–737

McEvan C (1935) Cytologic studies on rheumatic fever. II. Cells in rheumatic exudates. J Clin Invest 14:190–201

Meisels A, Berebichez M (1961) Exfoliative cytology in orthopedics. Can Med Assoc J 84:959

Miclousic AM, Zergollern B, Dürrigl Th (1968) Leukozyten-Inklusionen („RA-Zellen") im peripheren Blut rheumatoider Kranker und ihre Beziehung zum Titer der Waaler-Rose-Reaktion. Z Rheumaforsch 27:199–203

Möllmann H, Danners E, Bigalke C, Kindler J (1974) Klinische Untersuchungen zur Verweildauer intraartikulär applizierter Kortikoidkristallsuspensionen. Therapiewoche 24:42–50

Moskowitz RW, Harris BK, Schwarz A, Marshall G (1971) Chronic synovitis as a manifestation of calcium crystal deposition disease. Arthritis Rheum 14:109–116

Naib ZM (1973) Cytology of synovial fluids. Acta Cytol 17:299–309

Newcomb DS, Cohen AS (1965) A chylous synovial effusion in rheumatoid arthritis. A study of its clinical and pathogenetic significance. Am J Med 38:156–164

Oppermann J, Kutscher R (1969) Gelenkerguß-Zellbild bei chronischer Polyarthritis und Spondylarthritis ankylopoetica. Dtsch Med Wochenschr 94:261–262, Germ Med Month 14:286–288 (Engl)

Oppermann J, Metzke H, Exadaktylos P, Pester F, Berg U, Arndt E (1971) Zytomorphologische und biochemische Aspekte der juvenilen Rheumatoid-Arthritis. Z Ges Inn Med 26:317–322

Otto W, Reinelt D, Häntzschel H, Stiehl P (1970) Beeinflussung des synovialen Milieus durch intraartikuläre Applikation von Cyclophosphamid bei rheumatischen Gelenkergüssen. Wiss Z Karl-Marx-Univ Leipzig, Math-Naturw Reihe 19:691–699

Otto W, Häntzschel H, Reinelt D (1979) Synoviabefunde unter lokaler zytostatischer Therapie. In: Thumb N, Kellner G, Klein G, Zeidler H (Hrsg) Synovialflüssigkeit und synoviales Milieu. Thieme, Stuttgart, S 161–164

Pekin ThJ Jr, Malinin ThI, Zvaifler NJ (1967) Unusual synovial fluid findings in Reiter's syndrome. Ann Intern Med 66:677–684

Querol R, Comez J, Escofott DR, Subiros RR (1971) Le liquide rhumatoïde. Rev Rhumat 38:519–525

Revell PA (1982) Examination in synovial fluid. In: Berry CL, Grundmann E, Kirsten WH (eds) Bone and joint diseases, Curr Top Pathol 71:1–24

Romanoff N, Rubinow A, Canoso JJ, Spark EC (1978) Gout without crystals on initial synovial fluid analysis. Postgrad Med J 54:95–97

Ropes MW, Bauer W (1953) Synovial fluid changes in joint diseases. Harvard University Press, Cambridge Massachusetts

Ropes MW, Rossmeisl EC, Bauer W (1940) The origin and nature of normal human synovial fluid. J Clin Invest 19:795–799

Schoen R, Böni A, Mielke K (Hrsg) (1970) Klinik der rheumatischen Erkrankungen. Springer, Berlin Heidelberg New York

Schumacher HR (1966) Intracellular crystals in synovial fluid anticoagulated with oxalate. N Engl J Med 274:1372–1373

Schumacher HR, Phelps P (1971) Sequential changes in human polymorphonuclear leukocytes after urate crystal phagocytosis. An electron microscopic study. Arthritis Rheum 14:513–526

Seegmiller JE, Howell RR, Malavista StE (1962) The inflammatory reaction to sodium urate. JAMA 180:469–475

Štěpán J, Vojtíšek O (1976) LE-Zellen in der Synovialflüssigkeit. Z Rheumatol 35:14–17

Štěpán J, Pitrová Š, Pazderka V (1976) Cystinosis, kristallinduzierte Synovitis und Arthropathie. Z Rheumatol 35:347–355

Stiehl P (1971) Zytologische Aktivitätsbeurteilung der Rheumatoid-Arthritis an der Synovialflüssigkeit vor und nach Synovialektomie. Beitr Orthop Traumatol 18:103–105

Stiehl P (1977) Der Rhagozyt. Zbl Allg Path Pathol Anat 121:340–357

Stiehl P (1982a) Zytologische und immunologische Untersuchungen an Gelenkergüssen zur Diagnose, Differentialdiagnose und Aktivitätsbeurteilung von Gelenkerkrankungen und zur Pathogenese der Rheumatoid-Arthritis. Dissertation B, Leipzig

Stiehl P (1982b) Korrelationsuntersuchungen an Synovialmembranen und Gelenkergüssen zur Quantifizierung der Aktivitätsdiagnose bei Rheumatoid-Arthritis. Acta Histochem (Jena) XXVI:437–441

Stiehl P, Häntzschel H (1971) Die Bedeutung zytologischer Synoviabefunde für die Frühdiagnose, Differentialdiagnose und Aktivitätsbeurteilung von Gelenkerkrankungen. Z Ges Inn Med 26:573–581

Stiehl P, Neumann HW (1974) Die Zytologie der Gelenkergüsse nach therapeutischer Synovialektomie bei Rheumatoid-Arthritis. Dtsch Geswesen 29:1049–1054

Stiehl P, Rohrschneider G (1982) Zur diagnostischen Wertigkeit sogenannter Reiter-Zellen in Gelenkergüssen. Zbl Allg Path Pathol Anat 126:513–520

Stiehl P, Häntzschel H, Herz G (1976) Zytodiagnostik des Gelenkpunktates. Z Ges Inn Med 31:623–630

Takasugi K, Hollingsworth JW (1967) Morphologic studies of mononuclear cells of human synovial fluid. Arthritis Rheum 10:495–501

Thumb N, Kellner G, Klein G, Zeidler H (Hrsg) (1979) Synovialflüssigkeit und synoviales Milieu. Symposion Basel bei Wien. Thieme, Stuttgart

Tillmann K (1976) Therapie rheumatischer Erkrankungen. Aktueller Stand der operativen Synovektomie. Verh Dtsch Ges Rheumatol 4:504–509

Virchow R, Zit nach Babes V (1901) Die Lepra. Wien, S 82

Vojtíšek O (1962) Die Zytologie der Gelenkflüssigkeit bei rheumatischen Krankheiten. Z Rheumaforsch 21:114–128

Vojtíšek O (1964) Der Beitrag der morphologischen Untersuchungen der Synovialflüssigkeit zur Differentialdiagnostik der rheumatischen Krankheiten. Z Rheumaforsch 23:23–33

Vojtíšek O, Šusta A (1979) Zytologie des Gelenkpunktates bei rheumatischen Krankheiten. Schwarzeck, München

Žitňan D, Šitay S (1963) Chondrocalcinosis articularis. I. Clinical and radiological study. Ann Rheum Dis 22:142–152

Zöllner N (1968) Harnsäurekristalle in Gelenkergüssen? Muench Med Wochenschr 110:2786–2787

Zuckner J, Uddin J, Gantner GE, Dorner RW (1964) Cholesterol crystals in synovial fluid. Ann Intern Med 60:436–446

6. Kapitel: Berufskrankheiten, Begutachtungen

E. Baur

Die Lehre von den beruflichen Erkrankungen ist heute weitgehend durch die Sozivalversicherungsgesetzgebung und durch die Praxis der beruflichen Unfallversicherungen geprägt. Das Berufskrankheitenrecht ist mit Einführung der Gesetzgebung über die berufsgenossenschaftlichen Unfallversicherungen Ende des vergangenen Jahrhunderts entstanden und weist heute eine knapp 100jährige Erfahrung auf. Die gesetzgeberische Entwicklung hat zusammen mit der Lehre von den Berufskrankheiten vor allem in der arbeitsmedizinischen Literatur ihren Niederschlag gefunden.

Die zahlreichen zu beobachtenden Wandlungen in den Auffassungen über die beruflich bedingten Gesundheitsschäden lassen sich einerseits auf die technische Entwicklung in Industrie, Gewerbe und Landwirtschaft zurückführen, andererseits aber auf neue Erkenntnisse auf dem Gebiete der Pathologie und Pathogenese der Berufskrankheiten.

A. Gesetzliche Grundlagen

I. Bundesrepublik Deutschland

Rechtliche Grundlage in der Bundesrepublik Deutschland für die Entschädigung der Berufskrankheiten ist die heute im Prinzip noch geltende Reichsversicherungsordnung vom (RVO) 19.7.1911, die allerdings bis 1973 10 Neufassungen erlebte.

Aufgrund der Reichsversicherungsordnung sind eine ganze Reihe von Berufskrankheitenverordnungen erlassen worden.

Momentan ist die 7. Berufskrankheitenverordnung (BeKV) vom 20.6.1968, abgeändert am 8. Dezember 1976 in Kraft (Brenner et al. 1981). § 1 der BeKV

Abkürzungen
Abs.	Absatz
Art.	Artikel
ASVB	Bundesgesetz über die allgemeine Unfallversicherung
Bb Bl	Bundesblatt
BeKV	Berufskrankheitenverordnung
Bk	Berufskrankheit
BRD	Bundesrepublik Deutschland
KUVG	Kranken- und Unfallversicherungsgesetz
RVO	Reichsversicherungsordnung
SUVA	Schweizerische Unfallversicherungsanstalt
VRB	Verwaltungsratsbeschluß

verweist auf die Berufskrankheitenliste. Danach sind Berufskrankheiten meist chronisch verlaufende, mit der beruflichen Tätigkeit in ursächlichem Zusammenhang stehende Erkrankungen und Gesundheitsschäden, die in die Anlage 1 der Berufskrankheiten-Verordnung einbezogen worden sind. Die Berufskrankheiten sind rechtlich den Unfällen gleichgestellt (VALENTIN et al. 1979). Die Arbeitnehmer haben somit Anrecht auf gesetzliche Ansprüche auf Leistungen der Unfallversicherungsträger, falls eine Berufskrankheit droht oder entstanden ist. Die Haftpflicht des Arbeitgebers ist damit hinsichtlich der Berufskrankheiten in die Zuständigkeit von z.Z. 97 Trägern der gesetzlichen Unfallversicherungen übertragen.

Nach § 551 Abs. 2 RVO (der sog. General- oder Öffnungsklausel) kann eine Krankheit im Einzelfall, auch wenn sie nicht in der Berufskrankheitenverordnung bezeichnet ist, wie eine Berufskrankheit entschädigt werden, sofern nach neuen Erkenntnissen bestimmte in § 551 Abs. 1 RVO genannte Voraussetzungen vorliegen.

Nach § 545 RVO finden auf die versicherten Berufskrankheiten die Vorschriften der Unfallversicherung Anwendung „ohne Rücksicht darauf, ob die Krankheit durch einen Unfall oder durch eine schädigende Einwirkung verursacht ist". Somit ist eine Berufskrankheit nicht nur ein Leiden, das auf längerer schleichender Einwirkung beruht, sondern auch eines, das längstens innerhalb einer Arbeitsschicht entstanden ist, wie z.B. durch eine akute Vergiftung. Hinsichtlich ursächlichem Zusammenhang gilt nach Bundessozialgericht der folgende Grundsatz: „Nur solche Krankheiten werden als Berufskrankheiten anerkannt, die durch betriebliche Einrichtungen verursacht sind" (ASANGER 1961). Die Aufnahme derartiger Krankheiten in die Liste der entschädigungspflichtigen und die Ausdehnung auf weitere Betriebe erfolgt vorsichtig und stets erst dann, wenn der zu fordernde Zusammenhang als gesichert, wenn nicht gar als von der Wissenschaft unbestritten anerkannt worden ist.

Das Kausalitätsprinzip verlangt auch bei den Berufskrankheiten den doppelten Kausalzusammenhang zwischen der beruflichen Beschäftigung in einem der in der Anlage aufgeführten Unternehmen und der schädigenden Einwirkung (haftungsbegründende Kausalität) und außerdem zwischen dieser schädigenden Einwirkung und der Krankheit (haftungsfüllende Kausalität).

Anstelle des Unfalles als Versicherungsfall, der sich zusammensetzt aus dem schädigenden Ereignis und der Schädigung selbst, tritt bei der Berufskrankheit als Versicherungsfall die schädigende Einwirkung einerseits und die Erkrankung als Abweichung von der körperlichen Unversehrtheit andererseits. Es genügt, daß die schädigende Einwirkung sich als eine wesentliche Mitursache der Berufskrankheit darstellt, ohne die sie nach menschlichem Ermessen in gleicher Schnelligkeit nicht eingetreten wäre. Der Ursachenzusammenhang muß bewiesen oder mindestens dahin wahrscheinlich gemacht werden können, daß die berufliche Arbeit eine wesentliche Mitursache der Erkrankung war, mögen auch andere außerberufliche Ursachen mitbeteiligt sein. Ebenso genügt entsprechend dem Unfallrecht diese „Verursachung", wenn die Berufskrankheit nicht nur durch die berufliche Beschäftigung entstanden, sondern wenn sie hierdurch wesentlich verschlimmert worden ist.

§ 3 der 7. BeKV regelt die Aufgabe des Versicherungsträgers, der für den medizinischen Arbeitsschutz zuständigen Stellen und das Recht für den Versicherten eine allfällige Übergangsleistung zu erhalten, sofern die Gefahr, daß eine Berufskrankheit entsteht, wieder auflebt oder sich verschlimmert, nicht beseitigt werden kann.

II. Schweiz

Bis zum 31.12.84 war in Kraft das Kranken- und Unfallversicherungsgesetz (KUVG) vom 13.6.1911. Es regelte in Art. 68 die Entschädigung der Berufskrankheiten. Nach Abs. 1 dieses Gesetzesartikels stellte der Bundesrat ein Verzeichnis der Stoffe auf, deren Erzeugung oder Verwendung bestimmte gefährliche Erkrankungen verursacht. Einem Betriebsunfall wurde im Sinne des Kranken- und Unfallversicherungsgesetzes eine Erkrankung gleichgestellt, wenn sie in einem die Versicherung bedingenden Betriebe ausschließlich oder vorwiegend infolge Einwirkung einer in das genannte Verzeichnis aufgenommenen Stoffes entstanden und seit dem Tage der Aufnahme derselben in das Verzeichnis ausgebrochen war.

Abs. 3 von Art. 68 ergänzte Abs. 1, indem der Bundesrat befugt war, auf dem Verordnungswege bestimmte Erkrankungen, die durch die Arbeit ohne die Einwirkung schädlicher Stoffe verursacht wurden, unter näher bezeichneten Voraussetzungen den Berufskrankheiten gleichzusetzen.

Versicherungsträger war nach dem KUVG von 1911 die schweizerische Unfallversicherungsanstalt (BAUR u. NIGST 1972). In Ausführung von Art. 68 bestand die bundesrätliche Verordnung über die Berufskrankheiten mit letzter Revision vom 17.12.1973. Art. 1 dieser Verordnung enthielt die im Gesetz vorgesehene Liste der Stoffe, die bestimmte Krankheiten hervorzurufen imstande sind. In Art. 3 waren die Erkrankungen durch Arbeiten aufgeführt, die den Berufskrankheiten gleichgestellt sind. Es handelt sich um Krankheiten durch physikalische Einwirkungen u.a. Arbeiten in Druckluft, Erkrankungen durch Vibrationen (nur radiologisch nachweisbare Einwirkungen) auf Knochen und Gelenke, Einwirkungen auf den peripheren Kreislauf. Staublungen durch Kieselsäure (Quarz), Infektionskrankheiten und von Tieren auf Menschen übertragbare Krankheiten.

In Art. 68 wurde gefordert, daß nur dann eine Entschädigungspflicht besteht, wenn die Berufskrankheit vorwiegend oder ausschließlich betrieblich durch den betreffenden Listenstoff verursacht wurde. Unter vorwiegender Verursachung wurde nach Gerichtspraxis eine solche betrachtet, deren Wahrscheinlichkeitsgrad höher als 50% ist (HÖGGER u. SCHLEGEL 1973).

Weitere berufliche Schädigungen, die durch die gesetzliche Definition der Berufskrankheit nicht erfaßt werden, konnten unter bestimmten Voraussetzungen freiwillig nach einem Beschluß des Verwaltungsrates der SUVA von 1956 (VRB) entschädigt werden. Es gelangte hier nicht mehr eine einschränkende Aufzählung sondern eine Generalklausel zur Anwendung. Unter diesen Verwaltungsratsbeschluß fallen nur berufliche Erkrankungen. Arbeitsschäden, die außerbetrieblich zugezogen werden, konnten – wie auch Sportschäden – nicht übernommen werden. Für den Beweis des Bestehens einer beruflichen Schädigung wurde ein hoher Wahrscheinlichkeitsgrad verlangt (quantifizierbare Wahrscheinlichkeit von 80%). Die berufliche Erkrankung durfte nicht Wirkung einer anderen Krankheit sein. Deshalb gaben z. B. keinen Anspruch auf Leistungen: rheumatische oder tuberkulöse Erkrankungen, gewöhnliche Erkältungen, sog. Managerkrankheit, Senkfuß, Krampfadern, Alterskrankheiten oder -schäden.

Akute Vergiftungen (betrieblich und nichtbetrieblich) wurden als Unfälle entschädigt, unabhängig, ob das schädigende Agens auf der bundesrätlichen Stoffliste enthalten war oder nicht. In der praktischen Auswirkung ähnelten die gesetzlichen Grundlagen der Entschädigung der beruflichen Erkrankungen recht stark den bundesdeutschen.

Ein neues Unfallversicherungsgesetz ist von den eidgenössischen Räten verabschiedet worden. Es trat am 1.1.1984 in Kraft. Es hat eine bedeutende zahlenmäßige Zunahme der obligatorisch unfallversicherten Arbeitnehmer zur Folge. Arbeitgeber und Selbständigerwerbende können sich freiwillig nach den Vorschriften des neuen Gesetzes versichern (Schweizerische Unfallversicherungsanstalt 1981).

Neben der Schweizerischen Unfallversicherungsanstalt werden aber auch private Versicherungsgesellschaften und Versicherungskassen, öffentliche Unfallversicherungskassen und anerkannte Krankenkassen Träger der obligatorischen Unfallversicherung sein.

Die zum neuen Unfallversicherungsgesetz gehörenden Verordnungen des Bundesrates sind ausgearbeitet und ebenfalls in Kraft gesetzt. Im Prinzip werden danach neben den wie bisher gesetzlich entschädigten Berufskrankheiten die freiwillig nach Verwaltungsratsbeschluß übernommenen Arbeitsschäden gesetzlich entschädigt. Das neue Gesetz enthält wie der frühere Verwaltungsbeschluß von 1956 eine Generalklausel.

III. Österreich

Die Grundlage für die Entschädigung von Berufskrankheiten bildet das Bundesgesetz vom 9.9.1955, das allgemeine Sozialversicherungsgesetz (ASVG). Dieses Gesetz umfaßt den größten Teil der Versicherten Österreichs. Die außerhalb des ASVG stehenden Versicherungsträger haben Parallelgesetze, die fast identisch sind mit denen des ASVG. Die Liste der in Österreich anerkannten Berufskrankheiten findet sich in der Anlage 1 zu § 177 des ASVG. BG Bl. Nr. 189/1955 und besteht nach dem letzten Stand vom Januar 1977 aus 40 Positionen.

Unter dem Begriff Berufskrankheiten versteht man „spezielle" in gewissen Sinne den einzelnen Berufen eigentümliche Erkrankungen und zwar solche, welche auch bei nicht beruflich Arbeitenden auftreten können, mit besonderer Regelmäßigkeit jedoch Berufsausübende befallen.

Auch in Österreich sind die Träger der Unfallversicherung für die Entschädigungspflicht der Berufskrankheiten zuständig. Sie haben auch Vorsorge für die Verhütung derselben zu treffen. Die Berufskrankheiten sind Anzeige- und entschädigungspflichtig. In Österreich war bis zum Inkrafttreten der 32. Novelle zum ASVG vom 1. Januar 1977 die Anerkennung einer Berufskrankheit, die in der Liste nicht enthalten war, nicht möglich. Seit diesem Zeitpunkt können Erkrankungen auch im Einzelfall als berufsbedingt anerkannt werden, wenn der Zusammenhang zwischen der Einwirkung durch den Beruf wissenschaftlich einwandfrei erwiesen ist (LACHNIT 1978).

Für die Annahme einer Berufskrankheit muß die Auffassung des medizinischen Sachverständigen zumindest den Grad der Wahrscheinlichkeit aufweisen. Die Annahme einer reinen Möglichkeit genügt rechtlich nicht.

B. Beruflich hervorgerufene Gelenkschäden und -erkrankungen

I. In Zusammenhang mit entschädigungspflichtigen Berufskrankheiten

Berufliche Schäden und beruflich bedingte Krankheiten von Gelenken finden sich hauptsächlich unter solchen Berufskrankheiten, die durch physikalische Einwirkungen entstehen, wesentlich weniger häufig bei den durch chemische Einwirkungen verursachten Krankheiten und gelegentlich bei beruflich eworbenen Infektionskrankheiten.

Die ersteren umfassen die Bk Nr. 2102 (Meniskusschäden nach mindestens dreijähriger regelmäßiger Tätigkeit unter Tage), die Bk Nr. 2103 (Erkrankungen durch Erschütterung bei Arbeiten mit Druckluftwerkzeugen oder gleichartig wirkenden Werkzeugen oder Maschinen), die Bk Nr. 2201 (Erkrankungen durch Arbeiten in Druckluft). Als Paradigma einer chronisch chemischen beruflichen Schädigung von Gelenken gelten die Erkrankungen durch Fluor und seine Verbindungen (Bk Nr. 1308).

Die Phosphornekrose besonders des Unterkiefers kann Rückwirkungen auf das Kiefergelenk haben (Bk 1109), ebenso wirkt sich die Osteoporose bei der chronischen Einwirkung von Cadmium ungünstig auf Wirbelsäulen- und Extremitätengelenke aus. Es handelt sich nicht um primäre Schädigungen der Gelenke, diese werden erst sekundär durch die Knochenerkrankung in Mitleidenschaft gezogen.

Schließlich ist das Caplansyndrom, die Kombination von disseminierter Silikose der Lungen mit einer primär chronischen Polyarthritis als BK hervorgerufen durch anorganische Stäube zu nennen (Bk 4101).

Infektionskrankheiten, die erworben werden, wenn der Versicherte im Gesundheitsdienst, in der Wohlfahrtspflege oder in einem Laboratorium tätig oder eine andere Tätigkeit der Infektionsgefahr in ähnlichem Maße besonders ausgesetzt war, sind in der Bk Nr. 3103 zusammengefaßt. Ein Gelenkbefall kann bei der Tuberkulose, bei der chronischen Ruhr, beim Typhus abdominalis und dem Scharlach erwartet werden.

Die Bk 1102 handelt von Tieren auf Menschen übertragbare Krankheiten. Die Brucellosen (Bangsche Erkrankung, Maltafieber, Schweinebrucellose) dürften als Ursache für eine Gelenkbeteiligung verantwortlich sein.

Nach der bis Ende 1983 geltenden schweizerischen Gesetzgebung wurden vor allem die Infektionskrankheiten, deren Infektionsgefahren die Arbeitnehmer u.a. im Gesundheitsdienst, in der Wohlfahrtspflege, in Laboratorien von Spitälern und Lehranstalten ausgesetzt sind, von der sozialen obligatorischen Unfallversicherung nicht entschädigt, da diese Institutionen nicht der Schweizerischen Unfallversicherungsanstalt unterstellt waren. Das neue Unfallversicherungsgesetz füllt diese Lücke aus. Die genannten Institutionen werden heute von der gesetzlichen Unfallversicherung erfaßt.

1. Chemische berufliche Einwirkungen und Schädigungen von Gelenken

a) Metalle

Bei den durch Metalle hervorgerufenen Gesundheitsschädigungen handelt es sich nach VALENTIN et al. (1979) um Vergiftungen, die auf eine abnorme, vorübergehende oder dauernde Konzentrationserhöhung der Metalle in einzelnen Organen oder im Gesamtorganismus zurückzuführen sind.

Davon sind Zustände abzugrenzen, bei denen es infolge Stoffwechselstörung durch lokale Ansammlung von biosynthetisch entstandenen wasserstoff-, bzw. metallaffinen chemischen Verbindungen, zur Akkumulation von Metallen im Organismus kommt und die üblicherweise als Thesaurosen bezeichnet werden.

Blei wird ähnlich einer Thesaurose im Knochen gespeichert. Es verdrängt das am Hydroxylapatit locker gebundene Ca. Klinische Bedeutung betreffend das Skelettsystem insbesondere die Gelenke erlangt diese Bleispeicherung nicht. Auch röntgenologisch manifestiert sie sich nicht.

Cadmium, ein Nebenprodukt bei der Zinkgewinnung findet vor allem Verwendung für die galvanische Oberflächenveredelung von Metallen, bei der Produktion alkalischer Akkumulatoren (Nickel-Cadmium-Batterien), bei der Herstellung von Farbpigmenten, Photoelementen und Cadmiumstäben, die als Neutronenbremser in Kernreaktoren gebraucht werden.

Die Aufnahme in den Körper erfolgt meist durch Inhalation von Cadmiumdioxyd und anderen Verbindungen als Rauch und Stäube. Nach VALENTIN handelt es sich um eine seltene Berufskrankheit, die in ihrer chronischen Form nach jahrzehntelanger Exposition zu Osteoporosen mit erhöhter Knochenbrüchigkeit und Spontanfrakturen führt. Auswirkung dieser ossären Veränderungen auf Gelenke sind möglich. Rheumatische Beschwerden mögen das klinische Korrelat bilden.

b) Nichtmetalle

Phosphor und seine anorganischen Verbindungen

Giftig ist vor allem der weiße oder gelbe elementare Phosphor. Eine Gefährdung besteht bei der Gewinnung des elementaren Phosphors, bei der Verwendung in der chemischen und pharmazeutischen Industrie, bei der Herstellung von Phosphorbronze, von Feuerwerkskörpern, von Brandbomben, sowie von Schädlingsbekämpfungsmitteln.

Die nach VALENTIN et al. (1979) selten gewordene chronische Verlaufsform der Phosphorvergiftung, hervorgerufen durch Einatmung von Phosphordämpfen, führt zu charakteristischen Knochenveränderungen, deren Ursache Endothelschäden der Knochengefäße sind.

Anfänglich äußern sich die Knochenveränderungen in einer Periostreaktion und Hyperostose. Frühestens nach 6 Monaten kommt es zur Osteoporose. Komplikationen sind Knocheninfektionen. Besonders am Unterkiefer entwickeln sich schwere Osteomyelitiden mit Sequesterbildung, die sog. Phosphorkiefernekrose. Dabei kann es zum Miteinbezug der Kiefergelenke kommen.

Fluor und seine Verbindungen

Chronische Vergiftungsgefahren durch Fluor bestehen bei der bergmännischen Gewinnung und Weiterverarbeitung von Phosphaten und Kryolith (SCHLEGEL 1974).

Fluorverbindungen werden in der Industrie vielfach verwendet, besonders beim Schmelzen, Beizen und Glänzen von Metallen, beim Schweißen, Löten, Hartlöten von Aluminium, Magnesium, Leichtmetallegierungen, bei galvanischen Prozessen, sowie in der Petroleum- und Fettindustrie.

Fluorwasserstoff und seine Salze werden gebraucht beim Glasätzen und -polieren sowie bei Gebäudereinigungen. Wasserfreier Fluorwasserstoff kommt zur Anwendung bei der Herstellung von Kunststoffen, Kältemitteln und Feuerlöschmitteln. Gefahren durch Fluoride treten besonders bei der elektrolytischen Herstellung von Aluminium auf.

Dämpfe von Flußsäure oder Fluoridnebel sind besonders gefährlich. Die Aufnahme in den Körper erfolgt über die Atemwege oder seltener über den Magen-Darmkanal.

In der Bundesrepublik Deutschland beträgt der MAK-Wert für Fluorwasserstoff und Fluoride 2,5 mgr/m^3. In der Schweiz der SUVA-MAK-Wert für Fluoride: 1,5 mg/m^3.

Die natürliche tägliche Aufnahme und Ausscheidung von Fluor beträgt 1 mg pro Liter Urin.

Bei Skelettveränderungen rechnet man mit 10 mg Aufnahme und Ausscheidung von Fluor pro die während mehrerer Jahre. Der Blutspiegel beträgt normal 0,1–0,4 mg. Bei Fluorose steigt er bis 5,6 mg. Eine ärztliche Überwachung von Arbeitnehmern ist bei einer täglichen Fluorausscheidung von 5 mg/l Urin vorgeschrieben.

Die Annahme einer Erkrankung durch Fluor oder seiner Verbindungen ist gegeben durch die Arbeitsanamnese und durch den Nachweis einer erhöhten Fluorausscheidung im Urin.

Eine chronische Fluorerkrankung (Fluorose) ist im allgemeinen dann anzunehmen, wenn folgende Hinweise gegeben sind:
1. Polyarthralgie,
2. Verknöcherung der Bandansätze,
3. Erhöhte Fluorausscheidung im Urin (Grenzwert: 7 mg Fluor/1 l Urin).

Bei chronischer Einwirkung haben Fluoride kalziumfällende Eigenschaft, dadurch kommt es zu Verkalkungshemmung mit nachfolgender Osteoporose oder zu erhöhter und heterotoper Ablagerung von Kalksalzen, d.h. zu Osteosklerose und Bandverkalkungen.

Klinisch können nach langjährigen Einwirkungszeiten von Fluorwasserstoff und Fluoridstaub rheumatische Beschwerden auftreten.

Röntgenologisch sind die ersten Zeichen einer Skelettfluorose, Verkalkungen von Bändern und Sehnenansatzstellen, z. B. am Knie- und Ellbogengelenk zu sehen. Die Knochenveränderungen beginnen in der Regel am Becken und an der Lendenwirbelsäule.

Nach dem Merkblatt zur Berufskrankheitenverordnung (BRENNER et al. 1981) spielen sich die weiteren röntgenologischen Veränderungen wie folgt ab:

1. Grobe unscharfe Bälkchenstruktur an Wirbelkörpern, Rippen und Becken, vermehrte Knochensklerosierung
2. zunehmende homogene Schattendichte, Spangenbildungen an der Wirbelsäule
3. Eburnisiertes Bambusstabbild der Wirbelsäule, ausgedehnte Verkalkungen der Sehnen und Gelenkkapseln, multiple Periostreaktionen, Ankylosierung der Kreuzbeinfugen.

Röntgenologisch kann eine Bechterewsche Erkrankung in Betracht gezogen werden.

Bloße Periostosen, Verkalkungen der Ansatzstellen der Muskeln oder eine Arthrosis deformans *ohne* Knochensklerose dürfen niemals als Zeichen einer Fluorose gedeutet werden (KOLÁŘ 1981).

Schmerzhafte Bewegungseinschränkungen der Wirbelsäule und der großen Extremitätengelenke führten nach SCHLEGEL (1974) bei 42 von 61 Fluorosekranken aus Aluminiumhütten der Schweiz zu Invalidenrenten in der Höhe von 20–66% nach Expositionszeiten von 9–49 Jahren.

2. Gelenkschäden durch physikalische Einwirkungen

a) Meniskusschäden nach mindestens dreijähriger regelmäßiger Tätigkeit unter Tage (Bk Nr. 2102)

Die Tätigkeit unter Tage beansprucht die Kniegelenke außerordentlich durch Arbeit in hockender oder knieender Körperhaltung mit maximal gebeugtem und gleichzeitig außen rotiertem Unterschenkel oder durch eine wiederkehrende Betätigung der Kniegelenke auf unebenem Boden unter schlechten Sichtverhältnissen.

Pathogenese. Der Elastizitätsverlust des bradytrophen Meniskusgewebes durch die chronische traumatische Einwirkung führt zur Degeneration, Sprödewerden des Meniskus, was Risse durch unbedeutende Ursachen zur Folge haben kann.

Histologisch werden beobachtet: schwere regressive Veränderungen mit umfangreichem Zerfall der Zwischensubstanz und nur geringer Gewebsreaktion (AUFDERMAUR 1971).

Begutachtung: Es handelt sich um eine relativ häufige Berufskrankheit. Es erkranken 1,3 auf 1 000 Bergleute. In der BRD ist eine mindestens 3jährige Untertagearbeit gefordert.

Gefährdet sind ebenfalls Dachdecker, Fliesenleger oder Parkettleger (VALENTIN et al. 1979). Sie genießen aber keinen Versicherungsschutz durch die Berufsgenossenschaften, da nur die Untertagearbeit versichert ist.

Nach der neuen schweizerischen Gesetzgebung kann eine Übernahme auf Grund der Generalklausel in Betracht kommen.

b) Erkrankungen durch Arbeit in Druckluft (Bk Nr. 2201)

Gefährdet sind durch Erkrankungen in Druckluft: Taucher, Arbeiter in Senkkästen (Caisson), in Tunnels mit Schildvortrieb. Diese Arbeiten müssen unter Überdruck ausgeführt werden, um das Eindringen von Wasser in die Arbeitsstelle zu verhindern.

Physikalische Grundlagen und Pathogenese der Erkrankung

Eine Tiefe von 10 m Wasser entspricht 1 bar/kp(cm^2) Überdruck. Bei weniger als 1 bar Überdruck entstehen in der Regel keine Schäden.

Die Gase der Atemluft werden im Körper bis zur Sättigung gelöst. Die Sättigung hängt von der Tauchtiefe und -dauer ab, außerdem vom unterschiedlichen Bindungsvermögen der Gewebe für den Stickstoff, der als Inertgas im Blut nur physikalisch gelöst, sich nicht am Stoffumsatz beteiligt. Die Entsättigung, d.h. der Abtransport von Stickstoff muß so langsam vor sich gehen, daß er, per vias naturales, abgeatmet werden kann, andernfalls entstehen Gasblasen in Blut, Lymphe und Gelenkflüssigkeiten, dadurch bilden sich Luftembolien und Stickstoffblasen im Gewebe. Die im arteriellen Gefäßsystem sich befindenden Blasen können bei entsprechender Größe infolge embolischen Verschlusses zu Durchblutungsstörungen mit nachfolgender Ischämie und Nekrose an verschiedenen Organen führen.

Krankheitsbild

Das bekannteste und am häufigsten auftretende Syndrom der Drucklufterkrankungen ist das als Dekompressionskrankheit oder Taucher- bzw. Caissonkrankheit beschriebene Zustandsbild. Es äußert sich vor allem in Störung des Allgemeinbefindens, in Apathie, Schwäche und Schwindel, sowie in Osteoarthralgien = Bends. Bei Caissonarbeitern sind vor allem die unteren Extremitäten, bei Tauchern vor allem die oberen Extremitäten befallen.

Die chronische Druckfallkrankheit äußert sich in chronischen Osteopathien, meist nach Bends. Die Veränderungen werden ca. 1 Jahr nach der Schädigung im Röntgenbild sichtbar. Gelenknahe Nekrosen führen zu Einbrüchen von Gelenkflächen. ALNOR et al. (1964) unterscheiden 4 Typen von röntgenologischen Erscheinungen der chronischen Druckfallerkrankung.

Typ I zeigt kaum sichtbare Sklerosierung des Knochens an irgendeiner Stelle des Skelettsystems entsprechend subchondralen irregulären Sklerosen. Es bietet sich ein Sudeck ähnliches Bild dar.

Typ II zeigt dichte Skleroseherde, vor allem im Bereich mit runden oder ovalären Zystenbildungen. Größere Destruktionsherde in unmittelbarer Gelenknähe fehlen.

Typ III zeigt größere Zystenbildungen in der Nähe von Sklerosen, deutliche Destruktionsherde, vorwiegend subchondral gelegen, ohne Vorliegen einer Gelenkveränderung, kombiniert mit korkzieherartigen Infarkten im Bereich der langen Röhrenknochen.

Typus IV. Infolge subchondraler Sklerosen bestehen wellige Begrenzungen der Gelenkflächen, bei denen Dissektionen größerer oder kleinerer Knochenpartien z.T. gefolgt von schwerer sekundärer Arthrosis deformans zu sehen sind.

Das klinische Bild entspricht dem röntgenologischen. Typus I und II verursachen praktisch keine Beschwerden. Typus III macht in manchen Fällen Beschwerden. Typus IV verursacht fast stets erhebliche klinische Symptome. Typus I kann differentialdiagnostisch gegenüber einer Zosterosteopathie, gegenüber besonderen Formen der Osteitis Jüngling oder besonderen Retikulopathien Besnier Boeck oder Hodgkin zu Schwierigkeiten führen. Fortgeschrittene Stadien des Druckluftschadens des Skeletts sind zu verwechseln mit 1. der chronischen sklerosierenden Osteitis, 2. mit gering sklerosierenden osteiden Sarkomen, 3. mit klassischen Enchondromen, 4. mit luetischen Skeletterkrankungen und 5. tuberkulösen Herden in den Diaphysen, die wie Tauchererkrankungen erscheinen können. Nach ALNOR et al. (1964) schreiten die Prozesse im Bereich der Hüftköpfe fort, wahrscheinlich wegen des größeren Ausmaßes der Belastung, aber auch bei den weniger belasteten Oberarmköpfen können in einer Reihe von Fällen Veränderungen fortschreiten. Diese Veränderungen können auch später, d.h. lange nach Beendigung der Taucherarbeit, auftreten und fortschreiten.

c) Erkrankungen durch Erschütterungen bei Arbeit mit Preßluftwerkzeugen oder gleichartig wirkenden Werkzeugen oder Maschinen (Bk Nr. 2103)

Gefährdung

Berufliche Schäden entstehen meist an Preßluftwerkzeugen und -maschinen, die schnelle, regelmäßig ablaufende Schwingungen erzeugen und diese auf die mit ihnen Arbeitenden übertragen. In Betracht kommen Werkzeuge und Maschinen mit den folgenden Schwingungszahlen:
Bohrer, Nieter (25–150 Hz),
Motorkettensägen (60–125 Hz),
Anklopfmaschinen in der Schuhindustrie (250–2000 Hz).

Gefährdete Berufsleute sind nach KOLÁŘ (1981) und VALENTIN et al. (1979) Bergleute, Steinbrecher, Terrainarbeiter, Arbeiter beim Bohren, Nieten, Polieren und Gußputzen. Arbeiter an Anklopfmaschinen in der Schuh- und Lederindustrie, Waldarbeiter bei der Arbeit mit Motorkettensägen, Glasschleifer. Es handelt sich um eine häufige Berufskrankheit.

Pathogenese

Die persönliche Disposition des Arbeitenden, die Art des Gerätes, seine Vibrationen und Zeitdauer der Exposition spielen eine entscheidende Rolle bei der Entstehung von Vibrationsschäden. Rückstoßerschütterungen sind für nur lokal einwirkende Vibrationen von ausschlaggebender Bedeutung, da sie die Gelenke an Halte- oder Führungsarm beeinflussen.

Man unterscheidet beim Preßluftschaden die sog. Grundform und die Sonderformen. Bei der Grundform handelt es sich um einen Abnützungsschaden bestimmter Gelenke, deren primäre Ursache nach KOLÁŘ (1981) in einer konstitutionell bedingten vorzeitigen und örtlich begrenzten Erschöpfung des Organismus liegt, wobei der Preßluftarbeit beim Entstehen dieser Arthrose lediglich die Bedeutung eines Verschlimmerungsfaktors zuerkannt wird. Bei den Sonderformen wird der Mondbeintod als Folge der Drosselung der Mondbeinzirkulation angesehen durch Handhabung der Werkzeuge in leichter Streckstellung des Handgelenkes. Die Navikularepseudarthrose ist im Gegensatz zum Mondbeintod ein vorwiegend mechanischer Schaden, der gelegentlich schon nach einer einzigen Arbeitsschicht auftritt. Es handelt sich um einen Ermüdungsbruch. Durch die rhythmischen Rückstoßerschütterungen kommt es zur Bildung einer Ermüdungszyste. Durch Einbruch der Zystenwand entsteht eine Ermüdungsfraktur, die sich zur Pseudarthrose weiterentwickelt mit degenerativer Auflockerung des Knochens und Bildung sekundärer arthrotischer Veränderungen (PARIZEK 1974).

Die Osteochondrosis dissecans kann auf eine mechanischtraumatische Schädigung des Knorpels und Knochens zurückgeführt werden. Die traumatische Genese kann aber nur angenommen werden, wenn an den Prädilektionsstellen des Preßluftschadens noch arthrotische Veränderungen vorhanden sind. Umgekehrt kann der berufliche Zusammenhang der Osteochondrosis dissecans nur angenommen werden, wenn als Systemschaden nicht gleiche Veränderungen an anderen Gelenken bestehen, die der Belastung durch Preßluftarbeit nicht ausgesetzt sind.

Krankheitsbild

Unter dem Preßluftschaden sind, wie schon erwähnt, bei der Entstehung der Pathogenese zwei Erscheinungsformen zu unterscheiden: die sog. Grundform (vorwiegend frühzeitig auftretende Arthrosis deformans) und die Sonderformen (Mondbeinnekrose, Kahnbeinnekrose, Osteochondrosis dissecans und vasomotorische Störungen).

Bei Bergleuten sind vor allem die Ellbogen- und Akromioklavikulargelenke betroffen, während das Humeroskapulargelenk ausgelassen wird. Bei Steinbrechern und Gußputzern sollen sich hauptsächlich Veränderungen an den Handgelenken vorfinden.

Pathologisch-anatomisch finden sich Zacken und Randwülste, aufgerauhte und sklerotische Gelenkflächen. Periostosen und Verkalkungen von Sehnenansätzen. Gelenkspalten können verschmälert sein. Bei den Sonderformen sind Nekrosen des Lunatums und der Bruchstücke des os naviculare zu sehen. Bei der Osteochondrosis dissecans finden sich Knorpelschäden und freie Gelenkkörper vor. Zystoide Umbauvorgänge im Bereich der kleinen Handwurzelknochen, meist im Lunatum und Naviculare sollen nicht Folge einer Vibrationsbelastung sondern schwerer Arbeit sein.

Klinisch stehen im Vordergrund Beschwerden vonseiten der Gelenke und der Knochen der die Geräte haltenden oder stützenden Körperteile und zwar schon nach Wochen und Monaten der Arbeit mit von Preßluft angetriebenen Werkzeugen.

Die *Diagnose* des Preßluftschadens ergibt sich aus der Berufsanamnese mit einer mindestens 2jährigen ununterbrochenen Arbeit mit von Preßluft angetriebenen Werkzeugen und Maschinen. Die röntgenologischen Veränderungen sind nicht spezifisch. Sie entsprechen den Arthrosen, dem Mondbeintod und der Navikularepseudarthrose sowie der Osteochondrosis dissecans. Bei der Mondbeinnekrose sind röntgenologische Verlaufskontrollen angezeigt mit späteren Vergleichsbildern, da eine Kalkverdichtung des Mondbeines als anlagebedingte Veränderung bekannt ist, die lebenslang unverändert bleibt, während die Mondbeinnekrose einen fortschreitenden Prozeß darstellt. Der Mondbeintod muß auch einen zeitlichen Zusammenhang mit der geleisteten Arbeit aufweisen.

Begutachtung

Zur Anerkennung eines Preßluftschadens ist eine 2jährige ununterbrochene Tätigkeit mit von Preßluft angetriebenen Werkzeugen und Maschinen zu fordern. Das typische Verteilungsmuster der arthrotischen Veränderungen an den oberen Extremitäten sollte ausgebildet sein, d.h. vorwiegend Arthrose des Hand- und Ellbogengelenkes, sowie des Akromio-Klavikulargelenkes während das Humeroscapulargelenk ausgespart bleibt.

Stark umstritten ist das Entstehen degenerativer Veränderungen an der Wirbelsäule durch Erschütterungen durch mit Preßluft angetriebenen Werkzeugen oder Fahren mit schweren Arbeitsmaschinen. Eine Entschädigung nach Berufskrankheitenverordnung kommt unter den gegebenen Umständen nicht in Betracht. Auch die Periarthritis humeroscapularis gehört nicht in den Rahmen vibrationsbedingter Gelenkschäden. Die schädigende Wirkung der Preßluftarbeit wird ganz allgemein noch stark überschätzt. Eine Mondbeinnekrose kann im ursächlichen Zusammenhang mit der Arbeit stehen, falls sie nicht länger als 6 Monate vor Feststellung des beginnenden Schadens unterbrochen wurde. Eine Spätwirkung darüber hinaus ist nicht vertretbar. Eine Gelenkchondromatose als Folge von Vibrationen ist nicht bekannt.

3. Infektionskrankheiten

Nach VALENTIN et al. (1979) müssen für die Berufsbedingtheit von Infektionskrankheiten generell bestimmte Voraussetzungen erfüllt sein. Diese lassen sich folgendermaßen umschreiben:
1. Die tatsächliche Infektionsquelle mit den entsprechenden Erregern muß mit Sicherheit oder Wahrscheinlichkeit im Bereich der Berufstätigkeit gegeben sein.
2. Es muß wahrscheinlich sein, daß die Berufstätigkeit mit besonderen, über das verkehrsübliche Maß hinausgehenden Infektionsgefahren verbunden war, und zwar speziell im Hinblick auf die Infektionskrankheit, an welcher der Versicherte erkrankt ist. Die Gefahr der berufsbedingten Ansteckung kann durch die ausgeübte Tätigkeit dauernd und gewohnheitsmäßig oder gelegentlich und vorübergehend gegeben sein. Die Verursachung einer Infektions-

krankheit durch die berufliche Tätigkeit erfordert nicht in jedem Fall den Nachweis der tatsächlichen Infektionsquelle.
3. Der zeitliche Zusammenhang zwischen der Gefährdung und dem Auftreten der ersten Symptome bzw. dem Zeitpunkt der Diagnosestellung muß gewahrt sein. Hierbei ist die Beachtung der jeweiligen Inkubationszeit von besonderer Bedeutung.
4. Der bei Feststellung der Infektionserkrankung erhobene Befund muß für eine Neuansteckung während der Berufstätigkeit sprechen.

Bezüglich Krankheitsbild, Pathogenese, Diagnose und Therapie zeigen die berufsbedingten Infektionskrankheiten gegenüber den Erkrankungen durch außerberufliche Infektionsquellen keine Besonderheiten.

Berufliche Infektionskrankheiten betreffen die Berufskrankheiten Nr. 3103, Infektionskrankheiten, wenn der Versicherte im Gesundheitsdienst, in der Wohlfahrtspflege oder in einem Laboratorium oder durch eine andere Tätigkeit der Infektionsgefahr in ähnlichem Maße besonders ausgesetzt war.

Nr. 3102, die von Tieren auf Menschen übertragbare Krankheiten. Nr. 3103, Wurmkrankheiten der Bergleute verursacht durch Ankylostoma duodenale oder Strongoloides stercorialis. Bk Nr. 3104, Tropenkrankheiten, Fleckfieber.

Gelenkbeteiligungen sind theoretisch bei jeder Infektionskrankheit möglich. Einzelne Erkrankungen zeichnen sich aber in dieser Hinsicht erwähnenswert aus und sind damit von gewisser praktischer Bedeutung.

Eine erste Gruppe dieser Infektionskrankheiten werden vorzugsweise von Mensch zu Mensch übertragen. Gefährdet sind Personen, die in Ausübung ihrer beruflichen Tätigkeit einer wesentlich erhöhten Infektionsgefahr ausgesetzt sind, wie bei beruflicher Tätigkeit in Spitälern, Heil- und Pflegeanstalten, Entbindungsheimen und sonstigen Anstalten, die Personen zur Kur und Pflege aufnehmen, ferner in Einrichtungen der öffentlichen und freien Wohlfahrtspflege, sowie Laboratorien für wissenschaftliche oder medizinische Untersuchungen und Versuche.

Es handelt sich bei diesen Infektionskrankheiten um eine besonders häufige Berufskrankheit.

Unter Bk 3101 fallen Salmonelleninfektionen.

Der Typhus abdominalis kann metastatisch mit einer Osteomyelitis kompliziert sein, die besonders im Bereich der Wirbelsäule zur Beteiligung gelenkiger Anteile Anlaß gibt. Im weiteren kann die chronische bakterielle Ruhr zum Reiterschen Syndrom führen, welches durch Arthritiden, Konjunktividen und Urethritiden charakterisiert ist.

Der Scharlach, hervorgerufen durch Streptokokken ist gelegentlich mit einer Polyarthritis kompliziert.

Die Tuberkulose weist im Tertiärstadium Organtuberkulosen auf, unter denen sich auch die Arthritis tuberculosa befindet. Als Paradigma der durch Spirochäten hervorgerufenen, berufsbedingten Infektionskrankheiten dient das Rückfallfieber oder Febris recurrens, das sich ebenfalls in Arthritiden manifestieren kann.

Die Kokzidiomykose zeichnet sich durch multiforme, schmerzhafte Gelenkschwellungen aus.

Eine weitere Gruppe von Infektionskrankheiten betrifft die Zoonosen, die von Tier auf Mensch übertragbaren Krankheiten (Bk Nr. 3102). Gefährdet sind Beschäftigte in der Landwirtschaft, in Schlachthöfen und in der Fleischfabrikation. Es handelt sich um Personen, die mit Tierpflege oder Tierhaltung beschäftigt sind oder sonstwie beruflichen Umgang mit Tieren, tierischen Erzeugnissen oder Ausscheidungen zu tun haben. Es gehören dazu auch Personen, die mit Behältnissen umzugehen haben, die infizierte Tiere oder infiziertes tierisches Material oder ähnliches erhalten haben. Die Infektion geschieht durch Einatmen von Krankheitserregern, über die Haut- oder Schleimhäute, durch verunreinigte Luft oder über die Verdauungswege (Schmierinfektion durch verschmutzte Hände).

Krankheiten dieser Gruppe, welche sich durch einen Gelenkbefall auszeichnen, sind die Brucellosen und das Erysipeloid, der Schweinerotlauf, der als Komplikationen Arthritiden aufweist. Zu den Brucellosen gehören das Febris undulans abortus Bang, die Zoonose bei Rindern, das Febris undulans melitensis, das Maltafieber, die Zoonose der Ziegen und das Febris undulans suis, die Schweinebrucellose. Sie können Arthritiden verursachen und eine Spondylitis zur Folge haben, die gelenkige Anteile der Wirbelsäule beeinträchtigt (VALENTIN et al. 1979).

4. Berufsbedingte Erkrankungen der Atemwege

In Zusammenhang mit berufsbedingten Erkrankungen der Atemwege ist als seltene Begleitkrankheit der Silikose (Bk 4101) der Rheumatismus zu erwähnen. Röntgenologisch liegt eine nicht sehr ausgeprägte disseminierte Silikose in Verbindung mit einer primär chronischen Polyarthritis und meist mehreren Rundherden von 0,5–5 cm Durchmesser vor. Sie wird *Caplan-Syndrom* oder Rundherdsilikose bezeichnet.

Differentialdiagnostisch ist bei den Lungenveränderungen eine Silikotuberkulose in Betracht zu ziehen (VALENTIN et al. 1979).

II. Nicht als gesetzlich entschädigungspflichtig anerkannte berufliche Einwirkungen auf Gelenke

Außerhalb des Rahmens der gesetzlich zu entschädigenden Berufskrankheiten wird über berufliche Schädigungen und deren Zusammenhang mit Erkrankungen der Wirbelsäule und von Extremitätengelenken diskutiert. Selbst die sog. General- oder Öffnungsklausel nach Art. 51 Abs. 5 RVO findet hier keine Anwendung. Nach Praxis der schweizerischen Unfallversicherungsanstalt kommt auch keine freiwillige Übernahme solcher Schäden nach Verwaltungsratsbeschluß in Frage.

Zum Teil ist der angenommene Zusammenhang dieser Schäden mit der beruflichen Tätigkeit in den modernen Industrieländern mit einer neuzeitlichen Arbeitsschutzgesetzgebung auch Historie geworden.

Im Vordergrund standen die Überlastung der Wirbelsäule und von Extremitätengelenken durch körperliche Arbeit und Zwangshaltungen, die als schädigende Faktoren vermutet oder angenommen wurden. Es gehören zu diesen Schäden der Rundrücken, die Spondylose, die Osteochondrose, das sog. Bauernbein, das Genu valgum und der Plattfuß (KÖLSCH 1963).

Die Schwierigkeiten in der Beurteilung sind mindestens zum Teil dadurch bedingt, daß die Veränderungen an der Wirbelsäule und den Extremitätengelenken in Zusammenhang mit meist berufsunabhängigen Erkrankungen und Entwicklungsstörungen stehen.

1. Wirbelsäule

Die Entwicklung der Spondylose wird nicht so selten in Zusammenhang gebracht mit Zwangshaltungen der Wirbelsäule bei der Arbeit und mit Erschütterungen sowie mit Vibrationen die auf den ganzen Körper einwirken.

Nach neueren Reihenuntersuchungen, von SCHRÖTER in der DDR ausgeführt, muß man zwischen angenommenen Aufbrauchveränderungen an der Halswirbelsäule, an der Brust- und Lendenwirbelsäule unterscheiden. Bei diesen Untersuchungen zeigte es sich, daß Aufbrauchveränderungen der Halswirbelsäule, die beruflich bedingt waren, außer bei Zahnärzten, nicht nachgewiesen werden konnten. Besonders gilt dies für Stenotypistinnen.

SCHRÖTER hat die Unterschiede der vorwiegend endogen bedingten Osteochondrose und Spondylose und die durch berufliche Belastungen bedingte verschlimmerte oder in ihrem Ablauf beschleunigte Osteochondrose herausgearbeitet. Erstere befällt die ganze Wirbelsäule mit besonderer Betonung von C_5–C_7 und L_5–S_1, während letztere nur bestimmte Abschnitte der Wirbelsäule befällt. Neben dem besonders starken Verschleiß der HWS bei Zahnärzten ist der weit über das übliche Maß hinausgehende Verschleiß der unteren Brustwirbelsäule bei Schwerlastträgern und der besondere Befall der Lendenwirbelsäule bei Bergleuten nachgewiesen. Besonders starke Abnützungserscheinungen an der Halswirbelsäule waren auch zu finden bei Fleischträgern.

Andere Autoren wie ISEMEI, FOURNIER und PADOVANI (s. BROCHER 1966) schildern ungewöhnlich massive degenerative Veränderungen der Halswirbelsäule bei Lastträgern, welche mit dem Kopfe tragen. BUETTI (s. BROCHER 1966) beobachtete eine schwere und frühzeitig einsetzende Halswirbelsäulenarthrose bei Ringern und Schwingern (BROCHER 1966).

Bei den Schwerlastträgern konnte SCHRÖTER (1968, 1970) durch Vergleiche mit den Befunden von JUNGHANNS an der Gesamtbevölkerung nachweisen, daß die Spondylose vor allem der unteren Brustwirbelsäule jener im Alter von 30–60 durchschnittlich 8–10 Jahre früher entwickelt war als bei der Gesamtbevölkerung.

SCHULZE und POLSTER (1979) beobachteten bei 103 Traktoristen mit durchschnittlich 12 Berufsjahren im Vergleich zu 52 Landwirten mit durchschnittlich 19 Berufsjahren degenerative Wirbelsäulenerkrankungen bei den Traktoristen 10–12 Jahre früher und häufiger auftreten als bei der Durchschnittsbevölkerung. Bei Landwirten treten diese Verschleißleiden 7 Jahre früher und stärker auf als in der Durchschnittsbevölkerung.

Hinsichtlich Spondylolysen und Spondylolisthesis weist SCHRÖTER (1968, 1970) auf die Untersuchungen von BRAUER und HINDERLING hin, die bei Kontorsionisten, sog. Kautschuk- oder Schlangenmenschen neben schweren Abnützungserscheinungen an der Wirbelsäule auch deutliche Spaltbildungen in den Zwischengelenkstücken auftreten sahen, als deren Folge dann das Abgleiten einzelner oder mehrerer Wirbel zugleich beobachtet werden konnte.

Während KÖLSCH (1963) bei Jugendlichen besonders in der Periode der zweiten Streckung durch dauerndes Sitzen in vorgebückter Haltung oder sonstige unzweckmäßige Arbeitshaltungen Deformierungen der Wirbelsäule wie Rundrücken und seitliche Verbiegungen feststellt, ist nach Auffassung von Orthopäden und Röntgenologen der Rundrücken beim Jugendlichen vor allem durch die Scheuermannsche Erkrankung der Wirbelsäule als pathologisch-anatomische Veränderung bedingt. Deren Pathogenese ist noch weitgehend umstritten. BROCHER und WILLERT (1980) betrachten sie als einen Krankheitskomplex einer weit verbreiteten Wirbeldysplasie und Bandscheibenschädigung, für welchen eine prädisponierende konstitutionelle Anlage als sehr wahrscheinlich angenommen werden muß.

2. Hüftgelenk

Nach KÖLSCH (1963) ist die häufig bei landwirtschaftlichen Arbeitern vorkommende Verbiegung des Schenkelhalses nach abwärts, die Coxa vara (Bauernbein), als typisch berufsbedingte Schädigung zu betrachten. Anhaltende Überlastung und ruckweises Heben wurden als Ursache dieser anatomischen Veränderung im Hüftbereich angenommen. Demgegenüber stehen die Auffassungen von orthopädischer Seite, die dem Bauernbein die Coxa vara adolescentium, d.h. die Epiphysiolysis capitis femoris zugrunde legen. Eine hormonelle Störung im Pubertätsalter wird für die Hüftkopflösung verantwortlich gemacht (MORSCHER 1968), während mechanischen Einflüssen sehr wenig Wert beigemessen wird, wobei stark divergierende Meinungen geäußert werden (RATHKE u. ROMPE 1962). Daß Krankheitssymptome der Coxa vara adolescentium anscheinend gehäuft in den Sommermonaten und im September bei landwirtschaftlichen Arbeitern auftreten, wird mit einer möglichen zusätzlichen alimentär bedingten toxischen Schädigung der Wachstumszone des Femurkopfes erklärt. Verschiedene Autoren wie SCHÖNENBERGER et al. (1961) diskutieren anhand der einschlägigen Literatur, ob lathyrogene Substanzen beim Menschen als alimentär toxischer Faktor bei der Entstehung der Epiphysiolysis capitis femoris, des Perthes und der idiopathischen Skoliose eine Rolle spielen, da das morphologische Substrat von experimentellen Knochenläsionen durch die Leguminose Lathyrus odoratus bei Ratten dem der Epiphysiolysis capitis, des Perthes und der idiopathischen Skoliose des Menschen sehr ähnlich ist. Es wurde auch eine gestörte Aminosäureausssscheidung bei diesen Krankheiten beschrieben. ADRÉN (s. SCHÖNBERGER et al. 1961) hatte beobachtet, daß ein Großteil seiner Patienten mit Epiphysenlösungen erhebliche Mengen Milch konsumierten und daß das Vieh in den genannten Monaten auf der Weide mit frischem Gras, das evtl. lathyrogene Stoffe enthalten hätte, gefüttert worden war.

Die auseinandergehenden Meinungen einer Vielzahl von Autoren bewirkten, daß kein Gesetzgeber sich dazu bereitfand, weder in der Coxa vara noch in der Epiphysiolysis capitis femoris eine entschädigungspflichtige berufliche Schädigung zu sehen.

3. Kniegelenk

Das genu valgum stellt eine Deformität dar, von deren Entstehungsweise nichts bekannt ist. DEBRUNNER (1961) vermutet in ihm eine pathologische Akzentuierung des Gestaltwandels des Beines, wie er im Ablauf der Wachstumsvorgänge normalerweise sichtbar wird. Nach LANZ und WACHSMUTH (1959) erreicht das Bein seine endgültige Form erst nach der Geschlechtsreife. Das Neugeborene weist ein genu varum auf. Bis zum Beginn des 4. Jahres bewahrt der Unterschenkel noch seine O-beinige Innenkrümmung, während sich am Oberschenkel die Neigung zu entgegengesetzter X-beiniger Krümmung anbahnt.

Im 6. Lebensjahr ist das physiologische genu varum der ersten Lebensjahre zum physiologischen genu valgum geworden. Die X-Bein-Stellung bleibt abgeschwächt bis gegen Ende des ersten Lebensjahrzehntes und verschwindet erst mit der Geschlechtsreife. Anatomisch gesehen ist nach DEBRUNNER (1961) ein leichtes X-Bein auch beim Erwachsenen jedoch als normal zu betrachten. Warum die Wachstumsschwankungen nicht immer der Regel folgen, nach der sie sich in physiologischen Grenzen abspielen, ist unbekannt. Man vermutet, daß klinisch nicht faßbare Spurenveränderungen des osteo-genetischen Geschehens daran schuld sind, wenn die Wachstumsvorgänge abwegig verlaufen, daß malazische Einflüsse wie unterschwellige Rachitis, Schwächung durch Krankheit eine verminderte Festigkeit des Knochens verursachen, aus der sich die „Belastungsdeformität" entwickelt oder daß die Schwere eines adipösen Kindes ähnliche Auswirkungen sogar am gesunden Wachstumsknorpel auslöst, daß statisch ungünstige Einflüsse wie z. B. ein erheblicher Knickfuß Macht gewinnen über die Gesetze der normalen Gestaltung, daß vererbte Fehlgänge diesen Ablauf durchkreuzen (X-Beinfamilien). Sogar psychische Einflüsse können bedeutsam sein, wenn sie die Tonizität der Muskulatur zu schwächen vermögen. Hormonalen Umstellungen in der Pubertät sind eine kausale Bedeutung zuzumessen. Im Adoleszentenalter treten zu den genannten Faktoren die vermehrten Belastungen durch Berufslehre und Sport hinzu. Ältere Autoren sprachen vom Bäckerbein.

Angesichts der Multiplizität der vermuteten Entstehungsursachen des genu valgum konnte es sich nicht als entschädigungspflichtige berufliche Schädigung durchsetzen.

4. Fuß

Nach PITZEN und LINDEMANN (1965) ist der Plattfuß das am häufigsten vorkommende orthopädische Leiden. Als Ursache ist jedes Mißverhältnis zwischen Tragfähigkeit des Fußes und seiner Beanspruchung zu betrachten.

Die Tragfähigkeit des Fußes kann herabgesetzt sein durch Veränderungen des Knochens, der Gelenke, der Bänder, der Fuß- und insbesondere der Unterschenkelmuskulatur.

Der angeborene Plattfuß besteht meist auf einer ossären Störung durch Keimfehler.

Traumen, knochenerweichende Prozesse wie Rachitis, Köhlersche Erkrankung der os naviculare, Inaktivitätsatrophie nach ruhigstellenden Verbänden oder langen Krankenlagern führen zum erworbenen Plattfuß oder mindestens zu Plattfußbesschwerden. Als deren Ursache kommen ebenfalls in Betracht chronische Entzündungen von Knochen und Gelenken wie Tuberkulose, Rheumatismus, Ostemyelitis, Gonorrhöe oder Lues, sowie Bänder- und Muskelschwäche bedingt durch Inaktivitätsatrophie oder konstitutionell bedingt durch Asthenie, schließlich Lähmungen.

Berufliche Faktoren bei der Überbeanspruchung des Fußes sind langes Stehen und Gehen ohne genügende Vorbereitung z. B. bei Lehrlingen, die nach der Schulentlassung den ganzen Tag an der Werkbank stehen, während sie in der Schulzeit vorwiegend gesessen haben oder herumgesprungen sind, sowie Stehen und Gehen auf hartem Boden durch Angehörige besonderer Berufsgruppen wie Bäcker, Köche, Kellner, Fabrikarbeiter, Verkäuferinnen, Hausfrauen, Ärzte und Personal von Operationsabteilungen. Die beruflichen Einwirkungen sind aber meist nur Teilbedingungen für das Entstehen von Plattfüßen oder von Plattfußbeschwerden. Als vorwiegende oder gar alleinige Ursache kommen die beruflichen Einwirkungen kaum in Betracht.

Literatur

Alnor PC, Herget R, Seusing J (1964) Drucklufterkrankungen. Johann Ambrosius Barth, München

Andrén L, zit bei Schönenberger et al.

Asanger R (1961) In: Lob A: Handbuch der Unfallbegutachtung, Bd 1. Enke, Stuttgart

Aufdermaur M (1971) Die Bedeutung der histologischen Untersuchung des Kniegelenkmeniskus. Schweiz Med Wochenschr 101:1405–1412

Baur E, Nigst H (1972) Leitfaden der Versicherungsmedizin. Huber, Bern Stuttgart Wien

Brenner W, Florian HJ, Stollenz E, Valentin H (1981) Arbeitsmedizin aktuell. Fach 8,1: Liste der Berufskrankheiten mit Merkblättern. Fach 8,5: Die Wirbelsäule in der Arbeitsmedizin. Fach 20,2: Berufskrankheitenverordnung. Fischer, Stuttgart New York

Brocher JEW (1966) Die Wirbelsäulenleiden und ihre Differentialdiagnose, 4. erw. Aufl. Thieme, Stuttgart

Brocher JEW, Willert HG (1980) Differentialdiagnose der Wirbelsäulenerkrankungen, 6. überarb und erw Aufl. Thieme, Stuttgart

Buotti C, zit bei Brocher (1966)

Debrunner H (1961) In: Hohmann G, Hackenbroch M, Lindemann K (Hrsg) Handbuch der Orthopädie. Thieme, Stuttgart, S 618–633

Fournier J, zit bei Brocher (1966)

Högger D, Schlegel H (1973) Leitfaden der Arbeitsmedizin. Huber, Bern Stuttgart Wien

Isemei LA, zit bei Brocher (1966)

Kolář J (1981) Röntgendiagnostik arbeitsbedingter Skelettleiden. Thieme, Stuttgart New York

Kölsch F (1963) Lehrbuch der Arbeitsmedizin. Enke, Stuttgart

Lachnit V (1978) Kurz gefaßtes Lehrbuch der Arbeitsmedizin. Holinek, Wien

Lanz VT, Wachsmuth W (1959) Praktische Anatomie, Bd I/4, Bein, 2. Aufl. Springer, Berlin Göttingen Heidelberg

Morscher E (1967) Strength and morphology of growth cartilage under hormonal influence of puberty, reconstruction surgery an traumatology, vol 10. Karger, Basel New York

Parizek M (1974) Arbeitsschäden des Handgelenkes. Unfallmed Berufskrankh 67:166–172

Pitzen P, Lindemann K (1965) Kurzgefaßtes Lehrbuch der orthopädischen Krankheit, 9. Aufl. Urban und Schwarzenberg, Münden Berlin

Rathke FW, Rompe G (1962) Untersuchungen über das gemeinsame Vorkommen Juveniler Rückgratverkrümmungen und Coxa vara adolescentium. Z Orthop 96:133–147

Schlegel H (1974) Industrielle Skelettfluorose, Z Sozial- und Präventivmed 19:269–274

Schönenberger F, Tailard W, Berger H (1961) Beitrag zur Aminosäurenausscheidung bei Epiphysiolysis, Perthesscher Krankheit und Skoliose. Z Orthop 95:73–81

Schröter G (1968) Zur Frage der Überlastungsschäden der Halswirbelsäule bei Stenotypistinnen. Z Gesamte Hyg 14:333–337

Schröter G (1968) Erfassung und Beurteilung beruflicher Überlastungsschäden der Wirbelsäule. Z Aerztl Fortbild (Jena) 62:719–722

Schröter G (1970) Degenerative Wirbelsäulenveränderungen durch die berufliche Belastung, Beitr Orthop Traumatol 17:687–690

Schulze KJ, Polster J (1979) Berufsbedingte Wirbelsäulenschäden bei Traktoristen und Landwirten. Beitr Orthop Traumatol 26:356–362

Schweizerische Unfallversicherungsanstalt (1981) 64. Jahresbericht

Valentin H, Klosterkötter W, Lehnert G, Petry H, Rutenfranz J, Weber G, Wenzel HG, Wittgens H (1979) Arbeitsmedizin, Bd 1, 2. überarb. und erw. Aufl. Thieme, Stuttgart

Valentin H, Lehnert G, Petry H, Weber G, Wittgens HH, Woitowitz HJ (1979) Arbeitsmedizin, Bd 2. Berufskrankheiten, 2. überarb. und erw. Aufl. Thieme, Stuttgart

Sachverzeichnis

Abgliederungsgelenk 83, 89
Abknickung, Kollagenfibrille 336
Abnutzung, Arthrosis deformans 293
Abrasio, Arthrosis deformans 308
Abbau, Knorpel 557 ff.
Abrieb, Gelenkendoprothese 631
–, Meniskopathie 820
Abrikosofftumor 1380
Abscherung, Wirbelsäulenfraktur 1182
Absprengung, epiphysäre, Gelenkmaus 589
–, Knorpel 552
Abszeß, epidural 1037
–, paravertebraler, tuberkulös 1033
Achillessehnenruptur 596
Achillodynie 600 ff.
Achsenknickung, Wirbelsäulentuberkulose 1034
Achsenorgan, primitives 924
Achsenskelett, Entwicklung 932
Acrylprothese 628
Adamantinom, Histogenese 674
–, Röhrenknochen 674
–, Tibia 674
Adaptationsfähigkeit, Meniskus 737
Adduktionsosteotomie 69
Adenokarzinom 1365
Adenom, pleomorphes 1376
–, sebazöses 1307
Adenosarkom 649
Adenoviren, Arthritis 167
Adenylzyklase, Kalziumpyrophosphat-Arthropathie 408
Adhäsivkräfte, Knochenzement 633
Adipositas, Arthrosis deformans 269
Adoleszentenskoliose, idiopathische 1164
Affe, Arthrosis deformans 262
–, Meniskus 732
–, Meniskusregeneration 819
–, Postmeniskektomiesyndrom 878
–, Schleuderverletzung 1210
AFIP-Faszikel, Weichgewebstumoren 1238
Agenesie, Sakralwirbel 947
–, Steißbein 947

Aggregation, Proteoglykane 279
Aggregationsfähigkeit, Knorpel 291
Ahlbäck Krankheit 585
A-Hypervitaminose, Hyperostose 1127
Akne, Arthritis 251
Akromegalie 463
–, Arthropathie 464
–, Gelenkkapselverdickung 464
–, Gelenkknorpel 463
–, Knochenzuwachs 466
–, Metachromasie 465
–, Randexostose 465
–, Wirbelkörper 466
Akromioklavikulargelenk, Diskus 902
–, Entwicklung 95
Akrostealgie 600 ff.
Aktin 1392
Aktinomykose, Spondylitis 1041
Aktivitätsbefund, Gelenkerguss 1446
Aktivitätshypertrophie 6
Alcienblau, Bandscheibe 1052
Alkaptonurie 431 ff., 435
Alkohol, Arthrosis deformans 269
–, Gicht 379 f., 383
–, Knocheninfarkt 504
–, Knochennekrose 587
–, Osteochondropathia dissecans 586
Allantoin, Gicht 388
Allgemeinerkrankung, Meniskopathie 858
Alpen-Bevölkerung, Meniskus 743
$alpha_1$-Antichymotrypsin 1390, 1392
$alpha_1$-Antitrypsin 1390, 1392
alpha-Galaktosidase, Arthropathie 498
Alter, Bandscheibe 1052
–, Chondrozyten 556
–, Enzymaktivität des Knorpels 279
–, Meniskusschädigung 778
–, Proteoglykansynthese 279
Alternsgang, Kollagenfibrillen des Meniskus 761
–, Meniskus 753 f., 768 ff., 811 f.
Altersamyloidose, Arthropathie 468, 470
–, Kalziumpyrophosphat-Dihydrat-Arthropathie 468

Alterskyphose 1022, 1143, 1158
–, Drucknekrose 1158
–, Randsklerose 1159
–, Randzacken 1159
–, Wirbelkörperverschmelzung 1158
Alterspigment, Bandscheibe 1059
Altersveränderungen, Bandscheibe 1059
–, Gelenkknorpel 277
–, Knorpelmatrix 278
–, Kollagen 278
–, Matrix-streaks des Gelenkknorpels 278
Altersverteilung, Meniskuszysten 840
–, Weichgewebstumoren 1241, 1245 ff.
Amphiarthrose 1
Amphioxus 723
Amyloid, Gelenkknorpel 278
–, Immunglobulin 469
Amyloidarthropathie 471
Amyloidfibrillen, Arthropathie 469
Amyloidose 1293
–, Arthropathie 467 f.
–, Elektronenmikroskopie 478
–, Fibrillen 478
–, Gelenkkapselmorphologie 473 f.
–, generalisierte 471
–, Gicht 401
–, Haustiere 467
–, intraossär 475
–, Klassifikation 469
–, Makrophagen 469
–, Meniskus 475
–, Peritendinium 475
–, Plasmazellen 469
–, Polymyalgie 471
–, primäre, neuropathische Arthropathie 501
–, Spondylitis ankylosans 1015
–, Synovialmembran 472
–, Waldenström Krankheit 501
Amyloidtumor, periartikulär 472
Anämie 491 ff.
–, Arthropathie 491
–, Knochennekrose 491
–, Siderose 491
–, Transfusionssiderose 491
Ancient-Lipom 1303
Ancient-Neurinom 1248, 1322
Andersson-Läsion 1009
Angioendotheliomatose, proliferierend 1359
Angiofibrom 1300
Angiokeratoma corporis diffusum, Arthropathie 498
Angiokeratoma-Fabry 1344
Angiolipom 1300
Angiom, malignes metastasierendes 1353

Angiomatose, Gelenk 699 ff.
Angiomyom 1323
Angioneuromyom 1349
Angioretikulose, Spondylitis ankylosans 1011
Angiosarkom 1262, 1282, 1285, 1343, 1358, 1360 f., 1365, 1387
Angliederungsgelenke, Entwicklung 97
Ankylose 26
–, angeborene 108
–, Arthritis 144
–, fibröse; Halswirbelsäule 963
–, fibröse bei rheumatoider Arthritis 227, 228
–, Gicht 389
–, Kiefergelenk 890
–, Spondylitis ankylosans 997
–, temporomandibulär 895
Ankylosing Spondylitis siehe Spondylitis ankylosans
Anlagefaktor, Meniskopathie 857
Anlagerungsgelenke 83
–, Entwicklung 97
Anomalien s. Fehlbildungen
Anpassung, funktionelle 2, 47
Antetorsion, Femur 116
Anteversion, Femur 116
Antienzyme, Synovialflüssigkeit 211
Antihelix, Ohr, Gicht 400
Antiinvasionsfaktor, Arthrosis deformans 323
Antilope, Arthrosis deformans 260
Antimalariamittel, Ochronose 447
Antiproteasepotential 211
Antirheumatiker, Arthrosis deformans 269
Anulus fibrosus 16
–, Bandscheibe 1052
–, Chondrokalzinose 403
Anusatresie 947
Apatit-Kalkschollen 1433
Apatitknoten 428 f.
Apatitkristall, Arthrosis deformans 293
Aplasie, Fingergelenk 110
–, Gelenke 108 ff.
–, Gelenkfortsatz 965, 969
–, Typentafel 110
Aponeurose, Klarzellsarkom 694, 696, 1384
Apophyse, Epiphysennekrose 582
Arkaden, Fibrillen 272
Arkadenschema, Benninghoff 43
Arteria vertebralis, Nucleus pulposus 1082
–, Spondylosis uncovertebralis 1101
–, Thrombose 1211
–, Zervikalsyndrom 1114

–, zervikomedulläres Syndrom 1089
Arterien, alkaptonurische Ochronose 446
Arteriosklerose, Meniskus 818
Arthralgie, maligne Tumoren 498
Arthritis 133 ff.
–, Adenoviren 167
–, Akne 251
–, Ankylose 144
–, aseptisch 156 f.
–, bakteriell eitrig 212
–, bakteriell Hämophilie 483
–, Bilharziose 177
–, Blastomyces 176
–, Brucella 156
–, Candida albicans 172
–, chronische juvenile 191, 231
–, chronische Morphologie 233
–, Coccidioidis immitis 176
–, Corynebacterium 159
–, Cryptococcus neoformans 172
–, deformans 259 ff.
–, Dermatitis 153
–, Dermatomyositis 245
–, Destruktion 142
–, eitrige 283
–, Elektronenmikroskopie 145
–, Endokarditis 166
–, Endoprothese 140
–, Enterobacter 158
–, enteropathische 251
–, Epidemiologie 137 f.
–, Erreger 137 f.
–, Escherichia 157
–, Experiment 134 f.
–, familiäres Mittelmeerfieber 248 ff.
–, Fremdkörper 178
–, Gelenkerguß 1437
–, Gelenkknorpel 141 f.
–, Gonokokken 137 f., 144
–, Granulome 162, 172
–, Haemophilus 159
–, Häufigkeit 143
–, Hepatitisviren 169
–, Herpesviren 167
–, Histoplasma capsulatum 176
–, Hypogammaglobulinämie 252
–, infektiöse 133 ff.
–, infektiös eitrige 206
–, juvenile chronische – 231 f.
–, Kaninchen 878
–, Kapselphlegmone 144
–, Kiefergelenk 891
–, Klebsiella 158
–, Knorpeloberfläche 145
–, Leberzirrhose 251
–, Listeria 159
–, Lokalisation 143

–, luetische 166
–, Lyme 171
–, Meniskus 877
–, Meniskusdestruktion 875
–, Mischkollagenose 248
–, Moraxella 156
–, Morbus Behcet 246
–, Morbus Crohn 251
–, Morbus Reiter 157
–, Morbus Whipple 251
–, Morphologie 144
–, Mycobacterium 160
–, Mycoplasma 166
–, Myelofibrose 496
–, Neisseria 152 ff.
–, Nocardia 166
–, ochronotische 432
–, Osteomyelitis 139
–, Oxalose 429
–, Panarteriitis nodosa 242 f.
–, Pankreas 251
–, Pannus 144
–, Paramyxoviren 168
–, Parasiten 176
–, Pasteurella 159
–, Pathogenese 138, 142
–, Picornaviren 168
–, Pilze 172
–, Pockenschutzimpfung 168
–, Pockenviren 168
–, Polymyositis 245
–, Poncet-Rheumatismus 251 f.
–, postinfektiös 157
–, Prädisposition 140
–, primäre biliäre Leberzirrhose 251
–, progressive systemische Sklerose 242
–, Proteus 158
–, Pseudomonas 156
–, psoriatica 211, 228, 233 ff.
–, rezidivierende Polychondritis 245
–, rheumatisches Fieber 250 f.
–, rheumatoide 191 ff., 194 ff., 211 ff.
–, – Gelenkmanifestationen 193
–, – Knochenerosion 221
–, – Narbenpannus 222
–, – Primärläsion 224
–, – Reifestadien 214 f.
–, – Superinfektion 209
–, – Synovektomie 228
–, – Synovialprozess 193 ff.
–, – synoviogene Zellformation 220 f.
–, Rötelnschutzimpfung 171
–, Sakroiliakalgelenk 156
–, Salmonella 157
–, Sarkoidose 245
–, septisch 157 f.
–,– Gelenkerguß 1456

Arthritis, Serratia 158
–, Shigella 157
–, Sjögren-Syndrom 247f.
–, Sklerodermie 244
–, sonstige 231 ff.
–, spezielle 148 ff.
–, Spondylitis ankylosans 987
–, Sporothrix schenkii 172
–, Staphylococcus 148 ff.
–, Streptococcus 150 ff.
–, Strongyloides stercoralis 176
–, Symptomatik 143
–, Synovialmembran 145
–, Synovitis 141 f.
–, Syphilis 166
–, systemische Krankheiten 242 ff.
–, Taenia saginata 177
–, Togaviren 170
–, Toxoplasma gondii 177
–, traumatische Gelenkperformation 139
–, Treponema 166
–, tuberculosa 160, 162
–, ultrastruktureller Zeitgang 148
– urica 373 ff.
–, – Gelenkerguß 1452
–, Virus 167
–, Wegenersche Granulomatose 249
–, WHO-Klassifikation 231 ff.
–, Yersinia 158
Arthrodese 26
Arthrographie, Meniskopathie 884
Arthrom, Meniskus 839 ff.
Arthropathia deformans 259 ff.
–, Detrituszysten 575
–, Gelenkblutung 572
–, Gelenkfraktur 568
–, Gelenktrauma 574
–, Randwulstbildung 575
–, Spongiosklerose 575
–, traumatica 565
–, traumatische Theorie 575
Arthopathia psoriatica, Gelenkerguß 1454
Arthropathia traumatica 574 f.
Arthropathie 373 ff., 466
–, Akromegalie 464
–, alkaptonurische Ochronose 433
–, alpha-Galaktosidase 498
–, Altersamyloidose 468, 470
–, Amyloidose 467
–, Anämie 491 ff.
–, Angiokeratoma corporis diffusum 498
–, beta-Thalassämie 491
–, Bronchialkarzinom 498
–, Bronzediabetes 451
–, Chondrosarkom 496

–, deformierende, Insertionstendopathie 603
–, degenerative 409, 480
–, –, Hyperparathyreoidismus 460
–, destruktive 409
–, diabetische 456, 457
–, Detritussynovitis 460
–, klinische Symptomatik 458
–, Knochensequester 460
–, villöse Hyperplasie 460
–, Dickdarmkarzinom 498
–, Drepanozytose 491
–, Entkalkung 466
–, Epidemiologie 375
–, Fabry Krankheit 498
–, Framinghamstudie 375
–, Gaucher Krankheit 492
–, Gaucherzellen 492
–, Gicht 373 ff., 375 f., 377
–, Glukozerebrosidase 492
–, Glutathionreduktasemangel 491
–, Glykolipid 493
–, Glykosphingolipid 498
–, Granulationsgewebe 500
–, Hämochromatose 451, 452 f.
–, hämolytische Anämie 491
–, Hämophilie 478, 572
–, hämorrhagischer Gelenkerguß 496
–, Haushuhn 374
–, hereditäre Amyloidose 468
–, Hypercholesterinämie 447
–, Hyperlipoproteinämie 447
–, Hyperparathyreoidismus 460
–, Hyperphosphatämie 500
–, Hyperthyreose 462
–, Hyperurikämie 375, 377
–, Jugend 375
–, Kalkgicht 499
–, Kalzinose 500
–, Karzinoid-Syndrom 466
–, Knocheninfarkt 506
–, Knochentumoren 496
–, Kollagen 500
–, Leberzirrhose 452
–, Leukämie 495
–, Lipidspeicherkrankheit 493
–, Lipoiddermatitis 493
–, Lipoidkalkgicht 499
–, Lipoido-Calcinosis 499
–, Magenkarzinom 498
–, maligne Tumoren 496
–, malignes Lymphom 495
–, Mammakarzinom 498
–, Melanom 498
–, Menopause 375
–, mikrokristalline 373 ff.
–, Myelofibrose 496

–, neuropathische 334, 500f.
–, –, Arthrosis deformans 502
–, –, Detritussynovitis 502
–, –, primäre Amyloidose 501
–, –, Randexostose 502
–, –, Schmerzempfindlichkeit 501
–, Nierenclearance 377
–, Nierentransplantation 466
–, Nierenzellkarzinom 498
–, ochronotische 432, 435f., 437
–, Osteoidosteom 496
–, Osteonekrose 502ff.
–, periartikulärer Kalkknoten 500
–, Phospholipid 493
–, Plasmozytom 467
–, posttraumatische 568
–, Pseudozysten 466
–, Reptilien 374
–, Retikulohistiozytose 493
–, Rhabdomyosarkom 498
–, Riesenzellen 493
–, Sichelzellanämie 491
–, sideroblastische Anämie 491
–, Stoffwechselstörungen 431
–, Synovialbiopsien 491, 496
–, Synovialmembran 451
–, systemische Krankheiten 467
–, Transfusionssiderose 455, 491
–, traumatische 570
–, Urikase 375
–, Vögel 374
–, Zungenkarzinom 498
Arthrose 37, 259ff., 283f.
–, aktivierte 284, 298
–, alkaptonurische Ochronose 436
–, Begleitsynovitis 211
–, destruierende 348, 350
–, destruierende bei Detritussynovitis 350
–, entzündliche 282f.
–, erosive 350
–, Exostose 348
–, experimentelle 263
–, Heberden 350
–, Heberdensche Knötchen 348
–, Insertionstendopathie 603
–, Interkostalnerven 1134
–, Involutionsakromegalie 348
–, Kiefergelenk 890
–, Kniegelenk, Postmeniskektomie 40
–, kostovertebrale 1134
–, Maus 291
–, mechanische 257ff., 267ff.
–, Meniskusregeneration 878
–, Pathogenese 59
–, Postmeniskektomiesyndrom 878
–, primäre 59
–, Rippenwirbelansatz 1134

–, Schleim 348
–, sekundäre 59
–, Sekundärsynovitis 211
–, strukturelle 267ff.
–, Therapie 69
–, Wirbelrippengelenk 1134
–, Zysten 348
Arthrosis deformans 257ff., 1092
–, Abnutzung 293
–, Abrasio 308
–, Adipositas 269
–, Akromegalie 464
–, aktivierte Arthrose 298
–, Alkohol 269
–, Antiinvasionsfaktor 323
–, Antirheumatiker 269
–, Apatitkristall 293
–, Arylsusfatase 292
–, Asbestfaserung 309
–, Bakerzysten 308
–, Befallsmuster 263
–, Belastung 268, 308
–, Beruf 267ff.
–, beta-Glukuronidase 292
–, Biochemie 287
–, Biomechanik 285
–, Brutkapseln 309, 317, 320
–, Cholesterinkristalle 431
–, chondroide Metaplasie 297, 316, 317, 327, 443
–, Chondroitinsulfat 291
–, Chondromalacia 280f.
–, Chondron 319
–, Chondrozytenlakune 322, 335
–, Chondrozytenmitose 336
–, Chondrozytennekrose 307, 334, 337f.
–, Chondrozytenproliferation 294
–, Clustertyp 336
–, Deckplattenfreilegung 310
–, degradative Enzyme 291
–, Demaskierung der Kollagenfaser 308, 310
–, Destruktion 320
–, Detritussynovitis 332f., 340f., 343
–, Druckbelastung 298
–, Durchblutung 285
–, Elastizitätseinbuße 285
–, enchondrale Ossifikation 312, 315, 328
–, Entzündung 323
–, Entzündungsgenese 283
–, enzymatische Degradation 292
–, Epidemiologie 263
–, Ermüdungsbrüche 286
–, Exostose 315, 329f.
–, Explantatkultur 289
–, exsudative Synovitis 306
–, extrinsic repair 294

Arthrosis deformans, Faserknorpel 328
–, Fibrillation 317
–, Fissur 308
–, Fluoride 285
–, Gelenkaustrocknung 282
–, Gelenkkapsel 332
–, Gelenkknorpel 286
–, Glykosaminoglykan 289 f.
–, Granulationsgewebe 311
–, Granulom 343
–, Häufigkeit 263 f.
–, historische Daten 257 ff.
–, Hüftkopf 305
–, Hund 289, 291
–, hyalines Erscheinungsbild 328
–, Hydroxylapatit 334, 342, 343
–, Hydroxylapatitkristall 292
–, Hyperostose 303, 317
–, Hypothesen 281 f.
–, Immobilität 298
–, Induktion 261
–, initiale Veränderungen 266, 287
–, intrinsic repair 294
–, intrinsic tissue defect 293
–, Inzidenz 263 ff.
–, irritative Synovitis 332
–, Kalziumpyrophosphat-Arthropathie 410
–, katabole Enzyme 292
–, Kathepsin B 292
–, Kathepsin D 292
–, Kiefergelenk 891
–, Klassifikation 344
–, Knochendeformität 285
–, Knochenfestigkeit 285
–, Knochenglatze 300
–, Knocheninfarkt 299
–, Knochenischämie 299
–, Knochennekrose 314
–, Knochenneubildung 314
–, Knochensequester 342
–, Knochenwülste 300
–, Knochenzysten 299
–, Knorpelernährung 281
–, Knorpelerweichung 289
–, Knorpelfissur 307
–, Knorpelhomogenat 332
–, Knorpelknötchen 322
–, Knorpelmatrix 287
–, Knorpelregeneration 294, 316
–, Knorpelschwund 300
–, Knorpelsequester 340
–, Knorpelzerklüftung 310
–, Kollagenabbau 288
–, Kollagenase 288, 292
–, Kollagenaseaktivität 289
–, Kollagenolyse 289

–, Kollagensynthese 287 f.
–, Kompressionskräfte 293
–, Koxarthrose 314
–, Laktataktivität 293
–, Längsauffaserung 334
–, Lipide 319
–, Lysozym 292
–, Matrixdegradation 287
–, Matrixeinschlüsse 273
–, Matrixvesikel 292 f., 334
–, Meerschweinchen 287
–, mehrkammrige Pseudozyste 305
–, Mikrofrakturen 285
–, Mikroläsionen 285
–, Mitose 336
–, Mittlersubstanzen 283
–, Morphogenese 343
–, Morphologie 299 ff.
–, neuropathische Arthropathie 502
–, Osteoklasten 315
–, Osteophyt 280, 323
–, Osteozytennekrosen 313
–, Östrogen 289
–, Pannus 322, 324, 340
–, Pathogenese 280 ff.
–, Pathomorphologie 299 ff.
–, perizelluläre Matrix 339
–, primäre 265 ff.
–, proteaseninhibitor 285, 292
–, Proteinskelett 292
–, Proteoglykan 289
–, Proteoglykanabbau 291
–, Proteoglykane 289
–, Proteoglykansynthese 290 f.
–, Proteoglykanverlust 282, 293
–, Proteolyse 292
–, Pseudozysten 280, 300, 303, 314, 316
–, Quellung 334
–, Randexostose 280, 303 f., 312, 315, 323, 325, 327, 328, 300
–, reaktive Veränderungen 332
–, Reduktion der Proteoglykane 290
–, Regenerat 319 f.
–, Regenerationsfähigkeit 293
–, Regeneratknorpel 313
–, reparativer Faserknorpel 297
–, Reparaturbereich 318
–, resorptive Synovitis 332
–, Riesenzellen 333, 343
–, Ruhigstellung 290
–, Sammelfehler 290, 317
–, saure Phosphatase 292
–, Schädigung der Chondrozyten 293
–, Schmerz 297
–, Schmerztypen 298
–, Schockadsorber 285
–, Schweregrad 344

–, sekundäre 265
–, Sequester 316
–, sklerodegenerative Synovialmembran 332
–, spontan 260
–, Stadien 322
–, Stoßdämpfer 285
–, Succinatdehydrogenaseaktivität 293
–, Synopsis 293
–, Synovektomie 283
–, Synovialdeckzellen 281
–, synoviale Zottenbildung 303
–, Synovialmembran 281
–, Synovitis 282, 303, 328
–, Thalassämie 491
–, Tidemark 273, 287, 309, 311
–, Trajektoriensystem 302
–, Trauma 298
–, Typ-I-Kollagen 287f.
–, Typ-II-Kollagen 287
–, Typ-V-Kollagen 287
–, Ursachen 265
–, Vaskularisation 285
–, Verkalkung 292, 328, 401
–, Verlust von Proteaseninhibitoren 293
–, Verminderung der Grundsubstanz 307
–, Vibrationskrankheit 269
–, villöse Hyperplasie 307, 331
–, Vitamin A 287
–, Wilson Krankheit 455
–, Wirbelbogengelenk 1108ff.
–, Wirbelgleiten 1110
–, Zelluntergang 273
Arthroskopie, Meniskopathie 884
Articulatio femoropatellaris 119
Arylsulfatase A 276
Arylsulfatase, Arthrosis deformans 292
Arylsulfatase B 276
Asbestfaserung, Arthrosis deformans 309
–, Knorpel 551
Ascorbinsäure, alkaptonurische Ochronose 436
ASD-Chlorazetat-Esterase-Reaktion 1392
Aseptische Knochennekrose, Immunsuppression 588
–, Nierentransplantation 587f.
–, Organtransplantation 587f.
ASVG 1468
Asymmetrie, Gelenkfortsätze 965
–, Wirbelbogengelenk 968
–, Wirbelsäule, Häufigkeit 969
Atavismus, Gelenkfehlbildung 112
–, Scheibenmeniskus 727
Atemsperre 1134
Atlasfraktur, Halswirbelsäule 1198
Atlasverschiebung, ventrale 1031

Atrophie, Druck 549
A-Typ, Deckzellen 198f.
Aufbrauch, Meniskopathie 858
Auffahrmechanismus, Schleuderverletzung 1209
Auffahrunfall, Schleuderverletzung 1208f.
Aufrichteverfahren, Wirbelsäulenfraktur 1230
Ausbreitung, Spondylitis ankylosans 980
Ausfransung, Meniskus 784
Ausgangsort, synoviales Sarkom 654
Auskristallisation, Gicht 382
Außenzone, Chorda 945
–, Meniskus 756
Autoimmunkörperinduktion 480
Axisfraktur, Halswirbelsäule 1199

Bakerzyste, Arthrosis deformans 307
–, Meniskus 852f., 1394
Bakterien 1434f.
Bakterien-Phagozyten 1416
Bakteriologie, Punktat 1419f.
Ballettänzer, Arthrosis deformans 267
Bambusstab, Spondylitis ankylosans 983
Bandapparat, Kniegelenk 735ff.
–, Meniskus 776, 869
–, Meniskusschaden 748
Bänder, Entwicklung 91
Bandhaft 14f.
Bandruptur 594ff.
Bandscheibe, Alcianblau 1052
–, alkaptonurische Ochronose 439
–, Alter 1052
–, Alterspigment 1059
–, Altersveränderungen 1059
–, Anulus fibrosus 1052
–, Biomechanik 1053f.
–, Brutkapseln 1062
–, Chondroitinsulfat 1052
–, Drehkraftwirkung 1054
–, Form 1056
–, freie Gelenkkörper 1061
–, gelenkartige Umbildung 1070f.
–, Glykosaminoglykane 1052
–, Hormone 1059
–, Hund 1054
–, Keratansulfat 1052
–, Knorpelplatte 1054
–, Kompression 1054
–, Ligamentum flavum 1055
–, Nekrose 1061
–, Neoarthrose 1070f.
–, Polysaccharide 1052
–, Prolaps 1074ff.
–, Proteinkern 1052
–, Proteoglykane 1052

Bandscheibe, Protrusion 1075
–, rheumatische Entzündung 1023
–, Skoliose 1167
–, Spondylitis 1040
–, Spondylitis ankylosans 1000
–, Stabilitätsverlust 20
–, Torsion 1054f.
–, Verknöcherung 1005
–, Wasser 1052f.
Bandscheibendegeneration 1051ff.
–, Biomechanik 1058
–, Diabetes mellitus 1052
–, Spondylosis deformans 1093
–, Steinzeit 1066
–, Tiere 1052
–, Tierexperiment 1058f.
–, Ursachen 1051f., 1058
Bandscheibeneinbruch, Wirbelsäulenfraktur 1229
Bandscheibenentzündung, sekundär 1040
Bandscheibengewebe, Verlagerung 1074ff.
Bandscheibenhernie 1074ff.
Bandscheibenprolaps, intraspongiös 1118
Bandscheibenprotrusion, Häufigkeit 1076ff.
–, Selbstheilungsmechanismus 1078
Bandscheibenriß 1054
–, Wirbelsäulenfraktur 1183f., 1193
Bandscheibenveränderungen, degenerativ 1059ff.
Bandscheibenverknöcherung 1029
–, Wirbelsäulenfraktur 1224
Bandscheibenverlagerung, Zwischenwirbelkanal 1112
Bandscheibenversteifung, Wirbelsäulenfraktur 1231
Bandscheibenvorfall 1074ff.
Bandverletzungen 592ff.
Bang Krankheit, Spondylitis 1041
Bär, Arthrosis deformans 259
Barré-Lieou-Syndrom 1115
Basalmembran, Stratum synoviale 191
Baseballwerfer, Arthrosis deformans 268
Bauchschuß, Wirbelsäule 1177
Bauern, Arthrosis deformans 268
Baumwollpflücker, Arthrosis deformans 268
Beanspruchung, erhöhte des Gelenkes 53
–, Gelenk 5
–, herabgesetzte des Gelenkes 56
–, Knorpel 47
–, mechanische des Osteophyt 67
Bechterew Krankheit siehe Spondylitis ankylosans
Beckenschiefstand, Skoliose 1170
Beckenverbindung, Trauma 571

Begleitsynovitis, Arthrose 211
Begutachtung 1465ff.
–, Meniskopathie 854, 865ff., 1472
–, Preßluftschaden 1476
Beinachsenbestimmung 743
Beinamputation, Spondylosis deformans 1114
Beinlänge, Skoliose 1169
–, Torsionsskoliose 1169
–, ungleich 1143
Beinverkürzung, Skoliose 1170
Beinverlängerung, Skoliose 1170
BeKV 1465f.
Belastung, funktionelle bei Arthrosis deformans 267ff.
–, Gelenk 4
–, Proteoglykansynthese 291
Belastungsmodell, mechanisches des Meniskus 748
–, Meniskus 760
Bence-Jones-Protein, Amyloidose 470
Benzochinonessigsäure-Monomer 434
Bergarbeiter, Meniskopathie 853ff.
Bergbau, Mechanisierung 855
–, Meniskopathie 856
Bergleute, Meniskektomie 882
–, Meniskopathie 858
Bergmann, Expositionszeit 861
–, Haltung 860
–, Hammer 860
–, Meniskopathie, Rissformen 861
Bergmannsknie, Meniskopathie 859
Bergwerksarbeiter, Arthrosis deformans 268
–, Meniskus 778
Berstungsfraktur, Wirbelsäule 1180
–, Wirbelsäulenfraktur 1181, 1195
Beruf, Arthrosis deformans 267ff.
–, Meniskopathie 858ff.
Berufsgenossenschaft, Meniskopathie 853ff.
Berufshilfe, Meniskopathie 853ff.
Berufskrankheit 1465ff.
–, Blei 1470
–, Brucellose 1478
–, Bundesrepublik Deutschland 1465ff.
–, Cadmium 1469f.
–, Caplan-Syndrom 1469, 1478
–, Druckluft 1473
–, Erysipeloid 1478
–, Fluor 1469, 1471
–, Generalklausel 1466
–, Infektionskrankheit 1476
–, Kausalitätsprinzip 1466
–, Kokzidiomykose 1477
–, Meniskopathie 853ff.
–, Meniskusschäden 1469, 1472

–, Metalle 1470
–, Osteochondrosis dissecans 1475
–, Österreich 1468
–, Phosphor 1470
–, Phosphornekrose 1469
–, Preßluftwerkzeuge 1474
–, Schlarlach 1477
–, Schweiz 1467ff.
–, Tuberkulose 1477
–, Typhus abdominalis 1477
–, Unfall 1466
–, Unterkiefer 1469
–, Vibrationsschäden 1474
–, Zoonose 1478
–, Berufskrankheitenverordnung 1465f.
Berufssportler, Gutachten 855
–, Meniskopathie 855
beta-Glukuronidase 276
–, Arthrosis deformans 292
beta-Thalassämie, Arthropathie 491
Beweglichkeit, Meniskus 735, 737
Bewegung 14
–, biomechanische Analyse 7
–, Meniskus 746
–, zwangsläufig 9
Bewegungsablauf 7
–, Kniegelenk 749
Bewegungsbahn 9
Bewegungsgelenk, Kniegelenk 751
Bewegungsgeschwindigkeit, Kniegelenk 748
Bewegungssegment, Wirbelsäule 18, 924
Bilharziose, Arthritis 177
Bindegewebe, benigne Tumoren 1249ff.
–, Gerbungsmethose 764
–, maligne Tumoren 1255ff.
–, Tumoren 1249ff.
Bindegewebsfärbung 1392
Bindegewebsproliferation, Knochenzement 633
–, rheumatoide Arthritis 203f.
Bindegewebstumoren, Definition 1237
Biochemie, Arthrosis deformans 287
–, Fehler 290
–, Gelenkknorpel 274ff.
Biomechanik 2
–, Arthrosis deformans 285
–, Bandscheibe 1053f.
–, Bandscheibendegeneration 1058
–, Gelenkknorpel 279
Blastem 85
Blastomyces, Arthritis 176
Blei, Berufskrankheit 1470
Blockade, Kniegelenk 774
Blockwirbel 947, 950
–, Segmentierungsstörung 949
–, Segregation 949

–, Sklerotom 949
–, Verschmelzung der Gelenkfortsätze 969
–, Wirbelsäule 943
Blockwirbelbildung 942
Blutbefund, Spondylitis ankylosans 1018
Blutergelenk 478
Blutgefäße, Hämophilie 484
–, rheumatoide Arthritis 207
–, Spalteholz-Technik 740
Blutungspigment, Meniskus 784
Blutversorgung, Meniskus 737
Bogenriß, Meniskus 783
Bogen-Sehnen-Konstruktion, Wirbelsäule 17
Boneless, Chorda 936
Bosch, Hieronymus 819
Bourneville-Syndrom 1347
Boxer, Arthrosis deformans 268
Breite, Meniskus 742
Bronchialkarzinom, Arthropathie 498
Bronchialknorpel, alkaptonurische Ochronose 443
Bronzediabetes, Arthropathie 451
Brucellose, Arthritis 156
–, Berufskrankheit 1478
Brucharten, Gelenk 562ff.
Bruchvarianten 563
Brustwirbelsäule, Entwicklung 967
–, Tuberkulose 1032
Brutkapsel 549, 556
–, Akromegalie 465
–, Arthrosis deformans 317, 320
–, Bandscheibe 1062
–, Gicht 393
–, Knorpel 309
–, Meniskopathie 821
B-Typ, Deckzellen 200
Buckel, runder 1142
–, spitzer 1142
Buckled-Meniscus 730, 785
Bulle, Arthrosis deformans 260
Bundesrepublik Deutschland, Berufskrankheiten 1465ff.
Bundeswehr, Meniskopathie 862
Bursa, Meniskuszyste 853
Bündelung, Kollagenfasern des Meniskus 756

Cadmium, Berufskrankheit 1469f.
Caisson-Arbeiter, Knochennekrose 581
Caissonkrankheit 1473
Calvé' Krankheit 585
Candida albicans, Arthritis 172
Caplansyndrom, Berufskrankheit 1469, 1478
Caput radii, Luxation 123

Carcinom, schleimbildendes 1307
CCF, kristallinduzierter chemotaktischer Faktor 388
Charcot-Gelenk 457, 500
–, Kalziumpyrophosphat-Arthropathie 411
Cheiroarthropathie, Diabetes mellitus 458
Cholesteringranulom 448
–, Arthritis 431
Cholesterinkristall-Arthritis 431
Cholesterinsulfat, idiopathische Skoliose 1166
Cholesterolkristall 1416, 1432f.
Chondroarthritis 259ff.
Chondroblasten-Typ, Knorpel 291
Chondroblastom, mandibular 900
Chondrocalcinosis articularis 405
–, Gelenkerguß 1452
Chondroid, Synovialsarkom 670
Chondroitinsulfat, Arthrosis deformans 291
–, Bandscheibe 1052
–, Gelenkknorpel 275ff.
Chondroitin-4-Sulfat, Knorpel 279
–, Meniskus 766f.
Chondroitin-6-Sulfat, Meniskus 766f.
Chondrokalzinose, Epidemiologie 403
–, familiäre 404ff.
–, Gicht 401
–, Hämochromatose 451
–, Hyperparathyreoidismus 461
–, Hyperthyreose 462
–, idiopathische artikuläre 405
–, Kalziumpyrophosphat-Arthropathie 411
–, Klassifizierung 404
–, Meniskus 885
–, Wilson Krankheit 455
Chondroklasie 552
Chondroklasten, Hyperostose 1134
Chondrolipom 1304
Chondrolyse 557ff.
Chondrom 702
Chondromalacia patellae 345
–, Fissur 347
–, Gelenktrauma 574
–, Klassifikation 347
–, Metachromasie 346
–, Proteoglykangehalt 346f.
–, Schliffurchen 345
–, Trauma 345
–, Wilson Krankheit 455
Chondromalacie, Arthrosis deformans 280f.
Chondromatose, synoviale 708ff., 1292, 1366

–, Corpora libera 708f.
–, Malignität 712
–, Ossifikation 711
–, Rheumatoid-Arthritis 712
Chondrom, extraskeletal 1366
–, intrakapsuläres 702
–, myxoid 1375, 1391
–, myxomatös 1394
–, synoviales 702
–, Weichgewebe 1365
Chondron, Arthrosis deformans 319
Chondropathia dissecans 556, 584ff.
–, Gelenkmaus 589
–, Trauma 588
Chondropathia patellae s. Chondromalacia patellae
Chondrosarkom 1366, 1396
–, Arthropathie 496
–, extraskeletal 1391
–, Gelenk 703
–, mesenchymales 1352
–, myxoides 1373, 1376, 1394
–, Weichgewebe 1371
Chondrose, Reparation 1069
Chondrosis dissecans ochronotica 432
Chondrosis intervertebralis 1064, 1066ff.
–, Wirbelsäulenfraktur 1178
Chondrosis juvenilis, Scheuermann 1142
Chondrozyt, Alter 556
–, Alternsgang des Meniskus 768f.
–, Altersveränderungen Gelenkknorpel 278
–, Arthrosis deformans 273ff.
–, Devitalisierung 556
–, Gelenkknorpel 271
–, Gicht 386f., 393, 396, 399
–, Glykogenfelder 573
–, Hämochromatose 454
–, Hämophilie 482
–, Meniskopathie 792
–, Meniskus 762
–, Meniskusschädigung 816
–, Mitose 336
–, Nekrose 278, 337f.
–, Proliferation bei Arthrosis deformans 294
–, Proliferationsaktivität 271
–, Schädigung bei Arthrosis deformans 293
–, Struktur 273f.
–, Versorgungsgebiet 278
Chondrozytenlakune, Arthrosis deformans 322, 335
Chondrozytennekrose, Arthrosis deformans 307, 334
–, Hämophilie 480

Chondrozytenproliferation, Hämophilie 482
Chondrozytoklasie 557 ff.
Chorda, Außenzone 945
–, Bildungsunfähigkeit 937 f.
–, boneless 936
–, Degeneration 940
–, dorsalis 924
–, Dysgenesie 933
–, flexed tail 942
–, Mißbildungen 943 ff.
–, Short-Danforth 938
–, short tail 937
–, truncate mutante 936
–, Umformung 930
Chordagene, Maus 936
Chordaretikulum 948
–, Wirbelsäule 945
Chordarudiment 940
Chordascheide 931
Chordasegment 942
–, Gallertkern 947
–, Wirbelsäule 930, 945
Chordastörung, Wirbelsäulenentwicklung 936 ff.
Chordazellen, Wirbelsäule 945
Chordom 1375 f.
Clustertyp, Arthrosis deformans 336
CPPD-Kristalle 1430
Coccidioidis immitis, Arthritis 176
Colchizin, Gicht 389
Colitis ulcerosa, Spondylitis ankylosans 1019
Commotio articulorum 593
Computertomographie, Nucleus pulposus 1085
Corpus liberum 588 ff.
–, Chondromatose, synoviale 708 f.
–, Fluchtraum 588
–, Kiefergelenk 893
–, Meniskus 774
–, Osteochondropathia dissecans 584
Corynebacterium, Arthritis 159
Crohn Krankheit, Spondylitis ankylosans 1019
Crooked-tail Mutante 950
–, Wirbelsäule 933
Cryptococcus neoformans, Arthritis 172
Cushing Krankheit, Knocheninfarkt 504
Cyste, Meniskus 823, 838 ff.
Cystin-Kristall 1416

Dachdecker, Meniskopathie 855
Darmbeinkamm, Spondylitis ankylosans 1009
Darmerkrankungen, Spondylitis ankylosans 1019

Dauerfraktur, Knochennekrose 580
Dauerkompression 549
Debye-Scherrer-Diagramm 423
Deckplatte, Einbrüche 280
–, Freilegung bei Arthrosis deformans 310
–, Kollagenfasern, Morbus Scheuermann 1144
Deckzellen, rheumatoide Arthritis 198
Deckzellschicht, Gelenkknorpel 556
–, synoviale 192
Defekt, kongenitaler der Gelenkfortsätze 969
–, Meniskus 834
–, Scheibenmeniskus 790
–, Wirbelbogengelenk 965
Deformität, präarthrotische 62
Degeneration, albuminoide 551
–, asbestartig 278
–, Bandscheibe 1059 ff.
–, Chorda 940
–, Fettgewebe 1314
–, Gelenkentwicklung 88
–, Kiefergelenkdiskus 895
–, Knorpel, Kalziumpyrophosphat-Arthropathie 409
–, Meniskopathie 855 f.
–, Meniskus 770, 839
–, mukoide Sehnenruptur 596 f.
–, Sehnenruptur 594 ff.
Degradation, Arthrosis deformans 292
Dehnungstrajektorien 43 f.
Dehnungszone, Meniskus 760
Demaskierung, Kollagenfaser 310
Dens axis, Os odontoideum 1202
Densfraktur, Halswirbelsäule 1031, 1199
Depolymerisation, Glykosaminglykane 292
Dermatansulfat, Meniskus 765
Dermatitis, Arthritis 153
Dermatofibrom 1249 f., 1264, 1268 f.
–, juveniles 1290
–, progressives rezidivierendes 1255 f.
Dermatofibrosarcoma protuberans 1255 f.
Dermatom 926
Dermatomyositis, Arthritis 245
Dermis, alkaptonurische Ochronose 446
Desintegration, Meniskus 770, 798 ff.
Desmin 1392
–, Leiomyosarkom 1327
Desmoid 1266, 1269, 1274 f., 1294
Desmoidfibrom 1274 f.
Desmoidtumoren, multiple 1275
Destruktion, Arthritis 142
–, Arthrosis deformans 320
–, deskovertebrale 1009

Determinationsperiode, teratogenetische Gelenkfehlbildungen 112
Detritussynovitis 284, 429
–, alkaptonurische Ochronose 441
–, Arthrosis deformans 332 f., 340 f., 343
–, destruierende Arthrose 350
–, diabetische Arthropathie 460
–, Hämophilie 485
–, Hyperparathyreoidismus 461
–, Knocheninfarkt 506, 510
–, neuropathische Arthropathie 502
–, ochronotische 442 f.
–, Osteonekrose 505
Detrituszyste, Arthropathia deformans 575
Devitalisierung, Chondrozyten 556
Diabetes mellitus, Arthropathie 456
–, Bandscheibendegeneration 1052
–, Hyperostose 1127
–, Kalziumpyrophosphat-Arthropathie 407, 427
–, Meniskopathie 858
–, Proteoglykansynthese 456
Diarthrose 1, 26, 29, 83
–, Hämophilie 483
–, Spannungsdiagramm 30
–, Zerstörung 238
Diastase, kongenitale oberes Sprunggelenk 120
Dichteverteilung, Knochengewebe 56
Dickdarmkarzinom, Arthropathie 498
Differentialdiagnose, Riesenzellsynovialom 695
–, rheumatoide Arthritis 208 ff.
–, Synovialsarkom 675
Differentialzellbild, Gelenkerguss 1421 f.
Differenzierung, Regenerat 819 ff.
Differenzierungsinduktion, Meniskuschondrozyten 764
Diffusionskapazität, Meniskus 738
Diffusionsweite, Synovialflüssigkeit 276
Dinosaurier, Arthrosis deformans 259
Discus articularis 38
–, Kiefergelenk 887 f.
Diskopathie, Kiefergelenk 891, 893
Diskus, Akromioklavikulargelenk 902
–, Fehlbildungen 124
–, Radioulnargelenk 902
–, Schlüsselbeingelenk 900 ff.
–, Sternoklavikulargelenk 900
Diskushernie, intraspongiös 1117
Diskusprolaps 960 f.
Dislokation, atlanto-axiale 1015, 1030 f.
Disposition, Bandscheibendegeneration 1052
Dissektion, Hyperostose 1134
–, Knorpelgewebe 794

–, partiell 586
Dissoziation, Entzündung bei rheumatoider Arthritis 227
Distorsion, Kiefergelenk 1212
–, Wirbelsäule 1178
–, Wirbelsäulenfraktur 1182 f.
Distraktion 567
DNS-Synthese, Gicht 387
Dokumentation, Meniskusschädigung 784
Doppelbesetzung, Unterarm 35
Dornfortsatzfraktur, Wirbelsäule 1178, 1186 f.
Dreher, Meniskopathie 858
Drehkraftwirkung, Bandscheibe 1054
Drehmoment 12
Drehpunkt, Kniegelenk 749
Drehzentrum, Kniegelenk 8
Dreipunktlagerung, Wirbelgelenk 22
Drepanozytose, Arthropathie 491
Drogenabhängigkeit 161 f.
Druck, Gelenk 549
–, hydrostatischer des Gelenkes 46
–, Kiefergelenk 887 f.
Druckatrophie 549
Druckbeanspruchung, Randwulst 68
Druckbelastung, Arthrosis deformans 298
–, Meniskus 771, 775 f.
–, Wirbelsäule 18
Druckfallkrankheit 1473
Druckknetung 46
Druckluft, Berufskrankheit 1473
Drucknekrose, Alterskyphose 1158
Druckschicht, Arthropathie, Akromegalie 464
Druckschmierung 53
Druckspannung 5
–, Meniskus 736
Druckusuren 549
Druckzone, Meniskus 760
Dupuytren-Fibromatose 1274
Dupuytren'sche Kontraktur 1270 f.
Dura mater, alkaptonurische Ochronose 446
Durchblutung, Arthrosis deformans 285
Durchblutungsstörung, Meniskus 737
Durchschnittspfanne 47
Dynamik 11
Dysgenesie, Chorda dorsalis 933
–, kostovertebrale 956
Dysontogenese, Meniskus 730
Dysorie, synoviale 572
Dysostosen 107
Dysplasia coxae 116
Dysplasie, Femoropatellargelenk 345
–, Gelenk 114 ff.

–, Gelenktrauma 574
–, kostovertebrale 954
–, Meniskus 729
–, Patella 119
Dystopie, Patella 120

Eburnisierung 55
Echinokokkus, Spondylitis 1041
Ehlers-Danlos-Syndrom, Meniskus 884
Eisen, Hämophilie 481
Eisenspeicherung, Gelenktrauma 572
–, Makrophagen bei rheumatoider Arthritis 223
Elastizität, Knorpel 293
–, Kollagen, alkaptonurische Ochronose 435
Elastizitätseinbuße, Arthrosis deformans 285
Elastofibroma dorsi 1265
Elektriker, Meniskopathie 858
Elektronenmikroskopie, Gicht 393
–, Hämophilie 488f.
–, Kalziumpyrophosphat-Arthropathie 418
Ellenbogengelenk 33f.
–, Entwicklung 91
–, Fehlbildung 108f.
Embolie, Gelenkendoprothese 639
Embryologie, Kniegelenkmeniskus 724ff.
Embryonalenentwicklung, Gelenke 83
Endnetzneurofibrom 1290
Endokarditis, Arthritis 166
Endoprothese siehe Gelenkendoprothese
Endoprothese, Arthritis 140
Endoprothesen-Abrieb 631
Endotheliom, synoviales 650
Endothelproliferation, intravaskuläre 1359
Endothelzellen, Hämochromatose 454
Endovaskulitis, Lues 166
Endstadium, Spondylitis ankylosans 1017
Enterobacter, Arthritis 158
Enthesopathie, Spondylitis ankylosans 1009
Entkalkung, Arthropathie 466
–, Kalziumpyrophosphat-Arthropathie 415
Entwicklung, Akromioklavikulargelenk 95
–, Angliederungsgelenke 97
–, Anlagerungsgelenke 97
–, Fingergelenke 91
–, Gelenke 83
–, Gelenkhöhle 88
–, Gelenkkörper 92
–, Handgelenke 91

–, Hüftgelenk 91
–, Kiefergelenk 97
–, Kniegelenk 91
–, Schleimbeutel 94
–, Schultergelenk 92
–, Synarthrose 95
Entwicklungsstörung, Meniskus 725f.
Entzündung, rheumatische, Zwischenwirbelscheibe 1023
–, rheumatoide 1292
–, Zwischenwirbelscheibe 1023
Entzündungsaktivität, Gelenkerguß 1443
–, Gicht 388
Entzündungsgenese, Arthrosis deformans 283
Entzündungsinhibitor, Arthrosis deformans 284
Enzym, degradative bei Arthrosis deformans 291
–, Destruktion, Hämophilie 481
–, Gelenkknorpel 276f.
–, Gicht 384
–, Hydrolyse, Hämophilie 481
–, Katabole 276f., 292
–, lysosomale, Gicht 385
Enzymaktivität, Knorpel im Alter 279
Enzymdefekt, Gicht 380
Eosinophilie, Knorpel 309
Epicondylaegia 600ff.
Epidemiologie, Arthritis 137f.
–, Arthropathie 375
–, Chondrokalzinose 403
Epidermis, alkaptonurische Ochronose 446
Epikondylitis 600ff.
–, Halswirbelsäule 1116
Epiphysendysgenesie, Hyperthyreose 462
Epiphysenfuge, Zerstörung 233
Epiphysenknorpel 15
Epiphysennekrose, Apophyse 582
–, aseptisch 579ff., 581, 588
–, Impressionsfrakturen 581f.
–, Knorpelregeneration 582
–, Regeneration 581
–, Sesambein 582
Epiphysolysis capitis femoris 503
Epistropheus, Verschiebung 1031f.
Epistropheusfraktur, Halswirbelsäule 1199
Epithelialzysten, kutane 1293f.
Epitheloidzellgranulom, Hämochromatose 455
Erbfaktor, idiopathische Skoliose 1162
Ereignis, initiales bei Arthrosis deformans 287
Erguß, Meniskus 882
Ermüdung, Knorpel 573

Ermüdungsbruch, Gelenkknorpel 279
–, Knochennekrose 580
–, Knorpel 286
–, Kollagenfaser 293
–, Quervernetzung 286
Ernährung, Gelenkknorpel 276
–, Insertionszone 601
Ernährungszone, Meniskus 740
Ersatz, plastischer, Sehne 600
Ersatzgewebe, Meniskus 805
Ersatzknorpelgewebe, Meniskus 834
Ersatzmeniskus 838
Erscheinungsbild, hyalines, Arthrosis deformans 328
Erosion, Gelenk, Karzinoid-Syndrom 466
Erysipeloid, Berufskrankheit 1478
Erythematodes, Gelenkerguß 1437
Erythrozyten, Gelenkzytologie 1436
Erythrozytenmembran, Hämophilie 488
Escherichia, Arthritis 157
Evolute 7
Evolvente 8
Ewing-Sarkom 1387 ff.
–, extraskelettal 1338, 1391
Exostose, alkaptonurische Ochronose 441
–, Arthrose 348
–, Arthrosis deformans 315, 329 f.
–, kartilaginäre bei Arthrose 348
Experiment, Arthritis 134 f.
Explantatkultur, Arthrosis deformans 289
Expositionszeit, Bergmann 861
–, Meniskopathie 861
Exsudat, rheumatoide Arthritis 196
Exsudatflocke, versinterte 588
Extension, Kniegelenk 744
Extensionsbelastung, Meniskopathie 863
Extremität, Fehlbildung 110
–, Weichteilverkalkungen 499
Extremitätenanlage 83
Extremitätenknospen 83, 85
Extrinsic repair, Arthrosis deformans 294

Fabry' Krankheit, Arthropathie 498
Fadengranulom, Kalziumpyrophosphat-Arthropathie 427
Fadentest, Garrod 374
Faktor, chemotaktischer, Gicht 388
Faktor-V-Mangel, Hämophilie 479
Faktor VIII-Antigen 1392
Falschgelenkentwicklung, posttraumatisch 29
Faltblattstruktur, Amyloidose 470
Falte, meniskoid 40

Färbung, Zellausstrich 1419
Faser, amianthoide 278
–, elastische 90
–, –, Meniskus 762 f.
–, –, Ruptur 764
–, kollagene des Gelenkknorpels 274 ff.
–, –, Umsatz 275
–, Meniskus 761 f.
Faseranordnung, Meniskus 758 f.
Faseraplasie, primäre 942
Faserarchitektur, Meniskus 759 f.
Faserausfallsherd, Scheuermannsche Krankheit 1151
Faserknochen, Wirbelsäulenfraktur 1225
Faserknorpel, Arthrosis deformans 328
–, Kalziumpyrophosphat-Arthropathie 408
–, Meniskus 275
–, reparativ 297
Faserknorpelnekrose, Meniskopathie 792 f.
Fasernekrose, Meniskus 795
Faserring, Wirbelsäule 942
Faserverlauf, Ligamentum collaterale 845
–, Meniskus 759
Faszienruptur 594 ff.
Faszienverkalkung, Arthritis 245
Fasziitis nodularis 1251 f., 1276, 1288, 1290, 1302, 1558, 1391
Fasziitis, noduläre, intravaskuläre 1281 f.
–, – pseudosarkomatöse 1285
Fat-Pad-Syndrom, Meniskus 775
Fehlbelastung, Kniegelenk 737
Fehlbildung, Disci 124
–, Gelenk 62, 107 ff., 110
–, – Experimente 111
–, Gelenkhöhle 125
–, Gelenklippen 125
–, Kreuzbänder 125
–, Ligament 124
–, Ligamentum capitis femoris 124
–, untere Extremität 110
Fehldifferenzierung, Meniskus 727 f.
Fehler, Biochemie 290
Fehlform, Meniskus 730
Fehlhaltung 1141 f., 1142
–, Skoliose 1169
Fehlstellung, Gelenktrauma 574
Femoropatellargelenk 34
–, Dysplasie 345
Femorotibialgelenk, angeborene Verrenkung 120
Femur, Luxation 117
Femurkondyle, Kontaktfläche 750
–, Schleifeffekt 874
–, Schleifspur 774

–, Spaltlinienverlauf 745
–, Verkalkung 402
Fernwirkung, Gelenkendoprothese 639
Ferretin, Hämophilie 482
Fersenbein, Spondylitis ankylosans 1009
Fett, Meniskus 811
–, Meniskuszyste 847
Fettembolie, aseptische Knochennekrose 587
–, Knocheninfarkt 504
Fettdepot, Meniskopathie 797
Fettgewebe, benigne Tumoren 1297
–, braunes, Lipom 1305
–, Degeneration 1314
–, Tumoren 1297
Fettgewebsnekrose 1307, 1314
Fettphanerose, Knorpel 551
–, Sehnenruptur 597
Fettsucht 1310
Fettthrombose, aseptische Knochennekrose 587
Fetttröpfchen, Meniskus 815
Fettvakatwucherung 1299
Fettwucherung, Osteoarthritis 1311
Fettzellen 90
Fibrillation, Arthrosis deformans 317
–, Gelenk 45
Fibrille, Arkade 272
–, Ermüdungsbruch 286
–, Gelenkknorpel 272
Fibrillogenese, Meniskus 765
Fibrin, Meniskopathie 802
–, rheumatoide Arthritis 194 ff.
Fibronogen, rheumatoide Arthritis 195
Fibroblasten, Kalziumpyrophosphat-Arthropathie 420
Fibroblastenproliferation, infiltrative 1287
Fibrochondrom, Meniskus 886
Fibroendotheliom, Gelenk 676 ff.
Fibrolipom 1290, 1298, 1301, 1314
–, atypisches 1303
Fibrom 1264, 1279, 1391, 1322
–, Gelenk 699
–, infantiles, digitales 1290
–, juveniles, aponeurotisches 1272, 1290 f.
–, – kalzifizierendes 1290
–, zellreiches 1256
Fibroma durum 1264
Fibroma molle 1264
Fibromatose 1264, 1267, 1283, 1391
–, aggressive 1266, 1269, 1274 f., 1286, 1293 f., 1296
–, colli 1287
– diffuse, infantile 1287 f.
–, dorsale 1273 f.

–, Dupuytren-Typ 1274
–, ektopische, noduläre 1274
–, Fibrosarkom-Typ 1283 f.
–, infantile, dermale 1290
–, juvenile 1264
–, Knorpel-Analogon 1290
–, kongenitale 1293
–, – aggressive 1283 f.
–, – generalisierte 1285
–, – lokalisierte 1286 f.
–, muskulo-aponeurotische 1274 f.
–, pseudosarkomatöse 1276
Fibromatosis hyalinica multiplex juvenilis 1292
Fibromyosarkom 1294
Fibrosarkom 1255 f., 1264, 1270, 1272, 1276, 1279, 1281 f., 1285 f., 1288, 1294, 1327, 1391
–, infantiles 1285
–, kongenitales 1283 f.
–, pleomorphes 1340
Fibrosarkom-Typ, Fibromatose 1283 f.
Fibrose, subepidermale noduläre 1249 f.
Fibroxanthom 1249 f.
–, atypisches 1251 ff.
–, malignes 1256 f.
Fibroxanthosarkom 1256 f.
Fibrozyten, alkaptonurische Ochronose 446
Fieber, rheumatisches, Arthritis 250 f.
–, – Gelenkerguß 1437
Filament, intrazelluläres der Chondrozyten 274
Filling in, Spondylitis ankylosans 1012
Fingerarthrose 348 f.
–, Knötchen 348
–, Randexostose 349
Fingergelenk, Aplasie 110
–, Entwicklung 91
Fingerknöchel-Polster 1273 f.
Fingerpolster 1290
Fischschwanzmeniskus 784 f.
–, Histologie 786
Fissur, Arthrosis deformans 307 f.
–, Chondromalacia patellae 347
–, Hämophilie 485
Fistel, arteriovenöse 1345
–, – kongenitale 1347
Fläche, krafttragend 36
Flächenkontakt, Gelenk 60
Flachrücken 1141 f., 1165
–, fixiert 1142
Flexed-tail, Chorda 942
–, Mutante 949
Flexion, Kniegelenk 744
–, Wirbelsäulenfraktur 1181
Fließenleger, Meniskopathie 855, 858

Fließgleichgewicht, Gelenk 6
Fluchtraum, Corpora libera 588
Fluchtreaktion, Meniskus 732
Fluor, Berufskrankheit 1469, 1471
Fluorid, Arthrosis deformans 285
Fluorose, Hyperostose 1127
Flüssigkeitsfilmschmierung 53
Follikel, rheumatoide Arthritis 203 f.
Foramen magnum 1032
Foramen transversum, Spondylosis uncovertebralis 1101
–, Zervikalsyndrom 1115
Foramina intervertebralia, Spondylitis ankylosans 985
Forestiersche Erkrankung 1124 f.
Form, Bandscheibe 1056
–, idiopathische Skoliose 1164
–, Meniskus 740 ff.
Formvariante, Gelenkhöhle 126
Fragebogen, Meniskopathie 868 f.
Fragmentruptur, Korbhenkelriß, Meniskus 783
Fraktur, intraartikulär 562 ff.
–, Skoliose 1169
–, Spondylodiszitis 1009
–, Wirbelkörperabschlußplatte 1121
Frakturheilung, intraartikuläre 565
Frakturluxation, zentrale der Hüfte 576
Frakturnarbe 571
Frakturspalt, Gelenkbruch 565 f.
Framinghamstudie, Arthropathie 375
Freiberg-Renander' Osteochondropathie 585
Freiheit, Grad des Gelenkes 7
Fremdkörper, Arthritis 178
Fremdkörpergranulom, Kalziumpyrophosphat-Arthropathie 418
Fremdkörpersarkom, Gelenkendoprothese 636
Fremdkörpersynovitis, Kristallarthritis 430
Froschlurche, Meniskus 731
Frühporose, Spondylitis ankylosans 1011
Führungsseil, Kreuzband 773
–, Meniskus 773
Funktion, Gelenk, Transplantation 606
–, kinematische der Wirbelsäule 21
Fusion, angeborene 108
–, Hand 109
–, Wirbelkörper 949
Fuß, diabetischer 456 f.
–, nicht-entschädigungspflichtige Schäden 1481
Fußballspieler, Arthrosis deformans 267 f.
– Meniskopathie 857, 862 ff., 865
Fußentwicklung 85

Fußgelenk, Spondylitis ankylosans 981
Fußplatte 85
Fußpunktruptur, Meniskus 781

Galaktosaminrest, Meniskus 766
Gallertkern, Chordasegment 947
–, Zwischenwirbelscheibe 942
Ganglion 1283, 1393
–, Meniskus 823, 839 ff., 843 ff.
–, – Histogenese 846
–, – Morphologie 846 f.
Ganglioneuroblastom 1281
Gangveränderung, Meniskektomie 879
Gardner-Syndrom 1275, 1293 f.
Garrod' Fadentest 374
Gärtner, Meniskopathie 855
Gaucher Krankheit, Arthropathie 492
–, –, Gelenk 492
–, –, ischämische Knochennekrose 492
–, –, Knorpelverlust 492
Gaucherzellen, Arthropathie 492
Gefäße 90
Gefäßapparat, Meniskus 816 f.
Gefäßkompression, Knocheninfarkt 504
Gefäßsystem, Tumoren 1340 ff.
Gefäßversorgung, Meniskus 737
Gelenk, Agenesie 108 ff.
–, amphiarthrotisches 1108 ff.
–, Angiomatose 699 ff.
–, Anlage 86
–, Anomalie 107 ff.
–, Aplasie 108 ff.
–, Belastung 4
–, Biomechanik 2
–, Chondrosarkom 703
–, Dysplasie 114 ff.
–, Fehlbildung 62, 107 ff.
–, Fibrillation 45
–, Fibrom 699
–, Flächenkontakt 60
–, Fliessgleichgewicht 6
–, Freiheitsgrad 7
–, Funktion, Transplantation 606
–, Gaucher Krankheit 492
–, geschwulstartige Hyperplasie 704
–, Gestaltänderung 2
–, Gicht 385
–, Hämangiom 699 ff.
–, Hebel 6
–, hydrostatischer Druck 46
–, Hypoplasie 114 ff.
–, Kalziumpyrophosphat 461
–, Knorpel 14
–, Kontaktfläche 36
–, Lipom 699
–, menisko-femorales 743 f.
–, menisko-tibiales 744 ff.

–, Meniskus 38
–, Metastasen 703
–, Morphogenese 89
–, Ontogenese 100
–, Paarschlüssigkeit 6
–, repulsiver singulärer Punkt 45
–, Sarkom 702ff.
–, Selbstdifferenzierung 101
–, singulärer Punkt 45
–, Spannungsgröße 5
–, Spindelzellsarkom 703
–, Stellung 60
–, Stellungsanomalie 114ff.
–, Strahlensarkom 703
–, Tragfläche 36
–, Transplantation 604ff.
–, Tumormetastasen 496
–, überzählig 112
–, Varianten 107ff.
–, Verknöcherung, Spondylitis ankylosans 980
–, Volumenänderung 2
Gelenkachse 7
Gelenkamyloid 467
Gelenkaustrocknung, Arthrosis deformans 282
Gelenkbeweglichkeit, Messung 11
Gelenkblutung, Hämophilie 572
–, Leukämie 495
–, Trauma 572
Gelenkbruch 562ff.
–, Heilung 570
–, Heilungsstörung 566
–, Histologie 565f.
–, Sekundärinfektion 565f.
Gelenkchondromatose 702
Gelenkdeformität, Gicht 389
Gelenkdestruktion, rheumatoide Arthritis 211ff.
–, Spondylitis ankylosans 997
Gelenkdruck 30, 549
–, Erhöhung 59, 64
Gelenkendoprothese s. Endoprothese 140
Gelenkendoprothese 623ff.
–, aseptische Knochennekrose 627
–, Embolie 639
–, Fernwirkung 639
–, Gewebemetallose 626
–, Implantatlockerung 627
–, Implantatverformung 625
–, Keramik 636
–, Kniegelenk 626
–, Knochenschaftfraktur 628
–, Knochenschwund 630f.
–, Knochenzement 632
–, Kohlenstoff 638

–, Korrosion 624f.
–, Korrosionsprodukt 626
–, Lungenembolie 639
–, Materialinhomogenität 625
–, Mechanik 630
–, Metalleinschluss 627
–, Metallkrebs 627
–, Metallneoplasie 627
–, Methylmetacrylat 630
–, Sarkom 627, 629f., 636
–, Tumorinduktion 629
–, Verankerung 626
–, zementfrei 636
–, Zementköcher 626, 632ff.
Gelenkentwicklung 83
Gelenkentzündung, Spondylitis ankylosans 986
Gelenkerguß, Aktivitätsbefund 1446
–, Arthritis 1437
–, Arthritis urica 1452
–, Arthropathia psoriatica 1454
–, Chondrocalcinosis articularis 1452
–, Differentialzellbild 1421f.
–, Entzündungsaktivität 1443
–, Erythematodes 1437
–, Gichtarthritis 1437
–, Hämophilie 1437
–, hämorrhagisch 1450f.
–, – Arthropathie 496
–, Hämosiderophagen 1443
–, infektiös-entzündlich 1456f.
–, Karzinom 1437
–, Klassifikation 1450
–, Kristallarthropathie 1452
–, LE-Zelle 1439
–, Lupus-Erythematodes-Zelle 1439
–, Meniskus 882
–, Morphologie 1421f.
–, Neuroarthropathie 1437
–, nicht entzündlich 1449
–, nicht infektiös-entzündlich 1452
–, Ochronose 1443
–, Operation 1457
–, Peking-Zelle 1437
–, Pseudo-LE-Zelle 1439
–, Punktat 1418
–, Pyarthros 1456
–, RA-Zellen 1441
–, Reiter-Zellen 1437
–, Reizerguß 1456
–, Rhagozyten 1440
–, rheumatisches Fieber 1437
–, Rheumatoid-Arthritis 1441, 1453
–, Rheumatoide 1455
–, Sarkom 1437
–, septische Arthritis 1456
–, septischer 1435

Gelenkerguß, Sjögren-Zelle 1439
–, Spondylarthritis ankylosans 1454
–, Summenaktivitäts-Punkteformel 1445
–, Synovialitis 1455
–, Tuberkulose 1437
–, villonoduläre Synovialitis 1437
–, Zellphagozyten 1438
–, Zytogenese 1424
Gelenkerkrankung, traumatisch-vaskulär 579 ff.
Gelenkfehlbildung, Atavismus 112
–, Ätiologie 107 f.
–, Pathogenese 107 f.
–, teratogenetische Determinationsperiode 112
–, teratologische Reihe 107
–, Varianten 114 ff.
Gelenkfläche 113 f.
–, Inkongruenz 36, 62
–, Kongruenz 741
–, Reduktion 59
–, transportabel 39
Gelenkflächeninkongruenz, Gelenktrauma 574
Gelenkflächenunterteilung, Entstehung 114
Gelenkflüssigkeit, Meniskus 738
Gelenkform, Entstehung 100
Gelenkfortsatz, Aplasie 965, 969
–, Asymmetrie 965
–, Fehlentwicklung 970
–, Hypoplasie 965, 969
–, Verschmelzung 969
–, Wirbelsäule 967
Gelenkfraktur, Ligamentruptur 570
–, Regenerat 568
–, Synovia 570
Gelenkhöhle, Entwicklung 88
–, Fehlbildung 125
–, Formvariante 126
–, Meniskus 733 ff.
Gelenkkapsel 41, 89
–, Arthrosis deformans 332
–, Kalziumpyrophosphat-Arthropathie 414
–, Ochronose, alkaptonurische 441
–, Proliferation, Akromegalie 465
–, Retikulohistiozytose 495
–, Silikon 450
Gelenkkapselrecessus, Gicht 393
Gelenkkapselverdickung, Akromegalie 464
Gelenkkapselverknöcherung, Spondylitis ankylosans 1003
Gelenkklippen, Fehlbildung 125
Gelenkknorpel 41
–, Akromegalie 463

–, Altersveränderungen 277
–, amianthoide Faser 278
–, Amyloid 278
–, Arthritis 141 f.
–, Arthrosis deformans 286
–, Auflösung 212
–, Biomechanik 279
–, Chondroitinsulfat 275 ff.
–, Chondrozyt Altersveränderungen 278
–, Deckzellschicht 556
–, degenerative Veränderungen 49
–, Enzyme 276 f.
–, Ernährung 276
–, Fibrillen 272
–, Gykosaminoglykan 275 ff.
–, Hyaluronsäure 275 ff., 279
–, idiopathische Degeneration 347 f.
–, Kalziumpyrophosphat 278
–, katabole Enzyme 276 f.
–, Kathepsin 276 f.
–, Keratansulfat 275
–, Knorpelwurzel 271
–, Kollagen 274
–, Lipide 276, 278
–, Matrixeinschlüsse 273
–, Matrix-streaks 278
–, ochronotischer 444
–, Proteoglykanmonomere 271
–, Regenerationsfähigkeit 50
–, Spaltlinienmuster 43
–, Spondylitis ankylosans 989
–, Tidemark 271, 278
–, Transplantationsfähigkeit 605 f.
–, Übergangszone 271
–, Verknöcherung bei Spondylitis ankylosans 992
Gelenkknorpelauflösung bei rheumatoider Arthritis 215
Gelenkknorpeldicke 46
Gelenkkongruenz, Störungen mit Arthrosis deformans 268 f.
Gelenkkontraktur, Hämophilie 480
Gelenkkörper, Entwicklung 92
–, freie 588 ff.
–, – Bandscheibe 1061
–, Hyperplasie 123
–, Kniegelenk 40
Gelenkmanifestation, Leukämie 497
Gelenkmaus 588 ff.
–, aseptische Knochennekrose 590
–, epiphysäre Absprengung 589
–, Liesegang' Figur 591
–, Osteochondropathia dissecans 584, 589
–, Revitalisierung 591
–, Synovialzotten 590
–, Vitalität 590

Gelenkmausbildung, Trauma 589
Gelenkmechanik, Gelenkendoprothese 630
Gelenkoberfläche, Rasterelektronenmikroskopie 51 f.
Gelenkperforation, traumatische Arthritis 139
Gelenkpunktat, Zytodiagnostik 1448
Gelenkresultierende 29, 31
–, exzentrische Lage 49, 63
Gelenkschaden, Nicht-Entschädigungspflichtig 1478 f.
Gelenkscheiben 887 ff.
Gelenkschmiere 556
Gelenkschwellung, Hydrops 572 f.
Gelenkspalt, Verschmälerung 280
Gelenksudeck 576 f.
Gelenktasche, paraossär, Gicht 387 f.
Gelenktransplantation, Gefäßversorgung 607
Gelenktrauma, akut 562 ff.
–, Arthropathia deformans 574
–, chronisch 574
–, Hydrarthros 593
–, Meniskus 875 f.
–, Randexostose 570
–, stumpf 593
Gelenktrümmerfraktur 566
Gelenktumoren, Histogenese 647 f.
–, Hyperplasie 648 f.
–, Klassifikation 647 ff.
–, Synovialis-Differenzierung 648 f.
–, Synovialome 649
Gelenkversteifung, Spondylitis ankylosans 980
Gelenkzotten, rheumatoide Arthritis 195 f.
Gelenkzwischenscheiben 723 ff.
Gelenkzwischenzone 86
Gelenkzytologie 1415
–, Erythrozyten 1436
–, Tumorzellen 1434
Generalklausel, Berufskrankheiten 1466
Genese, Riesenzellsynovialom 693
–, Synovialsarkom 673
Gerbungsmethode, Bindegewebe 764
Geröllzysten, Meniskuszysten 841
Geschlechtsverteilung, Weichgewebstumoren 1245 ff.
Gestaltänderung, Gelenk 2
Gewebemetallose, Gelenkendoprothese 626
Gewebereifung, chondroide 553
Gewebsdestruktion, chronische Polyarthritis 1023
Gewebsermüdung, Gelenk 550
Gewebsneubildung, Osteophyt 66

Gewebsproliferation, Hämophilie 480
Gibbus 1142
–, Kümmell-Krankheit 1216
–, Tuberkulose 1034
Gicht 210
–, akute Synovitis 391
–, Alkohol 379 f., 383
–, Allantoin 388
–, Amyloidose 401
–, Ankylose 389
–, Antihelixohr 400
–, asymptomatische Gelenke 385
–, Arthropathien 373 ff.
–, Auskristallisation 382
–, Brutkapsel 393
–, chemotaktischer Faktor 388
–, Chondrokalzinose 401
–, Chondrozyt 386 f., 393, 396, 399
–, chronisch 389, 393
–, chronische Polyarthritis 401
–, Colchizin 389
–, DNS-Synthese 387
–, Elektronenmikroskopie 393
–, endoplasmatisches Retikulum 398
–, Entzündungsaktivität 388
–, Enzymdefekt 380
–, Enzyme 384
–, Gelenkdeformität 389
–, Gelenkkapselrecessus 393
–, Glykosaminoglykane 382
–, Großzehengrundgelenk 380
–, Hagemann-Faktor 384
–, Hämoglobinopathie 378
–, Harnsäurekonzentration 383
–, Harnsäurelöslichkeit 382
–, Histiozyten 395
–, Hyperostose 1127
–, Hypertonie 401
–, Immunglobuline 384
–, Inzidenz 377
–, Kalkablagerung 389
–, Kalziumpyrophosphat-Arthropathie 407, 427
–, Kalziumpyrophosphat-Dihydrat 391
–, Klassifikation 379
–, Knorpel 386
–, Knorpelabbau 387
–, Knorpeldegradation 387
–, Knorpeloberfläche 393
–, Kollagen 395, 399
–, Kollagenase 387
–, Komplement 384
–, Kristallphagozytose 386
–, Löslichkeit der Harnsäure 383
–, Lysosom 384
–, Lysosomale Enzyme 385
–, Mahlzeit 383

Gicht, Marktophus 387
–, Milchsäureproduktion 386
–, Morphologie 389
–, Natriumurat 381
–, Natriumuratkristall 381 f., 383
–, Nierenclearance 377
–, Niereninsuffizienz 401
–, Nierenschädigung 400
–, Nukleation 381 f.
–, Oxalose 429
–, Pannus 387, 393
–, paraossäre Gelenktasche 387 f.
–, Pathogenese 379
–, Peroxydase 388
–, Phagosom 385
–, Phagozytose 384
–, Podagra 380
–, Poplitealzyste 389
–, Präeklampsie 401
–, primäre, Arthropathie 377
–, Proteoglykane 382, 387
–, Proteasen 386
–, Purine 378
–, Resorptionsgeschwindigkeit 382
–, Riesenzellen 395 f.
–, Safraninophilie 393
–, Schildkröte 403
–, Sphärolithen 381
–, Struktur der Uratkristalle 397
–, Superoxydradikal 385
–, Symptomatik 388
–, Synovialdeckzellen 391
–, Synovialflüssigkeit 381
–, synovitische Wucherung 393
–, Temperatur 382
–, Thalassämie 378
–, Therapie 389
–, Tophus 387, 393, 400
–, Turnover 378
–, Uratgranulom 395
–, Uratkristall 391
–, Urattophus 396, 398
–, Urikusurika 389
–, Vererbungsmodus 377
–, Weichteiltophus 393
–, Xanthinoxydasehemmer 389
Gichtanfall 388
Gichtarthritis 375, 381
–, akut 389, 391
–, Gelenkerguß 1437
–, Knorpel 394
–, Synovialmembran 392
Gichthäufigkeit, Arthropathie 377
Gichttherapeutika 389
Gichtzelle 1416, 1428
Giemsa-Färbung 1419
Gießereiarbeiter, Arthrosis deformans 269

Gleitzone, Meniskus 760
Gliedmassenfehlbildungen, Klassifikation 107
Glomangiom 1349
Glomus, neuromyoarterieller 1349
Glomustumor 1349
Glukokortikosteroid, Kristallarthritis 430
Glukosaminidase, Gelenkknorpel 276
Glukozerebroidase, Arthropathie 492
Glutathionreduktasemangel, Arthropathie 491
Glykogenfelder, Chondrozyten 573
Glykolipid, Arthropathie 493
Glykopeptid, Rippenknorpel 277
Glykoprotein, Meniskus 765 f.
–, Scheuermannsche Krankheit 1149
Glykosaminoglykan, Arthrosis deformans 289
–, Bandscheibe 1052
–, Depolymerisation 292
–, Gelenkknorpel 275 ff.
–, Gicht 382
–, idiopathische Skoliose 1166
–, Meniskus 765 f., 766 f.
–, rheumatoide Arthritis 203 f.
Glykosaminoglykangehalt, Arthrosis deformans 290
–, Kiefergelenk 889
–, Meniskus 767
Glykosaminoglykansynthese, Hämophilie 482
Glykosphingolipid, Arthropathie 498
Golgi-Komplex, Meniskus 762
Gomphosis 14
Gonarthropathie, neuropathische 501
Gonarthrose, Arthrosis deformans 307
–, Kalziumhydrogenphosphat-Arthropathie 429
–, Meniskektomie 268
–, Synovialmembran 331
Gonokokken, Arthritis 137 f., 144
–, – Stadien 154
–, Morbus Reiter 235 ff.
–, Spondylitis ankylosans 979
Gonokokkeninfektion, Arthritis 152
–, Syndrom der Disseminierten 153
Gorilla, Arthrosis deformans 260
Gradeinteilung, Weichgewebstumoren 1242 ff.
Graduierung, Sarkom 1244
Granularzell-Lipom 1305
Granularzellmyoblastom 1329, 1380
–, Retikulohistiozytose 494
Granularzellschwannom 1380
Granularzelltumor 1307, 1329, 1380, 1396
–, maligner 1381 f.

Granulation, avaskuläre 566
–, – Knorpel 558
Granulationsgewebe 1279
–, Arthropathie 500
–, Arthrosis deformans 311
–, chronische Polyarthritis 1023
–, Knorpelwunde 553
Granulationsgewebstyp, Hämangiom 1348
Granulom, Arthritis 172
–, Arthrosis deformans 343
–, eosinophiles 1254
–, epitheloidzelliges 1387
–, pyogenes 1360
Granuloma anulare 1387
Granuloma pyogenicum 1348
Granuloma teleangiectaticum 1348, 1358
Granulozyten, eitrige Arthritis 137
–, Enzyme 211
–, rheumatoide Arthritis 206
Grenzflächenschmierung 53
Grenzlamelle, rheumatoide Arthritis 224
Groenblad-Strandberg-Syndrom, Meniskus 884
Großzehengrundgelenk, Gicht 380
Grundsubstanz, Meniskopathie 809
–, Meniskus 738, 765 ff., 795 ff.
–, Verminderung bei Arthrosis deformans 307
–, Verschleimung 348
Grundsubstanzverfettung, Sehenruptur 597
Guinier-Streukammer 423
Gumma 166
Güntzesches Zeichen 961
Gutachten, Berufssportler 855
–, Meniskopathie 784, 865 ff.
Gutta 373

Haemophilus, Arthritis 159
Hagemann-Faktor, Gicht 384
Halblebenszeit, Proteoglykane 276
Halsbandscheibe 1101
Halslordose 958
–, Knickung 961
Halsmark, Kompression 1031 f.
Halswirbel 950
Halswirbelsäule, Atlasfraktur 1198
–, Axisfraktur 1199
–, chronische Polyarthritis 1026, 1030 f.
–, Densfraktur 1199
–, Entwicklung 967
–, Epistropheusfraktur 1199
–, fibröse Ankylose 963
–, Hyperextension 1207 f.
–, Hyperextensionsverletzung 1206
–, Hyperflexionsfraktur 1199 f.

–, Luxation 1198
–, Os odontoideum 1201
–, Rheumatismus 1026
–, Schleuderverletzung 1208
–, Spätparaplegie 1201
–, Traggelenk 963
–, Tuberkulose 1032
–, Wirbelblock 963
–, Zwischenwirbelscheiben 957 ff.
Haltung 1141 ff.
Haltungsfehler 1141 f.
Haltungsinsuffizienz 1142
Haltungsschaden 1142 f.
Haltungsverfall 1142
Hämangioendotheliom, benignes 1341 f.
–, malignes 1343, 1353 f.
Hämangioendotheliosarkom 1353
Hämangiom 1340 ff., 1356
–, arteriovenöses 1345
–, Gelenk 699 ff.
–, Granulationsgewebstyp 1348
–, hypertrophes 1341
–, infantiles 1341
Hämangiom 1345
–, juveniles 1343
–, kapilläres 1301, 1343, 1348
–, kavernöses 1344
–, kongenitales 1341
–, razemöses 1345
–, sklerosierendes 1249 f.
–, venöses 1344 f.
–, zellreiches 1287
–, zirsoides 1345
Hämangiomatose 1347
–, systematische 1347
Hämangiomvariante, keratinöse 1344
Hämangioperizytom 1286 f., 1350 ff., 1373
–, benignes 1352
–, malignes 1352
–, kongenitales 1286 f.
Hämangiosarkom 1353
–, gering differenziert 1358
Hämarthros 478, 480, 573
–, experimenteller 480
–, Hämophilie 482
Hamartom 1367
–, fibröses 1289
–, mesenchymales 1379
Hämatom, epidurales, Wirbelsäulenfraktur 1187
–, Knochenmetaplasie 1367
–, subdurales, Wirbelsäulenfraktur 1187
Hämatomyelie, Wirbelsäulenfraktur 1206
Hämatopoese, extramedulläre 1305

Hämochromatose, Arthropathie 451
-, Chondrokalzinose 451
-, Chondrozyten 454
-, Elektronenmikroskopie 454
-, Endothelzellen 454
-, Epitheloidzellgranulom 455
-, Gelenkblutung 572
-, Kalziumpyrophosphat-Arthropathie 407, 427, 451
-, Klinik 452
-, Leberzirrhose 451
-, Pathomorphologie 453
-, Rippenknorpel 451
-, Symphyse 903
-, Synovialdeckzellen 454
-, Transfusionssiderose 455
Hämodialyse, Meniskopathie 858
Hämoglobinopathie, Gicht 378
Hämolipom 1300
Hämophilie, Arthropathie 478
-, bakterielle Arthritis 483
-, Blutgefäße 484
-, Chondrozyten 482
-, Chondrozytenproliferation 482
-, destruktive Enzyme 481
-, Detritussynovitis 485
-, Diarthrose 483
-, Eisen 481
-, Elektronenmikroskopie 488 ff.
-, endoplasmatisches Retikulum 488
-, Erythrozytenmembran 488
-, Ferretin 482
-, Fissur 485
-, Gelenkblutung 572
-, Gelenkerguß 1437
-, Gelenkkontraktur 480
-, Glykosaminoglykansynthese 482
-, Hämarthrose 482
-, Häufigkeit 479
-, hydrolytische Enzyme 481
-, Kalziumpyrophosphat-Arthropathie 427
-, Kollagen 481
-, Knorpel 480
-, Knorpeldestruktion 482
-, Knorpelzelle 485
-, Knorpelzerstörung 483
-, Meniskus 488, 884
-, Muskulatur 488
-, Osteophyt 483
-, Pannus 482
-, Phospholipide 488
-, pigmentierte villonoduläre Synovialitis 708
-, Proteoglykan 481
-, Pseudosarkom 488
-, Pseudotumor 488

-, Pseudozysten 488
-, Schweregrad 479
-, Siderinpigment 484 f., 488
-, Siderosom 488
-, Synovialdeckzellen 488
-, Synovialmembran 479 f., 483, 486
-, Synovialzellschicht 484
-, Synoviorthese 484
-, Synoviozyten 488
-, Wachstumsstörung 488
Hämosiderin 1416
-, pigmentierte villonoduläre Synovialitis 705 ff.
-, Synovialsarkom 668
Hämosiderophagen, Gelenkerguß 1443
Hamster, Arthrosis deformans 260
Hand, Synosthose 109
Handball, Meniskopathie 862, 864 f.
Hand, Entwicklung 85
-, Fehlbildung 109
-, Fusion 109
Handgelenk, Entwicklung 91
-, Spondylitis ankylosans 981
-, Verkalkung 402
Harnsäurekonzentration, Gicht 383
Harnsäurelöslichkeit, Gicht 382
Hase, Meniskus 732
Hauer, Meniskopathie 858
Häufigkeit, Weichteiltumoren 1240, 1244 f.
Hauptbewegungsrichtung 11
Hauptfunktion, Meniskus 752 f.
Haushuhn, Arthropathie 374
Haustier, Amyloidose 467
Hautanhängsel, Lipom 1298
Hautknoten, Retikulohistiozytose 494
Hebel, Gelenk 6
Hebelarm, physikalisch 12
Heberden'sche Knötchen 348
HE-Färbung 1419
Heilung, Gelenkbruch 570
-, Knorpeldefekt 295
-, Knorpelwunde 570
-, Wirbelsäulenfraktur 1230
Heilungsmechanismus, Gelenkbruch 564 f.
Heilungsstörung, Gelenkbruch 566
Heilungsverlauf, Wirbelsäulenfraktur 1226
Hemiarthrose 26
Hemmungsmißbildung, Scheibenmeniskus 726
Henkel, Korbhenkelriß 867
-, Meniskopathie 867
Hepatitisviren, Arthritis 169
Herberdensche Arthrose 350
Herniation, Meniskuszyste 851

Hernie, Bandscheibe 1074ff.
Herpesviren, Arthritis 167
Herzklappe, alkaptonurische Ochronose 446
Heterotopie, Knochenmark 1305
Heterotransplantat, Immuntoleranz 608
Hexosamingehalt, Meniskus 766f., 769
Hibernom 1305
Hinterhorn, Luxation 751
–, Meniskus 735
–, Meniskusschädigung 772
Hippel-Lindau-Krankheit 1347
Histiozyten 90
–, Gicht 395
Histiozytom, angiomatoides, malignes 1261f.
–, benigne 1260
–, bösartig 1279
–, fibröses 1249f., 1256, 1302, 1322, 1352f., 1358, 1391, 1394, 1396
–, – malignes 1283
–, gutartig 1279
–, malignes 1254, 1317
–, – fibröses 1253, 1256f., 1270, 1282, 1285, 1296, 1319, 1327
–, myxoid-fibröses 1316
–, myxoides 1316
–, – malignes 1283
–, pleomorphes, malignes 1340
Histiozytose, maligne 1391
Histochemie, Synovialsarkom 675f.
Histogense, epitheloides Sarkom 697ff.
–, kausale 46, 94
–, Stützgewebe 2
–, synoviales Sarkom 653
Histokompatibilitätsantigen, Morbus Reiter 237f.
–, Spondylitis ankylosans 978
Histoplasma capsulatum, Arthritis 176
Hitze, Zementköcher 635
HLA-Antigene, Spondylitis ankylosans 978
Hoffa' Kranheit 594, 876
–, diffuse synoviale Lipomatose 713
Höhenänderung, Zwischenwirbelscheibe 19
Hohlräume, Riesenzellsynovialom 692f.
Hohlrundrücken 1141
Homogentisinsäureoxydase 433
Hookesches Gesetz 5
Hormone, Bandscheibe 1059
Hüftgelenk, Entwicklung 91
–, Fehlbildung 116
–, Gelenkresultierende 31
–, nicht-entschädigungspflichtige Schäden 1480
–, Spondylitis ankylosans 981

Hüftgelenksluxation, angeborene 117
Hüftgelenksverrenkung, angeborene 117
Hüfthinken 31, 34
Hüftkopf, Keramik 637
–, Umbau 305
Hüftkopfnekrose 507ff.
–, aseptische 570
–, idopathische 502
–, Knochendurchblutung 503
–, sekundäre Arthropathie 509
–, Ursache 503
Hüftkopftransplantation, homoiplastisch 606f.
Hüftluxation 41
Huhn, Arthrosis deformans 262
Hühnermesoderm, Zellkultur 764
Hüllbahn 9
Humphrysches Band 735
Hund, Arthrose 291
–, Arthrosis deformans 260, 262, 289
–, Bandscheibe 1054
–, Bandscheibendegeneration 1052
–, Hämophilie 478
–, Knorpeldefekt 296
–, Koxarthrose 289
–, Meniskus 732, 767
–, Meniskuspathologie 732
–, Meniskusregeneration 819, 834
–, Meniskusrestitution 828
–, Postmeniskektomiesyndrom 878
Hutkrempenriß, Meniskus 779, 787
Hyalinose, Riesenzellsynovialom 692
Hyaluronsäure, Arhrosis deformans 281
–, Gelenkentwicklung 90
–, Gelenkknorpel 275ff., 279
–, Hyperthyreose 462
Hyäne, Arthrosis deformans 260
Hydrarthros, Trauma 592f.
Hydrokortison-Azetat, Kristallarthritis 430
–, Arthropathie 428ff.
–, Kortikosteroidinjektion 428f.
–, Sklerodermie 428
Hydroxylapatit, Arthrosis deformans 334, 342f.
–, Gelenk 403
–, Kalziumpyrophosphat-Arthropathie 428
–, Kristall 1416
–, –, Arthrosis deformans 284, 292
–, Synovitis 428ff.
Hydroxyprolin, Nucleus pulposus 1079, 1082
Hygrom 1362
Hyperämie, subchondrale 286
Hypercholesterinämie, Arthropathie 447

Hyperextension, Halswirbelsäule 1207f.
—, Wirbelsäulenfraktur 1181
Hyperextensionsverletzung, Halswirbelsäule 1206
Hyperflexion, Wirbelsäulenfraktur 1191
Hyperflexionsfraktur, Halswirbelsäule 1199f.
Hyperlipidämie, Immunarthritis 448
—, Knochenkollaps 448
Hyperlipoproteidämie, aseptische Knochennekrose 587
—, Osteochondropathie dissecans 586
Hyperlipoproteinämie 447
Hypermobilität, Meniskus 727, 787
Hyperostose, A-Hypervitaminose 1127
—, akylosierende 1067, 1124f., 1161
—, Arthrosis deformans 303, 317
—, Chondroklasten 1134
—, Diabetes mellitus 1127
—, Dissektion 1134
—, Fluorose 1127
—, Gicht 1127
—, Hypokalzämie 1127
—, Kapselverknöcherung 1130
—, Nekrose 1130
—, Osteoklasten 1134
—, Osteophyt 1130f.
—, Osteoporose 1127
—, Proteoglykan 1128
—, Spondylarthrose 1131
—, Tetrazyklin-Markierung 1130
Hyperparathyreoidismus, Arthropathie 460
—, Chondrokalzinose 461
—, Detritussynovitis 461
—, Kalziumpyrophosphat-Arthropathie 407, 427
—, Meniskus 885
—, Parasyndesmophyt 1022
—, Pyrophosphatkristall-Arthritis 460
—, Sehnenabriss 461
—, Synchondrose 989
Hyperphosphatämie, Arthropathie 500
Hyperplasie, angiolymphoide 1361
—, angiomatöse, Wilson Krankheit 455
—, Gelenkkörper 123
—, geschwulstartig, Gelenk 704
—, Knorpel 702
—, Meniskus 730
—, papilläre, endotheliale 1359
—, villöse, Arthrosis deformans 307
—, – destruierender Arthrose 350
—, – diabetische Arthropathie 460
—, Synovialmembran 331
Hyperthyreose, Arthropathie 462
—, Hyaluronsäure 462

—, Kalziumpyrophosphat-Arthropathie 427, 462
—, Symptomatik 462
—, Synovialmembran 463
—, Viskosität der Synovialflüssigkeit 462
Hypertonie, Gicht 401
Hypogammaglobulinämie, Arthritis 252
Hypokalzämie, Hyperostose 1127
Hypomobilität, Meniskus 727, 872
Hypoperfusion, Meniskus 771
Hypophosphatasie, Kalziumpyrophosphat-Arthropathie 407, 427
Hypophysenadenom 463
Hypoplasie, Gelenk 114ff.
—, Gelenkfortsatz 965, 969
Hypothyreose, Kalziumpyrophosphat-Arthropathie 407
Hypoxie, Meniskus 771
Hyperurikämie, Arthropathie 375, 377
—, Klassifikation 379
—, sekundäre 378

Iliosakralgelenk, Spondylitis ankylosans 980
—, Verknöcherung 1130
Immobilität, Arthrosis deformans 298
Immunarthritis, Hyperlipidämie 448
Immunglobin, Gicht 384
Immunkomplex, Leukämie 495
Immunkomplexarthritis, Kaninchen 877
—, Meniskus 877
Immunmechanismus, lokaler 283
Immunperoxydasereaktion, Amyloidose 470
Immunreaktion, Spondylitis ankylosans 979
Immunsuppression, aseptische Knochennekrose 588
Immuntoleranz, Heterotransplantat 608
—, Knochengewebe 607
—, Knorpelgewebe 607
—, Transplantation 606
Implantat, Metalle 623ff.
Implantatlockerung, Gelenkendoprothese 627
Implantatverformung, Gelenkendoprothese 625
Implantationstechnik, Endoprothese 624
Impressionsfrakturen, Epiphysennekrose 581f.
Inaktivitätsatrophie 6
—, Spondylitis ankylosans 1011
Inborn errors of metabolism, Meniskus 884
Induktion, Arthrosis deformans 261
Infektion, Gelenkbruch 565f.
—, Spondylitis ankylosans 979
—, Symphyse 903

Infektionskrankheit, Berufskrankheit 1476
Infiltration, leukämische, periostale 495
Initialphänomen, Mensikopathie 792
Initialstadium, Spondylitis ankylosans 1017
Injektion, intraartikulär 161
Inkoordination, Kiefergelenk 889 ff.
Inkongruenz 48
–, funktionell 47
–, Gelenkfläche 36, 62
Innenzone, Meniskus 756
Insertionstendopathie, Arthrose 603
–, deformierend 600
–, Regeneration 603
Insertionszone, Ernährung 601
Insuffizienz, kardiopulmonale, Skoliose 1168
Insudatzysten, Meniskus 851 f.
Instabilität, Bandapparat, Meniskus 872
Interartikularmembran, Meniskus 731
Interkostalnerven, Arthrose 1134
Intermediärschicht 87
Interphalangealgelenke, Retikulohistiozytose 493
Intersegmentalgefäße, Wirbelsäule 929
Interzellularsubstanz 88
Intrinsic repair, Arthrosis deformans 294
Intrinsic tissue defect, Arthrosis deformans 293
Invasionsresistenz, Gelenkknorpel 277
Involutionsakromegalie, Arthrose 348
Inzidenz, Arthrosis deformans 263 ff.
–, Gicht 377
Iridozyklitis, Spondylitis ankylosans 1016
Irritation, entzündliche bei Arthrosis deformans 323
Ischämie, Meniskus 771, 773, 857
–, Meniskusschädigung 857, 783
Isochromat, spannungsoptischer Versuch 55

Jefferson-Fraktur 1198
Judo, Meniskopathie 864
Jugend, Arthropathie 375

Kalk, Sehnen 461
–, Synovialsarkom 668
Kalkablagerung, Gicht 389
Kalkgicht, Arthropathie 499
–, Narbengewebe 500
–, Riesenzellen 500
Kalkknoten, periartikulär, Arthropathie 500
Kallus, fibrokartilaginärer 571
–, Wirbelsäulenfraktur 1214, 1225

Kalzinose, tumorförmig 500
Kalziumchlorid, Kalziumpyrophosphat-Arthropathie 409
Kalziumhydrogenphosphat-Arthropathie 404, 429
Kalziumhydroxylapatit 1431
–, -Arthropathie 404
Kalziumkarbonat-Arthropathie 404, 429
Kalziumknorpel, Kalziumpyrophosphat-Arthropathie 408
Kalzium-Orthophosphat-Dihydrat 1431
Kalziumphosphat-Kristalle 1430
Kalziumpyrophosphat, Gelenke 461
–, Gelenkknorpel 278
–, Ratte 403
Kalziumpyrophosphatablagerungskrankheit 405
Kalziumpyrophosphat-Arthropathie 404 f.
–, Alter 408 f.
–, Charcot-Gelenk 411
–, Elektronenmikroskopie 418, 422, 424
–, Entkalkung 415
–, Enzymdefekt 407
–, Fadengranulom 427
–, Fremdkörpergranulom 418
–, Hämochromatose 451
–, Hämophilie 427
–, Histologie 416 f., 419
–, hyaliner Knorpel 414 f.
–, Hyperthyreose 462
–, Inzidenz 405
–, Kalziumchlorid 409
–, Kalziumspiegel 410
–, Klassifikation 407
–, Klinik 410
–, Kniegelenk 411
–, Knorpeldegeneration 409
–, Knorpeloberfläche 420
–, Kollagen 409, 420
–, Kortikosteroidinjektion 409 f.
–, Kristallsynovitis 410
–, Lokalisation 411
–, Magnesium 427
–, Menisken 413 f., 415, 421
–, Natriumpyrophosphat 409
–, Nierenversagen 427
–, Osteochondrosis dissecans 409 f.
–, Pannus 415
–, Pathogenese 408
–, Pathomorphologie 413
–, primär 426 f.
–, Pseudogicht 411
–, Pseudogichtanfall 410, 418
–, Pseudozyste 415
–, Riesenzellen 418
–, Röntgenstrukturanalyse 423, 425

Kalziumpyrophosphat-Arthropathie, sekundär 426
–, Spärolithen 414
–, Spondylarthritis 413
–, Synovialflüssigkeit 423
–, Synovialmembran 406, 416, 418, 421
–, Tophus 428
–, Uratgicht 414
–, Urin 427
–, Zwischenwirbelscheiben 426
Kalziumpyrophosphat-Dihydrat, Arthropathie 404
–, – Altersamyloidose 468
–, Gicht 391
–, Kristall 415, 1416, 1430
Kalziumpyrophosphatkristall 429
–, Amyloidose 478
Kalziumspiegel, Kalziumpyrophosphat-Arthropathie 410
Kambiumschicht, Meniskus 769, 784
Kaninchen, Arthritis 878
–, Arthrosis deformans 261
–, Immunkomplexarthritis 877
–, Knorpeldefekt 295f.
–, Meniskus 877
–, Meniskusregeneration 819
–, Postmeniskektomiesyndrom 878
Kantenabtrennung, Wirbelkörper 1122ff.
Kaposi-Sarkom 1262, 1356, 1361, 1365
Kapselligament, Meniskus 871f., 873
Kapselphlegmone, Arthritis 144
Kapselsiderose, Gelenkblutung 572
Kapselverknöcherung, Hyperostose 1130
Kapselverletzungen 592ff.
Karies, Wirbelsäule 500f.
Karpaltunnelsyndrom 1116
–, Amyloidose 468
–, Retikulohistiozytose 493
Karyolyse, Meniskus 795
Karzinoid 1325
Karzinoid-Syndrom, Gelenkerosion 466
Karzinom 1317, 1356, 1375, 1387
–, fetthaltig 1319
–, Gelenkerguß 1437
–, hellzellig 1325, 1385
–, undifferenziert 1317
Kastenwirbel, Morbus Paget 1013
–, Osteoporose 1013
–, Ostitis deformans Paget 1013
–, physiologischer 1013
–, Spondylitis ankylosans 981, 1012
–, Wirbelkörperhämangiom 1013
Kathepsin, Gelenkknorpel 276f.
Kathepsin B 276
–, Arthrosis deformans 292
Kathepsin D 276

–, Arthrosis deformans 292
Kathepsin F 276
Katze, Arthrosis deformans 260
–, Bandscheibendegeneration 1052
Kausalitätsprinzip, Berufkrankheiten 1466
Keilfunktion, Meniskus 878f.
Keilwirbel 950, 952
–, Scheurmannsche Krankheit 1153
–, Verschmelzung der Gelenkfortsätze 969
–, Wirbelsäule 943, 950
–, Wirbelsäulenblastem 953
Keimzone, Knorpel 552
Keloidfibromatose 1266, 1268f.
Keramikhüftkopf 637
Keramikprothese, Gelenkendoprothese 636
Keratansulfat, Bandscheibe 1052
–, Gelenkknorpel 275
–, Knorpel 279
–, Meniskopathie 809
Keratokonjunktivitis sicca 247
Kernzone, Meniskus 768f., 800
Kette, kinematisch 8, 11
Kiefergelenk 887ff.
–, Ankylose 890
–, Arthritis 891
–, Arthrose 890
–, Arthrosis deformans 891
–, Corpus liberum 893
–, Discus articularis 887f.
–, Diskopathie 891, 893
–, Distorsion 1212
–, Druck 887f.
–, Entwicklung 97
–, Gelenkkörper 123
–, Glykosaminglykangehalt 889
–, Inkoordination 889ff.
–, Meniskusdysfunktion 891
–, Myoarthropathie 891
–, Nager 887
–, Pathophysiologie 889ff.
–, Prothesenträger 892ff.
–, Raubtiere 887f.
–, sekundär 97
–, stomatognathes System 888
–, Subluxation 891
–, Wiederkäuer 887
–, Zahnkontaktinformation 889f.
Kiefergelenkdiskus, Degeneration 895
Kieferklemme 891
Kiefersperre 891
Kimura-Erkrankung 1360f.
Kind, Knorpel 279
–, Meniskektomie 880
–, Meniskusriß 791

Kindtumoren, digitale 1290
Kinematik 6ff.
Kinetik 6, 11 ff.
Klarzellsarkom 1325
–, Aponeurose 696, 1384
–, Riesenzellen 696
–, Sehne 694, 696, 1384
Klassifikation, Arthrosis deformans 344
–, Chondromalacia patellae 347
–, Gicht 379
–, Gliedmaßenfehlbildungen 107
–, histogenetische, Weichgewebstumoren 1239
–, Hyperurikämie 379
–, Kalziumpyrophosphat-Arthropathie 407
–, Meniskuszysten 844
–, Synovialom 695
–, Wirbelsäulenverkrümmungen 1143
–, Wirbelsäulenverletzung 1179
Klassifizierung, Weichgewebstumoren 1242
–, zytogenetische, Weichgewebstumoren 1238
Klavikula 98
Klebsiellen, Arthritis 158
–, Spondylitis ankylosans 979
Klinik, diabetische Arthropathie 458
–, Hämochromatose 452
–, Kalziumpyrophosphat-Arthropathie 410
Knieböck' Krankheit 585
Kniegelenk 33
–, Bandapparat 735 ff.
–, Bewegungsablauf 749
–, Bewegungsgelenk 751
–, Bewegungsgeschwindigkeit 748
–, Blockade 774
–, Drehpunkt 749
–, Drehzentrum 8
–, Entwicklung 91
–, Extension 744
–, Fehlbelastung 737
–, Flexion 744
–, funktionelle Einheit 736
–, Gelenkendoprothese 626
–, Gelenkkörper 40
–, Kalziumpyrophosphat-Arthropathie 411
–, Kompression 749
–, Kraftschluß 737, 747 f.
–, Kreuzband 736 f., 746
–, Meniskus 724 f.
–, nicht-entschädigungspflichtige Schäden 1481
–, Patella 736 f.
–, Rollgleitbewegung 744, 745

–, Scharnierbewegung 743
–, Schädigungsempfindlichkeit 751
–, Seitenband 736 f., 746
–, Spondylitis ankylosans 981
–, Streckausfall 774
–, Stoßdämpferfunktion 749
–, Totraum 870
–, Verkalkung 402
Kniegelenkerguß, Nierentransplantation 466
Kniegelenkshydrops, Hoffa-Krankheit 594
Kniegelenkluxation, Meniskus 876
Kniegelenkmeniskus, Embryologie 724 ff.
–, Mißbildungen 729
–, Ontogenese 724 ff.
–, Perichondrium 725
–, Phylogenese 724 ff.
Kniescheibensudeck 577
Knochenabbau, Hyperparathyreoidismus 460
Knochen, Atrophie 284 f.
Knochenatrophie, Sudeckkrankheit 576 f.
Knochenbildung, anomal 25
–, heterotope 1367
–, metaplastisch 1367
–, periartikulär 640 f.
–, Tumoren 1365
Knochendeformität, Arthrosis deformans 285
Knochendurchblutung, Hüftkopfnekrose 503
Knochenerosion, Arthritis 242
–, rheumatoide Arthritis 221
Knochenfestigkeit, Arthrosis deformans 285
Knochenfragment, Gelenkfraktur 568
Knochengewebe, subchondral 53
Knochenglatze, Arthrosis deformans 300
Knocheninfarkt, Alkoholismus 504
–, Arthropathie 506
–, Arthrosis deformans 299
–, Cushing Krankheit 504
–, Detritussynovitis 506, 510
–, Fettembolie 504
–, Gefäßkompression 504
–, Lupus erythematodes 504
–, Pankreaskrankheiten 504
–, Pathogenese 504
–, Thiemann Krankheit 504
Kocheninsertion, ligamentär, Meniskus 872
Knocheninvasion, pigmentierte villonoduläre Synovialitis 705
Kochenischämie, Arthrosis deformans 298

Knochenkollaps, Hyperlipidämie 448
Knochennekrose, Arthrosis deformans 314
–, aseptisch 286, 579 ff.
–, – Alkoholismus 587
–, – bei Anämie 491
–, – Fettembolie 587
–, – Gelenkendoprothese 627
–, – Gelenkmaus 590
–, – Hyperlipoproteidämie 587
–, – Luxation 588
–, – Osteoblasten 587
–, – renale Osteodystrophie 588
–, – Steroidmedikation 587
–, avaskulär 580, 586
–, Caisson-Arbeiter 581
–, Dauerbruch 580
–, Ermüdungsbruch 580
–, Gefäßleiden 503
–, idiopathisch 504
–, infektiös-toxisch 580
–, ischämische, Gaucher Krankheit 492
–, – Nierentransplantation 466
–, Kortikosteroide 503
–, Noxen 580
–, Symptomatik 506
–, Tidemark 506
–, Ursachen 580
–, Verteilung 504
Knochenmark, Heterotopie 1305
Knochenmetaplasie, Hämatom 1367
Knochenneubildung, Arthrosis deformans 314
Knochenschaftfraktur, Gelenkendoprothese 628
Knochenschwund, Gelenkendoprothese 630 f.
Knochensequester, Arthrosis deformans 316, 342
–, diabetische Arthropathie 460
Knochensklerose, Skoliose 1167
Knochensporn, Syndesmophyt 1003
Knochen, subchondraler bei Arthrosis deformans 284
Knochentod, aseptisch 579
–, epiphysär 575
Knochentransplantat, frei 580 f.
–, Konservierung 607
Knochentumor, Arthropathie 496
–, pseudomaligner 1378
–, –, Weichgewebe 1370
Knochenumbau, Spondylitis ankylosans 1012
–, Scheuermannsche Krankheit 1153
Knochenwülste, Arthrosis deformans 300
Knochenzement, Adhäsivkräfte 633

–, Bindegewebsproliferation 633
–, Gelenkendoprothese 632
–, Prothesenlockerung 634
–, Prothesensitz 635
–, Restmonomere 635
–, Totraum 634
Knochenzuwachs, Akromegalie 466
Knochenzyste, aneurysmatische 1262
–, Arthrosis deformans 299
–, Hyperlipoproteinämie 450
Knorpel, Absprengung 552
–, Aggregationsfähigkeit 291
–, alkaptonurische Ochronose 443
–, Beanspruchung 47
–, belastet bei Arthrosis deformans 308
–, Biomechanik 279
–, Brutkapseln 309
–, Chondroblasten-Typ 291
–, Chondroitinsulfat 279
–, Chondroitin-4-sulfat 279
–, Elastizität 293
–, Eosinophilie 309
–, Erweichung bei Arthrosis deformans 289
–, Gelenk 14
–, Gelenkbiochemie 274 ff.
–, Gicht 386
–, Gichtarthritis 394
–, Hämophilie 480
–, hyaliner, alkaptonurische Ochronose 436
–, –, Kalziumpyrophosphat-Arthropathie 414 f.
–, Keratansulfat 279
–, Kind 279
–, Orthologie 269
–, Osteonekrose 505
–, primäre Schädigung 64
–, Proteoglykane 275 ff.
–, Quellung 47
–, Regeneration 51, 552, 556
–, Schutzfunktion 41
–, seniler, Verkalkung 401
–, Spondylitis ankylosans 992 ff.
–, Transplantat 25
–, Vitalität 551
–, Wassergehalt 41
–, Zerstörung 211 ff., 218 f., 483
Knorpelabbau 558
–, entzündlich 561
–, Gicht 387
Knorpel-Analogon, Fibromatose 1290
Knorpelarchitektur, Meniskus 753
Knorpelbelastung, gesteigerte 285
Knorpelbildung, Tumoren 1365
Knorpelbruchkanten 565 f.

Knorpeldefekt, Heilung 295
–, Hund 296
–, Kaninchen 295f.
–, Meerschweinchen 295
Knorpeldegradation, Gicht 387
–, rheumatoide Arthritis 219
Knorpeldestruktion, Hämophilie 482
Knorpeldifferenzierung 84
–, Meniskus 879
Knorpelerhaltungszone 37
Knorpelernährung, Arthrosis deformans 281
Knorpelfibrillation, destruierende Arthrose 350
Knorpelfissur 566
–, Arthrosis deformans 307
Knorpelfragmente, ochronotische 441
Knorpelfraktur, isolierte 566
Knorpelgewebe, Dissektion 794
Knorpelhaft 14f.
–, Becken 571f.
Knorpelhomogenat, Arthrosis deformans 332
Knorpelhyperplasie, Akromegalie 464
Knorpelknoten 1117
–, Schmorl 1117
Knorpelknötchen, Arthrosis deformans 322
–, synoviale Chondromatose 708
Knorpelkollagen 275f.
Knorpelkollagenase, Meniskus 766
–, Meniskus 877
–, Meniskusregeneration 823
Knorpelläsion, Hämophilie 481
Knorpelmatrix, Altersveränderungen 278
–, Arthrosis deformans 287
–, Gelenk 271
–, Gelenkknorpel 272
–, Safraninophilie 415
Knorpelmetaplasie 1366
Knorpelnarbe 553, 555
–, Kollagentyp 555
Knorpeloberfläche 51
–, Arthritis 145
–, Gicht 393
–, Kalziumpyrophosphat-Arthropathie 420
–, Unregelmässigkeiten 270
Knorpelpigment 551
Knorpelplatte, Bandscheibe 1054
Knorpelregenerat 555
Knorpelregeneration 51, 552, 556
–, Arthrosis deformans 294
–, Epiphysennekrose 582
–, frustrane bei Arthrosis deformans 316
Knorpelresorption 557ff.
–, senile 258

Knorpelriesenzellen 557ff.
Knorpelschwund, Arthrosis deformans 300
Knorpelschwundformen 557ff.
Knorpelsequester, Arthrosis deformans 316, 340
–, Tuberkulose 163
Knorpelskelett 723
Knorpelüberlastung 550
Knorpelveränderungen, Skoliose 1167
Knorpelverfettung 551
Knorpelverkalkung 292
Knorpelverlust, Gaucher Krankheit 492
Knorpelwunde, Granulationsgewebe 553
–, Heilung 552, 570
Knorpelwurzel, Gelenkknorpel 271
Knorpelzelle, Hämophilie 485
–, irritierte 566
–, Mineralisierung 552
–, Transformation 558
–, Zellorganellen 558
Knorpelzellproliferation 271
Knorpelzellschädigung, Meniskopathie 792
Knorpelzerklüftung, Arthrosis deformans 310
Knorpelzerstörung, Hämophilie 483
–, rheumatoide Arthritis 211ff., 218ff.
Knorrenzange 750
Knötchen, Fingerarthrose 348
Knuckle pads 1273f.
Koalition, angeborene 108
Kohlenstoffendoprothese 638
Kokzidiomykose, Berufskrankheit 1477
Kollagen, Altersveränderungen 278
–, Arthropathie 500
–, Gicht 395, 399
–, Hämophilie 481
–, Kalziumpyrophosphat-Arthropathie 409, 420
–, Nucleus pulposus 1052, 1079
–, Quervernetzung, alkaptonurische Ochronose 435
–, Sehnenruptur 596
–, Typ I, Meniskus 275
–, Typ II, Gelenkknorpel 274f.
–, Wirbelsäulenfraktur 1223
Kollagenabbau, Arthrosis deformans 288
Kollagenase 276
–, Arthrosis deformans 288, 292
–, Gicht 387
–, rheumatoide Arthritis 218f.
Kollagenaseaktivität, Arthrosis deformans 289
Kollagenfaser 90
–, Demaskierung 214, 308, 310

Kollagenfaser, Ermüdungsbruch 286, 293
-, Meniskus-Makroperiode 761
-, Verankerungszone 287
Kollagenfasergehalt, Meniskus 762
Kollagenfasersynthese, Scheuermannsche Krankheit 1150, 1155
Kollagenfasertypen, Färbung 764
Kollagenfaservernetzungsstruktur, Meniskus 753f.
Kollagenfibrille 41
-, Abknickung 336
-, Dicke des Meniskus 761
-, Meniskus 761f., 769
-, trajektorielle Struktur 44
Kollagenitis, periartikulär 640
Kollagenneubildung, subsynoviale 572
Kollagenolyse, Arthrosis deformans 289
Kollagensynthese, Arthrosis deformans 287
-, reduzierte bei Arthrosis deformans 288
Kollagentyp, Knorpelnarbe 555
-, Meniskus 764
Kollaps, Osteonekrose 505
Kolliquation, Meniskuszyste 847
Komplement, Gicht 384
Komplex, phlebarthrotischer 281f.
Kompression, Bandscheibe 1054
-, Gelenk 549
-, Kniegelenk 749
-, Meniskus 773
-, Meniskopathie 857
Kompressionsbruch 563
Kompressionsfraktur, Wirbelsäule 1179, 1181
-, Wirbelsäulenfraktur 1184f., 1187, 1189, 1192, 1213, 1226
Kompressionskräfte, Arthrosis deformans 293
Kompressionsverletzung, Wirbelsäulenfraktur 1181
Kondylenform, Einteilung 119
Kongruenz, Gelenkfläche 741
Konsolidierung, Wirbelsäulenfraktur 1225, 1227
Konstitution, Meniskopathie 857
Kontaktfläche, Femurkondyle 750
-, Gelenk 36
-, Meniskus 735
-, Verringerung 60
Kontaktflächenbild, Meniskus 878
Kontinuitätsdurchtrennung, Meniskusschädigung 816
Kontorsionist, Osteochondrose 1068
Kontusion, Wirbelsäulenfraktur 1182
KOPD 1431

Koppelgetriebe 8
Koppelhüllkurve 8
Korakoiditis 600ff.
Korbhenkelriß, Meniskus 773f., 780f., 782f., 785
Korrosion, Gelenkendoprothese 624f.
Korrosionsprodukt, Gelenkendoprothese 626
Kortikaliseinbruch, rheumatoide Arthritis 223
Kortikosteroid, Knochennekrose 503
Kortikosteroidinjektion, Hydroxylapatit-Arthropathie 428f.
Kalziumpyrophosphat-Arthropathie 409f.
Kortikosteroid-kristall 1416, 1434
-, Kristallarthritis 430
Kostotransversalgelenke 1134
Koxarthrose 297, 321, 335, 336
-, Arthropathia deformans 575
-, Arthrosis deformans 314
-, Diagnose 298
-, Hämochromatose 453f.
-, Hund 289
-, Kriterien 298
-, primäre 267f.
-, Ursachen 266
Köhler' Erkrankung 584f.
Körpergewicht, Arthropathie 376
-, Meniskopathie 868, 858
Kraftschluß 6, 30
-, Kniegelenk 737, 747
Kranken- und Unfallversicherungsgesetz 1467
Kreuzband, Fehlbildung 125
-, Führungsseil 773
-, Kniegelenk 736f., 746
-, Zugseilwirkung 747
Kricketspieler, Arthrosis deformans 268
Kristall, Typen, Chondrokalzinose 404
Kristallarthritis, Fremdkörpersynovitis 430
-, Glukokortikosteroid 430
-, Hydrokortison-Azetat 430
-, Iatrogen 430
-, Oxalose 429
-, Riesenzellen 430
Kristallarthropathie, Gelenkerguß 1452
Kristallphagozytose, Gicht 386
Kristallsynovitis, Kalziumpyrophosphat-Arthropathie 410
KPPA = Kalziumpyrophospat-Arthropathie 404ff.
KPPD = Kalziumpyrophosphat-Dihydrat 404ff.
Kugelgelenk 31
Kugelgelenkbildung 110

Kunstharzprothese 628
Kupferstoffwechselstörung, Arthropathie 455
KUVG 1467
Kümmell-Krankheit 1216
Kyphose 1142
-, osteoporotische 1160
-, Scheuermannsche Krankheit 1153
-, Spondylitis ankylosans 980

Labrum acetabulare, Fehlbildung 125
Labrum glenoidale, Fehlbildung 125
Lagebeziehung; Weichgewebstumoren 1246
Laktataktivität, Arthrosis deformans 293
Lamelle, ventromediale 924
Lamina spledens, Verletzung 573
Lamina splendens, Gelenkknorpel 271
Laminektomie 1143
-, Spätbefund 1088
Langbein-Arthropathie 269
Lathyrismus, Ratte 288
Laxité meniscale 862
Länge, Meniskus 742
Längendifferenz, Extremität mit Arthrosis deformans 269
Längenwachstum 15
Längsauffaserung, kollagen bei Arthrosis deformans 334
Längsband, Erschlaffung 1094
-, Spondylosis deformans 1093
Längsbandverletzung, Wirbelsäulenfraktur 1231 f.
Längskraft, Wirbelsäule 18
Lebenserwartung, Spondylitis ankylosans 1018
Leberzirrhose, Arthropathie 451
-, Hämochromatose 451
-, primäre biliäre mit Arthritis 251
Legg-Calve-Perthes' Krankheit 582 f.
Legg-Perthes' Krankheit 503
Leichtathletik, Meniskopathie 862, 864 f.
Leiomyoblastom 1324
Leiomyom 1286 f., 1320, 1352
-, atypisches 1321
-, bizarres 1324
-, epitheloides 1324
-, vaskuläres 1286, 1323
Leiomyosarkom 1270, 1285 f., 1287, 1296, 1325 f., 1327
-, Desmin 1327
-, epitheloides 1385
-, pleomorphes 1340
Lendenwirbelsäule, Entwicklung 966
-, Osteochondrose 1109
-, Tuberkulose 1032
Leopard, Arthrosis deformans 260

Lepra 163, 165
Leprazelle 1416, 1434, 1435
Letalfaktor 931 f.
Leukämie, Arthropathie 495
-, chronische Synovitis 496
-, Gelenkblutung 495
-, Gelenkmanifestation 497
-, Immunkomplexe 495
-, Metaphyse 495
LE-Zelle 1416
-, Gelenkerguß 1439
Ligament, Fehlbildungen 124
Ligamentkomplex, Wirbelsäulenfraktur 1180
Ligamentose 600 ff.
Ligamentruptur, Gelenkfraktur 570
Ligamentum capitis femoris, Fehlbildung 124
Ligamentum collaterale, Faserverlauf 845
– –, Meniskus 871, 873
Ligamentum coronarium, Meniskus 874
– –, Verlötung 875
Ligamentum cruciatum posterius, Meniskus 870
Ligamentum flavum, Bandscheibe 1055
Ligamentum longitudenale anterius siehe Längsband
Ligamentum patellae 874 ff.
Ligamentum transversum genus, Meniskus 871, 874
Liesegang' Figur, Gelenkmaus 591
Lining cells 1426
Lipidablagerung, Riesenzellsynovialom 689
-, Synovialsarkom 668
Lipide, Arthrosis deformans 319
-, Gelenkknorpel 276, 278
-, pigmentierte villonoduläre Synovialitis 705 ff.
Lipidspeicherkrankheit, Arthropathie 493
Lipidspeicherung, Synovialmembran 450
Lipoiddermatitis, Arthropathie 493
Lipoidkalkgicht, Arthropathie 499
Lipoido-Calcinosis, Arthropathie 499
Lipoblastom 1307, 1391
Lipoblastomatose 1314
Lipochondrosarkom 1396
Lipom 1297, 1305, 1310, 1367, 1394
Lipoma arborescens 712 f., 1310
Lipoma dolorosa 1300
Lipomatose 1299, 1309
Lipomatose, diffuse Synoviale 712 f.
-, – – Zottengelenk 712
-, multiple 1285

Lipom, braunes 1305
-, embryonales 1307
-, familiär 1300
-, fetales 1307
-, fibröses 1302
-, Gelenk 699
-, intramuskulär 1298f., 1314, 1347
-, Meniskus 886
-, myxoid 1279, 1302, 1391
-, pleomorphes 1303, 1314
-, spindelzellig 1279
-, telangiektatisches 1300
Liposarkom 1260, 1279, 1283, 1296, 1304, 1307, 1311, 1314, 1375, 1391, 1394
-, adenoides 1316
-, gemischt 1311, 1319
-, hochdifferenziert 1299, 1310ff.
-, myxoid 1260, 1303, 1309, 1311, 1314, 1316, 1335
-, nicht-myxoides 1316, 1318
-, pleomorphes 1311, 1318, 1340
Listeria, Arthritis 159
Lochkorrosion Gelenkendoprothese 624
Lokalisation, Weichgewebstumoren 1245ff.
-, Wirbelsäulenfraktur 1177f.
Lordose 1142
-, Spondylitis ankylosans 980
Löslichkeit, Harnsäure, Gicht 383
Lues, Arthritis 166
-, Endovaskulitis 166
-, Spondylitis 1041
Lumbosakralgelenk 968
Lungenembolie, Gelenkendoprothese 639
Lungenfibrose, Spondylitis ankylosans 1016
Lupus erythematodes, Arthritis 242
-, Knocheninfarkt 504
-, Spondylitis ankylosans 986
-, Zelle, Gelenkerguss 1439
Luschkas Joint 957
Luxation, aseptische Knochennekrose 588
-, Femur 117
-, Gelenktrauma 564, 574
-, Halswirbelsäule 1198
-, Wirbelsäulenfraktur 1196, 1203
Luxations-Perthes 583
Lymearthritis 171
Lymphangioendotheliom, malignes 1363
Lymphangiom 1361f.
-, zystisches 1362
Lymphangiomyom 1363
Lymphangiomatose, systemische 1362
Lymphangiomyomatose 1363

Lymphangioperizytom 1363
Lymphangiosarkom 1363
Lymphbahnblockade, Meniskuszyste 844
Lymphgefäße, Tumoren 1361ff.
Lymphom, malignes 1305, 1317, 1335, 1361, 1338, 1390f.
-, - Arthropathie 495
Lymphozyten, rheumatoide Arthritis 203f.
-, Wucherungstendenz bei rheumatoider Arthritis 204
Lymphzysten, Meniskus 843, 849
Lysosom, chronische Polyarthritis 217
-, Gicht 384
Lysozym 276, 1390, 1392
-, Arthrosis deformans 292

Mafucci-Syndrom 1347
Magenkarzinom, Arthropathie 498
Magnesium, Kalziumpyrophosphat-Arthropathie 427
Mahlzeit, Gicht 383
Makromoleküle, Meniskus 765
Makroperiode, Kollagenfaser des Meniskus 761
Makrophagen 90
-, alkaptonurische Ochronose 446
-, Amyloidose 469
-, Kalziumpyrophosphat-Arthropathie 420
-, Retikulohistiozytose 494
-, rheumatoide Arthritis 223
Makrophagenreaktion, lokal 1307
Maler, Meniskopathie 858
Malformed vertebrae, Wirbelsäule 935
Malignitätsgrad, Sarkom 1244
-, synoviales Sarkom 660f.
Malleolengabel, Fehlbildung 122
Mammakarzinom, Arthropathie 498
Mandibular, Chondroblastom 900
Marfan-Syndrom, Meniskus 884
Marktophus, Gicht 387
Maschinenbauer, Meniskopathie 858
Mastzellen 90
Materialeigenschaft, Gelenk 4
Materialinhomogenität, Gelenkendoprothese 625
Matrix, Meniskusschädigung 816
-, perizelluläre bei Arthrosis deformans 339
Matrix Typ II, interzellulär des Knorpels 274f.
Matrix-streaks, Gelenkknorpel 278
Matrixdegradation, Arthrosis deformans 287
Matrixeinschlüsse, Gelenkknorpel 273

Matrixvesikel, Arthrosis deformans 292 f., 334
–, Knorpel 551
Maurer, Meniskopathie 858
Maus, Arthrosis deformans 260 f., 291
–, Bandscheibendegeneration 1052
–, Chordagene 936
–, Mißbildungen der Wirbelsäule 932
Mausbett, Hüftkopf 585
Mausbildung, dissezierende 585
Mechanik, Gelenkendoprothese 630
–, Meniskus 743 ff.
Mechanisierung, Bergbau 855
Mediafibrose, Aorta, Spondylitis ankylosans 1016
Meerschweinchen, Arthrosis deformans 261, 287
–, Knorpeldefekt 295
Medikamenteneinnahme, Meniskopathie 858
Mehrfachläsion, Meniskus 784
Mehrfachruptur, Meniskus 784
Melanom, Arthropathie 498
–, malignes 1385
Melker, Meniskopathie 855
Membrana fibrosa 91
Membrana interdorsalis, Wirbelbogengelenk 266
Meniérescher Symptomenkomplex 1116
Meniéresches Syndrom 1116
Meniscitis 876
Meniscitis dissecans 876
Meniscomalacia pseudocystica 839 ff.
Meniskektomie 877 ff.
–, Arthrose 40
–, Arthrosis deformans 268
–, Bergleute 882
–, Gangveränderung 879
–, Gonarthrose 268
–, Kinder 880
–, Kontaktflächenbild 878
–, Motorik 879
–, Operationsresultat 881 f.
–, Prognose 880 ff.
–, Sportler 882
Meniskopathia Mandl 401
Meniskopathie 770, 839
–, Abrieb 820
–, akute 792 ff.
–, Allgemeinerkrankung 858
–, anlagebedingte Schädigung 855 ff.
–, Anlagefaktor 857
–, Arthrographie 884
–, Arthroskopie 884
–, Aufbrauch 858
–, Begutachtung 854
–, Bergarbeiter 853 ff., 856, 858 f.

–, Beruf 858 ff.
–, Berufsgenossenschaft 853 ff.
–, Berufshilfe 853 ff.
–, Berufskrankheit 853 ff.
–, Berufssportler 855
–, Brutkapseln 821
–, Bundeswehr 862
–, Chondrozyten 792
–, chronische 819 ff.
–, chronisch-dissezierende 876 f.
–, Degeneration 855 f.
–, Diabetes mellitus 858
–, Expositionszeit 861
–, Extensionsbelastung 863
–, Faserknorpelnekrose 792 f.
–, Fettdepot 797
–, Fibrin 802
–, Fragebogen 868 f.
–, Fussball 863 f., 865
–, Grundsubstanz 809
–, Gutachten 865 ff.
–, Handball 864 f.
–, Hämodialyse 858
–, Henkel 867
–, Initialphänomen 792
–, Ischämie 857
–, Judo 864
–, Keratansulfat 809
–, Knorpelzellschädigung 792
–, Kompression 857
–, Konstitution 857
–, Körpergewicht 868
–, Leichtathletik 864 f.
–, Medikamenteneinnahme 858
–, Mikrotraumatisierung 857, 862
–, Mukopolysaccharide 809 f.
–, Nierenkrankheiten 858
–, Plica-Krankheit 876
–, Proteoglykane 809
–, Quellungsdruck 802
–, Ringen 865
–, Rißformen des Bergmannes 861
–, Schädigungsexposition 855
–, Schleifspuren 874
–, Skisport 864 f.
–, Sport 862
–, Sportlerknie 864
–, Sportverletzte 859
–, Stellungsfixierung 857
–, Synovialitis 882 f.
–, Synoviitis 876
–, Tennis 863, 865
–, Topologie 867
–, Torsionsbelastung 862 f.
–, Trauma, Beruf 856 f.
–, Turnen 864 f.
–, Unfallfolge 853 ff.

Meniskopathie, Untertagetätigkeit 853 ff., 859
–, Verfettung 810
–, Verzögerungskräfte 862
–, Volleyball 864
–, Zeitbestimmung 792
–, Zusammenhangsfrage 854 ff.
Meniskus, Adaptationsfähigkeit 737
–, Affe 732
–, alkaptonurische Ochronose 441
–, Alpen-Bevölkerung 743
–, Alternsgang 753 f., 768 ff., 811 f.
–, – Chondrozyten 768 f.
–, – der Kollagenfibrillen 761
–, Amyloidose 475
–, Anatomie 733 ff.
–, Arteriosklerose 818
–, Arthritis 877
–, Arthrom 839 ff.
–, Ausfransung 784
–, Außenzone 756
–, Bandapparat 776, 869 ff.
–, Bakerzyste 852 f.
–, Belastungsmodell 760
–, Bergwerksarbeiter 778
–, Beweglichkeit 735, 737
–, Bewegung 746
–, biochemischer Aufbau 736
–, Blutungspigment 784
–, Blutversorgung 737
–, Bogenriß 783
–, bombiert 730, 785
–, Chondroitin-4-Sulfat 766 f.
–, Chondroitin-6-Sulfat 766 f.
–, Chondrokalzinose 403, 885
–, Chondrozyt 762
–, Corpus liberum 774
–, Cyste 724, 823
–, Defekt 834
–, Degeneration 770, 839
–, Dehnungszone 760
–, Dermatansulfat 765
–, Desintegration 770, 798 ff.
–, Dicke der Kollagenfibrillen 761
–, Diffusionskapazität 738
–, Druckbelastung 771, 775 f.
–, Druckspannung 736
–, Druckzone 760
–, Durchblutungsstörung 737
–, Dysontogenese 730
–, Dysplasie 729
–, Ehlers-Danlos-Syndrom 884
–, eingeklemmt 785 f.
–, elastische Faser 762 f.
–, Entwicklung 123 f., 725
–, Entwicklungsstörung 725 f.
–, Ernährungszone 740

–, Ersatzgewebe 805
–, Ersatzknorpelgewebe 834
–, Faseranordnung 758 f.
–, Faserarchitektur 759 f.
–, Fasernekrose 795
–, Faserverlauf 759
–, Fat-Pad-Syndrom 775
–, Fehldifferenzierung 727 f.
–, Fehlform 730 f.
–, Feinstruktur der Fasern 761 f.
–, Fett 811, 815
–, Fibrillogenese 765
–, Fibrochondrom 886
–, Fischschwanz 785
–, Fluchtreaktion 732
–, Form 740 ff.
–, Fragmentruptur, Korbhenkelriß 783
–, Froschlurche 731
–, Fußpunktruptur 781
–, Führungsseil 773
–, Galaktosaminrest 766
–, Ganglion 823, 839 ff., 843 ff.
–, Gefäßapparat 816 f.
–, Gefäßversorgung 737
–, Gelenk 38, 869
–, Gelenkerguß 882
–, Gelenkflüssigkeit 738
–, Gelenkhöhle 733 ff.
–, Gelenktrauma 875 f.
–, Gleitzone 760
–, Glykoproteine 765 f.
–, Glykosaminglykan 765, 766 f.
–, Glykosaminglykangehalt 767
–, Golgi-Komplex 762
–, Groenblad-Strandberg-Syndrom 884
–, Grundsubstanz 738, 765 f., 795 ff.
–, Gutachten 784
–, Hämophilie 488
–, halb-offener Ring 758
–, Hase 732
–, Hauptfunktion 752 f.
–, Hexosamingehalt 766 f., 769
–, Hund 732
–, Hutkrempenriß 787
–, Hygrom 839 ff.
–, Hypermobilität 727, 787
–, Hyperparathyreoidismus 885
–, Hyperplasie 730
–, Hypomobilität 727, 872
–, Hypoperfusion 771
–, Hypoxie 771
–, Immunkomplexarthritis 877
–, Inborn errors of metabolism 884
–, Innenzone 756
–, Instabilität des Bandapparates 872
–, Insudatzysten 851 f.
–, Interartikularmembran 731

–, Ischämie 771, 773
–, Kalziumpyrophosphat-Arthropathie 405, 413f., 415, 421
–, Kambiumschicht 769, 784
–, Kaninchen 877
–, Kapselligament 871 ff.
–, Karyolyse 795
–, Keilfunktion 787 f.
–, Kernzone 768 f., 800
–, Kniegelenkluxation 876
–, Knorpelarchitektur 753
–, Knorpeldifferenzierung 879
–, Knorpelkollagenase 766, 877
–, Kollagen Typ I 275
–, kombinierte Rißbildung 780
–, Kompression 773
–, Kollagenfaserbündelung 756
–, Kollagenfasergehalt 762
–, Kollagenfaservernetzungsstruktur 753 f.
–, Kollagenfibrillen 761 f.
–, Kollagengehalt 769
–, Kollagentyp 764
–, Kontaktfläche 735
–, Korbhenkelriß 773 f., 780 f., 782 f., 785
–, lateraler, Form 735
–, lateraler, Ruptur 779 f.
–, ligamentäre Knocheninsertion 872
–, Ligamentum collaterale 871, 873
–, Ligamentum coronarium 874
–, Ligamentum cruciatum posterius 870
–, Ligamentum patellae 875 f.
–, Ligamentum transversum genus 871, 874
–, Lipom 886
–, Luxation des Hinterhornes 751
–, Lymphzysten 843, 849
–, Makromoleküle 765
–, Marfan-Syndrom 884
–, Mechanik 743 ff.
–, mechanisches Belastungsmodell 748
–, medialer, Form 735
–, –, Ruptur 779
–, Mehrfachläsion 784
–, Mehrfachruptur 784
–, metabolische Reserve 768 f.
–, metabolische Störungen 884
–, Metallprotease 766
–, Mikadomodell 802, 809
–, Mikrotraumatisierung 751
–, Mißbildungen 726 ff.
–, Mittelzone 756
–, Motorik 732
–, Mukopolysaccharide 765
–, Myxofibrom 839 ff.
–, Nagetiere 732

–, Narbe 777
–, Nebengelenk 734 f.
–, Nekrose 795 ff.
–, Nekrosezysten 843, 851
–, Nervenapparat 816 f.
–, Netzknoten 802
–, Neugeborene 769
–, Nutritionsstörung 770 f.
–, O-Beine 741, 751
–, Oberfläche 753
–, Oberschenkelfraktur 876
–, Ochronose 884
–, Ossifikation 885 f.
–, Osteochondrosis dissecans 877
–, Pannus 828, 834
–, –, Kollagen 834
–, Papageienschnabelriß 780 f.
–, partielle Resektion 880
–, Pathomechanik 743 ff.
–, Perfusion 751 f.
–, pH-Wert 794 f.
–, Phylogenese 733
–, Pigment 784
–, Plica synovialis mediopatellaris 872
–, Popliteazyste 853
–, Positionierung 736
–, Postmeniskektomiesyndrom 877
–, Proteoglykane 765 f.
–, Proteoglykanstoffwechsel 884
–, Pseudogicht 885
–, Pseudoxanthoma elasticum 884
–, Pseudozysten 841 f.
–, Pufferfunktion 748
–, Pyarthros 876
–, Quellungsdruck 795 f.
–, Quellungsvermögen 766
–, Querstreifungsperiode, Alternsgang 768 f.
–, –, Fasern 761 f.
–, Randbildung 790
–, Randdefekt 790
–, Rasterelektronenmikroskopie 753
–, Raumgitternetz 753
–, Recessus-Cyste 730
–, Regeneratbildung 812 f.
–, Regeneration 770, 819 ff., 839
–, Regenerationformen 823
–, Relief 753
–, Reparation 770, 828, 839
–, Reptilien 731
–, Resektion 880
–, Restitution 770, 828 ff.
–, Ringbildung 731
–, Riß 779 f.
–, Rotation 735
–, Ruhekissen 772
–, Ruptur 775 ff.
–, – Morphologie 779 ff.

1520 Sachverzeichnis

Meniskus, Rupturfläche 784
–, Schädigungsfaktoren 776
–, Schädigungsmoment 771 ff.
–, Schädigungsmuster 747 ff.
–, Scherkräfte 736
–, Schiebedruck 744
–, Schrumpfungseffekt 753
–, Schwein 732
–, Sehne 765
–, Sekretion, Synovia 784
–, Selektion 732 f.
–, Skleroblastemrest 730
–, Squaring 878
–, Stoffwechselumsatz 765 f.
–, Stoßfängerfunktion 748
–, Streckverformung 782
–, Sulfatgehalt 766
–, Synoviainsudat 843
–, Takeling 802
–, Terminologie 723
–, Transformation 831
–, Trauma 784, 816
–, traumatische Quarte 876
–, Tuberositas tibia 874
–, Tubuli 762
–, Tumoren 886
–, Tunnelierungsphänomen 784
–, Vaskularisation 737 f., 768 ff.
–, Vaskularisationskeil 771
–, Verfettung 815
–, Verformung 773
–, vergleichende Anatomie 731 f.
–, Verkalkung 401, 798, 884 ff.
–, Verknöcherung 885
–, Verschleiß 856 f.
–, Viskosität 767
–, Wabenstruktur 757 f.
–, Wasserbindungsvermögen 795 f.
–, Wassergehalt 767
–, Wechselwirkung 869
–, X-Beine 741, 751
–, Zellkultur 764
–, Zugankerfaser 760, 802
–, Zugfestigkeit 752
–, Zystom 839 ff.
Meniskusanlage 725
Meniskusbefund, Tierreich 732
Meniskusbreite 742
Meniskuschondrozyten, Differenzierungs-
    induktion 764
Meniskusdestruktion, Arthritis 875
Meniskusdysfunktion, Kiefergelenk 891
Meniskusganglien 842 f.
–, Lokalisation 844
–, Histogenese 846
–, Morphologie 846 f.
Meniskuslänge 742

Meniskusläsion, Häufigkeit 775
–, kombiniert 790 f.
–, mehrzeitig 787
–, Sonderform 785
Meniskusnaht 828 ff., 880
Meniskusoberfläche 753
Meniskuspathologie, Hund 732
Meniskusproplem 771 ff.
Meniskusregeneration, Affe 819
–, Arthrose 878
–, Hund 819, 834
–, Kaninchen 819
–, Knorpelkollagenase 823
–, Synovia 822
–, Zeitgang 834 ff., 839
–, Zyste 842
Meniskusrestitution, Hund 828
Meniskusriß, Formen 791
–, Kinder 791
–, Zyste 845
Meniskusruptur, Morphologie 779 ff.
Meniskusschaden, Bandapparat 748
–, Begutachtung 1472
–, Berufskrankheit 1469, 1472
Meniskusschädigung 770 ff.
–, Alter 778
–, Chondrozyt 816
–, chronische 783 f.
–, Dokumentation 784
–, Hinterhorn 772
–, Ischämie 783 f.
–, Kontinuitätsdurchtrennung 816
–, Matrix 816
–, Zeitgang 816
Meniskusverkalkung 402
–, Primärtyp 886
–, Sekundärtyp 886
Meniskuszerstörung, Histologie 788 f.
Meniskuszyste, Bursa 853
–, Erstbeschreibung 724
–, Fett 847
–, Herniation 851
–, Kolliquartion 847
–, ligamentär 845
–, Lymphbahnblockade 844
–, Reizerguß 851
–, Riß 845
–, Schleimbeutel 853
–, Skleroblastemrest 844
–, Stadien 847
–, Usur 844
–, Zysten 838 ff.
–, Altersverteilung 840
–, Geröllzysten 841
–, Klassifikation 840 ff.
–, ligamentäre Übergangsregion 842
–, Operation 840

–, Sehne 841
–, Sehnenscheide 841
–, Überbeanspruchung 847
–, Vagina fibrosa 841
–, Zone 842
Menopause, Arthropathie 375
Mensch, Knorpeldefekt 296
Merkmale, rheumatoide Arthritis 209f.
Mesenchym, axiales 926f.
–, blastemales synoviales 88
–, Entwicklung 84
–, gerichtetes 725
–, paracial 926
–, Tumoren 1378ff.
Mesenchymom 1366, 1378ff.
–, benignes 1379
–, malignes 1379f.
Mesenchymzelle, Synovialsarkom 673
Mesoaortitis, Spondylitis ankylosans 1016
Mesoderm, axiales 925
Mesodermflügel, Wirbelsäule 925
Mesotheliom 1352, 1356, 1391
Metachromasie, Akromegalie 465
–, Chondromalacia patellae 346
Metalle, Berufskrankheit 1470
Metalleinschluß, Gelenkendoprothese 627
Metallfestigkeit, Endoprothese 624
Metallkrebs, Gelenkendoprothese 627
Metallneoplasie, Gelenkendoprothese 627
Metallprotease, Meniskus 766
Metamere, Wirbelsäule 925
Metaphyse, Leukämie 495
Metaplasie, chondroide 297, 553
–, chondroide bei Arthrosis deformans 316f., 327, 343
Metastasen, artikuläre 497f.
–, Gelenk 703
–, synoviales Sarkom 656
Methylmetacrylat, Gelenkendoprothese 630
Migräne 1116
Mikadomodell, Meniskus 802, 809
Mikrofraktur, Arthrosis deformans 284f.
–, Thalassämie 491
Mikrosequester 554
Mikrotraumatisierung, Meniskopathie 857, 862, 751
Milchsäureproduktion, Gicht 386
Mineralisation, periartikulär 640f.
–, präparatorische 567
–, Sehnenruptur 597
Mineralisierung, Knorpelzellen 552
Mischkollagenose 248
Mißbildung, Chorda 943ff.

–, Meniskus 726ff.
–, Wirbelbogengelenke 923ff.
–, Wirbelkörper 947ff.
–, Wirbelsäule 923ff., 931
–, Zwischenwirbelscheiben 923ff., 947ff.
Mitose, Chondrozyten 336
Mitralklappe, Spondylitis ankylosans 1016
Mittelmeerfieber, familiäres 248f.
Mittelzone, Meniskus 756
Mittlersubstanzen, Arthrosis deformans 283
Modell, spannungsoptisch des Gelenkes 44
Modellversuch, spannungsoptisch 45
Momentachse 7
Momentanachse 7
Momentanzentrum 7
Mononatriumurat-Kristalle 1416, 1428
Mononukleose, Arthritis 168
Moraxella, Arthritis 156
Morbus siehe auch Eigenname
Morbus Bechterew siehe Spondylitis ankylosans
Morbus Behcet, Arthritis 246f.
Morbus Boeck 210
Morbus Crohn, Arthritis 251
Morbus Legg-Calve-Perthes 582f.
Morbus Paget, Kastenwirbel 1013
Morbus Perthes 582f.
Morbus Perthes, Osteochondropathia lamellaris 578
Morbus Reiter 235ff.
Morbus Reiter, Arthritis 157
Morbus Scheuermann siehe Osteochondrosis juvenilis Scheuermann
Morbus Still 232f.
Morbus Whipple, Arthritis 251
Morphogenese, Arthrosis deformans 343
–, Gelenk 89
–, Wirbelsäule 931
Morphologie, Arthrosis deformans 299ff.
–, Begutachtung, Meniskopathie 865ff., 868
–, Gicht 389
–, Meniskusruptur 779
Mortalität, idiopathische Skoliose 1168
–, Spondylitis ankylosans 1018f.
Motorik, Meniskektomie 879
–, Meniskus 732
Mukopolysaccharide, Meniskopathie 809f.
–, Meniskus 765
Mukopolysaccharidose 1293
Mumie, alkaptonurische Ochronose 432

Muskelatrophie 1299
–, nerval 1331
–, Spondylosis lumbalis 1117
Muskeldystrophie 1299
Muskelgewebe, Tumoren 1320
Muskel-Sehnen-System 596
Muskulatur, Degeneration 1329
–, Hämophilie 488
–, idiopathische Skoliose 1166
–, Wirbelsäule 931
Mutante f siehe flexed-tail Mutante
Mutante T siehe Short-tail Mutante
Münchmeyer' Krankheit 1368
Mycobacterium, Arthritis 160
Mycoplasma, Arthritis 166
Myelofibrose, Arthritis 496
–, Arthropathie 496
Myelographie, Nucleus pulposus, Prolaps 1085
Myelolipom 1301, 1305
Mykose, Spondylitis 1042
Myoarthropathie, Kiefergelenk 891
Myocoel, Wirbelsäule 926
Myofibrom 1320, 1322
Myofibromatose 1287
–, infantile 1285f.
Myom, vaskuläres 702
Myosarkom 1327
Myosin 1392
Myositis calcificans 640f.
Myositis ossificans 640f., 1371, 1378
Myositis ossificans localisata 1367, 1370
Myositis ossificans progressiva 1368
Myositis proliferative 1279f.
Myotom 926
Myxofibrom, Meniskus 839ff.
Myxolipom 1298, 1316
Myxom 1279, 1282, 1335, 1391, 1394
–, Gelenk 702
–, intramuskulär 1282, 1316
–, intramuskuläres 1282

Nager, Kiefergelenk 887
–, Meniskus 732
Narbe, Meniskus 777
Narbenfibromatose 1266ff., 1269
Narbengewebe, Kalkgicht 500
–, nicht aggressives 1276
Narbenpannus, rheumatoide Arthritis 213, 219, 222
Natriumpyrophosphat, Kalziumpyrophosphat-Arthropathie 409
Natriumurat, Gicht 381
Natriumuratkristall, Gicht 381f., 383
Nävoxanthoendotheliom 1253f.
Neandertaler, Arthrosis deformans 263
Nebengelenk, Meniskus 734f.

Neisseria, Arthritis 152ff.
Nekrohormone 553
Nekrose, Bandscheibe 1061
–, Hyperostose 1130
–, Knochen bei Arthrosis deformans 314
–, Meniskus 795ff.
–, rheumatoide Arthritis 208
Nekrosezone, Knorpel 553
Nekrosezysten, Meniskus 843, 851
Neoarthrose 28f., 100, 571
–, Bandscheibe 1070f.
Nervenapparat, Meniskus 816f.
Nervenfasern 90
Nervenwurzeln, Kompression 1034
Netzknoten, Meniskus 802
Neugeborene, Meniskus 769
Neurinom 1322, 1391
Neuroarthropathie, Gelenkerguß 1437
Neuroblastom 1335, 1338, 1389, 1391
Neuroepitheliom 1389
Neurofibrom 1251, 1279, 1285, 1288, 1302, 1335
–, storiformes 1249f., 1251
Neurofibromatose 1293
Neurom, plexiformes 702
Neuropathie, diabetische 456
Neutral-O-Methode 11
Newton, Axiome 11
Nicht-Beanspruchung, Wirbelsäule 1066
Niere, alkaptonurische Ochronose 446
Nierenclearance, alkaptonurische Ochronose 433
–, Arthropathie 377
–, Gicht 377
Niereninsuffizienz, Gicht 401
Nierenkarzinom 498, 1319, 1385, 1391
Nierenkrankheiten, Meniskopathie 858
Nierenschädigung, Gicht 400
Nierentransplantation, Arthropathie 466
–, aseptische Knochennekrose 587f.
–, ischämische Knochennekrose 466
Nierenversagen, Kalziumpyrophosphat-Arthropathie 427
Nocardia, Arthritis 166
Normalhaltung 1141
Normalkraft, Wirbelsäule 20
Nucleus pulposus 16
–, Arteria vertebralis 1082
–, Chondrokalzinose 403
–, Computertomographie 1085
–, dorsaler Prolaps 1079
–, Hydroxyprolin 1079, 1082
–, intraduraler Vorfall 1079
–, Kollagen 1052, 1079
–, medialer Prolaps 1087
–, Prolaps, Wirbelsäulenfraktur 1228
–, Prolapsformen 1079

–, Prolapsus incarnatus 1082
–, Prolapsus pendulans 1082
–, Protrusion 1082
–, radikuläres Syndrom 1087
–, Sequestration 1079
–, Thorakalsyndrom 1086
–, Unfall 1088
–, vertebrales Syndrom 1087
–, Vorfall 1117
–, Wurzelkompressionssyndrom 1086
–, Zervikalsyndrom 1086
Nukleation, Gicht 381 f.
Nukleotidase-Aktivität, Kalziumpyrophosphat-Arthropathie 408
Nukleusprolaps 1117
Nutritionsstörung, Meniskus 770 f.

O-Bein 15
O-Beine, Meniskus 751
Oberfläche, Meniskus 753
–, Tibiaplateau 745
Oberflächenpannus, rheumatoide Arthritis 222
Oberling' Xanthogranulom 1255
Oberschenkelfraktur, Meniskus 876
Ochronose 432, 1416
–, alkaptonurische 431
–, – Arthrose 436
–, – Bandscheibe 439
–, – Bronchialknorpel 443
–, – Detritussynovitis 441
–, – Elastizität 435
–, – Elektronenmikroskopie 443
–, – Exostose 441
–, – Gelenkkapsel 441
–, – hyaliner Knorpel 436
–, – Klinik 435
–, – Knorpel 443
–, – Kollagenquervernetzung 435
–, – Lichtmikroskopie 439
–, – Meniskus 441
–, – Mumie 432
–, – Nierenclearance 433
–, – Pannus 441
–, – Phenylalanin 434
–, – Randexostose 439
–, – Riesenzellen 441
–, – Rippenknorpel 439, 443
–, – Sehnen 443
–, – Symphyse 443
–, – vergleichende Pathologie 432
–, endogene 432
–, exogene 432, 447
–, Gelenkerguß 1443
–, Kalziumpyrophosphat-Arthropathie 407, 427
–, Meniskus 884

–, Osteochondrose 1068
–, Spondylitis ankylosans 997
–, Wirbelsäule 1132
Ohr, Antihelix, Gicht 400
Oligarthritis, Spondylitis ankylosans 1015 f.
Omarthrose 340 ff.
Ontogenese, Gelenk 100
–, Kniegelenkmeniskus 724 ff.
–, Wirbelsäule 923 f.
Operation, Gelenkerguss 1457
Operationsindikation, Nucleus pulposus, Prolaps 1087
Organtransplantation, aseptische Knochennekrose 587 f.
Orthologie, Knorpel 269
Osgood-Schlatter' Krankheit 585
Osler' Krankheit 1347
Os odeontoideum, Dens axis 1202
Os odontoideum, Fraktur 1201
Ossifikation, Bandscheibe 1005 f.
–, enchondrale bei Arthrosis deformans 312, 315, 328
–, Meniskus 885 f.
–, Spondylitis ankylosans 989 ff.
–, Spondylosis deformans 1093
–, Syndesmophyt 1003
–, synoviale Chondromatose 711
Ossifikationslücke, Morbus Scheuermann 1144
Ossifizierung, rheumatoide Arthritis 228
Osteoarthritis 259 ff.
–, Fettwucherung 1311
Osteoarthrosis 259 ff.
Osteochondromatose, synoviale 708 ff.
Osteochondrose, Lendenwirbelsäule 1109
–, Ochronose 1068
–, Schlangenmensch 1068
–, Schleuderverletzung 1210
–, Scheuermann 1121
–, Skoliose 1171
–, Spondylosis deformans 1096
–, Tabes dorsalis 1068
Oseochondrosis dissecans, Berufskrankheit 1475
–, Kalziumpyrophosphat-Arthropathie 409 f.
–, Meniskus 877
–, Scheibenmeniskus 727
Osteochondrosis intervertebralis 1066 ff., 1108 ff., 1135 ff.
–, Wirbelsäulenfraktur 1178
Osteochondrosis juvenilis Scheuermann 143 ff., 1067, 1121, 1143, 1160
Osteochondropathia dissecans 577 f., 584 ff.
–, Alkohol 586

Osteochondropathia dissecans, Corpus librum 584
–, Gelenkmaus 584, 589
–, Gelenktrauma 574
–, genus 584
–, Hyperlipoproteidämie 586
–, Oberschenkelkopf 579
–, Perthes Krankheit 583
Osteochondropathia lamellaris 577 ff.
–, Trauma 578
Osteochondropathia patellae 585
Osteodystrophie, renale, aseptische Knochennekrose 588
Osteoid, Synovialsarkom 670
Osteoidosteom, Arthropathie 496
Osteoklasten 1262 f.
–, Arthrosis deformans 315
–, Hyperostose 1134
–, Spondylodiszitis 1009
Osteolipom 1304
Osteolyse, Wirbelkörper 1029
Osteom 1293 f.
–, Weichgewebe 1366
Osteomalazie, Wirbelsäule 1143
Osteoyelitis, Arthritis 139
Osteonekrose, Arthropathie 502 ff.
–, Detritussynovitis 505
–, siehe auch Knocheninfarkt
–, Knorpel 505
–, Kollaps 505
–, radiogen 581
Osteophyt 66
–, Alter 1090 f.
–, Arthrosis deformans 280, 323
–, Gewebsneubildung 66
–, Hämophilie 483
–, Häufigkeit 1090 f.
–, Hyperostose 1130 f.
–, Kerzenflamme 1126
–, Lokalisation 1092 f.
–, mechanische Beanspruchung 67
–, Processus uncinatus 1101
–, Protrusion 1075
–, Schaltknochen 1100
–, Spondylitis ankylosans 981
–, Spondylosis cervicalis 1097, 1114
–, Spondylosis deformans 1089 ff., 1095 f.
–, Spondylosis lumbalis 1117
–, Unfall 1193
–, Wirbelkörper 1051 f.
–, zervikobrachiales Syndrom 1115
–, Zugbeanspruchung 67
–, Zwischenwirbelkanal 1112
Osteoporose, Hyperostose 1127
–, juvenile 1144
–, Kastenwirbel 1013
–, Spondylitis ankylosans 984, 1010 ff.

–, Wirbelfraktur 1178
–, Wirbelkörper 1029
–, Wirbelsäule 1143
Osteosarkom 1296, 1305
–, extraskeletales 1368, 1376
Osteosklerose, perifokal 1037
–, reaktiv, Spondylitis 1041
–, ventrale 1013
Osteozytennekrosen, Arthrosis deformans 313
Ostitis deformans Paget, Kastenwirbel 1013
Oxalat-Kristall 1416, 1431 f., 1433
Oxalose 429
–, Gicht 429
–, Kristallarthritis 429
–, sekundär 430
Öffnungsklausel siehe Generalklausel
Österreich, Berufskrankheiten 1468
Östrogen, Arthrosis deformans 289

Paarschlüssigkeit, Gelenk 6
Paget' Krankheit, Osteochondropathia patellae 585
Pagetoid, rheumatoide Arthritis 222
Parkettleger, Meniskopathie 855
Palmarfibromatose 1270, 1272 f., 1292
Panarteriitis nodosa, Arthritis 242 f.
Pancoast-Syndrom 1116
Pankreas, Arthritis 251
Pankreaskrankheiten, Knocheninfarkt 504
Pannus, alkaptonurische Ochronose 441
–, Arthrosis deformans 322, 324, 340
–, Gelenkbruch 565 f.
–, Gicht 387, 393
–, Hämophilie 482
–, Kalziumpyrophosphat-Arthropathie 415
–, Meniskus 828, 834
–, rheumatoide Arthritis 212, 219
Papageienschnabelriß, Meniskus 780 f.
Pappenheim-Färbung 1419
Parachordom 1375
Paragangliom 1381, 1385
Parahämophilie 479
Paramyxoviren, Arthritis 168
Paraplegie 1037
Parasiten, Arthritis 176
Parasyndesmophyt, Hyperparathyreoidismus 1022
–, Reiter-Syndrom 1021
Parasyndesmophyten, Spondylitis ankylosans 1021
Paratyphus B, Spondylitis 1041
PAS-Färbung 1419, 1392
Pasteurella, Arthritis 159

Patella, Chondromalacie 345
-, Dysplasie 119
-, Dystopie 120
-, Euplasie 119
-, Hypoplasie 119
-, Kniegelenk 736f.
-, Spondylitis ankylosans 1009
-, Arthrose, deformierende 639
Patellaform, Klassifikation 118
Patellaluxation, angeborene 120
Patellaprothese 638f.
Patellarknorpeldegeneration 347
Pathogenese, Kalziumpyrophosphat-Arthropathie 408
-, Spondylosis deformans 1093
Pathomechanik, Meniskus 743ff.
Pathomorphologie, Arthrosis deformans 299ff.
Pathophysiologie, Kiefergelenk 889ff.
Peking-Zellen, Gelenkerguß 1437
Penisfibromatose 1273
Perfusion, Meniskus 751f.
Periarthritis humeroscapularis 1116
Periarthritis, Hypercholesterinämie 447
Perichondrium 85
-, Kniegelenkmeniskus 725
Perichordalröhre 927
Periost, Spondylitis deformans 1093
Periostitis ossificans, Spondylitis 1041
Periostose 600ff.
Peroxidase, chronische Polyarthritis 217
Peritendinitis, Hypercholesterinämie 447
Peritendinium, Amyloidose 475
Permeabilität, Gelenk 549
Peroxydase, Gicht 388
Perthes' Krankheit 582f.
-, Osteochondropathia dissecans 583
-, sekundär 583
Pfannenprotrusion 576
Pferd, Arthrosis deformans 260, 262
Pflasterer, Meniskopathie 855
Phagolysosomen 198f.
Phagozytose, Gicht 384f.
-, Kalziumpyrophosphat-Arthropathie 409
Phase, kritische, Achsenskelett 932
Phasenkontrastmikroskopie 1419
Phänokopie, Rip fusions 935
Phenacetin-Pseudoochronose 447
Phenylalanin, alkaptonurische Ochronose 434
-, Arthropathie 431
Phenylapplikation 447
Phosphatase, alkalische, Kalziumpyrophosphat-Arthropathie 408
-, saure 276
-, - bei Arthrosis deformans 292

-, - chronische Polyarthritis 217
Phospholipid, Arthropathie 493
-, Hämophilie 488
Phosphor, Berufskrankheit 1470
Phosphornekrose, Berufskrankheit 1469
pH-Wert, Meniskus 794f.
Phylogenese, Kniegelenkmeniskus 724ff.
-, Meniskus 733
Picornaviren, Arthritis 168
Pigment, Meniskus 784
Pigmentierte villonoduläre Synovialitis, Hämosiderin 705ff.
- - - Lipide 705ff.
Pigmentspeicherung, Sehnenruptur 597
Pilze, Arthritis 172
Pinocchio-Syndrom 1292
Plasmazellen, Amyloidose 469
-, rheumatoide Arthritis 204
Plasmozytom, Arthropathie 467
Plattenepithelkarzinom 1387
Plattenmeniskus 726
Plattfuß, angeborener 122
Plexiglasprothese 628
Plica-Krankheit, Meniskopathie 876
Plica synovialis mediopatellaris, Meniskus 872
Pneumonie, Spondylitis ankylosans 1016
Pockenviren, Arthritis 168
Podagra, Gicht 380
Polarisationsmikroskopie 1419
Polkurve 8
Polyarthritis, chronische 139, 191ff., 283f.
-, - Cholesterinkristalle 431
-, - Gewebsdestruktion 1023
-, - Gicht 401
-, - Granulationsgewebe 1023
-, - Halswirbelsäule 1026, 1030f.
-, - Varianten 231ff.
-, - Wirbelsäule 1015, 1022
-, Kalziumpyrophosphat-Arthropathie 411
-, karzinomatöse 496
Polyarthropathie, maligne Tumoren 496
-, parainfektiöse tuberkulöse 251f.
Polyarthrose 347f.
Polychondritis, rezidivierende bei Arthritis 245
Polymerisation, Zement 632
Polymyalgie, Amyloidose 471
Polymyositis, Arthritis 245
Polypeptidketten, Amyloidose 470
Polypose, intestinale 1293f.
Polysaccharide, Bandscheibe 1052
Polyvinyl-Pyrrolidon-Granulom 1394
Poncet-Rheumatismus 163, 251f.

Poplitealzyste 303ff.
–, Gicht 389
–, Meniskus 853
Positionierung, Meniskus 736
Postmastektomie-Lymphangiosarkom 1364
Postmeniskektomiesyndrom 877ff.
–, Affe 878
–, Arthrose 878
–, Hund 878
–, Kaninchen 878
–, Squaring 878
Präarthrose 556, 574
–, Osteochondropathia dissecans 584
Prädisposition, Arthritis 140
Präeklampsie, Gicht 401
Präkeratin 1392
Präsarkom 1247f.
Prednisolon-Kristallsuspension 1433
Preßlufthammerarbeiter, Arthrosis deformans 268
Preßluftschaden, Begutachtung 1476
Preßluftwerkzeuge, Berufskrankheit 1474
Preßschmierung 53
Primaten, Schleuderverletzung 1210
Primärkrümmung, idiopathische Skoliose 1165
Primärläsion, rheumatoide Arthritis 224
Primärtyp, Meniskusverkalkung 886
Proakzelerin-Mangel, Hämophilie 479
Processus articulares, Wirbelsäule 966
Processus costarii 926
– medialis 926
– neuralis 926
– uncinatus, Makroskopie 1103ff.
– Osteophyt 1101
– uncovertebralis 957, 963
Progressive scoliosis 1164
Prolaps, Bandscheibe 1074ff.
–, dorsaler, Nucleus pulposus 1079
–, intradural, Nucleus pulposus 1079
–, medialer, Nucleus pulposus 1087
–, Nucleus pulposus, Myelographie 1085
– – Operationsindikation 1087
–, Scheuermannsche Krankheit 1152
–, Wirbelsäulenfraktur 1184
Prolapsformen, Nucleus pulposus 1079
Prolapsus incarnatus, Nucleus pulposus 1082
– pendulans, Nucleus pulposus 1082
Proliferation, Gelenkkapsel, Akromegalie 465
–, villöse, Hämophilie 480
Proliferationsknospe, avaskulär 599
Proteasen, Gicht 386
Prostata, alkaptonurische Ochronose 446

Proteaseninhibitor, Arthrosis deformans 283, 285, 292
–, Verlust 293
Proteinase, Gelenkknorpel 277
Proteinkern, Bandscheibe 1052
Proteinskelett, Arthrosis deformans 292
Proteoglykan 41
–, Aggregation 279
–, Arthrosis deformans 286f., 289
–, Bandscheibe 1052
–, Gelenkknorpel 279f.
–, Gicht 382, 387
–, Knorpel 275ff.
–, Knorpelmatrix 271
–, Meniskopathie 809
–, Meniskus 765f.
–, reduktion bei Arthrosis deformans 290
–, Sedimentationsmuster 291
–, Hämophilie 481
–, Hyperostose 1128
–, Scheuermannsche Krankheit 1149
–, Verlust bei Arthrosis deformans 282
Proteoglykanabbau, Arthrosis deformans 291
–, Störungen bei Arthrosis deformans 291
Proteoglykanase, rheumatoide Arthritis 218f.
Proteoglykangehalt, Chondromalacia patellae 346f.
Proteoglykanmonomere, Gelenkknorpel 271
Proteoglykanstoffwechsel, Meniskus 884
Proteoglykansynthese 291
–, Alter 279
–, Arthrosis deformans 290, 291
–, Belastung 291
–, Diabetes mellitus 456
Proteoglykanverlust, Arthrosis deformans 293
Proteolyse, Arthrosis deformans 292
Prothesenlockerung, Knochenzement 634
Prothesenoperation, Mißerfolg 623
Prothesenschaftbruch 625f.
Prothesensitz, Knochenzement 635
Prothesenträger, Kiefergelenk 892ff.
Proteus, Arthritis 158
Protrusio acetabuli coxae 575f.
Protrusion, Bandscheibe 1075
–, Nucleus pulposus 1082
–, Osteophyt 1075
–, Wirbelsäulenfraktur 1184
Pseudarthrose 28, 571
–, Spondylitis ankylosans 1015
–, Wirbelkörper 1123

Pseudarthrosespalt, Osteochondropathia dissecans 586
Pseudo-Arthrosis deformans, Kalziumpyrophosphat-Arthropathie 410f.
Pseudocanthoma elasticum 1266
Pseudoepithelien, Synovialsarkom 670ff.
Pseudoerosion, Spondylitis ankylosans 999
Pseudoerweiterung, Gelenkspalt bei Spondylitis ankylosans 999
Pseudogicht 391, 405
–, Kalziumpyrophosphat-Arthropathie 411
–, Meniskus 885
Pseudogichtanfall 407
–, Hyperthyreose 462
–, Kalziumpyrophosphat-Arthropathie 410, 418
Pseudogichtsyndrom 404ff.
Pseudogichtzelle 1416, 1430, 1432
Pseudogranuloma pyogenicum 1361
Pseudo-LE-Zelle, Gelenkerguß 1439
Pseudomonas, Arthritis 156
Pseudoochronose 447
Pseudosarkom 1248, 1305, 1359ff.
–, Hämophilie 488
–, Weichgewebe 1368
Pseudospondylolisthesis 1111
Pseudotophus, Kalziumpyrophosphat-Arthropathie 428
Pseudotumor, Hämophilie 488
Pseudoxanthoma elasticum, Meniskus 884
Pseudozyste 57
–, Kalziumpyrophosphat-Arthropathie 415
–, Arthropathie 466
–, Arthrosis deformans 280, 300, 303, 314, 316
–, Hämophilie 488
–, mehrkammrige bei Arthrosis deformans 305
–, Meniskus 841 f.
Psoriasisarthritis 233 ff.
Psoriasis, Spondylitis 1021
–, Spondylitis ankylosans 1019, 1021 f.
Pufferfunktion, Meniskus 748
Punkt, attraktiver singulärer 45
–, repulsiver singulärer 45
Punktat, Bakteriologie 1419f.
–, Zellzählung 1417
Punktionsdiagnostik 1415
–, Differentialdiagnose 1418
Purine, Gicht 378
Purpura, thrombotische thrombozytopenische 249

Pyarthros, Gelenkerguß 1456
–, Meniskus 876
Pyrophosphatkristall-Arthritis, Hyperparathyreoidismus 460
Pyrophosphatsynovitis 405

Quarte, traumatische 876
Quellung, Fibrillen bei Arthrosis deformans 334
–, Knorpel 47
Quellungsdruck, Meniskus 795f., 802
Quellungsvermögen, Meniskus 766
Querfortsatzfraktur, Wirbelsäule 1178, 1186f.
Querstreifungsperiode, Alternsgang des Meniskus 761f., 768f.
Quervernetzung, Ermüdungsbrüche 286

R.A. cells 1416
Rachitis 1143
Radioulnargelenk, Diskus 902
Randbildung, Meniskus 790
Randdefekt, Meniskus 790
Randexostose, Akromegalie 465
–, alkaptonurische Ochronose 439
–, Arthrosis deformans 280, 300, 303f., 312, 315, 323, 325, 327f.
–, Fingerarthrose 349
–, Gelenktrauma 570
–, neuropathische Arthropathie 502
Randleistenanulus, Riß 1061
–, Spondylitis ankylosans 983
–, Syndesmophyt 1002
–, Verknöcherung 1000
Randleistendefekt, Syndesmophyt 1001
Randsklerose, Alterskyphose 1159
Randwulst, Druckbeanspruchung 68
–, Gelenktrauma 570
Randwulstbildung, Arthropathia deformans 575
Randzacken, Alterskyphose 1159
Rankenangiom 1345
Rasterelektronenmikroskopie, Gelenkoberfläche 51 f.
–, Meniskus 753
Ratte, Arthrosis deformans 259, 261
–, Bandscheibendegeneration 1052
–, Kalziumpyrophosphat 403
–, Lathyrismus 288
Raubtiere, Kiefergelenk 887f.
–, Scharniergelenk 887
Raumgitternetz, Meniskus 753
RA-Zellen, Gelenkerguß 1441
Recessus-Cyste, Meniskus 730
Rechtshändigkeit, Arthrosis deformans 268

Regenerat, Arthrosis deformans 320 f.
–, Differenzierung 819 ff.
–, Gelenkfraktur 568
Regeneratbildung, Meniskus 812 f.
Regeneratknorpel, Arthrosis deformans 313
Regeneration, Epiphysennekrose 581
–, Gelenkbruch 565
–, Insertionstendopathie 603
–, Knorpel 51, 294, 552
–, Meniskus 770, 819 ff., 839
–, – Zeitgang 839
–, Sehnenwunde 598
Regenerationsfähigkeit, Arthrosis deformans 293
–, Gelenkknorpel 50
Regenerationsformen, Meniskus 823
Reichsversicherungsordnung 853 ff. 1465
Reifengefühl 1134
Reiniger, Meniskopathie 858
Riesenzellen, Retikulohistiozytose 495
Reißkörper, rheumatoide Arthritis 195 f.
Reiter-Syndrom 1437
–, Parasyndesmophyt 1021
–, Spondylitis ankylosans 986, 1019, 1021 f.
Reiter-Zelle 1416
Reiter-Zellen, Gelenkerguß 1437, 1456
Reizerguß, Meniskuszyste 851
Rektumatresie 947
Retikulum, endoplasmatisches, Hämophilie 488
Relief, Meniskus 753
Reparation, Chondrose 1069
–, Meniskus 770, 828, 839
–, Wirbelsäulenfraktur 1219
Reparaturbereich, Arthrosis deformans 318
Reptilien, Arthropathie 374
Reptilien, Meniskus 731
Reserve, metabolische, Meniskus 768 f.
Resolving scoliosis 1164
Resorption, Knorpel 557 ff.
Resorptionsgeschwindigkeit, Gicht 382
Resorptionsmodus, Knorpelzellen 558
Restitution, Meniskus 770, 828 ff.
–, Wirbelsäulenfraktur 1219
Restmonomere, Knochenzement 635
Restpannus, rheumatoide Arthritis 226
Resultierende 18, 35, 60
Retikulohistiozytose, Arthropathie 493
–, Gelenkkapsel 495
–, Granularzellmyoblastom 494
–, Hautknoten 494
–, Interphalangealgelenk 493
–, Karpaltunnelsyndrom 493
–, Makrophagen 494

–, Riesenzellen 495
–, Synovialmembran 494
Retikulum, endoplasmatisches, Gicht 398
Retikulumhistiozytom 1254
Retroversion, Femur 116
Rezeptorapparat, dental 889
Rezidiv, Riesenzellsynovialom 684 f.
–, synoviales Sarkom 657 f.
Rhabdomyom 1328 f., 1381
–, adultes 1328 f.
–, fetales 1329, 1335
–, Genitaltrakt 1335
–, weiblicher Genitaltrakt 1331
Rhabdomyosarkom 1281, 1283, 1327, 1331 f., 1381, 1387
–, Arthropathie 498
–, alveolär 1335 ff., 1389, 1391
–, embryonal 1285, 1331, 1332 ff., 1336
–, pleomorph 1260, 1319, 1327, 1338 ff.
Rhagozyten 1416
–, Gelenkerguß 1440
Rheumafaktoren 204
–, rheumatoide Arthritis 192, 210 f.
Rheumaknoten 193
Rheumatismus, fieberhafter mit Arthritis 250 f.
–, Gelenke 191 ff.
–, Halswirbelsäule 1026
–, tuberkulöser 163
Rheumatoide Arthritis, Differentialdiagnose 208 ff.
– – Dissoziation der Entzündung 227
– – Gelenkerguss 1453
– – Knorpeldegradation 219
– – Narbenpannus 219
– – Nekrose 207
– – synoviale Chondromatose 712
– – Zellen 1441, 1455
Rhinozeros, Arthrosis deformans 259 f.
Rhizarthrose 60, 314
Riesenzelle 1427
–, alkaptonurische Ochronose 441, 446
–, Arthropathie 493
–, Arthrosis deformans 333, 343
–, Fremdkörpertyp 200
–, Gicht 395 f.
–, Kalkgicht 500
–, Kalziumpyrophosphat-Arthropathie 418
–, Klarzellsarkom 696
–, Kristallarthritis 430
–, Langhannstyp 200
–, pigmentierte villonoduläre Synovialitis 707
–, rheumatoide Arthritis 199 f.
–, Synovialsarkom 668

Riesenzellsynovialom 649
–, Ausgangspunkt 683 ff.
–, benigne 679 ff.
–, Differentialdiagnose 695
–, Genese 693
–, gutartig 649, 704 ff.
–, Häufigkeit 681
–, Hohlräume 692 f.
–, Hyalinose 692
–, Lipidablagerung 689
–, Lokalisation 681 f.
–, Makroskopie 685 f.
–, Mikroskopie 686
–, Rezidiv 684 f.
–, Spalten 692 f.
–, Symptomatik 684
–, villonoduläre Synovialitis 707
–, xanthös 689
Riesenzelltumor, maligner des Weichgewebes 1262 f.
–, Sehnenscheide 694 f.
Rind, Arthrosis deformans 260
Ring, halb-offen, Meniskus 758
Ringbildung, Meniskus 731
Ringer, Arthrosis deformans 268
–, Meniskopathie 865
Rip fusions 956
–, Phänokopie 935
–, Wirbelsäule 934
Rippenknorpel, alkaptonurische Ochronose 439, 443
–, asbestartige Degeneration 278
–, Hämochromatose 451
Rippenwirbelansatz, Arthrose 1134
Riß, degenerativer, Meniskus 780
–, horizontaler, Meniskus 779
–, kombinierter, Meniskus 779
–, longitudinal-vertikaler Meniskus 779
–, Scheibenmeniskus 780, 787
–, tangentialer, Meniskus 779
–, Zwischenwirbelscheiben 958
Rißbildung, kombiniert, Meniskus 780
Rohrschlosser, Meniskopathie 858
Rollgleitbewegung, Kniegelenk 744 f.
Rollhügel, Spondylitis ankylosans 1009
Rotation 7
–, Meniskus 735
–, Wirbelsäulenfraktur 1181
Röhrenknochen, Adamantinom 674
Röntgenstrukturanalyse, Kalziumpyrophosphat-Arthropathie 423, 425
Röteln, Arthritis 169 f.
Rötelnschutzimpfung, Arthritis 171
Rugbyspieler, Arthrosis deformans 268
Ruhekissen, Meniskus 772
Ruhigstellung, Arthrosis deformans 290
Rumpfschwanzknospe, Entwicklung 942

Rundzell-Liposarkom 1311, 1316
Rundzellsarkom 1317
Ruptur, elastische Faser 764
–, lateraler Meniskus 779 f.
–, medialer Meniskus 779
–, Meniskus 775 ff.
–, – Morphologie 780 ff.
–, Symphyse 902 f.
Rupturfläche Meniskus 784
Rückbildungshemmung, Scheibenmeniskus 727 f.
Rückenmark, Kompression 1034
Rückenmarkskompression, Spondylitis ankylosans 984
RVO 853 ff., 1465

Safraninophilie, Amyloidose 475
–, Gicht 393
–, Knorpelmatrix 415
Sakralwirbel, Agenesie 947
Sakroiliakalbild, Spondylitis ankylosans 1016
Sakroiliakalgelenk, Arthritis 156
–, Spondylitis ankylosans 981, 999
Sakrum, Reduktion 950
Salmonella, Arthritis 157
Salmonellen, Spondylitis 979, 1036
Sammelfehler, Arthrosis deformans 290, 317
Sarcoma botryoides 1332
Sarcoma cutaneum teleangiectaticum multiplex 1356
Sarcoma in situ 1247
Sarkoidose, Arthritis 245
Sarkom 1303
–, angioplastisches 1353
–, chordoides 1373
–, epitheloides 696 ff., 1325, 1356, 1385, 1391
–, –, Histogenese 697 f.
–, faserbildend 1391, 1394
–, Gelenkendoprothese 627, 629 f., 636
–, Gelenkerguß 1437
–, Graduierung 1244
–, granulozytäre 1391
–, großzellig der Sehnenscheide 696 ff.
–, hellzellig 1325
–, idiopathisches, hämorrhagisches 1356
–, Malignitätsgrad 1244
–, mikroglobozelluläres 649
–, myxoides 1396
–, neurogen 1279, 1285
–, parasynoviales 650
–, peritheliales 650
–, pleomorphes 1260, 1319
–, spindelzelliges 1294, 1296

Sarkom, synoviales 649f., 1285, 1296, 1338, 1352, 1356, 1385, 1387, 1391
-, -, Ausgangsort 654
-, -, biphasisch 662f.
-, -, Endotheltyp 665
-, -, Entwicklungsdauer 654f.
-, -, Epitheloidtyp 664f., 666ff.
-, -, Häufigkeit 650f.
-, -, Histogenese 653
-, -, Hohlräume 664f.
-, -, Kapsel 661
-, -, Lichtmikroskopie 662f.
-, -, Lokalisation 652f.
-, -, Malignitätsgrad 660f.
-, -, Metastasierung 656
-, -, monophasisch 658, 662f.
-, -, Rezidiv 657f.
-, -, Riesenzellen 668
-, -, Stadieneinteilung 660f.
-, -, Symptomatik 655f.
-, -, Trauma 656
-, -, Überlebensdauer 659
Schädigung, anlagebedingt, Meniskopathie 855ff.
Schädigungsablauf, Meniskus 747ff.
Schädigungseinwirkung, chronisch 857
Schädigungsempfindlichkeit, Kniegelenk 751
Schädigungsexposition, Meniskopathie 855
Schädigungsfaktoren, Meniskus 776
Schädigungsmoment, Meniskus 771ff.
Schädigungsmuster, Meniskus 747ff.
Schalknochen 568
Schaltknochen, Osteophyt 1100
-, Spondylosis deformans 1104f.
Schambein, Spondylitis ankylosans 1009
Scharlach, Berufskrankheit 1477
Scharnierbewegung, Kniegelenk 743
Scharniergelenk 887ff.
-, Raubtiere 887
Schaufelpfanne, Schulterblatt 122f.
Schaumzelle 1427
-, Lipidspeicherung 450
-, pigmentierte villonoduläre Synovialitis 706f.
Scheibenmeniskus 124, 726ff.
-, Atavismus 727
-, Defektbildung 790
-, Entstehung 727f.
-, Häufigkeit 729
-, Hemmungsmißbildung 726
-, klinische Symptomatik 729
-, Kollagentyp 729
-, Literaturübersicht 728
-, Osteochondrosis dissecans 727
-, Riß 780, 787

-, Rückbildungshemmung 727f.
-, rudimentär 730
-, Streckhemmung 729f.
Schenkelhalswinkel 31
Scherkräfte, Meniskus 736
Scheuermannsche Krankheit siehe Osteochondrosis juvenilis Scheuermann
Scheuermannsche Krankheit 1143ff.
-, Elektronenmikroskopie 1149
-, Faserausfallsherd 1151
-, Histochemie 1149f.
-, Keilwirbel 1153
-, Knochenumbau 1153
-, Kollagenfasern der Deckplatten 1144
-, Kollagenfasersynthese 1150, 1155
-, Kyphose 1153
-, Prolaps 1152
-, Wachstumszone 1151
-, Wirbelkörperabschlußplatte 1151
Scheuermannsche Osteochondrose 1121
Schichten, chondrogen 87
Schiebedruck, Meniskus 744
Schiffsbauer, Meniskopathie 855, 858
Schilddrüsenkarzinom 1385, 1391
Schildkröte, Hyperurikämie 403
Schizarthrose 27
Schlangenmensch, Osteochondrose 1068
Schleifeffekt, Femurkondyle 874
Schleifspur, Femurkondyle 774
Schleim, Arthrose 348
Schleimbeutel, Entwicklung 94
-, Meniskuszyste 853
-, villonoduläre Synovialitis 704
Schleimherd, Hyperthyreose 462
Schleuderverletzung, Auffahrmechanismus 1209
-, Auffahrunfall 1208f.
-, Affe 1210
-, Halswirbelsäule 1208
-, Osteochondrose 1210
-, Primaten 1210
-, Thrombose, Arteria vertebralis 1211
-, Zervikalsyndrom 1212
Schliffurchen 55
-, Chondromalacia patellae 345
Schlosser, Meniskopathie 858
Schlüsselbeingelenk, Diskus 900ff.
Schmerz, Arthrosis deformans 297
-, Spondylitis ankylosans 1017
Schmerzempfindlichkeit, neuropathische Arthropathie 501
Schmerzsyndrom, zervikales 1115
Schmerztypen, Arthrosis deformans 298
Schmierfunktion 51
-, Störungen bei Arthrosis deformans 282

Schmierung 51
–, elastohydrodynamisch 53
–, hydrodynamisch 53
Schmorlscher Knorpelknoten 1117
Schmorlscher Knoten 1075
Schockadsorber, Arthrosis deformans 285
Schrotschußverletzung, Wirbelsäule 1176
Schrumpfungseffekt, Meniskus 753
Schubbeanspruchung 29
Schubkomponente, Wirbelsäule 20
Schubkraft 16
–, Wirbelsäule 18
Schubspannung 5
Schulterblatt, Spondylitis ankylosans 1009
Schultergelenk, Entwicklung 92
–, Fehlbildung 121
–, Spondylitis ankylosans 981
Schultergelenksluxation, angeborene 123
Schutzfunktion, Knorpel 41
Schutzimpfung, Pocken, Arthritus 168
Schwangerschaft, Symphyse 902
Schwannom, malignes 1327
Schwein, Arthrosis deformans 260, 262
–, Bandscheibendegeneration 1052
–, Meniskus 732
Schweißer, Meniskopathie 858
Schweiz, Berufskrankheiten 1467 ff.
Schwundformen, Knorpel 557 ff.
Sd Mutante siehe Short–Danforth Mutante 948
Sedimentationsmuster, Proteoglykane 291
Segmentierungsstörung, Blockwirbel 949
Segregation, Blockwirbel 949
Sehne, Kalk 461
–, Klarzellsarkom 694, 696, 1384
–, Meniskus 765
–, Meniskuszysten 841
–, plastischer Ersatz 600
–, Transplantation 600
Sehnen, alkaptonurische Ochronose 443
Sehnenabriß, Hyperparathyreoidismus 461
Sehendegeneration, Ruptur 596
Sehneninsertion 600 f.
Sehnenruptur 594 f.
–, Degeneration 594 ff.
Sehnenscheide, Meniskuszysten 841
–, pigmentierte villonoduläre Synovialitis 704
–, Riesenzelltumor
Sehnscheidenfibrom 1272, 1290
Sehnenverletzungen 592 ff.
Sehnenwunde, Heilung 598
Sehnenxanthom 448

–, Histologie 449
Seitenband, Kniegelenk 736 f., 746
Seitengelenk, Spondylosis uncovertebralis 1101
Sekretion, Synovia, Meniskus 784
Sekundärinfektion, Gelenkbruch 565 f.
Sekundärknorpel 97
Sekundärkrümmung, idiopathische Skoliose 1165
Sekundärsynovitis, Arthrose 211
Sekundärtyp, Meniskusverkalkung 886
Selbstdifferenzierung, Gelenk 101
Selbstheilungsmechanismus, Bandscheibenprotrusion 1078
Selektion, Meniskus 732 f.
Senkungsabszess, Tuberkulose 1033
Sequester, Arthrosis deformans 316
Sequestration, Nucleus pulposus 1079
Serratia, Arthritis 158
Sesambein, aseptische Nekrose 579 f.
–, Epiphysennekrose 582
–, Nekrose 585
Sharpey Fasern, Wirbelsäulenfraktur 1185
Shigellen, Arthritis 157
–, Spondylitis ankylosans 979
Shining corner, Syndesmophyt 1001
– –, Spondylitis ankylosans 981
Short-Danforth, Chorda 938
– – Mutante 945
Short tail, Chorda 937
Short-tail Mutante 945, 948
Sichelzellanämie, Arthropathie 491
Siderinaggregat, pigmentierte villonoduläre Synovialitis 706 f.
Siderinpigment, Hämophilie 480, 484 f., 488
Siderophagen, rheumatoide Arthritis 205, 207
– siehe auch Hämosiderophagen
Siderose, Anämie 491
–, Riesenzellsynoviom 689
Siderosome, Hämophilie 488
Siegelringglymphom 1317
Silikon, Gelenkkapsel 450
Sitzbein, Spondylitis ankylosans 1009
Sjögren-Syndrom, Arthritis 247 f.
Sjögren-Zelle 1416
–, Gelenkerguß 1439
Skalenussyndrom 1116
Skelettachse 931
Skeletthyperostose, idiopathische 1124 f.
Skelettuberkulose, Arthritis 160
–, Häufigkeit 162
–, Sequester 163
Skilauf, Meniskopathie 862, 864 f.
Sklera, alkaptonurische Ochronose 446

Skleroblastemrest, Meniskus 730
–, Meniskuszyste 844
Sklerodermie, Arthritis 244
–, Hydroxylapatit-Arthropathie 428
–, Spondylitis ankylosans 986
Sklerose, progressive systemische 242
–, subchondrale 286, 350
Sklerosierung, progressive bei Riesenzellsynovialom 689
–, Tibiaplateau 877
Sklerotom 926
–, Blockwirbel 949
Sklerotomdivertikel 924
Sklerotomfissur 927, 930
Sklerotomit, kranial 926
Skoliose 1142 f.
–, Beckenschiefstand 1170
–, Beinlänge 1169
–, Beinverkürzung 1170
–, Beinverlängerung 1170
–, Fehlhaltung 1169
–, Fraktur 1169
–, funktionelle 1142
–, idiopathische 1143, 1162
–, –, Bandscheiben 1167
–, –, Cholesterinsulfat 1166
–, –, Erbfaktor 1162
–, –, Formen 1164
–, –, Glykosaminoglykan 1166
–, –, Mortalität 1168
–, –, Muskulatur 1166
–, –, Primärkrümmung 1165
–, –, Sekundärkrümmung 1165
–, –, Virus 1166
–, –, Wirbelbogengelenk 1167
–, kardiopulmonale Insuffizienz 1168
–, Knochensklerose 1167
–, Knorpelveränderungen 1167
–, Osteochondrose 1171
–, thorakale 1167
–, Wirbelbogengelenkarthrose 1171
Somatotropin, Akromegalie 463
Somiten, Wirbelsäule 924 f.
Somitenbildung, Störung 933 f.
Sonderform, Meniskusläsion 785
Sozialversicherungsgesetz 1468
Spaltbildung 26, 89
Spaltbruch 563, 567
Spaltbruchvarianten 562
Spalteholz-Technik, Blutgefäße 740
Spalten, horizontale bei Arthrosis deformans 287
Spaltenlinienverlauf, Femurkondyle 745
Spalten, Riesenzellsynovialom 692 f.
Spaltfraktur 569
Spaltlinienmuster, Gelenkknorpel 43
Spaltwirbel, Wirbelsäule 943, 950

Spannungsanalyse, Zementköcher 635
Spannungsdiagramm 30
Spannungsgröße, Gelenk 5
Spannungsverteilung, Knochengewebe 56
Spätbefunde, Wirbelsäulenfraktur 1198
Spätparaplegie, Halswirbelsäule 1201
Spätporose, Spondylitis ankylosans 1011
Sphärolithen, Gicht 381
–, Kalziumpyrophosphat-Arthropathie 414
Spindelzell-Lipom 1290, 1298, 1301, 1391
–, myxoid 1316
–, pleomorphes 1303
Spindelzellsarkom, Gelenk 703
Spondylarthritis ankylopoetica 977
– ankylosans, Gelenkerguß 1454
–, Kalziumpyrophosphat-Arthropathie 413
Spondylarthrose 1108 ff.
–, Hyperostose 1131
–, Syndesmophyt 1131
Spondylitis 977 ff. 1089 ff.
–, Aktinomykose 1041
–, akut 1036
Spondylitis ankylosans 211, 238 ff., 977 ff., 1067, 1161
–, Amyloidose 1015
–, Angioretikulose 1011
–, Ankylose 997
–, Arthritis 987
–, atlanto-axiale Dislokation 1015
–, Ausbreitung 980
–, Bambusstab 983
–, Bandscheiben 1000
–, Blutbefund 1018
–, buntes Sakroiliakalbild 1016
–, chronische Polyarthritis 986
–, Colitis ulcerosa 1019
–, Crohn Krankheit 1019
–, Darmerkrankungen 1019
–, Endstadium 1017
–, Enthesopathie 1009
–, filling in 1012
–, Foramina intervertebralia 985
–, Frühporose 1011
–, Fussgelenk 981
–, Gelenkdestruktion 997
–, Gelenkentzündung 986
–, Gelenkkapselverknöcherung 1003
–, Gelenkknorpel 989
–, Gelenkknorpelverknöcherung 992
–, Gelenkverknöcherung 980
–, Gelenkversteifung 980
–, Gonokokken 979
–, Handgelenk 981

–, Histologie 986 ff.
–, HLA-Antigen 978
–, Hüftgelenk 981
–, Iliosakralgelenk 980
–, Immunreaktion 979
–, Inaktivitätsatrophie 1011
–, Infektion 979
–, Initialstadium 1017
–, Iridozyklitis 1016
–, juvenile 1015 f.
–, Kastenwirbel 981, 1012
–, Klebsiellen 979
–, Klinik 1016
–, Kniegelenk 981
–, Knochenumbau 1012
–, Knorpel 992 ff.
–, Komplikationen 1014 ff.
–, Kyphose 980
–, Lebenserwartung 1018
–, Lordose 980
–, Lungenfibrose 1016
–, Lupus erythematodes 986
–, Mediafibrose, Aorta 1016
–, Mesoaortitis 1016
–, Mitralklappe 1016
–, Mortalität 1018 f.
–, Ochronose 997
–, Oligarthritis 1015 f.
–, Ossifikation 989 ff.
–, Osteophyt 981
–, Osteoporose 984, 1010 ff.
–, Parasyndesmophyten 1021
–, Pneumonie 1016
–, Pseudarthrose 1015
–, Pseudoerosion 999
–, Pseudoerweiterung des Gelenkspaltes 999
–, Psoriasis 1019, 1021 f.
–, Randleistenanulus 983
–, Reiter-Syndrom 986, 1019, 1021 f.
–, Rückenmarkskompression 984
–, Sakroiliakalgelenk 999
–, Salmonellen 979
–, Schultergelenk 981
–, Schmerzen 1017
–, Shigellen 979
–, Shining corner 981
–, Sklerodermie 986
–, Spätporose 1011
–, Squaring 1012
–, Sternoklavikulargelenk 981
–, Synchondrose 981, 989, 994, 999
–, Syndesmophyt 981, 983, 986, 1000
–, Syndesmose 994
–, Synotose 989, 997
–, Synovia 985
–, Synovialitis 987 ff.
–, Synovialitis 987 ff.

–, Todesursache 1018
–, Tonnenwirbel 981, 1012
–, Vorkommen 979
–, Whipple Krankheit 1019
–, Wirbelbogengelenk 981
–, Wirbelsäulenfraktur 1014
Spondylitis anterior 981, 1029
–, bakteriell 1036 f.
–, Bandscheibenbefall 1040
–, brucellosa 1041
–, chronische 1037 ff.
– deformans 1051 ff.
–, Echinokokkus 1041
–, eitrig 1036
–, lateralis 1029
–, luetica 1041
–, Mykose 1042
–, nicht-eitrig 1036
–, posterior 1029
–, psoriatica 1021
–, Samonellen 1036
–, Staphylokokkus aureus 1037
–, –, Syndesmophyt 1002
–, tuberculosa 1032
–, Typhus abdominalis 1036, 1041
Spondylodiszitis 1009, 1040
–, Fraktur 1009
Spondylokisthesis 1110
Spondylopathie, erosive 1071
Spondylose 1089 ff.
–, ochronotische 431
Spondylose rhizomélique 977
Spondylosis cervicalis 1097
–, Osteophyt 1097
–, ventrale 1114
Spondylosis deformans 1067, 1071, 1089 ff., 1127, 1135, 1160 f.
–, Bandscheibendegeneration 1093
–, Beinamputation 1114
–, Gutachten 1114
–, Längsband 1093
–, Ossifikation 1093
–, Osteochondrose 1096
–, Osteophyt 1089 ff., 1095 f.
–, Pathogenese 1093
–, Periost 1093
–, Röntgenbefund 1113
–, Schaltknochen 1104 f.
–, Spondylosis uncovertebralis 1100
–, Unfall 1113 f., 1192 f.
Spondylosis dorsalis 1092
Spondylosis hyperostotica 1124 f., 1161
Spondylosis lumbalis 1117
Spondylosis lumbalis, Muskelatrophie 1117
Spondylosis uncovertebralis 1092, 1100
–, Arteria vertebralis 1101

Spondylosis uncovertebralis, Foramen transversum 1101
–, Seitengelenk 1101
Spondylosis ventralis 1092, 1096
Spongiosa 57f.
Spongiosasklerose, Arthropathia deformans 575
–, Syndesmophyt 1001
Spongiosastauchung, Wirbelsäulenfraktur 1213
Spongiosazerstörung, subchondrale bei rheumatoider Arthritis 223
Sporothrix schenkii, Arthritis 172
Sportler, Meniskektomie 882
Sportlerknie, Meniskopathie 859, 862, 864
Sportunfall, Wirbelsäule 1177
Sprunggelenk 33f.
–, Arthrosis deformans 267
–, Fehlbildung 120
Squaring, Meniskus 878
–, Spondylitis ankylosans 1012
Stabilisierungsimplantat, Gelenkendoprothese 624
Stabilisierungsphase, Zementköcher 635
Stabilität, Wirbelsäule 1179
Stabilitätsverlust, Bandscheibe 20
Stadien, Arthrosis deformans 322
–, Sarkom, synoviales 660
–, Weichgewebstumoren 1242ff.
Standbeinperiode 36
Staphylococcus aureus, Arthritis 148ff.
–, Spondylitis 1037
Statik 11
Steinklopfer, Meniskopathie 855
Steinzeit, Bandscheibendegeneration 1066
Steissbein, Agenesie 947
Stellungsanomalie, Gelenk 114ff.
Stellungsfixierung, Meniskopathie 857
Sternoklavikulargelenk, Diskus 900
–, Entwicklung 97
–, Spondylitis ankylosans 981
Sternum 98
–, Spondylitis ankylosans 1009
Steroidmedikation, aseptische Knochennekrose 587
Steward-Treves-Sarkom 1363
Stoffwechselstörungen, Arthropathie 431
–, Symphyse 903
Stoffwechselumsatz, Meniskus 765
Stoßdämpfer, Arthrosis deformans 285
Stoßdämpferfunktion, Kniegelenk 749
–, Meniskus 748
Strahlenfibromatose 1269f.
Strahlensarkom 1248
–, Gelenk 703

Stratum synoviale, Basalmembran 191
–, rheumatoide Arthritis 206
Strechausfall, Kniegelenk 774
Streckhemmung, Scheibenmeniskus 729f.
Streckverformung, Meniskus 782
Streptokokken, Arthritis 150ff.
–, rheumatisches Fieber 250
Stromazellen, synoviale 200ff.
Strongyloides stercoralis, Arthritis 176
Struktur, intraartikulär 38, 91
Sturge-Webber-Krankheit 1347
Sturz, Wirbelsäule 1177
Stützgewebe, Histogenese 2
Styloiditis 600ff.
Subluxation, Femur 117
–, Kiefergelenk 891
–, Wirbelsäulenfraktur 1192, 1203
Substantia spongiosa 57f.
Succinatdehydrogenaseaktivität, Arthrosis deformans 293
Sudeck' Krankheit 576
Sulfatgehalt, Meniskus 766
Summenaktivitäts-Punkteformel, Gelenkerguß 1445
Superinfektion, rheumatoide Arthritis 209
Superoxydradikal, Gicht 385
Sutur 14, 24
Syphilis, Spondylitis 1041
Sympathikus, Zervikalsyndrom 1115
Symphalangie 110
Symphyse 14f., 902f.
–, alkaptonurische Ochronose 443
–, Geburt 571f.
–, Hämochromatose 903
Infektion 903
–, Lockerung 571
–, Ruptur 902f.
–, Schwangerschaft 902
–, Spannungen 571
–, Spondylitis ankylosans 1009
–, Stoffwechselstörungen 903
–, Trauma 571
Symptomatik, Arthritis 143
–, Gicht 388
–, Hyperthyreose 462
–, Riesenzellsynovialom 684
–, Weichgewebstumoren 1247
Symptomenkomplex, phlebarthrotischer 286
Synarthrose 1, 14
–, Belastung 15
–, Entwicklung 95
Synchondrose 14f., 24
–, Hyperparathyreoidismus 989
–, Spondylitis ankylosans 981, 989, 994, 999

–, Wegnersche Granulomatose 989
Syndesmophyt, Knochensporn 1003
–, Ossifikation 1003
–, Randleistenanulus 1002
–, Randleistendefekt 1001
–, shining corner 1001
–, Spondylarthrose 1131
–, Spondylitis ankylosans 981, 983, 986, 1000, 1161
–, Spondylitis anterior 1002
–, Spongiosasklerose 1001
Syndesmose 14
–, Spondylitis ankylosans 994
Syndrom (siehe auch Eigennamen)
–, disseminierte Gonokokkeninfektion 153
–, medulläres 1212
–, radikuläres, Nucleus pulposus 1087
–, Ramusventralis 1115
–, vertebrales, Nucleus pulposus 1087
–, Wurzelkompression 1086
–, zervikales 1114 f.
–, zervikobrachiales 1115 f.
–, zervikomedulläres 1086, 1088 f.
–, –, Arteria vertebralis 1089
–, zervikozephales 1114, 1116
Synkarpie 109 f.
Synopsis, Arthrosis deformans 293
Synostose 24 ff.
–, Hand 109
–, Spondylitis ankylosans 989, 997
–, Wirbelsäulenfraktur 1231
Synovektomie, Arthrosis deformans 283
–, rheumatoide Arthritis 228
Synovia, Gelenkfraktur 570
–, Meniskusregeneration 822
–, Spondylitis ankylosans 985
–, Zytologie 1448 f.
Synoviainsudat, Meniskus 843
Synovialarchitektur, rheumatoide Arthritis 207 f.
Synovialbiopsie, Arthropathie 491, 496
Synovialdeckzelle, Arthrosis deformans 281
–, Gicht 391
–, Hämochromatose 454
–, Hämophilie 488
Synovialflüssigkeit, Antienzyme 211
–, Arthrosis deformans 281 f.
–, destruierende Arthrose 350
–, Diffusionsweite 276
–, Gicht 381
–, Kalziumpyrophosphat-Arthropathie 423
–, Viskosität, Hyperthyreose 462
Synovialgewebe 88

Synovialitis, Gelenkerguß 1455
–, Meniskopathie 882 f.
–, pigmentierte villonoduläre 704 ff.
–, – –, Ätiologie 707
–, – –, Hämophilie 708
–, – –, Knocheninvasion 705
–, – –, Riesenzellen 707
–, Spondylitis ankylosans 987 ff.
–, villonoduläre 572
–, –, Gelenkerguß 1437
–, –, Riesenzellsynovialom 707
– chronica traumatica detritica 593 f.
– detritica 640
– endoprothetica 639 f.
– traumatica 593
Synovialmembran, alkaptonurische Ochronose 445
–, Amyloidose 472
–, Arthritis 145
–, Arthropathie 451
–, Arthrosis deformans 281
–, Gichtarthritis 392
–, Gonarthrose 331
–, Hämophilie 479, 480, 483, 486
–, Hyperthyreose 463
–, Kalziumpyrophosphat-Arthropathie 406, 418, 421
–, Lipidspeicherung 450
–, Retikulohistiozytose 494
–, sklerodegenerativ 332
–, villöse Hyperplasie 331
Synovialmesenchym 89
Synovialom 650
–, benignes 676 ff.
–, Klassifikation 649, 695
–, malignes 650
–, reif 679
–, riesenzellfreies 676 ff.
Synovialopathia traumatica 592 f.
Synovialsarkom, Chondroid 670
–, Differentialdiagnose 675
–, Elektronenmikroskopie 670 ff.
–, Genese 673
–, Hämosiderin 668
–, Histochemie 675 f.
–, Kalk 668
–, Lipidablagerung 668
–, Mesenchymzelle 673
–, Osteoid 670
–, Pseudoepithelien 670 ff.
Synovialzellen, fibroblastäre Differenzierung 216
–, Wucherung 203
Synovialzellhyperplasie, Transfusionssiderose 455
Synovialzellschicht, Hämophilie 484
Synovialzotten 90

Synovialzotten, Gelenkmaus 590
–, Neubildung bei rheumatoider Arthritis 197
Synovialzyten 90
Synoviom 650
–, benignes 676 ff.
Synoviorthese, Hämophilie 484
Synoviozyten 1426
–, Hämophilie 488
Synovitis, akut, Gicht 391
–, –, Kalziumpyrophosphat-Arthropathie 414
–, Arthritis 141 f.
–, Arthrosis deformans 282, 303, 328
–, chronische, Leukämie 496
–, exsudative bei Arthrosis deformans 306
–, irritative bei Arthrosis deformans 332
–, Meniskopathie 876
–, Nierentransplantation 466
–, pigmentierte villonoduläre 680, 693 f.
–, primärer 283
–, resorptive, Arthrosis deformans 332
–, sekundäre 210
–, traumatische, Hyperparathyreoidismus 460
–, villonoduläre 201 f., 207
Syphilis, Arthritis 166
System, stomatognathes, Kiefergelenk 888

Tabes dorsalis, Osteochondrosis 1068
Taenie saginata, Arthritis 177
Takeling, Meniskus 802
Talonavikulargelink 121
Tangentialfaserschicht 43
Tagentialkraft, Wirbelsäule 20
Tarsal- u. Tarsometatarsalgelenk, diabetische Arthropathie 458
Taucher, Knochennekrose 581
Teardrop-fraktur, Wirbelsäulenfraktur 1206
Temperatur, Gicht 382
Temporomandibulargelenk, Riesenzellsynovialom 682
Tendinitis 1116
Tendinopathie, Ruptur 597
Tendinose 600 ff.
Tendopathie 600 ff.
–, kalzifizierte 429
Tendoperiostose 600 ff.
Tennis, Meniskopathie 863, 865
Tennis-Ellenbogen 600 ff.
Tenosynoviom 680 f.
Tenosynovitis, nodulär 679 ff., 694 f.
Teppichknüpfer, Meniskopathie 855
Terminologie, Meniskus 723

Tetrazyklin-Markierung, Hyperostose 1130
Teutschländer Krankheit 499
Thalassämie, Arthrosis deformans 491
–, Gicht 378
–, Mikrofraktur 491
–, Trommelschlägerfinger 491
Therapie, Arthrose 69
–, Gicht 389
Thiemann Krankheit 504, 585
Thorakalsyndrom 1089
–, Nucleus pulposus 1086
Thrombasthenie Glanzmann 479
Thrombose, Arteria vertebralis 1211
Tibia, Adamantinom 674
Tibiaplateau, Oberfläche 745
–, Sklerosierung 877
Tibiaschaftaufhellung, polyzystisch 674
Tidemark, Arthrosis deformans 273, 287, 309, 311
–, Gelenkknorpel 271, 278
–, Knochennekrose 506
Todesursache, Spondylitis ankylosans 1018
Togaviren, Arthritis 169 f.
Tonnenwirbel, Spondylitis ankylosans 981, 1012
Tophus, Gicht 387, 393
–, Kalziumpyrophosphat-Arthropathie 428
Topologie, Meniskopathie 867
Torsion, Bandscheibe 1054 f.
–, Wirbelsäule 1162
Torsionsbelastung, Meniskopathie 862 f.
Torsionsskoliose 1142 f.
–, Beinlänge 1169
Torticollis 1287
Totalrundrücken 1141 f.
Totraum, Kniegelenk 870
–, Knochenzement 634
Toxoplasma gondii, Arthritis 177
Tragfläche, Gelenk 36
–, Reduktion 62
Traggelenk, Halswirbelsäule 963
Trägheitsmoment 11
Trajektoriensystem, Arthrosis deformans 302
Tränentropfenfraktur, Wirbelsäulenfraktur 1205 f.
Transformation, knorpelige 556, 558
–, Meniskus 831
–, mesenchymoide 201, 214
Transfusionssiderose, Anämie 491
–, Arthropathie 455, 491
–, Gelenkblutung 572
–, Hämochromatose 455
–, Synovialzellhyperplasie 455

Transitstrecke, Knorpel 552
Translation 7
Transplantat, Knorpel 25
Transplantation, autologe 606
–, Gelenk 604 ff.
–, homologe 606
–, Sehne 600
Transplantationsantigen, Spondylitis ankylosans 978
Transporteur, Meniskopathie 858
Trauma, Arthrosis deformans 298
–, Beckenverbindung 571
–, Beruf, Meniskopathie 856 f.
–, Chondromalacia patellae 345
–, Gelenk 562 ff.
–, Gelenkblutung 572
–, Meniskus 784, 816
–, Osteochondropathia lamellaris 578
–, symphyse 571
–, synoviales Sarkom 656
Trendelenburg Zeichen 31
Treponema, Arthritis 166
Trommelschlägerfinger, Thalassämie 491
Truncate mutante, Chorda 936
Tuberkulose 210
–, Berufskrankheit 1477
–, Gelenk 160 f.
–, Gelenkerguß 1437
–, Gibbus 1034
–, paravertebraler Abszess 1033
–, Senkungsabszeß 1033
–, Wirbelfraktur 1033
–, Wirbelsäule 1032
Tuberositas tibiae, Meniskus 874
–, Verlagerung 743
Tubuli, Meniskus 762
Tumor, benigne, Bindegewebe 1249 ff.
–, Bindegewebe 1249 ff.
–, digitale des Kindes 1290
–, Fettgewebe 1297
–, Gefäßsystem 1340 ff.
–, Gelenke 647 ff.
–, Knochenbildung 1365
–, Knorpelbildung 1365
–, Lymphgefäße 1361 ff.
–, maligne, Arthralgie 498
–, –, Arthropathien 496
–, –, Bindegewebe 1255 ff.
–, –, Polyarthropathie 496
–, Meniskus 886
–, Mesenchym 1378 ff.
–, multiple, kongenitale 1285
–, Muskelgewebe 1320
–, pseudosarkomatöser 1305
–, Weichgewebe 1237 f.
Tumorinduktion, Gelenkendoprothese 629, 636

Tumormetastasen, Gelenk 496
Tumorzellen, Gelenkzytologie 1434
Tunnelierungsphänomen, Meniskus 784
Turnen, Meniskopathie 864 f.
Turnover, Gicht 378
–, Proteoglykane 275 ff.
Typ-I-Kollagen, Arthrosis deformans 287 f.
Typ-V-Kollagen, Arthrosis deformans 287
Typentafel, Aplasie 110
Typhus abdominalis, Berufskrankheit 1477
–, Spondylitis 1036, 1041
Tyrosin, Arthropathie 431

Überbeanspruchung, Gelenk 550
–, Meniskuszyste 847
Übergangsregion, ligamentäre Meniskuszysten 842
Übergangszone, Gelenkknorpel 271
Überlastung, Knorpel 550
Überlebensdauer, Sarkom, synoviales 659
Umbau, Hüftkopf 305
Umbauzone, Knochennekrose 580
Umstellungsosteotomie 51
Uncovertebralgelenk 960
Uncovertebralregion 27, 957
Unfall, Berufskrankheit 1466
–, Nucleus pulposus 1088
–, Osteophyt 1193
–, Spondylosis deformans 1192, 1193
–, Wirbelsäule 1176
Unfallfolge, Meniskopathie 853 ff.
Unfallversicherungs-Neuregelungsgesetz 853 ff.
Unhappy triade 876
Unterarm, Doppelbesetzung 35
Unterkiefer, Berufskrankheit 1469
Untertagetätigkeit, Meniskopathie 853 ff., 859
Unstabilität, Wirbelsäulenfraktur 1231
–, Wirbelverschiebung 1180
Uratgicht 210
–, Kalziumpyrophosphat-Arthropathie 414
Uratgranulom, Gicht 395
Uratkristall, Gicht 391
–, Struktur 397
Uratkristallablagerung, Histologie 386
Urattophus, Gicht 396, 398
Urikase, Arthropathie 375
Urikosurika, Gicht 389
Urin, Kalziumpyrophosphat-Arthropathie 427
–, schwarzer 431

Ursegmente 924f.
Usur, Meniskuszyste 844
UVNG 853ff.

Vagina fibrosa, Meniskuszysten 841
Variante, Gelenke 107ff.
–, Gelenkfehlbildungen 114ff.
Vaskularisation, Arthrosis deformans 285
–, Meniskus 737f., 768ff.
–, subchondrale 551
Vaskularisationskeil, Meniskus 771
Vektor 7
Vektorsumme 13
Veränderungen, reaktive bei Arthrosis deformans 332
Verankerungszone, Kollagenfaser 287
Vererbungsmodus, Gicht 377
–, Kalziumpyrophosphat-Arthropathie 406
Verfettung, Knorpel 551
–, Meniskopathie 810
–, Meniskus 815
Verformung, Meniskus 773
Verkalkung, Arthrosis deformans 292, 328, 401
–, Femurkondylen 402
–, Handgelenk 402
–, Kniegelenk 402
–, Meniskus 401, 798, 884ff.
–, seniler Knorpel 401
–, Weichteile 499
–, Zwischenwirbelscheibe 401
Verkehrsunfall, Wirbelsäule 1176f.
Verknöcherung, Bandscheibe 1005
–, Iliosakralgelenk 1130
–, Meniskus 885
–, Wirbelbogen 966
Verknöcherungsprozeß, Wirbelsäule 931
Verkrümmung, Wirbelsäule 1022, 1056, 1141ff.
Verletzung, unstabile, Wirbelsäulenfraktur 1183
Verlötung, Ligamentum coronarium 875
Verquellung, mukoide Sehnenruptur 597
Verschiebeinsuffizienz, Knorpel, Insertionstendopathie 603
Verschleimung, Grundsubstanz 348
Verschleiß, Meniskus 856f
Versicherungsfall 1466
Versorgungsgebiet, Chondrozyt 278
Vertebra plana osteonecrotica 585
Verweildauer, relative des Gelenkes 48f.
Verzögerungskräfte, Meniskopathie 862
Vibrationskrankheit, Arthrosis deformans 269
Vibrationsschäden, Berufskrankheit 1474

Vimentin 1392
Virus, Arthritis 167
–, idiopathische Skoliose 1166
Viskosität, Meniskus 767
Vitalität, Knorpel 551
Vitamin A, Arthrosis deformans 287
Vögel, Arthropathie 374
–, Arthrosis deformans 259
Volkmann, Sprunggelenksdeformität 121
Volleyball, Meniskopathie 864
Volumenänderung, Gelenk 2
Vorderhorn, Meniskus 735
Vorknorpel 85f.

Wabenstruktur, Meniskus 757f.
Wachstum, appositionelles 93
–, interstitielles 93
Wachstumsfuge, Schädigung 25
Wachstumsstörung, Hämophilie 488
Wachstumszone 14, 22
–, appositionell 87
–, Scheuermannsche Krankheit 1151
–, Wirbelsäulenfraktur 1197
Waldenström' Krankheit 467
– –, Amyloidose 471, 501
Walkung 46
Wasser, Bandscheibe 1052f.
Wasserbindungsvermögen, Meniskus 795f.
Wassergehalt, Knorpel 41
–, Meniskus 767, 869
Wegenersche Granulomatose 249, 989
Weichgewebe, Chondrom 1365
–, Chondrosarkom 1371
–, maligner Riesenzelltumor 1262f.
–, Osteom 1366
–, pseudomaligner Knochentumor 1370
–, Pseudosarkom 1368
–, Tumoren 1237ff.
Weichgewebstumoren, AFIP-Faszikel 1238
–, Altersverteilung 1241, 1245ff.
–, Definition 1237
–, Geschlechtsverteilung 1245ff.
–, Gradeinteilung 1242ff.
–, Häufigkeit 1240
–, histogenetische Klassifikation 1239
–, Klassifizierung 1237f., 1242
–, Lagebeziehung 1246
–, Lokalisation 1245ff
–, Stadieneinteilung 1242ff.
–, Symptome 1247
–, unklassifizierte 1390
–, WHO-Typisierung 1238, 1240f.
–, zytogenetische Klassifizierung 1238
Weichselbaum Lücken 549, 558ff., 565f., 571

Weichteile, Verkalkungen 499
Weichteilsarkom, alveoläres 1381f.,
 1385
Weichteiltophus, Gicht 393
Weichteiltumoren, Häufigkeit 1244
–, WHO-Klassifizierung 1244
Weichteilverkalkung, Extremitäten 499
Weitbrecht-Wrisberg Band 735
Whipple' Krankheit, Spondylitis ankylosans 1019
Whitlockite-Arthropathie 404, 429
WHO-Klassifikation, Arthritis 231ff.
WHO-Klassifizierung, Weichgewebstumoren 1238, 1240f., 1244
Wiederkäuer, Kiefergelenk 887
Wilms' Tumor 1335
Wilson' Krankheit 455
–, Kalziumpyrophosphat-Arthropathie 407, 427
Windpocken, Arthritis 167
Wirbel, Spondylitis ankylosans 1010
Wirbelblock, Halswirbelsäule 963
Wirbelbogen, Verknöcherung 966
Wirbelbogenagenesie 970
Wirbelbogengelenk, Arthrosis deformans 1108ff.
–, Asymmetrie 968
–, Entwicklung 966
–, idiopathische Skoliose 1167
–, kongenitale Defekte 965
–, Luxation 1203
–, Membrana interdorsalis 966
–, Missbildungen 923ff.
–, Spondylitis ankylosans 981
–, Wirbelsäulenfraktur 1232
Wirbelbogengelenkarthrose, Skoliose 1171
Wirbelfraktur, Osteoporose 1178
–, pathologische 1178
–, Tuberkulose 1033
Wirbelgelenk 21, 97
–, Dreipunktlagerung 22
Wirbelgelenke, kleine 20
Wirbelgleiten, echtes 1110
Wirbelkanal, Hämatom, Wirbelsäulenfraktur 1187
Wirbelkörper, Akromegalie 466
–, Fusion 949
–, Missbildung 947ff.
–, Osteolyse 1029
–, Osteoporose 1029
Wirbelkörperabschlußplatte, Fraktur 1121
–, Scheuermann'sche Krankheit 1151
Wirbelkörperanlage 929
Wirbelkörperfraktur, Bandscheibenriß 1193

Wirbelkörperhämangiom, Kastenwirbel 1013
Wirbelkörperkante, Abtrennung 1122ff.
Wirbelkörperkantenfraktur 1182, 1185
Wirbelkörper-Kompressionsfraktur 1195
Wirbelkörperluxation 1204
Wirbelkörperquetschung, Wirbelsäulenfraktur 1229
Wirbelkörperverschmelzung, Alterskyphose 1158
Wirbelrippengelenk, Arthrose 1134
Wirbel-Rippensyndrom 935
Wirbelsäule 16
–, Asymmetrie, Häufigkeit 969
–, Aufbau 1055
–, Bauchschuß 1177
–, Bauprinzip 17
–, Belastung 18
–, Berstungsfraktur 1180
–, Bewegungssegment 18, 924
–, Blockwirbel 943f.
–, Bogen-Sehnen-Konstruktion 17
–, Chordasegment 945
–, Chordazellen 945
–, chronische Polyarthritis 1022
–, Distorsion 1178
–, Dornfortsatzfraktur 1178
–, Druckbelastung 18
–, Faserring 942
–, Fraktur bei Spondylitis ankylosans 1014
–, Funktion 17
–, Gelenkfortsatz 967
–, Karies 500f.
–, Keilwirbel 943, 950
–, Kompressionsfraktur 1179, 1181
–, Luxationsfraktur 1196
–, malformed vertebrae 935
–, Maus, Mißbildungen 932
–, Mesenchym 926
–, Mißbildungen 923ff., 931
–, Morphogenese 931
–, Myocoel 926
–, Nicht-Beanspruchung 1066
–, nicht-entschädigungspflichtige Schäden 1479f.
–, Normalkraft 20
–, Ochronose 1132
–, Ontogenese 923f.
–, Osteomalazie 1143
–, Osteoporose 1143
–, primäre Faseraplasie 942
–, Processus articulares 966
–, Querfortsatzfraktur 1178
–, resultierende 18
–, Rip fusions 934
–, Schrotschußverletzung 1176

Wirbelsäule, Schubkomponente 20
–, Somiten 925
–, Spaltwirbel 943
–, Sportunfall 1177
–, Stabilität 1179f.
–, Sturz 1177
–, Tangentialkraft 20
–, Torsion 1162
–, Unfall 1176
–, Ursegment 925
–, Verkehrsunfall 1176f.
–, Verknöcherungsprozeß 931
–, Verkrümmung 1022, 1056, 1141ff.
–, –, Klassifikation 1143
–, Zwischenwirbelscheiben 942, 945
Wirbelsäulenblastem, Keilwirbel 953
Wirbelsäulenentwicklung, Chordastörung 936ff.
Wirbelsäulenfraktur 1182
–, Abscherung 1182
–, alt 1191f., 1193
–, Aufrichteverfahren 1230
–, Bandscheibeneinbruch 1229
–, Bandscheibenriß 1183f.
–, Bandscheibenverknöcherung 1224
–, Bandscheibenversteifung 1231
–, Berstungsfraktur 1181, 1195
–, Chondrosis intervertebralis 1178
–, Distorsion 1182f.
–, Dornfortsatzfraktur 1186f.
–, epidurales Hämatom 1187
–, Faserknochen 1225
–, Flexion 1181
–, frisch 1191f.
–, Hämatomyelie 1206
–, Heilung 1230
–, Heilungsverlauf 1226
–, Hyperextension 1181
–, Hyperflexion 1191
–, juvenile 1202f.
–, Kallus 1214, 1225
–, Kollagen 1223
–, Kompressionsfraktur 1184f., 1187, 1189, 1192, 1213, 1226
–, Kompressionsverletzung 1181
–, Konsolidierung 1225, 1227
–, Kümmell-Krankheit 1216
–, Längsbandverletzung 1231f.
–, Ligamentkomplex 1180
–, Lokalisation 1177f.
–, Luxation 1203
–, Nucleus pulposus-Prolaps 1228
–, Osteochondrosis intervertebralis 1178
–, Prolaps 1184
–, Protrusion 1184
–, Querfortsatzfraktur 1186f.
–, Reparation 1219

–, Restitution 1219
–, Rotation 1181
–, Sharpey Fasern 1185
–, Spätbefunde 1198
–, Spongiosastauchung 1213
–, stabile Verletzung 1182f.
–, subdurales Hämatom 1187
–, Subluxation 1192
–, Synostose 1231
–, teardrop-Fraktur 1206
–, Tränentropfenfraktur 1205f.
–, Unstabilität 1183, 1231
–, Wachstumszone 1197
–, Wirbelbogengelenk 1232
–, Wirbelkanalhämatom 1187
–, Wirbelquetschung 1229
–, Wirbelverschiebung 1203, 1205
Wirbelsäulengelenke 923ff.
Wirbelsäulenosteomyelitis 1036ff.
–, Osteosklerose 1037
Wirbelsäulentuberkulose, Achsenknickung, tuberkulös 1034
Wirbelsäulenverletzung 1175ff.
–, Häufigkeit 1175ff.
–, Jugendliche 1194
–, Klassifikation 1179
Wirbeltiere, Skelett 723
Wirbelverschiebung 1110, 1203
–, Unstabilität 1180
–, Wirbelsäulenfraktur 1205
Wolffsche Leiste 84
Wucherung, synovitisch, Gicht 393
Wurzelkompressionssyndrom, lumbales 1086

Xanthin-Kristall 1416
Xanthinoxydasehemmer, Gicht 389
Xanthogranulom 1251
–, Gelenk 572
–, juveniles 1253f.
–, retroperitoneales Oberling 1255
Xanthom 1254f.
–, Hyperlipidämie 448
Xanthomatose, Arthropathie 447
X-Bein 15
–, Meniskus 741, 751
Xerostomie 247

Yak, Arthrosis deformans 260
Yersinia, Arthritis 158

Zahnkontaktinformation, Kiefergelenk 889f.
Zeitbestimmung, Meniskopathie 792
Zeitgang, Meniskus, Histologie 838
–, Meniskusregeneration 834ff.
–, Meniskusschädigung 816

Zellausstrich, Anfärbung 1419
Zellformation, aggressive bei rheumatoider Arthritis 214
–, synoviogene bei rheumatoider Arthritis 220 f.
Zellgehalt, Gelenkerguß 1422
Zellkultur, Hühnermesoderm 764
–, Meniskus 764
Zellorganellen, Knorpelzellen 558
Zellphagozyten, Gelenkerguß 1438
Zelltypen, Deckzellschicht 198 f.
Zelluntergang, Gelenkknorpel 273
Zellzählung, Punktat 1417
Zement, bioaktiv 632
–, Polymerisation 632
Zementköcher, Gelenkendoprothese 626, 632 ff.
–, Hitze 635
–, Spannungsanalyse 635
–, Stabilisierungsphase 635
Zerklüftung, Knorpel 310
Zervikalsyndrom 1114
–, Arteria vertebralis 1114
–, Foramen transversum 1115
–, Nucleus pulposus 1086
–, Schleuderverletzung 1212
–, Symphathikus 1115
Zimmerer, Meniskopathie 858
Zone, Meniskuszysten 842
Zoonose, Berufskrankheit 1478
Zottenbildung, synoviale bei Arthrosis deformans 303
Zottengelenk, diffuse synoviale Lipomatose 712
Zottenvegetation, rheumatoide Arthritis 198
Zuckergußwirbelsäule 1124 f.
Zugankerfaser, Meniskus 760, 802

Zugbeanspruchung, Osteophyt 67
Zugfestigkeit, Meniskus 752
Zugseilwirkung, Kreuzbänder 747
Zugspannung 5
Zungenkarzinom, Arthropathie 498
Zusammenhangsfrage, Meniskopathie 854 ff.
Zuwachs, Knochen, Akromegalie 466
Zwerg-Nase-Syndrom 1292
Zwischenwirbelkanal, Einengung 1112
–, Osteophyt 1112
Zwischenwirbellöcher 963
Zwischenwirbelscheibe 930 f., 1022 ff.
–, Asymmetrie 954
–, Chondrokalzinose 403
–, Differenzierung 942
–, Gallertkern 942
–, Höhenänderung 19
–, Kalziumpyrophosphat-Arthropathie 405, 426
–, Mißbildungen 923 ff., 943 ff., 947
–, rheumatische Entzündung 1023
–, Risse 958
–, Verkalkung 401
–, Wirbelsäule 945
–, Zweiteilung 953
Zwischenzone, Gelenkentwicklung 86
Zyste, Arthrose 348
–, Meniskus, Hygrom 839 ff.
–, –, Klassifikation 844
–, –, Regeneration 842
–, –, Stadien 847
–, synovial 1394
Zystom, Meniskus 839 ff.
Zytodiagnostik, Gelenkpunktat 1448
Zytogenese, Gelenkerguß 1424
Zytomegalie, Arthritis 167
Zytoskelett 1392

Klinische Osteologie

(Handbuch der inneren Medizin, Band 6 [in 2 Teilen], Erkrankungen der Knochen, Gelenke und Muskeln, 5., völlig neubearbeitete und erweiterte Auflage, Teil 1)

Herausgeber: **F. Kuhlencordt, H. Bartelheimer**
Bearbeitet von zahlreichen Fachwissenschaftlern

1980. 593 Abbildungen, 133 Tabellen. XXXVI, 1498 Seiten (240 Seiten in Englisch). In 2 Bänden, die nur zusammen abgegeben werden. Gebunden DM 780,-; Subskriptionspreis Gebunden DM 624,- (Der Subskriptionspreis gilt bei Verpflichtung zur Abnahme aller Teilbände bis zum Erscheinen des letzten Teilbandes von Band 6).
ISBN 3-540-08730-3

Mit diesem Doppelband wird erstmals im deutschen Schrifttum eine umfassende Darstellung der klinischen Osteologie vorgelegt. Bei der Gestaltung der anatomischen und physiologischen Grundlagen wirkten maßgeblich an dieser Forschung beteiligte Autoren, auch aus den angelsächsischen Ländern, mit.

Besonderer Wert wurde auf die Darstellung des Kalziumphosphat- und Knochenstoffwechsels unter spezieller Berücksichtigung der hormonellen Regulation gelegt. Bei der Beschreibung der Untersuchungsmethoden werden die derzeitigen Möglichkeiten der radiologischen, histomorphometrischen und biochemischen Verfahren einschließlich Bilanz- und Kinetikuntersuchungen dargestellt, die in den letzten Jahren einen festen Platz in diesem Spezialgebiet eingenommen haben. Besonders wird auch den großen Fortschritten Rechnung getragen, die sich auf den Gebieten der Parathormon-, D-Hormon- und Calcitoninforschung vollzogen haben.

Im klinischen Teil werden die vielfältigen primären und sekundären Osteopathien abgehandelt. Bei der notwendigen Beschränkung in der Auswahl der Krankheitsbilder war die Beziehung zur inneren Medizin entscheidend. Berücksichtigt wurden u.a. metabolische und endokrine Osteopathien, die Osteodystrophia deformans Paget, Wachstumsstörungen, ausgewählte konstitutionelle Knochenerkrankungen, myelogene, infektiöse und primäre oder sekundäre neoplastische Knochenerkrankungen, sowie ektopische Knochenneubildungen und extraossäre Verkalkungen.

Angestrebt wurde eine möglichst weitgehende Aufzeigung der aktuellen Probleme, von denen sich viele mit solchen der Nachbargebiete, insbesondere der Endokrinologie, der Gastroenterologie, der Nephrologie, der Haematologie und der Onkologie überdecken. Die neu gewonnenen Erkenntnisse haben somit besondere Bedeutung für das Gesamtgebiet der inneren Medizin.

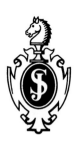

Springer-Verlag
Berlin
Heidelberg
New York
Tokyo

Rheumatologie A

Allgemeiner Teil

Herausgeber: **H. Mathies**
Bearbeitet von zahlreichen Fachwissenschaftlern

1983. 147 Abbildungen, 64 Tabellen. XVIII, 626 Seiten (Handbuch der inneren Medizin, Band 6, 5., völlig neubearbeitete und erweiterte Auflage, Teil 2A). Gebunden DM 580,–; Subskriptionspreis Gebunden DM 464,–. ISBN 3-540-11660-5

Inhaltsübersicht: Begriffsdefinition, Nomenklatur, Klassifikation. – Pathobiochemie und Pathophysiologie des Bindegewebes. – Klinische Diagnostik bei rheumatischen Krankheiten. – Serologische Untersuchungen. – Gelenkbiopsie. – Arthroskopie. – Arthrographie am Beispiel der chronischen Polyarthritis. – Grundsätze der Röntgenuntersuchung in der Rheumatologie. – Thermographie. – Gelenkszintigraphie. – Medikamentöse Therapie. – Physikalische Therapie rheumatischer Erkrankungen. – Operative Therapie. – Sachverzeichnis.

Rheumatologie B

Spezieller Teil 1:
Gelenke

Herausgeber: **H. Mathies**
Bearbeitet von zahlreichen Fachwissenschaftlern

1984. 272 Abbildungen, 161 Tabellen. XIII, 848 Seiten (Handbuch der inneren Medizin, Band 6, 5., völlig neubearbeitete und erweiterte Auflage, Teil 2B). Gebunden DM 770,–; Subskriptionspreis Gebunden DM 616,–. ISBN 3-540-11880-2

Inhaltsübersicht: Entzündliche Gelenkerkrankungen (Arthritiden). – Gelenkerkrankungen mit heterogenen entzündlichen und nichtentzündlichen Komponenten (Arthropathien). – Idiopathische (primäre) Arthrose (einschließlich Fingerpolyarthrose). – Gelenktumoren und Hamartome. – Sachverzeichnis.

Rheumatologie C

Spezieller Teil 2:
Wirbelsäule, Weichteile, Kollagenerkrankungen

Herausgeber: **H. Mathies**
Bearbeitet von zahlreichen Fachwissenschaftlern

1983. 247 Abbildungen, 109 Tabellen. XIV, 929 Seiten (Handbuch der inneren Medizin, Band 6, 5., völlig neubearbeitete und erweiterte Auflage, Teil 2C). Gebunden DM 860,–; Subskriptionspreis Gebunden DM 688,–. ISBN 3-540-11312-6

Inhaltsübersicht: Wirbelsäulenerkrankungen. – Erkrankungen des Unterhautbindegewebes. – Erkrankungen der Muskulatur. – Erkrankungen der Sehnen, Sehnenscheiden, Bänder, Bursen und Faszien. – Neurologische Erkrankungen. – Gefäßerkrankungen in der Differentialdiagnose zu rheumatischen Erkrankungen. – Systemerkrankungen des Binde- und Stützgewebes mit fakultativer Manifestation am Bewegungsapparat. – Das Sjörgen-Syndrom (Sicca-Syndrom). – Psychosomatik in der Rheumatologie. – Sachverzeichnis.

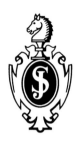

Springer-Verlag
Berlin
Heidelberg
New York
Tokyo

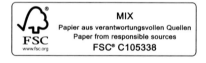

Printed by Books on Demand, Germany